U0138310

大展好書　好書大展
品嘗好書　冠群可期

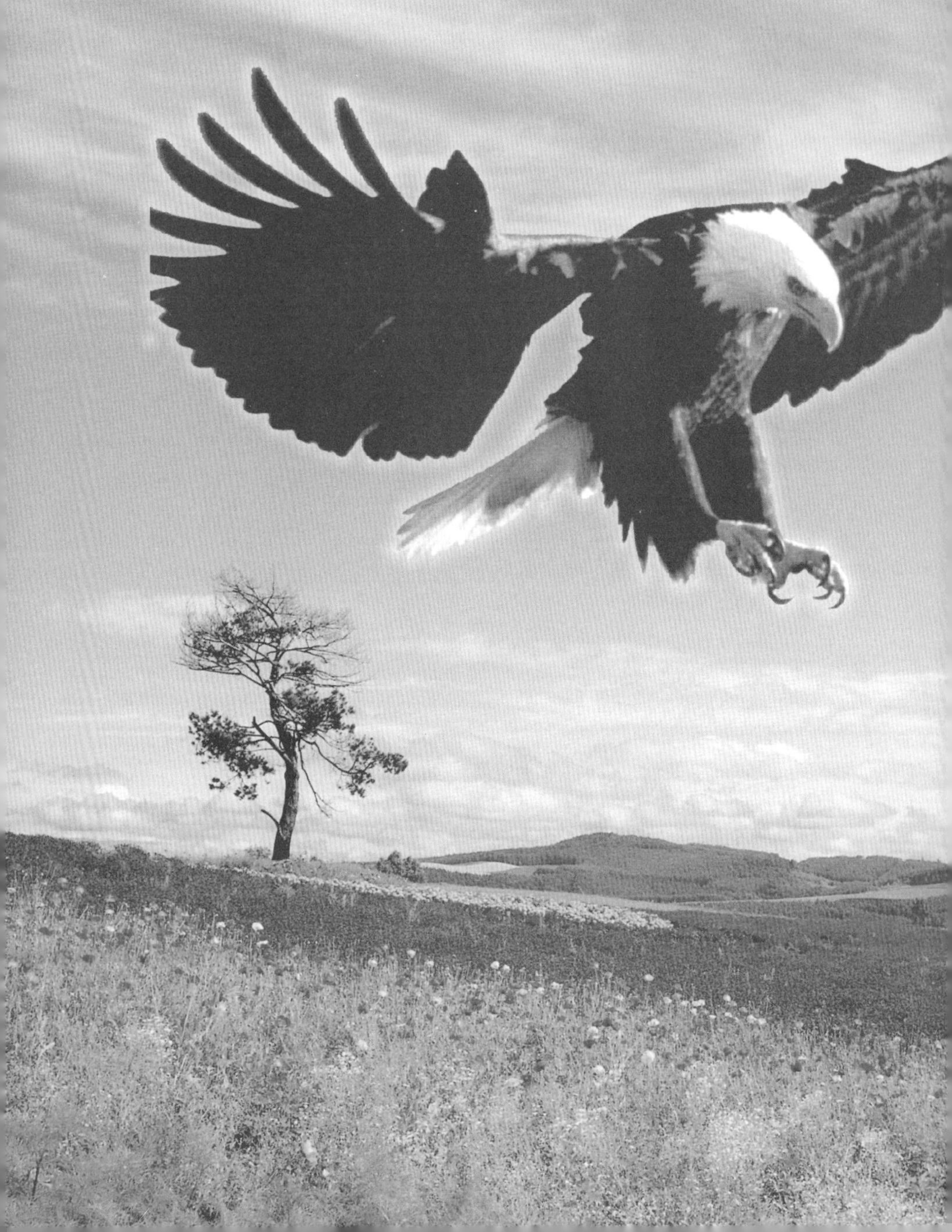

大展好書　好書大展

品嘗好書　冠群可期

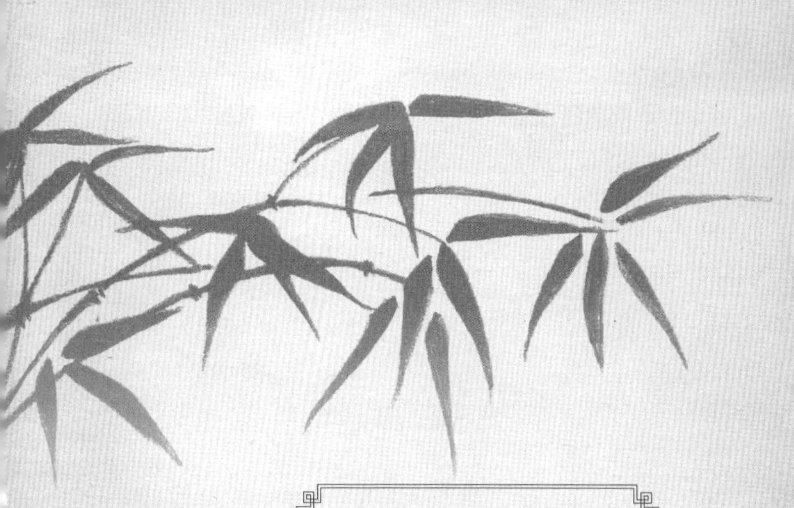

中醫保健站：61

千金翼方

孫思邈　著

大展出版社有限公司

校正千金翼方表

臣聞醫方之學，其來遠矣。上古神農播穀嘗藥，以養其生。黃帝岐伯君臣問對，垂於不刊，為萬世法。中古有長桑、扁鵲，漢有陽慶、倉公、張機、華佗，晉宋如王叔和、葛稚川、皇甫謐、范汪、胡洽、深師、陶景之流，凡數十家，皆師祖農黃，著為經方。迨及唐世，孫思邈出，誠一代之良醫也，其行事見諸史傳，撰《千金方》三十卷。辨論精博，囊括眾家，高出於前輩。猶慮或有所遺，又撰《千金翼方》以輔之。一家之書，可謂大備矣。其書之傳於今，訛舛尤甚，雖洪儒碩學不能辨之。

仁宗皇帝詔儒臣校正醫書，臣等今校定《千金翼方》。謂乎物之繁，必先得其要，故首之以藥錄纂要；凡治病者，宜別藥之性味，故次之以本草；人之生育，由母無疾，故次之以婦人；疾病之急，無急於傷寒，故次之以傷寒；然後養其少小，故次之以小兒；人身既立，必知所以自養，故次之以養性；養性者，莫善於養氣，故次之以辟穀；氣之盈乃安閒，故次之以退居；退居者，當事補養，故次之以補益；若補養失宜，則風疾乃作，故次之以中風；風者百病之長，邪氣緣而畢至，故次之以雜病；又次之以萬病；瘉諸疾者必資乎大藥，故次之以飛煉；乳石性堅，久服生熱，故次之以瘡癰；眾多之疾，源乎脈證，故次之以色脈；色脈既明，乃通腧穴，故次之以針灸；而禁經終焉。總三十卷，目錄一卷。

臣以為晉有人欲刊正《周易》及諸藥方，與祖訥論。祖云：辨釋經典，縱有異同，不足以傷風教。至於湯藥，小小不達，則後人受弊不少。是醫方不可以輕議也。臣等不敢肆臆

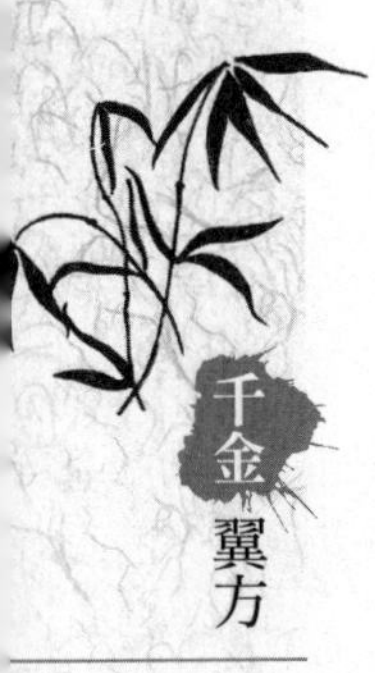

見，妄加塗竄，取自神農以來書行於世者而質之，有所未至，以俟來者。書成繕寫，將預聖覽。

恭惟皇帝陛下天縱深仁，孝述前烈，刊行方論，拯治生類，俾天下家藏其書，人知其學，皆得為忠孝，亦皇風之高致焉。

太子右贊善大夫　臣高保衡

尚書都官員外郎　臣孫奇

太常少卿充秘閣校理臣　林億等謹上

千金翼方序

唐逸士孫思邈撰

原夫神醫秘術，至賾參於道樞。寶餌凝靈，宏功浹於真畛。知關籥玄牡，駐歷之效已深。轡策天機，全生之德為大。稽炎農於紀籙，資太一而反營魂。鏡軒後於遺編，事岐伯而宣藥力。故能嘗味之績，郁騰天壤，診體之教，播在神寰。醫道由是濫觴，時義肇基於此。亦有志其大者，高密問紫文之術；先其遠者，伯陽流玉冊之經；擬斯壽於乾坤，豈伊難老？儔厥齡於龜鶴，詎可蠲痾？茲乃大道之真，以持身抑斯之謂也。若其業濟含靈，命懸茲乎，則有越人徹視於腑臟，秦和洞達於膏肓，仲景候色而驗眉，元化刳腸而湔胃，斯皆方軌疊跡，思韞入神之妙；極變探幽，精超絕代之巧。

晉宋方技既其無繼，齊梁醫術曾何足云？若夫醫道之為言，寔意也。固以神存心手之際，意析毫芒之裡。當其情之所得，口不能言，數之所在，言不能諭。然則三部九候，乃經絡之樞機。氣少神餘，亦針刺之鈞軸。況乎良醫則貴察聲色，神工則深究萌芽。心考錙銖，安假懸衡之驗。敏同機駭，曾無掛發之淹。非天下之至精，其孰能與於此?是故先王鏤之於玉板，往聖藏之以金匱，豈不以營疊至道、括囊真賾者歟！

余幼智蔑聞，老成無已。才非公幹，夙嬰沉疾。德異士安，早纏尪瘵。所以志學之歲，馳百金而徇經方。耄及之年，竟三餘而勤藥餌。酌華公之錄帙，異術同窺；採葛生之《玉函》，奇方畢綜。每以為生者兩儀之大德，人者五行之秀氣。氣化則人育，伊人稟氣而存。德合則生成，是生曰德而立。既知生不再於我，人處物為靈，可幸蘊靈心闕、頤我性源者。由

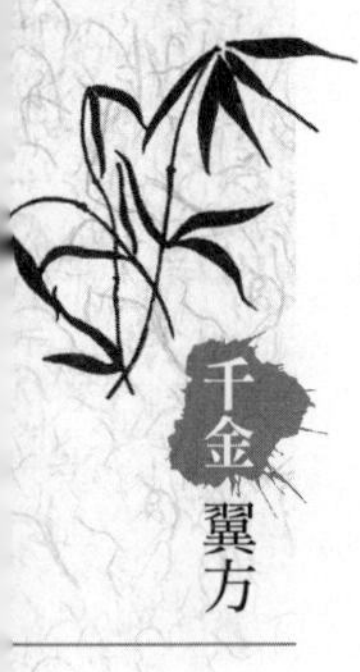

檢押神秘，幽求今古，撰方一部，號曰《千金》，可以濟物攝生，可以窮微盡性。猶恐岱山臨目，必昧秋毫之端；雷霆在耳，或遺玉石之響。所以更撰《方翼》三十卷，共成一家之學。譬輗軏之相濟，運轉無涯；等羽翼之交飛，搏搖不測。矧夫易道深矣，孔宣繫《十翼》之辭；玄文奧矣，陸績增《玄翼》之說。或沿斯義，述此方名矣。貽厥子孫，永為家訓。雖未能譬言中庶，比潤上池，亦足以慕遠測深，稽門叩鍵者哉!倘經目於君子，庶知余之所志焉。

千金翼方目錄

唐逸士孫思邈撰

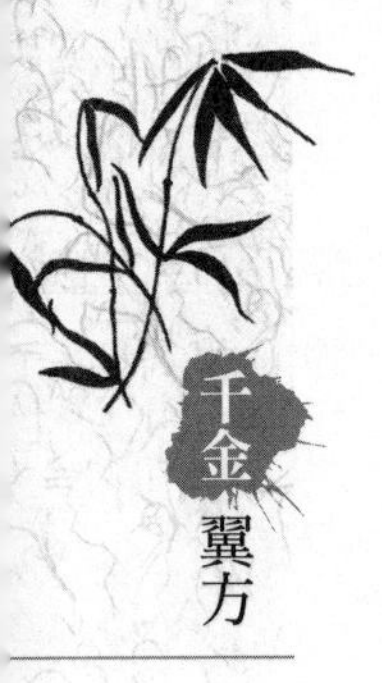

千金翼方卷第二　本草上 ……（60）

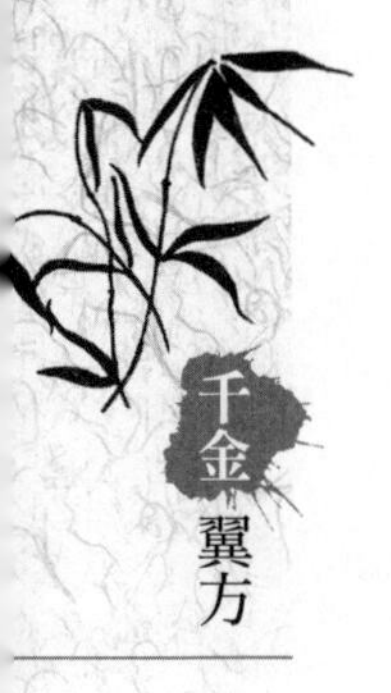
千金翼方

草部中品之上三十七味

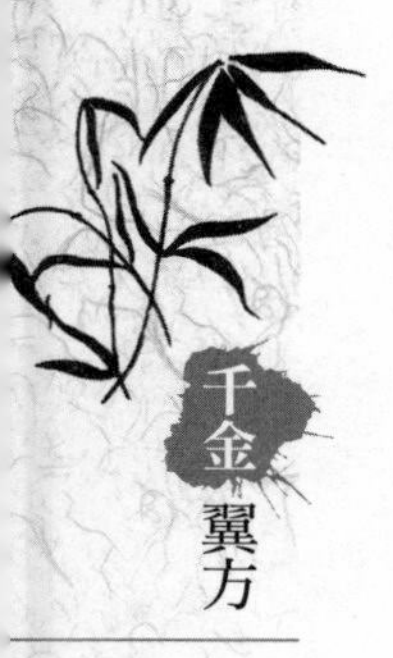

千金翼方卷第三　本草上 ……………………………（94）

草部下品之下六十八味 ....（99）

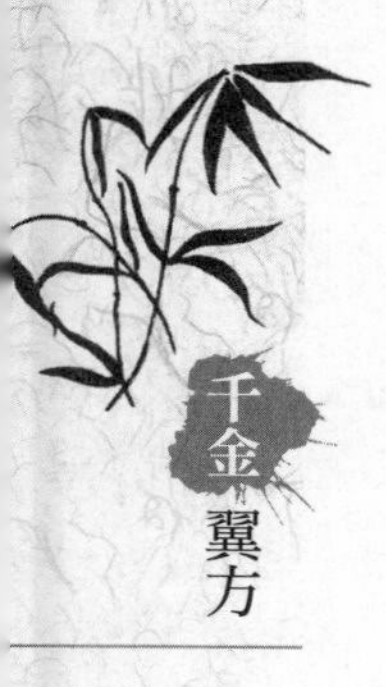

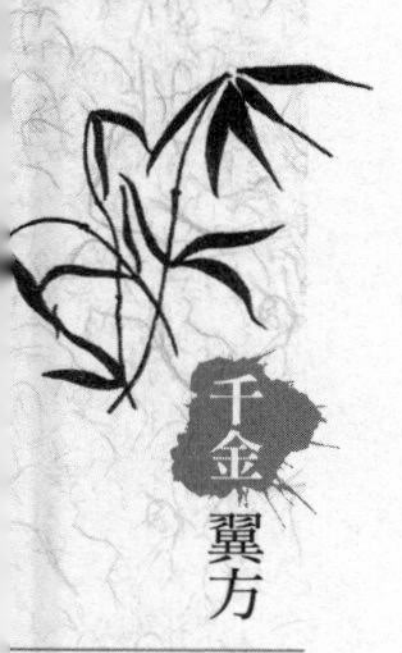
千金
翼方

千金翼方卷第四　本草下 ……（125）

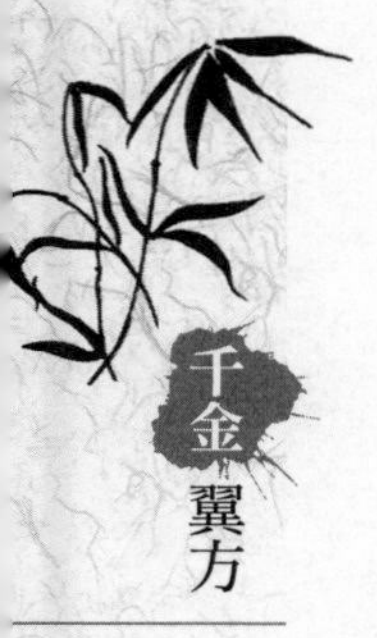
千金翼方

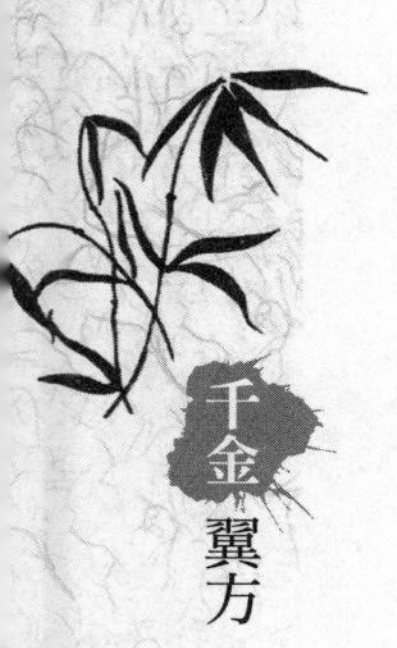
千金
翼方

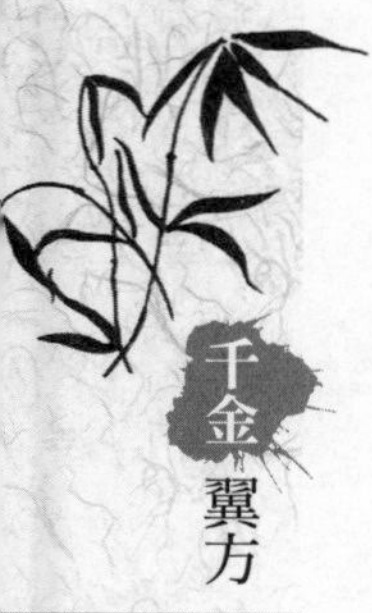

千金翼方卷第五 婦人一 ……（154）

千金翼方卷第六 婦人二 ……（176）

千金翼方卷第七 婦人三 ……（192）

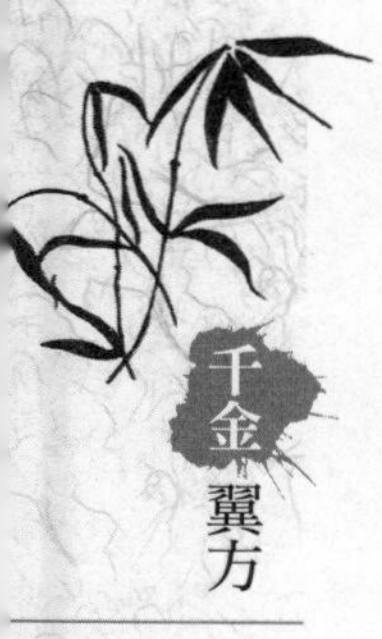

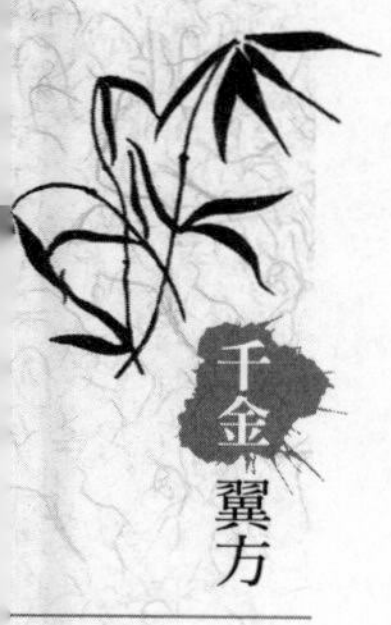
千金
翼方

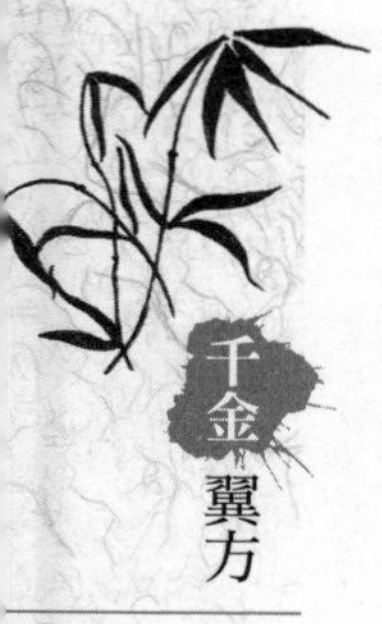

千金翼方卷第二十七　針灸中 ……………………（662）

千金翼方卷第二十八　針灸下 ……………………（684）

千金翼方卷第二十九　禁經上 ……………………（701）

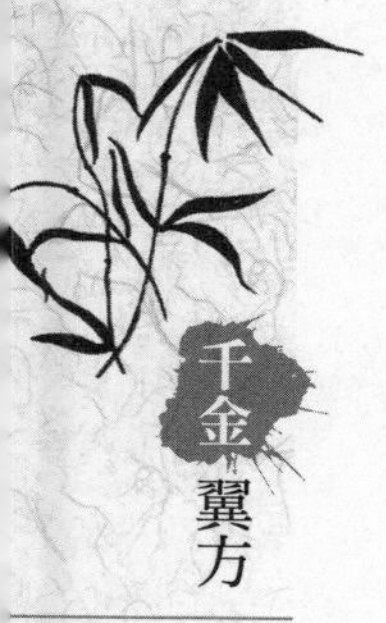

千金翼方卷第一　藥錄纂要

採藥時節第一

論曰：夫藥採取不知時節，不以陰乾暴乾，雖有藥名，終無藥實，故不依時採取，與朽木不殊，虛費人功，卒無裨益。其法雖具大經，學者尋覽，造次難得，是以甄別，即日可知耳。

萎蕤：立春後採，陰乾。

菊花：正月採根，三月採葉，五月採莖，九月採花，十一月採實，皆陰乾。

白英：春採葉，夏採莖，秋採花，冬採根。

絡石：正月採。

飛廉：正月採根，七月、八月採花，陰乾。

藁本：正月、二月採，暴三十日成。

通草：正月採，陰乾。

女菀：正月、二月採，陰乾。

烏頭、烏喙：正月、二月採，春採為烏頭，冬採為附子，八月上旬採根，陰乾。

蒴藋：春夏採葉，秋冬採莖根。

柏葉：四時各依方面採，陰乾。

枸杞：春夏採葉，秋採莖實，冬採根，陰乾。

茗：春採。

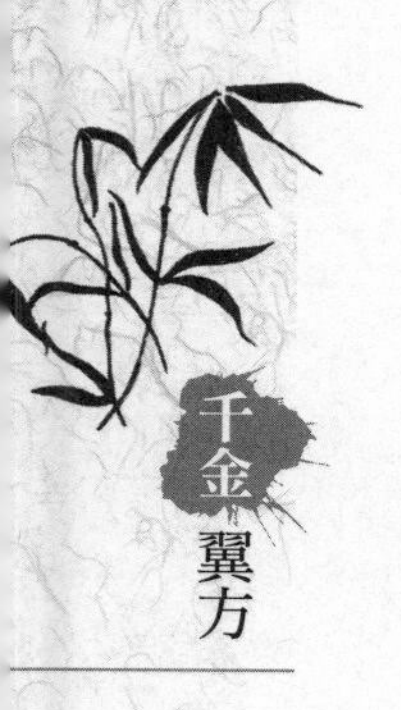

桃梟：正月採。

天門冬：二月、三月、七月、八月採，暴。

麥門冬：二月、三月、八月、十月採，陰乾。

朮：二月、三月、八月、九月採，暴。

黃精：二月採，陰乾。

乾地黃：二月、八月採，陰乾。

薯蕷：二月、八月採，暴。

甘草：二月、八月採，暴乾，十日成。

人參：二月、四月、八月上旬採，暴乾，無令見風。

牛膝：二月、八月、十月採，陰乾。

細辛：二月、八月採，陰乾。

獨活：二月、八月採，暴。

升麻：二月、八月採，日乾。

柴胡：二月、八月採，暴。

龍膽：二月、八月、十一月、十二月採，陰乾。

巴戟天：二月、八月採，陰乾。

白蒿：二月採。

防風：二月、十月採，暴。

黃連：二月、八月採。

沙參：二月、八月採，暴。

王不留行：二月、八月採。

黃耆：二月、十月採，陰乾。

杜若：二月、八月採，暴。

茜根：二月、三月採，暴。

當歸：二月、八月採，陰乾。

秦艽：二月、八月採，暴。

芍藥：二月、八月採，暴。

前胡：二月、八月採，暴。

知母：二月、八月採，暴。
栝樓：二月、八月採根，暴，三十日成。
石龍芮：五月五日採子，二月、八月採皮，陰乾。
石韋：二月採，陰乾。
狗脊：二月、八月採，暴。
萆薢：二月、八月採，暴。
菝葜：二月、八月採，暴。
白芷：二月、八月採，暴。
紫菀：二月、三月採，陰乾。
百合：二月、八月採，暴。
牡丹：二月、八月採，陰乾。
防已：二月、八月採，陰乾。
地榆：二月、八月採，暴。
莎草根：二月、八月採。
大黃：二月、八月採，火乾。
桔梗：二月、八月採，暴。
甘遂：二月採，陰乾。
赭魁：二月採。
天雄：二月採，陰乾。
貫眾：二月、八月採，陰乾。
虎掌：二月、八月採，陰乾。
白蘞：二月、八月採，暴。
羊桃：一月採，陰乾。
狼毒：二月、八月採，陰乾。
鬼臼：二月、八月採。
茯苓、茯神：二月、八月採，陰乾。
桂：二月、八月、十月採，陰乾。
杜仲：二月、五月、六月、九月採。

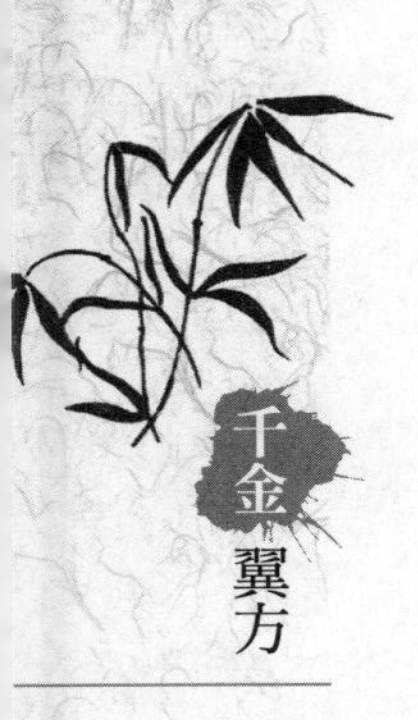

商陸：二月、八月採，日乾。
丁香：二月、八月採。
榆皮：二月採皮，暴乾，八月採實。
豬苓：二月、八月採，陰乾。
秦皮：二月、八月採，陰乾。
石楠：二月、四月採葉，八月採實，陰乾。
藍葉：二月、三月採，暴，本草無。
赤箭：三月、四月、八月採，暴。
防葵：三月三日採，暴。
芎藭：三月、四月採，暴。
徐長卿：三月採。
黃芩：三月三日採，陰乾。
大青：三月、四月採，陰乾。
玄參：三月、四月採，暴。
苦參：三月、八月、十月採，暴。
杜衡：三月三日採，暴。
紫草：三月採，陰乾。
白薇：三月三日採，陰乾。
紫參：三月採，火乾。
澤蘭：三月三日採，陰乾。
王瓜：三月採，陰乾。
垣衣：三月三日採，陰乾。
艾葉：三月三日採，暴。
水萍：三月採，暴。
芫花：三月三日採，陰乾。
澤漆：三月三日、七月七日採，陰乾。
藜蘆：三月採，陰乾。
羊躑躅：三月採，陰乾。

茵芋：三月三日採，陰乾。
射干：三月三日採，陰乾。
青葙子：三月採莖葉，陰乾，五月、六月採子。
紫葛：三月、八月採，日乾。
白附子：三月採。
桑上寄生：三月三日採，陰乾。
厚朴：二月、九月、十月採，陰乾。
蕪荑：三月採，陰乾。
黃環：三月採，陰乾。
烏芋：三月三日採，暴。
桃花：三月三日採，陰乾。
苦菜：三月三日採，陰乾。
遠志：四月採，陰乾。
菥蓂子：四月、五月採，暴。
景天：四月四日、七月七日採，陰乾。
蒲黃：四月採。
蘭草：四月、五月採。
蘼蕪：四月、五月採，暴。
白頭翁：四月採。
夏枯草：四月採。
溲疏：四月採。
鼠尾草：四月採葉，七月採花，陰乾。
菖蒲：五月、十二月採，陰乾。
卷柏：五月、七月採，陰乾。
澤瀉：五月、六月、八月採，陰乾。葉：五月採；實：九月採。
車前子：五月五日採，陰乾。
茺蔚子：五月採。

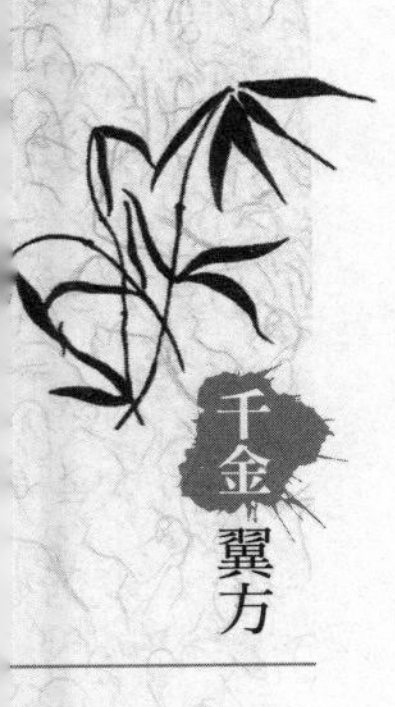

石龍芻：五月七日採，暴。

丹參：五月採，暴。

天名精：五月採。

肉蓯蓉：五月五日採，陰乾。

蛇床子：五月採，陰乾。

茵陳蒿：五月及立秋採，陰乾。

旋花：五月採，陰乾。

葛根：五月採，暴。

酸漿：五月採，陰乾。

蠡實：五月採，陰乾。

大小薊：五月採。

葒草：五月採實。

旋覆花：五月採，日乾。

鳶尾：五月採。

半夏：五月、八月採，暴。

莨菪子：五月採。

蜀漆：五月採，陰乾。

藺茹：五月採，陰乾。

萹蓄：五月採，陰乾。

生漆：夏至後採。

蕤核：五月、六月採，日乾。

松蘿：五月採，陰乾。

五加皮：五月、七月採莖，十月採根，陰乾。

莽草：五月採，陰乾。

鬱李根：五月、六月採。

欒華：五月採。

覆盆子：五月採。

梅實：五月採，火乾。

杏核仁：五月採。
蘩蔞：五月五日採。
葫：五月五日採。
蒜：五月五日採。
青蘘：五月採，本草無。
紫芝：六月、八月採。
茅根：六月採。
蕘花：六月採，陰乾。
昨葉何草：夏採，日乾。
松脂：六月採。
五木耳：六月採，暴乾。
石斛：七月、八月採，陰乾。
蒺藜子：七月、八月採，暴。
續斷：七月、八月採，陰乾。
薇銜：七月採。
麻黃：立秋採，陰乾。
瞿麥：立秋採，陰乾。
海藻：七月七日採，暴。
陸英：立秋採。
菌桂：立秋採。
槐實：七月七日、十月巳日採。
桃核仁：七月採，陰乾。
瓜蒂：七月七日採，陰乾。
水蘇：七月採。
麻蕡：七月七日採。
腐婢：七月採，陰乾。
蓍實：八月、九月採，日乾。
薏苡仁：八月採實，根無時。

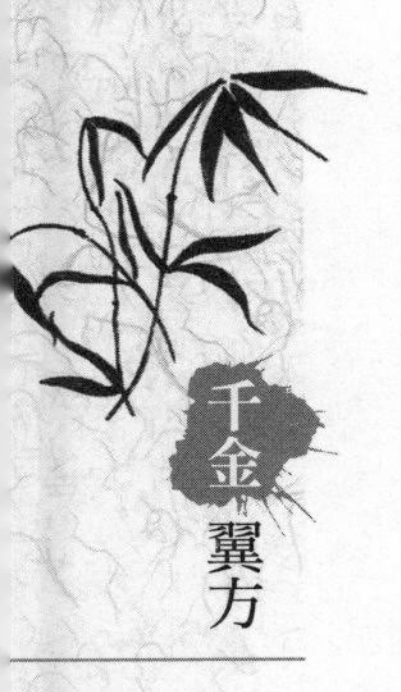

地膚子：八月、十月採，陰乾。
漏蘆：八月採，陰乾。
營實：八月、九月採，陰乾。
五味子：八月採，陰乾。
敗醬：八月採。
恆山：八月採，陰乾。
牙子：八月採，暴。
蛇含：八月採，陰乾。
雚菌：八月採，陰乾。
連翹：八月採，陰乾。
屋游：八月、九月採。
女青：八月採，陰乾。
牡荊實：八月、九月採，陰乾。
酸棗：八月採，陰乾。
楮實：八月、九月採，日乾。
秦椒：八月、九月採。
衛矛：八月採，陰乾。
巴豆：八月採，陰乾。
蜀椒：八月採，陰乾。
雷丸：八月採，暴。
大棗：八月採，暴。
藕實：八月採。
雞頭實：八月採。
白瓜子：八月採。
菟絲子：九月採，暴。
藎草：九月、十月採。
乾薑：九月採。
松實：九月採，陰乾。

辛夷：九月採，暴。
枳實：九月、十月採，陰乾。
山茱萸：九月、十月採，陰乾。
吳茱萸：九月九日採，陰乾。
梔子：九月採，暴。
皂莢：九月、十月採，陰乾。
栗：九月採。
荏：九月採，陰乾。
麻子：九月採。
大豆：九月採。
菴蕳子：十月採。
決明子：十月十日採，陰乾百日。
雲實：十月採，暴。
貝母：十月採，暴。
女貞：立冬採。
橘油：十月採。
款冬花：十一月採，陰乾。
棘刺：冬至後一百二十日採。
莧實：十一月採。
忍冬：十二月採，陰乾。
大戟：十二月採，陰乾。
木蘭：十二月採，陰乾。
冬葵子：十二月採。
白鮮：四月、五月採，陰乾。
葶藶：立夏後採，陰乾。

論曰：凡藥皆須採之有時日，陰乾暴乾，則有氣力。若不依時採之，則與凡草不別，徒棄功用，終無益也。學者當要及時採掇，以供所用耳。

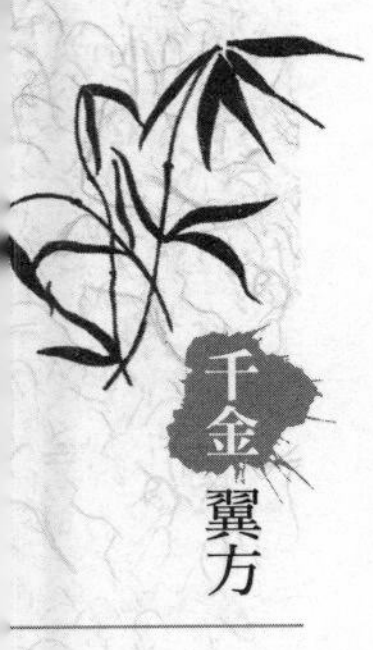

藥名第二

論曰：有天竺大醫耆婆云：天下物類皆是靈藥，萬物之中，無一物而非藥者，斯乃大醫也。故《神農本草》舉其大綱，未盡其理，亦猶咎繇創律，但述五刑，豈卒其事？且令後學者因事典法，觸類長之無窮竭，則神農之意從可知矣。所以述錄藥名品，欲令學徒知無物之非藥耳。

玉泉　玉屑　丹砂　空青　綠青　曾青　白青　扁青　石膽　雲母　朴硝　硝石　芒硝　滑石　石鐘乳　紫石英　礬石馬齒礬、絳礬、黃礬、青礬　白石英　五石脂　太一餘糧　紫禹餘糧　石中黃子　禹餘糧　黃禹餘糧　金屑　銀屑　水銀汞粉附　雄黃　雌黃　殷孽　孔公孽　石腦　石硫黃　薰黃　陽起石　凝水石　石膏　磁石　玄石　理石　長石　膚青　石黛　鐵落　鐵　生鐵　鋼鐵　鐵精　鐵漿　食鹽　光明鹽　綠鹽　密陀僧　桃花石　珊瑚　石花　乳床　青琅玕　礜石　特生礜石　握雪礜石　方解石　蒼石　土殷孽　代赭　鹵鹼　大鹽　戎鹽　青鹽　赤鹽　白堊　鉛丹　錫粉　錫銅鏡鼻　銅弩牙　金牙　石灰　冬灰炭　鍛灶灰　伏龍肝　東壁土　半天河　地漿　硇砂　薑石　赤銅屑　銅礦石　銅青　白瓷瓦屑　烏古瓦　石燕　樑上塵　不灰木　青芝　赤芝　黃芝　白芝　黑芝　紫芝　赤箭　天門冬　麥門冬　朮　女萎　萎蕤　黃精　乾地黃　菖蒲　遠志小草　澤瀉葉、實附　薯蕷　菊花　甘草　人參　石斛　牛膝　卷柏　細辛　獨活　升麻　柴胡　防葵　蓍實　菴藺子　薏苡仁　車前子葉附　菥蓂子　茺蔚子　木香　龍膽　菟絲子　巴戟天　白英　白蒿　肉蓯蓉　地膚子　忍冬　蒺藜子　防風葉附　石龍芻　絡石　千歲虆　黃連　沙參　丹參　藍實　景天　天名精　王不留行　蒲黃　蘭草　決明子　芎藭　香蒲蒲根附　蘼蕪　續斷　雲

實　黃著　徐長卿　杜若　蛇床子　茵陳蒿　漏蘆　茜根　飛廉　營實　薔薇根　薇銜　五味子　旋花　白菟藿　鬼督郵　白花藤　當歸　秦艽　黃芩　芍藥　藁本實附　乾薑生薑附　麻黃根、子附　葛根汁、葉、花附　前胡　知母　大青　貝母　栝樓實、莖、葉附　玄參　苦參　石龍芮　石韋　狗脊　萆薢　菝葜　通草　瞿麥　敗醬　白芷　杜衡　紫草　紫菀　白鮮皮　白薇　葈耳　茅根　百合　酸漿　王參　女萎　淫羊藿　蠡實花、葉附　款冬花　牡丹　防己　女菀　澤蘭　地榆　王孫　爵床　白前　百部根　王瓜　薺苨　高良薑　馬先蒿　蜀羊泉　積雪草　惡實　莎草　大小薊　垣衣　艾葉　水萍　海藻　昆布　葒草　陟厘　蔛草　鳧葵　井中苔萍藍附　鱧腸　蒟醬　百脈根　蘿摩子　白藥　懷香子　鬱金　薑黃　百兩金　阿魏　大黃　桔梗　甘遂　葶藶　芫花　澤漆　大戟　蕘花　旋覆花　鉤吻　藜蘆　赭魁　及已　天雄　烏頭射罔、烏喙附　附子　側子　羊躑躅　茵芋　射干　鳶尾　貫眾花附　半夏　由跋虎掌　莨菪子　蜀漆　恆山　青葙子　牙子　白蘞　白及　蛇含　草蒿　雚菌　連翹　白頭翁　藺茹　苦芙　羊桃　羊蹄　鹿藿　牛扁　陸英　蒴藋　藎草　夏枯草　烏韭　蚤休　虎杖　石長生　鼠尾草　馬鞭草　馬勃　松脂實、葉、根、節、花等附　蛇莓　苧根　菰根　狼跋子　弓弩弦　敗天公　敗蒲蓆　敗船茹　屋游　赤地利　赤車使者　三白草　牽牛子　豬膏母　劉寄奴草　紫葛　蓖麻子　葎草　格注草　獨行根　狗舌草　烏蘞莓　豨薟　狼毒　鬼臼　蘆根　甘蕉根　萹蓄　酢漿草　茼實　蒲公草　商陸　女青　水蓼　角蒿　白附子　鶴蝨　魚網　馬絆繩　昨葉何草　破扇　破故紙　甑帶灰　鬼蓋　屐屧鼻繩　雀麥　茯苓茯神附　琥珀玉附　柏實葉、皮等附　麻布叩幅頭　菌桂　牡桂　桂　杜仲　故麻鞋底　楓香脂皮附　乾漆生漆附　蔓荊

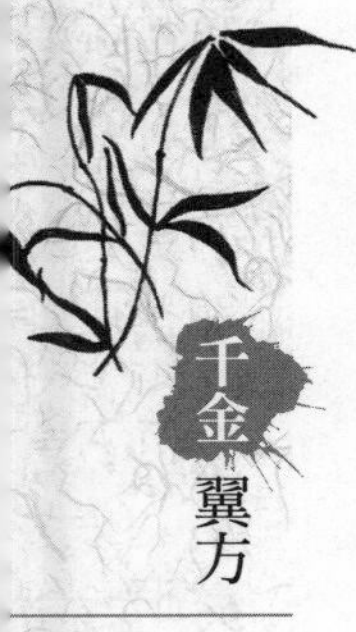

實　牡荊　女貞實　蕤核　五加皮　沉香薰陸香、雞舌香、藿香、詹糖香、楓香等附　丁香　柏木根附　辛夷　木蘭　桑上寄生　榆皮花附　酸棗　槐實枝、皮等附　枸杞　楮實葉、皮、莖、白汁附　蘇合香　龍眼　厚朴　豬苓　竹葉根、汁、實、瀝、皮、茹、筍附　枳實刺、茹附　山茱萸　吳茱萸根附　秦皮　梔子　檳榔　合歡　秦椒　衛矛　紫葳　蕪荑　食茱萸　椋子木　折傷木每始王木　茗苦搽　蜀桑根　松蘿　桑根白皮葉、耳、五木耳、桑灰等附　白棘　安息香　龍腦　菴摩勒　棘刺花實棗、針附　毗梨勒　紫鉚麒麟竭　胡桐淚　黃環　石楠實附　巴豆　蜀椒　莽草　鬱李仁根附　鼠李　欒華　杉材　楠材　釣樟根皮　榧實　蔓椒　雷丸　溲疏　櫸樹皮　白楊皮　水楊葉　欒荊　小檗　莢蒾　鉤藤　藥實根　皂莢　楝實根附　柳華葉、實、汁附　桐葉花附　梓白皮　蘇方木　接骨木　枳椇　木天蓼　烏臼木　赤瓜木　訶梨勒　楓柳皮　賣子木　大空　紫真檀　胡椒　椿木葉樗木附　橡實　無食子　楊櫨木　槲若　鹽膚子　紫荊　髮髲　亂髮　人乳汁　頭垢　尿溺　龍骨白龍骨、齒、角等附　牛黃　麝香　象牙齒、睛等附　馬乳　牛乳　羊乳　酥　熊脂膽附　白膠　阿膠　醍醐　底野迦　酪　犀角　羚羊角　鹿茸　羖羊角髓、肺、骨、肉、齒、骨、頭、血、肚、脂、靨、蹄、屎附　牛角鰓髓、膽、腎、心、肝、齒、眼、尾、脂、肉、喉嚨、䏶中毛、耳中垢、屎、溺、屎中豆等附　獐骨肉、髓等附　豹肉　狼牙　狸骨肉、陰莖等附　虎骨膏、爪、肉、尾等附　兔頭骨腦、肝、肉等附　筆頭尖　六畜毛蹄甲　鼺鼠　麋脂角附　豚卵蹄、心、腎、膽、肚、胰、毛、筋、齒、膏、肉、耳中垢等附　鼴鼠　獺肝肉、屎附　狐陰莖五臟、腸、屎等附　貒膏肉、胞等附　野豬黃　驢屎屎、乳、軸垢等附　豺皮　野駝脂　敗鼓皮　白馬莖頭、蹄、齒、心、肝、肺、肉、骨、鬐膏、鬐毛、溺、通汁、屎中粟等附　狗陰莖腹、心、腦、齒、血、肉、糞中骨等附　丹雄

雞白雄雞、黃雄雞脂、烏雄雞肉、膽、心、血、冠血、肪、肝、屎白、腸膍胵裡黃皮及左右翅毛、黑雌雞、黃雌雞、雞子卵中白皮、雞喙、東門上雞頭等附　白鵝膏毛、肉、子等附　鶩肪　雁肪　鷓鴣　雉肉喉下白毛附　鷹屎白脂、雕、屎附　鸛骨　雄鵲　鴝鵒　燕屎　雀卵腦、頭、血、屎附　伏翼　天鼠屎　孔雀　鸕鶿屎頭附　鴟頭　石蜜　蜜蠟白蠟附　牡蠣　桑螵蛸　蜂子黃蜂、土蜂附　海蛤　文蛤　魁蛤　石決明　真珠　秦龜　龜甲　鱻魚　鮑魚　鯉魚膽肉、骨附　鮧魚　鱔魚血附　鯽魚　黃魚膽　蝟皮　石龍子　露蜂房　樗雞　蚱蟬　白殭蠶　木虻　蜚虻　蜚蠊　䗪蟲　蠐螬　蛞蝓　蝸牛　水蛭　水馬　鱉甲肉附　鮀魚甲肉附　蟹爪附　螈蠶蛾屎附　蠶子紙　烏賊魚骨　鰻鱺魚　鮫魚皮　紫貝　蝦蟆　蛙　牡鼠肉、糞附　蚺蛇膽肉附　蝮蛇膽肉附　陵鯉甲　蜘蛛　蜻蛉　石蠶　蛇蛻　蛇黃　烏蛇　蜈蚣　馬陸　蠮螉　雀甕　鼠婦　螢火　衣魚　螻蛄　蜣螂　白頸蚯蚓　斑蝥　芫青　地膽　馬刀　葛上亭長　貝子　甲香　珂　田中螺汁　豆蔻　葡萄　蓬蘽　覆盆子　大棗生棗及葉附　藕實莖　雞頭實　芰實　栗　櫻桃　橘柚　橙葉　梅實　枇杷葉　柿　木瓜　甘蔗　石蜜　沙糖　芋　烏芋　杏核仁花、實附　桃核仁花、梟、毛蠹、皮、葉、膠、實附　李核仁根、實附　梨葉附　萘　安石榴殼、根附　白瓜子　白冬瓜　瓜蒂子附　莧實　冬葵子根、葉附　苦菜　薺　蕪菁　萊菔　龍葵　菘　芥　苜蓿　荏子　蓼　蔥實　薤　白蘘荷　菾菜　雞蘇　水蘇　假蘇　香薷　薄荷　秦荻梨　苦瓠　水勤　馬芹子　蓴　落葵　蘩蔞　雞腸草　蕺　葫　蒜　堇　芸薹　胡麻葉附　青蘘　麻蕡子附　飴糖　大豆黃卷生寸豆附　赤小豆　豉　大麥　穬麥　小麥　麥奴　青粱米　黃粱米　白粱米　粟米　丹黍米　粟米　秫米　陳廩米　舂杵頭糠　酒　腐婢　藊豆葉附　黍米　粳米　稻米稻、穰附　稷米　醋　醬　蕫豆。

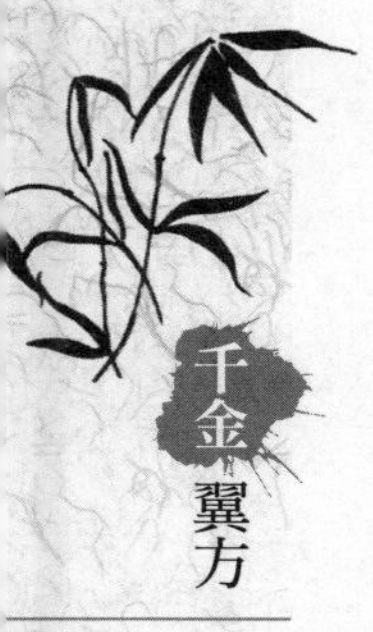

上六百八十種皆今時見用藥，並可收採，以備急要用也。

藥出州土第三

論曰：按本草所出郡縣皆是古名，今之學者卒尋而難曉，自聖唐開闢，四海無外，州縣名目，事事惟新，所以須甄明。即因土地名號，後之學者，容易即知。其出藥土地，凡一百三十三州，合五百一十九種，其餘州土皆有，不堪進御，故不繁錄耳。

關內道

雍州：柏子仁、茯苓。

華州：覆盆子、杜蘅、茵芋、木防己、黃精、白朮、柏白皮、茯苓、茯神、天門冬、薯蕷、王不留行、款冬花、牛膝、細辛、鱉甲、丹參、鬼臼、白芷、白蘞、狼牙、水蛭、松花、鱉頭、桑螵蛸、松子、松蘿、兔肝、遠志、澤瀉、五味子、菝葜、桔梗、玄參、沙參、續斷、山茱萸、萆薢、白薇、通草、小草、石楠、石韋、龜頭、麥門冬。

同州：寒水石、斑蝥、麻黃、 䗪蟲、麻黃根、蕪荑、蒲黃、麻黃。

岐州：鬼督郵、樗雞、獐骨、獐髓、及己、藜蘆、秦艽、甘草。

寧州：菴藺子、芜青、菴蓄、菴藺花、荊子、虻蟲。

鄜州：芍藥、藺茹、黃芩、秦艽。

原州：獸狼牙、蓯蓉、黃蓍、楓柳皮、白藥。

延州：蕪荑。

涇州：澤瀉、防風、秦艽、黃芩。

靈州：代赭、野豬黃、蓯蓉、狟脂。

鹽州：青鹽。

河南道

洛州：秦椒、黃魚膽、黃石脂。

谷州：半夏、桔梗。

鄭州：秦椒。

陝州：栝樓、柏子仁。

汝州：鹿角、鹿茸。

許州：鹿茸。

虢州：茯苓、茯神、桔梗、桑上寄生、細辛、栝樓、白石英。

豫州：吳茱萸、鹿茸。

齊州：阿膠、棠婆藥、防風。

萊州：牡蠣、薗茹、海藻、馬刀、七孔決明、文蛤、牛黃、海蛤、烏賊魚。

兗州：防風、羊石、仙靈脾、雲母、紫石英、桃花石。

密州：海蛤、牛黃。

泗州：麋脂、麋角。

徐州：桑上寄生。

淄州：防風。

沂州：紫石英。

河東道

蒲州：龍骨、紫參、蒲黃、五味子、石膽、龍角、龍齒。

絳州：防風。

隰州：當歸、大黃。

汾州：石龍芮、石膏。

潞州：赤石脂、不灰木、人參、白石脂。

澤州：人參、禹餘糧、防風、白石英。

并州：白菀、鬼督郵、白龍骨、柏子仁、礬石、礜石、甘草。

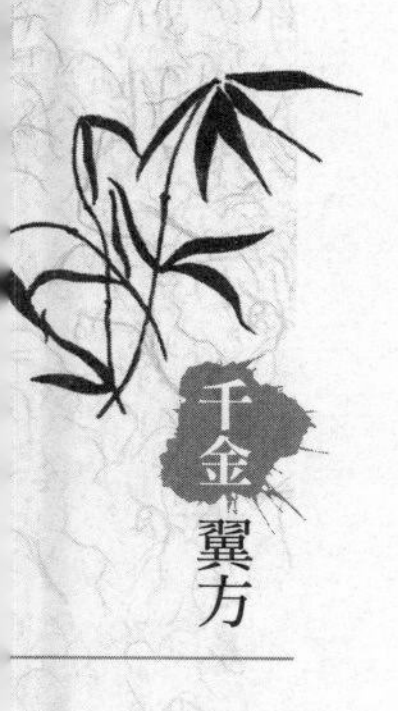

晉州：白堊、紫參。

代州：柏子仁。

蔚州：松子。

慈州：白石脂。

河北道

懷州：牛膝。

相州：知母、磁石。

箕州：人參。

滄州：雚菌。

幽州：人參、知母、蛇膽。

檀州：人參。

營州：野豬黃。

平州：野豬黃。

山南西道

梁州：小蘗、芒硝、理石、皂莢、蘇子、狟脂、防已、野豬黃。

洋州：野豬黃、狟脂。

鳳州：鹿茸。

始州：重台、巴戟天。

通州：藥子。

渠州：賣子木。

商州：香零皮、厚朴、熊膽、龍膽、楓香脂、菖蒲、楓香木、秦椒、辛夷、恆山、獺肝、熊、杜仲、莽草、枳實、芍藥。

金州：獺肝、枳茹、莽草、蜀漆、獺肉、枳實、枳刺、恆山。

山南東道

鄧州：夜干、甘菊花、蜥蜴、蜈蚣、梔子花、牡荊子。

均州：萎蕤。

荊州：橘皮。

襄州：石龍芮、藍實、蜀水花、茗草、雷丸、陵鯉甲、烏梅、牽牛子、乾白、鸕鶿頭、橙葉、梔子花、蜥蜴、蜈蚣、孔公孽、敗醬、貝母。

夔州：橘皮。

硤州：杜仲。

房州：野豬黃、狟脂。

唐州：鹿茸。

淮南道

揚州：白芷、鹿脂、蛇床子、鹿角。

壽州、光州、蘄州、黃州、舒州：並出生石斛。

申州：白及。

江南東道

潤州：躑躅、貝母、卷柏、鬼臼、半夏。

越州：榧子、劉寄奴。

婺州、睦州、歙州、建州：並出黃連。

泉州：乾薑。

江南西道

宣州：半夏、黃連。

饒州：黃連。

吉州：陟厘。

江州：生石斛。

岳州：杉木、蟬蛻、楠木、鱉甲。

潭州：生石斛。

郎州：牛黃。

永州：石燕。

郴州：鈞樟根。

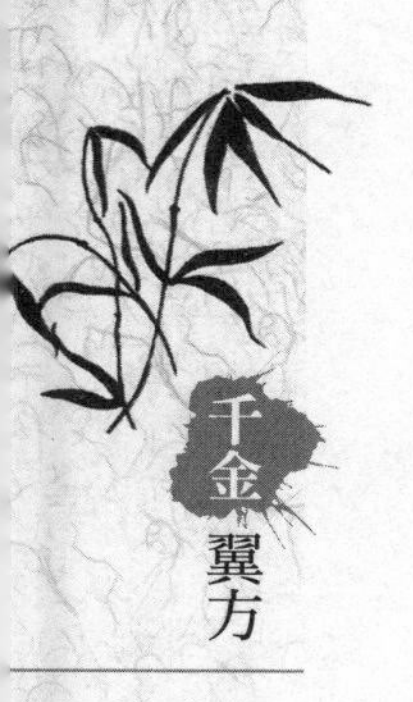

辰州：丹砂。

隴右道

秦州：防葵、芎藭、狼毒、鹿角、獸狼牙、鹿茸、蘼蕪。

成州：防葵、狼牙。

蘭州：防葵、鹿角膠。

武州：石膽、雄黃、雌黃。

廓州：大黃。

宕州：藁本、獨活、當歸。

河西道

涼州：大黃、白附子、鹿茸。

甘州：椒根。

肅州：肉蓯蓉、百脈根。

伊州：伏翼、葵子。

瓜州：甘草。

西州：蒲桃。

沙州：石膏。

劍南道

益州：苧根、枇杷葉、黃環、鬱金、薑黃、木蘭、沙糖、蜀漆、百兩金、薏苡、恆山、乾薑、百部根、慎火草。

眉州：巴豆。

綿州：天雄、烏頭、附子、烏喙、側子、甘皮、巴戟天。

資州：折傷木。

嘉州：巴豆、紫葛。

邛州：賣子木。

瀘州：蒟醬。

茂州：升麻、羌活、金牙、芒硝、馬齒礬、朴硝、大黃、雄黃、礬石、馬牙硝。

巂州：高良薑。

松州、當州：並出當歸。
扶州：芎藭。
龍州：側子、巴戟天、天雄、烏頭、烏喙、附子。
柘州：黃連。
嶺南道
廣州：石斛、白藤花、丁根、決明子、甘椒根。
韶州：石斛、牡桂、鐘乳。
賀州、梧州、象州：並出蚺蛇膽。
春州、封州、瀧州：並出石斛。
恩州：蚺蛇膽。
桂州：滑石、蚺蛇膽。
柳州：桂心、釣樟根。
融州：桂心。
潘州：蚺蛇膽。
交州：檳榔、三百兩根、龍眼、木藍子。
峰州：豆蔻。

馬牙石一名長石，一名大乳，一名牛腦石，出在齊州歷城縣。

論曰：既知無物非藥及所出土地，復採得時，須在貯積，以供時急，不得虛棄光陰，臨事忽遽，失其機要，使風燭不救，實可悲哉！博學者深可思之，用為備耳。

用藥處方第四

論曰：凡人在身，感病無窮，而方藥醫療有限。由此觀之，設藥方之篇，是以述其大意，豈能得之萬一。聊舉所全，以發後學。此篇凡有六十五章，總攝眾病，善用心者，所以觸類長之，其救苦亦以博矣，臨事處方，可得依之取訣也。

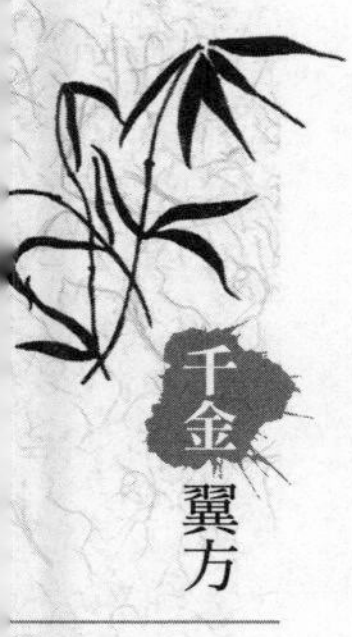

治風第一

當歸　秦艽　乾薑　藁本　麻黃　葛根　前胡　知母　石韋　狗脊　萆薢　杜衡　白薇　白芷　葈耳　女萎　桔梗　大戟　烏頭　烏喙　附子　側子　天雄　躑躅　茵芋　貫眾　白及　蒴藋　䕡茹　鬼箭　磁石　石膏　天門冬　萎蕤　白朮　菖蒲　澤瀉　薯蕷　菊花　細辛　獨活　升麻　菴䕡　薏苡　巴戟天　松葉　松節　石楠　署椒　莽草　防風　王不留行　芎藭　黃蓍　杜若　辛夷　牡荊子　五加皮　木蘭　枸杞　竹葉　厚朴　松實　秦皮　牡丹皮　防己　秦椒　女菀　澤蘭　竹瀝　山茱萸　吳茱萸　蒺藜子　曾青　礜石　代赭。

濕痺腰脊第二

白膠　阿膠　鹿茸　鹿角　鹿脂　雞頭　蔓荊　竹瀝　肉蓯蓉　防風　芎藭　景天　丹參　絡石　千歲虆汁　王不留行　山櫻木汁　蛇床　漏蘆　茜根　飛廉　礜石　桔梗　芫花　旋覆花　附子　側子　天雄　躑躅　茵芋　當歸　秦艽　芍藥　乾薑　葛根　石龍芮　狗脊　萆薢　菝葜　敗醬　葈耳　白鮮　蠡實　青蘘　大豆捲　石楠　蜀椒　蔓荊　皂莢　天門冬　白朮　萎蕤　乾地黃　菖蒲　澤瀉　菊花　薯蘗　石斛　牛膝　細辛　柴胡　菴䕡　薏苡　車前子　柏子仁　菥蓂　蒴藋　桂心　杜仲　乾漆　五加皮　酸棗　枸杞　松子　桑上寄生　續斷　天名精。

攣急瘓曳第三

秦艽　藁本　狗脊　萆薢　通草　石楠　防風　芎藭　續斷　天門冬　女萎　乾地黃　石斛　牛膝　薏苡　菟絲　杜仲　乾漆　荊子　枸杞　大豆捲　天雄　附子　野葛　蒴藋。

身瘙癢第四

青琅玕　石灰　丹砂　雄黃　水銀　硫黃　牙子　白

及　鐵落　枳實　蒺藜子　莽草　柳花　蜀羊泉　水萍　防風　蕳茹　羊蹄　藎草　敗醬　藜蘆　青葙　青蒿　羖羊角　蟬蛻　秦艽　天鼠矢。

驚癇第五

鉛丹　紫石英　白石脂　秦皮　銀屑　玄石　鐵精　鉤藤　款冬花　牡丹皮　白鮮皮　紫菀　女菀　柏子仁　茯苓　茯神　桔梗　蕘花　莨菪子　蛇銜　遠志　人參　細辛　防葵　龍膽　杏仁　龍骨　龍齒　牛黃　頭髮　白芝　龍角　羊齒　羊骨　亂髮　牛齒　白馬莖　白馬齒　赤馬齒　白馬懸蹄　鹿茸　牡狗齒　豚卵　狐五臟　石蜜　海蛤　蚱蟬　露蜂房　白殭蠶　蛇蛻　雀甕　蛇黃　鼠婦　蜣螂　六畜毛蹄甲。

鬼魅第六

代赭　粉錫　金牙　衛矛　赤箭　銅鏡鼻　升麻　牛黃　青木香　藍實　蘼蕪　徐長卿　雲實　黃環　狸骨　獺肝　桃花　桃梟　蜈蚣　蛇膽　亭長　芫青　斑蝥　石長生　狼毒　鬼臼　商陸　躑躅　白及　野葛　琥珀　六畜毛蹄甲。

蠱毒第七

方解石　代赭　金牙　衛矛　赤箭　徐長卿　升麻　瓜蒂　雷丸　紫菀　黃環　青木香　巴豆　麝香　景天　蘘荷　犀角　羚羊角　豚卵　獺肝　狐莖　鸛骨　蜂房　胡燕屎　鮫魚皮　白項蚯蚓　蛇蛻　蜈蚣　斑蝥　芫青　芫花　藜蘆　野葛　榧子　豬苓　敗鼓皮　桑上亭長　六畜毛蹄甲。

痰實第八

淡竹葉　枳實　吳茱萸　厚朴　胡椒　檳榔仁　萊菔　茯苓　恆山　松蘿　旋覆花　大黃　芫花　蕘花　半夏　烏頭　黃芩　前胡　巴豆　柴胡　白朮　細辛　朴硝　芒硝。

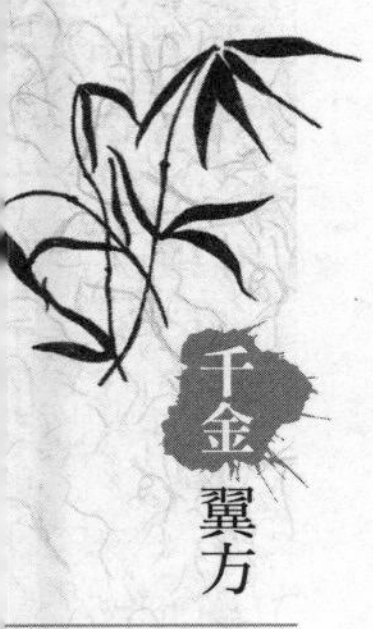

固冷積聚腹痛腸堅第九

礜石　雄黃　殷孽　厚朴　特生礜石　曾青　戎鹽　硫黃　陽起石　石膏　理石　高良薑　朴硝　芫花　桔梗　吳茱萸　葶藶　旋覆花　麥門冬　太一餘糧　澤瀉　茯苓　人參　柴胡　蒺藜　雚菌　防葵　牡丹　蕘花　海藻　肉蓯蓉　丹參　巴戟天　莽草　芍藥　烏頭　麻黃　貝母　乾薑　玄參　苦參　藺茹　狼毒　大黃　附子。

腹痛脹滿嘔吐第十

厚朴　竹茹　枳實　吳茱萸　檳榔　葛根　桑白皮　松蘿　橘皮　大黃　桔梗　甘遂　乾薑　大戟　藜蘆　半夏　恆山　朴硝　生薑　藁本　阿膠　禹餘糧　人參　戎鹽。

胸脅滿第十一

方解石　蘭草　杜若　莎草　竹葉　厚朴　枳實　乾薑　前胡　玄參　紫菀　枸杞　桔梗　蕘花　茯苓　芫花　旋覆花　射干　烏頭　半夏　恆山　人參　菊花　細辛　柴胡。

補五臟第十二

白石脂　五石脂　琥珀　紫菀　石韋　大黃　桔梗　石蜜　龍骨　牛髓　鹿肉　鵝肉　乾漆　柏子仁　女貞　銀屑　沙參　酸棗　五味子　枳實　山茱萸　麥門冬　乾地黃　菖蒲　澤瀉　薯蕷　人參　石斛　細辛　菥蓂　龍膽　巴戟天　牡丹　韭　貝母　蕪菁　蔥白　覆盆　當歸　鐘乳　玄參　苦參。

益氣第十三

玉泉　鐘乳　五石脂　白石英　柏子仁　柏葉　蘭草　續斷　茵陳　黃耆　飛廉　營實　五味子　旋花　澤瀉　薯蕷　巴戟天　大棗　牡蒙　青蘘　烏麻　枳實　赤箭　蕪菁子　苦菜　蒲桃　覆盆子　芍藥　紫草　淫羊藿　羊肉　桑螵蛸　牛髓　蠟　牛肉　鹿茸　鹿角　麋角　豬肚　雲母粉　兔

屎　兔肉　戎鹽　石蜜。

長陰陽益精氣第十四

羊腎　牛腎　肉蓯蓉　蓬虆　磁石　理石　地膚子　決明子　杜若　白棘　蛇床子　茜根　黑石脂　五味子　天雄　附子　栝樓　玄參　石韋　石龍芮　白薇　萆薢　紫參　麥門冬　遠志　小草　薯蕷　石斛　牛膝　卷柏　細辛　柴胡　車前子　茺蔚子　菟絲子　巴戟天　茯苓　枸杞　杜仲　丹砂　扁青　雲母　滑石　鐘乳。

補骨髓第十五

五石脂　乾漆　金屑　乾地黃　防葵　菟絲子　烏麻　天門冬　青蘘　貝母　淫羊藿　附子　天雄　羊腎　羚羊角　磁石。

長肌肉第十六

藁本　天門冬　當歸　白馬莖　桑上寄生　冬葵子　白芷　蠡實　垣衣　麥門冬　麻仁　乾地黃　澤瀉　薯蕷　菟絲子　石斛　甘草　女貞子　五加皮　枳實　胡麻　玉泉　磁石　赤石脂　厚朴　蒲桃　赤箭　五味子　酸棗仁。

堅筋骨第十七

玉泉　雲母　杜仲　乾漆　枸杞　硫黃　蔓荊　絡石　磁石　戎鹽　續斷　烏麻　金屑　五加皮　酸棗仁。

陰下濕癢第十八

木蘭　槐皮　五加皮　杜仲　蛇床子　漏蘆　飛廉　陽起石。

消渴第十九

曾青　滑石　紫石英　白石英　凝水石　丹砂　石膏　理石　竹筍　桑白皮　枸杞根　松脂　茯苓　馬乳　兔骨　紫參　赤小豆　大麥　小麥　澤瀉　菰蔯　人參　麥門冬　蓴菜　腐婢　粟米　青粱　甘草　牡蠣　豬肚　雞屎白　雲實　黃

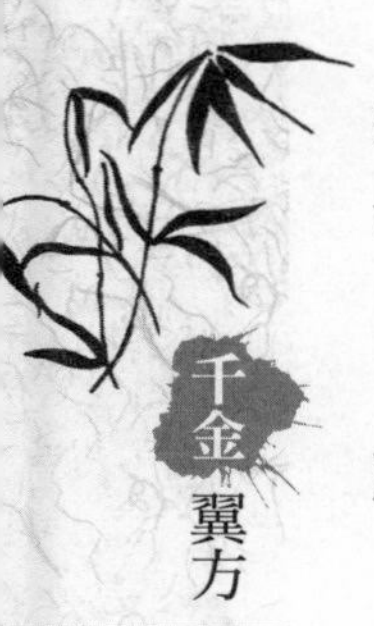

連　礜石　栝樓　葛根　玄參　苦參　茅根　竹根　長石　知母　菰根　生葛汁　王瓜　冬瓜　水萍　羊酪。

消食第二十

白朮　桔梗　大黃　黃芩　大豆屑熬　穬麥蘖　皂莢　萊菔根　麥門冬　吳茱萸　檳榔　橘皮　小蒜　厚朴　苦參。

淋閉第二十一

玉泉　石膽　芒硝　茯苓　琥珀　石燕　瞿麥　胡燕屎　茅根　鯉魚齒　髮髲　亂髮　頭垢。

利小便第二十二

硝石　滑石　紫參　栝樓　百合　白石脂　海藻　楡皮　地膚子　山茱萸　蒲黃　棘仁　天門冬　車前子　麻子仁　赤小豆　鬱李仁　冬瓜　冬葵子　牽牛子　茅根　葎草　犍牛尿　橘皮　楝實　長石　天名精　苦參　茵陳　秦艽。

止小便第二十三

赤石脂　鉛丹　粉錫　菖蒲　王瓜　栝樓　菝葜　牡蠣　菰根　蘆根　雞腸草　龍骨　鹿茸　鹿角　雞膍胵　山茱萸。

明目第二十四

玉泉　丹砂　空青　紫貝　螢火　貝齒　馬珂　石膽　鐘乳　礜石　五石脂　鹵鹼　戎鹽　理石　特生礜石　蔓荊子　桑椹子　槐子　蕤仁　地膚子　鐵精　長石　黃連　景天花　香蒲　決明子　飛廉　杜若　枳實　秦艽　合歡　秦椒　棘仁　人參　細辛　蓍實　菴䕡　菟絲子　茺蔚子　菥蓂　烏麻　薺子　蕪菁子　蓼子　蔥子　前胡　玄參　瞿麥　石決明　石龍芮　羚羊角　羖羊角　青牛膽　兔肝　狗脊。

止淚第二十五

空青　曾青　蔓荊　蕤仁　綠鹽　苦參　白芷　杜若　菊

花　欒花　菥蓂　皂莢　芎藭　決明子　白朮。

目赤痛第二十六

空青　車前子　曾青　石膽　礬石　戎鹽　菥蓂　蕤仁　薺子　欒花　鯉魚膽　檗木　石鹽　萎蕤　決明子。

益肝膽第二十七

空青　曾青　礜石　酸棗仁　細辛　龍膽　苦參　薺菜　黃連。

補養心氣第二十八

紫石英　遠志　羚羊角　人參。

補養腎氣第二十九

六畜腎　絡石　澤瀉　石楠　萆薢　車前子　狗脊　栗子　沙參　白棘　玄參　黑石脂　磁石　瞿麥　粟米　石斛　鹿茸。

補脾第三十

大棗　櫻桃　甘蔗　石蜜。

咳逆上氣第三十一

石膽　蘼蕪　蜀椒　款冬　桑根白皮　狼毒　竹葉　女菀　白前　吳茱萸　百部根　當歸　麻黃　貝母　紫菀　白鮮皮　蕘花　藜蘆　烏頭　附子　鬼臼　射干　半夏　蜀漆　菖蒲　遠志　甘草　細辛　防葵　杏仁　桃仁　瓜丁　貓脂肉　牡蠣　桂心　白石脂　羊肺　紫石英　鍾乳　硫黃　蒺藜　芫花　五味子　茯苓。

下氣第三十二

鉛丹　梅實　蛇床　石韋　水蘇　竹葉　蘇子　薄荷　蒺藜　秦荻梨　甘草　石斛　細辛　牡荊　枇杷葉　甘蔗　署蘗　馬肉　白石英　鹿茸　杏仁　石膏　橘皮　鐘乳　雲母　礜石　胡椒。

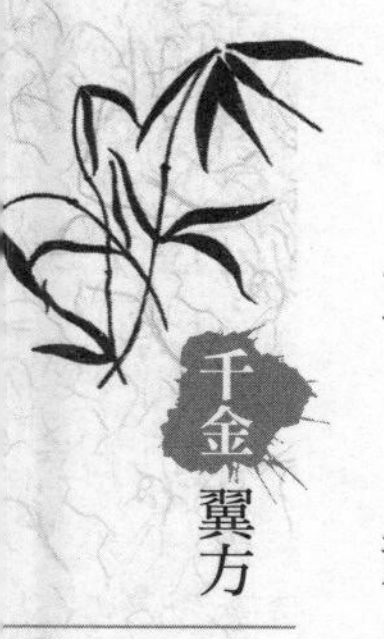

千金翼方

霍亂轉筋第三十三

木瓜　雞屎白　乾薑　附子　瞿麥　女萎　香薷　蓆豆　薄荷　橘皮　人參　桂心　白朮　厚朴。

腸痔第三十四

石膽　硝石　丹砂　五石脂　水銀　雄黃　殷孽　石硫黃　孔公孽　磁石　檗木　槐子　桐皮　飛廉　敗醬　露蜂房　鰻鱺魚　蛇脫皮　蠡魚　蝟皮　鱉甲　豬後足懸蹄。

鼠漏併痔第三十五

黃耆　續斷　連翹　夏枯草　王不留行　鼠尾草　萹蓄　通草　狼毒　敗醬　桐葉　及己　蛇啣草　側子　地榆　王瓜　昆布　牡蠣　蠡魚　露蜂房　文蛤　龜甲　蝟皮　鱉甲　蚺蛇膽　蛇脫皮　斑蝥　虎骨　地膽　豬懸蹄　五石脂　陵鯉甲。

三蟲第三十六

粉錫　梓白皮　山茱萸　檳榔　衛矛　蕪荑　天門冬　天名精　桑白皮　乾漆　蔓荊　苦參　蘼蕪　雷丸　特生礜石　楝實　莧實麝香　通草　白頸蚯蚓　桃仁　桃花　連翹　貫眾　鶴蝨　萹蓄　青桐　雚蘆　牙子　榧實　槲皮　薏苡根。

下部䘌第三十七

石硫黃　雄黃　雌黃　苦參　艾葉　大蒜　鹽　馬鞭草　蚺蛇　膽。

崩中下血第三十八

白磁屑　伏龍肝　敗船茹　青石脂　衛矛　桃毛　紫葳　檗木　當歸　桑上寄生　白蘞　茅根　牡狗齒　玉泉　鯉魚骨　白殭蠶　龍骨　白膠　阿膠　牛角䚡　陽起石　地榆　生地黃　茜根　白芷　艾葉　景天花　烏賊魚骨　小麥　大小薊根。

女人血閉第三十九

銅鏡鼻　銅弩牙　桃仁　茅根　烏賊魚骨　白芷　栝樓　大黃　桑螵蛸　牛角䚡　蠐螬　虻蟲　䗪蟲　水蛭　芎藭　菴藺子　陽起石　紫葳　黃芩　巴豆　牛膝　瞿麥　當歸。

女人寒熱疝瘕漏下第四十

白堊　乾漆　蓯蓉　黃蓍　蛇床子　禹餘糧　陽起石　秦椒。

產難胞衣不出第四十一

代赭　石燕　冬葵子　弓弩弦　滑石　蚱蟬　澤瀉　續斷　羖羊角　王不留行。

女人陰冷腫痛第四十二

松蘿　白鮮皮　卷柏。

陰蝕瘡第四十三

土陰孽　萹蓄　五加皮　黑石脂　礬石　檗木　桐葉　礜石　石膽　蝦蟆　龜甲　狐莖。

傷寒溫疫第四十四

犀角屑　羚羊角　徐長卿　麻黃　前胡　生葛汁　葛根　大青　栝樓　柴胡　青木香　吳藍　貝母　玄參　白薇　知母　桂心　芍藥。

健忘第四十五

遠志　菖蒲　人參　茯神　蓍實　藺茹　白馬心　龍膽　龜甲　通草。

通九竅第四十六

大棗　芥子　遠志　菖蒲　細辛　蔓荊。

下部䘌第四十七

榧實　龍骨　鼠尾草　營實　黃連　黃芩　乾薑　附子　倉米　蜀椒　五石脂　無食子　槲若　地榆　龍膽　黃

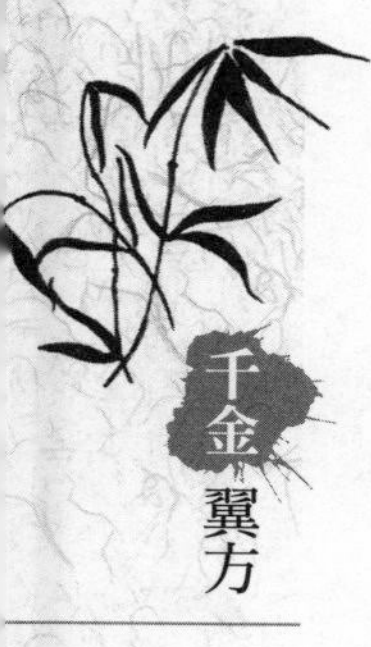

柏。

虛損瀉精第四十八

白棘　韭子　鹿茸　山茱萸　澤瀉　菟絲子　牡蠣　白龍骨。

唾黏如膠併唾血第四十九

紫菀　紫參　旋覆花　麻黃　茯苓　桂心　槐子　芎藭　乾薑　射干　小麥。

吐血第五十

戎鹽　柏葉　水蘇　敗船茹　生地黃汁　竹茹　蠐螬　艾葉　白膠　大小薊根　羚羊角　馬屎。

下血第五十一

白瓷屑　伏龍肝　柏葉　青羊脂　艾葉　五石脂　赤箭　天名精　蒲黃　生地黃　黃芩　茜根　敗船茹　水蘇　白膠　馬屎　槲脈。

衄血第五十二

亂髮灰　水蘇　紫參　柏葉　王不留行　生地黃汁。

尿血第五十三

龍骨　戎鹽　鹿茸　蔥涕汁。

耳聾第五十四

磁石　菖蒲　山茱萸　烏雞脂　鵝脂　通草　王瓜。

止汗第五十五

牡蠣　龍骨　柏實　衛矛。

出汗第五十六

山茱萸　細辛　石膏　蜀椒　乾薑　蔥白鬚　桂心　葛根　麻黃。

堅齒第五十七

桑上寄生　香蒲　蔓荊　秦椒　蜀椒　鼠李根　戎鹽。

癰腫第五十八

營實　飛廉　蒺藜子　白棘　王不留行　木蘭皮　絡石　紫石英　五石脂　磁石　芍藥　防己　澤蘭　大蒜　連翹　黃蓍　白蘞　苦參　敗醬　通草　王瓜。

惡瘡第五十九

白及　雚蘆　蛇銜　青葙　牙子　狼毒　營實　黃芩　當歸　萆薢　雌黃　松脂　漏蘆　及己　通草　地榆　蜀羊泉。

熱極喘口舌焦乾第六十

石膏　石蜜　麥門冬　栝樓　絡石　杏仁　茯苓　松脂　紫菀　款冬　梅子　大黃　甘草。

利血脈第六十一

玉泉　丹砂　空青　長石　芒硝　乾地黃　人參　甘草　通草　芍藥　桂心　蜀椒　麻子。

失魂魄第六十二

玉泉　丹砂　紫石英　茯神　琥珀　龍骨　人參　牛黃。

悅人面第六十三

白瓜子　雄黃　丹砂　落葵子　鹿髓　菌桂　旋覆花　麝香　瓜樓。

口瘡第六十四

黑石脂　乾地黃　黃連　龍膽　大青　升麻　檗木　小檗　苦竹葉　酪　酥　豉　石蜜。

腳弱疼冷第六十五

石斛　石鐘乳　殷孽　孔公孽　石硫黃　附子　豉　丹參　五加皮　竹瀝　大豆　天雄　側子　木防己　獨活　松節　牛膝。

《千金翼方》卷第一

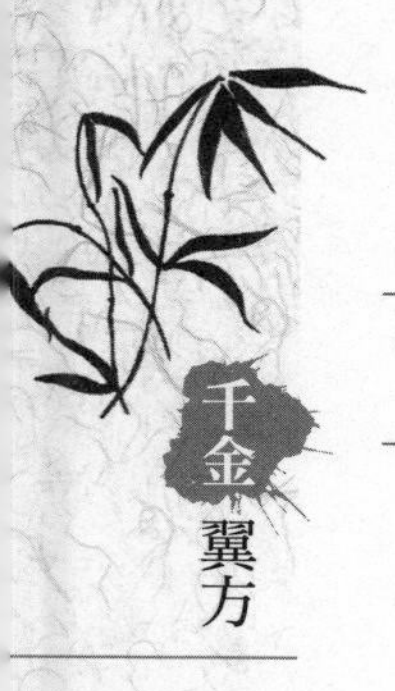

千金翼方卷第二　本草上

論曰：金石草木，自有《本經》，而條例繁富，非淺學近識所能悟之。忽逢事逼，豈假披討，所以錄之於卷，附之於方，使忠臣孝子匆遽之際，造次可見，故錄之以冠篇首焉。

玉石部上品二十二味

玉泉　味甘，平，無毒。主五臟百病，柔筋強骨，安魂魄，長肌肉，益氣，利血脈。療婦人帶下十二病，除氣癃，明耳目。久服耐寒暑，不飢渴，不老神仙，輕身長年。人臨死服五斤，死三年色不變。一名玉札。生藍田山谷，採無時。

玉屑　味甘，無毒。主除胃中熱，喘息煩滿，止渴。屑如麻豆服之。久服輕身長年。生藍田，採無時。

丹砂　味甘，微寒，無毒。主身體五臟百病，養精神，安魂魄，益氣明目，通血脈。止煩滿消渴，益精神，悅澤人面。殺精魅邪惡鬼，除中惡，腹痛毒氣，疥瘻諸瘡。久服通神明，不老，輕身神仙。能化為汞。作末，名真珠，光色如雲母，可析者良。生符陵山谷，採無時。

空青　味甘，酸，寒，大寒，無毒。主青盲耳聾，明目，利九竅，通血脈，養精神，益肝氣。療目赤痛，去膚翳，止淚出，利水道，下乳汁，通關節，破堅積。久服輕身延年不老，令人不忘，志高神仙。能化銅、鐵、鉛、錫作金。生益州山谷及越巂山有銅處，銅精薰則生空青，其腹中空。三月中旬採，亦無時。

綠青　味酸，寒，無毒。主益氣，療鼽鼻，止瀉痢。生山之陰穴中，色青白。

曾青　味酸，小寒，無毒。主目痛，止淚出，風痺，利關節，通九竅，破癥堅積聚，養肝膽，除寒熱，殺白蟲。療頭風腦中寒，止煩渴。補不足，盛陰氣。久服輕身不老。能化金銅。生蜀中山谷及越巂，採無時。

白青　味甘，酸，鹹，平，無毒。主明目，利九竅，耳聾，心下邪氣。令人吐。殺諸毒三蟲。久服通神明，輕身延年不老。可消為銅劍，辟五兵。生豫章山谷，採無時。

扁青　味甘，平，無毒。主目痛明目，折跌癰腫，金瘡不瘳，破積聚，解毒氣，利精神，去寒熱風痺，及丈夫莖中百病，益精。久服輕身不老。生朱崖山谷、武都、朱提，採無時。

石膽　味酸，辛，寒，有毒。主明目，目痛，金瘡諸癇痙，女子陰蝕痛，石淋，寒熱，崩中下血，諸邪毒氣。令人有子。散癥積，咳逆上氣，及鼠瘻惡瘡。煉餌服之，不老，久服增壽神仙。能化鐵為銅，成金銀。一名畢石，一名黑石，一名棋石，一名銅勒。生羌道山谷羌里勾青山，二月庚子辛丑日採。

雲母　味甘，平，無毒。主身皮死肌，中風寒熱，如在車船上，除邪氣，安五臟，益子精，明目，下氣，堅肌，續絕補中。療五勞七傷，虛損少氣，止痢。久服輕身延年，悅澤不老，耐寒暑，志高神仙。一名雲珠，色多赤；一名雲華，五色具；一名雲英，色多青；一名雲液，色多白；一名雲砂，色多黃；一名磷石，色正白。生太山山谷，齊、廬山，及琅邪北定山石間，二月採。

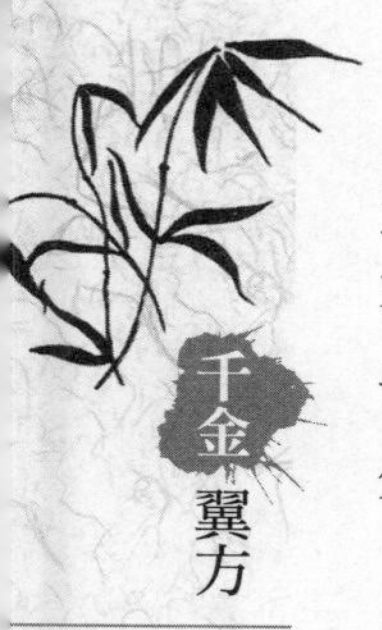

石鐘乳　味甘，溫，無毒。主咳逆上氣，明目，益精，安五臟，通百節，利九竅，下乳汁，益氣，補虛損。療腳弱疼冷，下焦腸竭，強陰。久服延年益壽，好顏色，不老，令人有子。不煉服之，令人淋。一名公乳，一名蘆石，一名夏石。生少室山谷及太山，採無時。

朴硝　味苦，辛，寒，大寒，無毒。主百病，除寒熱邪氣，逐六腑積聚，結固留癖，胃中食飲熱結，破留血閉絕，停痰痞滿，推陳致新。能化七十二種石。煉餌服之，輕身神仙。煉之白如銀，能寒能熱，能滑能澀，能辛能苦，能鹹能酸，入地千歲不變色。青白者佳，黃者傷人，赤者殺人。一名硝石朴。生益州山谷，有鹹水之陽，採無時。

硝石　味苦，辛，寒，大寒，無毒。主五臟積熱，胃脹閉，滌去蓄結飲食，推陳致新，除邪氣。療五臟十二經脈中百二十疾，暴傷寒，腹中大熱，止煩滿，消渴，利小便及瘻蝕瘡。煉之如膏，久服輕身。天地至神之物，能化成十二種石。一名芒硝。生益州山谷，及武都、隴西、西羌，採無時。

芒硝　味辛，苦，大寒。主五臟積聚，久熱胃閉，除邪氣，破留血，腹中痰實結搏，通經脈，利大小便及月水，破五淋，推陳致新，生於朴硝。

礬石　味酸，寒，無毒。主寒熱，泄痢白沃，陰蝕惡瘡，目痛，堅骨齒，除固熱在骨髓，去鼻中息肉。煉餌服之，輕身不老增年。岐伯云：久服傷人骨，能使鐵為銅，一名羽碮，一名羽澤。生河西山谷及隴西武都、石門，採無時。

滑石　味甘，寒，大寒，無毒。主身熱泄澼，女子乳難，癃閉，利小便，蕩胃中積聚寒熱，益精氣，通九竅六腑津液，去留結，止渴，令人利中。久服輕身，耐飢長年。一名液石，一名共石，一名脫石，一名番石。生赭陽山谷，及太山之陰，或掖北白山，或卷山，採無時。

紫石英 味甘，辛，溫，無毒。主心腹咳逆邪氣，補不足，女子風寒在子宮，絕孕，十年無子。療上氣，心腹痛，寒熱結氣邪氣，補心氣不足，定驚悸，安魂魄，填下焦，止消渴，除胃中久寒，散癰腫，令人悅澤。久服溫中，輕身延年，生太山山谷，採無時。

白石英 味甘，辛，微溫，無毒。主消渴，陰痿不足，咳逆，胸膈間久寒，益氣，除風濕痹。療肺痿下氣，利小便，補五臟，通日月光。久服輕身，長年耐寒熱。生華陰山谷及太山，大如指，長二三寸。六面如削，白皙有光，其黃端白棱名黃石英，赤端名赤石英，青端名青石英，黑端名黑石英。二月採，亦無時。

青石、赤石、黃石、白石、黑石脂等 味甘，平。主黃疸，洩痢，腸澼膿血，陰蝕，下血赤白，邪氣癰腫疽痔，惡瘡，頭瘍，疥瘙。久服，補髓益氣，肥健不飢，輕身延年，五石脂各隨其色，補五臟。生南山之陽山谷中。

青石脂 味酸，平，無毒。主養肝膽氣，明目。療黃疸，泄痢腸澼，女子帶下百病，及疽痔惡瘡，久服補髓益氣，不飢，延年。生齊區山及海崖，採無時。

赤石脂 味甘，酸，辛，大溫，無毒。主養心氣，明目益精。療腹痛泄澼，下痢赤白，小便利及癰疽瘡痔，女子崩中漏下，產難，胞衣不出。久服補髓，好顏色，益智不飢，輕身延年。生濟南、射陽及太山之陰，採無時。

黃石脂 味苦，平，無毒。主養脾氣，安五臟，調中，大人小兒泄痢，腸澼下膿血，去白蟲，除黃疸，癰疽蟲。久服輕身延年，生嵩高山。色如鶯雛，採無時。

白石脂 味甘，酸，平，無毒。主養肺氣，厚腸，補骨髓。療五臟驚悸不足，心下煩，止腹痛，下水，小腸澼熱溏，便膿血，女子崩中漏下，赤白沃，排癰疽瘡痔。久服安心，不

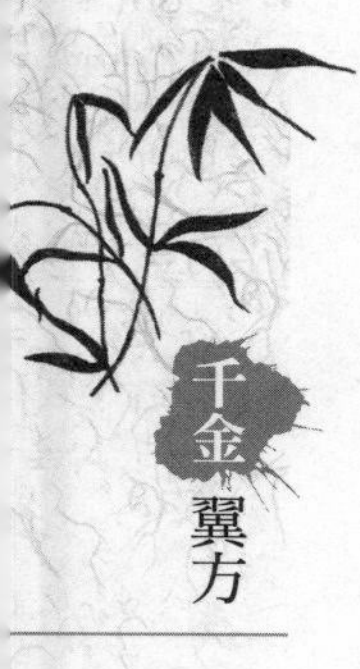

飢，輕身長年。生太山之陰，採無時。

黑石脂　味鹹，平，無毒。主養腎氣，強陰，主陰蝕瘡，止腸澼泄痢，療口瘡咽痛。久服益氣，不飢延年。一名石涅，一名石墨。出潁川陽城，採無時。

太一餘糧　味甘，平，無毒。主咳逆上氣，癥瘕血閉，漏下，除邪氣，肢節不利，大飽絕力身重。久服耐寒暑，不飢輕身，飛行千里，神仙。一名石腦。生太山山谷，九月採。

石中黃子　味甘，平，無毒。久服輕身，延年不老。此禹餘糧殼中，未成餘糧黃濁水也，出餘糧處有之。陶云：芝品中有石中黃子，非也。

禹餘糧　味甘，寒，平，無毒。主咳逆寒熱，煩滿，下赤白血閉，癥瘕，大熱。療小腹痛結煩疼。煉餌服之，不飢，輕身延年。一名白餘糧。生東海池澤，及山島或池澤中。

玉石部中品二十九味

金屑　味辛，平，有毒。主鎮精神，堅骨髓，通利五臟，除邪毒氣。服之神仙。生益州，採無時。

銀屑　味辛，平，有毒。主安五臟，定心神，止驚悸，除邪氣。久服輕身長年。生永昌，採無時。

水銀　味辛，寒，有毒。主疥瘻，痂瘍，白禿，殺皮膚中蝨，墮胎，除熱。以敷男子陰，陰消無氣。殺金、銀、銅、錫毒。熔化還復為丹，久服神仙，不死。一名汞。生符陵平上，出於丹砂。

雄黃　味苦，甘，平，寒，大溫，有毒。主寒熱鼠瘻，惡瘡疽痔，死肌。療疥蟲䘌瘡，目痛，鼻中息肉，及筋絕，破骨，百節中大風，積聚癖氣，中惡，腹痛，鬼疰，殺精物，惡鬼邪氣，百蟲毒，勝五兵。殺諸蛇虺毒，解藜蘆毒。悅澤人面。煉食之輕身神仙，餌服之皆飛入人腦中，勝鬼神，延年益壽，保中不飢。得銅可作金。一名黃食石。生武都山谷、敦煌山之陽，採無時。

雌黃　味辛，甘，平，大寒，有毒。主惡瘡，頭禿痂疥，殺毒蟲蝨，身癢，邪氣諸毒，蝕鼻中息肉，下部䘌瘡，身而白駁。散皮膚死肌，及恍惚邪氣。殺蜂蛇毒。煉之久服，輕身增年不老，令人腦滿。生武都山谷，與雄黃同山生。其陰山有金，金精薰則生雌黃。採無時。

殷孽　味辛，溫，無毒。主爛傷瘀血，泄痢，寒熱鼠瘻，癥瘕結氣，腳冷疼弱。一名薑石，鐘乳根也。生趙國山谷，又梁山及南海，採無時。

孔公孽　味辛，溫，無毒。主傷食不化，邪結氣惡，瘡疽瘻痔，利九竅。下乳汁，男子陰瘡，女子陰蝕及傷食，病常欲眠睡。一名通石，殷孽根也，青黃色。生梁山山谷。

石腦　味甘，溫，無毒。主風寒虛損，腳腰疼痺，安五臟，益氣。一名石飴餅，生名山土石中，採無時。

石硫黃　味酸，溫，大熱，有毒。主婦人陰蝕，疽痔惡血，堅筋骨，除頭禿，療心腹積聚，邪氣冷癖在脅，咳逆上氣，腳冷疼弱無力，及鼻衄，惡瘡，下部䘌瘡。止血，殺疥蟲，能化金、銀、銅、鐵奇物。生東海牧羊山谷中及太山、河西山，礬石液也。

陽起石　味鹹，微溫，無毒。主崩中漏下，破子臟中血，癥瘕結氣，寒熱腹痛，無子，陰痿不起，補不足。療男子莖頭寒，陰下濕癢，去臭汗，消水腫。久服不飢，令人有子。一名白石，一名石生，一名羊起石，雲母根也。生齊山山谷及琅邪或雲山、陽起山，採無時。

凝水石　味辛，甘，寒，大寒，無毒。主身熱，腹中積聚邪氣，皮中如火燒，煩滿，水飲之，除時氣熱盛，五臟伏熱，

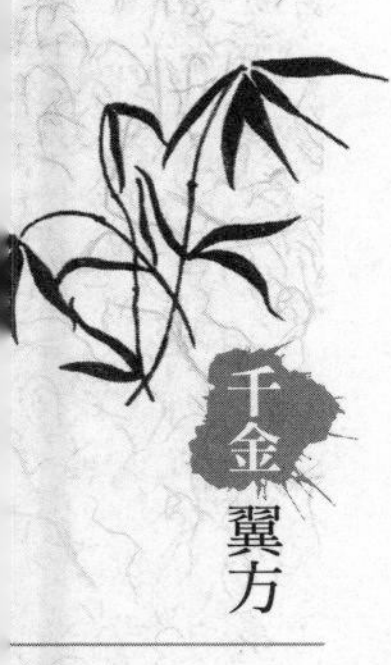

胃中熱，煩滿，止渴，水腫，小腹痺。久服不飢。一名白水石，一名寒水石，一名凌水石，色如雲母可析者良，鹽之精也。生常山山谷，又水中縣及邯鄲。

石膏　味辛，甘，微寒，大寒，無毒。主中風寒熱，心下逆氣驚喘，口乾舌焦，不能息，腹中堅痛，除邪鬼，產乳，金瘡。除時氣，頭痛，身熱，三焦大熱，皮膚熱，腸胃中膈氣，解肌發汗，止消渴，煩逆，腹脹，暴氣喘息，咽熱，亦可作浴湯。一名細石。細理白澤者良，黃者令人淋。生齊山山谷，及齊廬山、魯蒙山，採無時。

磁石　味辛，鹹，寒，無毒。主周痺風濕，肢節中痛，不可持物，洗洗酸痟，除大熱，煩滿及耳聾，養腎臟。強骨氣，益精除煩，通關節，消癰腫，鼠瘻頸核，喉痛，小兒驚癇。煉水飲之，亦令人有子。一名玄石，一名處石。生太山川谷及慈山山陰，有鐵處則生其陽，採無時。

玄石　味，鹹，溫，無毒。主大人小兒驚癇，女子絕孕，小腹冷痛，少精身重，服之令人有子。一名玄水石，一名處石。生太山之陽，山陰有銅，銅者雌，玄者雄。

理石　味辛，甘，寒，大寒，無毒。主身熱，利胃解煩，益精明目，破積聚，去三蟲，除榮衛中去來大熱，結熱，解煩毒，止消渴，及中風痿痺。一名立制石，一名肌石。如石膏，順理而細。生漢中山谷及廬山，採無時。

長石　味辛，苦，寒，無毒。主身熱，胃中結氣，四肢寒厥，利小便，通血脈，明目，去翳眇，下三蟲，殺蠱毒，止消渴，下氣除脅肋肺間邪氣。久服不飢。一名方石，一名土石，一名直石。理如馬齒，方而潤澤玉色。生長子山谷及太山臨淄，採無時。

膚青　味辛，鹹，平，無毒。主蠱毒，蛇菜肉諸毒，惡瘡。不可久服，令人瘦。一名推青，一名推石，生益州川谷。

鐵落　味辛，甘，平，無毒。主風熱惡瘡，瘍疽瘡痂，疥氣在皮膚中。除胸膈中熱氣。食不下，止煩，去黑子。一名鐵液。可以染皂，生牧羊平澤及祊城，或析城，採無時。

鐵　主堅肌耐痛。

生鐵　微寒，主療下部及脫肛。

鋼鐵　味甘，無毒。主金瘡，煩滿熱中，胸膈氣塞，食不化。一名跳鐵。

鐵精　平，微溫。主明目。化銅。療驚悸，定心氣，小兒風癇，陰㿉、脫肛。

光明鹽　味鹹，甘，平，無毒。主頭面諸風，目赤痛，多眵淚，生鹽州五原，鹽池下鑿取之大者如升，皆正方光澈。一名石鹽。

綠鹽　味鹹，苦，辛，平，無毒。主目赤淚出，膚翳眵暗。

密陀僧　味鹹，辛，平，有小毒。主久痢，五痔，金瘡，面上瘢皯。面膏藥用之。

桃花石　味甘，溫，無毒。主大腸中冷膿血痢。久服令人肌熱，能食。

珊瑚　味甘，平，無毒。主宿血，去目中翳。鼻衄，末吹鼻中。生南海。

石花　味甘，溫，無毒。酒漬服，主腰腳風冷，與殷孽同。一名乳花。

石床　味甘，溫，無毒。酒漬服，與殷孽同。一名乳床，一名逆石。

玉石部下品三十一味

青琅玕　味辛，平，無毒。主身癢，火瘡，癰傷。白禿，

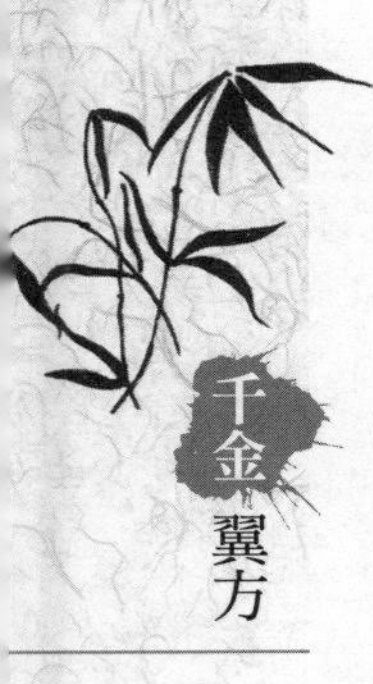

疥瘙，死肌，浸淫在皮膚中。煮煉服之，起陰氣。可化為丹。一名石珠，一名青珠。生蜀郡平澤，採無時。

礜石　味辛，甘，大熱。生：溫；熟：熱，有毒。主寒熱鼠瘻，蝕瘡，死肌風痺，腹中堅癖邪氣，除熱，明目，下氣，除膈中熱，止消渴，益肝氣，破積聚，痼冷腹痛，去鼻中息肉。久服令人筋攣。火煉百日，服一刀圭。不煉服則殺人及百獸。一名青分石，一名立制石，一名固羊石，一名白礜石，一名太白石，一名澤乳，一名食鹽。生漢中山谷及少室，採無時。

特生礜石　味甘，溫，有毒。主明目，利耳，腹內絕寒，破堅結及鼠瘻，殺百蟲惡獸。久服延年。一名蒼礜石，一名鼠毒。生西域，採無時。

握雪礜石　味甘，溫，無毒。主痼冷積。輕身延年。多食令人熱。

方解石　味苦，辛，大寒，無毒。主胸中留熱結氣，黃疸，通血脈，去蠱毒。一名黃石。生方山，採無時。

蒼石　味甘，平，有毒。主寒熱下氣，瘻蝕，殺禽獸。生西域，採無時。

土殷孽　味鹹，無毒。主婦人陰蝕，大熱，乾痂。生高山崖上之陰，色白如脂，採無時。

代赭　味苦，甘，寒，無毒。主鬼疰，賊風蠱毒，殺精物惡鬼，腹中毒邪氣，女子赤沃漏下，帶下百病，產難，胞衣不出，墮胎，養血氣，除五臟血脈中熱，血痺血瘀，大人小兒驚氣入腹，及陰痿不起。一名須丸，一名血師。生齊國山谷。赤紅青色，如雞冠有澤，染爪甲不渝者，良。採無時。

鹵鹼　味苦，鹹，寒，無毒。主大熱，消渴狂煩，除邪，及下蠱毒，柔肌膚，去五臟腸胃留熱，結氣，心下堅，食已嘔逆，喘滿，明目，目痛。生河東鹽池。

大鹽 味甘，鹹，寒，無毒。主腸胃結熱，喘逆，胸中病，令人吐。生邯鄲及河東池澤。

戎鹽 味鹹，寒，無毒。主明目目痛，益氣，堅肌骨，去毒蠱，心腹痛，溺血，吐血，齒舌血出。一名胡鹽。生胡鹽山，及西羌北地酒泉福祿城東南角。北海青，南海赤。十月采。

白堊 味苦，辛，溫，無毒。主女子寒熱，癥瘕，月閉，積聚，陰腫痛，漏下，無子，泄痢。不可久服，傷五臟，令人羸瘦。一名白善。生邯鄲山谷，採無時。

鉛丹 味辛，微寒。主吐逆，胃反，驚癇癲疾，除熱，下氣，止小便利，除毒熱臍攣，金瘡溢血，煉化還成丸光。久服通神明。一名鉛華，生於鉛，生蜀郡平澤。

粉錫 味辛，寒，無毒。主伏屍毒螫，殺三蟲，去鱉瘕，療惡瘡，墮胎，止小便利。一名解錫。

錫銅鏡鼻 主女子血閉，癥瘕伏腸，絕孕，及伏屍邪氣，生桂陽山谷。

銅弩牙 主婦人產難，血閉，月水不通，陰陽隔塞。

金牙 味鹹，無毒。主鬼疰，毒蠱諸疰。生蜀郡，如金色者良。

石灰 味辛，溫。主疽瘍，疥瘙，熱氣，惡瘡，癩疾，死肌，墮眉，殺痔蟲，去黑子息肉，療髓骨疽。一名惡灰，一名希灰。生中山川谷。

冬灰 味辛，微溫。主黑子，去疣，息肉，疽蝕，疥瘙，一名藜灰，生玄谷川澤。

鍛灶灰 主癥瘕堅積，去邪惡氣。

伏龍肝 味辛，微溫。主婦人崩中，吐血，止咳逆，止血，消癰腫毒氣。

東壁土 主下部瘡，脫肛。

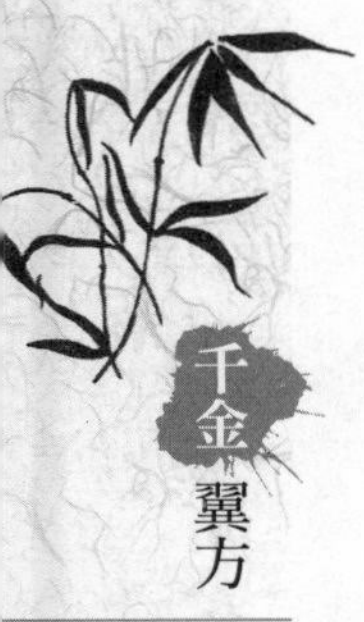

紫鉚麒麟竭　味甘，鹹，平，有小毒。主五臟邪氣，帶下，止痛，破積血金瘡，生肉。與麒麟竭二物大同小異。

硇砂　味鹹，苦，辛，溫，有毒。不宜多服，主積聚，破結血，爛胎，止痛，下氣，療咳嗽宿冷，去惡肉，生好肌。柔金銀，可為焊藥。出西戎。形如牙消，光淨者良，驢馬藥亦用。

薑石　味咸，寒，無毒。主熱豌豆瘡，丁毒等腫，生土石間，狀如薑，有五種色，白者最良，所在有之，以爛不磣者好，齊州歷城東者，良。

赤銅屑　以醋和如麥飯，袋盛，先刺腋下脈出血，封之，攻腋臭神效。又熬使極熱，投酒中，服五合，日三，主賊風反折。又燒赤銅五斤，納酒二斗中百遍。服同前，主賊風，甚驗。

銅礦石　味酸，寒，有小毒。主疔腫惡瘡，驢馬脊瘡，臭腋，石上水磨取汁塗之，其疔腫，末之，敷瘡上良。

白瓷瓦屑　平，無毒。主婦人帶下，白崩，止嘔吐逆，破血，止血，水磨，塗瘡滅瘢，定州者良，餘皆不如。

烏古瓦　寒，無毒。以水煮乃漬汁飲，止消渴，取屋上年深者，良。

石燕　以水煮汁飲之，主淋有效。婦人難產，兩手各把一枚，立驗。出零陵。

樑上塵　主腹痛，噎，中惡鼻衄，小兒軟瘡。

草部上品之上四十味

青芝　味酸，平。主明目，補肝氣，安精魂，仁恕。久食輕身不老，延年神仙。一名龍芝。生泰山。

赤芝　味苦，平。主胸腹結，益心氣，補中，增智慧，不忘。久食輕身不老，延年神仙。一名丹芝。生霍山。

黃芝　味甘，平。主心腹五邪，益脾氣，安神，忠信和樂。久食輕身不老，延年神仙。一名金芝。生嵩山。

白芝　味辛，平。主咳逆上氣，益肺氣，通利口鼻，強志意，勇悍，安魄。久食輕身不老，延年神仙。一名玉芝。生華山。

黑芝　味鹹，平。主癃，利水道，益腎氣，通九竅，聰察。久食輕身不老，延年神仙，一名玄芝。生常山。

紫芝　味甘，溫。主耳聾，利關節，保神，益精氣，堅筋骨，好顏色。久服輕身，不老延年。一名木芝。生高夏山谷，六芝皆無毒，六月、八月採。

赤箭　味辛，溫。主殺鬼精物，蠱毒惡氣，消癰腫，下支滿疝，下血。久服益氣力，長陰，肥健，輕身增年。一名離母，一名鬼督郵。生陳倉川谷，雍州及太山少室，三月、四月、八月採根，暴乾。

天門冬　味苦，甘，平，大寒，無毒。主諸暴風濕偏痺，強骨髓，殺三蟲，去伏屍，保定肺氣，去寒熱，養肌膚，益氣力，利小便，冷而能補。久服輕身，益氣，延年不飢。一名顛勒。生奉高山谷，二月、三月、七月、八月採根，暴乾。

木麥門冬　味甘，平，微寒，無毒。主心腹結氣，傷中傷飽，胃絡脈絕，羸瘦短氣，身重目黃，心下支滿，虛勞客熱，口乾燥渴，止嘔吐，癒痿蹶，強陰益精，消穀調中，保神，定肺氣，安五臟。令人肥健，美顏色，有子。久服輕身，不老不飢。秦名羊韭，齊名愛韭，楚名馬韭，越名羊耆，一名禹葭，一名禹餘糧。葉如韭，冬夏長生。生函谷川谷及堤阪肥土石間久廢處，二月、三月、八月、十月採，陰乾。

朮　味苦，甘，溫，無毒。主風、寒、濕痺，死肌，痙，疸，止汗，除熱，消食，主大風在身面，風眩頭痛，目淚出，

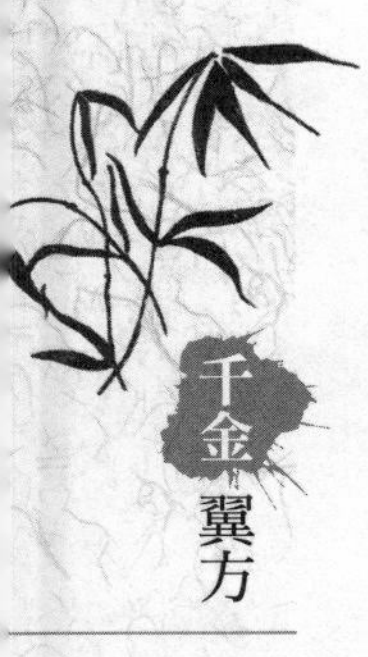

消痰水，逐皮間風水結腫，除心下急滿，及霍亂吐下不止，利腰臍間血，益津液，暖胃，消穀，嗜食。作煎餌。久服輕身，延年不飢。一名山薊，一名山薑，一名山連。生鄭山山谷，漢中，南鄭，二月、三月、八月、九月採根，暴乾。

女萎、萎蕤　味甘，平，無毒。主中風暴熱，不能動搖，跌筋結肉，諸不足，心腹結氣，虛熱濕毒，腰痛，莖中寒，及目痛眥爛，淚出。久服去面黑䵟，好顏色，潤澤，輕身不老。一名熒，一名地節，一名玉竹，一名馬薰。生太山山谷及丘陵，立春後採，陰乾。

黃精　味甘，平，無毒。主補中益氣，除風濕，安五臟。久服輕身，延年不飢。一名重樓，一名菟竹，一名雞格，一名救窮，一名鹿竹。生山谷，二月採根，陰乾。

乾地黃　味甘，苦，寒，無毒。主折跌，絕筋傷中，逐血痺，填骨髓，長肌肉。作湯，除寒熱，積取，除痺。主男子五勞七傷，女子傷中，胞漏，下血，破惡血，溺血，利大小腸，去胃中宿食，飽力繼絕，補五臟內傷不足，通血脈，益氣力，利耳目，生者尤良。

生地黃　大寒。主婦人崩中，血不止，及產後血上薄心悶絕，傷身胎動下血，胎不落；墮墜，踠折，瘀血，留血，衄鼻，吐血，皆搗飲之。久服，輕身不老。一名地髓，一名芐，一名芑。生咸陽川澤黃土地者佳，二月、八月採根，陰乾。

菖蒲　味辛，溫，無毒。主風、寒、濕痺，咳逆上氣，開心孔，補五臟，通九竅，明耳目，出音聲。主耳聾，癰瘡，溫腸胃，止小便利，四肢濕痺，不得屈伸，小兒溫瘧，身積熱不解，可作浴湯。久服輕身，聰耳明目，不忘，不迷惑，延年，益心智，高志不老。一名昌陽。生上洛池澤及蜀郡嚴道。一寸九節者良，露根者不可用。五月、十二月採根，陰乾。

遠志　味苦，溫，無毒。主咳逆傷中，補不足，除邪氣，利九竅，益智慧，耳目聰明，不忘，強志倍力，利丈夫，定心氣，止驚悸，益精，去心下膈氣，皮膚中熱，面目黃。久服輕身不老，好顏色，延年。葉名小草，主益精，補陰氣，止虛損，夢洩。一名棘苑，一名葽繞，一名細草。生太山及冤句川谷，四月採根葉，陰乾。

澤瀉　味甘，鹹，寒，無毒。主風、寒、濕痺，乳難，消水，養五臟，益氣力，肥健，補虛損五勞，除五臟痞滿，起陰氣，止洩精，消渴，淋瀝，逐膀胱三焦停水。久服耳目聰明，不飢，延年，輕身，面生光，能行水上。扁鵲云：多服病人眼。一名水瀉，一名及瀉，一名芒芋，一名鵠瀉。生汝南池澤，五月、六月、八月採根，陰乾。**葉：**味鹹，無毒。主大風，乳汁不出，產難，強陰氣。久服輕身，五月采。**實：**味甘，無毒。主風痺，消渴，益腎氣，強陰，補不足，除邪濕。久服面生光，令人無子。九月採。

薯蕷　味甘，溫，平，無毒。主傷中，補虛羸，除寒熱邪氣，補中，益氣力，長肌肉，主頭面游風，風頭眼眩，下氣，止腰痛，補虛勞羸瘦，充五臟，除煩熱，強陰。久服耳聰目明，輕身不飢，延年。一名山芋，秦、楚名玉延，鄭、越名土藷。生嵩高山谷。二月、八月採根，暴乾。

菊花　味苦，甘，平，無毒。主頭風、頭眩、腫痛，目欲脫，淚出，皮膚死肌，惡風，濕痺。療腰痛去來陶陶，除胸中煩熱，安腸胃，利五脈，調四肢。久服利血氣，輕身，耐老延年。一名節華，一名日精，一名女節，一名女華，一名女莖，一名更生，一名周盈，一名敷延年，一名陰成。生雍州川澤及田野，正月採根，三月採葉，五月採莖，九月採花，十一月採實，皆陰乾。

甘草　味甘，平，無毒。主五臟六腑寒熱邪氣，堅筋骨，長肌肉，倍力，金瘡尰，解毒，溫中下氣，煩滿短氣，傷臟咳

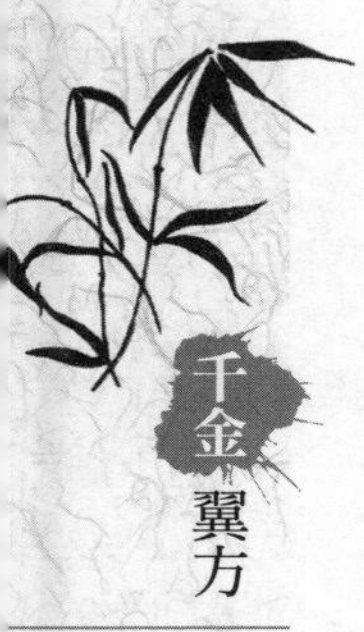

嗽，止渴。通經脈，利血氣。解百藥毒，為九土之精，安和七十二種石，一千二百種草。久服輕身延年。一名蜜甘，一名美草，一名蜜草，一名蕗草。生河西川谷積沙山及上郡，二月、八月除日採根，暴乾，十日成。

人參　味甘，微寒，微溫，無毒。主補五臟，安精神，定魂魄，止驚悸，除邪氣，明目，開心，益智。療腸胃中冷，心腹鼓痛，胸脅逆滿，霍亂吐逆，調中，止消渴，通血脈，破堅積，令人不忘。久服輕身延年。一名人銜，一名鬼蓋，一名神草，一名人微，一名土精，一名血參。如人形者有神，生上黨山谷及遼東，二月、四月、八月上旬採根，竹刀刮，暴乾，無令見風。

石斛　味甘，平，無毒。主傷中，除痺下氣，補五臟虛勞，羸瘦，強陰，益精，補內絕不足，平胃氣，長肌肉，逐皮膚邪熱，痱氣，腳膝疼冷痺弱。久服厚腸胃，輕身延年，定志除驚。一名林蘭，一名禁生，一名杜蘭，一名石蓫。生六安山谷水旁石上，七月、八月採莖，陰乾。

牛膝　為君，味苦，酸，平，無毒。主寒濕痿痺，四肢拘攣，膝痛不可屈伸，逐血氣，傷熱火爛，墮胎。療傷中少氣，男子陰消。老人失溺，補中續絕，填骨髓，除腦中痛及膝脊痛，婦人月水不通，血結，益精。利陰氣，止髮白。久服輕身耐老。一名百倍。生河內川谷及臨朐，二月、八月、十月採根，陰乾。

卷柏　味辛，甘，溫，平，微寒，無毒。主五臟邪氣，女子陰中寒熱痛，癥瘕，血閉，絕子。止咳逆，治脫肛，散淋結，頭中風眩，痿蹶，強陰益精。久服輕身，好顏色，令人好容體。一名萬歲，一名豹足，一名求股，一名交時。生常山山谷石間，五月、七月採，陰乾。

細辛　味辛，溫，無毒。主咳逆頭痛，腦動，百節拘攣，風濕痺痛，死肌，溫中下氣，破痰，利水道，開胸中，除喉痺
齆鼻，風癇癲疾，下乳結，汁不出，血不行，安五臟，益肝膽，通精氣。久服明目，利九竅，輕身長年。一名小辛，生華陰山谷，二月、八月採根，陰乾。

獨活 味苦，甘，平，微溫，無毒。主風寒所擊，金瘡止痛，奔豚癇痓，女子疝瘕。療諸賊風，百節痛風，無久新者。久服輕身耐老，一名羌活，一名羌青，一名護羌使者，一名胡王使者，一名獨搖草。此草得風不搖，無風自動。生雍州川谷，或隴西南安，二月、八月採根，暴乾。

升麻 味甘，苦，平，微寒，無毒。主解百毒，殺百精老物殃鬼，辟溫疫瘴氣，邪氣蠱毒，入口皆吐出，中惡腹痛，時氣毒癘，頭痛寒熱，風腫諸毒，喉痛口瘡，久服不夭，輕身長年。一名周麻。生益州山谷，二月、八月採根，日乾。

茈胡 為君，味苦，平，微寒，無毒。主心腹，去腸胃中結氣，飲食積聚，寒熱邪氣，推陳致新，除傷寒心下煩熱，諸痰熱結實，胸中邪逆，五臟間游氣，大腸停積水脹，及濕痺拘攣，亦可作浴湯。久服輕身，明目益精。一名地薰，一名山菜，一名茹草。**葉**名芸蒿，辛香可食。生弘農川谷及冤句，二月、八月採根，暴乾。

防葵 味辛，甘，苦，寒，無毒。主疝瘕腸洩，膀胱熱結，溺不下，咳逆，溫瘧，癲癇，驚邪狂走。療五臟虛氣，小腹支滿，臚脹口乾，除腎邪強志。久服堅骨髓，益氣輕身，中火者不可服，令人恍惚見鬼。一名梨蓋，一名房慈，一名爵離，一名農果，一名利茹，一名方蓋。生臨淄川谷，及嵩高、太山、少室，三月三日採根，暴乾。

蓍實 味苦，酸，平，無毒。主益氣，充肌膚，明目，聰慧先知。久服不飢，不老，輕身。生少室山谷，八月、九月採實，日乾。

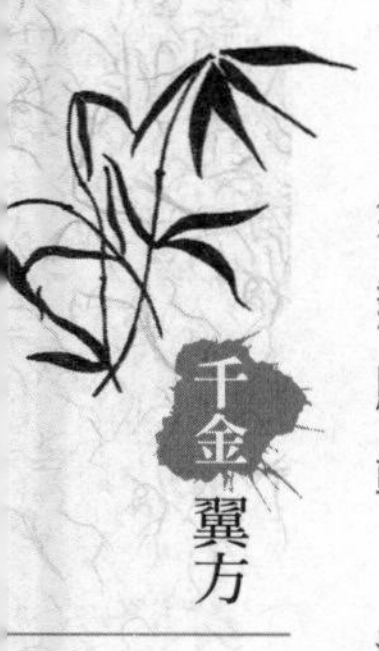

菴藺子　味苦，微寒，微溫，無毒。主五臟瘀血，腹中水氣，臚脹留熱，風、寒、濕痺，身體諸痛，療心下堅，膈中寒熱，周痺，婦人月水不通，消食明目。久服輕身，延年不老，驅驢食之神仙。生雍州川谷，亦生上黨及道邊，十月採實，陰乾。

薏苡仁　味甘，微寒，無毒。主筋急拘攣，不可屈伸，風濕痺，下氣，除筋骨邪氣不仁，利腸胃，消水腫，令人能食。久服，輕身益氣。其根下三蟲。一名解蠡，一名屋菼，一名起實，一名贛，生真定平澤及田野，八月採實，採根無時。

車前子　味甘，鹹，寒，無毒。主氣癃，止痛，利水道小便，除濕痺，男子傷中，女子淋瀝，不欲食。養肺，強陰，益精，令人有子，明目療赤痛。久服輕身耐老。**葉及根**：味甘，寒。主金瘡，止血衄鼻，瘀血血瘕，下血，小便赤，止煩下氣，除小蟲。一名當道，一名芣苢，一名蝦蟆衣，一名牛遺，一名勝舄。生真定平澤丘陵阪道中，五月五日採，陰乾。

菥蓂子　味辛，微溫，無毒。主明目，目痛淚出，除痺，補五臟，益精光。療心腹腰痛。久服輕身不老。一名蔑菥，一名大蕺，一名馬辛，一名大薺。生咸陽川澤及道旁，四月、五月採，暴乾。

茺蔚子　味辛，甘，微溫，微寒，無毒。主明目，益精除水氣。療血逆，大熱，頭痛，心煩。久服輕身。**莖**：主癮疹，上音隱，下音診癢，可作浴湯。一名益母，一名益明，一名大札，一名貞蔚。生海濱池澤，五月採。

木香　味辛，溫，無毒。主邪氣，辟毒疫溫鬼，強志，主淋露。療氣劣，肌中偏寒，主氣不足，消毒，殺鬼精物，溫瘧，蠱毒，行藥之精。久服，不夢寤魘寐，輕身，致神仙。一名蜜香。生永昌山谷。

龍膽　味苦，寒，大寒，無毒。主骨間寒熱，驚癇邪氣，續絕傷。定五臟，殺蠱毒，除胃中伏熱，時氣溫熱，熱瀉下痢，去腸中小蟲，益肝膽氣，止驚惕。久服益智不忘，輕身耐老。一名陵游。生齊朐山谷及冤句，二月、八月、十一月、十二月採根，陰乾。

菟絲子　味辛，甘，平，無毒。主續絕傷，補不足，益氣力，肥健。汁：去面䵟。養肌強陰，堅筋骨，生莖中寒，精自出，溺有餘瀝，口苦，燥渴，寒血為積。久服明目，輕身延年。一名菟蘆，一名菟縷。一名唐蒙，一名玉女，一名赤網，一名菟累。生朝鮮川澤田野，蔓延草木之上，色黃而細，為赤網，色淺而大為菟累。九月採實，暴乾。

巴戟天　味辛，甘，微溫，無毒。主大風邪氣，陰痿不起，強筋骨，安五臟，補中，增志，益氣。療頭面游風，小腹及陰中相引痛，下氣，補五勞，益精，利男子。生巴郡及下邳山谷，二月、八月採根，陰乾。

白英　味甘，寒，無毒。主寒熱，八疸，消渴，補中益氣。久服輕身延年。一名谷菜，一名白草。生益州山谷，春採葉，夏採莖，秋採花，冬採根。

白蒿　味甘，平，無毒。主五臟邪氣，風、寒、濕痺，補中益氣，長毛髮令黑。療心懸，少食常飢。久服輕身，耳目聰明不老。

草部上品之下三十八味

肉蓯蓉　味甘、酸、鹹，微溫，無毒。主五勞七傷，補中，除莖中寒熱痛，養五臟，強陰益精氣，多子，療婦人癥瘕，除膀胱邪氣，腰痛，止痢。久服輕身。生河西山谷及代郡雁門，五月五日採，陰乾。

地膚子　味苦，寒，無毒。主膀胱熱，利小便，補中益精

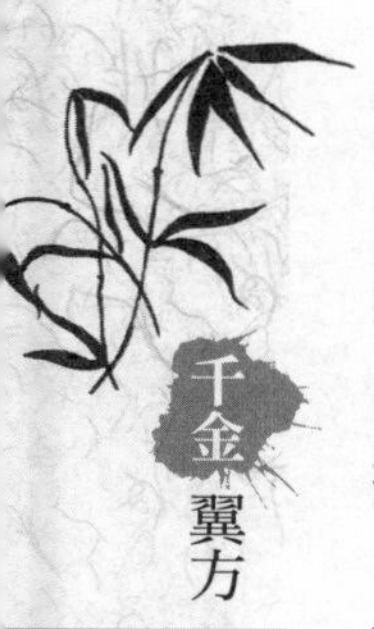

氣，去皮膚中熱氣，散惡瘡，疝瘕，強陰。久服耳目聰明，輕身耐老，使人潤澤。一名地葵，一名地麥。生荊州平澤及田野，八月、十月採實，陰乾。

忍冬　味甘，溫，無毒。主寒熱身腫。久服輕身，長年益壽。十二月採，陰乾。

蒺藜子　味苦，辛，溫，微寒，無毒。主惡血，破癥結積聚，喉痹，乳難，身體風癢，頭痛咳逆，傷肺肺痿，止煩下氣，小兒頭瘡，癰腫陰潰。可作摩粉。其**葉**：主風癢，可煮以浴。久服長肌肉，明目輕身。一名旁通，一名屈人，一名止行，一名豺羽，一名升推，一名即梨，一名茨。生馮翊澤或道旁，七月、八月採實。暴乾。

防風　味甘，辛，溫，無毒。主大風，頭眩痛，惡風，風邪，目盲無所見，風行周身，骨節疼痹，煩滿，脅痛脅風，頭面去來，四肢攣急，字乳金瘡內痙。久服輕身。**葉**：主中風熱汗出。一名銅芸，一名茴草，一名百枝，一名屏風，一名蕳根，一名百蜚。生沙苑川澤及邯鄲、琅邪、上蔡，二月、十月採根，暴乾。

石龍芻　味苦，微寒，微溫，無毒。主心腹邪氣，小便不利，淋閉，風濕，鬼疰惡毒。補內虛不足，瘠痞滿，身無潤澤，出汗。除莖中熱痛。殺鬼疰惡毒氣。久服補虛羸，輕身，耳目聰明，延年。一名龍鬚，一名草續斷，一名龍朱，一名龍華，一名懸莞，一名草毒。九節多味者，良。生梁州山谷濕地。五月、七月採莖，暴乾。

絡石　味苦，溫，微寒，無毒，主風熱死肌，癰傷，口乾舌焦，癰腫不消，喉舌腫不通，水漿不下，大驚入腹，除邪氣，養腎。主腰髖痛，堅筋骨，利關節。久服輕身明目，潤澤，好顏色，不老延年，通神。一名石鯪，一名石磋，一名略石，一名明石，一名領石，一名懸石。生太山川谷，或石山之陰，或高山岩石上，或生人間，正月採。

千歲虆汁　味甘，平，無毒。主補五臟，益氣，續筋骨，長肌肉，去諸痺。久服輕身不飢，耐老通神明。一名虆蕪，生太山川谷。

黃連　味苦，寒，微寒，無毒。主熱氣，目痛眥傷，淚出，明目，腸澼，腹痛下痢，婦人陰中腫痛，五臟冷熱，久下洩澼膿血，止消渴，大驚，除水，利骨，調胃，厚腸，益膽，療口瘡。久服令人不忘。一名王連，生巫陽川谷及蜀郡太山，二月、八月採。

沙參　味苦，微寒，無毒。主血積驚氣，除寒熱，補中，益肺氣。療胃痺，心腹痛，結熱邪氣，頭痛，皮間邪熱，安五臟，補中。久服利人。一名知母，一名苦心，一名志取，一名虎鬚，一名白參，一名識美，一名文希。生河內川谷，及冤句般陽續山，二月、八月採根，暴乾。

丹參　味苦，微寒，無毒。主心腹邪氣，腸鳴幽幽如走水，寒熱，積聚，破癥除瘕，止煩滿，益氣養血。去心腹痼疾結氣，腰脊強腳痺，除風邪留熱。久服利人。一名郗蟬草，一名赤參，一名木羊乳。生桐柏山川谷及太山，五月採根，暴乾。

王不留行　味苦，甘，平，無毒。主金瘡，止血，逐痛出刺，除風痺內寒，止心煩，鼻衄癰疽，惡瘡瘻乳，婦人產難。久服輕身，耐老增壽。生太山山谷，二月、八月採。

藍實　味苦，寒，無毒。主解諸毒，殺蠱蚑疰鬼螫毒。久服頭不白，輕身。其**葉**汁：殺百藥毒，解狼毒、射罔毒。其**莖**、**葉**可以染青，生河內平澤。

景天　味苦，酸，平，無毒。主大熱火瘡，身熱煩，邪惡氣，諸蠱毒，痂疕，寒熱風痺，諸不足。**花**：主女子漏下赤白，輕身明目。久服通神不老。一名戒火，一名火母，一名救

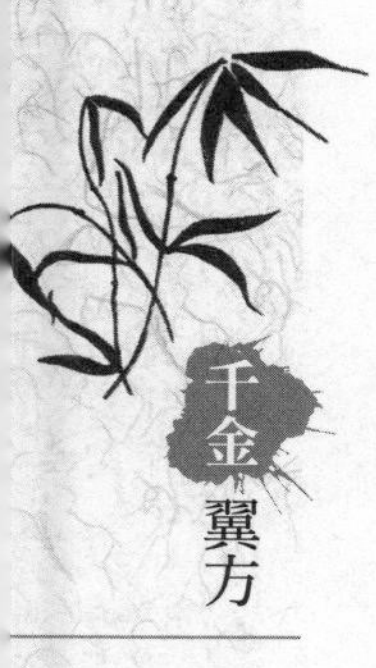

火，一名攄火，一名慎火。生太山川谷，四月四日、七月七日採，陰乾。

天名精　味甘，寒，無毒。主瘀血，血瘕欲死，下血止血，利小便，除小蟲，去痺，除胸中結熱，止煩渴，逐水大吐下。久服輕身耐老。一名麥句薑，一名蝦蟆藍，一名豕首，一名天門精，一名玉門精，一名彘顱，一名蟾蜍蘭，一名覲。生平原川澤，五月採。

蒲黃　味甘，平，無毒。主心腹膀胱寒熱，利小便，止血，消瘀血。久服輕身，益氣力，延年神仙，生河東池澤，四月採。

香蒲　味甘，平，無毒。主五臟心下邪氣，口中爛臭，堅齒明目，聰耳。久服輕身耐老。一名睢，一名醮。生南海池澤。

蘭草　味辛，平，無毒。主利水道，殺蠱毒，辟不祥，除胸中痰癖。久服益氣，輕身不老，通神明。一名水香，生大吳池澤，四月、五月採。

決明子　味鹹，苦，甘，平，微寒，無毒。主青盲，目淫膚赤白膜，眼赤痛淚出。療脣口青。久服益精光，輕身，生龍門川澤。石決明。生豫章，十月十日採，陰乾百日。

芎藭　味辛，溫，無毒。主中風入腦，頭痛寒痺，筋攣緩急，金瘡，婦人血閉，無子，除腦中冷動，面上游風去來，目淚出，多涕唾，忽忽如醉，諸寒冷氣，心腹堅痛，中惡，卒急腫痛，脅風痛，溫中內寒。一名胡窮，一名香果。其葉名蘼蕪。生武功川谷斜谷西嶺，三月、四月採根，暴乾。

蘼蕪　味辛，溫，無毒。主咳逆，定驚氣，辟邪惡，除蠱毒鬼疰，去三蟲。久服通神，主身中老風，頭中久風風眩。一名薇蕪，一名茳蘺。芎藭苗也。生雍州川澤及冤句，四月、五月採葉，暴乾。

續斷　味苦，辛，微溫，無毒。主傷寒，補不足，金瘡，癰傷，折跌，續筋骨，婦人乳難，崩中漏血，金瘡血內漏，止痛，生肌肉，及踠傷惡血，腰痛，關節緩急。久服益氣力。一名龍豆，一名屬折，一名接骨，一名南草，一名槐。生常山山谷，七月、八月採，陰乾。

雲實　味辛，苦，溫，無毒。主洩痢腸澼，殺蟲毒，去邪惡結氣，止痛，除寒熱，消渴。**花：**主見鬼精物，多食令人狂走。殺精物，下水，燒之致鬼。久服輕身，通神明，益壽。一名員實，一名雲英，一名天豆。生河間川谷，十月採，暴乾。

黃耆　味甘，微溫，無毒。主癰疽久敗瘡，排膿止痛，大風癩疾，五痔鼠瘻，補虛，小兒百病，婦人子臟風邪氣，逐五臟間惡血，補丈夫虛損，五勞羸瘦，止渴，腹痛泄痢，益氣，利陰氣，白水者冷補。其**莖、葉：**療渴及筋攣，癰腫，疽瘡。一名戴糝，一名戴椹，一名獨椹，一名芰草，一名蜀脂，一名百本。生蜀郡山谷白水漢中，二月十日採，陰乾。

徐長卿　味辛，溫，無毒。主鬼物百精蠱毒，疫疾邪惡氣，溫瘧。久服強悍，輕身，益氣延年。一名鬼督郵，生太山山谷及隴西，三月採。

杜若　味辛，微溫，無毒。主胸脅下逆氣，溫中，風入腦戶，頭腫痛，多涕淚出，眩倒目䀮䀮，止痛，除口臭氣。久服益精，明目輕身，令人不忘。一名杜衡，一名杜連，一名白連，一名白芩，一名若芝。生武陵川及冤句，二月、八月採根，暴乾。

蛇床子　味苦，辛，甘，平，無毒。主婦人陰中腫痛，男子陰痿濕癢，除痺氣，利關節，癲癇，惡瘡。溫中下氣，令婦人子臟熱，男子陰強。久服輕身，好顏色，令人有子。一名蛇粟，一名蛇米，一名虺床，一名思益，一名繩毒，一名棗棘，一名牆蘼。生臨淄川谷及田野，五月採實，陰乾。

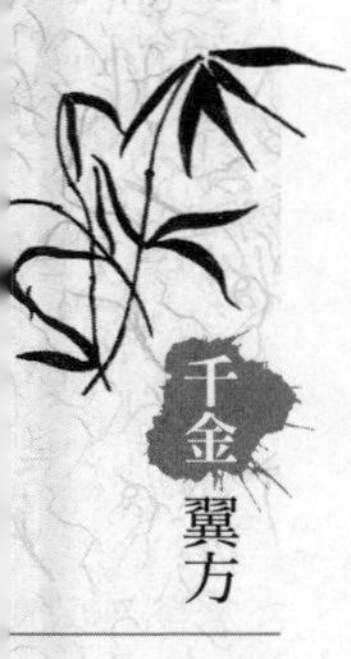

茵陳蒿　味苦，平，微寒，無毒。主風、濕、寒、熱邪氣，熱結黃疸，通身發黃，小便不利，除頭熱，去伏瘕。久服輕身益氣，耐老，面白悅，長年，白兔食之仙。生太山及丘陵阪岸上，五月及立秋採，陰乾。

漏蘆　味苦，鹹，寒，大寒，無毒。主皮膚熱，惡瘡疽痔，濕痺，下乳汁，止遺溺，熱氣瘡癢如麻豆，可作浴湯。久服輕身益氣，耳目聰明，不老延年。一名野蘭，生喬山山谷，八月採根，陰乾。

茜根　味苦，寒，無毒。主寒、濕、風痺，黃疸，補中，止血，內崩下血，膀胱不足，踒跌，蠱毒。久服益精氣，輕身。可以染絳。一名地血，一名茹藘，一名茅蒐。一名蒨。生喬山川谷，二月、三月採根，暴乾。

飛廉　味苦，平，無毒。主骨節熱，脛重痠疼，頭眩項重，皮間邪風，如蜂螫針刺，魚子細起，熱瘡癰疽，痔，濕痺，止風邪咳嗽，下乳汁。久服令人身輕，益氣，明目不老，可煮可乾。一名漏蘆，一名天薺，一名伏豬，一名飛輕，一名伏兔，一名飛雉，一名木禾。生河內川澤，正月採根，七月、八月採花，陰乾。

營實　味酸，溫，微寒，無毒。主癰疽，惡瘡結肉，跌筋敗瘡，熱氣，陰蝕不瘳，利關節。久服輕身益氣。**根**：止泄痢腹痛，五臟客熱，除邪逆氣，疽癩諸惡瘡，金瘡傷撻，生肉復肌。一名牆薇，一名牆麻，一名牛棘，一名牛勒，一名薔蘼，一名山棘。生零陵川谷及蜀郡，八月、九月採，陰乾。

薇銜　味苦，平，微寒，無毒。主風濕痺，歷節痛，驚癇吐舌，悸氣，賊風鼠瘻，癰腫，暴瘕。逐水，療痿蹶。久服輕身明目。一名麋銜，一名承膏，一名承肌，一名無心，一名無顛。生漢中川澤及冤句、邯鄲，七月採莖葉，陰乾。

五味子　味酸，溫，無毒。主益氣，咳逆上氣，勞傷羸瘦，補不足，強陰，益男子精，養五臟，除熱，生陰中肌。一名會及，一名玄及。生齊山山谷代郡。八月採實，陰乾。

旋花　味甘，溫，無毒。主益氣，去面皯黑，色媚好。其**根**：味辛，主腹中寒熱邪氣，利小便。久服，不飢輕身。一名筋根花，一名金沸，一名美草。生豫州平澤，五月採根，陰乾。

白兔藿　味苦，平，無毒。主蛇虺蜂蠆、猘狗、菜肉、蠱毒、鬼疰、風疰，諸大毒不可入中者，皆消除之。又去血，可末著痛上，立消；毒入腹者，煮飲之即解。一名白葛，生交州山谷。

鬼督郵　味辛，苦，平，無毒。主鬼疰，卒忤中惡，心腹邪氣，百精毒，溫瘧，疫疾。強腰腳，益膂力。一名獨搖草。

白花藤　味苦，寒，無毒。主解諸藥、菜、肉中毒。酒漬服之，主虛勞風熱。生嶺南、交州、廣州平澤。

草部中品之上三十七味

當歸　甘，辛，溫，大溫，無毒。主咳逆上氣，溫瘧，寒熱洗洗在皮膚中，婦人漏下絕子，諸惡瘡瘍，金瘡，煮飲之。溫中止痛，除客血內塞，中風，痓，汗不出，濕痺，中惡，客氣虛冷。補五臟，生肌肉。一名乾歸，生隴西川谷，二月、八月採根，陰乾。

秦艽　味苦，辛，平，微溫，無毒。主寒熱邪氣，寒、濕、風痺，肢節痛，下水，利小便。療風，無問久新，通身攣急。生飛烏山谷，二月、八月採根，暴乾。

黃芩　味苦，平，大寒，無毒。主諸熱，黃疸，腸澼洩痢，逐水，下血閉，惡瘡，疽蝕，火瘍。療痰熱，胃中熱，小腹絞痛，消穀，利小腸，女子血閉，淋露下血，小兒腹痛。一

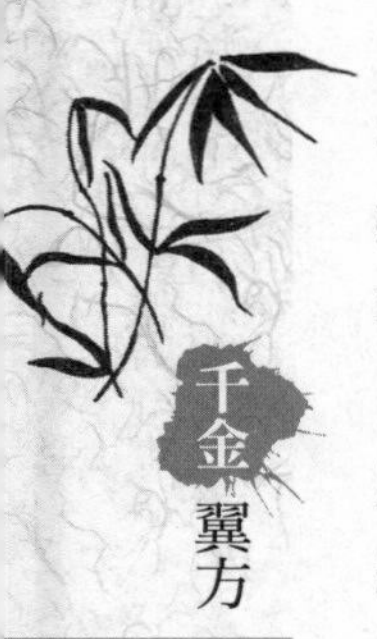

名腐腸，一名空腸，一名內虛，一名黃文，一名經芩，一名妒婦。其子主腸澼膿血。生秭歸川谷及冤句，三月三日採根，陰乾。

芍藥 味，苦，酸，平，微寒，有小毒。主邪氣腹痛，除血痺，破堅積，寒熱疝瘕，止痛，利小便，益氣，通順血脈，緩中，散惡血，逐賊血，去水氣，利膀胱大小腸，消癰腫，時行寒熱，中惡，腹痛，腰痛。一名白朮，一名余容，一名犁食，一名解倉，一名鋋。生中嶽川谷及丘陵，二月、八月採根，暴乾。

乾薑 味辛，溫，大熱，無毒。主胸滿，咳逆上氣，溫中止血，出汗，逐風濕痺，腸澼下痢，寒冷腹痛，中惡，霍亂脹滿，風邪諸毒，皮膚間結氣，止唾血，生者尤良。

生薑 味辛，微溫。主傷寒、頭痛、鼻塞，咳逆上氣，止嘔吐。久服去臭氣，通神明。生犍為川谷及荊州、揚州，九月採。

藁本 味辛，苦，溫，微溫，微寒，無毒。主婦人疝瘕，陰中寒腫痛，腹中急，除風頭痛，長肌膚，悅顏色，辟霧露潤澤。療風邪嚲曳，金瘡。可作沐藥面脂。**實：**主風流四肢。一名鬼卿，一名地新，一名微莖。生崇山山谷，正月、二月採根，暴乾，三十日成。

麻黃 味苦，溫，微溫，無毒。主中風，傷寒頭痛，溫瘧，發表出汗，去邪熱氣，止咳逆上氣，除寒熱，破癥堅積聚，五臟邪氣，緩急風，脅痛，字乳餘疾，止好唾，通腠理，疏傷寒頭疼，解肌，洩邪惡氣，消赤黑斑毒，不可多服，令人虛。一名卑相，一名龍沙，一名單鹽。生晉地及河東，立秋採莖，陰乾令青。

葛根 味甘，平，無毒。主消渴，身大熱，嘔吐，諸痺，起陰氣，解諸毒。療傷寒中風頭痛，解肌發表出汗，開腠理。

療金瘡，止痛，脅風痛。生根汁：大寒，療消渴，傷寒壯熱；葛谷主下痢十歲已上；白葛燒以粉瘡，止痛斷血；**葉：**主金瘡止血；**花：**主消酒。一名雞齊根，一名鹿藿，一名黃斤。生汶山川谷，五月採根，暴乾。

前胡　味苦，微寒，無毒。主療痰滿，胸脅中痞，心腹結氣，風頭痛，去痰實，下氣，治傷寒寒熱，推陳致新，明目益精，二月、八月採根，暴乾。

知母　味苦，寒，無毒。主消渴熱中，除邪氣，肢體浮腫，下水，補不足，益氣，療傷寒久瘧，煩熱，脅下邪氣，膈中惡，及風汗內疸，多服令人洩。一名蚳母，一名連母，一名野蓼，一名地參，一名水參，一名水浚，一名貨母，一名蝭母，一名女雷，一名女理，一名兒草，一名鹿列，一名韭逢，一名踵草，一名東根，一名水鬚，一名沈燔，一名蕁。生河內川谷，二月、八月採根，暴乾。

大青　味苦，大寒，無毒。主療時氣頭痛，大熱，口瘡。三月、四月採莖，陰乾。

貝母　味辛，苦，平，微寒，無毒。主傷寒煩熱，淋瀝邪氣，疝瘕，喉痺，乳難，金瘡風痙，療腹中結實，心下滿，洗洗惡風寒，目眩，項直，咳嗽上氣，止煩熱渴出汗，安五臟，利骨髓。一名空草，一名藥實，一名苦花，一名苦菜，一名商草，一名勒母。生晉地，十月採根，暴乾。

栝樓根　味苦，寒，無毒。主消渴，身熱，煩滿，大熱，補虛安中。續絕傷，除腸胃中固熱，八疸，身面黃，脣乾口燥，短氣，通月水，止小便利。一名地樓，一名果羸，一名天瓜，一外澤姑。**實：**名黃瓜，主胸痺，悅澤人面；**莖、葉：**療中熱傷暑。生弘農川谷及山陰地。入土深者良，生鹵地者有毒，二月、八月採根，暴乾。三十日成。

玄參　味苦，鹹，微寒，無毒。主腹中寒熱，積聚，女子

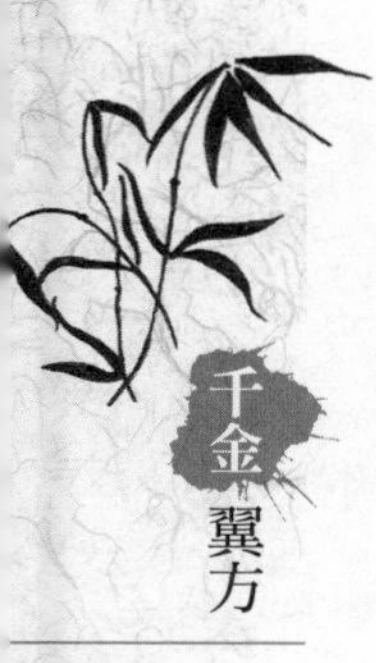

產乳餘疾，補腎氣，令人目明。主暴中風傷寒，身熱支滿，狂邪忽忽不知人，溫瘧灑灑，血瘕，下寒血，除胸中氣，下水，止煩渴，散頸下核，癰腫，心腹痛，堅癥，定五臟。久服補虛明目，強陰益精。一名重台，一名玄台，一名鹿腸，一名正馬，一名咸，一名端。生河間川谷及冤句，三月、四月採根，暴乾。

苦參　味苦，寒，無毒。主心腹結氣。癥瘕積聚，黃疸，溺有餘瀝，逐水，除癰腫，補中明目，止淚，養肝膽氣，安五臟，定志益精，利九竅，除伏熱腸澼，止渴，醒酒，小便黃赤，療惡瘡，下部䘌瘡，平胃氣。令人嗜食，輕身。一名水槐，一名苦蘵，一名地槐，一名菟槐，一名橋槐，一名白莖，一名虎麻，一名祿莖，一名祿白，一名陵郎。生汝南山谷及田野，三月、八月、十月採根，暴乾。

石龍芮　味苦，平，無毒。主風、寒、濕痺，心腹邪氣，利關節，止煩滿，平腎胃氣。補陰氣不足，失精莖冷。久服輕身，明目不老，令人皮膚光澤，有子。一名魯果能，一名地椹，一名石能，一名彭根，一名天豆。生太山川澤石邊，五月五日採子，二月、八月採皮，陰乾。

石韋　味苦，甘，平，無毒。主勞熱邪氣，五癃閉不通，利小便水道，止煩下氣，通膀胱滿，補五勞，安五臟，去惡風，益精氣。一名石韉，一名石皮。用之去黃毛，毛射人肺，令人咳，不可療。生華陰山谷石上，不聞水及人聲者良，二月採葉，陰乾。

狗脊　味苦，甘，平，微溫，無毒。主腰背強，關節緩急，周痺寒濕膝痛，頗利老人，療失溺不節，男子腳弱，腰痛風邪，淋露少氣，目暗，堅脊，利俯仰，女子傷中，關節重。一名百枝，一名強膂，一名扶蓋，一名扶筋。生常山川谷，二月、八月採，陰乾。

萆薢　味苦，甘，平，無毒。主腰背痛，強骨節，風、寒、濕周痺，惡瘡不瘳，熱氣，傷中恚怒，陰痿失溺，關節老血，老人五緩。一名赤節。生真定山谷，二月、八月採根，暴乾。

菝葜　味甘，平，無毒。主腰背寒痛，風痺，益血氣，止小便利。生山野。二月、八月採根，暴乾。

通草　味辛，甘，平，無毒。主去惡蟲，除脾胃寒熱，通利九竅、血脈、關節，令人不忘，療脾疸，常欲眠，心煩，噦出音聲，療耳聾，散癰腫，諸結不消及金瘡、惡瘡，鼠瘻踒折，齆鼻息肉，墮胎，去三蟲。一名附支，一名丁翁。生石城山谷及山陽，正月採枝，陰乾。

瞿麥　味苦，辛，寒，無毒。主關格諸癃結，小便不通，出刺，決癰腫，明目去翳，破胎墮子，下閉血。養腎氣，逐膀胱邪逆，止霍亂，長毛髮。一名巨句麥，一名大菊，一名大蘭。生太山川谷，立秋採實，陰乾。

敗醬　味苦，鹹，平，微寒，無毒。主暴熱火瘡，赤氣，疥瘙疽痔，馬鞍熱氣。除癰腫，浮腫，結熱，風痺不足，產後腹痛。一名鹿腸，一名鹿首，一名馬草，一名澤敗。生江夏川谷，八月採根，暴乾。

白芷　味辛，溫，無毒。主女子漏下赤白，血閉，陰腫，寒熱頭風，侵目淚出。長肌膚，潤澤，可作面脂。療風邪，久渴，吐嘔，兩脅滿，風痛頭眩，目癢，可作膏藥面脂，潤顏色。一名芳香，一名白茝，一名虈，一名莞，一名苻離，一名澤芬。**葉**名蒚麻，可作浴湯。生河東川谷下澤，二月、八月採根，暴乾。

杜衡　味辛，溫，無毒。主風寒咳逆，香人衣體。生山谷，三月三日採根，熟洗，暴乾。

紫草　味苦，寒，無毒。主心腹邪氣，五疸，補中益氣，

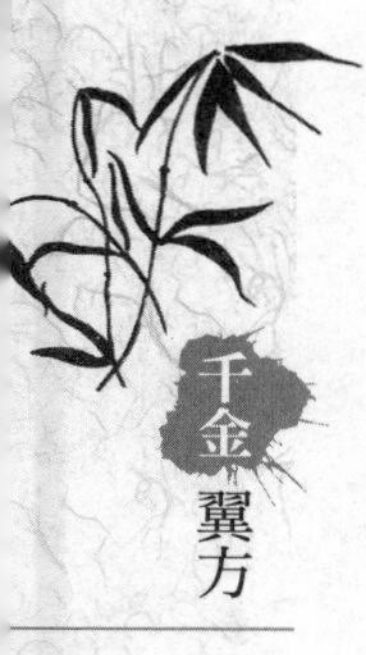

利九竅，通水道。療腹腫脹滿痛。以合膏，療小兒瘡及面皯。一名紫丹，一名紫芙。生碭山山谷及楚地，三月採根，陰乾。

紫菀　味苦，辛，溫，無毒。主咳逆上氣，胸中寒熱結氣，去蠱毒，痿蹷，安五臟。療咳唾膿血，止喘悸，五勞體虛，補不足，小兒驚癇。一名紫蒨，一名青苑。生房陵山谷及真定、邯鄲，二月、三月採根，陰乾。

白鮮　味苦，鹹，寒，無毒。主頭風，黃疸，咳逆淋瀝，女子陰中腫痛，濕痺死肌，不可屈伸、起止、行步。療四肢不安，時行腹中大熱，飲水，欲走，大呼，小兒驚癇，婦人產後餘痛。生上谷川谷及冤句，四月、五月採根，陰乾。

白薇　味苦，鹹，平，大寒，無毒。主暴中風，身熱肢滿，忽忽不知人，狂惑邪氣，寒熱痠疼，溫瘧洗洗，發作有時。療傷中淋露，下水氣，利陰氣，益精。一名白幕，一名薇草，一名春草，一名骨美。久服利人，生平原川谷，三月三日採根，陰乾。

葈耳實　味甘，苦，溫；**葉**：苦，辛，微寒，有小毒。主風頭寒痛，風濕周痺，四肢拘攣痛，惡肉死肌，膝痛，溪毒。久服益氣，耳目聰明，強志輕身。一名胡葈，一名地葵，一名葹，一名常思。生安陸川谷及六安田野，實熟時採。

茅根　味甘，寒，無毒。主勞傷虛羸，補中益氣，除瘀血，血閉寒熱，利小便，下五淋，除客熱在腸胃，止渴堅筋，婦人崩中。久服利人。其**苗**：主下水。一名蘭根，一名茹根，一名地菅，一名地筋，一名兼杜。生楚地山谷田野，六月採根。

百合　味甘，平，無毒。主邪氣腹脹，心痛，利大小便，補中益氣，除浮腫臚脹，痞滿寒熱，通身疼痛，及乳難，喉痺腫，止涕淚。一名重葙，一名重邁，一名摩羅，一名中逢花，一名強瞿。生荊州川谷，二月、八月採根，暴乾。

酸漿 味酸，平，寒，無毒。主熱煩滿，定志益氣，利水道。產難，吞其實立產。一名醋漿。生荊楚川澤及人家田園中，五月採，陰乾。

紫參 味苦，辛，寒，微寒，無毒。主心腹積聚，寒熱邪氣，通九竅，利大小便，療腸胃大熱，唾血，衄血，腸中聚血，癰腫諸瘡，止渴益精。一名牡蒙，一名眾戎，一名童腸，一名馬行。生河西及冤句山谷，三月採根，火炙使紫色。

女萎 味辛，溫，主風寒灑灑，霍亂，泄痢，腸鳴游氣，上下無常，驚癇寒熱，百病出汗。《李氏本草》云：止下，消食。

淫羊藿 仙靈脾是也。[1] 味辛，寒，無毒。主陰痿，絕傷，莖中痛，利小便，益氣力，強志，堅筋骨，消瘰癧，赤癰，下部有瘡，洗出蟲。丈夫久服，令人無子。一名剛前。生上郡陽山山谷。

蠡實 馬藺子是也。[2] 味甘，平，溫，無毒。主皮膚寒熱，胃中熱氣，風、寒、濕痺，堅筋骨，令人嗜食，止心煩滿，利大小便，長肌肉肥大。久服輕身。**花、葉：**去白蟲，療喉痺，多服令人溏洩。一名荔實，一名劇草，一名三堅，一名豕首。生河東川谷。五月採實，陰乾。

草部中品之下三十九味

款冬 味辛，甘，溫，無毒。主咳逆上氣，善喘，喉痺，諸驚癇，寒熱邪氣，消渴，喘息呼吸。一名橐吾，一名顆東，一名虎發，一名菟奚，一名氐冬。生常山山谷及上黨水旁，

① 編者加。
② 編者加。

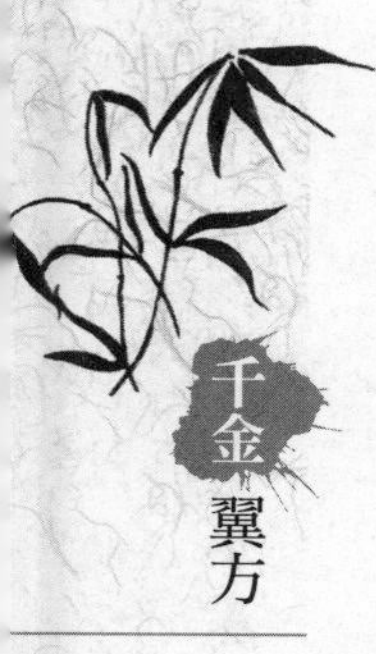

十一月採花，陰乾。

牡丹　味辛，苦，寒，微寒，無毒。主寒熱中風，瘈瘲，痙，驚癇邪氣，除癥堅瘀血留舍腸胃。安五臟，療癰瘡。除時氣，頭痛客熱，五勞勞氣，頭腰痛，風噤癲疾。一名鹿韭，一名鼠姑。生巴郡山谷及漢中，二月、八月採根，陰乾。

防己　味辛，苦，平，溫，無毒。主風寒，溫瘧，熱氣，諸癇，除邪，利大小便。療水腫，風腫，去膀胱熱，傷寒，寒熱邪氣，中風手腳攣急，止洩，散癰腫惡結，諸蝸疥癬蟲瘡，通腠理，利九竅。一名解離，文如車輻理解者良。生漢中川谷，二月、八月採根，陰乾。

女菀　味辛，溫，無毒。主風寒洗洗，霍亂，瀉痢，腸鳴，上下無常處，驚癇，寒熱百疾。療肺傷咳逆出汗，久寒在膀胱，支滿，飲酒夜食發病。一名白菀，一名織女菀，一名茆。生漢中川谷或山陽，正月、二月採，陰乾。

澤蘭　味苦，甘，微溫，無毒。主乳婦內衄，中風餘疾，大腹水腫，身面四肢浮腫，骨節中水。金瘡癰腫瘡膿，產後金瘡內塞。一名虎蘭，一名龍棗，一名虎蒲。生汝南諸大澤旁，三月三日採，陰乾。

地榆　味苦，甘，酸，微寒，無毒。主婦人乳痓痛，七傷，帶下十二病，止痛，除惡肉，止汗，療金瘡，止膿血，諸瘻惡瘡，消酒，除消渴，補絕傷，產後內塞。可作金瘡膏。生桐柏及冤句山谷，二月、八月採根，暴乾。

王孫　味苦，平，無毒。主五臟邪氣，寒濕痺，四肢疼酸，膝冷痛。療百病，益氣。吳名白功草，楚名王孫，齊名長孫，一名黃孫，一名黃昏，一名海孫，一名蔓延。生海西川谷及汝南城郭垣下。

爵床　味鹹，寒，無毒。主腰脊痛，不得著床，俯仰艱難，除熱。可作浴湯。生漢中川谷及田野。

白前　味甘，微溫，無毒。主胸脅逆氣，咳嗽上氣。

百部根　微溫，有小毒。主咳嗽上氣。

王瓜　味苦，寒，無毒。主消渴內痺，瘀血內閉，寒熱痠疼，益氣癒聾。療諸邪氣，熱結鼠瘻，散癰腫留血，婦人帶下不通，下乳汁，止小便數不禁，逐四肢骨節中水，療馬骨刺人瘡。一促土瓜。生魯地平澤田野及人家垣牆間，三月採根，陰乾。

薺苨　味甘，寒，無毒。主解百藥毒。

高良薑　大溫，無毒。主寒冷，胃中冷逆，霍亂腹痛。

馬先蒿　味苦，平，無毒。主寒熱鬼疰，中風濕痺，女子帶下病，無子。一名馬屎蒿，生南陽川澤。

蜀羊泉　味苦，微寒，無毒。主頭禿惡瘡，熱氣，疥瘙痂癬蟲，療齲齒，女子陰中內傷，皮間實積。一名羊泉，一名羊飴。生蜀郡川谷。

積雪草　味苦，寒，無毒。主大熱惡瘡，癰疽浸淫，赤熛皮膚赤，身熱。生荊州川谷。

惡實　味辛，平，無毒。主明目，補中，除風傷。**根、莖：**療傷寒寒熱汗出，中風面腫，消渴熱中，逐水。久服輕身耐老，生魯山平澤。

莎草根　名香附子。①　味甘，微寒，無毒。主除胸中熱，充皮毛。久服利人，益氣，長鬚眉。一名薃，一名侯莎，其實名緹。生田野，二月、八月採。

大、小薊根　味甘，溫。主養精保血。大薊主女子赤白沃，安胎，止吐血，衄鼻。令人肥健。五月採。

垣衣　味酸，無毒。主黃疸，心煩咳逆，血氣，暴熱在腸胃，金瘡內塞。久服補中益氣，長肌，好顏色。一名昔邪，一

① 編者加。

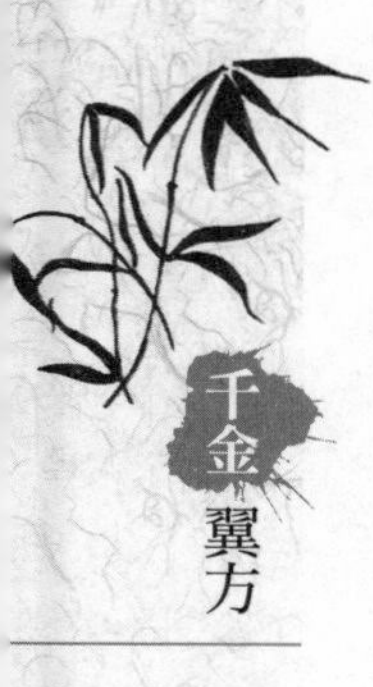

名烏韭，一名垣嬴，一名天韭，一名鼠韭。生古垣牆陰或屋上，三月三日採，陰乾。

艾葉　味苦，微溫，無毒。主灸百病。可作煎，止下痢，吐血，下部䘌瘡，婦人漏血，利陰氣，生肌肉，辟風寒，使人有子。一名水台，一名醫草。生田野，三月三日採，暴乾。作煎勿令見風。

水萍　味辛，酸，寒，無毒。主暴熱身癢，下水氣，勝酒，長鬚髮，止消渴，下水氣。以沐浴，生毛髮。久服輕身。一名水花，一名水白，一名水蘇。生雷澤池澤，三月採，暴乾。

海藻　味苦，鹹，寒，無毒。主癭瘤氣，頸下核，破散結氣，癰腫癥瘕，堅氣，腹中上下鳴，下十二水腫，療皮間積聚暴㿉，留氣熱結，利小便。一名落首，一名薄，生東海池澤，七月採，暴乾。

昆布　味鹹，寒，無毒。主十二種水腫，癭瘤聚結氣，瘻瘡，生東海。

葒草　味鹹，微寒，無毒。主消渴，去熱，明目益氣。一名鴻䕼，如馬蓼而大。生水旁，五月採實。

陟釐　味甘，大溫，無毒。主心腹大寒，溫中消穀，強胃氣，止泄痢，生江南池澤。

井中苔及萍　大寒。主漆瘡，熱瘡，水腫。井中藍，殺野葛、巴豆諸毒。

蒴草　味甘，寒，無毒。主暴熱喘息，小兒丹腫。一名縈。生水旁。

鳧葵　味甘，冷，無毒。主消渴，去熱淋，利小便。生水中，即莕菜也，一名接餘，五月採。

菟葵　味甘，寒，無毒。主下諸石，五淋，止虎蛇毒。

鯉腸　味甘，酸，平，無毒。主血痢，針灸瘡發，洪血不可止者，敷之立已。汁：塗髮眉，生速而繁。生下濕地。

蒟醬　味辛，溫，無毒。主下氣溫中，破痰積。生巴蜀。

百脈根　味甘，苦，微寒，無毒。主下氣止渴，去熱除虛勞，補不足。酒浸若水煮，丸散兼用之。出肅州，巴西。

蘿摩子　味甘，辛，溫，無毒。主虛勞。葉：食之功同於子。陸機云：一名芄蘭，幽州謂之雀瓢。

白藥　味辛，溫，無毒。主金瘡，生肌，出原州。

懷香子　味辛，平，無毒。主諸瘻，霍亂及蛇傷。

鬱金　味辛，苦，寒，無毒。主血積下氣，生肌止血，破惡血，血淋，尿血，金瘡。

薑黃　味辛，苦，大寒，無毒。主心腹結積疰忤，下氣，破血，除風熱，消癰腫。功力烈於鬱金。

阿魏　味辛，平，無毒。主殺諸小蟲，去臭氣，破癥積，下惡氣，除邪鬼蠱毒，生西蕃及崑崙。

《千金翼方》卷第二

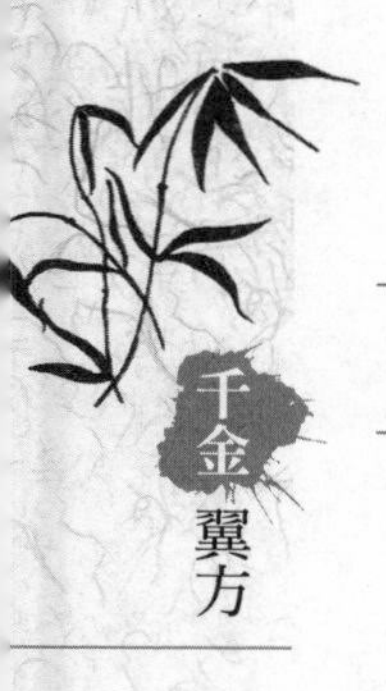

千金翼方卷第三　本草中

草部下品之上三十五味

大黃將軍　味苦，寒，大寒，無毒。主下瘀血，血閉寒熱，破癥瘕積聚，留飲宿食，蕩滌腸胃，推陳致新，通利水穀，調中化食，安和五臟，平胃下氣，除痰實，腸間結熱，心腹脹滿，女子寒血閉脹，小腹痛，諸老血留結。一名黃良。生河西山谷及隴西，二月、八月採根，火乾。

桔梗　味辛，苦，微溫，有小毒。主胸脅痛如刀刺，腹滿，腸鳴幽幽，驚恐悸氣，利五臟腸胃，補血氣，除寒熱風痺，溫中消穀，療喉咽痛，下蠱毒。一名利如，一名房圖，一名白藥，一名梗草，一名薺苨。生嵩高山谷及冤句，二月、八月採根，暴乾。

甘遂　味苦，甘，寒，大寒，有毒。主大腹疝瘕，腹滿，面目浮腫，留飲宿食，破癥堅積聚，利水穀道，下五水，散膀胱留熱，皮中痞，熱氣腫滿。一名甘藁，一名陵藁，一名陵澤，一名重澤，一名主田。生中山川谷，二月採根，陰乾。

葶藶　味辛，苦，寒，大寒，無毒。主癥瘕積聚結氣，飲食寒熱，破堅逐邪，通利水道，下膀胱水伏留熱氣，皮間邪水上出，面目浮腫，身暴中風，熱痱癢，利小腹。久服令人虛。一名丁歷，一名蕇蒿，一名大室，一名大適。生藁城平澤及田野，立夏後採實，陰乾，得酒良。

芫花　味辛，苦，溫，微溫，有小毒。主咳逆上氣，喉鳴喘，咽腫短氣，蠱毒鬼瘧，疝瘕癰腫，殺蟲魚，消胸中痰水，喜唾，水腫，五水在五臟皮膚，及腰痛，下寒毒肉毒，久服令人虛。一名去水，一名毒魚，一名杜芫，其根名蜀桑根，療疥瘡，可用毒魚。生淮源川谷，三月三日採花，陰乾。

澤漆　味苦，辛，微寒，無毒。主皮膚熱，大腹，水氣。四肢面目浮腫，丈夫陰氣不足，利大小腸，明目輕身。一名漆莖，大戟苗也。生太山川澤，三月三日、七月七日採莖葉，陰乾。

大戟　味苦，甘，寒，大寒，有小毒。主蠱毒，十二水，腹滿急痛，積聚，中風，皮膚疼痛，吐逆，頸腋癰腫，頭痛發汗，利大小腸。一名邛鉅。生常山，十二月採根，陰乾。

蕘花　味苦，辛，寒，微寒，有毒。主傷寒，溫瘧，下十二水，破積聚，大堅癥瘕，蕩滌腸胃中留癖、飲食、寒熱邪氣，利水道，療痰飲咳嗽。生咸陽川谷及河南中牟，六月採花，陰乾。

旋覆花　味鹹，甘，溫，微溫，冷利，有小毒。主結氣脅下滿，驚悸，除水，去臟間寒熱，補中下氣，消胸上痰結，唾如膠漆，心脅痰水，膀胱留飲，風氣濕痺，皮間死肉，目中眵䁾，利大腸，通血脈，益色澤。一名戴椹，一名金沸草，一名盛椹。**其根：**主風濕。生平澤川谷，五月採花，日乾，二十日成。

鉤吻　味辛，溫，有大毒。主金瘡乳痓，中惡風，咳逆上氣，水腫，殺鬼疰蠱毒，破癥積，除腳膝痺痛，四肢拘攣，惡瘡疥蟲，殺鳥獸。一名野葛。折之青煙出者名固活，甚熱，不入湯。生傅高山谷及會稽東野。

藜蘆　味辛，苦，寒，微寒，有毒。主蠱毒咳逆，泄痢腸澼，頭瘍疥瘙，惡瘡。殺諸蟲毒，去死肌。療噦逆，喉痺不

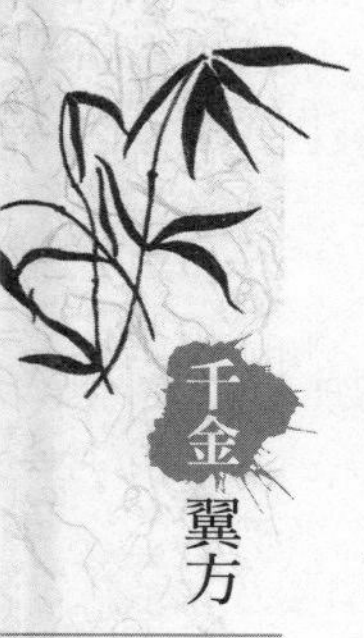

通，鼻中息肉，馬刀爛瘡。不入湯。一名蔥菼，一名蔥苒，一名山蔥。生太山山谷，三月採根，陰乾。

藉魁　味甘，平，無毒。主心腹積聚，除三蟲。生山谷。二月採。

及己　味苦，平，有毒。主諸惡瘡，疥痂，瘻蝕及牛馬諸瘡。

烏頭　味辛，甘，溫，大熱，有大毒。主中風，惡風，洗洗出汗，除寒濕痺，咳逆上氣，破積聚寒熱，消胸上痰，冷食不下，心腹冷疾，臍間痛，肩胛痛，不可俯仰，目中痛，不可久視，又墮胎。其汁：煎之名射罔，殺禽獸。

射罔　味苦，有大毒。療屍疰癥堅，及頭中風痺痛。一名奚毒，一名即子，一名烏喙。

烏喙　味辛，微溫，有大毒。主風濕，丈夫腎濕陰囊癢，寒熱歷節，掣引腰痛，不能行步，癰腫膿結，又墮胎。生朗陵山谷，正月、二月採，陰乾。長三寸以上為天雄。

天雄　味辛，甘，溫，大溫，有大毒。主大風，寒濕痺，歷節痛，拘攣緩急，破積聚，邪氣金瘡，強筋骨，輕身健行。療頭面風去來疼痛，心腹結積，關節重，不能行步，除骨間痛，長陰氣，強志，令人武勇，力作不倦，又墮胎。一名白幕。生少室山谷，二月採根，陰乾。

附子　味辛，甘，溫，大熱，有大毒。主風寒咳逆，邪氣，溫中，金瘡，破癥堅積聚，血瘕，寒濕踒躄拘攣，膝痛腳疼、冷弱不能行步，腰痛風寒，心腹冷痛，霍亂轉筋，下痢赤白，堅肌骨，強陰。又墮胎，為百藥長。生犍為山谷及廣漢，冬月採為附子，春採為烏頭。

側子　味辛，大熱，有大毒。主癰腫風痺，歷節腰腳疼冷，寒熱鼠瘻。又墮胎。

羊躑躅　味辛，溫，有大毒。主賊風在皮膚中淫淫痛，溫瘧惡毒，諸痺，邪氣，鬼疰，蠱毒。一名玉支。生太行山川谷及淮南山，三月採花。陰乾。

茵芋 味苦，溫，微溫，有毒。主五臟邪氣，心腹寒熱，羸瘦，如瘧狀，發作有時，諸關節風濕痺痛。療久風流走四肢，腳弱。一名莞草，一名卑共。生太山川谷，三月三日採葉，陰乾。

射干 味苦，平，微溫，有毒。主咳逆上氣，喉痺咽痛，不得消息，散結氣，腹中邪逆，食飲大熱，療老血在心脾間，咳唾、言語氣臭，散胸中熱氣。久服令人虛。一名烏扇，一名烏蒲，一名烏翣，一名烏吹，一名草薑。生南陽川谷田野，三月三日採根，陰乾。

鳶尾 味苦，平，有毒。主蠱毒邪氣，鬼疰諸毒，破癥瘕積聚大水，下三蟲。療頭眩，殺鬼魅。一名烏圓。生九疑山谷，五月採。

貫眾 味苦，微寒，有毒。主腹中邪熱氣諸毒，殺三蟲，去寸白蟲，破癥瘕，除頭風，止金瘡。**花：**療惡瘡，令人泄。一名貫節，一名貫渠，一名百頭，一名虎卷，一名扁符，一名伯萍，一名藥藻，此謂草鴟頭。生玄山山谷及冤句少室山，二月、八月採根，陰乾。

半夏 味辛，平。生：微寒；熟：溫，有毒。主傷寒寒熱，心下堅，下氣，喉咽腫痛，頭眩，胸脹咳逆，腸鳴，止汗，消心腹胸膈痰熱滿結，咳嗽上氣，心下急痛堅痞，時氣嘔逆，消癰腫，墮胎，療痿黃，悅澤面目。生令人吐，熟令人下。用之湯洗令滑盡。一名守田，一名地文，一名水玉，一名示姑。生槐裡川保，五月、八月採根，暴乾。

由跋 主毒腫結熱。

虎掌 味苦，溫，微寒，有大毒。主心痛寒熱，結氣積聚，伏梁，傷筋痿拘緩，利水道。除陰下濕，風眩。生漢中山

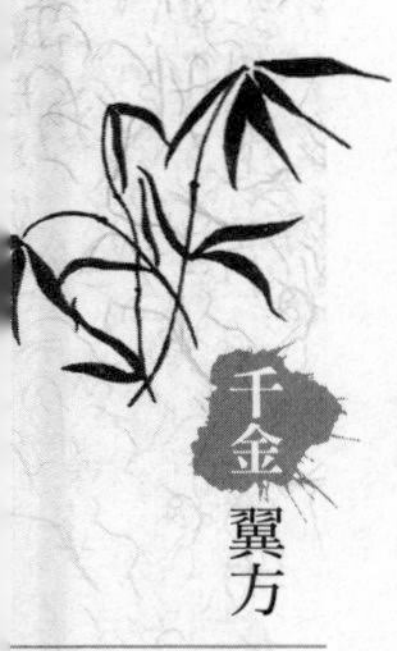

谷及冤句，二月、八月採，陰乾。

莨菪子　味苦，甘，寒，有毒。主齒痛出蟲，肉痺拘急，使人健行，見鬼。療癲狂風癇，顛倒拘攣。多食令人狂走。久服輕身，走及奔馬，強志，益力，通神。一名橫唐，一名行唐。生海濱川谷及雍州，五月採子。

蜀漆　味辛，平，微溫，有毒。主瘧及咳逆寒熱，腹中癥堅痞結，積聚邪氣，蠱毒鬼疰。療胸中邪結氣，吐出之。生江林山川谷及蜀漢中。常山苗也，五月採葉，陰乾。

恆山　味苦，辛，寒，微寒，有毒。主傷寒寒熱，熱發溫瘧，鬼毒，胸中痰結吐逆。療鬼蠱，往來水脹，灑灑惡寒，鼠瘻。一名互草。生益州川谷及漢中，八月採根陰乾。

青葙子　味苦，微寒，無毒。主邪氣，皮膚中熱，風瘙身癢，殺三蟲，惡瘡疥蝨，痔蝕，下部䘌瘡。**子：**名草決明，療唇口青。一名草蒿，一名萋蒿。生平穀道旁，三月採莖葉陰乾，五月、六月採子。

牙子　味苦，酸，寒，有毒。主邪氣熱氣，疥瘙惡瘍瘡痔，去白蟲。一名狼牙，一名狼齒，一名狼子，一名犬牙。生淮南川谷及冤句，八月採根，暴乾。中濕腐爛生衣者，殺人。

白蘞　味苦，甘，平，微寒，無毒。主癰腫疽瘡，散結氣，止痛，除熱，目中赤，小兒驚癇，溫瘧，女子陰中腫痛，下赤白，殺火毒。一名菟核，一名白草，一名白根，一名崑崙。生衡山山谷，二月、八月採根，暴乾。

白及　味苦，辛，平，微寒，無毒。主癰腫，惡瘡敗疽，傷陰死肌，胃中邪氣，賊風鬼擊，痱緩不收。除白癬疥蟲。一名甘根，一名連及草。生北山川谷又冤句及越山。

蛇含　味苦，微寒，無毒。主驚癇，寒熱邪氣，除熱，金瘡疽痔，鼠瘻，惡瘡頭瘍。療心腹邪氣，腹痛，濕痺，養胎，利小兒。一名蛇銜。生益州山谷，八月採，陰乾。

草蒿　味苦，寒，無毒。主疥瘙痂癢惡瘡，殺蝨，留熱在骨節間，明目。一名青蒿，一名方潰。生華陰川澤。

雚菌　味鹹，甘，平，微溫，有小毒。主心痛，溫中，去長蟲、白癬、蟯蟲、蛇螫毒、癥瘕諸蟲，疽蝸，去蛔蟲、寸白，惡瘡。一名雚蘆。生東海池澤及渤海章武，八月採，陰乾。

草部上品之下 六十八味

連翹　味苦，平，無毒。主寒熱鼠瘻，瘰癧癰腫，惡瘡癭瘤，結熱蠱毒，去白蟲。一名異翹，一名蘭華，一名折根，一名軹，一名三廉。生太山山谷，八月採，陰乾。

白頭翁　味苦，溫，無毒，有毒。主溫瘧，狂易寒熱，癥瘕積聚，癭氣。逐血止痛，療金瘡鼻衄。一名野丈人，一名胡王使者，一名奈何草。生高山山谷及田野，四月採。亦療毒痢。

藺茹　味辛，酸，寒，微寒，有小毒。主蝕惡肉，敗瘡死肌，殺疥蟲，排膿惡血，除大風熱氣，善忘不樂。去熱痺。破癥瘕，除息肉。一名屈據，一名離婁。生代郡川谷，五月採根，陰乾，黑頭者良。

苦芙　微寒。主面目通身漆瘡，作灰療金瘡，大驗。

羊桃　味苦，寒，有毒。主熛熱，身暴赤色，風水積聚，惡瘍，除小兒熱。去五臟五水大腹，利小便，益氣。可作浴湯。一名鬼桃，一名羊腸，一名萇楚，一名御弋，一名銚弋。生山林川谷及生田野，二月採，陰乾。

羊蹄　味苦，寒，無毒。主頭禿疥瘙，除熱，女子陰蝕浸淫，疽痔，殺蟲。一名東方宿，一名連蟲陸，一名鬼目，一名蓄。生陳留川澤。

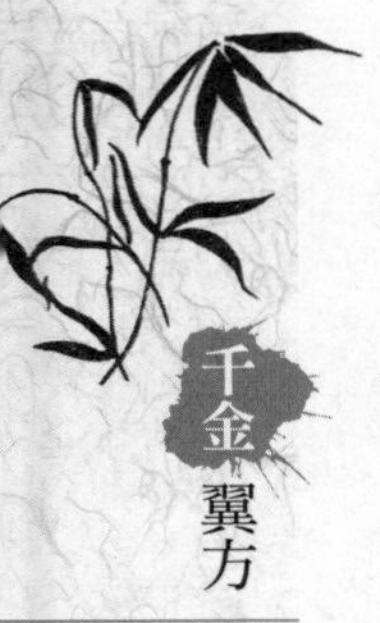

鹿藿　味苦，平，無毒。主蠱毒，女子腰腹痛，不樂，腸癰，瘰癧，瘍氣。生汶山山谷。

牛扁　味苦，微寒，無毒。主身皮瘡熱氣。可作浴湯，殺牛蝨小蟲。又療牛病，生桂陽川谷。

陸英　味苦，寒，無毒。主骨間諸痺，四肢拘攣疼酸，膝寒痛，陰痿，短氣不足，腳腫。生熊耳川谷及冤句，立秋採。

蒴藋　味酸，溫，有毒。主風瘙癮疹，身癢溼痺。可作浴湯。一名堇草，一名芨。生田野，春夏採葉，秋冬採莖根。

藎草　味苦，平，無毒。主久咳上氣，喘逆久寒，驚悸痂疥，白禿瘍氣，殺皮膚小蟲。可以染黃作金色。生青衣川谷，九月、十月採。

夏枯草　味苦，辛，寒，無毒。主寒熱瘰癧，鼠瘻，頭瘡，破癥，散癭結氣，腳腫溼痺，輕身。一名夕句，一名乃東，一名燕面。生蜀郡川谷，四月採。

烏韭　味甘，寒，無毒。主皮膚往來寒熱，利小腸膀胱氣。療黃疸，金瘡內塞。補中益氣，好顏色。生山谷石上。

蚤休　味苦，微寒，有毒。主驚癇，搖頭弄舌，熱氣在腹中，癲疾癰瘡，陰蝕，下三蟲，去蛇毒。一名蚩休。生山陽川谷及冤句。

虎杖根　微溫。主通利月水，破留血癥結。

石長生　味鹹，苦，微寒，有毒。主寒熱惡瘡大熱，辟鬼氣不祥，下三蟲。一名丹草。生咸陽山谷。

鼠尾草　味苦，微寒，無毒。主鼠瘻，寒熱下痢，膿血不止。白花者主白下，赤花者主赤下。一名葝，一名陵翹。生平澤中。四月採葉，七月採花，陰乾。

馬鞭草　主下部䘌瘡。

胡桐淚　味鹹，苦，大寒，無毒。主大毒熱，心腹煩滿。水和服之取吐。又主牛馬急黃，黑汗，水研二三兩灌之，立瘥。又為金銀焊藥，出肅州以西平澤及山谷中，形似黃礬而堅實。有夾爛木者，云是胡桐樹滋淪入土石鹼鹵地作之。其樹高大，皮葉似白楊、青桐、桑輩，故名胡桐，木堪器用，又名胡桐律。《西域傳》云：胡桐似桑而曲。

馬勃 味辛，平，無毒。主惡瘡馬疥。一名馬疕。生園中久腐處。

雞腸草 主毒腫，止小便利。

蛇莓 大寒。主胸腹大熱不止。療溪毒、射工，傷寒大熱，甚良。

苧根 寒。主小兒赤丹。其漬苧汁，療渴。

菰根 大寒。主腸胃固熱，消渴，止小便利。

狼跋子 有小毒。主惡瘡蝸疥，殺蟲魚。

弓弩弦 主難產，胞衣不出。

舂杵頭細糠 主卒噎。

敗天公 平。主鬼疰精魅。

半天河 微寒。主鬼疰狂，邪氣惡毒，洗諸瘡用之。

地漿 寒。主解中毒，煩悶。

敗蒲 席平。主筋溢，惡瘡。

敗船茹 平。主婦人崩中，吐痢，血不止，燒作灰服之。

敗鼓皮 平。主中蠱毒，燒作灰，水服。

屋游 味甘，寒。主浮熱在皮膚，往來寒熱，利小腸膀胱氣。生屋上陰處，八月、九月採。

赤地利 味苦，平，無毒。主赤白冷熱諸痢，斷血破血，帶下赤白，生肌肉。所在山谷有之。

赤車使者 味辛，苦，溫，有毒。主風冷邪疰，蠱毒癥瘕，五臟積氣。

劉寄奴 味苦，溫。主破血下脹。多服令人痢。生江南。

三白草 味甘，辛，寒，有小毒。主水腫腳氣，利大小

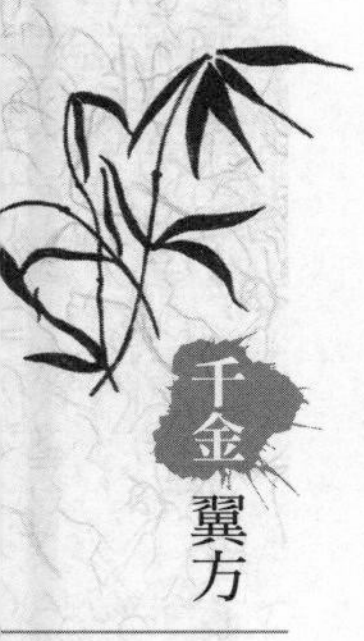

便，消痰破癖，除積聚，消丁腫。生池澤畔。

牽牛子　味苦，寒，有毒。主下氣，療腳滿水腫，除風毒，利小便。

豬膏莓　味辛，苦，平，無毒。主金瘡，止痛，斷血，生肉，除諸惡瘡，消浮腫，搗封之、湯漬、散敷，並良。

紫葛　味甘，苦，寒，無毒。主癰腫惡瘡。取根皮搗為末，醋和封之。生山谷中，不入方用。

蓖麻子　味甘，辛，平，有小毒。主水癥，水研二十枚，服之，吐惡沫，加至三十枚，三日一服，瘥則止。又主風虛寒熱，身體瘡癢浮腫，屍疰惡氣，搾取油塗之。**葉**：主腳氣，風腫不仁。搗蒸敷之。

葎草　味甘，苦，寒，無毒。主五淋，利小便，止水痢，除瘧虛熱渴。煮汁及生汁服之，生故墟道旁。

格注草　味辛，苦，溫，有大毒。主蠱疰，諸毒疼痛等，生齊魯山澤。

獨行根　味辛，苦，冷，有毒。主鬼疰，積聚，諸毒熱腫蛇毒。水磨為泥封之，日三四，立瘥。水煮一二兩取汁服，吐蠱毒。

狗舌草　味苦，寒，有小毒。主蠱疥瘙癢，殺小蟲。

烏蘞莓　味酸，苦，寒，無毒。主風毒熱腫，游丹、蛇傷，搗敷並飲汁。

豨薟　味苦，寒，有小毒。主熱，䘌，煩滿，不能食。生搗汁，服三四合。多則令人吐。

狼毒　味辛，平，有大毒。主咳逆上氣，破積聚飲食，寒熱水氣，脅下積癖，惡瘡鼠瘻，疽蝕，鬼精蠱毒。殺飛鳥走獸。一名續毒。生秦亭山谷及奉高，二月、八月採根，陰乾。陳而沉水者良。

鬼臼　味辛，溫，微溫，有毒。主殺蠱毒，鬼疰精物，辟惡氣不祥，逐邪，解百毒，療咳嗽，喉結，風邪，煩惑，失魄妄見，去目中膚翳。殺大毒，不入湯。一名爵犀，一名馬目毒公，一名九臼，一名天臼，一名解毒。生九真山谷及冤句，二月、八月採根。

蘆根　味甘，寒。主消渴，客熱，止小便利。

甘蕉根　大寒。主癰腫結熱。

萹蓄　味苦，平，無毒。主浸淫疥瘙，疽痔，殺三蟲。療女子陰蝕。生東萊山谷，五月採，陰乾。

酢漿草　味酸，寒，無毒。主惡瘡瘑瘻。搗敷之，殺諸小蟲。生道旁。

蔄實　味苦，平，無毒。主赤白冷熱痢。散服飲之。吞一枚，破癰腫。

蒲公草　味甘，平，無毒。主婦人乳癰腫，水煮汁飲之，及封之，立消。一名耩耨草。

商陸　味辛，酸，平，有毒。主水脹疝瘕痺，熨除癰腫，殺鬼精物。療胸中邪氣，水腫痿痺，腹滿洪直，疏五臟，散水氣，如人形者有神。一名葛根，一名夜呼。生咸陽川谷。

女青　味辛，平，有毒。主蠱毒，逐邪惡氣，殺鬼溫瘧，辟不祥。一名雀瓢。蛇銜根也，生朱崖，八月採，陰乾。

水蓼　主蛇毒。搗敷之，絞汁服，止蛇毒入內，心悶。水煮漬捋腳，消氣腫。

角蒿　味辛，苦，平，有小毒。主甘濕䘌，諸惡瘡有蟲者。

昨葉何草　味酸，平，無毒。主口中乾痛，水穀血痢，止血。生上黨屋上，如蓬初生。一名瓦松。夏採，日乾。

白附子　主心痛血痺，面上百病，行藥勢。生蜀郡，三月採。

鶴蝨　味苦，平，有小毒。主蛔蟯蟲。用之為散，以肥肉

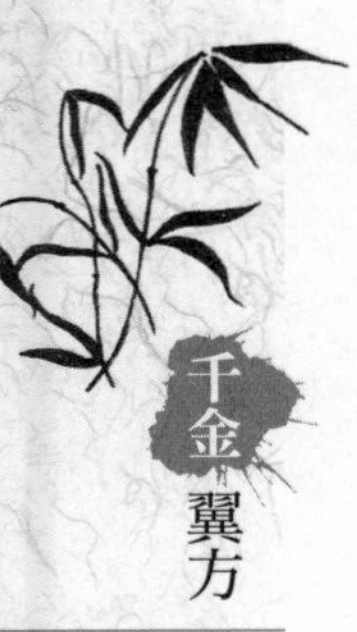

臛汁，服方寸匕。亦丸散中用。生西戎。

甑帶灰　主腹脹痛，脫肛。煮汁服，主胃反，小便失禁、不通，及淋、中惡、屍疰、金瘡刃不出。

屐屧鼻繩灰　水服，主噎哽，心痛胸滿。

故麻鞋底　水煮汁服之，解紫石英發毒。又主霍亂吐下不止，及解食牛馬肉毒，腹脹，吐痢不止。

雀麥　味甘，平，無毒。主女人產不出，煮汁飲之。一名籥，一名燕麥。生故墟野林下，葉似麥。

筆頭灰　久者，主小便不通，小便數、難，陰腫，中惡脫肛，淋瀝，燒灰水服之。

木部上品二十七味

茯苓　味甘，平，無毒。主胸脅逆氣，憂恚驚邪，恐悸，心下結痛，寒熱煩滿，咳逆，口焦舌乾，利小便，止消渴，好唾，大腹淋瀝，膈中痰水，水腫淋結，開胸腑，調臟氣，伐腎邪，長陰益氣力，保神守中。久服安魂養神，不飢延年。一名伏菟，其有木根者名茯神。

茯神　平。主辟不祥，療風眩風虛，五勞口乾，止驚悸，多恚怒，善忘，開心益智，安魂魄，養精神，生太山山谷大松下，二月、八月採，陰乾。

琥珀　味甘，平，無毒。主安五臟，定魂魄，殺精魅邪鬼，消瘀血，通五淋，生永昌。

松脂　味苦，甘，溫，無毒。主疽惡瘡、頭瘍、白禿、疥瘙、風氣，安五臟，除熱，胃中伏熱，咽乾消渴，及風痺死肌。煉之令白，其赤者主惡痺。久服輕身，不老延年。一名松膏，一名松肪。生太山山谷，六月採。

松實　味苦，溫，無毒。主風痺寒氣，虛羸少氣，補不足。九月採，陰乾。

松葉 味苦，溫。主風濕瘡，生毛髮，安五臟，守中，不飢延年。

松節 溫。主百節久風，風虛，腳痺疼痛。

松根白皮 主辟穀不飢。

柏實 味甘，平，無毒。主驚悸，安五臟，益氣，除風濕痺，療恍惚虛損，吸吸歷節腰中重痛，益血止汗。久服令人潤澤美色，耳目聰明，不飢不老，輕身延年。生太山山谷，柏葉尤良。

柏葉 味苦，微溫，無毒。主吐血、衄血，利血崩中，赤白。輕身益氣，令人耐寒暑，去濕痺，止飢，四時各依方面採，陰乾。

柏白皮 主火灼爛瘡，長毛髮。

菌桂 味辛，溫，無毒。主百病，養精神，和顏色，為諸藥先聘通使。久服輕身不老，面生光華，媚好常如童子。生交趾、桂林山谷崖間，無骨，正圓如竹，立秋採。

牡桂 味辛，溫，無毒。主上氣咳逆，結氣喉痺，吐吸心痛，脅風脅痛，溫筋通脈，止煩出汗，利關節，補中益氣。久服通神，輕身不老。生南海山谷。

桂 味甘，辛，大熱，有小毒。主溫中，利肝肺氣，心腹寒熱，冷疾，霍亂轉筋，頭痛腰痛，出汗，止煩止唾，咳逆鼻齆，能墮胎，堅骨節，通血脈，理疏不足。宣導百藥，無所畏。久服神仙不老，生桂陽，二月、八月、十月採皮，陰乾。

杜仲 味辛，甘，平，溫，無毒。主腰脊痛。補中，益精氣，堅筋骨，強志，除陰下癢濕，小便餘瀝，腳中痠疼，不欲踐地。久服輕身耐老。一名思仙，一名思仲，一名木綿。生上虞山谷及上黨漢中，二月、五月、六月、九月採皮。

楓香脂 味辛，苦，平，無毒。主癮疹風癢，浮腫齒痛。

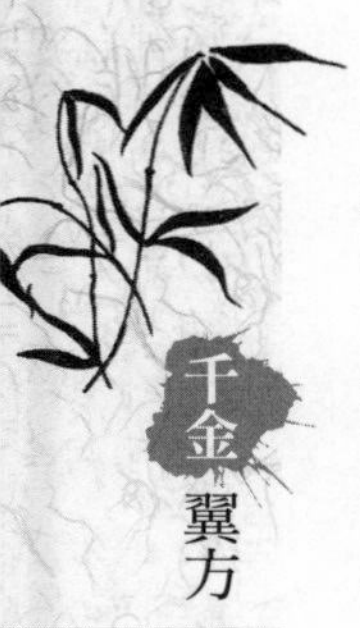

一名白膠香。其**樹皮**：味辛，平，有小毒。主水腫，下水氣。煮汁用之，所在大山皆有。

乾漆　味辛，溫，無毒，有毒。主絕傷，補中，續筋骨，填腦髓，安五臟，五緩六急，風、寒、濕痺。療咳嗽，消瘀血，痞結，腰痛，女子疝瘕，利小腸，去蛔蟲。**生漆**：去長蟲。久服輕身耐老。生漢中川谷，夏至後採，乾之。

蔓荊實　味苦，辛，微寒，平，溫，無毒。主筋骨間寒熱濕痺，拘攣，明目堅齒，利九竅，去白蟲長蟲，主風頭痛，腦鳴，目淚出，益氣。久服輕身耐老，令人潤澤顏色。小荊實亦等。

牡荊實　味苦，溫，無毒。主除骨間寒熱，通利胃氣，止咳逆下氣。生河間南陽、冤句山谷，或平壽都鄉高岸上及田野中，八月、九月採實，陰乾。

女貞實　味苦，甘，平，無毒，主補中，安五臟，養精神，除百疾，久服肥健，輕身不老。生武陵川谷，立冬採。

桑上寄生　味苦，甘，平，無毒。主腰痛，小兒背強，癰腫，安胎，充肌膚，堅髮齒，長鬚眉，主金瘡去痺，女子崩中，內傷不足，產後餘疾，下乳汁。其**實**：明目輕身，通神。一名寄屑，一名寓木，一名宛童，一名蔦。生弘農川谷桑上，三月三日採莖葉，陰乾。

蕤核　味甘，溫，微寒，無毒。主心腹邪結氣，明目，目赤痛，傷淚出。目腫眥爛，齆鼻，破心下結痰，痞氣。久服輕身，益氣不飢，生函谷川谷及巴西。

五加皮　味辛，苦，溫，微寒，無毒。主心腹疝氣，腹痛，益氣，療躄，小兒不能行，疽瘡，陰蝕，男子陰痿，囊下濕，小便餘瀝，女子陰癢及腰脊痛，兩腳疼痺風弱，五緩虛羸，補中益精，堅筋骨，強志意，久服輕身耐老。一名豺漆，一名豺節，五葉者良。生漢中及冤句，五月、七月採莖，十月採根，陰乾。

沉香、薰陸香、雞舌香、藿香、詹糖香、楓香　並微溫，悉療風水毒腫，去惡氣。薰陸、詹糖去伏屍；雞舌、藿香療霍亂心痛；楓香療風癮疹癢毒。

檗木　味苦，寒，無毒。主五臟、腸胃中結氣熱，黃疸腸痔，止泄痢，女子漏下赤白，陰傷蝕瘡，療驚氣在皮間，肌膚熱赤起，目熱赤痛，口瘡，久服通神。柏**根**，一名檀桓，主心腹百病，安魂魄，不飢渴。久服輕身，延年通神。生漢中山谷及永昌。

辛夷　味辛，溫，無毒。主五臟身體寒熱，風頭腦痛面䵟，溫中解肌，利九竅，通鼻塞涕出。主治面腫引齒痛，眩冒，身兀兀如在車船上者，生鬚髮，去白蟲。久服下氣輕身，明目增年耐老。可作膏藥用之，去心及外毛，毛射人肺令人咳。一名辛矧，一名侯桃，一名房木。生漢中川谷，九月採實，暴乾。

木蘭　味苦，寒，無毒。主身大熱在皮膚中，去面熱赤皰、酒皻，惡風癲疾，陰下癢濕。明耳目。療中風傷寒及癰疽水腫，去臭氣。一名林蘭，一名杜蘭。皮似桂而香。生零陵山谷及太山，十二月採皮，陰乾。

榆皮　味甘，平，無毒。主大小便不通，利水道，除邪氣，腸胃邪熱氣，消腫。性滑利。久服輕身不飢。其實尤良，療小兒頭瘡痂疕。**花**：主小兒癇，小便不利，傷熱。一名零榆。生潁川山谷，二月採皮取白，暴乾，八月採實。並勿令中濕，濕則傷人。

酸棗　味酸，平，無毒。主心腹寒熱，邪結氣聚。四肢痠疼，濕痺，煩心不得眠，臍上下痛，血轉久瀉，虛汗煩渴，補中，益肝氣，堅筋骨，助陰氣，令人肥健。久服安五臟，輕身延年。生河東川澤，八月採實，陰乾，四十日成。

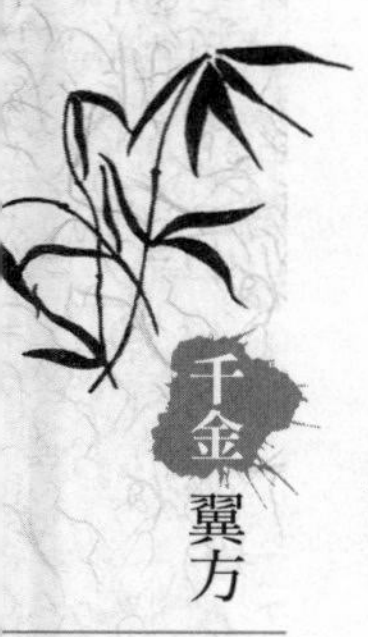

槐實 味苦，酸，鹹，寒，無毒。主五內邪氣熱，止涎唾，補絕傷，五痔火瘡，婦人乳瘕，子臟急痛。以七月七日取之，搗取汁，銅器盛之，日煎，令可作圓，大如鼠屎，納竅中，三易乃癒，又墮胎。久服明目，益氣，頭不白，延年。**枝**：主洗瘡及陰囊下濕癢；**皮**：主爛瘡；**根**：主喉痺寒熱。生河南平澤，可作神燭。

楮實 味甘，寒，無毒。主陰痿水腫，益氣，充肌膚，明目。久服不飢不老，輕身。生少室山。一名穀實。所在有之，八月、九月採實，日乾，四十日成。**葉**：味甘，無毒。主小兒身熱，食不生肌。可作浴湯。又主惡瘡，生肉。**皮**：主逐水，利小便；**莖**：主癮疹癢，單煮洗浴。皮間白汁：療癬。

枸杞 味苦，寒。**根**：大寒；**子**：微寒，無毒。主五內邪氣，熱中消渴，周痺風濕，下胸脅氣，客熱頭痛。補內傷，大勞噓吸，堅筋骨，強陰，利大小腸。久服堅筋骨，輕身不老，耐寒暑。一名杞根，一名地骨，一名枸忌，一名地輔，一名羊乳，一名卻暑，一名仙人杖，一名西王母杖。生常山平澤及諸丘陵阪岸，冬採根，春夏採葉，秋採莖、實，陰乾。

蘇合香 味甘，溫，無毒。主辟惡，殺鬼精物，溫瘧蠱毒，癇痓，去三蟲，除邪，令人無夢魘。久服通神明，輕身長年。生中台川谷。

橘柚 味辛，溫，無毒。主胸中瘕熱逆氣，利水穀，下氣，止嘔咳，除膀胱留熱，停水五淋，利小便。主脾不能消谷，氣充胸中，吐逆霍亂，止瀉，去寸白。久服之，去臭氣，通神明，長年。一名橘皮。生於南山川谷及生江南，十月採。

木部中品二十九味

龍眼 味甘，平，無毒。主五臟邪氣，安志厭食，除蟲去毒。久服強魂聰明，輕身不老，通神明。一名益智。其大者似檳榔，生南海山谷。

厚朴　味苦，溫，大溫，無毒。主中風，傷寒，頭痛寒熱，驚悸，氣血痺，死肌，去三蟲。溫中益氣，消痰下氣。療霍亂及腹痛脹滿，胃中冷逆，胸中嘔不止，泄痢，淋露，除驚，去留熱，心煩滿，厚腸胃。一名厚皮，一名赤朴。其樹名榛，其子名逐折，療鼠瘻，明目益氣。生交趾冤句，三月、九月、十月採皮，陰乾。

豬苓　味甘，苦，平，無毒。主痎瘧，解毒蠱疰不祥，利水道。久服輕身耐老。一名猳豬屎。生衡山山谷及濟陰冤句，二月、八月採，陰乾。

箽竹葉　味苦，平，大寒，無毒。主咳逆上氣，溢筋急，惡瘍，殺小蟲，除煩熱，風痙，喉痺嘔吐。**根：**作湯益氣止渴，補虛下氣，消毒；**汁：**主風痓；**實：**通神明，輕身益氣。生益州。

淡竹葉　味辛，平，大寒。主胸中痰熱，咳逆上氣。**瀝：**大寒，療暴中風，風痺，胸中大熱，止煩悶。**皮、茹：**微寒，主嘔 ，溫氣，寒熱，吐血崩中，溢筋。

竹筍　味甘，無毒。主消渴，利水道。益氣，可久食。

枳實　味苦，酸，寒，微寒，無毒。主大風在皮膚中，如麻豆苦癢。除寒熱結，止痢，長肌肉，利五臟，益氣輕身，除胸脅痰澼，逐停水，破結實，消脹滿，心下急，痞痛逆氣，脅風痛，安胃氣，止溏洩，明目，生河內川澤，九月、十月採，陰乾。

山茱萸　味酸，平，微溫，無毒。主心下邪氣，寒熱，溫中，逐寒濕痺，去三蟲。腸胃風邪，寒熱，疝瘕頭風，風氣去來，鼻塞目黃，耳聾面皰，溫中，下氣，出汗。強陰益精，安五臟，通九竅，止小便利。久服輕身明目，強力長年。一名蜀

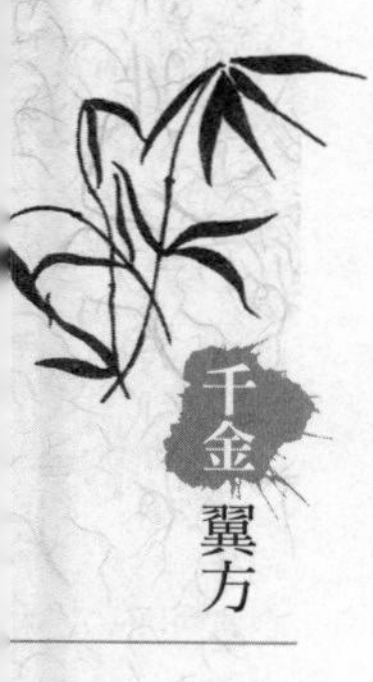

棗，一名雞足，一名魃實。生漢中山谷及琅邪冤句、東海承縣，九月、十月採實。陰乾。

吳茱萸 味辛，溫，大熱，有小毒。主溫中下氣，止痛，咳逆寒熱，除濕血痺，逐風邪，開腠理，去痰冷，腹內絞痛，諸冷食不消，中惡，心腹痛，逆氣，利五臟。**根**：殺三蟲；根白皮：殺蟯蟲，治喉痺，咳逆，止洩注，食不消，女子經產餘血，療白癬。一名藙。生上谷川谷及冤句，九月九日採，陰乾。

秦皮 味苦，微寒，大寒，無毒。主風、寒、濕痺，洗洗寒氣，除熱中，目中青翳白膜。療男子少精，婦人帶下，小兒癇，身熱。可作洗目湯。久服頭不白，輕身，皮膚光澤，肥大，有子。一名岑皮，一名石檀。生廬江川谷及冤句，二月、八月採皮，陰乾。

梔子 味苦，寒，大寒，無毒。主五內邪氣，胃中熱氣，面赤酒皰皶鼻，白癩赤癩瘡瘍。療目熱赤痛，胸心大小腸大熱，心中煩悶，胃中熱。一名木丹，一名越桃。生南陽川谷，九月採實，暴乾。

檳榔 味辛，溫。無毒。主消穀，逐水，除痰澼，殺三蟲，伏屍，療寸白。生南海。

合歡 味甘，平，無毒。主安五臟，利心志，令人歡樂無憂。久服輕身，明目得所欲，生益州山谷。

秦椒 味辛，溫。生溫，熟寒，有毒。主風邪氣，溫中，除寒痺，堅齒髮，明目，療喉痺，吐逆疝瘕，去老血，產後餘疾，腹痛出汗，利五臟。久服輕身，好顏色，耐老增年通神。生大山川谷及秦嶺上，或琅邪，八月、九月採實。

衛矛 味苦，寒，無毒。主女子崩中下血，腹滿汗出，除邪，殺鬼毒蠱疰，中惡腹痛，去白蟲，消皮膚風毒腫，令陰中解。一名鬼箭。生霍山山谷，八月採，陰乾。

紫葳 味酸，微寒，無毒。主婦人產乳，餘疾崩中，癥瘕血閉，寒熱羸瘦，養胎。**莖、葉：**味苦，無毒。主痿蹶，益氣。一名陵苕，一名芙華。生西海川谷及山陽。

蕪荑 味辛，平，無毒。主五內邪氣。散皮膚、骨節中淫淫溫行毒，去三蟲化食，逐寸白，散腸中嗢嗢喘息。一名無姑，一名蕨蘠。生晉山川谷，三月採實，陰乾。

食茱萸 味辛，苦，大熱，無毒。功用與吳茱萸同，少為劣爾，療水氣用之乃佳。

椋子木 味甘，鹹，平，無毒。主折傷，破惡血，養好血，安胎，止痛，生肉。

每始王木 味苦，平，無毒。主傷折，跌筋骨，生肌，破血止痛。酒水煮濃汁飲之。生資州山谷。

折傷木 味甘，鹹，平，無毒。主傷折，筋骨疼痛，散血補血，產後血悶，止痛。酒水煮濃汁飲之，生資州山谷。

茗 味甘，苦，微寒，無毒。主瘻瘡，利小便，去痰熱渴。令人少睡。春採之。

苦荼 主下氣，消宿食作飲，加茱萸、蔥、薑等良。

桑根白皮 味甘，寒，無毒。主傷中五勞六極，羸瘦，崩中脈絕，補虛益氣，去肺中水氣，唾血熱渴，水腫，腹滿臚脹，利水道，去寸白，可以縫金瘡，採無時，出土上者殺人。葉：主除寒熱出汗。汁：解蜈蚣毒。

桑耳 味甘，有毒。黑者，主女子漏下，赤白汁，血病，癥瘕積聚，陰痛，陰陽寒熱無子。療月水不調。其黃熟陳白者，止久泄，益氣不飢；其金色者，治癖飲積聚，腹痛金瘡。一名桑菌，一名木麥。五木耳名檽，益氣不飢，輕身強志。生犍為山谷，六月多雨時採，即暴乾。

松蘿 味苦，甘，平，無毒。主瞋怒邪氣，止虛汗頭風，女子陰寒腫痛，療痰熱，溫瘧，可為吐湯，利水道。一名女

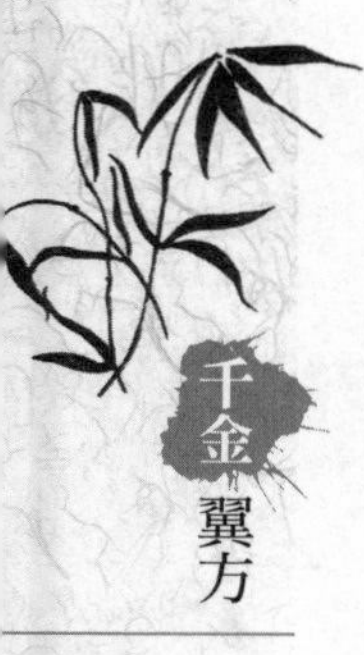

蘿。生熊耳山川谷松樹上。五月採，陰乾。

白棘　味辛，寒，無毒。主心腹痛，癰腫潰膿，止痛，決刺結。療丈夫虛損陰痿，精自出。補腎氣，益精髓。一名棘針，一名棘刺。生雍州川谷。

棘刺花　味苦，平，無毒。主金瘡內漏，冬至後百二十日採之。**實：**主明目，心腹痿痺，除熱利小便，生道旁，四月採。一名菥蓂，一名馬朐，一名刺原。又有棗針，療腰痛，喉痺不通。

安息香　味辛，苦，平，無毒。主心腹惡氣，鬼疰。出西戎，似松脂，黃黑色為塊。新者亦柔韌。

龍腦香及膏香　味辛，苦，微寒。一云溫，平，無毒。主心腹邪氣，風濕積聚，耳聾明目，去目赤膚翳。出婆律國，形似白松脂，作杉木氣，明淨者善；久經風日，或如雀屎者，不佳。云合糯一作粳米炭、相思子貯之，則不耗。膏：主耳聾。

菴摩勒　味苦，甘，寒，無毒。主風虛熱氣，一名餘甘。生嶺南交、廣、愛等州。

毗梨勒　味苦，寒，無毒。功用與菴摩勒同，出西域及嶺南交、愛等州，戎人謂之三果。

木部下品四十五味

黃環　味苦，平，有毒。主蠱毒鬼疰鬼魅，邪氣在臟中，除咳逆寒熱。一名凌泉，一名大就。生蜀郡山谷，三月採根，陰乾。

石楠　味辛，苦，平，有毒。主養腎氣，內傷陰衰，利筋骨皮毛，療腳弱，五臟邪氣，除熱。女子不可久服，令思男。實：殺蠱毒，破積聚，逐風痺。一名鬼目。生華陰山谷，二月、四月採葉，八月採實，陰乾。

巴豆　味辛，溫。生溫，熟寒，有大毒。主傷寒溫瘧寒熱，破癥瘕結聚堅積，留飲痰癖，大腹水脹，蕩滌五臟六腑，開通閉塞，利水穀道，去惡肉，除鬼毒蠱疰邪物，殺蟲魚。女子月閉爛胎，金瘡膿血。不利丈夫陰。殺斑蝥毒。可煉餌之，益血脈，令人色好，變化與鬼神通。一名巴椒。生巴郡川谷，八月採，陰乾。用之去心皮。

蜀椒　味辛，溫，大熱，有毒。主邪氣咳逆，溫中，逐骨節，皮膚死肌，寒濕痺痛，下氣。除六腑寒冷，傷寒溫瘧，大風，汗不出，心腹留飲宿食，腸澼下痢，洩精，女子字乳餘疾，散風邪，瘕結水腫，黃疸，鬼疰蠱毒，殺蟲魚毒。久服之頭不白，輕身增年，開腠理，通血脈，堅齒髮，調關節，耐寒暑。可作膏藥。多食令人乏氣，口閉者殺人。一名巴椒，一名蓎藙。生武都川谷及巴郡，八月採實，陰乾。

莽草　味辛，苦，溫，有毒。主風頭癰腫，乳癰疝瘕，除結氣疥瘙。殺蟲魚。療喉痺不通，乳難，頭風癢。可用沐，勿令入眼。一名弭，一名春草。生上谷山谷及冤句，五月採葉，陰乾。

鬱李仁　味酸，平，無毒。主大腹水腫，面目四肢浮腫，利小便水道。**根：**主齒齗腫，齲齒堅齒，去白蟲。一名爵李，一名車下李，一名棣。生高山川谷及丘陵上，五月、六月採根。

鼠李　主寒熱瘰癧瘡。其**皮：**味苦，微寒，無毒。主除身皮熱毒。一名牛李，一名鼠梓，一名椑。生田野，採無時。

欒華　味苦，寒，無毒。主目痛淚出，傷眥，消目腫，生漢中川谷，五月採。

杉材　微溫，無毒。主療漆瘡。

楠材　微溫。主霍亂，吐下不止。

榧實　味甘，無毒。主五痔，去三蟲，蠱毒鬼疰。生永

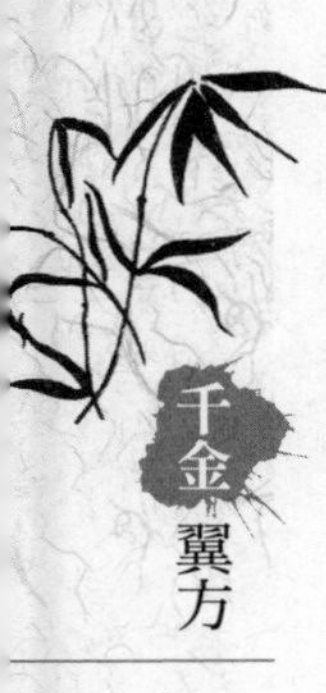

昌。

蔓椒　味苦，溫，無毒。主風、寒、濕痺，歷節疼。除四肢厥氣，膝痛。一名豕椒，一名豬椒，一名彘椒，一名狗椒。生云中川谷及丘冢間，採莖、根，煮釀酒。

釣樟根皮　主金瘡，止血。

雷丸　味苦，鹹，寒，微寒，有小毒。主殺三蟲，逐毒氣，胃中熱，利丈夫，不利女子。作摩膏，除小兒百病。逐邪氣，惡風汗出。除皮中熱，結積蠱毒，白蟲寸白，自出不止，久服令陰痿。一名雷失，一名雷實。赤者殺人。生石城山谷及漢中土中，八月採根，暴乾。

溲疏　味辛，苦，寒，微寒，無毒。主身皮膚中熱，除邪氣，止遺溺，通利水道，除胃中熱，下氣。可作浴湯。一名巨骨。生熊耳川谷及田野故丘墟地，四月採。

櫸樹皮　大寒。主時行頭痛，熱結在腸胃。

白楊皮　味苦，無毒。主毒風，腳氣腫，四肢緩弱不隨，毒氣游易在皮膚中，痰癖等。酒漬服之，取葉圓大蒂小，無風自動者良。

水楊葉　嫩枝味苦，平，無毒。主久痢赤白，搗和，水絞取汁服一升，日二，大效。

欒荊　味辛，苦，溫，有小毒。主大風，頭面手足諸風，癲癇狂痙，濕痺寒冷疼痛。俗方大用之，而《本草》不載，亦無別名，但有欒花。功用又別，非此花也。

小檗　味苦，大寒，無毒。主口瘡甘䘌，殺諸蟲，去心腹中熱氣。一名山石榴。

莢蒾　味甘，苦，平，無毒。主三蟲，下氣消穀。

鉤藤　微寒，無毒。主小兒寒熱，十二驚癇。

藥實根　味辛，溫，無毒。主邪氣，諸痺疼酸，續絕傷，補骨髓。一名連木。生蜀郡山谷，採無時。

皂莢　味辛，鹹，溫，有小毒。主風痺，死肌，邪氣，風頭淚出，利九竅，殺精物。療腹脹滿，消穀，除咳嗽，囊結，婦人胞不落，明目益精。可為沐藥，不入湯。生雍州川谷及魯鄒縣。如豬牙者良。九月、十月採莢，陰乾。

楝實　味苦，寒，有小毒。主溫疾，傷寒大熱煩狂，殺三蟲疥瘍，利小便水道。**根：**微寒。療蛔蟲，利大腸，生荊山山谷。

柳華　味苦，寒，無毒。主風水，黃疸，面熱黑，痂疥惡瘡，金瘡。一名柳絮。**葉：**主馬疥痂瘡，取煎煮以洗馬疥，立癒。又療心腹內血，止痛。**實：**主潰癰，逐膿血；**子**汁：療渴。生琅邪川澤。

桐葉　味苦，寒，無毒。主惡蝕瘡著陰。皮：主五痔，殺三蟲。療賁豚氣病。**花：**主敷豬瘡，飼豬肥大三倍。生桐柏山谷。

梓白皮　味苦，寒，無毒。主熱，去三蟲。療目中疾。**葉：**擣敷豬瘡，飼豬肥大三倍。生河內山谷。

蘇方木　味甘，鹹，平，無毒。主破血，產後血脹悶欲死者，水煮若酒煮五兩，取濃汁服之，效。

接骨木　味甘，苦，平，無毒。主折傷，續筋骨，除風癢齲齒。可作浴湯。

枳椇　味甘，平，無毒。主頭風，小腹拘急。一名木蜜。其木皮：溫，無毒。主五痔，和五臟，以木為屋，屋中酒則味薄，此亦奇物。

木天蓼　味辛，溫，有小毒。主癥結積聚，風勞虛冷。生山谷中。

烏臼木根皮　味苦，微溫，有毒。主暴水，癥結積聚。生山南平澤。

赤瓜木　味苦，寒，無毒。主水痢，風頭身癢。生平陸，

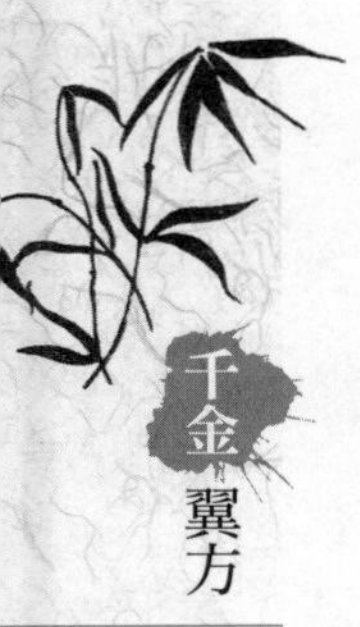

所在有之。**實：**味酸，冷，無毒。**汁：**服止水痢，沐頭及洗身上瘡癢。一名羊梂，一名鼠查。

訶梨勒　味苦，溫，無毒。主冷氣，心腹脹滿，下食，生交、愛州。

楓柳皮　味辛，大熱，有毒。主風齲齒痛。生原州。

賣子木　味甘，微鹹，平，無毒。主折傷，血內溜，續絕，補骨髓，止痛，安胎。生山谷中，其葉似柿，出劍南邛州。

大空　味辛，苦，平，有小毒。主三蟲，殺蟣蝨，生山谷中。取根皮作末，油和塗，蟣蝨皆死。

紫真檀　味鹹，微寒。主惡毒風毒。

椿木葉　味苦，有毒。主洗瘡疥，風疽，水煮葉汁用之。皮主甘䘌。

樗木根葉　尤良。

胡椒　味辛，大溫，無毒。主下氣，溫中，去痰，除臟腑中風冷。生西戎，形如鼠李子。調食用之，味甚辛辣，而芳香當不及蜀椒。

橡實　味苦，微溫，無毒。主下痢，厚腸胃，肥健人。其殼為散及煮汁服，亦主痢，並堪染用，一名杼斗，槲櫟皆有斗，以櫟為勝。所在山谷中皆有。

無食子　味苦，溫，無毒。主赤白痢，腸滑，生肌肉。出西戎。

楊櫨木　味苦，寒，有毒。主疽瘻惡瘡，水煮葉汁洗瘡立瘥，生籬垣間。一名空疏。所在皆有。

槲若　味甘，苦，平，無毒。主痔止血，療血痢，止渴，取脈灸用之。**皮：**味苦。水煎濃汁，除蠱毒及瘻，俗用甚效。

人獸部五十六味

髮髲 味苦，溫，小寒，無毒。主五癃，關格不通，利小便水道，療小兒癇，大人痓，仍自還神化，合雞子黃煎之，消為水，療小兒驚熱。

亂髮 微溫。主咳嗽，五淋，大小便不通，小兒驚癇，止血鼻衄，燒之吹內立止。

人乳汁 主補五臟，令人肥白悅澤。

頭垢 主淋閉不通。

人屎 寒。主療時行大熱狂走，解諸毒，宜用絕乾者，搗末，沸湯沃服之。

人溺 療寒熱頭疼，溫氣，童男者尤良。溺白垽：療鼻衄，湯火灼瘡。東向圊廁溺坑中青垽：療喉痺，消癰腫，若已有膿即潰。

龍骨 味甘，平，微寒，無毒。主心腹鬼疰，精物老魅，咳逆，泄痢膿血，女子漏下，癥瘕堅結，小兒熱氣驚癇，療心腹煩滿，四肢痿枯汗出，夜臥自驚恚怒，伏氣在心下，不得喘息，腸癰內疽陰蝕，止汗，縮小便，溺血，養精神，定魂魄，安五臟。

白龍骨 療夢寐洩精，小便洩精。**齒**：主小兒大人驚癇，癲疾狂走，心下結氣，不能喘息，諸痙，殺精物，小兒五驚，十二癇，身熱不可近，大人骨間寒熱，又殺蠱毒。**角**：主驚癇瘈瘲，身熱如火，腹中堅及熱洩。久服輕身，通神明延年。生晉地川谷及太山岩水岸上穴中死龍處，採無時。

牛黃 味苦，平，有小毒。主驚癇寒熱，熱盛狂痓，除邪逐鬼。療小兒百病，諸癇熱，口不開，大人狂癲。又墮胎，久服輕身增年，令人不忘。生晉地平澤。於牛得之，即陰乾百日，使時燥，無令見日月光。

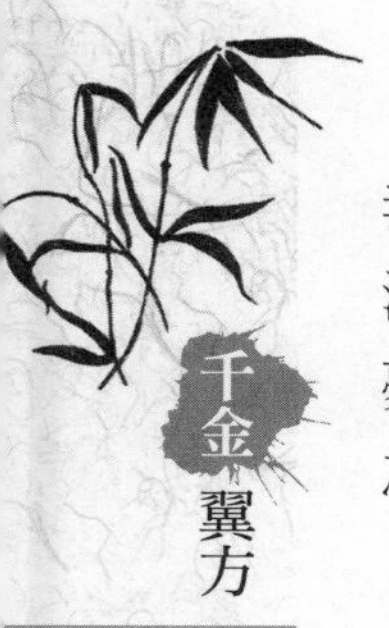

麝香　味辛，溫，無毒。主辟惡氣，殺鬼精物，溫瘧，蠱毒，癇痓，去三蟲。療諸凶邪鬼氣，中惡，心腹暴痛脹急，痞滿風毒，婦人產難，墮胎，去面䵟，目中膚翳。久服除邪，不夢寤魘寐，通神仙。生中台川谷及益州、雍州山谷，春分取之，生者益良。

馬乳　止渴。

牛乳　微寒。補虛羸，止渴。

羊乳　溫，補寒冷虛乏。

酥　微寒。補五臟，利大腸，主口瘡。

熊脂　味甘，微寒，微溫，無毒。主風痺不仁，筋急，五臟腹中積聚，寒熱羸瘦，頭瘍白禿，面皯皰，食飲吐嘔。久服強志不飢，輕身長年。生雍州山谷，十一月取。

白膠　味甘，平，溫，無毒。主傷中勞絕，腰痛羸瘦，補中益氣，婦人血閉，無子，止痛安胎，療吐血下血，崩中不止，四肢痠疼，多汗淋露，折跌傷損。久服輕身延年。一名鹿角膠。生雲中。煮鹿角為之，得火良。

阿膠　味甘，平，微溫，無毒。主心腹內崩勞極，灑灑如瘧狀，腰腹痛，四肢痠疼，女子下血，安胎，丈夫小腹痛，虛勞羸瘦，陰氣不足，腳酸不能久立，養肝氣。久服輕身益氣。一名傅致膠，生東平郡。煮牛皮作之，出東阿。

醍醐　味甘，平，無毒。主風邪痺氣，通潤骨髓。可為摩藥，性冷利，功優於酥，生酥中。

底野迦　味辛，苦，平，無毒。主百病，中惡，客忤邪氣，心腹積聚，出西戎。

酪　味甘，酸，寒，無毒。主熱毒，止渴，解散發利，除胸中虛熱，身面上熱瘡，肌瘡。

犀角　味苦，酸，鹹，寒，微寒，無毒。主百毒蠱疰，邪鬼瘴氣，殺鉤吻鴆羽蛇毒。除邪，不迷惑魘寐。療傷寒，溫疫，頭痛寒熱，諸毒氣。久服輕身駿健。生永昌山谷及益州。

羚羊角　味鹹，苦，寒，微寒，無毒。主明目益氣，起陰，去惡血注下，辟蠱毒惡鬼不祥，安心氣，常不魘寐。療傷寒、時氣寒熱，熱在肌膚，溫風注毒伏在骨間，除邪氣，驚夢，狂越僻謬，及食噎不通，久服強筋骨。輕身，利丈夫。生石城山川谷及華陰山，採無時。

羖羊角　味鹹，苦，溫，微寒，無毒。主青盲，明目，殺疥蟲，止寒洩，辟惡鬼虎狼，止驚悸。療百節中結氣，風頭痛及蠱毒，吐血，婦人產後餘疾，燒之殺鬼魅，辟虎狼，久服安心益氣，輕身。生河西川谷，取無時。勿使中濕，濕即有毒。**羊髓：**味甘，溫，無毒。主男女傷中，陰氣不足，利血脈，益經氣。以酒服之。青**羊膽：**主青盲，明目。**羊肺：**補肺，主咳嗽。**羊心：**止憂恚膈氣。**羊腎：**補腎氣，益精髓。**羊齒：**主小兒羊癇寒熱，三月三日取之。**羊肉：**味甘，大熱，無毒。主緩中，字乳餘疾，及頭腦大風汗出，虛勞寒冷。補中益氣，安心止驚。**羊骨：**熱。主虛勞寒中，羸瘦。**羊屎：**燔之，主小兒泄痢腸鳴，驚癇。

牛角鰓　下閉血，瘀血疼痛，女人帶下血，燔之。味苦，無毒。

水牛角　療時氣寒氣熱頭痛。**髓：**補中，填骨髓，久服增年。**髓：**味甘，溫，無毒。主安五臟，平三焦，溫骨髓，補中，續絕傷，益氣，止泄痢，消渴，以酒服之。**膽：**可丸藥。膽味苦，大寒。除心腹熱渴，利中焦燥，益目精。**心：**主虛忘。**肝：**主明目。**腎：**主補腎氣，益精。**齒：**主小兒牛癇。肉：味鹹，平，無毒。主消渴，止吐洩，安中益氣，養脾胃。自死者不良。**屎：**寒。主水腫惡氣，用塗門戶著壁者，燔之，主鼠瘻惡瘡。黃犍牛、烏牯牛**溺：**主水腫腹脹腳滿，利小便。

白馬莖　味鹹，甘，平，無毒。主傷中，脈絕，陰不起，

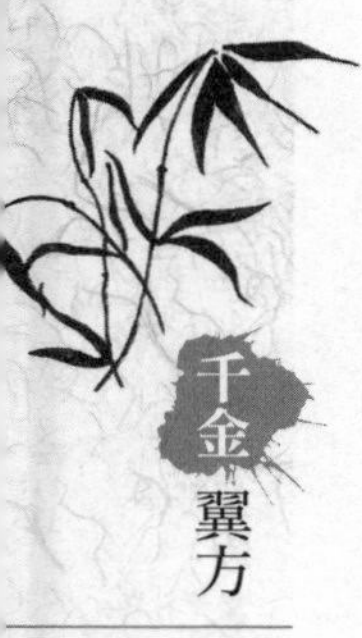

強志益氣，長肌肉，肥健，生子。小兒驚癇，陰乾百日。**眼**：主驚癇，腹滿，瘧疾。**懸蹄**：主驚邪瘈瘲乳難，辟惡氣，鬼毒蠱疰不祥，止衄血內漏，齲齒。生云中平澤。

白馬蹄 療婦人瘻下白崩。

赤馬蹄 療婦人赤崩。齒：主小兒馬癇。

鬐頭膏 主生髮。鬐毛：主女子崩中赤白。**心**：主喜忘。**肺**：主寒熱，小兒莖痿。**肉**：味辛，苦，冷。主除熱，下氣長筋，強腰脊，壯健強志，輕身不飢。**脯**：療寒熱痿痺。**屎**：名馬通。微溫。主婦人崩中止渴，及吐下血，鼻衄金瘡，止血。**頭骨**：主喜眠，令人不睡。**溺**：味辛，微寒。主消渴，破癥堅，積聚，男子伏梁積疝，婦人瘕疾，銅器承飲之。

牡狗陰莖 味鹹，平，無毒。主傷中，陰痿不起，令強熱大，生子，除女子帶下十二疾。一名狗精。六月上伏取，陰乾，百日。**膽**：主明目，痂瘍惡瘡。**心**：主憂恚氣，除邪。**腦**：主頭風痺，下部䘌瘡，鼻中息。**齒**：主癲癇寒熱，卒風疿，伏日取之。**頭骨**：主金瘡，止血。**四腳蹄**：煮飲之，下浮汁。**白狗血**：味鹹，無毒。主癲疾發作。**肉**：味鹹，酸，溫。主安五臟，補絕傷，輕身益氣。**屎中骨**：主寒熱，小兒驚癇。

鹿茸 味甘，酸，溫，微溫，無毒。主漏下惡血，寒熱驚癇，益氣強志，生齒不老，療虛勞如瘧，羸瘦，四肢痠疼，腰脊痛，小便利，洩精溺血，破留血在腹，散石淋癰腫，骨中熱疽癢。**骨**：安胎下氣，殺鬼精物，不可近陰，令痿。久服耐老，四月、五月解角時取，陰乾，使時燥。**角**：味鹹，無毒。主惡瘡癰腫，逐邪惡氣，留血在陰中，除小腹血急痛，腰脊痛，折傷惡血，益氣。七月取。**髓**：味甘，溫，主丈夫女子傷中絕脈，筋急痛，咳逆，以酒和服之良。**腎**：平，主補腎氣。**肉**：溫。補中強五臟，益氣力。生者療口僻，割薄之。

獐骨 微溫。主虛損洩精。**肉**：溫，補益五臟。**髓**：益氣力，悅澤人面。

虎骨 主除邪惡氣，殺鬼疰毒，止驚悸，主惡瘡鼠瘻。頭骨尤良。**膏：**主狗齧瘡。**爪：**辟惡魅。**肉：**主噁心欲嘔，益氣力。

豹肉 味酸，平，無毒。主安五臟，補絕傷，輕身益氣，久服利人。

狸骨 味甘，溫，無毒。主風疰、屍疰、鬼疰，毒氣在皮中淫躍如針刺者，心腹痛，走無常處，及鼠瘻惡瘡。頭骨尤良。**肉：**療諸疰。**陰莖：**主月水不通，男子陰㿗，燒之，以東流水服之。

兔頭骨 平，無毒。主頭眩痛，癲疾。**骨：**主熱中消渴。**腦：**主凍瘡。**肝：**主目暗。**肉：**味辛，平，無毒，主補中益氣。

六畜毛蹄甲 味鹹，平，有毒。主鬼疰，蠱毒，寒熱驚癇，癲痓狂走。

駱駝毛 尤良。

鼺鼠 主墮胎，令產易，生山都平谷。

麋脂 味辛，溫，無毒。主癰腫，惡瘡死肌，寒、風、濕痺，四肢拘緩不收，風頭腫氣，通腠理，柔皮膚，不可近陰，令痿。一名宮脂。**角：**味甘，無毒。主痺止血，益氣力，生南山山谷及淮海邊。十月取。

豚卵 味甘，溫，無毒。主驚癇癲疾，鬼疰蠱毒，除寒熱賁豚，五癃邪氣攣縮。一名豚顛。陰乾藏之，勿令敗。**懸蹄：**主五痔，伏熱在腸，腸癰內蝕。

豬四足 小寒。主傷撻、諸敗瘡，下乳汁。**心：**主驚邪憂恚。**腎：**冷。和理腎氣，通利膀胱。**膽：**主傷寒熱渴。**肚：**主補中益氣，止渴利。**齒：**主小兒驚癇，五月五日取。**鬐膏：**生發。**肪膏：**主煎諸膏藥，解斑蝥、芫青毒。**猳豬肉：**味酸，

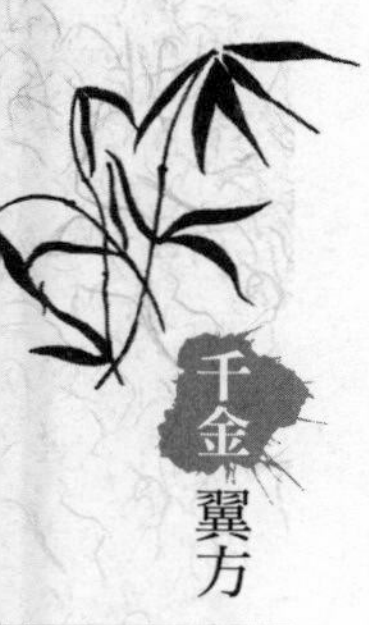

冷。療狂病。凡**豬肉**：味苦。主閉血脈，弱筋骨，虛人肌。不可久食，病人金瘡者尤甚。**豬屎**：主寒熱，黃疸，濕痺。

鼴鼠　味鹹，無毒。主癰疽，諸瘻蝕惡瘡，陰䘌爛瘡。在土中行。五月取，令乾，燔之。

獺肝　味甘，有毒。主鬼疰蠱毒，卻魚鯁。止久嗽，燒服之。**肉**：療疫氣溫病，及牛馬時行病，煮屎灌之，亦良。

狐陰莖　味甘，有毒。主女子絕產，陰癢，小兒陰㿗卵腫。**五臟及腸**：味苦，微寒，有毒。主蠱毒寒熱，主小兒驚癇。

雄狐屎　燒之辟惡，在木石上者是。

猯肉胞膏　味甘，平，無毒。主上氣，乏氣咳逆，酒和三合服之，日二。又主馬肺病蟲顙等病。**肉**：主久水脹不差垂死者，作羹臛食之，下水大效。**胞**：乾之，湯磨如雞卵許，空腹服，吐諸蠱毒。

野豬黃　味辛，甘，平，無毒。主金瘡，止血，生肉，療癲癇。水研如棗核，日二服，效。

驢屎　熬之，豐熨風腫瘻瘡。**屎汁**：主心腹卒痛，諸疰忤。**屎**：主癥癖，胃反，吐不止，牙齒痛，水毒。

牝驢尿　主燥水。

駁驢尿　主濕水，一服五合良。燥水者畫體成字，濕水者不成字。**乳**：主小兒熱、急黃等，多服使痢。**尾下軸垢**：主瘧，水洗取汁，和麵，如彈丸二枚，作燒餅。瘧未發前食一枚，至發時食一枚，療瘧無久新，發無期者。

豺皮　性熱。主冷痺腳氣，熟之以纏病上，即瘥。

丹雄雞　味甘，微溫，微寒，無毒。主女人崩中，漏下，赤白沃，補虛溫中止血，久傷乏瘡，通神，殺毒，辟不祥。頭：主殺鬼，東門上者尤良。

白雄雞肉　味酸，微溫。主下氣，療狂邪，安五臟，傷中消渴。

烏雄雞肉　微溫。主補中，止痛。**膽：**微寒。主療目不明，肌瘡。**心：**主五邪。**血：**主踒折骨痛及痿痺。**肪：**主耳聾。**腸：**主遺溺，小便數不禁。**肝及左翅毛：**起陰。**冠血：**主乳難。**膍胵裡黃皮：**微寒，主洩，利遺溺，除熱止煩。**屎白：**微寒，主消渴，傷寒寒熱，破石淋及轉筋，利小便，止遺溺，滅瘢痕。

黑雌雞　主風、寒、濕痺，五緩六急，安胎。**血：**無毒，主中惡腹痛及踒折，骨痛乳難。**翮羽：**主下血閉。

黃雌雞　味酸甘，平。主傷中，消渴，小便數不禁，腸澼，泄利，補益。**五臟：**續絕傷，療勞益氣。**肋骨：**主小兒羸瘦，食不生肌。**雞子：**主除熱火瘡，癇痓，可作虎魄神物。**卵白：**微寒，療目熱赤痛，除心下伏熱，止煩滿咳逆，小兒下泄，婦人產難，胞衣不出。醯漬之一宿，療黃疸，破大煩熱。**卵中白皮：**主久咳結氣，得麻黃紫菀和服之，立已。雞白蠹肥脂，生朝鮮平澤。

白鵝膏　主耳卒聾，以灌之。**毛：**主射工，水毒。**肉：**平，利五臟。

鶩肪　味甘，無毒。主風虛寒熱。

白鴨屎　名通，主殺石藥毒，解結縛，散蓄熱。**肉：**補虛除熱，和臟腑，利水道。

雁肪　味甘，平，無毒。主風攣，拘急偏枯，氣不通利。久服長毛髮鬚眉，益氣不飢，輕身耐老。一名鶩肪，牛江南池澤，取無時。

鷓鴣　味甘，溫，無毒。主嶺南野葛菌毒、生金毒，及溫瘴久欲死不可瘥者，合毛熬酒漬服之，生搗取汁服最良。生江南，形似母雞，鳴云鉤輈格磔者是。

雉肉　味酸，微寒，無毒。主補中。益氣力，止泄痢，除

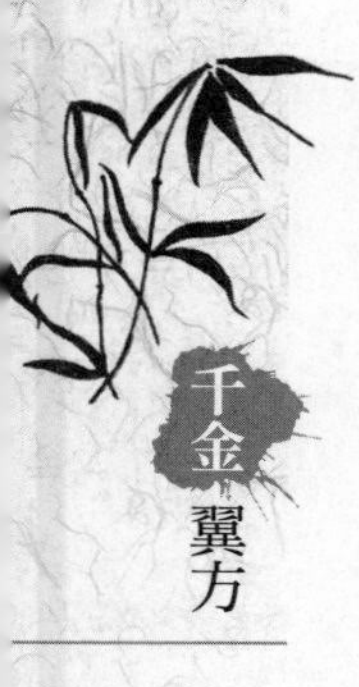

蟻瘻。

鷹屎白　主傷撻，滅瘢。

雀卵　味酸，溫，無毒。主下氣，男子陰痿不起，強之令熱多精，有子。**腦**：主耳聾。**頭**、**血**：主雀盲。

雄雀屎　療目痛，決癰癤，女子帶下，溺不利，除疝瘕，五月取之良。

鸛骨　味甘，無毒。主鬼蠱諸疰毒，五屍心腹疾。

雄鵲肉　味甘，寒，無毒。主石淋，消結熱。可燒作灰，以石投中，散解者，是雄也。

鴝鵒肉　味甘，平，無毒。主五痔止血，炙食或為散，飲服之。

燕屎　味辛，平，有毒。主蠱毒鬼疰，逐不祥邪氣，破五癃，利小便，生高山平谷。

孔雀屎　微寒。主女子帶下，小便不利。

鸕鷀屎　一名蜀水花，去面黑鼾黶痣。**頭**：微寒，主鯁及噎，燒服之。

鴟頭　味鹹，平，無毒。主頭風眩，顛倒癇疾。

《千金翼方》卷第三

千金翼方卷第四　本草下

蟲魚部七十一味　論一首

石蜜　味甘，平，微溫，無毒。主心腹邪氣，諸驚癇痓，安五臟諸不足，益氣補中，止痛解毒，除眾病，和百藥，養脾氣，除心煩，食飲不下，止腸澼，肌中疼痛，口瘡，明耳目，久服強志輕身，不飢不老，延年神仙。一名石飴。生武都山谷、河源山谷及諸山石中，包白如膏者良。

蜜蠟　味甘，微溫，無毒。主下痢膿血，補中，續絕傷金瘡，益氣不飢，耐老。**白蠟：**療久洩澼，後重，見白膿，補絕傷，利小兒。久服輕身不飢。生武都山谷，生於蜜房木石間。

蜂子　味甘，平，微寒，無毒。主風頭，除蠱毒，補虛羸傷中，心腹痛，大人小兒腹中五蟲口吐出者，面目黃。久服令人光澤，好顏色，不老，輕身益氣。**大黃蜂子：**主心腹脹滿痛，乾嘔，輕身益氣。**土蜂子：**主癰腫，嗌痛。一名蜚零。生武都山谷。

牡蠣　味鹹，平，微寒，無毒。主傷寒寒熱，溫瘧灑灑，驚恚怒氣，除拘緩鼠瘻，女子帶下赤白，除留熱在關節，榮衛虛熱去來不定，煩滿，止汗，心痛氣結，止渴，除老血，澀大小腸，止大小便，療洩精，喉痺，咳嗽，心脅下痞熱。久服強骨節，殺邪鬼，延年。一名蠣蛤，一名牡蛤。生東海池澤，採無時。

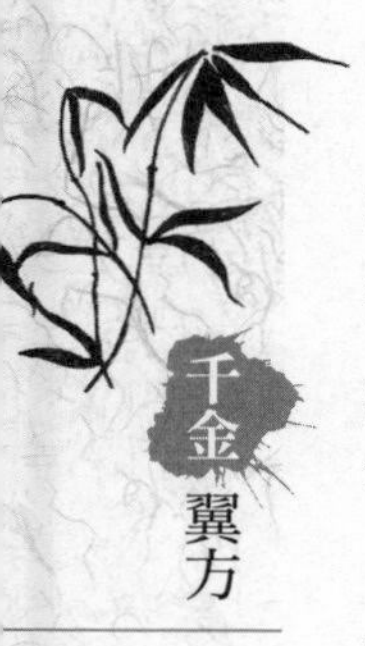

桑螵蛸　味鹹，甘，平，無毒。主傷中，疝瘕，陰痿，益精生子，女子血閉，腰痛，通五淋，利小便水道。又療男子虛損，五臟氣微，夢寐失精，遺溺。久服益氣養神。一名蝕疣，生桑枝上，螳螂子也。二月、三月採蒸之，當火炙，不爾令人洩。

海蛤　味苦，鹹，平，無毒。主咳逆上氣，喘息煩滿，胸痛寒熱，療陰痿。一名魁蛤。生東海。

文蛤　味鹹，平，無毒。主惡瘡，蝕五痔，咳逆胸痺，腰痛脅急，鼠瘻，大孔出血，崩中漏下。生東海，表有文，取無時。

魁蛤　味甘，平，無毒。主痿痺，泄痢，便膿血。一名魁陸，一名活東。生東海，正圓兩頭空，表有文，取無時。

石決明　味鹹，平，無毒。主目障翳痛，青盲。久服益精，輕身。生南海。

秦龜　味苦，無毒。主除濕痺氣，身重，四肢關節不可動搖。生山之陰土中，二月、八月取。

龜甲　味鹹，甘，平，有毒。主漏下赤白，破癥瘕痎瘧，五痔，陰蝕濕痺，四肢重弱，小兒囟不合，頭瘡難燥，女子陰瘡及驚恚氣，心腹痛，不可久立，骨中寒熱，傷寒勞復，或肌體寒熱欲死。以作湯良。久服輕身不飢，益氣，資智，亦使人能食。一名神屋。生南海池澤及湖水中，採無時，勿令中濕，中濕即有毒。

鯉魚膽　味苦，寒，有毒。主目熱赤痛，青盲明目，久服強悍，益志氣。**肉：**味甘，主咳逆上氣，黃疸，止渴，生者主水腫，腳滿，下氣。**骨：**主女子帶下赤白。**齒：**主石淋。生九江池澤，取無時。

蠡魚　味甘，寒，無毒。主濕痺，面目浮腫，下大水，療五痔，有瘡者不可食，令人瘢白。一名鮦魚。生九江池澤，取無時。

鮑魚　味辛，臭，溫，無毒。主墜墮，腿蹶，踒折瘀血，血痺在四肢不散者，女子崩中血不止，勿令中鹹。

鮧魚　味甘，無毒，主百病。

鱔魚　味甘，大溫，無毒。主補中，益血，療沈唇。五月五日取頭骨燒之，止痢。

鯽魚　主諸瘡，燒以醬汁和塗之，或取豬脂煎用。又主腸癰。**頭灰：**主小兒頭瘡，口瘡，重舌，目翳。一名鮒魚。合蓴作羹，主胃弱，不下食；作膾，主久赤白痢。

伏翼　味鹹，平，無毒。主目瞑癢痛、療淋，利水道，明目，夜視有精光。久服，令人喜樂，媚好，無憂。一名蝙蝠。生太山川谷及人家屋間，立夏後採，陰乾。

天鼠屎　味辛，寒，無毒。主面癰腫，皮膚洗洗時痛，腹中血氣，破寒熱積聚，除驚悸，去面黑皯。一名鼠法，一名石肝。生合浦山谷，十月、十二月取。

猬皮　味苦，平，無毒。主五痔，陰蝕，下血赤白五色，血汁不止，陰腫痛引腰背。酒煮殺之。又療腹痛疝積，亦燒為灰，酒服之。生楚山川谷田野，取無時，勿使中濕。

石龍子　味鹹，寒，有小毒。主五癃邪結氣，破石淋，下血，利小便，利水道。一名蜥蜴，一名山龍子，一名守宮，一名石蜴。生平陽川谷及荊山山石間，五月取，著石上令乾。

露蜂房　味苦，鹹，平，有毒。主驚癇瘈瘲，寒熱邪氣，癲疾，鬼精蠱毒，腸痔，火熬之良。又療蜂毒毒腫。一名蜂腸，一名百穿，一名蜂勳。生牂牁山谷，七月七日採，陰乾。

樗雞　味苦，平，有小毒。主心腹邪氣，陰痿，益精強志，生子，好色，補中，輕身。又療腰痛，下氣，強陰多精，不可近目。生河內川谷樗樹上，七月採，暴乾。

蚱蟬　味鹹，甘，寒，無毒。主小兒驚癇，夜啼癲病，寒

熱驚悸，婦人乳難，胞衣不出。又墮胎。生楊柳上，五月採，蒸乾之，勿令蠹。

白殭蠶　味鹹，辛，平，無毒。主小兒驚癇，夜啼，去三蟲，滅黑皯。令人面色好，男子陰瘍病，女子崩中赤白。產後餘病，滅諸瘡瘢痕。生潁川平澤，四月取自死者，勿令中濕，中濕有毒，不可用。

木虻　味苦，平，有毒。主目赤痛，眥傷淚出，瘀血血閉，寒熱酸慚，無子。一名魂常。生漢中川澤，五月取。

蜚虻　味苦，微寒，有毒。主逐瘀血，破下血積，堅痞，癥瘕寒熱，通利血脈及九竅，女子月水不通，積聚，除賊血在胸腹五臟者，及喉痺結塞。生江夏川谷，五月取，腹有血者良。

蜚蠊　味鹹，寒，有毒。主血瘀，癥堅寒熱，破積聚，喉咽痺，內寒無子，通利血脈。生晉陽川澤及人家屋間，立秋採。

䗪蟲　味鹹，寒，有毒。主心腹寒熱洗洗，血積癥瘕，破堅，下血閉，生子，大良。一名地鱉，一名土鱉。生河東川澤及沙中人家牆壁下土中濕處，十月取，暴乾。

蠐螬　味鹹，微溫，微寒，有毒。主惡血血瘀，痺氣，破折，血在脅下，堅滿痛，月閉，目中淫膚，青翳白膜。療吐血在胸腹不去，及破骨踒折，血結，金瘡內塞，產後中寒，下乳汁。一名蟦蠐蠀，一名蜰齊，一名勃齊。生河內平澤及人家積糞草中，取無時，反行者良。

蛞蝓　味鹹，寒，無毒。主賊風喎僻，軼筋，及脫肛，驚癇攣縮。一名陵蠡，一名土蝸，一名附蝸。生太山池澤及陰地沙石垣下，八月採。

蝸牛　味鹹，寒。主賊風喎僻踠跌，大腸下脫肛，筋急及驚癇。

水蛭　味鹹，苦，平，微寒，有毒。主逐惡血，瘀血月閉，破血瘕，積聚，無子，利水道及墮胎。一名蚑，一名至掌。生雷澤池澤，五月、六月採，暴乾。

鱉甲　味鹹，平，無毒。主心腹癥瘕，堅積，寒熱，去痞，息肉，陰蝕，痔，惡肉。療溫瘧，血瘕，腰痛，小兒脅下堅。**肉**：味甘，主傷中，益氣，補不足。生丹陽池澤，取無時。

鮀魚甲　味辛，微溫，有毒。主心腹癥瘕，伏堅，積聚，寒熱，女子崩中，下血五色，小腹、陰中相引痛，瘡疥死肌，五邪涕泣時驚，腰中重痛，小兒氣癃眥潰。**肉**：主少氣吸吸，足不立地。生南海池澤，取無時。

烏賊魚骨　味鹹，微溫，無毒。主女子漏下赤白，經汁血閉，陰蝕腫痛，寒熱癥瘕，無子，驚氣入腹，腹痛環臍，陰中寒腫，令人有子。又止瘡多膿汁不燥。**肉**：味酸，平。主益氣，強志。生東海池澤，取無時。

蟹　味鹹，寒，有毒。主胸中邪氣，熱結痛，喎僻面腫，敗漆燒之致鼠。解結散血，癒漆瘡，養筋益氣。**爪**：主破胞墮胎，生伊洛池澤諸水中，取無時。

原蠶蛾　雄者有小毒。主益精氣，強陰道，交接不倦，亦止精。**屎**：溫，無毒。主腸鳴，熱中，消渴，風痺癮疹。

鰻鱺魚　味甘，有毒。主五痔瘡瘻，殺諸蟲。

鮫魚皮　主蠱氣，蠱疰方用之，即裝刀靶鰆魚皮也。

紫貝　主明目，去熱毒。

蝦蟆　味辛，寒，有毒。主邪氣，破癥堅血，癰腫陰瘡，服之不患熱病。療陰蝕，疽癘惡瘡，猘犬傷瘡，能合玉石。一名蟾蜍，一名䵷，又一名去甫，一名苦蠪。生江湖池澤，五月五日取，陰乾，東行者良。

蛙　味甘，寒，無毒。主小兒赤氣，肌瘡，臍傷，止痛，

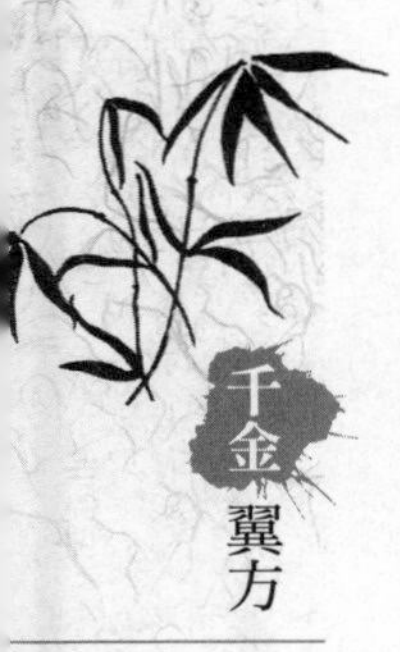

氣不足。一名長股。生水中，取無時。

牡鼠　微溫，無毒。療踒折，續筋骨，搗敷之，三日一易。**四足及尾：**主婦人墮胎，易產。**肉：**熱。無毒。主小兒痛露大腹，炙食之。**糞：**微寒。無毒。主小兒癇疾，大腹，時行勞復。

蚺蛇膽　味甘，苦，寒，有小毒。主心腹䘌痛，下部䘌瘡，目腫痛。**膏：**平，有小毒，主皮膚風毒，婦人產後腹痛餘疾。

蝮蛇膽　味苦，微寒，有毒。主䘌瘡。**肉：**釀作酒，療癩疾，諸瘻，心腹痛，下結氣，除蠱毒。**其腹中吞鼠：**有小毒，療鼠瘻。

鯪鯉甲　微寒。主五邪驚啼悲傷，燒之作灰，以酒或水和方寸匕，療蟻瘻。

蜘蛛　微寒。主大人小兒㿗。七月七日取其網，療喜忘。

蜻蛉　微寒。強陰，止精。

石蠶　味鹹，寒，有毒。主五癃，破石淋，墮胎。**肉：**解結氣，利水道，除熱。一名沙蝨。生江漢池澤。

蛇蛻　味鹹，甘，平，無毒。主小兒百二十種驚癇，瘈瘲，癲疾寒熱，腸痔蟲毒，蛇癇，弄舌搖頭，大人五邪，言語僻越，惡瘡嘔咳，明目。火熬之良。一名石出子衣，一名蛇符，一名龍子皮，一名龍子單衣，一名弓皮。生荊州川谷及田野，五月五日、十五日取之良。

蛇黃　主心痛，疰忤，石淋，產難，小兒驚癇，以水煮研服汁。出嶺南，蛇腹中得之，圓重如錫，黃黑青雜色。

蜈蚣　味辛，濕，有毒。主鬼疰蠱毒，啖諸蛇蟲魚毒，殺鬼物老精，溫瘧，去三蟲。療心腹寒熱積聚，墮胎，去惡血。生大吳川谷，江南赤頭足者良。

馬陸　味辛，溫，有毒。主腹中大堅癥，破積聚，息肉惡瘡，白禿。療寒熱痞結，脅下滿。一名百足，一名馬軸。生玄菟川谷。

蠮螉 味辛，平，無毒。主久聾咳逆，毒氣出刺，出汗，療鼻窒。其土房主癰腫風頭。一名土蜂。生熊耳川谷，及牂牁或人屋間。

雀甕 味甘，平，無毒。主小兒驚癇，寒熱結氣，蠱毒鬼疰。一名燥舍。生漢中，採蒸之，生樹枝間，蛅蟖房也，八月取。

鼠婦 味酸，溫，微寒，無毒。主氣癃，不得小便，婦人月閉，血瘕癇痓，寒熱，利水道。一名負蟠，一名蛜蝛，一名蟋蟋。生魏郡平谷及人家地上，五月五日取。

螢火 味辛，微溫，無毒。主明目，小兒火瘡傷，熱氣蠱毒，鬼疰，能精神。一名夜光，一名放火，一名熠耀，一名即照。生階地池澤，七月七日取，陰乾。

衣魚 味鹹，溫，無毒。主婦人疝瘕，小便不利，小兒中風，項強背起。摩之。又療淋，墮胎，塗瘡滅瘢。一名白魚，一名蟫。生咸陽平澤。

白頸蚯蚓 味鹹，寒，大寒，無毒。主蛇瘕，去三蟲，伏屍，鬼疰蠱毒，殺長蟲，仍自化作水。療傷寒，伏熱狂謬，大腹黃疸。一名土龍。生平土，三月取，陰乾。

螻蛄 味鹹，寒，無毒。主產難，出肉中刺，潰癰腫，下哽噎，解毒，除惡瘡。一名螻蛄，一名天螻，一名螜。生東城平澤，夜出者良，夏至取，暴乾。

蜣螂 味鹹，寒，有毒。主小兒驚癇，瘈瘲，腹脹寒熱，大人癲疾，狂易，手足端寒，肢滿賁豚。一名蛣蜣。火熬之良，生長沙池澤，五月五日取，蒸，藏之，臨用當炙，勿置水中，令人吐。

斑蝥 味辛，寒，有毒。主寒熱鬼疰，蠱毒，鼠瘻疥癬，

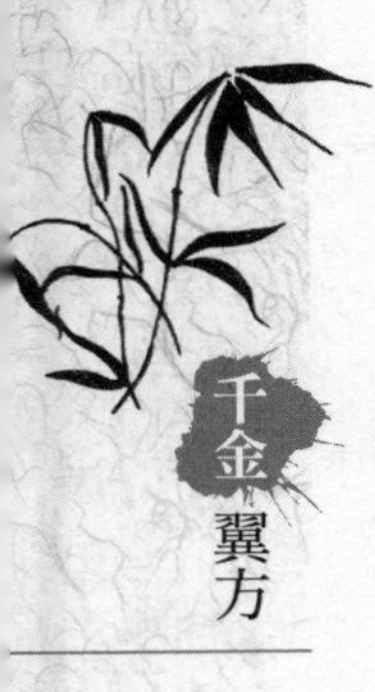

惡瘡疽蝕，死肌，破石癃，血積，傷人肌，墮胎。一名龍尾。生河東川谷，八月取，陰乾。

芫青 味辛，微溫，有毒。主蠱毒風疰，鬼疰墮胎。三月取，暴乾。

葛上亭長 味辛，微溫，有毒。主蠱毒，鬼疰，破淋結積聚，墮胎，七月取，暴乾。

地膽 味辛，寒，有毒。主鬼疰，寒熱，鼠瘻，惡瘡死肌，破癥瘕，墮胎，蝕瘡中惡肉，鼻中息肉，散結氣石淋，去子，服一刀圭，即下。一名蚖青，一名青蛙。生汶山川谷，八月取。

馬刀 味辛，微寒，有毒。主漏下赤白，寒熱，破石淋，殺禽獸賊鼠，除五臟間熱，肌中鼠鼷，止煩滿，補中，去厥痺，利機關，用之當煉，得水爛人腸。又云得水良。一名馬蛤。生江湖池澤及東海，取無時。

田中螺汁 大寒。主目熱赤痛，止渴。

貝子 味鹹，平，有毒。主目翳鬼疰，蠱毒腹痛，下血，五癃，利水道。除寒熱溫疰，解肌，散結熱，燒用之良。一名貝齒。生東海池澤。

甲香 味鹹，平，無毒。主心腹滿痛，氣急，止痢下淋。生南海。

珂 味鹹，平，無毒。主目中翳，斷血生肌，貝類也。大如鰒，皮黃黑而骨白，以為馬飾。生南海，採無時。

論曰：鳥、獸、蟲、魚之類，凡一百一十六種，皆是生命，各各自保愛其身，與人不殊，所以稱近取諸身，遠取諸物，人自受命，即鳥獸自愛，固可知也。是以須藥者，皆須訪覓先死者，或市中求之，必不可得自殺生，以救己命。若殺之者，非立方之意也，慎之慎之。

果部二十五味

豆蔻　味辛，溫，無毒。主溫中，心腹痛，嘔吐，去口臭氣。生南海。

葡萄　味甘，平，無毒。主筋骨濕痺，益氣，倍力，強志。令人肥健，耐飢，忍風寒。久食輕身，不老延年。可作酒，逐水，利小便。生隴西五原敦煌山谷。

蓬虆　味酸，鹹，平，無毒。主安五臟，益精氣，長陰令堅，強志倍力，有子。又療暴中風，身熱大驚。久服輕身不老。一名覆盆，一名陵虆，一名陰虆。生荊山平澤及冤句。

覆盆子　味甘，平，無毒。主益氣輕身，令髮不白。五月採。

大棗　味甘，平，無毒。主心腹邪氣，安中養脾，助十二經，平胃氣，通九竅，補少氣少津液，身中不足，大驚，四肢重，和百藥，補中益氣，強力，除煩悶，療心下懸，腸澼。久服輕身，長年不飢，神仙。一名乾棗，一名美棗，一名良棗。八月採，暴乾。三歲陳核中仁：燔之，味苦，主腹痛，邪氣。**生棗：**味甘、辛，多食令人多寒熱，羸瘦者不可食。**葉：**覆麻黃能令出汗，生河東平澤。

藕實、莖　味甘，平，寒，無毒。主補中養神，益氣力，除百疾。久服輕身，耐老不飢，延年。一名水芝丹，一名蓮。生汝南池澤，八月採。

雞頭實　味甘，平，無毒。主濕痺，腰脊膝痛，補中，除暴疾，益精氣，強志，令耳目聰明。久服輕身，不飢耐老，神仙。一名雁喙實，一名芡。生雷澤池澤，八月採。

芰實　味甘，平，無毒。主安中，補五臟，不飢輕身。一名菱。

栗　味鹹，溫，無毒。主益氣，厚腸胃，補腎氣，令人耐

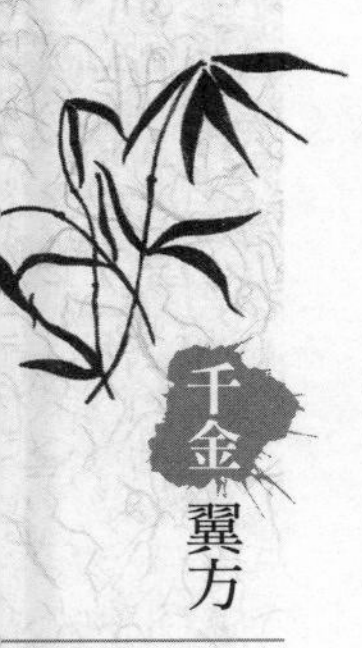

飢。生山陰，九月採。

櫻桃　味甘，主調中，益脾氣，令人好顏色，美志。

梅實　味酸，平，無毒。主下氣，除煩滿，安心，肢體痛，偏枯不仁，死肌，去青黑痣，惡疾，止下痢，好唾口乾。生漢中川谷，五月採，火乾。

枇杷葉　味苦，平，無毒。主卒 不止，下氣。

柿　味甘，寒，無毒。主通鼻耳氣，腸澼不足。

木瓜實　實味酸，溫，無毒。主濕痺，邪氣，霍亂，大吐下，轉筋不止。其枝亦可煮用之。

甘蔗　味甘，平，無毒。主下氣和中，助脾氣，利大腸。

石蜜　味甘，寒，無毒。主心腹熱脹，口乾渴。性冷利，出益州及西戎，煎煉沙糖為之，可作餅塊，黃白色。

沙糖　味甘，寒，無毒。功體與石蜜同，而冷利過之，笮甘蔗汁煎作。蜀地、西戎、江東並有之。

芋　味辛，平，有毒。主寬腸胃，充肌膚，滑中。一名土芝。

烏芋　味苦，甘，微寒，無毒。主消渴，痺熱，溫中益氣。一名藉姑，一名水萍。二月生，葉如芋。三月三日採根，暴乾。

杏核仁　味甘，苦，溫，冷利，有毒。主咳逆上氣，雷鳴，喉痺，下氣，產乳，金瘡，寒心，賁豚，驚癇，心下煩熱，風氣去來，時行頭痛，解肌，消心下急，殺狗毒。五月採之。其兩仁者殺人，可以毒狗。**花：**味苦，無毒，主補不足，女子傷中，寒熱痺，厥逆。**實：**味酸，不可多食，傷筋骨。生晉山川谷。

桃核仁　味苦，甘，平，無毒。主瘀血，血閉瘕邪氣，殺小蟲，止咳逆上氣，消心下堅，除卒暴擊血，破癥瘕，通月水，止痛。七月採取仁，陰乾。**桃花：**殺諸惡鬼，令人好顏色。味苦，平，無毒。主除水氣，破石淋，利大小便，下三蟲，悅澤人面。三月三日採，陰乾。**桃梟：**味苦，微溫。主殺百鬼精物。療中惡腹痛，殺精魅，五毒不祥。一名桃奴，一名梟景。是實著樹不落，實中者，正月採之。**桃毛：**主下血瘕，寒熱積聚，無子，帶下諸疾，破堅閉，刮取毛用之。**桃蠹：**殺鬼，辟邪惡不祥。食桃樹蟲也。**莖白皮：**味苦辛，無毒。除邪鬼，中惡，腹痛，去胃中熱。**葉：**味苦，平，無毒。主除屍蟲出，瘡中蟲。**膠：**煉之，主保中不飽，忍風寒。**實：**味酸，多食令人有熱，生太山川谷。

李核仁　味苦，平，無毒。主僵仆躋，瘀血骨痛。**根、皮：**大寒，主消渴，止心煩逆，奔氣。**實：**味苦，除痼熱，調中。

梨　味甘、微酸，寒。多食令人寒中，金瘡乳婦尤不可食。

柰　味苦，酸。多食令人臚脹，病人尤甚。

安石榴　味甘酸，無毒。主咽燥渴，損人肺，不可多食。酸實**殼：**療下痢，止漏精。東行**根：**療蛔蟲、寸白。

菜部三十七味

白瓜子　味甘，平，寒，無毒。主令人悅澤，好顏色，益氣不肌。久服輕身耐老，主除煩滿不樂。久服寒中。可作面脂，令面悅澤。一名水芝，一名白瓜則絞切子。生嵩高平澤，冬瓜仁也，八月採。

白冬瓜　味甘，微寒。主除小腹水脹，利小便，止渴。

瓜蒂　味苦，寒，有毒。主大水，身面四肢浮腫，下水殺蠱毒，咳逆上氣，及食諸果，病在胸腹中，皆吐下之。去鼻中息肉，療黃疸。**花：**主心痛咳逆。生嵩高平澤。七月七日採，

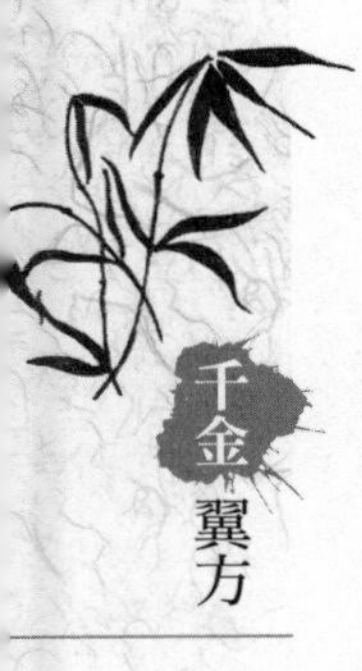

陰乾。

冬葵子　味甘，寒，無毒。主五臟六腑寒熱，羸瘦，五癃，利小便。療婦人乳難，內閉。久服堅骨，長肌肉，輕身延年。生小室山，十二月採之。**葵根：**味甘，寒，無毒。主惡瘡，療淋，利小便。解蜀椒毒。**葉：**為百菜主，其心傷人。

莧實　味甘，寒，大寒，無毒。主青盲白翳，明目除邪，利大小便，去寒熱，殺蛔蟲。久服益氣力，不飢輕身。一名馬莧，一名莫實。細莧亦同，生淮陽川澤及田中，葉如藍，十一月採。

苦菜　味苦，寒，無毒。主五臟邪氣，厭穀，胃痺腸澼，渴，熱中疾，惡瘡。久服安心益氣，聰察，少臥，輕身耐老，耐飢寒，高氣不老。一名荼苦，一名選，一名游冬。生益州川谷山陵道旁，凌冬不死，三月三日採，陰乾。

薺　味甘，溫，無毒。主利肝氣，和中。其**實**主明目，目痛。

蕪菁及蘆菔　味甘，溫，無毒。主利五臟，輕身益氣。可長食之。**蕪菁子：**主明目。

萊菔根　味辛，甘，溫，無毒。散服及炮煮服食，大下氣，消穀，去痰澼，肥健人。生搗服，主消渴，試有大效。

龍葵　味苦，寒，無毒。食之解勞少睡，去虛熱腫。其**子：**療丁腫，所在有之。

菘　味甘，溫，無毒。主通利腸胃，除胸中煩，解酒渴。

芥　味辛，溫，無毒。歸於鼻，主除腎邪氣，利九竅，明耳目，安中。久食溫中。

苜蓿　味苦，平，無毒。主安中，利人，可久食。

荏子　味辛，溫，無毒。主咳逆下氣，溫中，補體。**葉：**主調中，去臭氣。九月採，陰乾。

蓼實　味辛，溫，無毒。主明目，溫中，耐風寒，下水氣，面目浮腫，癰瘍。**葉：**歸於舌，除大小腸邪氣，利中益志。

馬蓼 去腸中蛭蟲，輕身。生雷澤川澤。

蔥實 味辛，溫，無毒。主明目，補中不足。其**莖**蔥白：平。可作湯。主傷寒寒熱，出汗，中風，面目腫，傷寒骨肉痛，喉痺不能，安胎，歸於目，除肝邪氣，安中，利五臟，益目睛，殺百藥毒。**蔥根：**主傷寒頭疼。**蔥汁：**平，溫。主溺血，解藜蘆毒。

薤 味辛，苦，溫，無毒。主金瘡瘡敗，輕身不飢，耐老。歸於骨，菜芝也。除寒熱，去水氣，溫中，散結，利病人。諸瘡，中風寒水腫以塗之。生魯山平澤。

韭 味辛，微酸，溫，無毒。歸於心，安五臟，除胃中熱，利病人，可久食。**子：**主夢洩精，溺白。**根：**主養髮。

白蘘荷 微溫。主中蠱及瘧。

菾菜 味甘，苦，大寒。主時行壯熱，解風熱毒。

紫蘇 味辛，溫。主下氣，除寒中。其**子**尤良。

水蘇 味辛，微溫，無毒。主下氣殺穀，除飲食，辟口臭，去毒，辟惡氣。久服通神明，輕身耐老。主吐血、衄血、血崩。一名雞蘇，一名勞祖，一名芥蒩，一名芥苴。生九真池澤，七月採。

假蘇 味辛，溫，無毒。主寒熱鼠瘻，瘰癧生瘡，破結聚氣，下瘀血，除濕痺。一名鼠蓂，一名薑芥。生漢中川澤。

香薷 味辛，微溫。主霍亂腹痛吐下，散水腫。

薄荷 味辛，苦，溫，無毒。主賊風，傷寒發汗，惡氣，心腹脹滿，霍亂，宿食不消，下氣。煮汁服，亦堪生食。人家種之，飲汁發汗，大解勞乏。

秦荻梨 味辛，溫，無毒。主心腹冷脹，下氣消食，人所啖者，生下濕地，所在有之。

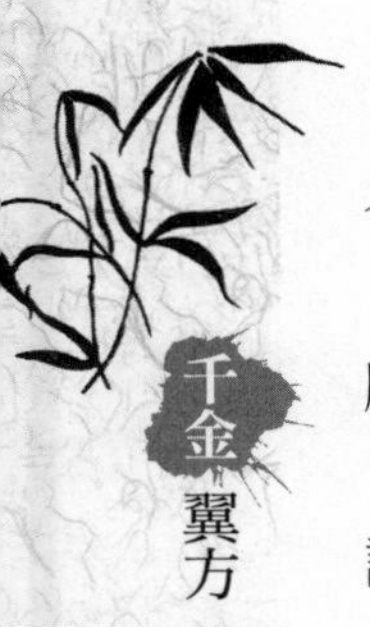

苦瓠　味苦，寒，有毒。主大水，面目四肢浮腫，下水，令人吐。生晉地川澤。

水芹　味甘，平，無毒。主女子赤沃，止血養精，保血脈，益氣，令人肥健，嗜食。一名水英。生南海池澤。

馬芹子　味甘，辛，溫，無毒。主心腹脹滿，下氣消食。調味用之，香似橘皮而無苦味。

蓴　味甘，寒，無毒。主消渴，熱痺。

落葵　味酸，寒，無毒。主滑中散熱。**實**：主悅澤人面。一名天葵，一名蘩露。

蘩蔞　味酸，平，無毒。主積年惡瘡不癒。五月五日日中採，乾用之。

蕺　味辛，微溫。主蠼　溺瘡，多食令人氣喘。

葫　味辛，溫，有毒。主散癰腫䘌瘡，除風邪，殺毒氣。獨子者亦佳，歸五臟。久食傷人，損目明。五月五日採。

蒜　味辛，溫，有小毒。歸脾腎。主霍亂，腹中不安，消穀，理胃溫中，除邪痺毒氣。五月五日採之。

堇汁　味甘，寒，無毒。主馬毒瘡。搗汁洗之，並服之。堇，菜也。出《小品方》。《萬異方》云：除蛇蠍毒及癰腫。

芸薹　味辛，溫，無毒。主風游丹腫，乳癰。

米穀部二十八味

胡麻　味甘，平，無毒。主傷中虛羸，補五內，益氣力，長肌肉，填髓腦，堅筋骨，療金瘡，止痛，及傷寒溫瘧，大吐後虛熱羸困。久服輕身不老，明耳目，耐飢渴，延年。以作**油**：微寒，利大腸，胞衣不落。生者摩瘡腫，生禿髮。一名巨勝，一名狗蝨，一名方莖，一名鴻藏。葉名青蘘，生上黨川澤。

青蘘　味甘，寒，無毒。主五臟邪氣，風、寒、濕痺，益氣，補腦髓，堅筋骨。久服耳目聰明，不飢不老，增壽。巨勝苗也。生中原川谷。

麻蕡　味辛，平，有毒。主五勞七傷，利五臟，下血，寒氣，破積止痺，散膿。多食令人見鬼狂走。久服通神明，輕身。一名麻勃，此麻花上勃勃者。七月七日採，良。**麻子**：味甘，平，無毒。主補中益氣，中風汗出，逐水，利水便，破積血，復血脈，乳婦產後餘疾，長發。可為沐藥。久服肥健不老，神仙。九月採，入土者損人，生太山川谷。

飴糖　味甘，微溫。主補虛乏，止渴去血。

大豆黃卷　味甘，平，無毒。主濕痺，筋攣，膝痛，五臟胃氣結積，益氣，止毒，去黑皯，潤澤皮毛。

生大豆　味甘，平。塗癰腫。煮汁飲，殺鬼毒，止痛，逐水脹，除胃中熱痺，傷中淋露，下瘀血，散五臟結積，內寒，殺烏頭毒。久服令人身重。炒為屑，味甘，主胃中熱，去腫除痺，消穀止腹脹。生太山平澤，九月採。

赤小豆　味甘，酸，平，無毒。主下水，排癰腫膿血，寒熱熱中，消渴，止瀉，利小便，吐逆卒澼，下脹滿。

豉　味苦，寒，無毒。主傷寒，頭痛寒熱，瘴氣惡毒，煩躁滿悶，虛勞喘吸，兩腳疼冷。又殺六畜胎子諸毒。

大麥　味鹹，溫，微寒，無毒。主消渴，除熱，益氣調中。又云：令人多熱，為五穀長。

穬麥　味甘，微寒，無毒。主輕身除熱。久服令人多力健行。以作蘗：溫，消食，和中。

小麥　味甘，微寒，無毒。主除熱，止燥渴，咽乾，利小便，養肝氣，止漏血，唾血。以作**麴**：溫，消穀止痢。以作**麵**：溫，不能消熱，止煩。

青粱米　味甘，微寒，無毒。主胃痺，熱中消渴，止瀉，

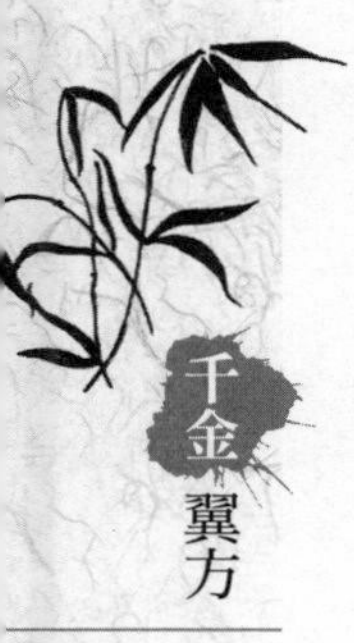

利小便，益氣補中，輕身長年。

黃粱米　味甘，平，無毒。主益氣，和中止瀉。

白粱米　味甘，微寒，無毒。主除熱，益氣。

粟米　味鹹，微寒，無毒。主養腎氣，去胃脾中熱，益氣。**陳者：**味苦，主胃熱，消渴，利小便。

丹黍米　味苦，微溫，無毒。主咳逆，霍亂，止瀉，除熱，止煩渴。

蘖米　味苦，無毒。主寒中，下氣，除熱。

秫米　味甘，微寒。止寒熱，利大腸，療漆瘡。

陳廩米　味鹹，酸，溫，無毒。主下氣，除煩，調胃止瀉。

酒　味苦，甘，辛，大熱，有毒。主行藥勢，殺百邪惡毒。

腐婢　味辛，平，無毒。主痎瘧寒熱，邪氣泄痢，陰不起，止消渴病，酒頭痛。生漢中，即小豆花也，七月採，陰乾。

藊豆　味甘，微溫。主和中，下氣。**葉：**主霍亂，吐下不止。

黍米　味甘，溫，無毒。主益氣，補中，多熱，令人煩。

粳米　味甘，苦，平，無毒。主益氣，止煩止泄。

稻米　味苦，主溫中。令人多熱，大便堅。

稷米　味甘，無毒。主益氣，補不足。

醋　味酸，溫，無毒。主消癰腫，散水氣。殺邪毒。

醬　味鹹酸，冷利。主除熱，止煩滿。殺百藥，熱湯及火毒。

食鹽　味鹹，溫，無毒。主殺鬼蠱，邪疰，毒氣，下部䘌瘡，傷寒寒熱，吐胸中痰澼。止心腹卒痛，堅肌骨。多食傷肺，喜咳。

有名未用一百九十六味

青玉　味甘，平，無毒。主婦人無子，輕身，不老長年。一名穀玉。生藍田。

白玉髓　味甘，平，無毒。主婦人無子，不老延年。生藍田玉石間。

玉英　味甘，主風，療皮膚癢。一名石鏡。明白可作鏡。生山竅，十二月採。

璧玉　味甘，無毒。主明目益氣，使人多精，生子。

合玉石　味甘，無毒。主益氣，療消渴，輕身辟穀。生常山中丘，如彘肪。

紫石華　味甘，平，無毒。主渴，去小腸熱。一名茈石華。生中牛山陰，採無時。

白石華　味辛，無毒。主癉，消渴，膀胱熱。生液北鄉北邑山，採無時。

黑石華　味甘，無毒。主陰痿，消渴去熱，療月水不利。生弗其勞山陰石間，採無時。

黃石華　味甘，無毒。主陰痿，消胸膈中熱，去百毒。生液北山，黃色，採無時。

厲石華　味甘，無毒。主益氣養神，止渴除熱，強陰。生江南，如石花，採無時。

石肺　味辛，無毒。主癘咳，寒久痿，益氣明目。生水中，狀如肺，黑澤有赤文，出水即乾。陶隱居云：今浮石亦療效，似肺而不黑澤，恐非是。

石肝　味酸，無毒。主身癢，令人色美。生常山，色如肝。

石脾　味甘，無毒。主胃寒熱，益氣，令人有子。一名胃石，一名膏石，一名消石。生隱蕃山谷石間，黑如大豆，有赤

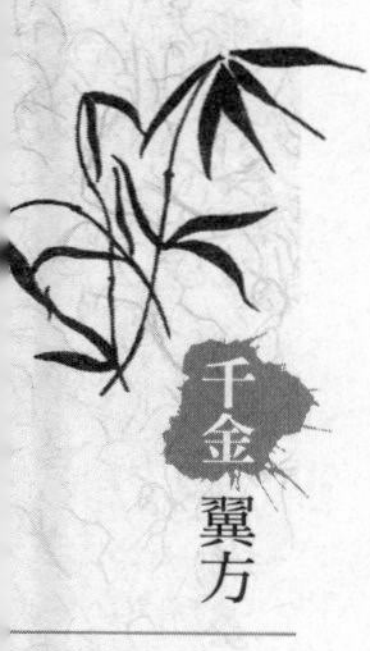

紋，色微黃，而輕薄如棋子，採無時。

石腎　味鹹，無毒。主泄痢，色如白珠。

封石　味甘，無毒。主消渴，熱中，女子疽蝕，生常山及少室，採無時。

陵石　味甘，無毒。主益氣，耐寒，輕身長年。生華山，其形薄澤。

碧石青　味甘，無毒。主明目益精，去白癬，延年。

遂石　味甘，無毒。主消渴傷中，益氣。生太山陰，採無時。

白肌石　味辛，無毒。主強筋骨，止渴不飢，陰熱不足。一名肌石，一名洞石。生廣焦國卷山，青石間。

龍石膏　無毒。主消渴，益壽。生杜陵，如鐵，脂中黃。

五羽石　主輕身長年。一名金黃。生海水中、蓬葭山上倉中，黃如金。

石流青　味酸，無毒。主療泄，益肝氣，明目，輕身長年。生武都山石間，青白色。

石流赤　味苦，無毒。主婦人帶下，止血，輕身長年。理如石耆，生山石間。

石耆　味甘，無毒。主咳逆氣，生石間，色赤如鐵脂，四月採。

紫加石　味酸。主痺，血氣。一名赤英，一名石血。赤無理，生邯鄲山，如爵茈，二月採。

終石　味辛，無毒。主陰痿痺，小便難，益精氣。生陵陰，採無時。

玉伯　味酸，溫，無毒。主輕身益氣，止渴。一名玉遂。生石上，如松高五六寸，紫花用莖葉。

文石　味甘。主寒熱，心煩。一名黍石。生東郡山澤中水下，五色，有汁潤澤。

曼諸石　味甘。主益五臟氣，輕身長年。一名陰精。六月、七月石上青黃色，夜有光。

山慈石　味苦，平，有毒。主女子帶下。一名爰茈。生山之陽。正月生葉如藜蘆，莖有衣。

石濡　主明目，益精氣，令人不飢渴，輕身長年。一名石芥。

石芸　味甘，無毒。主目痛，淋露，寒熱，溢血。一名螫烈，一名顧喙。二月、五月採莖葉，陰乾。

石劇　味甘，無毒。主渴消中。

路石　味甘酸，無毒。主心腹，止汗，生肌，酒痂，益氣耐寒，實骨髓。一名陵石。生草石上，天雨獨乾，日出獨濡。花黃，莖赤黑。三歲一實，赤如麻子。五月、十月採莖葉，陰乾。

曠石　味甘，平，無毒。主益氣養神，除熱止渴，生江南，如石草。

敗石　味苦，無毒。主渴、痺。

越砥石　味甘，無毒。主目盲，止痛，除熱瘙。

金莖　味苦，平，無毒。主金瘡內漏。一名葉金草，生澤中高處。

夏台　味甘。主百疾，濟絕氣。

柒紫　味苦。主小腹痛，利小腹，破積聚，長肌肉。久服輕身長年，生冤句。二月、七月採。

鬼目　味酸，平，無毒。主明目。一名平甘。實赤如五味，十月採。

鬼蓋　味甘，平，無毒。主小兒寒熱癇。一名地蓋。生垣牆下，叢生，赤，旦生暮死。

馬顛　味甘，有毒。療浮腫，不可多食。

馬唐　味甘，寒。主調中，明耳目。一名羊麻，一名羊

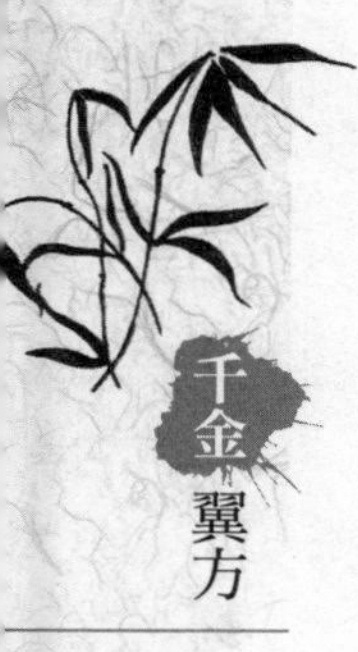

粟。生下濕地，莖有節生根，五月採。

馬逢　味辛，無毒。主癬蟲。

牛舌實　味鹹，溫，無毒。主輕身益氣。一名彖戶。生水中澤旁。實大葉長尺，五月採。

羊乳　味甘，溫，無毒。主頭眩痛，益氣，長肌肉。一名地黃。三月採，立夏後母死。

羊實　味苦，寒。主頭禿，惡瘡，疥瘙，痂癬。生蜀郡。

犀洛　味甘，無毒。主癃。一名星洛，一名泥洛。

鹿良　味鹹，臭。主小兒驚癇，賁豚瘈瘲，大人痓，五月採。

菟棗　味酸，無毒。主輕身益氣，生丹陽陵地，高尺許，實如棗。

雀梅　味酸，寒，有毒。主蝕惡瘡。一名千雀。生海水石谷間，葉與實如麥李。

雀翹　味鹹。主益氣，明目。一名去母，一名更生。生藍中，葉細黃，莖赤有刺，四月實，兌黃中黑。五月採，陰乾。

雞涅　味甘，平，無毒。主明目，目中寒風，諸不足，水腹邪氣，補中，止泄痢，療女子白沃。一名陰洛。生雞山，採無時。

相烏　味苦。主陰痿。一名烏葵。如蘭香，赤莖。生山陽，五月十五日採，陰乾。

鼠耳　味酸，無毒。主痺寒寒熱，止咳。一名無心。生田中下地，厚華肥莖。

蛇舌　味酸，平，無毒。主除留血，驚氣蛇癇。生大水之陽，四月採花，八月採根。

龍常草　味鹹，溫，無毒。主輕身，益陰氣，療痺寒濕。生河水旁，如龍芻，冬夏生。

離樓草　味鹹，平，無毒。主益氣力，多子，輕身長年。

生常山，七月、八月採實。

神護草　可使獨守，叱咄人，寇盜不敢入門。生常山北，八月採。

黃護草　無毒。主痺，益氣，令人嗜食。生隴西。

吳唐草　味甘，平，無毒。主輕身，益氣長年。生故稻田中，日夜有光，草中有膏。

天雄草　味甘，溫，無毒。主益氣，陰痿。生山澤中，狀如蘭，實如大豆，赤色。

雀醫草　味苦，無毒。主輕身，益氣。洗浴爛瘡，療風水。一名白氣。春生，秋花白，冬實黑。

木甘草　主療癰腫盛熱，煮洗之。生木間，三月生，大葉如蛇床，四四相值，但折枝種之便生，五月花白，實核赤，三月三日採。

益決草　味辛，溫，無毒。主咳逆肺傷。生山陰。根如細辛。

九熟草　味甘，溫，無毒。主出汗，止洩，療悶。一名烏粟，一名雀粟。生人家庭中，葉如棗，一歲九熟，七月採。

兌草　味酸，平，無毒。主輕身，益氣長年。生蔓木上，葉黃有毛，冬生。

酸草　主輕身延年，生名山醴泉上，陰居。莖有五葉，青澤。根赤黃。可以消玉，一名丑草。

異草　味甘，無毒。主痿痺寒熱，去黑子。生籬木上，葉如葵，莖旁有角，汁白。

灌草葉　主癰腫。一名鼠肝。葉滑，青白。

茈草　味辛，無毒。主傷金瘡。

莘草　味甘，無毒。主盛傷痺腫。生山澤，如蒲黃，葉如芥。

勒草　味甘，無毒。主瘀血，止精溢，盛氣。一名黑草，

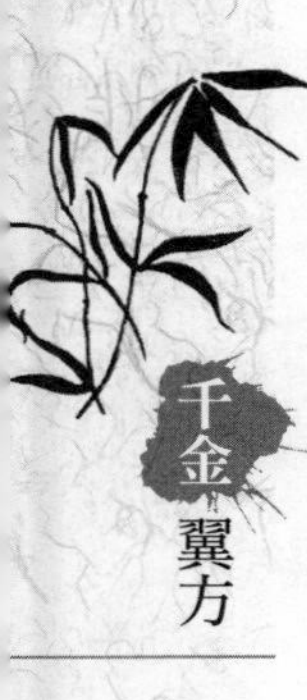

生山谷，如栝樓。

英草華　味辛，平，無毒。主痺氣，強陰，療面勞疽，解煩，堅筋骨，療風頭。可作沐藥。生蔓木上。一名鹿英。九月採，陰乾。

吳葵葉　味鹹，無毒。主理心，心氣不足。

封華　味甘，有毒。主疥瘡，養肌，去惡肉，夏至日採。

北荇華　味苦，無毒。主氣脈溢。一云芹華。

腆華　味甘，無毒。主上氣，解煩，堅筋骨。

棑華　味苦。主水氣，去赤蟲，令人好色。不可久服。春生乃採。

節華　味苦，無毒。主傷中，痿痺溢腫。**皮：**主脾中客熱氣。一名山節，一名達節，一名通漆。十月採，暴乾。

徐李　主益氣，輕身長年。生太山陰，如李小形，實青色，無核，熟採食之。

新雉木　味苦，香，溫，無毒。主風眩痛。可作沐藥。七月採陰乾，實如桃。

合新木　味辛，平，無毒。解心煩，止瘡痛。生遼東。

俳蒲木　味甘，平，無毒。主少氣止煩。生陵谷，葉如柰，實赤，三核。

遂陽木　味甘，無毒。主益氣。生山中，如白楊葉，三月實，十月熟赤，可食。

學木核　味甘，寒，無毒。主脅下留飲，胃氣不平，除熱，如蕤核。五月採，陰乾。

木核　療腸澼。**華：**療不足；**子：**療傷中；**根：**療心腹逆氣，止渴。十月採。

栒核　味苦。療水，身面癰腫。五月採。

荻皮　味苦。止消渴，去白蟲，益氣。生江南，如松葉有刺，實赤黃。十月採。

桑莖實 味酸，溫，無毒。主字乳餘疾，輕身益氣。一名草王。葉如荏，方莖大葉。生園中，十月採。

蒲陰實 味酸，平，無毒。主益氣，除熱止渴，利小便，輕身長年。生深山谷及園中，莖茹芥，葉小，實如櫻桃，七月成。

可聚實 味甘，溫，無毒。主輕身，益氣明目。一名長壽。生山野道中，穗如麥，葉如艾，五月採。

讓實 味酸。主喉痺，止泄痢。十月採，陰乾。

蕙實 味辛。主明目，補中。**根莖中湯**一作涕：療傷寒寒熱，出汗，中風，面腫，消渴熱中，逐水。生魯山平澤。

青雌 味苦。主惡瘡、禿敗瘡、火氣，殺三蟲。一名蟲損，一名孟推。生方山山谷。

白背 味苦，平，無毒。主寒熱，洗浴疥，惡瘡。生山陵。**根**：似紫葳；**葉**：如燕盧，採無時。

白女腸 味辛，溫，無毒。主泄痢腸澼，療心痛，破疝瘕。生深山谷中，葉如藍，實赤。赤女腸亦同。

白扇根 味苦，寒，無毒。主瘧，皮膚寒熱，出汗，令人變。

白給 味辛，平，無毒。主伏蟲，白癬腫痛。生山谷，如藜蘆，根白相連，九月採。

白並 味苦，無毒。主肺咳上氣，行五臟，令百病不起，一名玉簫，一名箭悍。葉如小竹，根黃皮白，生山陵，三月、四月採根，暴乾。

白辛 味辛，有毒。主寒熱。一名脫尾，一名羊草。生楚山，三月採根，白而香。

白昌 味甘，無毒。主食諸蟲。一名水昌，一名水宿，一名莖蒲。十月採。

赤舉 味甘，無毒。主腹痛。一名羊飴，一名陵渴。生山

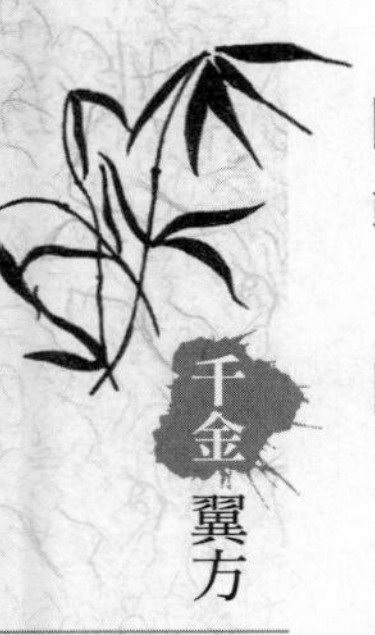

陰，二月花兌蔓草上，五月實黑，中有核。三月三日採葉，陰乾。

赤涅　味甘，無毒。主疰，崩中，止血益氣。生蜀郡山石陰地濕處，採無時。

黃秫　味苦，無毒。主心煩，止汗出。生如桐根。

徐黃　味辛，平，無毒。主心腹積瘕。**莖**：主惡瘡。生澤中，大莖細葉，香如藁本。

黃白支　生山陵，三月、四月採根，暴乾。

紫藍　味鹹，無毒。主食肉得毒，能消除之。

紫給　味鹹，主毒風頭洩注。一名野葵。生高陵下地，三月三日採根，根如烏頭。

天蓼　味辛，有毒。主惡瘡，去痺氣。一名石龍。生水中。

地朕　味苦，平，無毒。主心氣，女子陰疝，血結。一名承夜，一名夜光。三月採。

地岑　味苦，無毒。主小兒癇，除邪養胎，風痺，洗洗寒熱，目中青翳，女子帶下。生腐木積草處，如朝生，天雨生蓋，黃白色，四月採。

地筋　味甘，平，無毒。主益氣，止渴，除熱在腹臍，利筋。一名菅根，一名土筋。生澤中，根有毛，三月生，四月實白，三月三日採根。

地耳　味甘，無毒。主明目益氣，令人有子。生丘陵，如碧石青。

土齒　味甘，平，無毒。主輕身，益氣長年。生山陵地中，狀如馬牙。

燕齒　主小兒癇，寒熱，五月五日採。

酸惡　主惡瘡，去白蟲。生水旁，狀如澤瀉。

酸赭　味酸。止內漏，止血不足。生昌陽山，採無時。

巴棘　味苦，有毒。主惡疥瘡，出蟲。一名女木。和高地，葉白有刺，根連數十枚。

巴朱　味甘，無毒。主寒，止血帶下。生雒陽。

蜀格　味苦，平，無毒。主寒熱痿痺，女子帶下，癰腫。生山陽，如藿菌有刺。

纍根　主緩筋，令不痛。

苗根　味鹹，平，無毒。主痺及熱中，傷跌折。生山陰谷中，蔓草藤上，莖有刺，實如椒。

參果根　味苦，有毒。主鼠瘻。一名百連，一名烏蓼，一名鼠莖，一名鹿蒲。生百餘根，根有衣裹莖，三月三日採根。

黃辯　味甘，平，無毒。主心腹疝瘕，口瘡臍傷。一名經辯。

良達　主齒痛，止渴輕身。生山陰，莖蔓延，大如葵，子滑小。

對廬　味苦，寒，無毒。主疥，諸久瘡不瘳，生死肌，除大熱，煮洗之。八月採，似菴藺。

糞藍　味苦。主身癢瘡，白禿，漆瘡，洗之。生房陵。

委蛇　味甘，平，無毒。主消渴，少氣，令人耐寒。生人家園中，大枝長鬚，多葉，而兩兩相值，子如芥子。

麻伯　味酸，無毒。主益氣，出汗。一名君莒，一名衍草，一名道止，一名自死。生平陵，如蘭，葉黑厚白裹莖，實亦黑，九月採根。

玉明　味苦。主身熱邪氣，小兒身熱，以浴之。生山谷。一名王草。

類鼻　味酸，溫，無毒。主痿痺。一名類重。生田中高地，葉如天名精，美根，五月採。

師系　味甘，無毒。主癰腫惡瘡，煮洗之。一名臣堯，一名臣骨。一名鬼芭。生平澤，八月採。

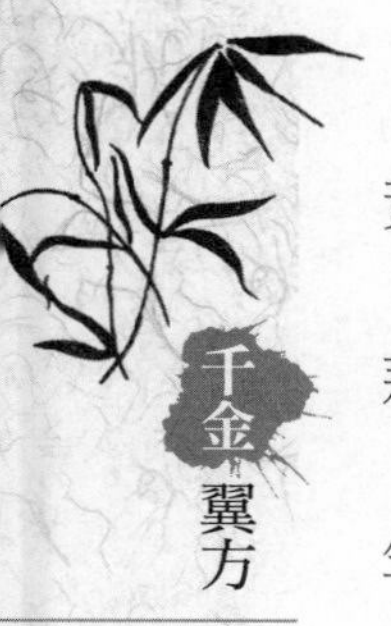

逐折　殺鼠，益氣明目。一名百合。厚實，生禾間，莖黃，七月實黑，如大豆。

並苦　主咳逆上氣，益肺氣，安五臟。一名蜮薰，一名玉荊。三月採，陰乾。

領灰　味甘，有毒。主心腹痛，煉中不足。葉如芒草，冬生，燒作灰。

父陛根　味辛，有毒。以熨癰腫、膚脹。一名膏魚，一名梓藻。

索十　味苦，無毒。主易耳。一名馬耳。

荊莖　療灼爛，八月、十月採，陰乾。

鬼麗　生石上，挼之，日柔為沐。

竹付　味甘，無毒。主止痛，除血。

秘惡　味酸，無毒。主療肝邪氣。一名杜逢。

唐夷　味苦，無毒。主療踒折。

知杖　味甘，無毒。療疝。

坐松　味辛，無毒。主眩痺。

河煎　味酸。主結氣，癰在喉頸者。生海中，八月、九月採。

區餘　味辛，無毒。主心腹熱癃。

三葉　味辛。主寒熱，蛇蜂螫人。一名起莫，一名三石，一名當田。生田中，莖小黑白，高三尺，根黑。三月採，陰乾。

五母麻　味苦，有毒。主痿痺，不便，下痢。一名鹿麻，一名歸澤麻，一名天麻，一名若一草。生田野，五月採。

疥拍腹　味辛，溫，無毒。主輕身，療痺。五月採，陰乾，生上黨。

常吏之生　味苦，平，無毒。主明目，實有刺，大如稻米。

救赦人者　味甘，有毒。主疝痺，通氣，諸不足。生人家宮室，五月、十月採，暴乾。

丁公寄　味甘。主金瘡痛，延年。一名丁父。生石間，蔓延木上，葉細大枝，赤莖母大，如礦黃有汁，七月七日採。

城裡赤柱　味辛，平。療婦人漏血，白沃陰蝕，濕痺邪氣，補中益氣。生晉平陽。

城東腐木　味鹹，溫。主心腹痛，止洩，便膿血。

芥　味苦，寒，無毒。主消渴，止血，婦人疾，除痺。一名梨。葉如大青。

載　味酸，無毒。主諸惡氣。

慶　味苦，無毒。主咳嗽。

腂　味甘，無毒。主益氣，延年。生山谷中，白順理，十月採。

雄黃蟲　主明目，辟兵不祥，益氣力。狀如蠮螉。

天社蟲　味甘，無毒。主絕孕，益氣。如蜂大腰，食草木葉，三月採。

桑蠹蟲　味甘，無毒。主心暴痛，金瘡，肉生不足。

石蠹蟲　主石癃，小便不利。生石中。

行夜　療腹痛，寒熱，利血。一名負盤。

蝸籬　味甘，無毒。主燭館，明目，生江夏。

麋魚　味甘，無毒。主痺止血。

丹戩　味辛。主心腹積血。一名飛龍。生蜀都，如鼠負，青股蜚，翼赤，七月七日採。

扁前　味甘，有毒。主鼠瘻癃，利水道。生山陵，如牛虻，翼赤，五月、八月採。

蚖類　療痺內漏。一名蚖，短，土色而文。

蜚厲　主婦人寒熱。

梗雞　味甘，無毒。療痺。

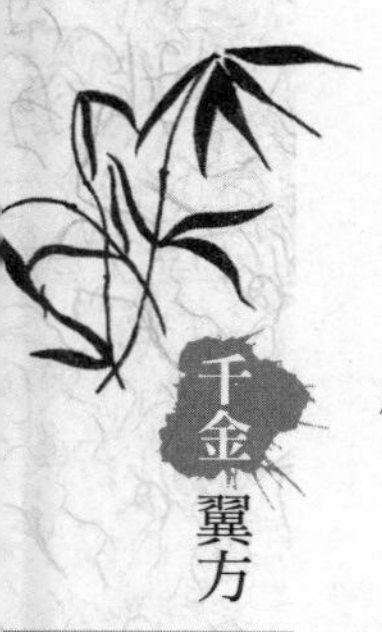

益符　療閉。一名無舌。

地防　令人不飢不渴。生黃陵，如濡，居土中。

黃蟲　味苦。療寒熱。生地上，赤頭，長足，有角，群居，七月七日採。

唐本退二十味

薰草　味甘，平，無毒。主明目，止淚，療洩精。去臭惡氣，傷寒頭痛，上氣腰痛。一名蕙草。生下濕地，三月採，陰乾，脫節者良。

姑活　味甘，溫，無毒。主大風邪氣，濕痺寒痛，久服輕身，益壽耐老。一名冬葵子。生河東。

別羈　味苦，微溫，無毒。主風、寒、濕痺，身重，四肢疼酸，寒邪歷節痛。一名別枝，一名別騎，一名鱉羈。生藍田川谷，二月、八月採。

牡蒿　味苦，溫，無毒。主充肌膚，益氣，令人暴肥。不可久服，血脈滿盛。生田野，五月、八月採。

石下長卿　味鹹，平，有毒。主鬼疰精物，邪惡氣，殺百精益毒，老魅注易，亡走啼哭，悲傷恍惚。一名徐長卿。生隴西池澤山谷。

麋舌　味辛，微溫，無毒。主霍亂，腹痛，吐逆，心煩。生水中，五月採。

練石草　味苦，寒，無毒。主五癃，破石淋，膀胱中結氣。利水道小便。生南陽川澤。

弋共　味苦，寒，無毒。主驚氣，傷寒，腹痛，羸瘦，皮中有邪氣，手足寒。無色，生益州山谷。

蕈草　味鹹，平，無毒。主養心氣，除心溫溫辛痛，浸淫身熱。可作鹽花。生淮南平澤，七月採。

五色符 味苦，微溫。主咳逆，五臟邪氣，調中益氣，明目，殺蝨，青符、白符、赤符、黑符、黃符，各隨色補其臟。白符，一名女木。生巴郡山谷。

蘘草 味甘，苦，寒，無毒。主溫瘧寒熱，酸嘶邪氣，辟不祥。生淮南山谷。

翘根 味甘，寒，平，有小毒。主下熱氣，益陰精，令人面悅好，明目。久服輕身耐老。以作蒸飲酒病人，生嵩高平澤，二月、八月採。

鼠姑 味苦，平，寒，無毒。主咳逆上氣，寒熱鼠瘻，惡瘡邪氣。一名䐢。生丹水。

船虹 味酸，無毒。主下氣，止煩滿。可作浴湯。藥色黃，生蜀郡，立秋取。

屈草 味苦，微寒，無毒。主胸脅下痛，邪氣，腸間寒熱，陰痺。久服輕身，益氣耐老，生漢中川澤，五月採。

赤赫 味苦，寒，有毒。主痂瘍，惡敗瘡，除三蟲邪氣。生益州川谷，二月、八月採。

淮木 味苦，平，無毒。主久咳上氣，傷中虛羸，補中益氣，女子陰蝕漏下，赤白沃。一名百歲城中木。生晉陽平澤。

佔斯 味苦，溫，無毒。主邪氣濕痺，寒熱疽瘡，除水堅血癥，月閉無子，小兒躄不能行，諸惡瘡癰腫，止腹痛，令人子有子。一名炭皮。生太山山谷，採無時。

嬰桃 味辛，平，無毒。主止洩腸澼，除熱調中，益脾氣，令人好色，美志。一名牛桃，一名英豆。實大如麥。多毛，四月採，陰乾。

鴆鳥毛 有大毒。入五臟爛，殺人。其口，主殺蝮蛇毒。一名鴳日，生南海。

《千金翼方》卷第四

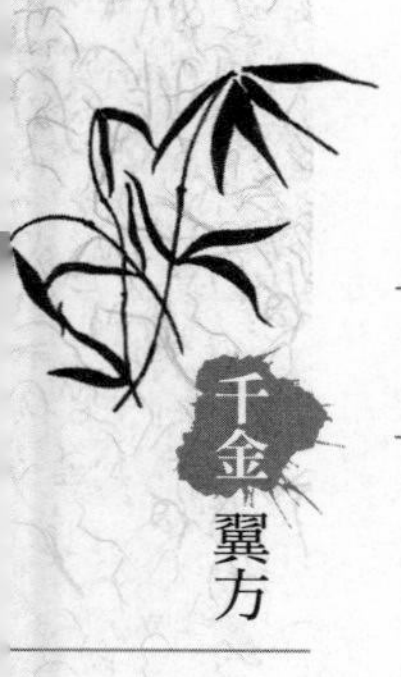

千金翼方卷第五　婦人一

論曰：婦人之病難療，比之丈夫十倍費功。所以古人別立婦人之方焉。是以今方俱在四卷，一卷泛療婦人，三卷專論產後。好學者，宜細意用心觀之。乃得睹其深趣耳。

婦人求子第一論一首　方七首

論曰：夫人求子者，服藥須有次第，不得不知，其次第者，男服七子散，女服蕩胞湯，及坐藥，並服紫石門冬丸，則無不得效矣。不知此者，得力鮮焉。

七子散　主丈夫風虛，目暗，精氣衰少，無子，補不足方。

牡荊子　五味子　菟絲子　車前子　菥蓂子　石斛　薯蕷　乾地黃　杜仲去皮，炙　鹿茸炙　遠志各二兩　附子炮，去皮　蛇床子　芎藭各一兩半　山茱萸　天雄炮，去皮　人參　茯苓　黃蓍　牛膝各五分　桂心二兩半　巴戟天三兩　肉蓯蓉七分　鐘乳二兩，無亦得。

上二十四味，搗篩為散。酒服方寸匕，日二，不知，加至二匕，以知為度。忌生、冷、醋、滑、豬、雞、魚、蒜、油、麵，不能酒者，蜜和丸服亦佳。一方加覆盆子二兩，行房法一依《素女經》。女人月信斷一日為男，二日為女，三日為男，四日為女，以外無子。每日午時夜半後行事，生子吉，餘時生子不吉。

蕩胞湯 主婦人斷緒二三十年，及生來無子並數數失子，服此皆有子長命無病方。

朴硝 桃仁去皮、尖、兩仁者，熬 茯苓 牡丹皮 大黃各三兩 人參 桂心 芍藥 厚朴炙 細辛 牛膝 當歸 橘皮各二兩 附子一兩半，炮，去皮 虻蟲去翅足，熬 水蛭各六十枚，熬。

上一十六味，㕮咀，以酒五升，水六升，合漬一宿，煮取三升。分四服，日三，夜一服，每服相去三時辰，少時更服如常。覆被少取汗，汗不出，冬月著火籠。必下積血及冷赤膿如赤小豆汁，本為婦人子宮內有此惡物令然，或天陰臍下痛，或月水不調，為有冷血不受胎。若斟酌下盡，氣力弱，大困，不堪更服，亦一日二三服即止；如大悶不堪，可食醋飯冷漿，一口即止。然恐去惡物不盡，不大得藥力，若能忍服盡大好。一日後，仍著導藥。《千金》更有桔梗、甘草各二兩。

坐導藥方

皂莢一兩，炙，去皮子 五味子 乾薑 細辛各三兩 葶藶子熬 苦瓠各三分，《千金》作山茱萸 礬石燒半日 大黃 戎鹽 蜀椒汗 當歸各二兩。

上一十一味，搗篩，納輕絹袋子中，如指許大，長三寸，盛藥令滿，納子門中。坐臥任意，勿行走急，小便時即去之，仍易新者。一日當下青黃冷汁，汁盡止，即可幸御，自有子。若未見病出，亦可至十日安之。《千金》無葶藶，一本又有砒霜三分。著藥後一日，乃服紫石天門冬丸。

紫石天門冬丸 紫石英七日研之 烏頭炮，去皮 天門冬各三兩，去心 烏賊魚骨 牛膝各一兩半 人參 牡丹皮 桑寄生 乾薑 細辛 厚朴炙 食茱萸 續斷各五分 薯蕷一兩半 柏子仁一兩 牡荊子《千金》作牡蒙 禹餘糧 紫葳 石斛 辛夷心 卷柏 當歸 芎藭 桂心 乾地黃 甘草炙，各二兩。

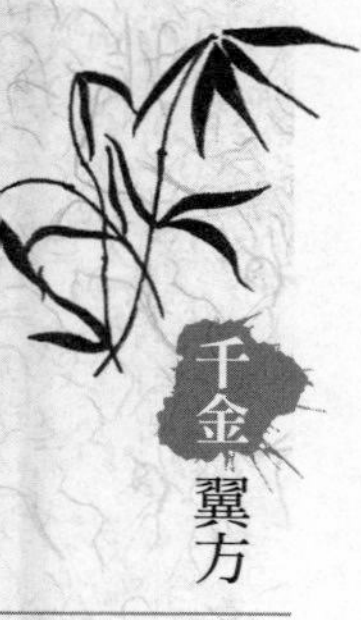

上二十六味，搗篩為末，煉蜜和丸，如梧桐子，酒服十丸。日三，稍加至三十丸，慎如藥法。

白薇丸　主久無子或斷緒，上熱下冷，百病皆療方。

白薇　車前子各三分　澤蘭　太一餘糧　赤石脂　細辛　人參　桃仁去皮尖，熬　覆盆子　麥門冬去心　白芷各一兩半　紫石英　石膏研　藁本　菴藺子　卷柏各五分　蒲黃　桂心各二兩半　當歸　芎藭　蛇床子各一兩　乾薑　蜀椒汗　乾地黃各三兩　茯苓　遠志去心　白龍骨各二兩　橘皮半兩。

上二十八味，搗篩為末，煉蜜和丸如梧桐子。酒服十五丸，日再，增至四十丸，以知為度。亦可增至五十丸。慎豬、雞、蒜、生冷、醋、滑、驢、馬等肉，覺有娠則止。秘之，勿妄傳也。

慶雲散　主丈夫陽氣不足，不能施化，施化無成方。

覆盆子　五味子各二升　菟絲子一升　白朮熬令色變　石斛各三兩　天雄一兩，炮，去皮　天門冬九兩，去心　紫石英二兩　桑寄生四兩。

上九味，搗篩為散。先食酒服方寸匕，日三。素不耐冷者，去寄生，加細辛四兩；陽氣不少而無子者，去石斛，加檳榔十五枚，良。

承澤丸　主婦人下焦三十六疾，不孕絕產方。

梅核仁　辛夷各一升　葛上亭長七枚　澤蘭子五合　溲疏　藁本各一兩。

上六味，搗篩為末，煉蜜和丸如大豆。先食酒服二丸，日三，不知，稍增之。若腹中無積堅者，去亭長，加通草一兩；惡甘者，和藥先以苦酒搜散，乃納少蜜，和為丸。

婦人積聚第二方一十三首

牡蒙丸 主男子疝瘕，女子血瘕，心腹堅，積聚，乳餘疾，小腹堅滿貫臍痛，熱中，腰背痛，小便不利，大便難，不下食，有伏蠱臚脹腫，久寒熱，胃管有邪氣方。

牡蒙 葰蓉 烏喙炮，去皮 石膏研 藜蘆各三分 巴豆六十枚，去心皮，熬 乾薑 桂心各二兩 半夏五分，洗。

上九味，擣篩為末，別擣巴豆如膏，合諸藥，令調和，擣至熟。以飲服如小豆二丸，日三。如不相得，入少蜜。

烏頭丸 主心腹積聚，膈中氣悶脹滿，疝瘕，內傷瘀血，產乳眾病及諸不足方。

烏頭炮，去皮 巴豆去心皮，熬，各半兩 人參 硝石各一兩 大黃二兩 戎鹽一兩半 苦參 黃芩 䗪蟲熬 半夏洗 桂心各三分。

上一十一味，擣篩為末，納蜜、青牛膽汁拌和，擣三千杵，丸如梧桐子大。宿不食，酒服五丸。臥須臾當下，黃者心腹積也，青如粥汁者，膈上邪氣也，下崩血如腐肉者，內傷也。赤如血者，乳餘疾也。如蟲刺者，蟲也，下已必渴，渴飲粥，飢食酥糜，三日後當溫食，食必肥濃，四十日平復。

乾薑丸 治婦人瘕結，脅肋下疾。

乾薑一兩半 芎藭 芍藥各二兩 前胡熬 乾地黃熬 桃仁熬，去皮尖，兩仁者 茯苓各一兩 人參 當歸各三兩 杏仁熬，去皮尖，兩仁者 朴硝 蜀椒汗 蠐螬熬 䗪蟲熬 虻蟲去翅、足，熬 水蛭各一合，熬。

上一十六味，擣篩為末，煉蜜和丸如梧桐子。未食，以飲服三丸，可增至十丸。《千金》用大黃、柴胡各二兩，無前胡、地黃。

生地黃丸 主婦人臍下結堅，大如杯升，月經不通，發熱

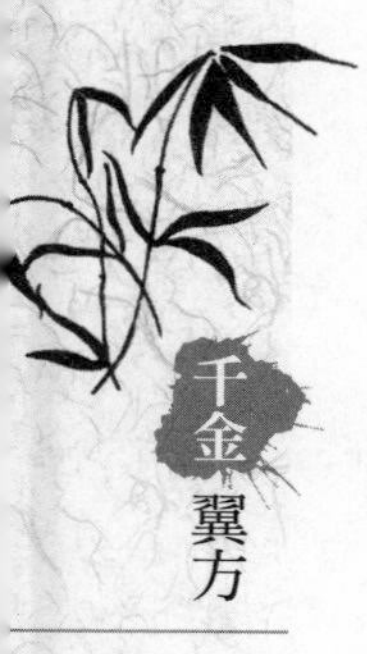

往來，下痢羸瘦，此為氣瘕也。若生肉瘕，不可瘥，未生瘕者可療方。

生地黃三十斤，搗絞取汁　乾漆一斤，熬，搗篩為末。

上二味，相和，微火煎，令可丸藥成丸，如梧桐子大，食後以酒服五丸。《千金》云：服三丸。《集驗》至七八丸止。

遼東都尉所上丸　主臍下堅癖，無所不療。

恆山　巴豆去心、皮，熬　大黃各一分　天雄二枚，大者，炮　藋蘆一兩半，一方二兩　乾薑　人參　苦參　丹參　沙參　玄參　細辛　白薇各三分　龍膽　牡蒙各一兩　芍藥　附子炮，去皮　狼牙　牛膝　茯苓各五分。

上二十味，搗篩為末，煉蜜和丸。宿勿食，酒服五丸，日三。主大羸瘦而黃，月水不調，當十五日服之，下長蟲，或下種種病出。二十五日腹中所苦悉癒，肌膚充盛，五十日萬病除矣，斷緒者，皆有子也。

五京丸　主婦人腹中積聚，九痛七害，久寒腰中冷引小腹，害食苦下，或熱痢，得冷便下方。

乾薑三兩　黃芩一兩　吳茱萸一升　附子炮，去皮　狼毒　當歸　牡蠣各二兩，熬。

上七味，搗篩為末，煉蜜和丸如梧桐子大。酒日服五丸，加至十丸。此出京氏五君，故名五京丸。久患冷，當服之。

雞鳴紫丸　主婦人腹中癥瘕、積聚。

大黃二兩　前胡　人參各四兩　皂莢炙，去皮、子　藜蘆　巴豆去皮、心、熬　礜石煉　烏喙炮，去皮，各半兩　代赭五分　阿膠一兩半，炙　桂心一分　杏仁去皮、尖，熬　乾薑　甘草各三分。

上一十四味，搗篩為末，煉蜜和丸。雞鳴時飲服一丸，如梧桐子，日益一丸，至五丸止，仍從一丸起。下白者風也，赤者癥瘕也，青者疝也，黃者心腹病也，如白泔爛腐者水也。

炭皮丸　主婦人憂恚，心下支滿，膈氣腹熱，月經不利，血氣上搶心，欲嘔不可眠，懈怠不勤。

炭皮　芎藭各一分　桂心　乾薑　乾漆熬　白朮各一分半　蜀椒汗　黃芩　芍藥　土瓜根　大黃炙，令煙出　虻蟲各半兩，去翅、足，熬。

上一十二味，搗篩為末，煉蜜和丸如梧桐子。飲服五丸，日三，不知稍增之。

七氣丸　主婦人勞氣、食氣、胸滿氣、吐逆大下氣，其病短氣，胸脅滿，氣結痛，小便赤黃，頭重方。

葶藶子熬　半夏各一兩，洗　大黃　玄參　人參　苦參　麥門冬去心　黃芩　乾薑　芎藭　遠志去心，各一兩半　硝石一兩　瞿麥一兩半。

上一十三味，搗篩為末，煉蜜和丸如梧桐子。以酒服六丸，日一服，亦理嘔逆，破積聚。

半夏湯　主婦人胸滿心下堅，咽中貼貼，如有炙臠，咽之不下，吐之不出方。

半夏一升，洗　生薑五兩　茯苓　厚朴各四兩。

上四味，㕮咀，以水六升，煮取三升，分三服。《千金》有蘇葉二兩。

厚朴湯　主婦人下焦勞冷，膀胱腎氣損弱，白汁與小便俱出。

厚朴如手大長四寸，去皮炙，削，以酒五升煮兩沸，去滓，取桂心一尺絹篩，納汁中調和。宿勿食，曉頓服之。

溫經湯　主婦人小腹痛方。

茯苓六兩　芍藥　土瓜根各三兩　薏苡仁半升。

上四味，㕮咀，以酒三升，漬一宿，曉加三升，水煎取二升，分再服之。

大補內黃耆湯　主婦人七傷，骨髓疼，小腹急滿，面目黃黑，不能食飲，並諸虛不足，少氣心悸不安方。

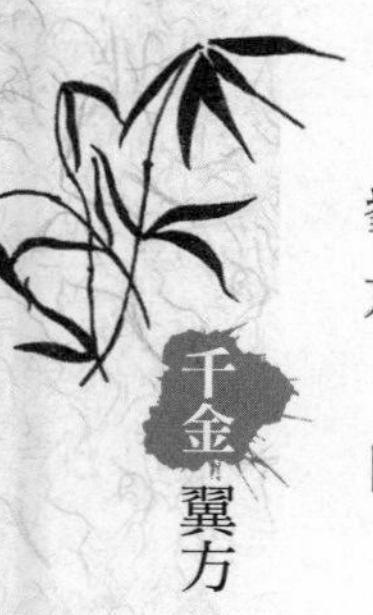

黃蓍　半夏各三兩，洗　大棗三十枚　乾地黃　桂心　人參　茯苓　遠志去心　芍藥　澤瀉　五味子　麥門冬去心　白朮　甘草各二兩，炙　乾薑四兩。

上一十六味，㕮咀，以水一斗半，煮取二升，一服五合，日三。

婦人乳疾第三方六首

治乳堅方

當歸　芍藥　黃蓍　蒺藜子　雞骨　附子炮，去皮　枳實各二兩，炙　桂心三兩　人參　薏苡仁各一兩。

上一十味，搗篩為散，酒服方寸匕，日三服。

治乳癰始作方

大黃　楝實　芍藥　馬蹄炙。

上四味，等分，搗篩為散。酒服方寸匕，取汗出瘥。《廣濟》云：治乳癰大堅硬，赤紫色，衣不得近，痛不可忍，經宿乃消。

排膿散　主乳癰方。

鐵粉　細辛　芎藭　人參　防風　乾薑　黃芩　桂心　芍藥　蓯蓉各一兩　當歸　甘草炙，各五分。

上一十二味，搗篩為散。酒服方寸匕，日三夜一服，加至一匕半，服十日。膿血出多，勿怪，是惡物除。

生魚薄乳癰方

生鯽魚長五寸　伏龍肝　大黃　莽草各六兩。

上四味，別搗魚如膏，下篩，三物更搗令調，以生地黃汁和如粥，敷腫上，日五六，夜二三。

治乳癰，初有異則行此湯，並將丸補之即癒方。

麥門冬一升，去心　黃芩　黃蓍　芍藥　茯苓　甘草炙　通草各二兩　桑寄生　防風　人參各三兩　糖八兩　大棗十枚。

上一十二味，㕮咀，以水一斗，煮取三升，去滓，納糖，分四服。

次服**天門冬丸**

天門冬五兩，去心　通草　黃蓍　防風　乾地黃　桑寄生　人參各二兩　羌活三兩　大黃二兩半　白芷一兩半　升麻一兩半　澤蘭　茯神　天雄炮，去皮　黃芩　枳實炙　五味子各一兩。

上一十七味，搗篩為末，煉蜜和丸，酒服二十丸，日二，加至三十丸。

婦人雜病第四方一十三首

治婦人斷產方

故蠶子布一尺，燒一味，末，酒下，終身不復懷孕也。

治婦人無故尿血方

龍骨五兩。

上一味，搗篩為散。酒服方寸匕，空腹服，日三，久者二十服癒。

又方　鹿角屑　大豆黃卷　桂心各一兩。

上三味，搗篩為散，空腹酒服方寸匕，日三服。

又方　船故茹為散，酒服方寸匕，日三服，亦主遺尿。

治婦人遺尿不知出時方

白薇　芍藥各二兩半。

上二味，搗篩為散，酒服方寸匕，日三服。

又方　礬石熬　牡蠣熬，各三兩。

上二味，搗篩為散，酒服方寸匕，亦治丈夫。

治妊娠得熱病五六日，小便不利，熱入五臟方。

葵子一升　榆白皮一把，切。

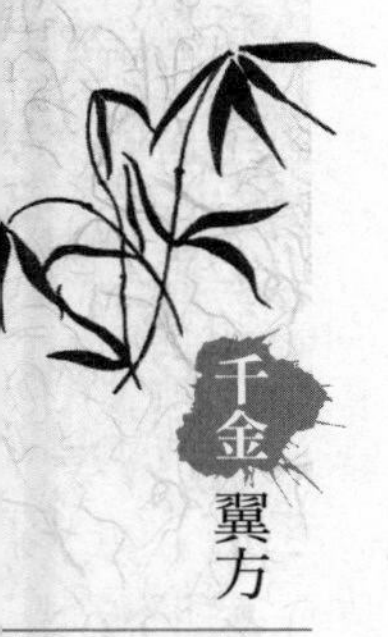

上二味，水五升，煮五沸，服一升，日三服。

又方　葵子　茯苓各一兩。

上二味，擣篩為散。水服方寸匕，日三，小便利則止。

治婦人小便不通方

葵子二升　朴硝一升　上二味，以水五升，煮取二升，分再服。

治婦人卒不得小便方

杏仁七枚，熬令變色，去皮尖。

上一味，擣篩為散。以水服之，立下。

又方　紫菀為末，井花水服三指撮，立通。

治丈夫婦人轉胞不得小便八九日方

滑石一兩，碎　寒水石一兩，碎　葵子一升。

上三味，以水一斗，煮取五升，服一升，即利。

婦人經服硫黃丸，忽患頭痛項冷，冷歇，又心胸煩熱，眉骨眼眥癢痛，有時生瘡，喉中乾燥，四肢痛癢方。

栝蔞根　麥門冬去心　龍膽各三兩　土瓜根八兩　大黃二兩　杏仁一升，去尖皮、兩仁，熬。

上六味，擣篩為末，別擣杏仁如泥，煉蜜和丸如梧桐子大。飲下十丸，日三，稍加至二十丸。

婦人面藥第五論一首　方三十九首

論曰：面脂手膏，衣香藻豆，仕人貴勝，皆是所要。然今之醫門極為秘惜，不許子弟洩漏一法，至於父子之間亦不傳示。然聖人立法，欲使家家悉解，人人自知。豈使愚於天下，令至道不行，擁蔽聖人之意，甚可怪也。

面脂，主面及皺黶黑皯，凡是面上之病，悉皆主之方。

丁香十分　零陵香　桃仁去皮　土瓜根　白蘞　白及　梔

子花　沉香　防風　當歸　辛夷　麝香研　芎藭　商陸各三兩　白芷　萎蕤　菟絲子　甘松香　藿香各十五分　蜀水花　青木香各二兩　茯苓十四分　木蘭皮　藁本　白殭蠶各二兩半　冬瓜仁四兩　鵝脂　羊髓各一升半　羊腎脂一升　豬胰六具　清酒五升　生豬肪脂三大升。

上三十二味，切，以上件酒挼豬胰汁，漬藥一宿於脂中，以炭火煎三上三下，白芷黃，綿濾貯器中，以塗面。

面脂方

防風　芎藭　白芷　白殭蠶　藁本　萎蕤　茯苓　白蘞　細辛　土瓜根　栝樓仁　桃仁去皮尖　蜀水花　青木香　當歸　辛夷各半兩　鵝脂一升　羊腎脂一升　豬脂二升。

上一十九味，細切，綿裹，酒二升，漬一日一夜，納脂中，急火煎之，三上三下，然後緩火一夜，藥成去滓。以寒水石粉半兩納脂中，以柳木篦熱攪，任用之。

又方　杏仁二升，去皮尖　白附子三兩　密陀僧二兩，研如粉　生白羊髓二升半　真珠十四枚，研如粉　白鮮皮一兩　雞子白七枚　胡粉二兩，以帛四重裹一石米，下蒸之，熟下陰乾。

上八味，以清酒二升半，先取杏仁盆中研之如膏。又下雞子白研二百遍。又下羊髓研二百遍，搗篩諸藥納之，研五百遍至千遍，彌佳。初研杏仁，即少少下酒薄，漸漸下使盡藥成，以指捻看如脂，即可用也，草藥絹篩直取細如粉佳。

又方　當歸　芎藭　細辛各五分　蜀水花　密陀僧　商陸　辛夷　木蘭皮　栝樓　白殭蠶　藁本　桃花　香附子　杜蘅　鷹屎　零陵香　萎蕤　土瓜根各三分　麝香　丁香各半兩　白朮二兩　白芷七分　白附子　玉屑各一兩　鵝脂在合　鹿髓一升　白蠟四兩　豬膏二兩　羊髓一升。

上二十九味，細切，醋浸密封一宿。明曉以豬膏煎三上三下，以白芷黃為藥成，去滓，攪數萬遍，令色白，敷面，慎風

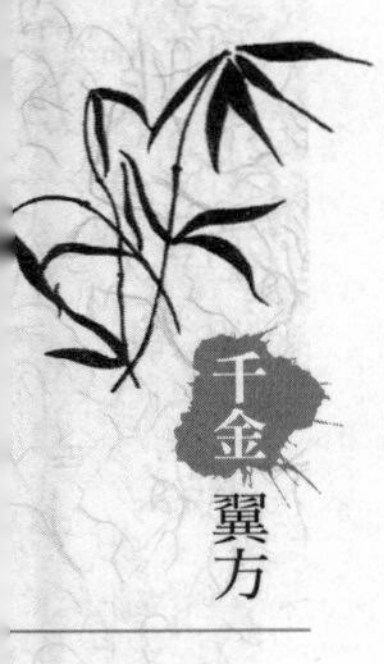

日，良。

面膏方

杜蘅　牡蠣熬，一云杜若　防風　藁本　細辛　白附子　白芷　當歸　木蘭皮　白朮　獨活　萎蕤　天雄　茯苓　玉屑各一兩　菟絲子　防己　商陸　梔子花　橘皮一云橘仁　白蘞　人參各三兩　甘松香　青木香　藿香　零陵香　丁香各二兩　麝香半兩　白犬脂　白鵝脂無鵝脂，以羊髓代之　牛髓各一升　羊胰三具。

上三十二味，以水浸膏髓等五日，日別再易水；又五日，日別一易水；又十日，二日一易水。凡二十日止，以酒浸一升。挼羊胰令消盡，去脈，乃細切香於瓷器中浸之，密封一宿，曉以諸脂等合煎三上三下，以酒水氣盡為候。即以綿布絞去滓，研之千遍，等凝乃止，使白如雪，每夜塗面，晝則洗卻，更塗新者，十日以後色等桃花。《外台》有冬瓜仁、蘼蕪花，無白蘞、人參。

面膏　主有肝黯及痞瘰並皮膚皴劈方。

防風　藁本　辛夷　芍藥　當歸　白芷　牛膝　商陸　細辛　密陀僧　芎藭　獨活　雞舌香　零陵香　萎蕤　木蘭皮　麝香　丁香　未穿真珠各一兩　蕤仁　杏仁各二兩，去皮尖　牛髓五升　油一升　臘月豬脂三升，煉　獐、鹿腦各一具，若無獐鹿，羊腦亦得。

上二十五味，先以水浸腦髓使白，藿香以上㕮咀如麥片，乃於腦髓脂油內煎之，三上三下，即以綿裹搦去滓，乃納麝香及真珠末，研之千遍，凝即塗面上，甚妙。今據藥止二十六味，後云「藿香以上」，而方中無藿香，必脫漏三味也。

又方　香附子十枚，大者　白芷一兩　零陵香二兩　茯苓一大兩，細切　蔓菁油二升，無，即豬脂代之　牛髓　羊髓各一斗　白蠟八兩　麝香半兩。

上九味，切，以油髓微火煎五物，令色變，去滓，納麝香，研千遍，凝。每澡豆洗面而塗之。

面藥方

硃砂研　雄黃研　水銀霜各半兩　胡粉二團　黃鷹屎一升。

上五味，合和，淨洗面，夜塗之。以一兩藥和面脂，令稠如泥，先於夜欲臥時，澡豆淨洗面，並手乾拭，以藥塗面，厚薄如尋常塗面厚薄，乃以指細細熟摩之，令藥與肉相入乃臥，一上經五日五夜，勿洗面，止就上作妝即得，要不洗面。至第六夜洗面塗，一如前法。滿三度洗，更不塗也，一如常洗面也，其色光淨，與未塗時百倍也。

悅澤面方

雄黃研　硃砂研　白殭蠶各一兩　真珠十枚，研末。

上四味，並粉末之，以面脂和胡粉，納藥和攪，塗面作妝，曉以醋漿水洗面訖，乃塗之，三十日後如凝脂。五十歲人塗之面如弱冠，夜常塗之，勿絕。

令面生光方

密陀僧研，以乳煎之塗面，即生光。

令面白媚好方

附子　白芷　杜若　赤石脂　白石脂　杏仁去皮尖　桃花瓜子　牛膝　雞矢白　萎蕤　遠志去心。

上一十二味，各三分，搗篩為末。以人乳汁一升，白蜜一升和，空腹服七丸，日三服。

鹿角塗面方

鹿角一握　芎藭　細辛　白蘞　白朮　白附子　天門冬去心　白芷各二兩　杏仁二七枚，去皮尖　牛乳三升。

上一十味，鹿角先以水漬之百日令軟，總納乳中，微火煎之令汁竭，出角，以白練袋盛之，餘藥勿收，至夜，取牛乳石上摩鹿角塗面，曉以清漿水洗之，令老如少也。一方用酥三兩。

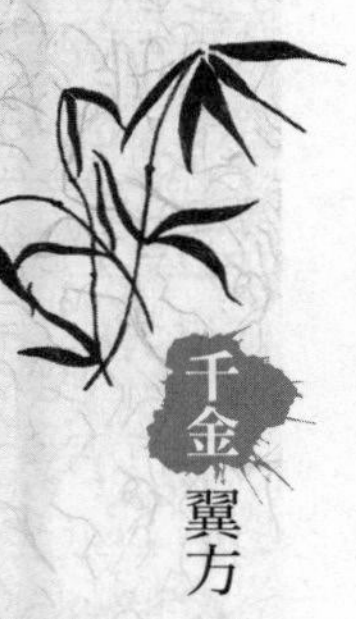

急面皮方

大豬蹄一具，治如食法，水二升，清漿水一升，不渝釜中煎成膠，以洗面。又和澡豆夜塗面，曉以漿水洗，令面皮急矣。

治婦人令好顏色方

女菀二兩半　鉛丹五分。

上二味，擣篩為散。酒服一刀圭，日再服。男十日，女二十日知，則止，黑色皆從大便出，色白如雪。

又方　白瓜子五分　白楊皮三分　桃花一兩。

上三味，擣篩為散，以飲服方寸匕，日三服，三十日面白，五十日手足白。一云欲白加瓜子，欲赤加桃花。

令人面手白淨，**澡豆方。**

白鮮皮　白殭蠶　白附子　鷹矢白　白芷　芎藭　白朮　青木香一方用藁本　甘松香　白檀香　麝香　丁香各三兩　桂心六兩　瓜子一兩，一方用土瓜根　杏仁三十枚，去皮尖　豬胰三具　白梅三七枚　冬瓜仁五合　雞子白七枚　麵三升。

上二十味，先以豬胰和麵，暴令乾，然後合諸藥擣篩為散，又和白豆屑二升，用洗手面。十日內色白如雪，二十日如凝脂。《千金》有棗三十枚，無桂心。

又方　麝香二分　豬胰兩具　大豆黃卷一升五合　桃花一兩　菟絲子三兩　冬葵子五合，一云冬瓜子　白附子二兩　木蘭皮三兩　萎蕤二合　梔子花二兩　苜蓿一兩。

上一十一味，以水浸豬胰三四度易水，血色及浮脂盡，乃擣諸味為散，和令相得，暴，擣篩，以洗手面，面淨光潤而香。一方若無前件可得者，直取苜蓿香一升，土瓜根、商陸、青木香各一兩，合擣為散，洗手面大佳。

澡豆方

細辛半兩　白朮三分　栝樓二枚　土瓜根三分　皂莢五挺，

炙，去皮子　商陸一兩半　冬瓜仁半升　雀矢半合　菟絲子二合　豬胰一具，去脂　藁本　防風　白芷　白附子　茯苓　杏仁去皮尖　桃仁去皮尖，各一兩　豆末四升　麵一升。

上一十九味，擣細篩。以麵漿煮豬胰一具令爛，取汁和散作餅子，暴之令乾，更熟擣細羅之，以洗手面甚佳。

又方　丁香　沉香　青木香　桃花　鐘乳粉　真珠　玉屑　蜀水花　木瓜花各三兩　柰花　梨花　紅蓮花　李花　櫻桃花　白蜀　葵花　旋覆花各四兩　麝香一銖。

上一十七味，擣諸花，別擣諸香，真珠、玉屑別研作粉，合和大豆末七合，研之千遍，密貯勿洩。常用洗手面作妝，一百日其面如玉，光淨潤澤，臭氣粉滓皆除，咽喉臂膊皆用洗之，悉得如意。

治面疱瘡瘢三十年以上，並冷瘡蟲瘢令滅方

斑蝥去翅、足，熬　巴豆去心、皮，熬，各三枚　胡粉　鵝脂　金淘沙　密陀僧　高良薑　海蛤各三兩。

上八味，為粉，以鵝脂和，夜半塗，曉以甘草湯洗之。

治面皯黯方

礬石燒　硫黃　白附子各一兩。

上三味，細研，以大醋一盞，浸之一宿，淨洗面塗之，慎風。

治面疱方

白附子　青木香　麝香　由跋　細辛各二兩。

上五味，細末，水和之，塗面日三。《外台》方無細辛。

又方　木蘭皮五兩，取厚者　梔子仁六兩。

上二味，為散，以蜜漿服方寸匕，日三服。

治面疱甚如麻豆，痛癢，搔之黃水出，及黑色黯黮不可去方。

冬瓜子　柏子仁　茯苓　冬葵子。

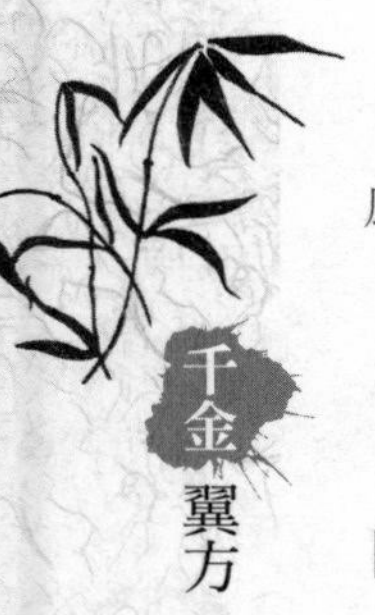

上四味等分，擣篩，飲服方寸匕，日三服。《外台》方無冬瓜子。

白膏 主面疱疥癰惡瘡方。

附子十五枚 蜀椒一升 野葛一尺五寸。

上三味切，醋漬一宿，豬膏一斤，煎附子黃，去滓塗之，日三。

梔子丸 治酒齇鼻疱方。

梔子仁三升 芎藭四兩 大黃六兩 好豉熬，三升 木蘭皮半斤 甘草炙，四兩。

上六味，擣篩為末，煉蜜和丸，如梧桐子，以飲服十丸，日三服，稍加至二十五丸。

又敷方 蒺藜子 梔子仁 豉各一兩，熬 木蘭皮半斤，一方無。

上四味為末，以醋漿水和之如泥，夜塗上，日未出時以暖水洗之，亦滅瘢痕。

又方 鸕鶿矢一斤。

上一味擣篩，臘月豬脂和如泥，夜塗之。

飛水銀霜方

水銀一斤 朴硝八兩 大醋半升 黃礬十兩 錫二十兩，成煉二遍者 玄精六兩 鹽花三斤。

上七味，先煉錫訖，又溫水銀令熱，乃投錫中，又擣玄精、黃礬令細，以絹篩之，又擣錫令碎，以鹽花並玄精等合和，以醋拌之令濕，以鹽花一斤藉底，乃布藥令平，以朴硝蓋上訖，以盆蓋合，以鹽灰為泥，泥縫固際乾之，微火三日，武火四日，凡七日去火，一日開之。掃取極須勤心守，勿令須臾間懈慢，大失矣。

煉粉方

胡粉三大升，盆中盛水，投粉於中熟攪，以雞羽水上掃取，以舊破雞子十枚，去黃瀉白於瓷碗中，以粉置其上，以瓷碗密蓋之，五升米下蒸之，乃暴乾研用，敷面百倍省，面有光。

滅瘢方

衣魚二枚　白石脂一分　雁屎三分　白附子一分　白殭蠶半兩。

上五味為末，臘月豬脂和敷，慎生冷風日，令肌膩。

滅瘢方

丹參　羊脂。

上二味，和煎敷之，滅瘢神妙。

又方　以蜜塗之佳。

又方　取禹餘糧、半夏等分擣末，以雞子黃和，先以新布拭瘢上令赤，以塗之，勿見風，塗之二十日，十年瘢並滅。

手膏方

桃仁　杏仁各二十枚，去皮尖　橘仁一合　赤瓝十枚　大棗三十枚　辛夷　芎藭　當歸　牛腦　羊腦　白狗腦各二兩，無白狗，諸狗亦得。

上一十一味，先以酒漬腦，又別以酒六升，煮赤瓝以上藥，令沸停冷，乃和諸腦等，然後碎辛夷三味，以綿裹之，去棗皮、核，合納酒中，以瓷器貯之。五日以後，先淨訖，取塗手，甚光潤，而忌近火炙手。

治手足皴裂血出疼痛方

取豬胰著熱酒中以洗之，即瘥。

治冬月冒涉凍凌，面目手足瘃壞，及始熱疼痛欲瘃方。

取麥窠煮取濃汁，熱漬手足兼洗之，三五度即瘥。

治手足皴凍欲脫方

椒　芎藭各半兩　白芷一分　防風一分　薑一分，作鹽。

上五味，以水四升，煎令濃，塗洗之三數遍即瘥。

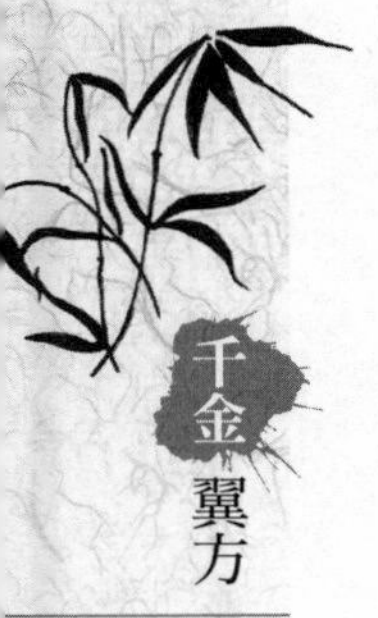

治凍傷十指欲墮方

取馬矢三升，煮令麻沸漬，冷易之，半日癒。

薰衣浥衣香第六方六首

薰衣香方

薰陸香八兩　藿香　覽探各三兩，一方無　甲香二兩　詹糖五兩　青桂皮五兩。

上六味末，前件乾香中，先取硬者、黏濕難碎者，各別搗，或細切㕮咀，使如黍粟，然後一一薄佈於盤上，自餘別搗，亦別佈於其上，有須篩下者，以紗，不得木，細別煎蜜，就盤上以手搜搦令勻，然後搗之，燥濕必須調適，不得過度，太燥則難丸，太濕則難燒，濕則香氣不發，燥則煙多，煙多則惟有焦臭，無復芬芳，是故香，須復粗細燥濕合度，蜜與香相稱，火又須微，使香與綠煙而共盡。

浥衣香方

沉香　苜蓿香各五兩　丁香　甘松香　藿香　青木香　艾納香　雞舌香　雀腦香各一兩　麝香半兩　白檀香三兩　零陵香十兩。

上一十二味，各搗令如黍粟麩糠等物令細末，乃得令相得，若置衣箱中，必須綿裹之，不得用紙，秋冬猶著，盛熱暑之時令香速浥。凡諸草香不但須新，及時乃佳，若欲少作者，準此為大率也。

丁香方

丁香一兩　麝香　白檀　沉香各半兩　零陵香五兩　甘松香七兩　藿香八兩。

上七味，先搗丁香令碎，次搗甘松香，合搗訖，乃和麝香合和浥衣。

五香丸並湯　主一切腫，下氣散毒心痛方。

丁香　藿香　零陵香　青木香　甘松香各三兩　桂心　白芷　當歸　香附子　檳榔各一兩　麝香一銖。

上一十一味，搗篩為末，煉蜜和搗千杵，丸如梧子大，含咽令津盡，日三夜一，一日一夜用十二丸，當即覺香，五日身香，十日衣被香。忌食五辛。

其湯法：取檳榔以前隨多少皆等分，以水微微火上煮一炊久，大沸定，納麝香末一銖，勿去滓，澄清，服一升。凡丁腫口中喉中腳底背甲下癰疽痔漏皆服之，其湯不瘥，作丸含之，數以湯洗之。一方有荳蔻，無麝香。

十香丸　令人身體百處皆香方。

沉香　麝香　白檀香　青木香　零陵香　白芷　甘松香　藿香　細辛　芎藭　檳榔　荳蔻各一兩　香附子半兩　丁香三分。

上一十四味，搗篩為末，煉蜜和綿裹如梧子大，日夕含之，咽津味盡即止，忌五辛。

香粉方

白附子　茯苓　白朮　白芷　白斂　白檀各一兩　沉香　青木香　雞舌香　零陵香　丁香　藿香各二兩　麝香一分　粉英六升。

上一十四味，各細搗篩絹下，以取色青黑者，乃粗搗，紗下，貯粉囊中，置大合子內，以粉覆之，密閉七日後取之，粉香至盛而色白。如本欲為香粉者，不問香之白黑，悉以和粉，粉雖香而色至黑，必須分別用之，不可悉和之，粉囊以熟帛雙紃作之。

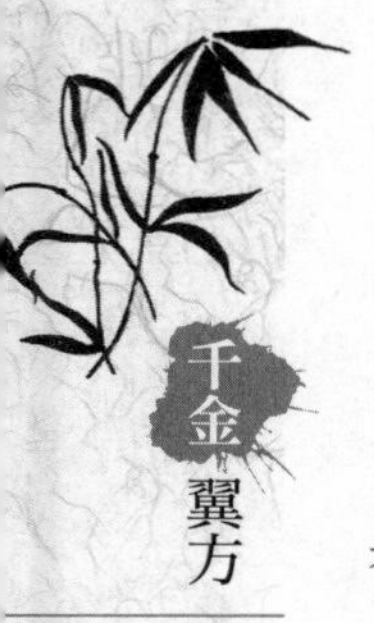

令身香第七方一十三首

香身方

甘草五分，炙　芎藭一兩　白芷三分。

上三味，擣篩為散，以飲服方寸匕，日三服。三十日口香，四十日身香。

又方　瓜子　松根白皮　大棗各一分。

上三味為散，酒服方寸匕，日二服，百日衣被皆香。

又方　瓜子　芎藭　藁本　當歸　杜蘅　細辛　防風各一分。

上七味，擣篩為散，食後以飲服方寸匕，日三服。五日口香，十日身香，二十日肉香，三十日骨香，五十日遠聞香，六十日透衣香。一方有白芷。

治諸身體臭方

竹葉十兩　桃白皮四兩。

上二味，以水一石二斗，煮取五斗，浴身即香也。

治諸腋臭方

伏龍肝為末，和作泥敷之，瘥。

又方　牛脂和胡粉三合，煎令可丸，塗之。

又方　三年苦酒和石灰塗之。

又方　赤銅屑以大醋和銅器中，炒令極熱，以布裹熨腋下，冷則易之，瘥。

又方　青木香二兩　附子　石灰各一兩　礬石半兩，燒　米粉一升。

上五味，擣篩為散，如常粉腋良。

又方　馬齒草一束，擣碎以蜜和作團，紙裹之，以泥紙上厚半寸，暴乾，以火燒熟破取，更以少許蜜和，仍令熱勿使冷也，先以生布揩之，然後藥夾腋下令極痛，亦忍不能得，然後以手巾勒兩臂著身即瘥。

石灰散方

石灰一升　青木香　楓香　薰陸香　丁香　陽起石各二兩　橘皮　礬石四兩。

上八味，並熬，搗篩為散。以綿作袋，粗如四指，長四寸，展使著藥，先以布揩令痛，夾之也。

又方　石灰五合　馬齒草二兩　礬石三兩，燒　甘松香一兩。

上四味，合搗篩，先以生布揩病上，令黃汁出，拭乾，以散敷之，滿三日瘥，永除。

又方　二月社日，盜取社家糜饙一團，猥地，摩腋下三七遍，擲著五道頭，勿令人知，永瘥。人知即不效。

生髮黑髮第八方一十九首

治髮薄不生方

先以醋泔清洗禿處，以生布揩令火熱，臘月脂並細研鐵生煎三沸，塗之，日三遍。

生髮鬚膏方

附子　荊實各二兩　松葉　柏葉各三兩　烏雞脂三合。

上五味，㕮咀，合盛新瓦瓶中，陰乾百日出，搗以馬鬐膏和如薄粥，塗頭髮如澤法裹絮中，無令中風，三十日長。

生髮膏　令髮速長而黑，敷藥時特忌風方。

烏喙　莽草　續斷　皂莢　澤蘭　白朮　細辛　竹葉各一兩　防風　辛夷各一兩　柏葉細切，四兩　杏仁別搗　松葉各三兩　豬脂三升。

上一十四味，切，先以三年大醋三升漬令一宿，納藥脂中，煎三上三下，膏成去滓，塗髮及頂上。《千金》有石楠。

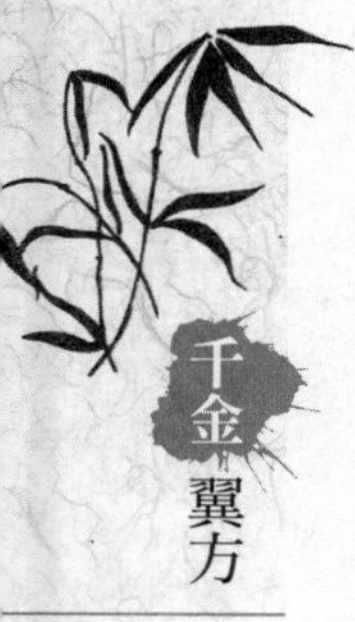

生髮膏　主髮鬢禿落不生方。

升麻　薺苨各二兩　莽草　白芷　防風各一兩　蜣螂四枚　馬鬐脂　驢鬐脂　雄雞脂一云熊脂　豬脂　狗脂各五合。

上十一味，藥五味，脂取成煎者，並切，以醋漬一宿，曉合煎之，沸則停火，冷更上，一沸停，三上三下，去滓斂頭，以當澤用之，三十日生矣。

又方　羊矢灰灌取汁，洗之。三日一洗，不過十洗，即生矣。

治落髮方

柏葉切，一升　附子二兩。

上二味，擣篩，豬脂和，作三十丸。洗髮時即納一丸泔中，髮不落。其藥以布裹密器貯，勿令洩氣。

長髮方

蔓荊子三升　大附子三枚。

上二味，㕮咀，以酒一斗二升漬之。盛瓷瓶中，封頭二十日。取雞肪煎以塗之，澤以汁櫛髮。十日長一尺，勿逼面塗。

又方　麻子仁三升　秦椒三升。

上二味，合以泔漬一宿，以沐髮長矣。

又方　麻子二升　白桐葉一把。

上二味，以米泔汁煮去滓，適寒溫，沐二十日長矣。

治髮落方

石灰三升，水拌令濕，炒令極焦，停冷，以絹袋貯之，以酒三升漬之，密封。冬二七日，春秋七日，取酒溫服一合，常令酒氣相接，七日落止，百日服之，終身不落，新髮生也。

又方　桑白皮一石，以水一石煮三沸，以沐髮三過，即止。

令白髮還黑方

隴西白芷　旋覆花　秦椒各一升　桂心一尺。

上四味，擣篩為散，以井花水服方寸匕，日三服，三十日還黑。禁房事。

又方　烏麻九蒸九暴擣末，棗膏和丸，久服之。

又方　八角附子一枚　大醋半升。

上二味，於銅器中煎取兩沸，納好礬石大如棋子一枚，消盡納脂三兩，和令相得，下之攪至凝，納竹筒中，拔白髮，以膏塗上，即生黑髮。

髮黃方

臘月豬膏和羊矢灰、蒲灰等分敷之，三日一為取黑止。

又方　以醋煮大豆爛，去豆，煎冷稠，塗髮。

又方　熊脂塗髮梳之，散頭床底伏地一食頃，即出，形盡當黑。用之不過一升。

染髮方

石榴三顆，皮葉亦得。針沙如棗核許大，醋六升，水三升，和藥合煮，得一千沸即熟，灰汁洗乾染之。

瓜子散　治頭髮早白。又生虛勞，腦髓空竭，胃氣不和，諸臟虛絕，血氣不足，故令人髮早白，少而算髮及憂愁早白，遠視䀮䀮，風淚出，手足煩熱，恍惚忘誤，連年下痢，服之一年後，大驗。

瓜子一升　白芷去皮　當歸　芎藭　甘草炙，各二兩。

上五味，擣篩為散，食後服方寸匕，日三，酒漿、湯飲任性服之。一方有松子二兩。

《千金翼方》卷第五

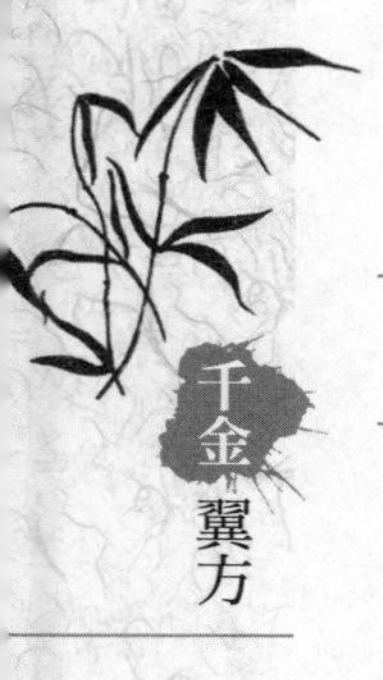

千金翼方卷第六　婦人二

產後心悶第一方四首

治產後心悶，眼不得開方

當產婦頭頂上取髮如指大，令人用力挽之，眼即開。

單行羚羊角散　治產後心悶，是血氣上沖心方。

羚羊角一枚，燒成灰。

上一味，搗篩為散，取東流水服方寸匕，若不瘥，須臾更服，取瘥止。

單行羖羊角散　治產後心悶方。

羖羊角燒作灰。

上一味，搗篩為散，以溫酒服方寸匕，若不瘥，須臾更服，取瘥止。亦治產難。

單行生赤小豆散　主產後心悶方。

赤小豆。

上一味，搗篩為散，以東流水服方寸匕，不瘥，須臾更服，即癒。

產後虛煩第二方一十三首

薤白湯　治產後胸中煩熱逆氣方。

薤白切　半夏洗去滑　人參　甘草炙　知母各二兩　麥門冬

半升，去心　石膏四兩，打碎，綿裹　栝樓三兩。

上八味，㕮咀，以水一斗三升，煮取四升，分為五服，日三夜再。熱甚加石膏、知母各一兩。

竹根湯　主產後虛煩方。

竹根細切，一斗五升。

上以水二斗，煮取七升，去滓，納小麥二升，大棗二十枚，復煮麥熟，又納甘草一兩，炙麥門冬一升去心，湯成去滓，溫服五合，不瘥，更服取瘥。若短氣，亦服之，極佳。

人參當歸湯　主產後煩悶不安方。

人參　當歸　芍藥　麥門冬去心　粳米一升　乾地黃　桂心各一兩　大棗二十枚，去核　淡竹葉切，三升。

上九味，㕮咀，以水一斗二升，先煎竹葉及米取八升，去滓，納藥煮取三升，適寒溫分三服。若煩悶不安者，當取豉一升，以水三升，煮取一升，盡服之甚良。

甘竹茹湯　主產後內虛，煩熱短氣方。

甘竹茹　人參　茯苓　黃芩　甘草炙，各一兩。

上五味，㕮咀，以水六升，煮取二升，分三服。

知母湯　主產後乍寒乍熱，通身溫熱，胸心煩悶方。

知母三兩　黃芩　芍藥各二兩　桂心　甘草各一兩。

上五味，㕮咀，以水五升，煮取二升五合，分為三服。一方不用桂心，加生地黃。

竹葉湯　主產後心煩悶不解方。

生淡竹葉切　麥門冬去心　小麥各一升　大棗十四枚，擘　茯苓　生薑各三兩，切　甘草二兩，炙。

上七味，㕮咀，以水一斗，先煮竹葉、小麥取八升，納諸藥，煮取三升，分為三服。若心中虛悸者，加人參二兩；若其人食少無氣力者，可更加白粳米五合；氣逆者，加半夏二兩。

淡竹茹湯　主產後虛煩，頭痛短氣欲死，心中悶亂不起

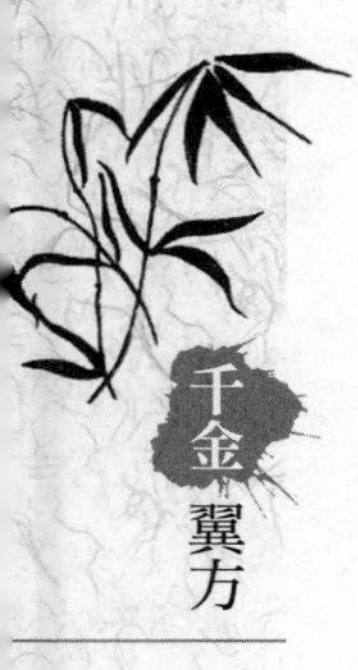

方。

生淡竹茹一升　麥門冬五合，去心　小麥五合　大棗十四枚，一方用石膏　生薑三兩，切，一方用乾薑　甘草炙，一兩。

上六味，㕮咀，以水八升煮竹茹、小麥，減一升，仍納諸藥，更煮二升，分為二服，羸人分為三服。若有人參，納一兩，若無人參，納茯苓一兩半亦佳。人參、茯苓，皆治心煩悶及心驚悸，安定精神，有即為良，無，自依本方服一劑，不瘥，更作服之。若逆氣者，加半夏二兩，洗去滑。

單行白犬骨散　主產後煩悶不食方。

白犬骨燒之擣篩，以水和服方寸匕。

單行小豆散　治產後煩悶，不能食虛滿方。

小豆三七枚，燒作屑，以冷水和，頓服之。

單行蒲黃散　治產後苦煩悶方。

蒲黃。

上一味，以東流水和服方寸匕，極良。

治產後虛熱往來，心胸中煩滿，骨節疼及頭痛，壯熱，晡時輒甚，又似微瘧方。

蜀漆葉　黃芩　桂心　甘草炙，各一兩　生地黃一斤　黃蓍　蝭母各三兩　芍藥二兩。

上八味，㕮咀，以水一斗，先煮地黃取七升，去滓，下諸藥，煮取二升五合，分三服，湯治寒熱不損人。

芍藥湯　治產後虛熱頭痛方。

白芍藥　乾地黃　牡蠣各五兩，熬　桂心三兩。

上四味，㕮咀，以水五升，煮取三升半，分三服，湯不損人，無毒。亦治腹中急痛，若通身發熱，更加黃芩二兩，大熱即除。

鹿角屑豉湯　主婦人墮身，血不盡去，苦煩悶方。

鹿角屑一兩　香豉一升半。

上二味，以水三升，先煮豉三沸，去滓，納鹿角屑，攪令調，頓服，須臾血下。

陰脫第三方八首

石灰坐漬法　主產後陰道不閉方。

石灰一升，熬令能燒草。

上一味，以水二斗投灰中，適寒溫，入汁中坐漬之，須臾復易，如常法，此是神秘方不傳，已治人有驗。

當歸散　治婦人陰脫。

當歸　黃芩各二兩　芍藥五分　蝟皮半兩　牡蠣二兩半，熬。

上五味，搗篩為散，酒服方寸匕，日三服，禁舉重，良。

黃芩散　治婦人陰脫。

黃芩　蝟皮各半兩　芍藥一兩　當歸三分　牡蠣熬　松皮及實百日陰乾燒灰，一方用狐莖　竹皮各二兩半。

上七味，搗篩為散，飲服方寸匕，日三服，禁勞，勿冷食。

硫黃散　治婦人陰脫。

硫黃半兩　烏賊魚骨半兩　五味子三銖。

上三味，搗下篩，以粉其上，良，日再三粉之。

治婦人陰脫鐵精羊脂敷方

羊脂煎訖，適冷暖塗上，以鐵精敷脂上，多少令調，以火炙布，溫以熨上，漸推內之，末磁石酒服方寸匕，日三服，亦治脫肛。

治婦人陰癀脫肛方

礬石熬。

上一味，末之，每旦空腹酒和服方寸匕，日三服。

又方　取車缸脂，敷之即癒。

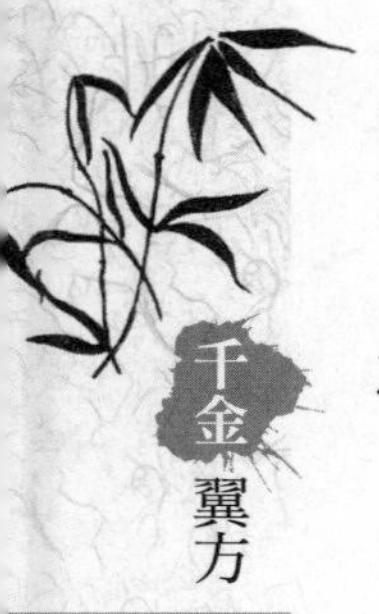

當歸湯　治婦人產後，臟中風陰重洗方。

當歸　獨活各三兩　白芷　地榆皮　礬石各二兩，熬。

上五味，㕮咀，以水一斗五升，煮取一斗二升，以洗浴之。

惡露第四方一十八首

治產後瘕病，燒秤錘酒方。

鐵秤錘燒令極赤，投於酒一升中，浸令無聲，出錘，頓服之，不瘥更作。

紫湯　治產後惡露未盡，又兼有風，身中急痛。

取大豆一升，先取新布揩之令光，生熬，令豆不復聲才斷，以清酒一升投豆中，停三沸，漉去滓，每服一升，日三夜一服。

乾地黃湯　治產後惡露不盡，除諸疾，補不足。

乾地黃三兩　芎藭　桂心　黃耆　當歸各三兩　細辛　人參　茯苓　防風　芍藥　甘草炙，各一兩。

上一十一味，㕮咀，以水一斗，煮取三升，分為三服，日再夜一。

桃仁湯　主產後往來寒熱，惡血不盡方。

桃仁五兩，去皮尖及雙仁　吳茱萸二升　黃耆　當歸　芍藥各二兩　生薑　柴胡去苗　百煉酥各八兩。

上八味，㕮咀，四物以酒一斗，水二升合煮，取三升，絞去滓。適寒溫，先食服一升，日三服。

厚朴湯　主產後腹中滿痛，惡露不盡方。

厚朴炙　乾薑炮　桂心各四兩　黃芩　芍藥　乾地黃　茯苓　大黃各三兩　桃仁去尖皮　虻蟲熬，去翅足　甘草炙，各二兩　芒硝一兩　枳實炙　白朮各五兩。

上一十四味，㕮咀，以水一斗、清酒三升合煮，取三升，絞去滓，下芒硝令烊，適寒溫，服一升，日三。一方用梔子十四枚。

澤蘭湯 主婦人產後惡露不盡，腹痛不除，少腹急痛，痛引腰背，少氣力方。

澤蘭 生地黃 當歸各二兩 生薑三兩 芍藥一兩 大棗十枚，擘 甘草一兩半，炙。

上七味，切，以水九升，煮取三升，分為三服。墮身欲死者，服之亦瘥。

甘草湯 主產後餘血不盡，逆搶心胸，手足冷，唇乾，腹脹，短氣。

甘草炙 芍藥 桂心各三升 大黃四兩 阿膠三兩。

上五味，㕮咀，以東流水一斗，煮取三升，絞去滓，納阿膠令烊，分為三服，一服入腹，面即有顏色，一日一夜盡此三服，即下惡血，將養如新產婦也。

大黃湯 治產後惡露不盡。

大黃 當歸 生薑 牡丹去心 芍藥 甘草炙，各一兩 吳茱萸一升。

上七味，㕮咀，以水一斗，煮取四升，分為四服，一日令盡，極佳。加人參二兩，名人參大黃湯。

當歸湯 治產後血留下焦不去。

當歸 桂心 甘草炙，各二兩 芎藭 芍藥各三兩 乾地黃四兩。

上六味，㕮咀，以水一斗，煮取五升，分為五服。

柴胡湯 治產後往來寒熱，惡露不盡。

柴胡去苗 生薑各二兩，切 桃仁五十枚，去皮尖 當歸 芍藥 黃蓍各三兩 吳茱萸二升。

上七味，㕮咀，以清酒一斗三升，煮取三升，先食服一

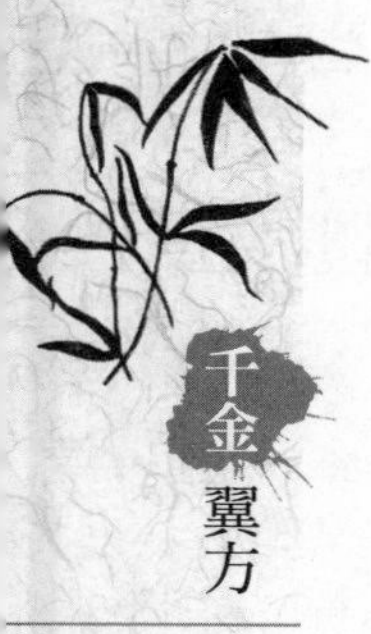

升，日三服。《千金》以水煮。

大黃湯　主產後餘疾，有積血不去，腹大短氣，不得飲食，上沖心胸，時時煩憒逆滿，手足煩疼，胃中結熱。

大黃　黃芩　甘草炙，各一兩　蒲黃半兩　大棗三十枚，擘。

上五味，㕮咀，以水三升，煮取一升，清朝服，至日中當利，若下不止，進冷粥半升，即止，若不下，與少熱飲自下，人羸者半之。《千金》名蒲黃湯，有芒硝一兩。

梔子湯　治產後兒生處空，留血不盡，小腹絞痛。

梔子三十枚，以水一斗，煮取六升，納當歸、芍藥各三兩，蜜五合，生薑五兩，羊脂一兩，於梔子汁中，煎取二升，分為三服。

大黃湯　產後血不流方。

大黃　黃芩　當歸　芍藥　芒硝　甘草炙，各一兩　桃仁　杏仁各三十枚，去皮尖。

上八味，㕮咀，以水一斗，煮取三升，去滓，納芒硝令烊，分為四服，法當下利。利若不止，作白粥飲一杯暖服，去一炊久，乃再服。

生地黃湯　治產後三日或四五日，腹中餘血未盡，絞痛強滿，氣息不通。

生地黃五兩　生薑三兩　大黃　細辛　甘草炙　桂心　黃芩　茯苓　芍藥　當歸各一兩半　大棗二十枚，擘。

上一十一味，㕮咀，以水八升，煮取二升五合，分為三服。禁生冷等，良。

大黃乾漆湯　治新產後有血，腹中切痛。

大黃　乾漆熬　乾地黃　乾薑　桂心各一兩。

上五味，㕮咀，以水、清酒各五升，煮取三升，去滓，溫服一升，血當下。若不下，明日更服一升，滿三服，病無不瘥。

麻子酒　治產後血不去。

麻子五升。

搗，以酒一斗漬一宿，明旦去滓，服一升，先食服。不瘥，復服一升。不吐下，不得與男子交通，一月將養如初產法。

升麻湯　治產後惡物不盡，或經一月、半歲、一歲。

升麻三兩。

以酒五升，煮取二升，分再服，當吐下惡物，莫怪之，極良。

大黃苦酒　治產後子血不盡。

大黃八銖。

切，以苦酒二升，合煮，取一升，適寒溫服之，即血下甚良。

心痛第五方四首

羊肉桂心湯　主產後虛冷心痛方。

羊肉三斤　桂心四兩　當歸　乾薑　甘草炙，各二兩　吳茱萸　人參　芎藭　乾地黃各二兩。

上九味，㕮咀，以水一斗煮肉，取汁五升，去肉納藥，煮取二升半，分為三服。一方有桔梗三兩。

蜀椒湯　主產後心痛，此大寒冷所為方。

蜀椒二合，汗，去目，閉口者　當歸　半夏洗，去滑　桂心　甘草炙　茯苓　人參各二兩　芍藥三兩　蜜一升　生薑汁五合。

上一十味，㕮咀，以水九升煮椒令沸，然後納藥，煮取二升半，去滓，納薑汁及蜜，復煎取一升半，一服五合，漸加至六合盡，勿吃冷食，佳。

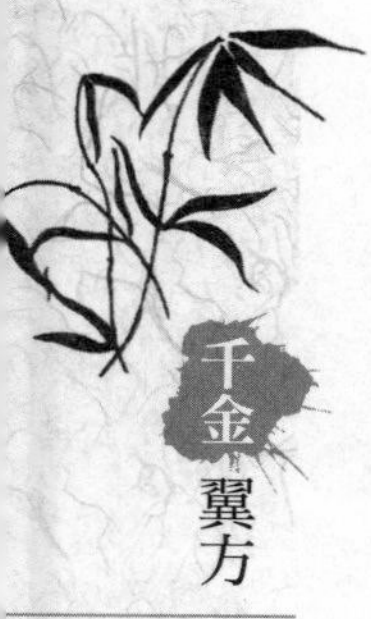

治產後心痛方 一云大岩蜜湯。

乾地黃 當歸 獨活 芍藥 細辛 桂心 乾薑 小草 甘草炙，各三兩 吳茱萸一升。

上一十味，㕮咀，以水九升，煮取三升，分三服。《千金》用蜜五合。

芍藥湯 主產後心痛，此大寒冷所為方。

芍藥 桂心各三兩 當歸 半夏洗，去滑 茯苓各二兩 蜀椒二合，汗 生薑汁五合 蜜一升。

上八味，㕮咀，以水七升，煮取二升，去滓，納薑汁及蜜，復煎取二升五合，一服五合，漸加至六合，其服每相去一炊久再服，忌冷食。

腹痛第六 方一十六首

乾地黃湯 主產後兩脅滿痛，兼除百病。

乾地黃 芍藥各二兩 生薑五兩 當歸 蒲黃各三兩 桂心六兩 大棗二十枚，擘 甘草炙，一兩。

上八味，㕮咀，以水一斗，煮取二升半，分三服。

芍藥湯 主產後腹痛。

芍藥四兩 茯苓三兩 人參 乾地黃 甘草各二兩。

上五味，㕮咀，以清酒兼水各六升，煮取三升，分服，日三。

豬腎湯 治產後腹痛。

豬腎一枚 茱萸一升 黃耆 當歸 芎藭 人參 茯苓 乾地黃各二兩 生薑切 厚朴炙 甘草炙，各三兩 桂心四兩 半夏五兩，洗去滑。

上一十三味，㕮咀，以水二斗煮豬腎令熟，取一斗，吹去肥膩，又以清酒二升，煮取三升，分為四服，日三夜一服。

又方 羊肉一斤半 葱白一斤 乾薑 當歸 桂心各三兩 芍藥 芎藭 乾地黃 甘草炙，各二兩。

上九味，㕮咀，先以水二斗煮肉，取一斗，去肉納藥，煎取三升，分為四服，一日令盡。

吳茱萸湯 主婦人先有寒冷胸滿痛，或心腹刺痛，或嘔吐，或食少，或腫，生後益劇，或寒，或下更劇，氣息綿惙欲絕，皆主之。

吳茱萸二兩 防風 桔梗 乾薑 乾地黃 當歸 細辛 甘草炙，各半兩。

上八味，㕮咀，以水四升，煮取一升五合，分為三服。

緩中葱白湯 主產後腹痛少氣。

葱白 當歸 人參 半夏洗去滑 細辛各二兩 天門冬去心 芍藥 乾薑 甘草炙，各六兩 生地黃取汁 吳茱萸各一升。

上一十一味，㕮咀，以水七升，煮取二升，一服一升，日夜服之令盡。

羊肉當歸湯 主產後腹中、心下切痛，不能食，往來寒熱，若中風乏氣力方。

羊肉三斤，去脂 當歸二兩 黃芩一方用黃蓍 芎藭 防風各一兩，一方用人參 生薑五兩 芍藥 甘草炙，各三兩。

上八味，㕮咀，以水二斗煮肉，取一斗，出肉，納諸藥煎取三升，分為三服。

蒲黃湯 主產後餘疾，胸中少氣，腹痛頭疼，餘血不盡，除腹中脹滿欲絕方。

蒲黃 生薑 生地黃各五兩 芒硝二兩 桃仁二十枚，去皮尖 芎藭 桂心各一兩 大棗十五枚，擘。

上八味，㕮咀，以水九升，煮取二升五合，去滓，納芒硝，分為三服，良驗。

敗醬湯 主產後疾痛引腰腹，如錐刀刺方。

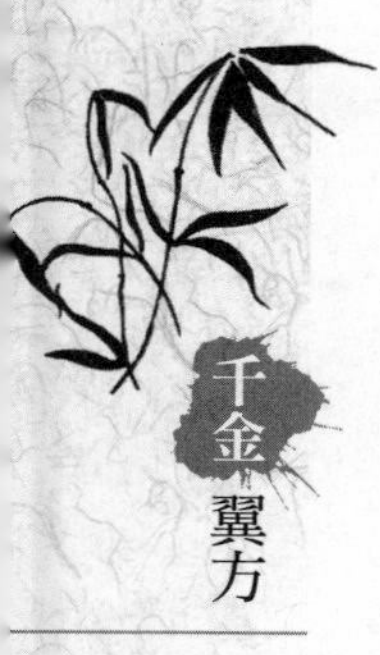

敗醬三兩。

上一味，切，以水四升，酒二升，微火煎取二升，適寒溫，服七合，日三，食前服之，大良。《千金》有桂心、芎藭各一兩半，當歸一兩，為四味。

芎藭湯 主產後腹痛。

芎藭二兩　女萎五分　黃芩　前胡　桃仁去皮尖　桂心各一兩　芍藥　大黃各一兩半　蒲黃五合　生地黃切，一升半　甘草二兩，炙　當歸三兩。

上一十二味，㕮咀，以水一升、酒三升合，煮取三升，分為四服，日三夜一服。《千金》有黃蓍，無黃芩。

獨活湯 主產後腹痛，引腰脊拘急方。

獨活　當歸　芍藥　生薑　桂心各三兩　大棗一十枚，擘　甘草二兩，炙。

上七味，㕮咀，以水八升，煮取三升，分三服，相去如十里久進之。

芍藥黃蓍湯 治產後心腹痛方。

芍藥四分　黃蓍三兩　白芷　桂心　生薑　甘草炙，各二兩　大棗十枚，擘。

上七味，㕮咀，以酒並水各五升，合煮取三升，空腹服一升，日三服。《千金》有人參、當歸、芎藭、地黃、茯苓，為十二味。

桃仁芍藥湯 治產後疾痛方。

桃仁半升，去尖皮　芍藥三兩　芎藭　當歸　乾漆熬　桂心　甘草炙，各二兩。

上七味，㕮咀，以水八升，煮取三升，分為三服，服別相去一炊久，再服。

單行茱萸酒 治產後腹內疾痛方。

吳茱萸一升。

以酒三升，漬一宿，煎取半升，頓服之，亦可再服之。

單行桂酒　主產後疾痛及卒心腹痛方。

桂心三兩。

切，以酒三升，煮取二升，分為三服。

單行生牛膝酒　主產後腹中甚痛方。

生牛膝根五兩。

切，以酒五升，煮取二升，分為三服，若用乾牛漆，須以酒漬之，然後可煮。

虛損第七方一十七首

羊肉黃蓍湯　主產後虛乏，當補益方。

羊肉三升　黃蓍　麥門冬各三兩，去心　大棗三十枚，擘　乾地黃　茯苓　當歸　芍藥　桂心　甘草炙，各二兩。

上一十味，㕮咀，以水二斗煮肉，取一斗，去肉，納藥，煮取三升，分為三服，大良。

鹿肉湯　主產後虛悶勞損，補之方。

鹿肉四斤　乾地黃　芍藥　茯苓　黃蓍　麥門冬去心　甘草各二兩，炙　芎藭　當歸　人參各三兩　生薑六兩　大棗二十枚，擘　半夏一升，洗去滑。

上一十三味，㕮咀，以水三斗煮肉，取二斗，去肉，納藥，煎取三升，分為四服，日三夜一服。

獐骨湯　治產後虛乏，五勞七傷，虛勞不足，臟腑冷熱不調方。

獐骨一具，銼　遠志去心　黃蓍　芍藥　橘皮　茯神　厚朴炙　芎藭　甘草炙，各三兩　當歸　乾薑　防風　獨活各二兩　生薑切　桂心各四兩。

上一十五味，㕮咀，以水三斗，煮獐骨，取一斗，去滓，納藥，煮取三升，分為四服。

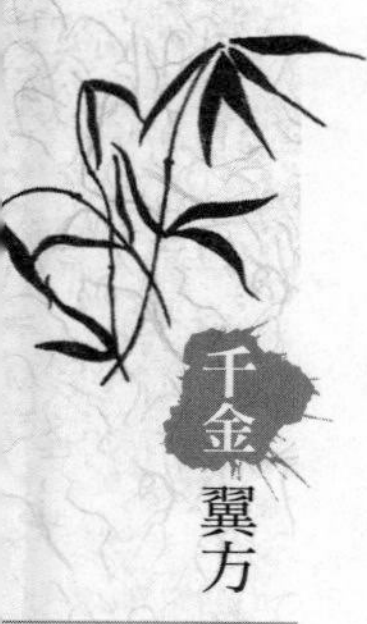

羊肉湯　主產後及傷身大虛，上氣，腹痛兼微風方。

羊肉二斤，無羊肉，用獐肉代　麥門冬七合，去心　生地黃五兩　大棗十二枚，擘　黃蓍　人參　獨活　桂心　茯苓　甘草炙，各二兩。

上一十味，㕮咀，以水二斗，煮肉，取一斗，去肉，納藥，煮取三升半，分為四服，日三夜一服。《千金》有乾薑。

羊肉生地黃湯　主產後三日，補中理臟，強氣力，消化血方。

羊肉二斤　芍藥三兩　生地黃切，二升　當歸　芎藭　人參　桂心　甘草炙，各二兩。

上八味，㕮咀，以水二斗煮肉，取一斗，去肉，納藥，煎取三升，分為四服，日三夜一服。

羊肉杜仲湯　治產後腰痛咳嗽方。

羊肉四斤　杜仲炙　紫菀　桂心　當歸　白朮各三兩　細辛　五味子　款冬花　厚朴炙　附子炮，去皮　萆薢　人參　芎藭　黃蓍　甘草炙，各二兩　生薑八兩，切　大棗三十枚，擘。

上一十八味，㕮咀，以水二斗煮肉，取一斗，去肉，納藥，煎取三升，分溫三服。

當歸建中湯　治產後虛羸不足，腹中疾痛不止，吸吸少氣，或若小腹拘急攣痛引腰背，不能飲食，產後一月日，得服四五劑為善，令人強壯內補方。

當歸四兩　桂心三兩　甘草炙，二兩　芍藥六兩　生薑三兩　大棗十二枚，擘。

上六味，㕮咀，以水一斗，煮取三升，分為三服，一日令盡。若大虛，納飴糖六兩作湯成，納之於火上暖，令飴糖消。若無生薑，則以乾薑三兩代之。若其人去血過多，崩傷內衄不止，加地黃六兩，阿膠二兩，合八種，作湯成，去滓，納阿膠。若無當歸，以芎藭代之。

內補芎藭湯 主婦人產後虛羸，及崩傷過多，虛竭，腹中疾痛。

芎藭 乾地黃各四兩 芍藥五兩 桂心二兩 大棗四十枚，擘 乾薑。

上七味，㕮咀，以水一斗二升，煮取三升，分為三服，若不瘥，更作至三劑。若有寒，苦微下，加附子三兩，炮，主婦人虛羸少氣，七傷損絕，腹中拘急痛，崩傷虛竭，面目無色及唾血，甚良。

大補中當歸湯 治產後虛損不足，腹中拘急，或溺血，小腹苦痛，或從高墮下，犯內，及金瘡血多內傷，男子亦宜服之。

當歸 乾薑 續斷 桂心各三兩 乾地黃六兩 芍藥四兩 芎藭 麥門冬去心 白芷 甘草炙，各二兩 大棗四十枚，擘 吳茱萸一升。

上一十二味，㕮咀，以酒一斗，漬藥一宿，明旦以水八升合煮，取五升，去滓，分溫五服，日三夜二服。有黃耆，入二兩為佳。

緩中湯 主婦人產後腹中拘急，及虛滿少氣，產後諸虛不足，寬中補寒。

吳茱萸一升 乾薑 當歸 白芷 人參 甘草炙，各二兩 麥門冬去心 半夏洗去滑，各三兩 芍藥六兩 細辛一兩 生地黃一斤，取汁。

上一十一味，㕮咀，以水一斗，煮取三升，去滓，納地黃汁，更上火合煎三兩沸，溫服一升，日三服。若無當歸，以芎藭四兩代之。

大補湯 治產後虛不足，少氣乏力，腹中拘急痛及諸疾痛，內崩傷絕，虛竭裡急，腰及小腹痛。

當歸 乾地黃 半夏洗去滑 桂心各三兩 吳茱萸一升，一本

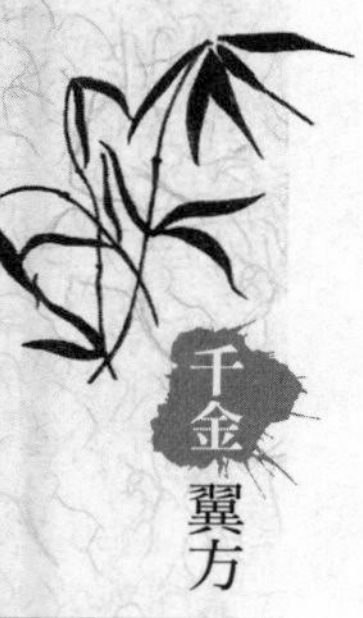

無　人參　麥門冬去心　芎藭　乾薑　甘草炙　白芷各二兩　芍藥四兩　大棗四十枚，擘。

上一十三味，㕮咀，以水一斗，煮取三升，分三服。

當歸芍藥湯　治產後虛，逆害飲食方。

當歸一兩半　芍藥　人參　桂心　生薑切　甘草炙，各一兩　乾地黃二兩　大棗二十枚，擘。

上八味，㕮咀，以水七升，煮取三升，分為三服。

鮑魚湯　主產後腹中虛極，水道閉絕，逆脹，咽喉短氣方。

鮑魚一斤半　麻子仁　細辛　茯苓　生薑切　五味子各一兩　地黃五兩。

上七味，㕮咀，以水一斗煮鮑魚如食法，取汁七升，納藥煎取三升，分為三服，大有神驗。

厚朴湯　主產後四日之中血氣，口乾，噓吸方。

厚朴炙　枳實炙　生薑各三兩　芍藥　五味子　茯苓　前胡各一兩　人參半兩　大棗二十枚，擘。

上九味，㕮咀，以水六升，煮取二升五合，分為三服，適寒溫服，禁冷物。

生地黃湯　主產後虛損少氣方。

生地黃　人參　知母　桂心　厚朴炙　甘草炙，各二兩　赤小豆三升。

上七味，㕮咀，以水二斗五升煮地黃，取一斗，去滓，納藥，煎取三升，分為三服。

氣奔湯　主婦人奔豚氣，積勞，臟氣不足，胸中煩躁，關元以下如懷五千錢狀方。

厚朴炙　當歸　細辛　芍藥　桔梗　石膏碎　桂心各三兩　大黃五兩　乾地黃四兩　乾薑　澤瀉　黃芩　甘草炙，各五兩。

上一十三味，㕮咀，以水一斗，煮取三升，分溫三服，服三劑，佳。《千金》有吳茱萸，無大黃。

杏仁湯 治產後虛氣方。

杏仁去皮尖，雙仁者　蘇葉各一升　半夏一兩，洗　生薑十兩　桂心四兩　人參　橘皮　麥門冬去心　白前各三兩。

上九味，㕮咀，以水九升，煮取二升五合，分三服。

《千金翼方》卷第六

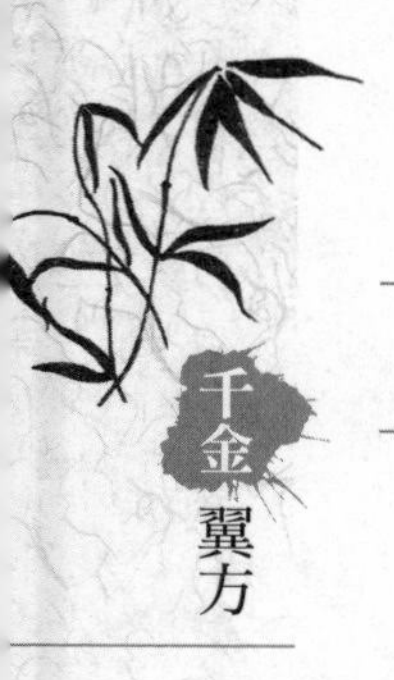

千金翼方卷第七　婦人三

虛乏第一方一十二首

柏子仁丸　主婦人五勞七傷，羸弱瘦削，面無顏色，飲食減少，貌失光澤，及產後半身枯悴，傷墜斷絕，無子，令人肥白。能久服，夫婦不相識，神方。

柏子仁　白石英　鐘乳　乾薑　黃蓍各二兩　澤蘭九分，取葉熬　藁本　蕪荑各三兩　芎藭二兩半　防風五分　蜀椒一兩半，去目及閉口者，汗　人參　紫石英　石斛　赤石脂　乾地黃　芍藥　五味子　秦艽　肉蓯蓉　厚朴炙　龍骨　防葵　細辛　獨活　杜仲炙　白芷　茯苓　桔梗　白朮　桂心各一兩　當歸　甘草炙，各七分。

上三十三味，擣篩為末，煉蜜和丸如梧子，空肚暖酒服十丸，不知，稍增至三十丸，以知為度，禁食生魚、肥豬肉、生冷。《千金》有烏頭，無秦艽、龍骨、防葵、茯苓。

小澤蘭丸　治婦人產後虛損補益方。

澤蘭九分，取葉熬　蕪荑熬　藁本　厚朴炙　細辛　人參　柏子仁　白朮各三分　蜀椒去目、閉口者，汗　白芷　乾薑　食茱萸　防風各一兩　石膏二兩　桂心半兩　當歸　芎藭　甘草炙，各七分，一方有芍藥一兩。

上一十八味，擣篩為末，煉蜜和丸梧子大，溫酒服二十丸，漸加至三十丸，日三服。忌食生魚、肥豬肉。《千金》無乾薑，有茯苓。

大五石澤蘭丸　主婦人產後虛損，寒中，腹中雷鳴，緩急風，頭痛寒熱，月經不調，繞臍惻惻痛，或心下石堅，逆害飲食，手足常冷，多夢紛紜，身體痺痛，營衛不和，虛弱不能動搖方。

澤蘭九分，取葉熬　石膏　乾薑　白石英　陽起石各二兩　芎藭　當歸各七兩　人參　石斛　烏頭炮，去皮　白朮　續斷　遠志去心　防風各五分　紫石英　禹餘糧　厚朴炙　柏子仁　乾地黃　五味子　細辛　蜀椒去目，閉口者，汗　龍骨　桂心　茯苓各一兩半　紫菀　山茱萸各一兩　白芷　藁本　蕪荑各三兩　鐘乳　黃耆　甘草炙，各二兩半。

上三十三味，擣篩為末，煉蜜和丸如梧桐子，酒服二十丸，漸加至三十丸。《千金》無陽起石。

小五石澤蘭丸　主婦人勞冷虛損，飲食減少，面失光色，腹中冷痛，月候不調，吸吸少氣無力，補益溫中方。

澤蘭九分，取葉熬　藁本　柏子仁　厚朴炙　白朮各一兩　芍藥　蜀椒去目、閉口者，汗　山茱萸　人參各五分　紫石英　鐘乳　白石英　肉蓯蓉　礬石燒　龍骨　桂心各一兩半　石膏　乾薑　陽起石各二兩　蕪荑三分，熬　赤石脂　當歸　甘草各七分，炙。

上二十三味，擣篩為末，煉蜜和丸如梧子，酒服二十丸，加至三十丸，日三服。

大補益當歸丸　治產後虛羸不足，胸中少氣，腹中拘急疼痛，或引腰背痛，或產後所下過多不止，虛竭乏力，腹中痛，晝夜不得眠，及崩中，面目失色，唇口乾燥。亦主男子傷絕，或從高墮下，內有所傷之處，或損血吐下及金瘡等方。

當歸　芎藭　續斷　乾薑　阿膠炙　甘草炙，各四兩　附子炮，去皮　白芷　吳茱萸　白朮各三兩　乾地黃十兩　桂心二

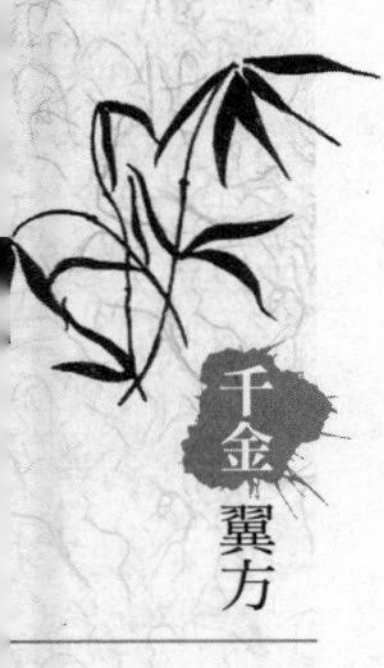

兩　赤芍藥二兩。

上一十三味，搗篩為末，煉蜜和丸如梧子，酒服二十丸，日三夜一，漸加至五十丸。若有真蒲黃，可加一升為善。

白芷丸　治婦人產後所下過多，及崩中傷損，虛竭少氣，面目失色，腹中痛方。

白芷　續斷　乾薑　當歸各三兩　附子一兩，炮，去皮　乾地黃五兩　阿膠三兩，炙。

上七味，搗篩為末，煉蜜和丸如梧子，酒服二十丸，日四五服。無當歸，用芎藭代之。亦可加蒲黃一兩為善，無續斷，用大薊根代之。

甘草丸　主婦人產後心虛不足，虛悸少氣，心神不安，或若恍恍惚惚不自覺方。

甘草三兩，炙　人參　澤瀉　桂心各一兩　大棗五枚　遠志去心　茯苓　麥門冬去心　菖蒲　乾薑各二兩。

上一十味，搗篩為末，煉蜜和丸如大豆許，酒服二十丸，日四五服，夜二服，不知稍增。若無澤瀉，用朮代之。若胸中冷，增乾薑。

大遠志丸　主婦人產後心虛不足，心下虛悸，志意不安，時復憒憒，腹中拘急痛，夜臥不安，胸中吸吸少氣。藥內補傷損，益氣，安志定心，主諸虛損方。

遠志去心　茯苓　桂心　麥門冬去心　澤瀉　乾薑　人參　當歸　獨活　阿膠炙　菖蒲　甘草炙　白朮各三兩　乾地黃五兩　薯蕷二兩。

上一十五味，搗篩為末，煉蜜和丸如梧子，空腹溫酒服二十丸，日三服，不知稍加至三十丸。大虛，身體冷，少津液，加鐘乳三兩為善，鐘乳益精氣，安心鎮志，令人顏色美，至良。

人參丸　主產後大虛，心悸，志意不安，恍惚不自覺，心中畏恐，夜不得眠，虛煩少氣方。

人參　茯苓　麥門冬去心　甘草炙，各三兩　桂心一兩　大棗五十枚，作膏　菖蒲　澤瀉　薯蕷　乾薑各二兩。

上一十味，擣篩為末，煉蜜棗膏和丸如梧子大。空腹酒下二十丸，日三夜一服，不知稍增至三十丸。若有遠志得二兩納之為善。氣絕納當歸、獨活各三兩更善。此方亦治男子虛、心悸不安，至良。

生地黃煎　治婦人產後虛羸短氣，胸脅逆滿風寒方。

生地黃八兩　茯苓　麥門冬各一斤，去心　桃仁半升，去皮尖　甘草一尺，炙　人參三兩　石斛　桂心　紫菀各四兩。

上九味，合擣篩，以生地黃汁八升，醇清酒八升，合調銅器中炭火上，納鹿角膠一斤，數攪之得一升，次納飴三升，白蜜三升，於銅器中釜湯上煎令調藥成。先食服如彈丸一枚，日三，不知稍加至二丸。

地黃羊脂煎　治產後諸病，羸瘦，欲令肥白，食飲平調方。

生地黃汁一斗　生薑汁　白蜜各五升　羊脂二升。

上四味，先煎地黃汁，令得五升，次納羊脂，煎令減半，納薑汁，復煎令減，納蜜著銅器中，重湯煎如飴狀。取煎如雞子大一枚，投溫酒中，飲，日三服。

生飲白草汁　治產後勞復及腎勞方。

白草一把。

上一味，擣絞取汁，頓服，瘥。勞復生蟲，去滓取汁，洗眼中蟲出。又屋漏水洗赤蟲出。

盜汗第二方四首

鯉魚湯　主婦人體虛，流汗不止，或眠中盜汗方。

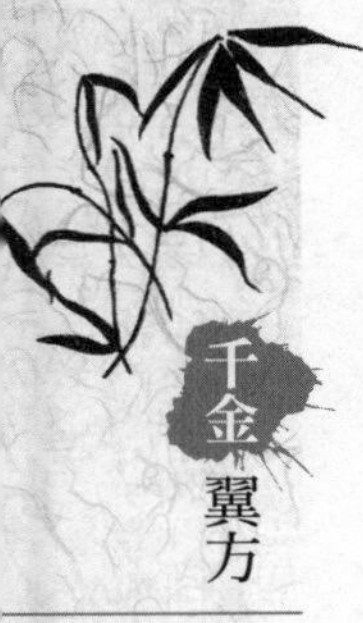

鯉魚二斤　蔥白切，一升　豉一升　乾薑　桂心一兩。

上五味，先以水一斗煮魚，取六升，去魚納諸藥，微火煮取二升，分再服，取微汗即癒。

竹皮湯　治婦人汗血、吐血、尿血、下血。

竹皮三升　乾地黃四兩　人參半兩　芍藥　當歸　桔梗　桂心各二兩　芎藭　甘草炙，各二兩。

上九味，㕮咀，以水七升，煮取三升，分三服。

吳茱萸湯　治婦人產後虛羸盜汗，時濇濇惡寒。

吳茱萸三兩。

上一味，以清酒三升漬之半日，所煮令蟻鼻沸，減得二升。分服一升，日再，間日飲。

豬膏煎　治婦人產後體虛，寒熱自汗出。

豬膏　生薑汁　白蜜各一升　清酒五合。

上四味，合煎令調和，五上五下，膏成。隨意以酒服，瘥。當用炭火上煎。

下乳第三方一十六首

鐘乳湯　治婦人乳無汁。

鐘乳　白石脂　硝石各一分　通草　生桔梗各二分。

上五味，㕮咀，以水五升煮，三上三下，餘一升，去滓，納硝石令烊，絞服無多少，若小兒不能乳，大人嗍之。

漏蘆湯　治婦人乳無汁。

漏蘆　通草各二兩　鐘乳一兩　黍米一升。

上四味，㕮咀，黍米宿漬，揩撻，取汁三升，煮藥三沸。去滓飲之，日三服。

鯽魚湯　婦人下乳汁。

鯽魚長七寸　豬肪半斤　漏蘆　鐘乳各二兩。

上四味，㕮咀，藥切，豬脂魚不須洗，清酒一斗二升，合煮，魚熟藥成，去滓。適寒溫，分五服，即乳下，良。飲其間相去須臾一飲，令藥力相及。

又方　通草　鐘乳　栝樓實　漏蘆各三兩。

上四味，㕮咀，以水一斗，煮取三升，去滓。飲一升，日三服。

又方　通草　鐘乳各四兩。

上二味，切，以酒五升漬一宿，明旦煮沸，去滓。服一升，日三服，夏冷服，冬溫服之。

又方　石膏四兩，碎。以水二升，煮三沸。稍稍服，一日令盡。

又方　栝樓實一枚，青色，大者。無大者，用小者兩枚，無青色者，黃色者亦好。

上一味，熟搗，以白酒一斗，煮取四升，去滓。服一升，日三服。

又方　鬼箭五兩。

上一味，切，以水六升，煮取四升。一服八合，日三服。亦可燒灰，水服方寸匕。

鼠肉臛方　治婦人乳無汁。

鼠肉五兩　羊肉六兩　獐肉半斤。

上三味，作臛，勿令疾者知之。

鮑魚大麻子羹　治婦人產後下乳。

鮑魚肉三斤　麻子仁一升。

上二味，與鹽豉、蔥作羹，任意食之。

又方　通草　鐘乳。

上二味等分，搗篩，作麵粥。服方寸匕，日三服。百日後，可兼養兩兒。通草橫心白者是，勿取羊桃根，色黃者無益。

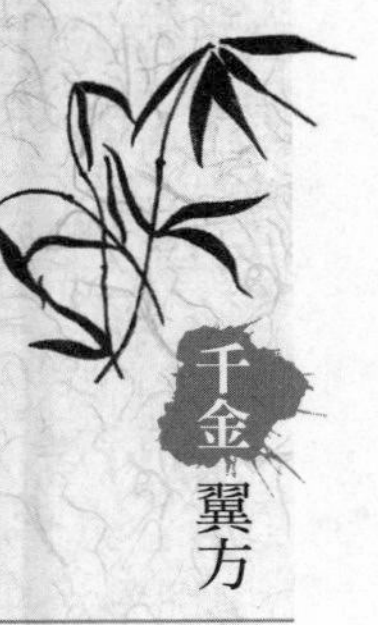

又方　麥門冬去心　鐘乳　通草　理石。

上四味，等分搗篩。空腹，酒服方寸匕，日三服。

又方　漏蘆三分　鐘乳　栝樓根各五分　蠐螬三合。

上四味，搗篩。先食糖水方寸匕，日三服。

又方　栝樓根三兩　鐘乳四兩　漏蘆　滑石　通草各二兩　白頭翁一兩。

上六味，搗篩為散。酒服方寸匕，日再服。

又方　鐘乳　通草各五分　雲母二兩半　屋上敗草二把，燒作灰　甘草一兩，炙。

上五味，搗篩為散。食後以溫漏蘆水服方寸匕，日三服，乳下為度。

又方　麥門冬去心　鐘乳　通草　理石　乾地黃　土瓜根　蠐螬併等分。

上七味，搗篩為散。食後酒服方寸匕，日三服。

中風第四方一十一首

甘草湯　治產後在褥，中風背強，不能轉動，名曰風痓。

甘草炙　乾地黃　麥門冬去心　前胡　黃芩　麻黃去節　栝樓根各二升　芎藭一兩　葛根半斤　杏仁五十枚，去皮尖、雙仁。

上一十味，㕮咀，以水一斗、酒五升，合煮葛根，取八升，去滓，納諸藥。煮取二升，分再服。一劑不瘥，更作之，大良。《千金》無前胡。

羌活湯　治產後中風，身體痺疼痛。

羌活　防風　烏頭炮，去皮　桂心　芍藥　乾地黃各三兩　防己　女萎　麻黃去節，各一兩　葛根半斤　生薑六兩　甘草二兩，炙。

上一十二味，㕮咀，以水九升，清酒三升合煮，取三升，服五合，日三夜一服，極佳。

治產後中風時煩方

知母　石膏碎　芍藥　甘草炙，各二兩　半夏一升，洗　生薑切　防風　白朮各二兩　獨活四兩　桂心四兩。

上一十味，㕮咀，以水一斗、清酒五升合煮。取三升，分三服。

獨活湯　治產後中風，口噤不得言。

獨活五兩　防風　秦艽　桂心　當歸　附子炮，去皮　白朮　甘草炙，各二兩　木防己一兩　葛根　生薑各三兩。

上一十一味，㕮咀，以水一斗二升，煮取三升，分三服。

竹葉湯　治產後中風，發熱，面正赤，喘氣頭痛。

淡竹葉　葛根各三兩　人參一兩　防風二兩　大附子一枚，炮，去皮　生薑五兩　大棗十五枚，擘　桔梗　桂心　甘草炙，各一兩。

上一十味，㕮咀，以水一斗煮取二升半，分二服，溫覆使汗出。頸項強，用大附子煎藥，揚去沫。若嘔者，加半夏半升，洗。

防風湯　治產後中風，裡急短氣。

防風　葛根　當歸　芍藥　人參　乾薑　甘草炙，各二兩　獨活五兩。

上八味，㕮咀，以水九升，煮取三升，分為三服。

治產後魘言鬼語，由內虛未定，外客風邪所干方。

羊心一枚　遠志去皮　芍藥　黃芩　牡蠣熬　防風　甘草炙，各二兩　乾地黃　人參各三兩。

上九味，㕮咀，以水一斗煮羊心，取五升，去心，納諸藥。煎取三升，分為三服。

鹿肉湯　治產後風虛，頭痛壯熱，言語邪僻。

鹿肉三斤　半夏一升，洗去滑　乾地黃　阿膠炙　芎藭各二兩

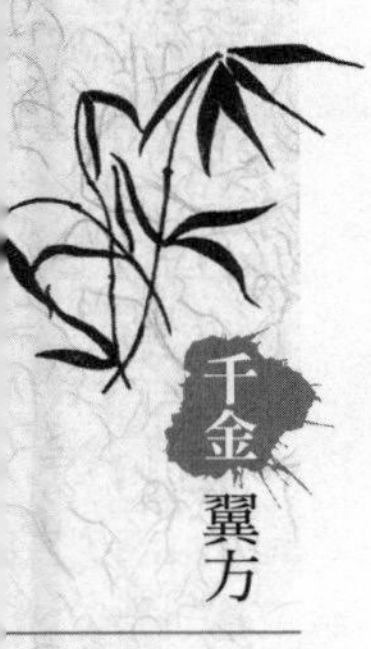

芍藥　獨活　生薑切　黃蓍　黃芩　人參　甘草炙，各三兩　桂心二兩　秦艽五兩　茯神四兩，一云茯苓。

上一十五味，㕮咀，以水二斗煮肉，得一斗二升，去肉下藥，煎取三升，納膠令烊。分四服，日三夜一服。

防風酒　治產後中風。

防風　獨活各一斤　女萎　桂心各二兩　茵芋一兩　石斛五兩。

上六味，㕮咀，以清酒二斗漬三宿，初服一合，稍加至三四合，日三服。

木防己膏　治產後中風。

木防己半斤　茵芋五兩。

上二味，切，以苦酒九升漬一宿，豬膏四升煎，三上三下，膏成。炙手摩之千遍佳。

獨活酒　治產後中風方。

獨活一斤　桂心三兩　秦艽五兩。

上三味，㕮咀，以酒一斗五升，漬三日，飲五合，稍加至一升，不能飲，隨性多少。

心悸第五方四首

治產後忽苦，心中沖悸。或志意不定，恍恍惚惚，言語錯謬，心虛所致方。

人參　茯苓各三兩　茯神四兩　大棗三十枚，擘　生薑八兩　芍藥　當歸　桂心　甘草各二兩。

上九味，㕮咀，以水一斗，煮取三升，分服，日三。

治產後忽苦。心中沖悸不定，志意不安，言語誤錯，惚惚憒憒不自覺方。

遠志去心　人參　麥門冬去心　當歸　桂心　甘草炙，各

二兩　茯苓五兩　芍藥一兩　生薑六兩　大棗二十枚，擘。

上一十味，㕮咀，以水一斗，煮取三升，分三服，日三，羸者分四服。產後得此是心虛所致。無當歸，用芎藭。若其人心胸中逆氣，則加半夏三兩，洗去滑。

治產後暴苦心悸不定，言語謬誤，恍恍惚惚，心中憒憒，此是心虛所致方。

茯苓五兩　芍藥　桂心　當歸　甘草炙，各三兩　生薑六兩　大棗三十枚，擘　麥門冬去心，一升。

上八味，㕮咀，以水一斗，煮取三升。分三服。無當歸，用芎藭代。若苦心不定，加人參、遠志各二兩；若苦煩悶短氣，加生竹葉一升，先以水一斗三升煮竹葉，取一斗，納藥；若有微風加獨活三兩，麻黃二兩，桂心二兩，用水一斗五升；若頸項苦急，背中強者，加獨活、葛根、麻黃、桂心各三兩，生薑八兩，以水一斗五升，煮取三升半，分四服，日三夜一服。

治產後心沖恐悸不定，恍恍惚惚。不自知覺，言語錯誤，虛煩短氣。志意不定，此是心虛所致方。

遠志去心，二兩　人參　茯神　當歸　芍藥　甘草炙，各三兩　大棗三十枚，擘　麥門冬一升，去心。

上八味，㕮咀，以水一斗，煮取三升，分三服。若苦虛煩短氣者，加生淡竹葉一升，以水一斗二升，煮取一斗，乃用諸藥。胸中少氣者，益甘草一兩為善。

下痢第六方一十七首

阿膠湯　治產後下痢。

阿膠　當歸　黃柏　黃連各一兩　陳廩米一升　蠟如棋子三枚。

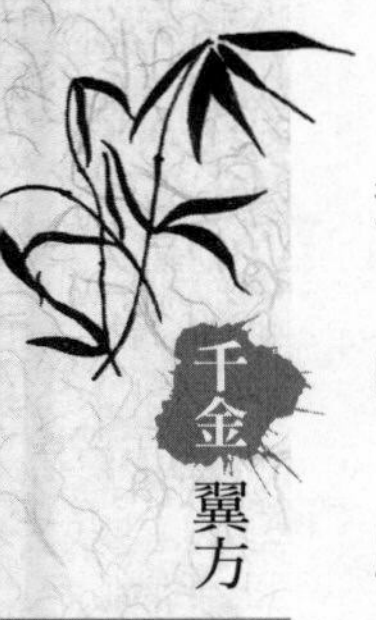

上六味，㕮咀，以水八升煮米蟹目沸，去米納藥，煮取二升，去滓，納膠蠟令烊。分四服，一日令盡。

桂心湯 治產後餘寒，下痢便膿血赤白，日數十行，腹痛時時下血。

桂心 甘草各二兩 白蜜一升 乾薑二兩 當歸三兩 赤石脂十兩，綿裹 附子一兩，炮，去皮，破。

上七味，㕮咀，以水六升，煮取三升，納蜜再沸。分三服。

羊脂湯 治產後下痢，諸療不斷。

羊脂五兩 當歸 乾薑 黃柏 黃連各三兩。

上五味，㕮咀，以水九升，煮取三升，去滓，納脂令烊。分三服。

治產後下痢虛乏羸瘦方

黃雌雞一隻，治如食法，去臟，勿中水 赤小豆二升 吳茱萸 獨活 人參 黃連 甘草各二兩 黃耆 麥門冬去心 當歸各三兩 大棗三十枚，擘。

上一十一味，㕮咀，以水二斗煮雞、豆，令餘一斗，去雞、豆，澄清，納藥煮取三升。分三服。雞買成死者。

治產後寒熱下痢方

鹿肉三斤 蔥白一把 人參 當歸 黃芩 桂心 甘草各一兩 芍藥二兩 豉一升 生薑切 乾地黃各三兩。

上一十一味，㕮咀，以水二斗煮肉，取一斗，納諸藥，煮取三升。分三服。

當歸湯 治產後下痢腹痛。

當歸 龍骨各三兩 乾薑 白朮各二兩 芎藭二兩半 熟艾 附子炮，去皮甘草炙，各一兩。

上八味，㕮咀，以水六升，煮取三升。分三服，一日令盡。

白頭翁加阿膠甘草湯　治產後下痢兼虛極。

白頭翁二兩　黃連　秦皮　黃柏各三兩　阿膠　甘草各二兩。

上六味，㕮咀，以水七升，煮取三升，去滓，納膠令烊。分三服。

鱉甲湯　治產後早起中風，冷泄痢及帶下。

鱉甲如手大，炙令黃　白頭翁一兩　當歸　黃連　乾薑各二兩　黃柏長一尺，廣三寸。

上六味，㕮咀，以水七升，煮取三升，分三服。《千金》無白頭翁。

乾地黃湯　治產後下痢。

乾地黃一兩　白頭翁　乾薑　黃連各一兩　蜜蠟方寸　阿膠如手掌大，一枚。

上六味，㕮咀。以水五升，煮取二升半，去滓，納膠蠟令烊。分三服，相去一炊頃。《千金》無乾薑。

生地黃湯　治產後忽著寒熱下痢。

生地黃五兩　黃連　桂心　甘草各一兩　淡竹皮二升　大棗二十枚，擘　赤石脂二兩。

上七味，㕮咀，以水一斗煮竹皮，取七升，去滓納藥，煮取二升五合。分為三服。

藍青丸　治產後下痢。

藍青熬　鬼臼各一兩半　附子炮，一兩　蜀椒汗，一兩半　黃連五兩，去毛　龍骨　當歸各三兩　黃柏　人參　茯苓各一兩　厚朴炙　阿膠炙　艾　甘草炙，各二兩。一方用赤石脂四兩。

上一十四味，擣篩為末，煉蜜和丸如梧子。空腹以飲服二十丸。

赤石脂丸　治產後下痢。

赤石脂三兩　當歸　黃連　乾薑　秦皮　白朮　甘草炙，各

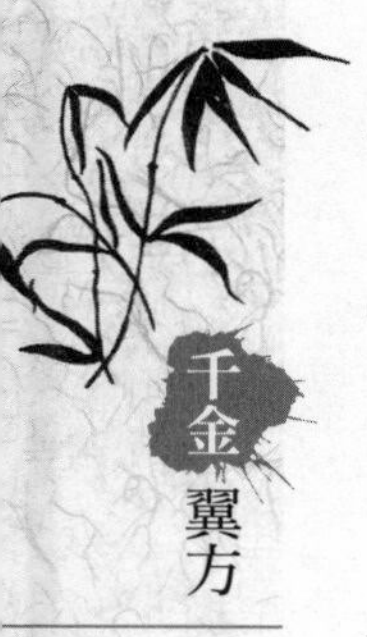

二兩　蜀椒汗　附子各一兩，炮，去皮。

上九味，擣末，煉蜜和丸如梧子大，飲服二十丸，日三服。

治產後下痢赤散方

赤石脂三兩　桂心一兩　代赭二兩。

上三味，擣篩為散。酒服方寸匕，日三，夜一服。十日當愈。

治產後下痢黑散方

麻黃去節　貫眾　桂心各一兩　乾漆熬　細辛各二兩　甘草三兩，炙。

上六味，擣篩為散。麥粥服五指撮，日再，五日當癒。

治產後下痢黃散方

黃連　大黃各二兩　黃芩　䗪蟲熬　乾地黃各一兩。

上五味，擣篩為散，酒服方寸匕，日三服，十日癒。《千金》無大黃。

治妊娠及產後寒熱下痢方

黃柏一斤　黃連一升　梔子二十枚。

上三味，㕮咀，以水五升，漬一宿，煮三沸，服一升，一日一夜令盡。嘔者，加橘皮一把，生薑二兩。

治婦人痢，欲痢輒先心痛腹脹滿，日夜五六十行方

神麴熬　石榴皮各八兩　黃柏切　黃連切　烏梅肉　艾葉各一升　防己二兩　附子五兩，炮　乾薑　阿膠各三兩，炙。

上一十味，擣篩為末，煉蜜和丸如梧桐子大。飲服二十丸，日三，漸加至三十、四十丸。

淋渴第七方一十一首

桑螵蛸湯　治產後小便數。

桑螵蛸三十枚，炙　鹿茸炙　黃耆各三兩　生薑四兩　人參　牡蠣熬　甘草炙，各二兩。

上七味，㕮咀，以水六升，煮取二升半。分三服。

栝樓湯　治產後小便數兼渴。

栝樓根　黃連　麥門冬去心，各二兩　桑螵蛸二十枚，炙　人參　生薑切　甘草炙，各三兩　大棗十枚，擘。

上八味，㕮咀，以水七升，煮取二升半。分三服。

雞䏶胵湯　治產後小便數。

雞䏶胵二十具　雞腸三具，洗　厚朴炙　人參各二兩　生薑五兩　麻黃四兩，去節　大棗二十枚，擘　當歸　乾地黃　甘草炙，各二兩。

上一十味，㕮咀，以水一斗煮雞䏶胵、腸、棗取七升，去滓，納藥煎取三升半，分三服。

治婦人結氣成淋，小便引痛，上至少腹，或時溺血，或如豆汁，或如膠飴，每發欲死，食不生肌，面目萎黃，師所不能療方。

貝齒四枚，燒　葵子一升　滑石三兩　石膏五兩。

上四味，㕮咀，以水七升，煮取二升，去滓，納豬肪一合，更煎三沸，適寒溫，分三服。病不瘥，更合服。

石韋湯　治產後卒淋、血淋、氣淋。

石韋去皮　黃芩　通草各一兩　榆皮五兩　大棗三十枚，擘　葵子二升　生薑切　白朮各三兩，一方用芍藥　甘草一兩，炙。

上九味，㕮咀，以水八升，煮取二升半。分三服。

葵根湯　治產後淋澀。

葵根切，一升，一云乾者二兩　車前子　亂髮燒　大黃　桂心　滑石各一兩　通草三兩　生薑六兩，切。

上八味，㕮咀，以水七升，煮取二升半。分為三服。《千金》有冬瓜汁七合。

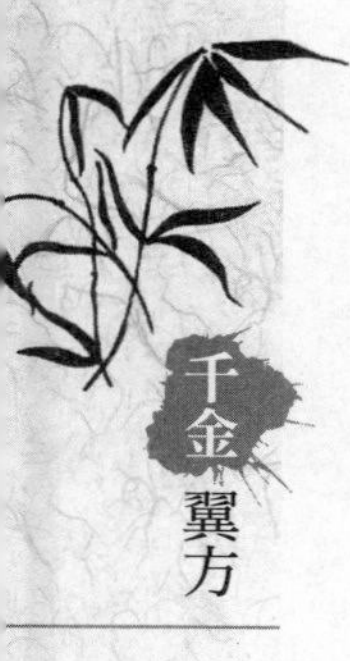

茅根湯 治產後淋。

白茅根一斤 桃膠 甘草炙，各一兩 鯉魚齒一百枚，擘 生薑三兩，切 人參 地麥各二兩 瞿麥 茯苓各四兩。

上九味，㕮咀，以水一斗，煮取二升半。分三服。

鼠婦散 治產後小便不利。

鼠婦七枚熬黃酒服之。

滑石散 治產後淋澀。

滑石五分 通草 車前子 葵子各一兩。

上四味，搗篩為散，以醋漿水服方寸匕，稍加至二匕。

竹葉湯 治產後虛弱，少氣力。

竹葉 人參 茯苓 甘草炙，各一兩 大棗十四枚，擘 麥門冬五兩，去心 小麥五合 生薑切 半夏洗，各三兩。

上九味，㕮咀，以水九升，煮竹葉、小麥，取七升，去滓，納藥，更煮，取二升半。服五合，日三夜一服。

栝樓湯 治產後渴不止。

栝樓根四兩 人參 麥門冬各三兩，去心 大棗三十枚，擘 土瓜根五兩 乾地黃 甘草炙，各二兩。

上七味，㕮咀，以水八升，煮取二升半。分三服。

《千金翼方》卷第七

千金翼方卷第八　婦人四

崩中第一方三十六首

治婦人五崩，身體羸瘦，咳逆煩滿少氣，心下痛，面上生瘡，腰大痛不可俯仰，陰中腫如有瘡之狀，毛中癢，時痛，與子臟相通，小便不利，常頭眩，頸項急痛，手足熱，氣逆沖急，煩不得臥，腹中急痛，食不下，吞醋噫，苦腸鳴，漏下赤、白、黃、黑汁，大臭如膠污衣狀，熱即下赤，寒即下白，多飲即下黑，多食即下黃，多藥即下青，喜怒，心中常恐，一身不可動搖，大惡風寒。

鱉甲散方

鱉甲炙　乾薑各三分　芎藭　雲母　代赭各一兩　烏賊魚骨　龍骨　伏龍肝　白堊　蝟皮炙，各一分　生鯉魚頭　桂心　白朮各半兩　白殭蠶半分。

上一十四味，搗篩為散，以醇酒納少蜜，服方寸匕，日三夜二服。久病者十日瘥，新病者五日瘥。若頭風小腹急，加芎藭、桂心各一兩佳。忌生冷、豬、雞、魚、肉。

治婦人崩中漏下赤白青黑，腐臭不可近，令人面黑無顏色，皮骨相連，月經失度，往來無常，小腹弦急，或苦絞痛，上至於心，兩脅腫脹，令人倚坐，氣息乏少，食不生肌膚，腰背疼痛，痛連兩腳，不能久立，但欲得臥，神驗。

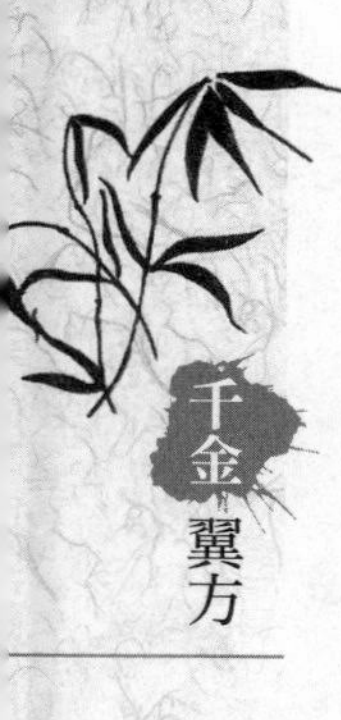

大慎火草散方

慎火草　白石脂　鱉甲炙　黃連　細辛　石斛　芎藭　乾薑　芍藥　當歸　熟艾　牡蠣熬　禹餘糧各二兩　桂心一兩　薔薇根皮　乾地黃各四兩。

上一十六味，擣篩為散。空腹酒服方寸匕，日三服，稍增至二匕。若寒多加附子及椒，用椒當汗，去目、閉口者；熱多加知母、黃芩，加石斛兩倍；白多加乾薑、白石脂；赤多一方去青黑加桂心、代赭各二兩。

治婦人崩中及痢，一日夜數十起，大命欲死，多取諸根煎丸，得入腹即活。若諸根難悉得者，第一取薔薇根，令多多，乃合之。遇有酒以酒服，無酒以飲服。其種種根當得二斛為佳。

薔薇根煎方

薔薇根　柿根　菝葜　懸鉤根各一斛。

上四味，皆銼，合著釜中，以水淹，使上餘四五寸，水煮使三分減一，去滓。無大釜，稍煮如初法，都畢，會汁煎如飴，可為丸，如梧桐子大。服十丸，日三服。

治婦人崩中去赤白，或如豆汁，伏龍肝湯方。

伏龍肝如彈丸大，七枚　赤石脂　桂心　艾　甘草炙，各二兩　生地黃切，四升　生薑二兩。

上七味，㕮咀，以水一斗，煮取三升。分四服，日三夜一服。

治婦人崩中，血出不息，逆氣虛煩，**熟艾湯方。**

熟艾一升　蟹爪一升　淡竹茹一把　伏龍肝半斤　蒲黃二兩　當歸一兩　乾地黃　芍藥　桂心　阿膠　茯苓各二兩　甘草五寸，炙。

上一十二味，㕮咀，以水一斗九升煮艾，取一斗，去滓納藥，煮取四升，納膠令烊盡，一服一升，一日令盡，羸人以意消息之，可減五六合。

治婦人崩中漏血不絕，地榆湯方

地榆根　柏葉各八兩　蟹爪　竹茹各一升　漏蘆三兩　茯苓一兩　蒲黃三合　伏龍肝半斤　乾薑　芍藥　當歸　桂心　甘草炙，各二兩。

上一十三味，㕮咀，以水一斗五升煮地榆根，減三升，納諸藥，更煮取四升，分服，日三夜一服。

治婦人產後崩中去血，逆氣蕩心，胸生瘡，煩熱，**甘草芍藥湯方。**

甘草炙　芍藥　當歸　人參　白朮各一兩　橘皮一把　大黃半兩。

上七味，㕮咀，以水四升，煮取二升，分再服，相去一炊頃。

治婦人崩中下血，櫸柳葉湯方。

櫸柳葉三斤　麥門冬去心　乾薑各二兩　大棗十枚，擘　甘草一兩，炙。

上五味，㕮咀，以水一斗，煮櫸柳葉取八升，去滓，納諸藥，又煮取三升。分三服。

治婦人暴崩中，去血不止，薊根酒方。

大小薊根各一斤，切。

上二味，以酒一斗漬五宿，服之，隨意多少。

治婦人崩中，赤白不絕，困篤，禹餘糧丸方。

禹餘糧五兩　烏賊魚骨三兩　白馬蹄十兩，炙令黃　龍骨三兩　鹿茸二兩，炙。

上五味擣篩，煉蜜和丸如梧子，酒服二十丸，日二服，不知，稍加至三十丸。

治婦人積冷，崩中去血不止，腰背痛，四肢沉重虛極，大牛角中仁散方。

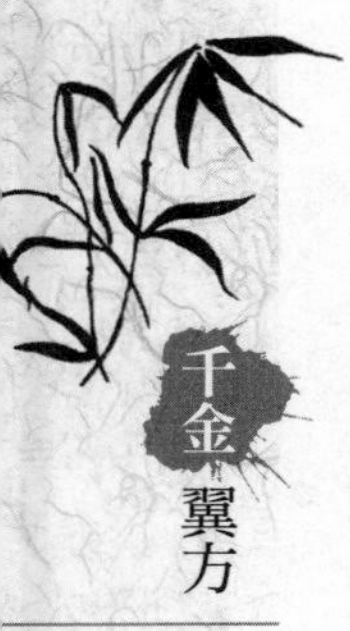

牛角中仁一枚，燒　防風二兩　乾地黃　桑耳　蒲黃　乾薑　赤石脂　禹餘糧　續斷　附子炮，去皮　白朮　龍骨　礬石燒　當歸各三兩　人參一兩。

上一十五味，擣篩為散，溫酒服方寸匕。日三服，不知，漸加之。

治婦人崩中下血，虛羸少力，調中補虛止血方。

澤蘭熬，九分　蜀椒去目、閉口者，汗，七分　代赭　藁本　桂心　細辛　乾薑　防風各一兩　乾地黃　牡蠣熬，各一兩半　柏子仁　厚朴炙，各三分　當歸　芎藭　甘草炙，各七分　山茱萸　蕪荑各半兩。

上一十七味，擣篩為末，煉蜜和丸如梧子。空腹酒服十丸，日三服，漸加至二十丸，神效。一方用白芷、龍骨各三分，人參七分，為二十味。

治婦人崩中下血，切痛不止方。

桑耳赤色　牡蠣熬令變色，各三兩　龍骨二兩　黃芩　芍藥　甘草炙，各一兩。

上六味，擣篩為散。酒服方寸匕，日三服，稍增，以知為度。

治婦人傷中崩中絕陰，使人怠惰，不能動作，胸脅心腹四肢滿，而身寒熱甚，溺血。

桑根煎方

桑根白皮細切一斗，麻子仁三升，醇清酒三斗，煮得一斗，絞去滓，大棗百枚去皮、核，飴五升，阿膠五兩，白蜜三升，復煎，得九升，下乾薑末，厚朴闊二寸，長二尺，蜀椒末三味，各一升，桂心長一尺二寸，甘草八兩，蘗米末一升，乾地黃四兩，芍藥六兩，玄參五兩，丸如彈丸，日三枚。

又方

小薊根葉銼　莽母各銼十斤。

上二味，以水五升，合釜中爛熟，去滓，納銅器中，煎餘四升。分四服，一日令盡。「䕯」字未詳，不敢刊正。

治婦人崩中方

白茅根二斤　小薊根五斤。

上二味，切，以水五斗，合煎取四升，分稍稍服之。

治婦人崩中去血及產後餘病，丹參酒方。

丹參　地黃　忍冬　地榆　艾各五斤。

上五味，先燥熟舂之，以水漬三宿，去滓，煮取汁，以黍米一斛，釀如酒法，熟。初服四合，稍增之，神良。

治婦人崩中，去赤白方

取倚死竹蛭，燒末，飲服半方寸匕，神良。

治婦人崩中漏下方

取梧桐木長一尺，燒作灰，搗篩為散。以溫酒服方寸匕，日三服。

治婦人白崩中方

芎藭二兩　乾地黃　阿膠　赤石脂　桂心　小薊根各二兩。

上六味，㕮咀，以酒六升，水四升合煮，取三升，去滓，納膠令烊盡，絞去滓。分三服。《千金》有伏龍肝，如雞子大七枚。

治婦人白崩中馬通汁方

白馬通汁二升　乾地黃四兩　芎藭　阿膠　小薊根　白石脂　桂心各二兩　伏龍肝如雞子大，七枚。

上八味，㕮咀，以酒七升，合馬通汁煮取三升，去滓納膠，令烊盡。分三服。

治婦人帶下五賁，一曰熱病下血；二曰寒熱下血；三曰月經未斷為房室，即漏血；四曰經來舉重傷妊脈，下血；五曰產後臟開經利。五賁之病，外實內虛，**小牛角䚡散方。**

小牛角䚡五枚，燒令赤　龍骨一兩　禹餘糧　乾薑　當歸各二兩　阿膠炙　續斷各三兩。

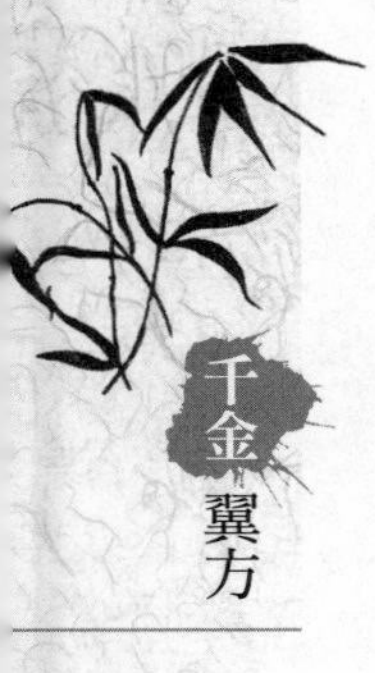

上七味，搗篩為散。空腹酒服方寸匕，日三服。《千金》有赤小豆、鹿茸、烏賊魚骨，為十味。

治婦人緩下十二病絕產，一曰白帶；二曰赤帶；三曰經水不利；四曰陰胎；五曰子臟堅；六曰子臟僻；七曰陰陽患痛；八曰腹強一作內強；九曰腹寒；十曰五臟閉；十一曰五臟痠痛；十二曰夢與鬼為夫婦。**龍骨散**方「緩下」，《千金》作「醇下」。

龍骨三兩　白殭蠶五枚　烏賊魚骨　代赭各四兩　半夏洗　桂心　伏龍肝　乾薑　黃柏各二兩　石韋去毛　滑石各一兩。

上一十一味，搗篩為散。溫酒服方寸匕，日三服。多白，加烏賊魚骨、白殭蠶各二兩；多赤，加代赭五兩；小腹寒，加黃柏二兩；子臟堅，加薑桂各二兩。各隨疾增之。服藥三月，有子住藥。藥太過多，生兩子。當審方取藥。寡婦童女，不可妄服。

治產後下血不止方

菖蒲五兩，銼。

上一味，以清酒五升，煮取二升。分二服。

治婦人下血阿膠散方

阿膠八兩，炙　烏賊魚骨二兩　芍藥四兩　當歸一兩。

上四味，搗篩為散，以蜜溲如麥飯。先食，以葱羹汁服方寸匕，日三夜一服。一方桑耳一兩。

治諸去血蠱方

鹿茸炙　當歸各三兩　瓜子五合　蒲黃五兩。

上四味，搗篩為散。酒服方寸匕，日三服，不知稍增。

治婦人漏血崩中，鮑魚湯方。

鮑魚　當歸各三兩，切　阿膠炙，四兩　艾如雞子大，三枚。

上四味，以酒三升、水二升合煮，取二升五合，去滓，納膠烊令盡。一服八合，日三服。

治婦人三十六疾，胞中病，漏下日不絕。白堊丸方。

邯鄲白堊　牡蠣熬　禹餘糧　白芷　烏賊魚骨　乾薑　龍骨　白石脂　桂心　瞿麥　大黃　石韋去毛　白蘞　細辛　芍藥　黃連　附子炮，去皮　鐘乳　茯苓　當歸　蜀椒汗，去目、閉口者　黃芩　甘草炙，各半兩。

上二十二味，擣篩為末，煉蜜和丸如梧桐子大。酒服五丸，日二。不知，漸加至十丸。

治婦人漏血不止，大崩中方。

龍骨　芎藭　附子炮，去皮　芍藥　禹餘糧　乾薑各三兩　赤石脂四兩　當歸　桂心各一兩　甘草五分，炙。

上一十味，擣篩為散。以溫酒服方寸匕，日三服，稍加至二匕。白多，更加赤石脂一兩。

治婦人漏血，積月不止，馬通湯方。

赤馬通汁一升，取新馬矢，絞取汁，乾者水浸絞取，無赤馬，凡馬亦得　當歸　阿膠炙　乾薑各一兩　生艾一把　書墨半彈丸大。

上六味，㕮咀，以水八升，清酒二升，合煮取三升，去滓，納馬通汁及膠，微火煎取二升。適寒溫，分再服，相去一炊頃飲之。

治婦人白漏不絕，馬蹄屑湯方。

白馬蹄炙令焦，屑　赤石脂各五兩　禹餘糧　烏賊魚骨　龍骨　牡蠣熬　乾地黃　當歸各四兩　附子三兩，炮去皮　白殭蠶一兩，熬　甘草二兩，炙。

上一十一味，㕮咀，以水一斗六升，煮取三升半。分四服，日三夜一服。

治婦人漏血不止方

乾地黃　大黃各六兩　芎藭四兩　阿膠五兩　人參　當歸　甘草炙，各三兩。

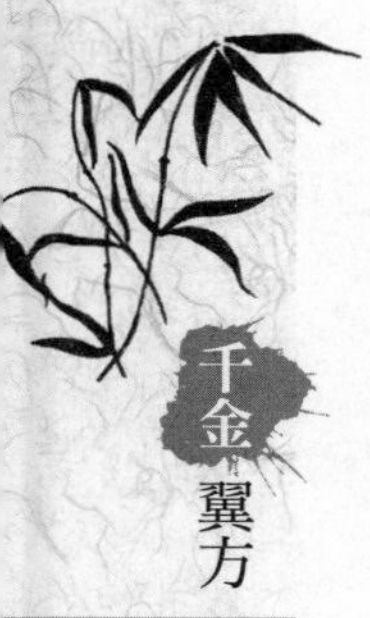

上七味，㕮咀，以酒一斗，水五升合煮，取六升，去滓，納膠烊令盡。一服一升，日三夜一服。

治婦人白漏不絕，馬蹄丸方。

白馬蹄四兩，炙令黃　烏賊魚骨　白殭蠶　赤石脂各二兩　禹餘糧　龍骨各三兩。

上六味，擣篩為末，煉蜜和丸如梧子。酒服十丸，不知漸加至二十丸。

治婦人漏下，慎火草散方。

慎火草十兩，熬令黃　當歸　鹿茸一作鹿角　阿膠炙，各四兩　龍骨二分。

上五味，擣篩為散。先食，酒服方寸匕，日三服。

治婦人漏下不止，蒲黃散方。

蒲黃半升　鹿茸炙　當歸各二兩。

上三味，擣篩為散。酒服半方寸匕，日三服，不知漸加至一方寸匕。

治婦人胞落不安，血漏下相連，月水過度，往來多或少。小腹急痛上搶心，脅脹，食不生肌方。

蟬蛻三兩，炙　禹餘糧　乾地黃各六兩　蜂房炙　蛇皮炙，各一兩　蝟皮一具，炙　乾薑　防風　烏賊魚骨　桑螵蛸熬　䗪蟲熬　甘草炙，各二兩。

上一十二味，擣篩為末，煉蜜和丸如梧桐子大。空腹酒服十丸，日三服，漸加至二十丸。

月水不利第二方三十四首

治婦人月水不利，閉塞絕產十八年，服此藥二十八日有子。金城太守白薇丸方。

白薇　細辛各五分　人參　杜蘅　半夏洗　厚朴炙　白殭

䗪　牡蒙各三分　牛膝　沙參　乾薑各半兩　附子炮，一兩半　秦艽半兩　當歸三分　蜀椒一兩半，去目、閉口者，汗　紫菀三分　防風一兩半。

上一十七味擣篩，煉蜜和為丸如梧桐子。先食，酒服三丸，不知，稍增至四五丸。此藥不用長服，覺有身則止。崔氏有桔梗、丹參各三分。

治經年月水不利，胞中有風冷，故須下之。大黃朴硝湯方。

大黃　牛膝各五兩　代赭　乾薑　細辛各一兩　水蛭熬　虻蟲去翅、足，熬　芒硝各二兩　桃仁三升，去皮尖、雙仁者　麻子仁五合　牡丹皮　紫葳一云紫菀，各三兩　甘草炙，三兩　朴硝三兩。

上一十四味，㕮咀，以水一斗，煮取三升，去滓，納芒硝，烊令盡。分三服，五更即服，相去一炊頃自下，之後將息，勿見風。

治婦人月水不利，小腹堅急，大便不通，時時見有物下如鼻涕，或如雞子白，皆胞中風冷也方。

大黃四兩　吳茱萸三升　芍藥三兩　當歸　乾地黃　黃芩　乾薑　芎藭　桂心　牡丹皮　芒硝　人參　細辛　甘草炙，各二兩　水蛭熬　虻蟲各五十枚，去翅、足，熬　桃仁五十枚，去皮尖　黃雌雞一隻，治如食法，勿令中水。

上一十八味，㕮咀，以清酒五升漬藥一炊久，又別以水二斗煮雞取一斗，去雞下藥，合煮取三升，絞去滓，納芒硝烊盡，攪調，適寒溫。服一升，日三服。

治月水不利小腹痛方

牡丹皮　當歸　芎藭　黃芩　大黃　乾薑　人參　細辛　硝石　芍藥　桂心　甘草炙，各二兩　水蛭熬　虻蟲去翅、足，熬　桃仁各五十枚，去皮尖　蠐螬十三枚，熬　乾地黃三兩　黃雌雞一隻，治如食法。

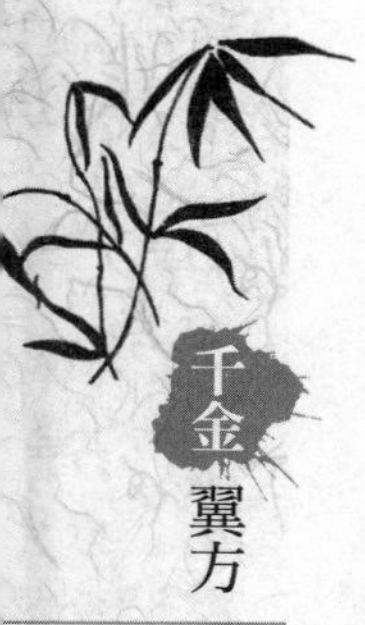

上一十八味，㕮咀，以清酒五升漬一宿，別以水二斗煮雞，取一斗五升，去雞納藥，煮取三升，去滓，納硝石烊令盡。適寒溫，一服一升，日三服。

治久寒月水不利，或多或少方。

吳茱萸三升　生薑一斤　桂心一尺　大棗二十枚，擘　桃仁去皮、尖，五十枚　人參　芍藥各三兩　小麥　半夏洗，各一升　牡丹皮四兩　牛膝二兩　水蛭熬　䗪蟲熬　虻蟲去翅足，熬　甘草炙，各一兩。

上一十五味，㕮咀，以清酒三升、水一斗，煮取三升，去滓，適寒溫，服一升，日三服。不能飲酒者，以水代之。湯臨欲成，乃納諸蟲。病人不耐藥者，則飲七合。

治婦人月水不利，腹中滿，時自減，並男子膀胱滿急，抵當湯方。

大黃二兩　桃仁三十枚，去皮尖、兩仁，炙　水蛭二十枚，熬　虎杖炙，二兩，一云虎掌。

上四味，㕮咀，以水三升，煮取一升。頓服之，當即下血。

又方　當歸　桂心　乾漆熬　大棗擘　虻蟲去翅、足，熬　水蛭各二兩，熬　芍藥　細辛　黃芩　萎蕤　甘草炙，各一兩　吳茱萸　桃仁各一升，去皮尖、兩仁。

上一十三味，㕮咀，以酒一斗漬一宿。明旦煮之取三升，分三服。

治婦人月水不利方

當歸　芍藥　乾薑　芒硝　吳茱萸各二兩　大黃四兩　桂心三兩　甘草炙，一兩　桃仁去皮尖，三十枚。

上九味，㕮咀，以水九升，煮取三升，去滓，納芒硝烊令盡。分三服。

治婦人胸脅滿，月水不利，時繞臍苦痛，手足煩熱，兩腳

酸，溫經丸方。

乾薑　吳茱萸　附子炮，去皮　大黃　芍藥各三兩　黃芩　乾地黃　當歸　桂心　白朮各二兩　人參　石韋各一兩，去毛　蜀椒一合，去目及閉口，汗　桃仁七十枚，去皮尖及雙仁，熬　薏苡仁一升。

上一十五味，搗篩為末，煉蜜和丸如梧桐子。先食，酒服一丸，日三服，不知稍加之，以知為度。

治女人月水不利，手足煩熱，腹滿不欲寐，心煩，七熬丸方。

大黃半兩，熬　前胡　芒硝各五分　乾薑三分　茯苓二分半　杏仁去皮尖、雙仁，一分半，熬　蜀椒去目及閉口，汗葶藶各二分，熬　桃仁二十枚，去皮尖、雙仁，熬　水蛭半合，熬　虻蟲半合，去翅足，熬。

上一十一味，搗篩為末，煉蜜和丸如梧桐子，飲服七丸，日三服，漸加至十丸，治寒先食服之。《千金》有芎藭三分。

治婦人帶下，寒氣血積，腰腹痛，月水時復不調，手足厥逆，氣上蕩心，害飲食方。

茯苓　枳實炙　乾薑各半兩　芍藥　黃芩　桂心　甘草炙，各一兩。

上七味，㕮咀，以水四升，煮取二升。分二服，服別相去一炊頃。諸月水不調，皆悉主之。

治婦人月水不調，或月前或月後，或如豆汁，腰痛如折，兩腳疼，胞中風冷，牡丹大黃湯方。

牡丹皮三兩　大黃　朴硝各四兩　桃仁一升，去皮尖、雙仁者　陽起石　人參　茯苓　水蛭熬　虻蟲去翅、足，熬　甘草炙，各二兩。

上一十味，㕮咀，以水九升，煮取三升，去滓，納硝令烊盡。分三服，服別相去如一炊頃。

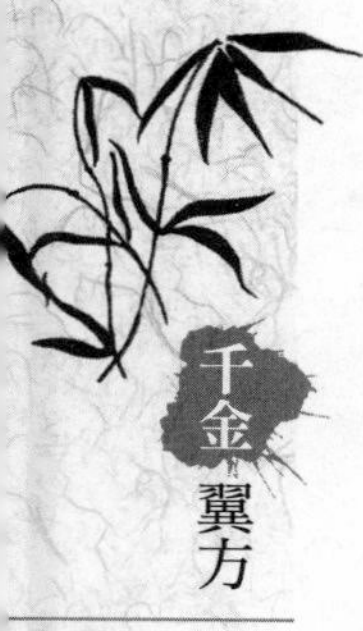

治婦人月水不調，或在月前，或在月後，或多或少，乍赤乍白，陽起石湯方

陽起石二兩　附子一兩，炮，去皮　伏龍肝五兩　生地黃切，一升　乾薑　桂心　人參　甘草炙，各二兩　續斷　赤石脂各三兩。

上一十味，㕮咀，以水一斗，煮取三升二合，分四服，日三夜一服。

治月水不調，或一月再來，或兩月三月一來，或月前或月後，閉塞不通，宜服杏仁湯方。

杏仁去皮尖、雙仁　桃仁去皮尖、雙仁　虻蟲去翅、足，熬　水蛭熬，各三十枚　大黃三兩。

上五味，㕮咀，以水六升，煮取二升五合，分為三服。一服其病當隨大小便有所下，若下多者，止勿服；若少者，則盡二服。

治婦人產生餘疾，月水時來，腹中絞痛方。

朴硝　當歸　薏苡仁　桂心各二兩　大黃四兩　代赭　牛膝　桃仁去皮尖、兩仁，熬，各一兩。

上八味，擣篩為末，煉蜜和丸如梧桐子。先食，酒服五丸，日三服，不知稍增之。

治婦人經水來繞臍痛，上搶心胸，往來寒熱，如瘧狀方。

薏苡仁　代赭　牛膝各二兩　茯苓一兩　大黃八兩　䗪蟲二十枚，熬　桃仁五十枚，去皮尖、雙仁，熬　桂心五寸。

上八味，擣篩為散。宿不食，明朝空腹溫酒服一錢匕。

治婦人月事往來，腰腹痛方。

䗪蟲四枚，熬　女青　芎藭各一兩　蜀椒去目及閉口，汗　乾薑　大黃各二兩　桂心半兩。

上七味，擣篩為散。先食，酒服一刀圭。服之十日，微去下，善養之佳。

治婦人月事不通，小腹堅痛不得近，乾漆湯方。

乾漆熬　大黃　黃芩　當歸　芒硝　桂心各一兩　附子一枚，炮，去皮　吳茱萸一升　萎蕤　芍藥　細辛　甘草炙，各一兩。

上一十二味，㕮咀，以清酒一斗漬一宿，煮取三升，絞去滓，納芒硝烊令盡。分三服，服別相去一炊頃。

又方　大黃三兩　桃仁一升，去皮尖及雙仁　芒硝　土瓜根　當歸　芍藥　丹砂研，各二兩。

上七味，㕮咀，以水九升煮取三升，去滓，納丹砂末及芒硝，烊令盡。為三服，服別相去一炊頃。《千金》有水蛭二兩。

治月水不通，心腹絞痛欲死，通血止痛，嚴蜜湯方。

吳茱萸　大黃　當歸　乾薑　虻蟲去翅、足，熬　水蛭熬　乾地黃　芎藭各二兩　梔子仁十四枚　桃仁去皮尖，一升，熬　芍藥三兩　細辛　甘草炙，各一兩　桂心一兩　牛膝三兩　麻仁半升。

上一十六味，㕮咀，以水九升，煮取二升半。分三服，日三服，服相去一炊頃。

治血瘕，月水瘀血不通，下病散堅血方。

大黃　細辛　朴硝各一升　硝石　附子炮，去皮　虻蟲去翅足、熬，各三分　黃芩　乾薑各一兩　芍藥　土瓜根　代赭　丹砂各二兩，研　牛膝一斤　桃仁二升，去皮尖、雙仁　蠐螬二枚，炙。

上一十五味，㕮咀，水酒各五升，漬藥一宿，明旦乃煮取四升，去滓，納朴硝、硝石烊令盡。分四服，服別相去如一炊頃，去病後宜食黃鴨羹。

又方　水蛭熬　土瓜根　芒硝　當歸各二兩　桃仁一升，去皮尖　大黃　桂心　麻子　牛膝各三兩。

上九味，㕮咀，以水九升，煮取三升，去滓，納芒硝烊令盡。分三服，服別相去一炊頃。

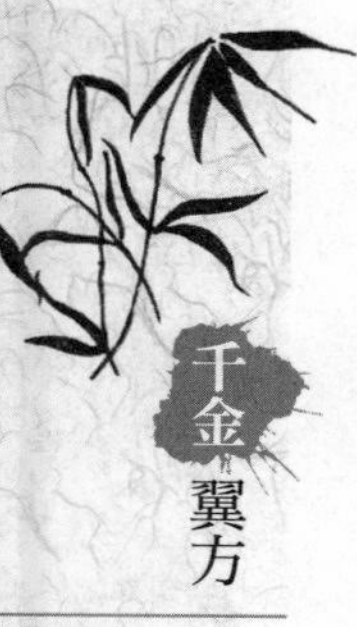

治月水不通，結成瘕堅如石，腹大骨立，宜破血下癥物方。

大黃　硝石熬，令沸定，各六兩　蜀椒去目、閉口，汗，一兩　代赭　乾漆熬　芎藭　茯苓　乾薑　虻蟲去翅、足，熬，各二兩　巴豆二十枚，去皮、心，熬。

上一十味，搗篩為末，別治巴豆令如脂，煉蜜丸如梧桐子大。酒服三丸，漸加至五丸，空腹為始，日二服。《千金》有丹砂、柴胡、水蛭、土瓜根，為一十四味。

治產後月水往來，乍多乍少，仍不復通，裡急，下引腰身重，牛膝丸方。

牛膝　桂心　大黃　芎藭各三兩　當歸　芍藥　人參　牡丹皮各二兩　水蛭熬　虻蟲熬，去翅、足　䗪蟲熬，各十枚　蠐螬熬　蜚蠊蟲各四十枚，一方無。

上一十三味，搗篩為末，煉蜜和丸如梧桐子大。空腹，溫酒下五丸，日三服，不知，漸增至十丸。

治月水閉不通，灑灑往來寒熱方。

虻蟲一兩，去翅、足，熬　桃仁十兩，去皮尖、雙仁，熬　桑螵蛸半兩　代赭　水蛭熬　蠐螬熬，各二兩　大黃三兩。

上七味，搗篩為末，別搗桃仁如膏，乃合藥，煉蜜和為丸，如梧桐子大。酒服五丸，日二服。

治月水不通，手足煩熱，腹滿，默默不欲寐，心煩方。

芎藭五兩半　芒硝　柴胡各五兩　茯苓二兩　杏仁五合，去皮尖、雙仁，熬　大黃一斤　蜀椒去目、閉口者，汗　水蛭熬　虻蟲去翅、足，熬，各半兩　桃仁一百枚，去皮尖、雙仁，熬　䗪蟲熬　牡丹皮各二兩　乾薑六兩　葶藶子五合，熬令紫色。

上一十四味，搗篩為末，別搗桃仁、杏仁如泥，煉蜜和為丸如梧桐子大。空腹酒服七丸，日三服，不知稍增之。此方與前七熬丸同，多三味。

治腰腹痛月水不通利方

當歸四兩　芎藭　人參　牡蠣熬　土瓜根　水蛭熬，各二兩　虻蟲去翅、足，熬　丹砂研　烏頭炮，去皮　乾漆熬，各一兩　桃仁五十枚，去皮尖、兩仁，熬，別擣如泥。

上一十一味，擣篩為末，煉蜜和丸如梧桐子大。空腹，酒服三丸，日三服。

治月閉不通，不欲飲食方

大黃一斤　柴胡　芒硝各五兩　牡蠣熬，一兩　葶藶子二兩，熬令紫色，別擣　芎藭二兩半　乾薑三兩　蜀椒汗，一十兩，去目及閉口者　茯苓三兩半　杏仁五合，熬，別擣如膏　虻蟲熬，去翅、足　水蛭熬，各半兩　桃仁七十枚，去皮尖、雙仁，熬，別擣如膏。

上一十三味，擣篩為末，和前件葶藶、桃仁、杏仁等脂煉蜜和為丸，如梧桐子大。飲服七丸，日再。亦與七熬丸同，多二味。

治月水不通六七年，或腫滿氣逆，腹脹癥瘕，服此方數有神效。大虻蟲丸方。

虻蟲四百枚，去翅、足，熬　水蛭三百枚，熬　蠐螬一升，熬　乾地黃　牡丹皮　乾漆熬　土瓜根　芍藥　牛膝　桂心各四兩　黃芩　牡蒙　桃仁熬，去皮尖、雙仁，各三兩　茯苓　海藻各五兩　葶藶五合，熬令紫色　吳茱萸二兩。

上一十七味，擣篩為末，別擣桃仁、葶藶如脂，煉蜜和為丸，如梧桐子大。酒服七丸，日三服。《千金》有芒硝、人參。

治月水不通閉塞方

牛膝一斤　麻子仁三升，蒸之　土瓜三兩　桃仁二升，熬，去皮尖、雙仁。

上四味，以酒一斗五升漬五宿。一服五合，漸增至一升，日一服，多飲益佳。

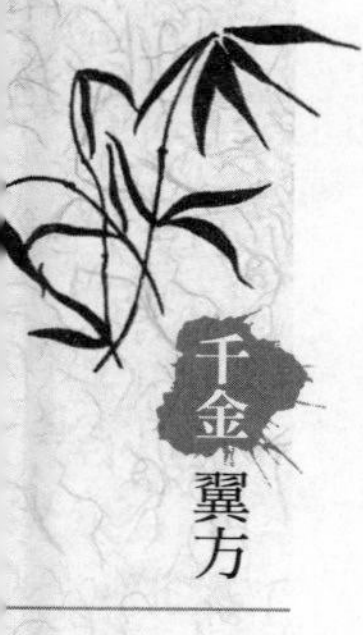

治婦人產後風冷，留血不去，停結月水閉塞方。

菴䕡子　桃仁去皮尖、雙仁，熬　麻子仁碎，各二升。

上三味，以酒三斗，合煮至二斗。一服五合，日三服，稍加至一升，佳。

治月水閉不通，結瘕，腹大如缸，短氣欲死。虎杖煎方。

虎杖一百斤，去頭，腦，洗去土，暴燥，切　土瓜根汁　牛膝汁各二斗。

上三味，以水一斛漬虎杖一宿，明旦煎，餘二斗納土瓜、牛膝汁，攪令調，於湯器中煎，使如飴糖。酒服一合，日二夜一服。當下，若病去，但令服盡。

治帶下，月經閉不通方

大黃六兩　朴硝五兩　桃仁去皮尖及雙仁　虻蟲去翅、足，各一升，併熬。

上四味，擣篩為末，別擣桃仁如膏，以醇苦酒四升，以銅鐺著火上煎減一升，納藥三校子，又減一升，納朴硝，煎如餳可止，丸如雞子，投一升美酒中。當宿不食服之。至日西下，或如豆汁，或如雞肝、凝血、蝦蟆子，或如膏，此是病下也。

治月水不通，陰中腫痛。菖蒲湯方。

菖蒲　當歸各二兩　蔥白切，小一升　吳茱萸　阿膠熬，各一兩。

上五味，㕮咀，以水九升，煮取三升，納膠烊令盡。分為三服。

損傷第三方七首

治婦人因其夫陰陽過度，玉門疼痛，小便不通。白玉湯方。

白玉二兩半　白朮　澤瀉各二兩　肉蓯蓉　當歸各五兩。

上五味，㕮咀，先以水一斗煮玉五十沸，去玉，納藥煎取二升。分三服，每服相去一炊頃。

治婦人傷丈夫，苦頭痛欲嘔心悶。桑白皮湯方。

桑白皮半兩　乾薑一累　桂心五寸　大棗二十枚，擘。

上四味，㕮咀，以水二大升，煮取八合。分二服。《千金》云：以酒一斗煮三四沸，去滓，分溫服之，適衣，無令汗出。

治婦人嫁痛單行方

大黃三分。

上一味，切，以好酒一升煮十沸，頓服。

治婦人小戶嫁痛連日方

芍藥半兩　生薑切　甘草炙，各三分　桂心一分。

上四味，㕮咀，以酒二升煮三沸，去滓。適寒溫，分服。

治婦人小戶嫁痛單行方

牛膝五兩。

上一味，切，以酒三升煮再沸，去滓。分三服。

治婦人小戶嫁痛方

烏賊魚骨二枚。

上一味，燒成屑。以酒服方寸匕，日三服，立瘥。

治婦人妊身，為夫所動欲死。單行竹瀝汁方。

取淡竹斷兩頭節留中節，以火燒中央，以器承兩頭得汁飲之，立瘥。

《千金翼方》卷第八

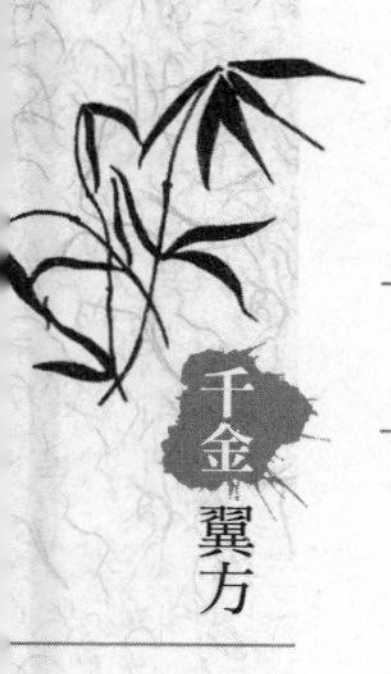

千金翼方卷第九　傷寒上

論曰：傷寒熱病，自古有之。名賢濬哲，多所防禦。至於仲景，特有神功，尋思旨趣，莫測其致。所以醫人未能鑽仰。嘗見太醫療傷寒，惟大青知母等諸冷物投之，極與仲景本意相反。湯藥雖行，百無一效。傷其如此，遂披《傷寒大論》，鳩集要妙，以為其方。行之以來，未有不驗。舊法方正，意義幽隱。乃令近智所迷，覽之者造次難悟；中庸之士，絕而不思。故使閭里之中，歲至夭枉之痛，遠想令人慨然無已。

今以方證同條，比類相附，須有檢討，倉卒易知。夫尋方之大意，不過三種：一則桂枝；二則麻黃；三則青龍。此之三方，凡療傷寒不出之也。其柴胡等諸方，皆是吐下發汗後不解之事，非是正對之法。術數未深，而天下名賢，止而不學，誠可悲夫。又有仆隸卑下，冒犯風寒，天行疫癘，先被其毒。憫之酸心，聊述茲意，為之救法。方雖是舊，弘之惟新。好古君子，嘉其博濟之利，勿嗤誚焉。

太陽病用桂枝湯法第一

五十七證　方五首

論曰：傷寒與痓病、濕病及熱暍相濫，故敘而論之。

太陽病，發熱無汗，而反惡寒，是為剛痓。

太陽病，發熱汗出，而不惡寒，是為柔痓。一云惡寒。

太陽病，發熱，其脈沉細，是為痓。

太陽病，發其汗，因致痓。

病者身熱足寒，頸項強，惡寒，時頭熱面赤，目脈赤，獨頭動搖，是為痓。

上件痓狀。

太陽病而關節疼煩，其脈沉緩，為中濕。

病者一身盡疼，煩，日晡即劇，此為風濕，汗出所致也。

濕家之為病，一身盡疼，發熱，而身色似薰黃也。

濕家之為病，其人但頭汗出，而背強欲得被覆。若下之早，即噦，或胸滿，小便利，舌上如苔。此為丹田有熱，胸上有寒，渴欲飲則不能飲，而口燥也。

濕家下之，額上汗出，微喘，小便利者死，下利不止者亦死。

問曰：病風濕相搏，身體疼痛，法當汗出而解。值天陰雨，溜下不止。師云此可發汗，而其病不癒者，何故？答曰：發其汗，汗大出者，但風氣去，濕氣續在，是故不癒。若治風濕者，發其汗，微微似欲出汗者，則風濕俱去也。

病人喘，頭痛鼻窒而煩，其脈大，自能飲食，腹中獨和，無病。病在頭中寒濕，故鼻窒。納藥鼻中即癒。

上件濕狀。

太陽中熱，暍是也。其人汗出惡寒，身熱而渴也。

太陽中暍，身熱疼重，而脈微弱。此以夏月傷冷水，水行皮膚中也。

太陽中暍，發熱惡寒，身重而疼痛，其脈弦細芤遲。小便已，洗然手足逆冷，小有勞熱，口前開板齒燥。若發其汗，惡寒則甚；加溫針，發熱益甚；數下之，淋復甚。

上件暍狀。

太陽之為病，頭項強痛而惡寒。

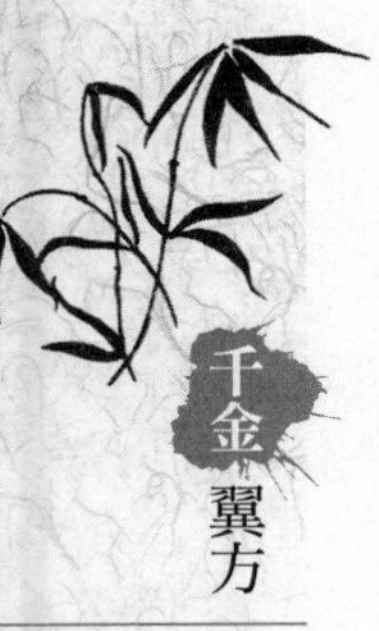

太陽病，其脈浮。

太陽病，發熱，汗出而惡風，其脈緩，為中風。

太陽中風，發熱而惡寒。

太陽病，三四日不吐下，見芤，乃汗之。

夫病有發熱而惡寒者，發於陽也；不熱而惡寒者，發於陰也。發於陽者七日癒，發於陰者六日癒，以陽數七，陰數六故也。

太陽病頭痛，至七日以上自癒者，其經竟故也。若欲作再經者，針足陽明，使經不傳則癒。

太陽病，欲解時，從巳盡未。

風家表解而不了了者，十二日癒。

太陽中風，陽浮而陰濡弱，浮者熱自發，濡弱者汗自出，濇濇惡寒，淅淅惡風，翕翕發熱，鼻鳴乾嘔者，桂枝湯主之。

太陽病，發熱汗出，此為榮弱衛強，故使汗出，以救邪風，桂枝湯主之。

太陽病，頭痛發熱，汗出惡風，桂枝湯主之。

太陽病，項背強几几，而反汗出惡風，桂枝湯主之。本論云：桂枝加葛根湯。

太陽病下之，其氣上沖，可與桂枝湯；不沖不可與之。

太陽病三日，已發汗、吐、下、溫針，而不解，此為壞病，桂枝湯復不中與也。觀其脈證，知犯何逆，隨證而治之。

桂枝湯本為解肌，其人脈浮緊，發熱無汗，不可與也。常識此，勿令誤也。

酒客不可與桂枝湯，得之則嘔，酒客不喜甘故也。

喘家作，桂枝湯加厚朴、杏仁佳。

服桂枝湯吐者，其後必吐膿血。

太陽病，初服桂枝湯，而反煩不解者，當先刺風池、風府，乃卻與桂枝湯則癒。

太陽病，外證未解，其脈浮弱，當以汗解，宜桂枝湯。

太陽病，下之微喘者，表未解故也，宜桂枝湯。一云麻黃湯。

太陽病，有外證未解，不可下之，下之為逆，解外宜桂枝湯。

太陽病，先發汗，不解而下之，其脈浮，不瘉。浮為在外，而反下之，則令不瘉，今脈浮，故在外，當解其外則瘉，宜桂枝湯。

病常自汗出，此為榮氣和、衛氣不和故也。榮行脈中，衛行脈外，復發其汗，衛和則瘉，宜桂枝湯。

病人臟無他病，時發熱，自汗出而不瘉，此衛氣不和也，先其時發汗瘉，宜桂枝湯。

傷寒，不大便六七日，頭痛有熱，與承氣湯；其大便反青，此為不在裡，故在表也，當發其汗，頭痛者必衄，宜桂枝湯。

傷寒，發汗已解，半日許復煩，其脈浮數，可復發其汗，宜桂枝湯。

傷寒，醫下之後，身體疼痛，清便自調，急當救表，宜桂枝湯。

太陽病未解，其脈陰陽俱停，必先振慄，汗出而解。但陽微者，先汗之而解，宜桂枝湯。

太陽病未解，熱結膀胱，其人如狂，其血必自下，下者即愈。其外未解，尚未可攻，當先解其外，宜桂枝湯。

傷寒大下後，復發汗，心下痞，惡寒者，不可攻痞，當先解表，宜桂枝湯。

桂枝湯方

桂枝　芍藥　生薑各二兩，切　甘草二兩，炙　大棗十二枚，擘。

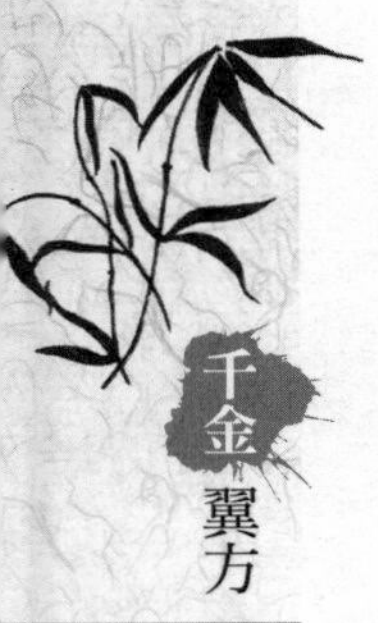

上五味，㕮咀三味，以水七升，微火煮取三升，去滓。溫服一升，須臾，飲熱粥一升餘，以助藥力。溫覆令汗出一時許，益善。若不汗，再服如前，復不汗，後服小促其間，令半日許三服。病重者，一日一夜乃瘥，當晬時觀之。服一劑湯，病證猶在，當復作服之，至有汗不出，當服三劑乃解。

太陽病，發其汗，遂漏而不止，其人惡風，小便難，四肢微急，難以屈伸，**桂枝加附子湯**主之。桂枝中加附子一枚，炮，即是。

太陽病下之，其脈促胸滿者，桂枝去芍藥湯主之。若微寒者，桂枝去芍藥加附子湯主之。桂枝去芍藥中加附子一枚即是。

太陽病，得之八九日，如瘧，發熱而惡寒，熱多而寒少，其人不嘔，清便欲自可，一日再三發。其脈微緩者，為欲癒；脈微而惡寒者，此為陰陽俱虛，不可復吐下發汗也；面色反有熱者，為未欲解，以其不能得汗出，身必當癢，**桂枝麻黃各半湯**主之。

桂枝一兩十六銖　芍藥　生薑切　甘草炙　麻黃去節，各一兩　大棗四枚，擘　杏仁二十四枚，去皮尖、兩仁者。

上七味，以水五升，先煮麻黃一二沸，去上沫，納諸藥，煮取一升八合，去滓，溫服六合。本云：桂枝湯三合，麻黃湯三合，併為六合，頓服。

服桂枝湯，大汗出，若脈洪大，與桂枝湯；其形如瘧，一日再發，汗出便解，宜**桂枝二麻黃一湯方。**

桂枝一兩十七銖　麻黃十六銖　生薑切　芍藥各一兩六銖　甘草一兩二銖，炙　大棗五枚，擘　杏仁十六枚，去皮尖、兩仁者。

上七味，以水七升，煮麻黃一二沸，去上沫，納諸藥，煮取二升，去滓，溫服一升，日再服。本云：桂枝湯二分，麻黃湯一分，合為二升，分二服，今合為一方。

太陽病，發熱惡寒，熱多寒少，脈微弱，則無陽也。不可發汗，**桂枝二越婢一湯**主之方。

桂枝　芍藥　甘草炙　麻黃去節，各十八銖　生薑一兩三銖，切　石膏二十四銖，碎　大棗四枚，擘。

上七味，以水五升，先煮麻黃一二沸，去上沫，納諸藥，煮取二升，去滓，溫服一升。本云：當裁為越婢湯、桂枝合之，飲一升。今合為一方，桂枝湯二分。

服桂枝湯，下之，頸項強痛，翕翕發熱，無汗，心下滿，微痛，小便不利，**桂枝去桂加茯苓白朮湯**主之方。

茯苓　白朮各三兩。

上於桂枝湯中惟除桂枝一味，加此二味為湯，服一升小便即利。本云：桂枝湯今去桂枝加茯苓、白朮。

太陽病用麻黃湯法第二

一十六證　方四首

太陽病，或已發熱，或未發熱，必惡寒，體痛，嘔逆，脈陰陽俱緊，為傷寒。

傷寒一日，太陽脈弱，至四日，太陰脈大。

傷寒一日，太陽受之，脈若靜者為不傳，頗欲嘔，若躁煩，脈數急者，乃為傳。

傷寒其二陽證不見，此為不傳。

太陽病，頭痛發熱，身體疼，腰痛，骨節疼，惡風，無汗而喘，麻黃湯主之。

太陽與陽明合病，喘而胸滿，不可下也，宜麻黃湯。

病十日已去，其脈浮細，嗜臥，此為外解，設胸滿脅痛，與小柴胡湯，浮者，麻黃湯主之。

太陽病，脈浮緊，無汗而發熱，其身疼痛，八九日不解，

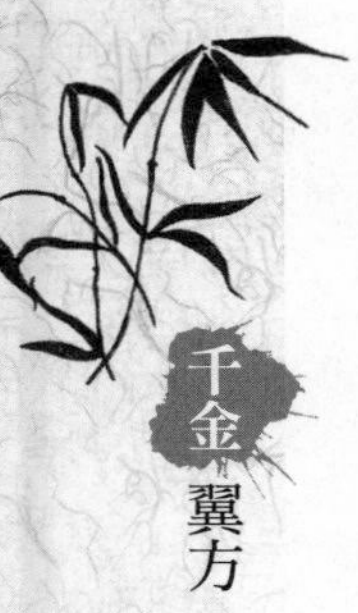

其表證仍在，此當發其汗。服藥微除，其人發煩，目瞑，增劇者必衄，衄乃解，所以然者，陽氣重故也。宜麻黃湯。

脈浮而數者，可發其汗，宜麻黃湯。

傷寒，脈浮緊，不發其汗，因致衄，宜麻黃湯。

脈浮而緊，浮則為風，緊則為寒，風則傷衛，寒則傷榮，榮衛俱病，骨節煩疼，可發其汗，宜麻黃湯。

太陽病下之微喘者，外未解故也，宜麻黃湯。一云桂枝湯。

麻黃湯方

麻黃去節，三兩　桂枝二兩　甘草一兩，炙　杏仁七十枚，去皮尖、兩仁者。

上四味，以水九升，煮麻黃減二升，去上沫，納諸藥，煮取二升半，去滓，溫服八合，覆取微似汗，不須啜粥，餘如桂枝法。

太陽病，項背強几几，無汗，惡風，**葛根湯**主之方。

葛根四兩　麻黃三兩，去節　桂枝　芍藥　甘草炙，各二兩　生薑三兩，切　大棗十一枚，擘。

上七味，以水一斗，煮麻黃、葛根減二升，去上沫，納諸藥，煮取三升，去滓，分溫三服。不須與粥，取微汗。

太陽與陽明合病而自利，葛根湯主之。用上方，一云用後葛根黃芩黃連湯。

不下利，但嘔，葛根加半夏湯主之。葛根湯中加半夏半升，洗，即是。

太陽病，桂枝證，醫反下之，遂利不止，其脈促，表未解，喘而汗出，宜**葛根黃芩黃連湯方。**

葛根半斤　甘草二兩，炙　黃芩　黃連各三兩。

上四味，以水八升，先煮葛根減二升，納諸藥煮取二升，去滓，分溫再服。

太陽病用青龍湯法第三

四證　方二首

太陽中風，脈浮緊，發熱惡寒，身體疼痛，不汗出而煩，**大青龍湯**主之。

若脈微弱，汗出惡風者，不可服之；服之則厥，筋惕肉瞤，此為逆也方。

麻黃去節，六兩　桂枝二兩　甘草二兩，炙　杏仁四十枚，去皮尖、兩仁者　生薑三兩，切　大棗十枚，擘　石膏如雞子大，碎，綿裹。

上七味，以水九升，先煮麻黃減二升，去上沫，納諸藥，煮取三升，去滓，溫服一升。取微似汗。汗出多者，溫粉粉之，一服汗者，勿再服；若復服，汗出多，亡陽逆虛，惡風，躁不得眠。

傷寒，脈浮緩，其身不疼，但重，乍有輕時，無少陰證者，可與大青龍湯發之。用上方。

傷寒表不解，心下有水氣，咳而發熱，或渴，或利，或噎，或小便不利，少腹滿，或喘者，**小青龍湯**主之方。

麻黃去節，三兩　芍藥　細辛　乾薑　甘草炙　桂枝各三兩　五味子　半夏各半升，洗。

上八味，以水一斗，先煮麻黃，減二升，去上沫，納諸藥，煮取三升，去滓，溫服一升。渴則去半夏，加栝樓根三兩；微利者，去麻黃，加蕘花一雞子大，熬令赤色；噎者去麻黃，加附子一枚，炮；小便不利，少腹滿，去麻黃，加茯苓四兩；喘者，去麻黃，加杏仁半升，去皮。

傷寒，心下有水氣，咳而微喘，發熱不渴，服湯已而渴者，此為寒去為欲解，小青龍湯主之。用上方。

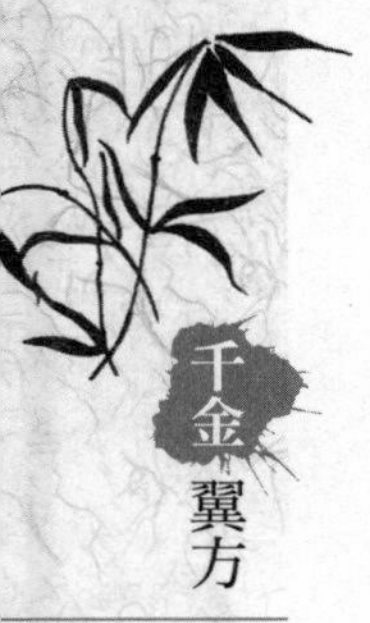

太陽病用柴胡湯法第四

一十五證　方七首

血弱氣盡，腠理開，邪氣因入，與正氣相搏，在於脅下，正邪分爭，往來寒熱，休作有時，嘿嘿不欲食飲，臟腑相連，其痛必下，邪高痛下，故使其嘔，小柴胡湯主之。服柴胡而渴者，此為屬陽明，以法治之。

得病六七日，脈遲浮弱，惡風寒，手足溫，醫再三下之，不能食，其人脅下滿痛，面目及身黃，頸項強，小便難，與柴胡湯，後必下重；本渴飲水而嘔，柴胡復不中與也，食穀者噦。

傷寒四五日，身體熱惡風。頸項強，脅下滿，手足溫而渴，小柴胡湯主之。

傷寒，陽脈澀，陰脈弦，法當腹中急痛，先與小建中湯；不瘥，與小柴胡湯。小建中湯見雜療門中。

傷寒中風，有柴胡證，但見一證便是，不必悉具也。凡柴胡湯證而下之，柴胡證不罷，復與柴胡湯解者，必蒸蒸而振，卻發熱汗出而解。傷寒五六日，中風，往來寒熱，胸脅苦滿，嘿嘿不欲飲食，心煩喜嘔，或胸中煩而不嘔，或渴，或腹中痛，或脅下痞堅，或心下悸，小便不利，或不渴，外有微熱，或咳，**小柴胡湯**主之。

柴胡八兩　黃芩　人參　甘草炙　生薑各三兩，切　半夏半升，洗　大棗十二枚，擘。

上七味，以水一斗二升，煮取六升，去滓再煎，溫服一升，日三。若胸中煩不嘔者，去半夏、人參，加栝樓實一枚；渴者，去半夏，加人參合前成四兩半；腹中痛者，去黃芩，加芍藥三兩；脅下痞堅者，去大棗，加牡蠣六兩；心下悸，小便不利者，去黃芩，加茯苓四兩；不渴，外有微熱者，去人參，加桂三兩，溫覆，微發其汗；咳者，去人參、大棗、生薑，加五味子半升，乾薑二兩。

傷寒五六日，頭汗出，微惡寒，手足冷，心下滿，口不欲食，大便堅，其脈細，此為陽微結，必有表，復有裡。沉則為病在裡。汗出為陽微。假令純陰結，不得有外證，悉入在於裡；此為半在外半在裡，脈雖沉緊，不得為少陰，所以然者，陰不得有汗，今頭大汗出，故知非少陰也。可與柴胡湯。設不了了者，得屎而解。用上方。

傷寒十三日不解，胸脅滿而嘔，日晡所發潮熱，而微利，此本當柴胡下之，不得利，今反利者，故知醫以丸藥下之，非其治也。潮熱者，實也。先再服小柴胡湯，以解其外，後以**柴胡加芒硝湯**主之方。

柴胡二兩十六銖　黃芩　人參　甘草炙　生薑各一兩，切　半夏一合，洗　大棗四枚，擘　芒硝二兩。

上七味，以水四升，煮取二升，去滓，溫分再服，以解其外，不解更作。

柴胡加大黃芒硝桑螵蛸湯方

上，以前七味，以水七升，下芒硝三合，大黃四分，桑螵蛸五枚，煮取一升半，去滓，溫服五合，微下即癒。本云：柴胡湯再服以解其外，餘二升，加芒硝、大黃、桑螵蛸也。

傷寒八九日，下之，胸滿煩驚，小便不利，譫語，一身不可轉側，**柴胡加龍骨牡蠣湯**主之方。

柴胡四兩　黃芩　人參　生薑切　龍骨　牡蠣熬　桂枝　茯苓　鉛丹各一兩半　大黃二兩　半夏一合半，洗　大棗六枚，擘。

上一十二味，以水八升，煮取四升，納大黃，切如棋子大，更煮一兩沸，去滓。溫服一升。本云：柴胡湯，今加龍骨等。

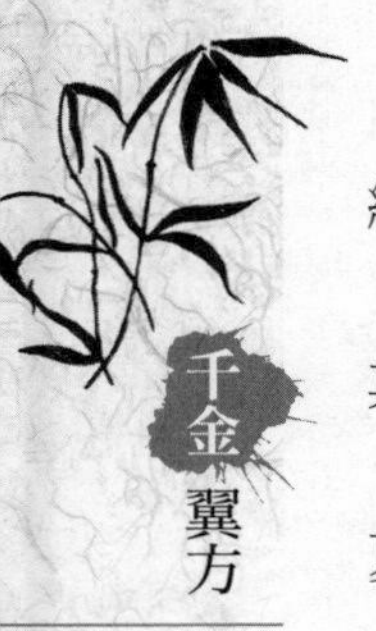

傷寒六七日，發熱，微惡寒，支節煩疼，微嘔，心下支結，外證未去者，宜柴胡桂枝湯。

發汗多，亡陽狂語者，不可下，以為可與**柴胡桂枝湯**，和其榮衛，以通津液，後自癒方。

柴胡四兩　黃芩　人參　生薑切　桂枝　芍藥各一兩半　半夏二合半，洗　甘草一兩，炙　大棗六枚，擘。

上九味，以水六升，煮取二升，去滓，溫服一升。本云：人參湯作如桂枝法，加柴胡、黃芩；復如柴胡法，今用人參，作半劑。

傷寒五六日，其人已發汗，而復下之，胸脅滿微結，小便不利，渴而不嘔，但頭汗出，往來寒熱而煩，此為未解，**柴胡桂枝乾薑湯**主之方。

柴胡八兩　桂枝三兩　乾薑二兩　栝樓根四兩　黃芩三兩　牡蠣二兩，熬　甘草二兩，炙。

上七味，以水一斗二升，煮取六升，去滓更煎，溫服一升，日二服。初服微煩，汗出癒。

太陽病，過經十餘日，反再三下之，後四五日，柴胡證續在，先與小柴胡湯；嘔止，小安，其人鬱鬱微煩者，為未解，與大柴胡湯下者止。

傷寒十餘日，邪氣結在裡，欲復往來寒熱，當與大柴胡湯。

傷寒發熱，汗出不解，心中痞堅，嘔吐下利者，大柴胡湯主之。

病人表裡無證，發熱七八日，雖脈浮數，可下之，宜**大柴胡湯方。**

柴胡八兩　枳實四枚，炙　生薑五兩，切　黃芩三兩　芍藥三兩　半夏半升，洗　大棗十二枚，擘。

上七味，以水一斗二升，煮取六升，去滓，更煎，溫服一升，日三服。一方，加大黃二兩，若不加，恐不名大柴胡湯。

太陽病用承氣湯法第五

九證　方四首

發汗後，惡寒者，虛故也；不惡寒，但熱者，實也，當和其胃氣，宜小承氣湯。

太陽病未解，其脈陰陽俱停，必先振慄，汗出而解，但陽微者，先汗出而解，陰微者，先下之而解，宜承氣湯。一云大柴胡湯。

傷寒十三日，過經而譫語，內有熱也，當以湯下之。小便利者，大便當堅，而反利，其脈調和者，知醫以丸藥下之，非其治也。自利者，其脈當微厥；今反和者，此為內實，宜承氣湯。

太陽病，過經十餘日，心下溫溫欲吐，而胸中痛，大便反溏，其腹微滿，鬱鬱微煩，先時自極吐下者，宜承氣湯。

二陽併病，太陽證罷，但發潮熱，手足漐漐汗出，大便難，譫語者，下之癒，宜承氣湯。

太陽病三日，發其汗不解，蒸蒸發熱者，調胃承氣湯主之。

傷寒吐後，腹滿者，承氣湯主之。

太陽病，吐下發汗後，微煩，小便數，大便因堅，可與小承氣湯和之則癒。

承氣湯方

大黃四兩　厚朴八兩，炙　枳實五枚，炙　芒硝三合。

上四味，以水一斗，先煮二味，取五升，納大黃，更煮取二升，去滓，納芒硝，更煎一沸，分再服，得下者止。

又方　大黃四兩　厚朴二兩，炙　枳實大者三枚，炙。

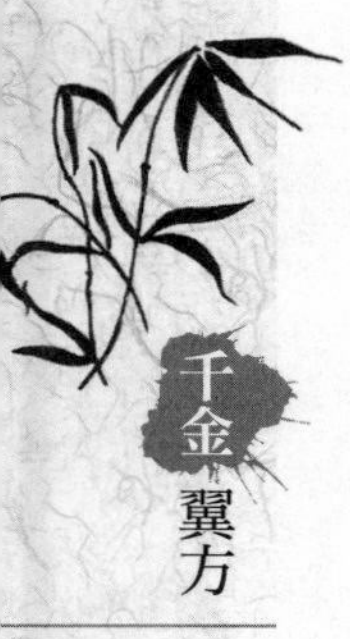

上三味，以水四升，煮取一升二合，去滓，溫分再服，初服譫語即止，服湯當更衣，不爾盡服之。

又方 大黃四兩 甘草二兩，炙 芒硝半兩。

上三味，以水三升，煮取一升，去滓，納芒硝，更一沸，頓服。

太陽病，不解，熱結膀胱，其人如狂，血自下，下者即癒。其外不解，尚未可攻，當先解其外。外解，少腹急結者，乃可攻之，宜**核桃承氣湯方**。

桃仁五十枚，去皮尖 大黃四兩 桂枝二兩 甘草二兩，炙 芒硝一兩。

上五味，以水七升，煮取二升半，去滓，納芒硝，更煎一沸，分溫三服。

太陽病用陷胸湯法第六

三十一證　方一十六首

問曰：病有結胸，有臟結，其狀何如？答曰：按之痛，其脈寸口浮，關上自沉，為結胸。何謂臟結？曰：如結胸狀，飲食如故，時下利，陽脈浮，關上細沉而緊，名為臟結。舌上白苔滑者，為難治。臟結者，無陽證，不往來寒熱，其人反靜，舌上苔滑者，不可攻也。夫病發於陽，而反下之，熱入因作結胸，發於陰而反汗之，因作痞。結胸者，下之早，故令結胸。結胸者，其項亦強，如柔痓狀，下之即和，宜大陷胸丸。

結胸證，其脈浮大，不可下之，下之即死。

結胸證悉具，煩躁者死。

太陽病，脈浮而動數，浮則為風，數則為熱，動則為痛，數則為虛，頭痛發熱，微盜汗出，而反惡寒，其表未解。醫反下之，動數則遲，頭痛即眩，胃中空虛，客氣動膈，短氣躁煩，心中懊憹，陽氣內陷，心下因堅，則為結胸，大陷胸湯主之。若不結胸，但頭汗出，其餘無汗，齊頸而還，小便不利，身必發黃。

傷寒六七日，結胸熱實，脈沉緊，心下痛，按之如石堅，大陷胸湯主之。但結胸，無大熱，此為水結在胸脅，頭微汗出，大陷胸湯主之。

太陽病，重發汗而復下之，不大便五六日，舌上燥而渴，日晡如小有潮熱，從心下至少腹堅滿而痛不可近，大陷胸湯主之。若心下滿而堅痛者，此為結胸，大陷胸湯主之。

大陷胸丸方

大黃八兩　葶藶子熬　杏仁去皮尖、兩仁者　芒硝各半升。

上四味，和擣取如彈丸一枚，甘遂末一錢匕，白蜜一兩，水二升，合煮取一升，溫頓服，一宿乃下。

大陷胸湯方

大黃六兩　甘遂末，一錢匕　芒硝一升。

上三味，以水六升，先煮大黃取二升，去滓，納芒硝，煎一兩沸，納甘遂末，分再服，得快利，止後服。

小結胸者，正在心下，按之即痛，其脈浮滑，**小陷胸湯**主之。

黃連一兩　半夏半升，洗　栝樓實大者一枚。

上三味，以水六升，先煮栝樓，取三升，去滓，納諸藥，煮取二升，去滓，分溫三服。

太陽病二三日，不能臥，但欲起者，心下必結，其脈微弱者，此本寒也。而反下之，利止者，必結胸；未止者，四五日復重下之，此為挾熱利。

太陽、少陽併病，而反下之，結胸，心下堅，下利不復止，水漿不肯下，其人必心煩。

病在陽，當以汗解，而反以水噀之，若灌之，其熱卻不得

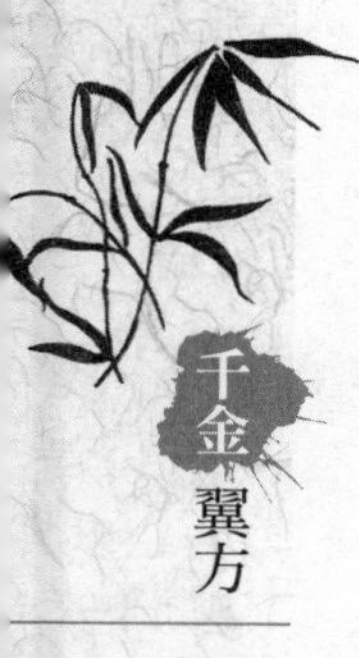

去，益煩，皮粟起，意欲飲水，反不渴，宜服**文蛤散方。**

文蛤五兩。

上一味，搗為散，以沸湯五合，和服一方寸匕，若不瘥，與五苓散。

五苓散方

豬苓十八銖，去黑皮　白朮十八銖　澤瀉一兩六銖　茯苓十八銖　桂枝半兩。

上五味，各為散，更於臼中治之，白飲和服方寸匕，日三服，多飲暖水，汗出癒。

寒實結胸無熱證者，與**三物小白散方。**

桔梗十八銖　巴豆六銖，去皮心，熬赤黑，研如脂　貝母十八銖。

上三味，搗為散，納巴豆，更於臼中治之，白飲和服，強人半錢匕，羸者減之。病在上則吐，在下則利。不利，進熱粥一杯；利不止，進冷粥一杯一云冷水一杯；身熱皮粟不解，欲引衣自覆。若以水噀之洗之，更益令熱卻不得出，當汗而不汗即煩，假令汗出已，腹中痛，與芍藥三兩如上法。

太陽與少陽併病，頭痛，或眩冒，如結胸，心下痞而堅，當刺肺俞、肝俞、大椎第一間，慎不可發汗，發汗即譫語，譫語則脈弦，五日譫語不止，當刺期門。

心下但滿，而不痛者，此為痞，**半夏瀉心湯**主之。

半夏半升，洗　黃芩　乾薑　人參　甘草各三兩，炙　黃連一兩　大棗十二枚，擘。

上七味，以水一斗，煮取六升，去滓，溫服一升，日三服。

脈浮緊而下之，緊反入裡，則作痞，按之自濡，但氣痞耳。

太陽中風，吐下嘔逆，表解，乃可攻之。其人漐漐汗出，發作有時。頭痛，心下痞堅滿，引脅下嘔即短氣，此為表解裡未和，**十棗湯**主之方。

芫花熬　甘遂　大戟各等分。

上三味，搗為散，以水一升五合，先煮大棗十枚，取八合，去棗，強人納藥末一錢匕，羸人半錢匕，溫服，平旦服。若下少不利者，明旦更服，加半錢，得快下，糜粥自養。

太陽病，發其汗，遂發熱惡寒，復下之，則心下痞。此表裡俱虛，陰陽氣並竭，無陽則陰獨，復加燒針，胸煩，面色青黃，膚瞤，此為難治，今色微黃，手足溫者瘉。

心下痞，按之自濡，關上脈浮者，**大黃黃連瀉心湯**主之方。

大黃二兩　黃連一兩。

上二味，以麻沸湯二升漬之，須臾去滓，分溫再服。此方必有黃芩。

心下痞而復惡寒，汗出者，**附子瀉心湯**主之方。

附子一枚，炮，別煮取汁　大黃二兩　黃連　黃芩各一兩。

上四味，以麻沸湯二升，漬之須臾，去滓，納附子汁，分溫再服。本以下之，故心下痞，與之瀉心，其痞不解，其人渴而口躁煩，小便不利者，五苓散主之。一方言：忍之一日乃瘉。用上方。

傷寒汗出，解之後，胃中不和，心下痞堅，乾噫食臭，脅下有水氣，腹中雷鳴而利，**生薑瀉心湯**主之方。

生薑四兩，切　半夏半升，洗　乾薑一兩　黃連一兩　人參　黃芩　甘草各三兩，炙　大棗十二枚，擘。

上八味，以水一斗，煮取六升，去滓，溫服一升，日三服。

傷寒中風，醫反下之，其人下利日數十行，穀不化，腹中雷鳴，心下痞堅而滿，乾嘔而煩，不能得安，醫見心下痞，為

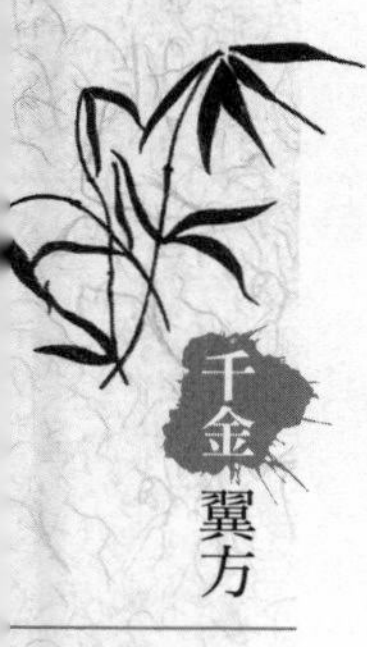

病不盡，復重下之，其痞益甚，此非結熱，但胃中虛，客氣上逆，故使之堅，**甘草瀉心湯**主之方。

甘草四兩，炙　黃芩　乾薑各三兩　黃連一兩　半夏半升，洗　大棗十二枚，擘。

一方有人參三兩。

上六味，以水一斗，煮取六升，去滓，溫服一升，日三服。

傷寒，服湯藥，下利不止，心下痞堅。服瀉心湯，復以他藥下之，利不止。醫以理中與之，而利益甚。理中治中焦，此利在下焦，**赤石脂禹餘糧湯**主之方。

赤石脂一斤，碎　太一禹餘糧一斤，碎。

上二味，以水六升，煮取二升，去滓，分溫三服，若不止，當利小便。

傷寒吐下發汗，虛煩，脈甚微，八九日心下痞堅，脅下痛，氣上沖喉咽，眩冒，經脈動惕者，久而成痿。

傷寒發汗吐下，解後，心下痞堅，噫氣不除者，**旋覆代赭湯**主之方。

旋覆花三兩　人參二兩　生薑五兩，切　代赭一兩，碎　甘草三兩，炙　半夏半升，洗　大棗十二枚，擘。

上七味，以水一斗，煮取六升，去滓，溫服一升，日三服。

太陽病，外證未除而數下之，遂挾熱而利不止，心下痞堅，表裡不解，**桂枝人參湯**主之方。

桂枝四兩，別切　甘草四兩，炙　白朮　人參　乾薑各二兩。

上五味，以水九升，先煮四味，取五升，去滓，納桂更煮，取三升，去滓，溫服一升，日再，夜一服。

傷寒大下後，復發其汗，心下痞，惡寒者，表未解也，不可攻其痞，當先解表，表解乃攻其痞，宜大黃黃連瀉心湯。用上方。

病如桂枝證，頭項不強痛，脈微浮，胸中痞堅，氣上沖喉咽不得息，此為胸有寒，當吐之，宜**瓜蒂散方**。

瓜蒂熬　赤小豆各一分。

上二味，擣為散，取半錢匕，豉一合，湯七合漬之，須臾去滓，納散湯中和，頓服之，若不吐，稍加之，得快吐止，諸亡血虛家，不可瓜蒂散。

太陽病雜療法第七

二十證　方一十三首

中風發熱，六七日不解而煩，有表裡證，渴欲飲水，水入而吐，此為水逆，五苓散主之。方見結胸門中。

傷寒二三日，心中悸而煩者，**小建中湯**主之方。

桂枝三兩　甘草二兩，炙　芍藥六兩　生薑三兩，切　大棗十一枚，擘　膠飴一升。

上六味，以水七升，煮取三升，去滓，納飴，溫服一升。嘔家不可服，以甘故也。

傷寒脈浮，而醫以火迫劫之，亡陽，驚狂，臥起不安，**桂枝去芍藥加蜀漆牡蠣龍骨救逆湯**主之方。

桂枝　生薑切　蜀漆各三兩，洗去腥　甘草二兩，炙　牡蠣五兩，熬　龍骨四兩　大棗十二枚，擘。

上七味，以水八升，先煮蜀漆減二升，納諸藥，煮取三升，去滓，溫服一升。一法以水一斗二升，煮取五升。

燒針令其汗，針處被寒，核起而赤者，必發奔豚，氣從少腹上沖者，灸其核上一壯，與**桂枝加桂湯方**。

桂枝五兩　芍藥　生薑各三兩　大棗十二枚，擘　甘草二兩，炙。

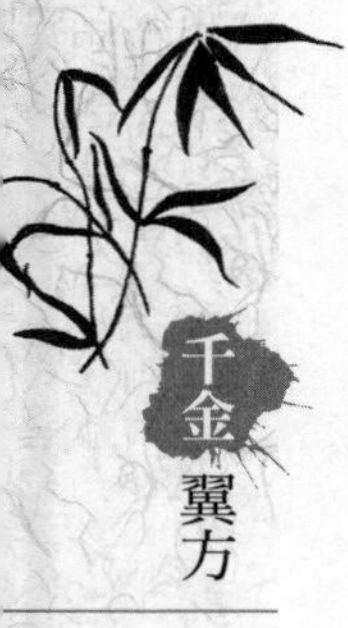

上五味，以水七升，煮取三升，去滓，溫服一升。本云：桂枝湯，今加桂滿五兩，所以加桂者，以能洩奔豚氣也。

火逆下之，因燒針煩躁者，**桂枝甘草龍骨牡蠣湯**主之方。

桂枝一兩　甘草　龍骨　牡蠣各二兩，熬。

上四味，以水五升，煮取二升，去滓，溫服八合，日三服。

傷寒，加溫針，必驚。

太陽病六七日出，表證續在，脈微而沉，反不結胸，其人發狂者，以熱在下焦。少腹堅滿，小便自利者，下血乃癒，所以然者，以太陽隨經，瘀熱在裡故也，宜下之，以抵當湯。

太陽病，身黃，脈沉結，少腹堅，小便不利者，為無血；小便自利，其人如狂者，血證諦也，抵當湯主之。

傷寒有熱，少腹滿，應小便不利，今反利者，為有血也，當須下之，不可餘藥，宜抵當丸。

抵當湯方

大黃二兩，破六片　桃仁二十枚，去皮尖，熬　虻蟲去足、翅，熬　水蛭各三十枚，熬。

上四味，以水五升，煮取三升，去滓，溫服一升。不下更服。

抵當丸方

大黃三兩　桃仁二十五枚，去皮尖，熬　虻蟲去足、翅，熬　水蛭各二十枚，熬。

上四味，搗分為四丸，以水一升煮一丸，取七合服，晬時當下，不下更服。

婦人中風，發熱惡寒，經水適來，得七八日，熱除而脈遲，身涼，胸脅下滿，如結胸狀，譫語，此為熱入血室，當刺期門，隨其虛實而取之。

婦人中風七八日，續得寒熱，發作有時，經水適斷者，此為熱入血室，其血必結，故使如瘧狀，發作有時，小柴胡湯主之。方見柴胡湯門。

婦人傷寒，發熱，經水適來，晝日了了，暮則譫語如見鬼狀，此為熱入血室，無犯胃氣及上二焦，必當自癒。

傷寒無大熱，口燥渴而煩，其背微惡寒，白虎湯主之。

傷寒脈浮，發熱無汗，其表不解，不可與白虎湯；渴欲飲水，無表證，白虎湯主之。

傷寒脈浮滑，此以表有熱，裡有寒，**白虎湯**主之方。

知母六兩　石膏一斤，碎　甘草二兩，炙　粳米六合。

上四味，以水一斗，煮米熟湯成，去滓，溫服一升，日三服。

又方　知母六兩　石膏一斤，碎　甘草二兩，炙　人參三兩　粳米六合。

上五味，以水一斗，煮米熟湯成，去滓，溫服一升，日三服。立夏後至立秋前得用之，立秋後不可服，春三月病常苦裡冷，白虎湯亦不可與之，與之即嘔利而腹痛，諸亡血及虛家，亦不可與白虎湯，得之則腹痛而利，但當溫之。

太陽與少陽合病，自下利者，與黃芩湯；若嘔者，與黃芩加半夏生薑湯。

黃芩湯方

黃芩三兩　芍藥　甘草各二兩，炙　大棗一十二枚，擘。

上四味，以水一斗，煮取三升，去滓，溫服一升，日再夜一服。

黃芩加半夏生薑湯方

半夏半升，洗　生薑一兩半，切。

上二味，加入前方中即是。

傷寒，胸中有熱，胃中有邪氣，腹中痛，欲嘔吐，**黃連湯**主之方。

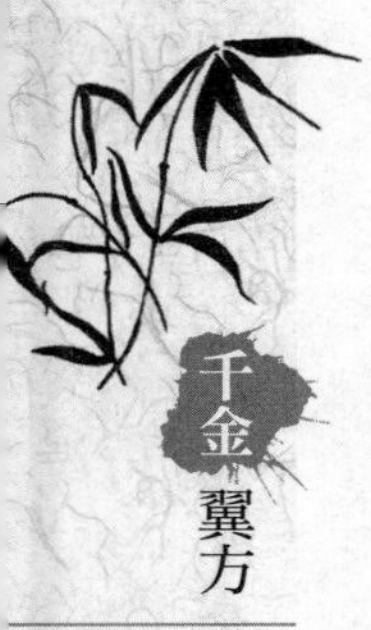

黃連　甘草炙　乾薑　桂枝　人參各三兩　半夏半升，洗　大棗十二枚，擘。

上七味，以水一斗，煮取六升，去滓，溫分五服，晝三夜二服。

傷寒八九日，風濕相搏，身體疼煩，不能自轉側，不嘔不渴，下已，脈浮而緊，桂枝附子湯主之。若其人大便堅，小便自利，**朮附子湯**主之方。

桂枝四兩　附子三枚，炮　生薑三兩，切　大棗十二枚，擘　甘草二兩，炙。

上五味，以水六升，煮取二升，去滓，分溫三服。

朮附子湯方　於前方中去桂，加白朮四兩即是。一服覺身痺，半日許復服之盡，其人如冒狀，勿怪。即是附子朮並走皮中，逐水氣未得除，故使之耳，法當加桂四兩。以大便堅，小便自利，故不加桂也。

風濕相搏，骨節疼煩，掣痛不得屈伸，近之則痛劇，汗出短氣，小便不利，惡風，不欲去衣，或身微腫，**甘草附子湯**主之方。

甘草二兩，炙　附子二枚，炮　白朮三兩　桂枝四兩。

上四味，以水六升，煮取三升，去滓，溫服一升，日三服，初服得微汗即止，能食汗止復煩者，將服五合，恐一升多者，後服六七合愈。

傷寒脈結代，心動悸，**炙甘草湯**主之方。

甘草四兩，炙　桂枝　薑各三兩，切　麥門冬去心，半升　麻子仁半升　人參　阿膠各二兩　大棗三十枚，擘　生地黃一斤，切。

上九味，以清酒七升，水八升，煮取三升，去滓，納膠烊盡，溫服一升，日三服。

陽明病狀第八

七十五證　方一十一首

陽明之為病，胃中寒是也。

問曰：病有太陽陽明，有正陽陽明，有微陽陽明，何謂也？

答曰：太陽陽明者，脾約是也；正陽陽明者，胃家實是也；微陽陽明者，發其汗，若利其小便，胃中燥，便難是也。

問曰：何緣得陽明病？

答曰：太陽病，發其汗，若下之，亡其津液，胃中乾燥，因為陽明；不更衣而便難，復為陽明病也。

問曰：陽明病外證云何？

答曰：身熱，汗出，而不惡寒，但反惡熱。

問曰：病有得之一日，發熱惡寒者何？

答曰：然。雖二日，惡寒自罷，即汗出惡熱也。

曰：惡寒何故自罷？

答曰：陽明處中主土，萬物所歸，無所復傳，故始雖惡寒，二日自止，是為陽明病。

太陽初得病時，發其汗，汗先出復不徹，因轉屬陽明。

病發熱無汗，嘔不能食，而反汗出濈濈然，是為轉在陽明。

傷寒三日，陽明脈大。

病脈浮而緩，手足溫，是為係在太陰，太陰當發黃，小便自利者，不能發黃，至七八日而堅，為屬陽明。

傷寒傳係陽明者，其人濈然後汗出。

陽明中風，口苦咽乾，腹滿微喘，發熱惡寒，脈浮若緊，下之則腹滿，小便難也。

陽明病，能食為中風，不能食為中寒。

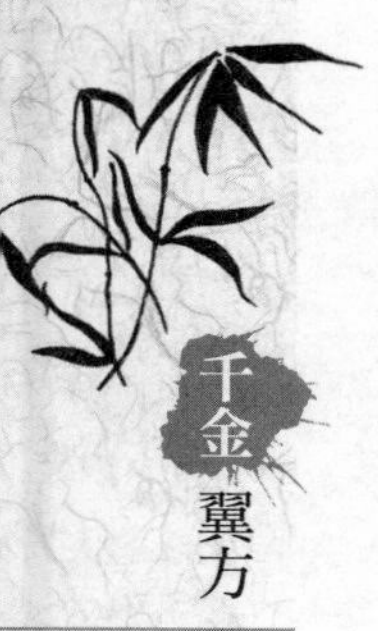

陽明病，中寒不能食，而小便不利，手足濈然汗出，此為欲作堅瘕也，必頭堅後溏。所以然者，胃中冷，水穀不別故也。

陽明病，初為欲食之，小便反不數，大便自調，其人骨節疼，翕翕如有熱狀，奄然發狂，濈然汗出而解。此為水不勝穀氣，與汗共併，堅者即癒。

陽明病，欲解時，從申盡戌。

陽明病，不能食，下之不解，其人不能食，攻其熱必噦，所以然者，胃中虛冷故也；其人本虛，攻其熱必噦。

陽明病，脈遲，食難用飽，飽即微煩頭眩者，必小便難，此欲作穀疸，雖下之，其腹必滿如故耳，所以然者，脈遲故也。

陽明病，久久而堅者，陽明病，當多汗，而反無汗，其身如蟲行皮中之狀，此為久虛故也。

冬陽明病，反無汗，但小便利，二三日嘔而咳，手足若厥者，其人頭必痛；若不嘔不咳，手足不厥者，頭不痛。

冬陽明病，但頭眩，不惡寒，故能食。而咳者，其人咽必痛，若不咳者，咽不痛。

陽明病，脈浮而緊，其熱必潮，發作有時；但浮者，必盜汗出。

陽明病，無汗，小便不利，心中懊憹，必發黃。

陽明病，被火，額上微汗出，而小便不利，必發黃。

陽明病，口燥，但欲漱水，不欲咽者，必衄。

陽明病，本自汗出，醫復重發其汗，病已瘥，其人微煩不了了，此大便堅也。必亡津液，胃中燥，故令其堅。當問小便日幾行，若本日三四行，今日再行者，必知大便不久出，今為小便數少，津液當還入胃中，故知必當大便也。

夫病陽多者，熱下之則堅，汗出多極，發其汗亦堅。

傷寒嘔多者，雖有陽明證，不可攻也。

陽明病，當心下堅滿，不可攻之，攻之遂利不止者，利止者癒。

陽明病，合色赤，不可攻之，必發熱，色黃者，小便不利也。

陽明病，不吐下而煩者，可與承氣湯。

陽明病，其脈遲，雖汗出，不惡寒，其體必重，短氣，腹滿而喘，有潮熱，如此者其外為解，可攻其裡，手足濈然汗出，此為已堅，承氣湯主之。

若汗出多者，而微惡寒，外為未解，其熱不潮，勿與承氣湯，若腹大滿，而不大便者，可與小承氣湯，微和其胃氣，勿令至大下。

陽明病，潮熱微堅，可與承氣湯，不堅勿與之。

若不大便六七日，恐有燥屎，欲知之法，可與小承氣湯。若腹中轉矢氣者，此為有燥屎，乃可攻之。若不轉矢氣者，此但頭堅後溏，不可攻之，攻之必腹脹滿，不能食。欲飲水者即噦。其後發熱者，必復堅，以小承氣湯和之。若不轉矢氣者，慎不可攻之。

夫實則譫語，虛則鄭聲。鄭聲者，重語是也。直視譫語，喘滿者死，下利者亦死。

陽明病，其人多汗，津液外出，胃中燥，大便必堅，堅者則譫語，承氣湯主之。

陽明病，譫語妄言，發潮熱，其脈滑疾，如此者，承氣湯主之，因與承氣湯一升，腹中轉氣者，復與一升，如不轉氣者，勿與之。明日又不大便，脈反微澀，此為裡虛，為難治，不得復與承氣湯。

陽明病，譫語，有潮熱，反不能食者，必有燥屎五六枚，若能食者，但堅耳，承氣湯主之。

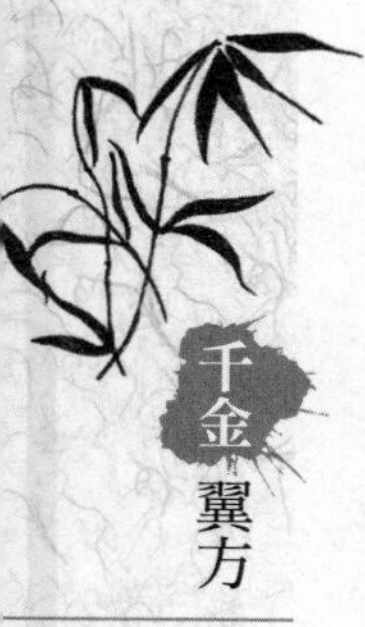

陽明病，下血而譫語者，此為熱入血室，但頭汗出者，當刺期門，隨其實而瀉之。濈然汗出者癒。

汗出而譫語者，有燥屎在胃中，此風也。過經乃可下之。下之若早，語言必亂。以表虛裡實，下之則癒，宜承氣湯。

傷寒四五日，脈沉而喘滿，沉為在裡，而反發其汗，津液越出，大便為難，表虛裡實，久則譫語。

陽明病下之，心中懊憹而煩，胃中有燥屎者，可攻。其人腹微滿，頭堅後溏者，不可下之。有燥屎者，宜承氣湯。

病者五六日不大便，繞臍痛，躁煩，發作有時，此為有燥屎，故使不大便也。

病者煩熱，汗出即解，復如瘧狀，日晡所發者，屬陽明，脈實者當下之；脈浮虛者當發其汗。下之宜承氣湯，發汗宜桂枝湯。方見桂枝湯門。

大下後，六七日不大便，煩不解，腹滿痛者，此有燥屎，所以然者，本有宿食故也，宜承氣湯。

病者小便不利，大便乍難乍易，時有微熱，怫鬱不能臥，有燥屎故也，宜承氣湯。

得病二三日，脈弱，無太陽柴胡證，而煩心下堅，至四日雖能食，以小承氣湯少與微和之，令小安，至六日，與承氣湯一升，不大便六七日，小便少者，雖不大便，但頭堅後溏未定成其堅，攻之必溏，當須小便利，定堅，乃可攻之，宜承氣湯。

傷寒七八日，目中不了了，睛不和，無表裡證，大便難，微熱者，此為實，急下之，宜承氣湯。

陽明病，發熱汗多者，急下之，宜承氣湯。

發汗不解，腹滿痛者，急下之，宜承氣湯。

腹滿不減，減不足言，當下之，宜承氣湯。

陽明與少陽合病而利，脈不負者為順，滑而數者，有宿食，宜承氣湯。方並見承氣湯門。

陽明病，脈浮緊，咽乾口苦，腹滿而喘，發熱汗出，不惡寒，反偏惡熱，其身體重。發汗即躁，心中憒憒，而反譫語。加溫針，必怵惕，又煩躁不得眠。下之，胃中空虛，客氣動膈，心中懊憹，舌上苔者，梔子湯主之。

陽明病，下之，其外有熱，手足溫，不結胸，心中懊憹，若飢不能食，但頭汗出，**梔子湯**主之方。

梔子十四枚，擘　香豉四合，綿裹。

上二味，以水四升，先煮梔子取二升半，納豉，煮取一升半，去滓，分再服，溫進一服，得快吐止後服。

三陽合病，腹滿身重，難以轉側，口不仁，言語向經，譫語遺尿。發汗則譫語；下之則額上生汗，手足厥冷。白虎湯主之。按諸本皆云「向經」，不敢刊改。

若渴欲飲水，口乾舌燥者，白虎湯主之。方見雜療中。

若脈浮，發熱，渴欲飲水，小便不利，**豬苓湯**主之方。

豬苓去黑皮　茯苓　澤瀉　阿膠　滑石碎，各一兩。

上五味，以水四升，先煮四味，取二升，去滓，納膠烊消，溫服七合，日三服。

陽明病，汗出多而渴者，不可與豬苓湯，以汗多，胃中燥，豬苓湯復利其小便故也。

胃中虛冷，其人不能食者，飲水即噦。

脈浮發熱，口乾鼻燥，能食者即衄。

若脈浮遲，表熱裡寒，下利清穀，**四逆湯**主之方。

甘草二兩，炙　乾薑一兩半　附子一枚，生，去皮，破八片。

上三味，以水三升，煮取一升二合，去滓，分溫再服，強人可大附子一枚，乾薑三兩。

陽明病發潮熱，大便溏，小便自可，而胸脅滿不去，小柴胡湯主之。

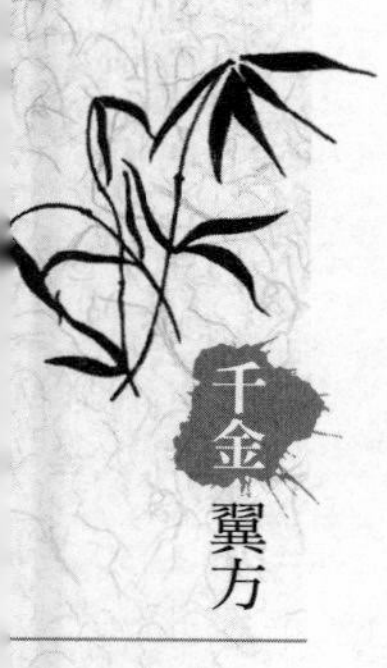

陽明病，脅下堅滿，不大便而嘔，舌上苔者，可以小柴胡湯。上焦得通，津液得下，胃氣因和，身濈然汗出而解。

陽明中風，脈弦浮大而短氣，腹都滿，脅下及心痛，久按之氣不通，鼻乾，不得汗，其人嗜臥，一身及目悉黃，小便難，有潮熱，時時噦，耳前後腫。刺之小瘥，外不解，病過十日，脈續浮，與小柴胡湯。但浮，無餘證，與麻黃湯；不溺，腹滿加噦，不治。方見柴胡湯門。

陽明病，其脈遲，汗出多，而微惡寒，表為未解，可發汗，宜桂枝湯。

陽明病，脈浮，無汗，其人必喘，發汗即瘉，宜麻黃湯。方並見上。

陽明病汗出，若發其汗，小便自利，此為內竭，雖堅不可攻，當須自欲大便，宜**蜜煎導**而通之，若土瓜根、豬膽汁皆可以導方。

蜜七合。

上一味，納銅器中，微火煎之，稍凝如飴狀，攪之，勿令焦著，欲可丸，捻如指許長二寸，當熱時急作，令頭銳，以納穀道中，以手急抱，欲大便時乃去之。

又方　大豬膽一枚，瀉汁，和少許醋，以灌穀道中，如一食頃，當大便，出宿食惡物。已試甚良。

陽明病，發熱而汗出，此為熱越，不能發黃也，但頭汗出，其身無有，齊頸而還，小便不利，渴引水漿，此為瘀熱在裡，身必發黃，茵陳湯主之。

傷寒七八日，身黃如橘，小便不利，其腹微滿，**茵陳湯**主之方。

茵陳六兩　梔子十四枚，擘　大黃二兩。

上三味，以水一斗二升，先煮茵陳減六升，納二味，煮取三升，去滓，分溫三服。小便當利，溺如皂莢沫狀，色正赤。

一宿黃從小便去。

陽明證，其人喜忘，必有畜血，所以然者，本有久瘀血，故令喜忘，雖堅，大便必黑，抵當湯主之。

病者無表裡證，發熱七八日，雖脈浮數，可下之。假令下已，脈數不解，而合熱消穀喜飢，至六七日，不大便者，有瘀血，抵當湯主之。若數不解而下不止，必挾熱便膿血。方見雜療中。

食穀而嘔者，屬陽明，**茱萸湯**主之方。

吳茱萸一升　人參三兩　生薑六兩，切　大棗二十枚，擘。

上四味，以水七升，煮取三升，去滓，溫服七合，日三服。得湯反劇者，屬上焦也。

陽明病，寸口緩，關上小浮，尺中弱，其人發熱而汗出，復惡寒，不嘔，但心下痞，此為醫下之也。若不下，其人復不惡寒而渴者，為轉屬陽明，小便數者，大便即堅，不更衣十日，無所苦也。渴欲飲水者，但與之，當以法救渴，宜五苓散。方見療痞門。

脈陽微而汗出少者，為自如；汗出多者，為太過。太過者陽絕於內，亡津液，大便因堅。

脈浮而芤，浮為陽，芤為陰，浮芤相搏，胃氣則生熱，其陽則絕。趺陽脈浮而澀，浮則胃氣強，澀則小便數，浮澀相搏，大便即堅，其脾為約，**麻子仁丸**主之方。

麻子仁二升　芍藥　枳實炙，各八兩　大黃一斤　厚朴一尺，炙　杏仁一升，去皮尖、兩仁者，熬，別作脂。

上六味，蜜和丸，如梧桐子大，飲服十丸，日三服，漸加，以知為度。

傷寒發其汗，則身目為黃，所以然者，寒濕相搏，在裡不解故也。傷寒其人發黃，**梔子柏皮湯**主之方。

梔子十五枚，擘　甘草　黃柏十五分。

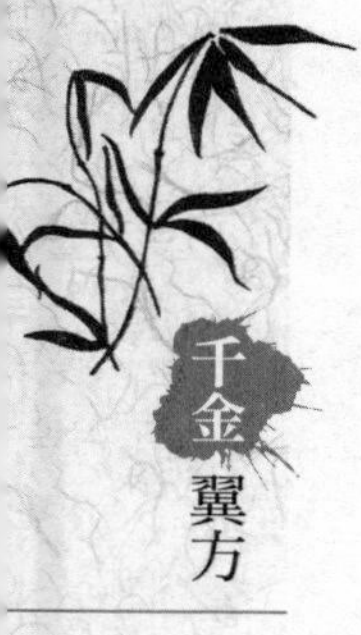

上三味，以水四升，煮取二升，去滓，分溫再服。

傷寒瘀熱在裡，身體必黃，**麻黃連翹赤小豆湯**主之方。

麻黃去節　連翹各一兩　杏仁三十枚，去皮，尖　赤小豆一升　大棗十二枚，擘　生梓白皮切，一斤　甘草二兩，炙，一方生薑二兩，切。

上七味，以水一斗，煮麻黃一二沸，去上沫，納諸藥，煮取三升，去滓，溫服一升。

少陽病狀第九九證

少陽之為病，口苦、咽乾、目眩也。

少陽中風，兩耳無所聞，目赤，胸中滿而煩，不可吐下，吐下則悸而驚。

傷寒病，脈弦細，頭痛而發熱，此為屬少陽。少陽不可發汗，發汗則譫語，為屬胃。胃和即癒，不和，煩而悸。

太陽病不解，轉入少陽，脅下堅滿，乾嘔不能食飲，往來寒熱，而未吐下，其脈沉緊，可與小柴胡湯。若已吐、下、發汗、溫針，譫語，柴胡證罷，此為壞病。知犯何逆，以法治之。

三陽脈浮大，上關上，但欲寐，目合則汗。

傷寒六七日，無大熱，其人躁煩，此為陽去入陰故也。

傷寒三日，三陽為盡，三陰當受其邪，其人反能食而不嘔，此為三陰不受其邪。

傷寒三日，少陽脈小，欲已。

少陽病，欲解時，從寅盡辰。

《千金翼方》卷第九

千金翼方卷第十　傷寒下

太陰病狀第一八證　方二首

太陰之為病，腹滿吐，食不下，下之益甚，時腹自痛，胸下堅結。

太陰病，脈浮，可發其汗。

太陰中風，四肢煩疼，陽微陰濇而長，為欲癒。

太陰病，欲解時，從亥盡丑。

自利不渴者，屬太陰，其臟有寒故也，當溫之，宜四逆輩。

傷寒脈浮而緩，手足溫，是為係在太陰，太陰當發黃；小便自利，利者不能發黃，至七八日，雖煩，暴利十餘行，必自止，所以自止者，脾家實，腐穢當去故也。

本太陽病，醫反下之，因腹滿時痛，為屬太陰，**桂枝加芍藥湯**主之；其實痛，加**大黃湯**主之方。

桂枝三兩　芍藥六兩　生薑三兩，切　甘草二兩，炙　大棗十二枚，擘。

上五味，以水七升，煮取三升，去滓，分溫三服。

加大黃湯方

大黃二兩。

上，於前方中加此大黃二兩即是。

人無陽證，脈弱，其人續自便利，設當行大黃芍藥者，減

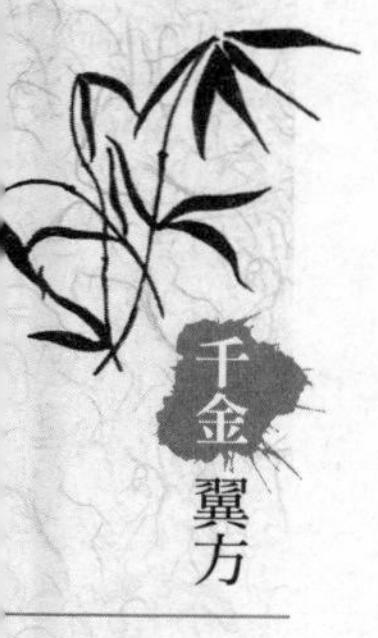

之，其人胃氣弱，易動故也。

少陰病狀第二

四十五證　方一十六首

少陰之為病，脈微細，但欲寐。

少陰病，欲吐而不煩，但欲寐，五六日自利而渴者，屬少陰虛，故引水自救；小便白者，少陰病形悉具，其人小便白者，下焦虛寒不能制溲，故白也。夫病，其脈陰陽俱緊，而反汗出為陽，屬少陰，法當咽痛而復吐利。

少陰病，咳而下利，譫語，是為被火氣劫故也，小便必難，為強責少陰汗也。

少陰病，脈細沉數，病在裡，不可發其汗。

少陰病，脈微，不可發其汗，無陽故也；陽已虛，尺中弱澀者，復不可下之。

少陰病，脈緊者，至七八日，下利，其脈暴微，手足反溫，其脈緊反去，此為欲解，雖煩，下利必自癒。

少陰病，下利，若利止，惡寒而蜷，手足溫者，可治。

少陰病，惡寒而蜷，時自煩，欲去其衣被，不可治。

少陰中風，其脈陽微陰浮，為欲癒。

少陰病，欲解時，從子盡寅。

少陰病八九日，而一身手足盡熱，熱在膀胱，必便血。

少陰病，其人吐利，手足不逆，反發熱，不死，脈不足者，灸其少陰七壯。

少陰病，但厥無汗，強發之必動血，未知從何道出，或從口鼻目出，是為下厥上竭，為難治。

少陰病，惡寒，蜷而利，手足逆者，不治。

少陰病，下利止而眩，時時自冒者，死。

少陰病，其人吐利，躁逆者，死。

少陰病，四逆惡寒而蜷，其脈不至，其人不煩而躁者，死。

少陰病六七日，其息高者，死。

少陰病，脈微細沉，但欲臥，汗出不煩，自欲吐，至五六日，自利，復煩躁不得臥寐者，死。

少陰病，始得之，反發熱，脈反沉者，**麻黃細辛附子湯**主之方。

麻黃二兩，去節　細辛二兩　附子一枚，炮，去皮，破八片。

上三味，以水二斗，先煮麻黃，減一升，去上沫，納諸藥，煮取三升，去滓，溫服一升。

少陰病，得之二三日，**麻黃附子甘草湯**微發汗，以二三日無證，故微發汗方。

麻黃二兩，去節　附子一枚，炮，去皮，破八片　甘草二兩，炙。

上三味，以水七升，先煮麻黃一二沸，去上沫，納諸藥，煮取二升半，去滓，溫服八合。

少陰病，得之二三日以上，心中煩，不得臥者，**黃連阿膠湯**主之方。

黃連四兩　黃芩一兩　芍藥二兩　雞子黃二枚　阿膠三挺。

上五味，以水六升，先煮三味，取二升，去滓，納膠烊盡，納雞子黃，攪令相得，溫服七合，日三服。

少陰病，得之一二日，口中和，其背惡寒者，當灸之，附子湯主之。

少陰病，身體痛，手足寒，骨節痛，脈沉者，**附子湯**主之方。

附子二枚，炮，去皮，破八片　茯苓三兩　人參二兩　白朮四兩　芍藥三兩。

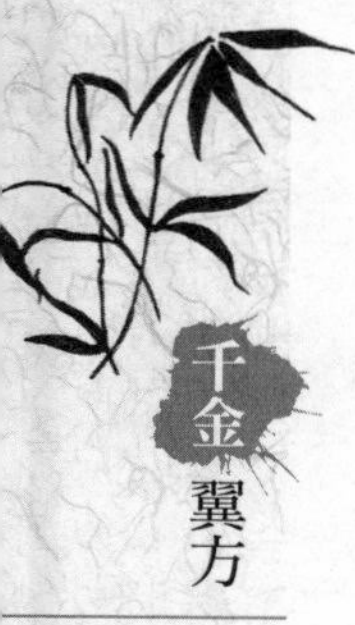

上五味，以水八升，煮取三升，去滓，分溫三服。

少陰病，下利便膿血，桃花湯主之。

少陰病，二三日至四五日，腹痛，小便，下利不止，而便膿血者，以桃花湯主之方。

赤石脂一斤，一半完，一半末　乾薑一兩　粳米一升。

上三味，以水七升，煮米熟湯成，去滓，溫取七合，納赤石脂末一方寸匕，一服止，餘勿服。

少陰病，下利便膿血者，可刺。

少陰病，吐利，手足逆，煩躁欲死者，茱萸湯主之。方見陽明門。

少陰病，下利，咽痛，胸滿，心煩，**豬膚湯**主之方。

豬膚一斤。

上一味，以水一斗，煮取五升，去滓，納白蜜一升、白粉五合，熬香，和令相得，溫分六服。

少陰病二三日，咽痛者，可與**甘草湯**；不瘥，可與**桔梗湯方**。

甘草。

上一味，以水三升，煮取一升半，去滓，溫服七合，日再服。

桔梗湯方

桔梗一大枚　甘草二兩。

上二味，以水三升，煮取一升，去滓，分溫再服。

少陰病，咽中傷，生瘡，不能語言，聲不出，**苦酒湯**主之方。

雞子一枚，去黃，納好上苦酒於殼中　半夏洗，破如棗核十四枚。

上二味，納半夏著苦酒中，以雞子殼置刀環中，安火上令三沸，去滓，少少含咽之，不瘥，更作三劑癒。

少陰病，咽中痛，**半夏散及湯方**。

半夏洗　桂枝　甘草炙。

上三味，等分，各異擣，合治之，白飲和，服方寸匕，日三服。若不能散服者，以水一升，煎七沸，納散兩方寸匕，更煮三沸，下水令水冷，少少含咽之，半夏有毒，不當散服。

少陰病，下利，**白通湯**主之方。

附子一枚，生，去皮，破八片　乾薑一兩　蔥白四莖。

上三味，以水三升，煮取一升，去滓，分溫再服。

少陰病，下利脈微，服白通湯，利不止，厥逆無脈，乾煩者，**白通加豬膽汁湯**主之方。

豬膽汁一合　人尿五合。

上二味，納前湯中，和令相得，溫分再服，若無膽，亦可用。服湯脈暴出者死，微續者生。

少陰病，二三日不已，至四五日，腹痛，小便不利，四肢沉重疼痛而利，此為有水氣，其人或咳，或小便不利，或下利，或嘔，**玄武湯**主之方。

茯苓　芍藥　生薑各三兩，切　白朮二兩　附子一枚，炮，去皮，破八片。

上五味，以水八升，煮取三升，去滓，溫服七合。咳者加五味子半升，細辛一兩，乾薑一兩；小便自利者，去茯苓；下利者，去芍藥，加乾薑二兩；嘔者，去附子，加生薑，足前為半斤；利不止便膿血者，宜桃花湯。

少陰病，下利清穀，裡寒外熱，手足厥逆，脈微欲絕，身反惡寒，其人面赤，或腹痛，或乾嘔，或咽痛，或下利止而脈不出，**通脈四逆湯**主之方。

甘草二兩，炙　附子大者一枚，生，去皮，破八片　乾薑三兩，強人可四兩。

上三味，以水三升，煮取一升二合，去滓，分溫再服。其脈即出者癒。面赤者，加蔥白九莖；腹痛者，去蔥加艾二兩；

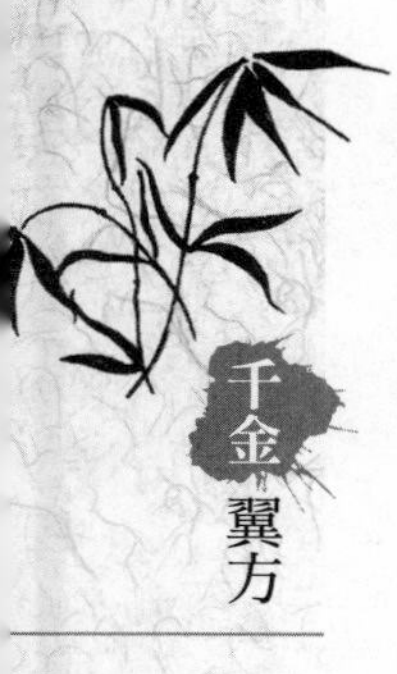

嘔者，加生薑二兩；咽痛者，去芍藥，加桔梗一兩；利止脈不出者，去桔梗，加人參二兩，病皆與方相應者，乃加減服之。

少陰病，四逆，其人或咳，或悸，或小便不利，或腹中痛，或濡利下重，**四逆散**主之方。

甘草炙　枳實炙　柴胡　芍藥各十分。

上四味，搗為散，白飲和服方寸匕，日三服。咳者，加五味子、乾薑各五分，兼主利；悸者，加桂枝五分；小便不利者，加茯苓五分；腹中痛者，加附子一枚，炮；泄利下重者，先以水五升，煮薤白三升，取三升，去滓，以散三方寸匕納湯中，煮取一升半，分溫再服。

少陰病，下利六七日，咳而嘔渴，心煩不得眠，豬苓湯主之。方見陽明門。

少陰病，得之二三日，口燥咽乾，急下之，宜承氣湯。

少陰病，利清水，色青者，心下必痛，口乾燥者，可下之，宜承氣湯。一云大柴胡。

少陰病六七日，腹滿不大便者，急下之，宜承氣湯。方見承氣中。

少陰病，其脈沉者，當溫之，宜四逆湯。

少陰病，其人飲食入則吐，心中溫溫欲吐，復不能吐，始得之，手足寒，脈弦遲，此胸中實，不可下也，當遂吐之；若膈上有寒飲，乾嘔者，不可吐，當溫之，宜四逆湯。方見陽明門。

少陰病，下利，脈微濇者，即嘔；汗者，必數更衣，反少，當溫其上，灸之。一云灸厥陰五十壯。

厥陰病狀第三五十六證　方七首

厥陰之為病，消渴，氣上撞，心中疼熱，飢而不欲食，甚者則欲吐蛔，下之不肯止。

厥陰中風，其脈微浮為欲癒，不浮為未癒。

厥陰病，欲解時，從丑盡卯。

厥陰病，渴欲飲水者，與水飲之即癒。

諸四逆厥者，不可下之，虛家亦然。

傷寒先厥，後發熱而利者，必止，見厥復利。

傷寒始發熱六日，厥反九日而下利。厥利當不能食，今反能食，恐為除中。食之黍餅不發熱者，知胃氣尚在，必癒。恐暴熱來出而復去也，後日脈之，其熱續在，期之旦日夜半癒。所以然者，本發熱六日，厥反九日，復發熱三日，併前六日，亦為九日，與厥相應，故期之旦日夜半癒。後三日脈之數，其熱不罷，此為熱氣有餘，必發癰膿。

傷寒脈遲，六七日，而反與黃芩湯徹其熱，脈遲為寒，與黃芩湯復除其熱，腹中冷，當不能食，今反能食，此為除中，必死。

傷寒先厥發熱，下利必自止，而反汗出，咽中強痛，其喉為痹。發熱無汗，而利必自止，便膿血。便膿血者，其喉不痹。

傷寒一二日至四五日，厥者必發熱，前厥者後必熱，厥深熱亦深，厥微熱亦微。厥應下之，而發其汗者，口傷爛赤。

凡厥者，陰陽氣不相順接，便為厥。厥者，手足逆者是。

傷寒病，厥五日，熱亦五日，設六日，當復厥，不厥者自癒。厥不過五日，以熱五日，故知自癒。

傷寒脈微而厥，至七八日，膚冷，其人躁無安時，此為臟寒，蛔上入其膈。蛔厥者，其人當吐蛔，令病者靜，而復時煩，此為臟寒。蛔上入其膈，故煩，須臾復止，得食而嘔又煩者，蛔聞食臭必出，其人常自吐蛔，蛔厥者，**烏梅丸**主之方。又主久痢。

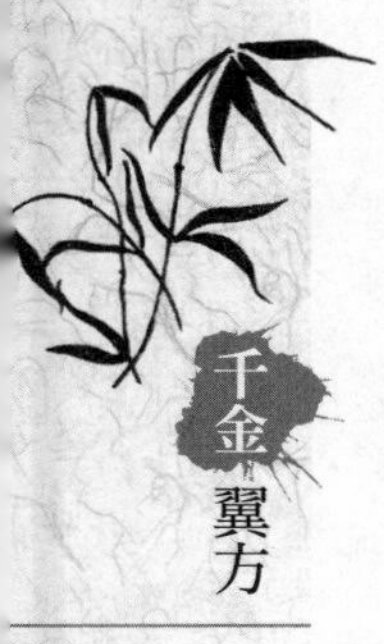

烏梅三百枚　細辛六兩　乾薑十兩　黃連十六兩　當歸四兩　蜀椒四兩，汗　附子六兩，炮　桂枝六兩　人參六兩　黃柏六兩。

上一十味，異搗，合治之，以苦酒漬烏梅一宿，去核，蒸之五斗米下，搗成泥，和諸藥令相得，臼中與蜜杵千下，丸如梧桐子大，先食飲服十丸，日三服，少少加至二十丸，禁生冷、滑物、臭食等。

傷寒熱少微厥，稍頭寒，嘿嘿不欲食，煩躁，數日，小便利色白者，熱除也，得食，其病為癒；若厥而嘔，胸脅煩滿，其後必便血。「稍頭」一作「指頭」。

病者手足厥冷，言我不結胸，少腹滿，按之痛，此冷結在膀胱關元也。

傷寒發熱四日，厥反三日，復發熱四日，厥少熱多，其病當癒，四日至六七日不除，必便膿血。

傷寒厥四日，熱反三日，復厥五日，其病為進，寒多熱少，陽氣退，故為進。

傷寒六七日，其脈數，手足厥，煩躁，陰厥不還者，死。

傷寒，下利厥逆，躁不能臥者，死。

傷寒發熱，下利至厥不止者，死。

傷寒六七日不利，便發熱而利，其人汗出不止者，死，有陰無陽故也。

傷寒五六日，不結胸，腹濡，脈虛復厥者，不可下之，下之亡血，死。

傷寒發熱而厥，七日下利者，為難治。

傷寒脈促，手足厥逆者，可灸之。

傷寒，脈滑而厥者，其表有熱，白虎湯主之。表熱見裡，方見雜療中。

手足厥寒，脈為之細絕，**當歸四逆湯**主之方。

當歸三兩　桂心三兩　細辛三兩　芍藥三兩　甘草二兩，炙

通草二兩　大棗二十五枚，擘。

上七味，以水八升，煮取三升，去滓，溫服一升，日三服。

若其人有寒，**當歸四逆加吳茱萸生薑湯**主之方。

吳茱萸二兩　生薑八兩，切。

上，前方中加此二味，以水四升，清酒四升和，煮取三升，去滓，分溫四服。

大汗出，熱不去，拘急四肢疼，若下利厥而惡寒，四逆湯主之。

大汗出，若大下利而厥，四逆湯主之。方並見陽明門。

病者手足逆冷，脈乍緊者，邪結在胸中，心下滿而煩，飢不能食，病在胸中，當吐之，宜**瓜蒂散**。方見療痞中。

傷寒厥而心下悸，先治其水，當與茯苓甘草湯，卻治其厥，不爾，其水入胃，必利，**茯苓甘草湯**主之方。

茯苓二兩　甘草炙，一兩　桂枝二兩　生薑三兩。

上四味，以水四升，煮取二升，去滓，分溫三服。

傷寒六七日，其人大下後，脈沉遲，手足厥逆，下部脈不至，咽喉不利，唾膿血，泄利不止，為難治，**麻黃升麻湯**主之方。

麻黃去節，二兩半　知母十八銖　萎蕤十八銖　黃芩十八銖　升麻一兩六銖　當歸一兩六銖　芍藥　桂枝　石膏碎，綿裹　乾薑　白朮　茯苓　麥門冬　甘草炙，各六銖。

上一十四味，以水一斗，先煮麻黃二沸，去上沫，納諸藥，煮取三升，去滓，分溫三服，一炊間，當汗出癒。

傷寒四五日，腹中痛，若轉氣下趣少腹，為欲自得利。

傷寒本自寒下，醫復吐之，而寒格更逆吐，食入即出，**乾薑黃芩黃連人參湯**主之方。

乾薑　黃芩　黃連　人參各三兩。

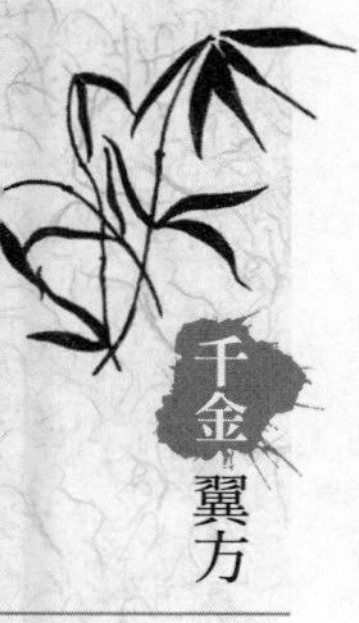

上四味，以水六升，煮取二升，去滓，分溫再服。

下利，有微熱，其人渴，脈弱者，自癒。

下利脈數，若微發熱，汗出者，自癒；設脈復緊，為未解。

下利，手足厥，無脈，灸之不溫，反微喘者死；少陰負趺陽者為順。

下利，脈反浮數，尺中自澀，其人必清膿血。

下利清穀，不可攻其表，汗出必脹滿。

下利，脈沉弦者，下重；其脈大者，為未止；脈微弱數者，為欲自止，雖發熱，不死。

下利，脈沉而遲，其人面少赤，身有微熱，下利清穀，必鬱冒，汗出而解，其人微厥，所以然者，其面戴陽，下虛故也。

下利，脈反數而渴者，今自癒。設不瘥，必清膿血，有熱故也。

下利後，脈絕，手中厥，晬時脈還，手足溫者生，不還者死。

傷寒下利，日十餘行，其人脈反實者，死。

下利清穀，裡寒外熱，汗出而厥，通脈四逆湯主之。方見少陰門。

熱利下重，白頭翁湯主之。

下利，欲飲水者，為有熱，**白頭翁湯**主之方。

白頭翁二兩　黃柏三兩　黃連三兩　秦皮三兩。

上四味，以水七升，煮取二升，去滓，溫服一升，不瘥更服。

下利腹滿，身體疼痛，先溫其裡，乃攻其表，溫裡宜四逆湯，攻表宜桂枝湯。方並見上。

下利而譫語，為有燥屎，小承氣湯主之。方見承氣門。

下利後更煩，按其心下濡者，為虛煩也。梔子湯主之。方見陽明門。

嘔家有癰膿，不可治嘔，膿盡自癒。

嘔而發熱，小柴胡湯主之。方見柴胡門。

嘔而脈弱，小便複利，身有微熱，見厥難治，四逆湯主之。方見上。

乾嘔，吐涎沫，而復頭痛，吳茱萸湯主之。方見陽明門。

傷寒大吐下之，極虛，復極汗者，其人外氣怫鬱，復與其水，以發其汗，因得噦，所以然者，胃中寒冷故也。

傷寒噦而滿者，視其前後，知何部不利，利之則癒。

傷寒宜忌第四十五章

忌發汗第一

少陰病，脈細沉數，病在裡，忌發其汗。

脈浮而緊，法當身體疼痛，當以汗解。假令尺中脈遲者，忌發其汗，何以知然，此為榮氣不足，血氣微少故也。

少陰病，脈微，忌發其汗，無陽故也。

咽中閉塞，忌發其汗，發其汗即吐血，氣微絕，逆冷。

厥，忌發其汗，發其汗，即聲亂、咽嘶、舌萎。

太陽病，發熱惡寒，寒多熱少，脈微弱，則無陽也，忌復發其汗。

咽喉乾燥者，忌發其汗。

亡血家，忌攻其表，汗出則寒慄而振。

衄家，忌攻其表，汗出，必額上促急。

汗家，重發其汗，必恍惚心亂，小便已陰疼。

淋家，忌發其汗。發其汗，必便血。

瘡家，雖身疼痛，忌攻其表，汗出則痓。

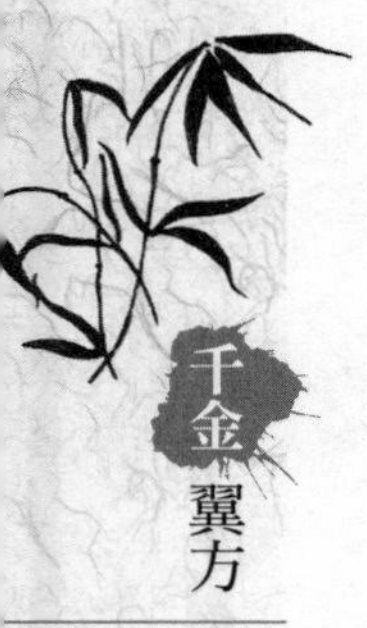

冬時忌發其汗，發其汗必吐利，口中爛，生瘡，咳而小便利。若失小便，忌攻其表，汗則厥逆冷。

太陽病發其汗，因致痓。

宜發汗第二

大法春夏宜發汗。

凡發汗，欲令手足皆周，漐漐一時間益佳，不欲流離。若病不解，當重發汗，汗多則亡陽，陽虛不得重發汗也。

凡服湯藥發汗，中病便止，不必盡劑也。

凡云宜發汗而無湯者，丸散亦可用，然不如湯藥也。

凡脈浮者，病在外，宜發其汗。

太陽病，脈浮而數者，宜發其汗。

陽明病，其脈遲，汗出多而微惡寒者，表為未解，宜發其汗。

太陽病，脈浮，宜發其汗。

太陽中風，陽浮而陰濡弱，浮者熱自發，濡弱者汗自出，濇濇惡寒，淅淅惡風，翕翕發熱，鼻鳴乾嘔，桂枝湯主之。

太陽病，頭痛發熱，身體疼，腰痛，骨節疼痛，惡風，無汗而喘，麻黃湯主之。

太陽中風，脈浮緊，發熱惡寒，身體疼痛，不汗出而煩躁，大青龍湯主之。

少陰病，得之二三日，麻黃附子甘草湯，微發汗。

忌吐第三

太陽病，惡寒而發熱，今自汗出，反不惡寒而發熱，關上脈細而數，此吐之過也。

少陰病，其人飲食入則吐，心中溫溫欲吐，復不能吐，始得之，手足寒，脈弦遲。若膈上有寒飲，乾嘔，忌吐，當溫之。

諸四逆病厥，忌吐，虛家亦然。

宜吐第四

大法春宜吐。

凡服吐湯，中病便止，不必盡劑也。

病如桂枝證，其頭項不強痛，寸口脈浮，胸中痞堅，上撞咽喉不得息，此為有寒，宜吐之。

病胸上諸實，胸中鬱鬱而痛，不能食，欲使人按之，而反有涎唾，下利日十餘行，其脈反遲，寸口微滑，此宜吐之，利即止。

少陰病，其人飲食入則吐，心中溫溫欲吐，復不能吐，宜吐之。

病者手足逆冷，脈乍緊，邪結在胸中，心下滿而煩，飢不能食，病在胸中，宜吐之。

宿食在上管，宜吐之。

忌下第五

咽中閉塞，忌下，下之則上輕下重，水漿不下。

諸外實忌下，下之皆發微熱，亡脈則厥。

諸虛忌下，下之則渴，引水易癒，惡水者劇。

脈數者忌下，下之必煩，利不止。

尺中弱澀者，復忌下。

脈浮大，醫反下之，此為大逆。

太陽證不罷，忌下，下之為逆。

結胸證，其脈浮大，忌下，下之即死。

太陽與陽明合病，喘而胸滿者，忌下。

太陽與少陽合病，心下痞堅，頸項強而眩，忌下。

凡四逆病厥者，忌下，虛家亦然。

病欲吐者忌下。

病有外證未解，忌下，下之為逆。

少陰病，食入即吐，心中溫溫欲吐，復不能吐，始得之，

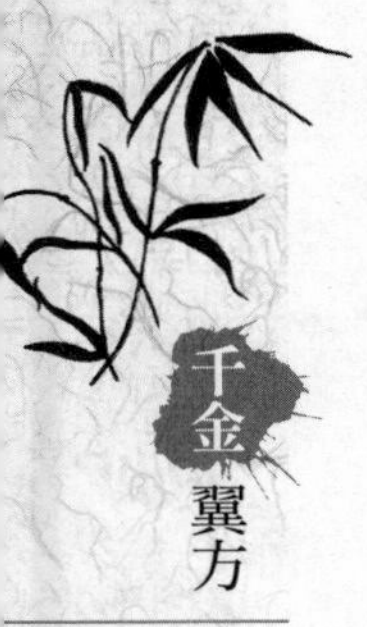

手足寒，脈弦遲，此胸中實，忌下。

傷寒五六日，不結胸，腹濡，脈虛復厥者，忌下，下之亡血則死。

宜下第六

大法秋宜下。

凡宜下，以湯勝丸散。

凡服湯下，中病則止，不必盡三服。

陽明病，發熱汗多者，急下之。

少陰病，得之二三日，口燥咽乾者，急下之。

少陰病五六日，腹滿不大便者，急下之。

少陰病，下利清水，色青者，心下必痛，口乾者，宜下之。

下利，三部脈皆浮，按其心下堅者，宜下之。

下利，脈遲而滑者，實也，利未欲止，宜下之。

陽明與少陽合病，利而脈不負者為順，脈數而滑者，有宿食，宜下之。

問曰：人病有宿食，何以別之？答曰：寸口脈浮大，按之反澀，尺中亦微而澀，故知有宿食，宜下之。

下利，不欲食者，有宿食，宜下之。

下利瘥，至其時復發，此為病不盡，宜復下之。

凡病腹中滿痛者為寒，宜下之。

腹滿不減，減不足言，宜下之。

傷寒六七日，目中不了了，睛不和，無表裡證，大便難，微熱者，此為實，急下之。

脈雙弦而遲，心下堅，脈大而緊者，陽中有陰，宜下之。

傷寒有熱，而少腹滿，應小便不利，今反利，此為血，宜下之。

病者煩熱，汗出即解，復如瘧，日晡所發者屬陽明，脈實者，當下之。

宜溫第七

大法冬宜服溫熱藥。

師曰：病發熱頭痛，脈反沉，若不瘥，身體更疼痛，當救其裡，宜溫藥，四逆湯。

下利，腹脹滿，身體疼痛，先溫其裡，宜四逆湯。

下利，脈遲緊，為痛未欲止，宜溫之。

下利，脈浮大者，此為虛，以強下之故也，宜溫之，與水必噦。

少陰病下利，脈微澀，嘔者，宜溫之。

自利不渴者，屬太陰，其臟有寒故也，宜溫之。

少陰病，其人飲食入則吐，心中溫溫欲吐，復不能吐，始得之，手足寒，脈弦遲，若膈上有寒飲，乾嘔，宜溫之。

少陰病，脈沉者，宜急溫之。下利，欲食者，宜急溫之。

忌火第八

傷寒，加火針，必驚。

傷寒脈浮，而醫反以火迫劫之，亡陽，必驚狂，臥起不安。

傷寒，其脈不弦緊而弱，弱者必渴，被火，必譫語。

太陽病，以火薰之，不得汗，其人必躁，到經不解，必清血。

陽明病被火，額上微汗出，而小便不利，必發黃。

少陰病，咳而下利，譫語，是為被火氣劫故也，小便必難，為強責少陰汗也。

宜火第九

凡下利，穀道中痛，宜炙枳實。若熬鹽等熨之。

忌灸第十

微數之脈，慎不可灸，因火為邪，則為煩逆。

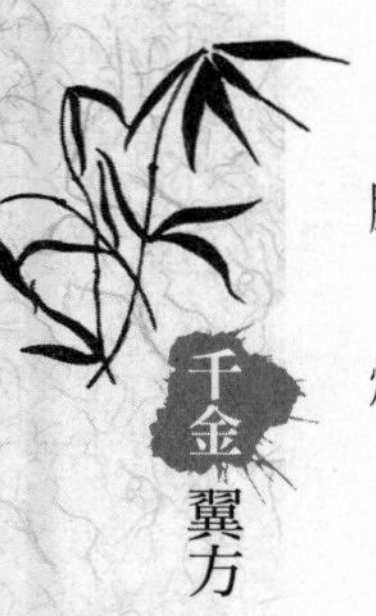

脈浮，當以汗解，而反灸之，邪無從去，因火而盛，病從腰以下必重而痺，此為火逆。

脈浮熱甚，而反灸之，此為實。實以虛治，因火而動，咽燥，必唾血。

宜灸第十一

少陰病一二日，口中和，其背惡寒，宜灸之。

少陰病，吐利，手足逆而脈不足，灸其少陰七壯。

少陰病，下利，脈微澀者，即嘔，汗者，必數更衣，反少者，宜溫其上，灸之。一云灸厥陰五十壯。

下利，手足厥，無脈。灸之主厥，厥陰是也，灸不溫反微喘者死。

傷寒六七日，其脈微，手足厥，煩躁，灸其厥陰，厥不還者死。

脈促，手足厥者，宜灸之。

忌刺第十二

大怒無刺　新內無刺　大勞無刺　大醉無刺　大飽無刺　大渴無刺　大驚無刺

無刺熇熇之熱，無刺漉漉之汗，無刺渾渾之脈，無刺病與脈相逆者。

上工刺未生，其次刺未盛，其次刺其衰，工逆此者，是謂伐形。

宜刺第十三

太陽病，頭痛至七日，自當癒，其經竟故也。若欲作再經者，宜刺足陽明，使經不傳則癒。

太陽病，初服桂枝湯，而反煩不解，宜先刺風池、風府，乃卻與桂枝湯則癒。

傷寒，腹滿而譫語，寸口脈浮而緊者，此為肝乘脾，名曰縱，宜刺期門。

傷寒發熱，濇濇惡寒，其人大渴，欲飲截漿者，其腹必滿，而自汗出，小便利，其病欲解，此為肝乘肺，名曰橫，宜刺期門。

陽明病，下血而譫語，此為熱入血室，但頭汗出者，刺期門，隨其實而瀉之。

太陽與少陽合病，心下痞堅，頸項強而眩，宜刺大椎、肺俞、肝俞，勿下之。

婦人傷寒懷身，腹滿，不得小便，加從腰以下重，如有水氣狀，懷身七月，太陰當養不養，此心氣實，宜刺瀉勞宮及關元，小便利則癒。

傷寒喉痺，刺手少陰穴，在腕當小指後動脈是也，針入三分，補之。

少陰病，下利便膿血者，宜刺。

忌水第十四

發汗後，飲水多者，必喘，以水灌之亦喘。

下利，其脈浮大，此為虛，以強下之故也。設脈浮革，因爾腸鳴，當溫之，與水必噦。

太陽病，小便利者，為水多，心下必悸。

宜水第十五

太陽病，發汗後，若大汗出，胃中乾燥，煩不得眠，其人欲飲水，當稍飲之，令胃氣和則癒。

厥陰病，渴欲飲水，與水飲之即癒。

嘔而吐，膈上者，必思煮餅，急思水者，與五苓散飲之，水亦得也。

發汗吐下後病狀第五 三十證　方一十五首

發汗後，水藥不得入口，為逆。

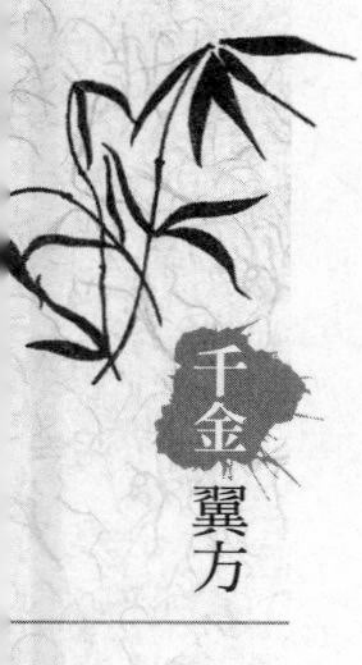

未持脈時，病人手叉自冒心，師因教試令咳，而不即咳者，此必兩耳無所聞也。所以然者，重發其汗，虛故也。

發汗後身熱，又重發其汗，胃中虛冷，必反吐也。

大下後發汗，其人小便不利，此亡津液，勿治，其小便利，必自癒。

病人脈數，數為熱，當消穀引食，而反吐者，以醫發其汗，陽氣微，膈氣虛，脈則為數，數為客熱，不能消穀，胃中虛冷，故吐也。

病者有寒，復發其汗，胃中冷，必吐蛔。一云吐逆。

發汗後，重發其汗，亡陽譫語，其脈反和者，不死，服桂枝湯，汗出，大煩渴不解，若脈洪大，與白虎湯。方見雜療中。

發汗後，身體疼痛，其脈沉遲，**桂枝加芍藥生薑人參湯**主之方。

桂枝三兩　芍藥四兩　生薑四兩，切　甘草二兩，炙　大棗十二枚，擘　人參三兩。

上六味，以水一斗二升，煮取三升，去滓，溫服一升。本云：桂枝湯令加芍藥、生薑、人參。

太陽病，發其汗而不解，其人發熱，心下悸，頭眩，身瞤而動，振振欲擗地者，玄武湯主之。方見少陰門。

發汗後，其人臍下悸，欲作奔豚，**茯苓桂枝甘草大棗湯**主之方。

茯苓半斤　桂枝四兩　甘草一兩，炙　大棗十五枚，擘。

上四味，以水一斗，先煮茯苓減二升，納諸藥，煮取三升，去滓，溫服一升，日三服。

發汗過多以後，其人叉手自冒心，心下悸，而欲得按之，**桂枝甘草湯**主之方。

桂枝四兩　甘草二兩，炙。

上二味，以水三升，煮取一升，去滓，頓服即癒。

發汗，脈浮而數，復煩者，五苓散主之。方見結胸門中。

發汗後，腹脹滿，**厚朴生薑半夏甘草人參湯**主之方。

厚朴半斤，炙　生薑半斤，切　半夏半升，洗　甘草二兩，炙　人參一兩。

上五味，以水一斗，煮取三升，去滓，溫服一升，日三服。

發其汗不解，而反惡寒者，虛故也，**芍藥甘草附子湯**主之方。

芍藥　甘草各三兩，炙　附子一枚，炮，去皮，破六片。

上三味，以水三升，煮取一升二合，去滓，分溫三服。

不惡寒，但熱者，實也，當和其胃氣，宜小承氣湯。方見承氣湯門，一云調胃承氣湯。

傷寒，脈浮，自汗出，小便數，復微惡寒，而腳攣急。反與桂枝欲攻其表，得之便厥，咽乾，煩躁吐逆，當作甘草乾薑湯，以復其陽；厥癒足溫，更作芍藥甘草湯與之，其腳即伸；而胃氣不和，可與承氣湯；重發汗，復加燒針者，四逆湯主之。

甘草乾薑湯方

甘草四兩，炙　乾薑二兩。

上二味，以水三升，煮取一升，去滓，分溫再服。

芍藥甘草湯方

芍藥　甘草炙，各四兩。

上二味，以水三升，煮取一升半，去滓，分溫再服。

凡病，若發汗、若吐、若下、若亡血，無津液，而陰陽自和者，必自癒。

傷寒，吐下發汗後，心下逆滿，氣上撞胸，起即頭眩，其脈沉緊，發汗即動經，身為振搖，**茯苓桂枝白朮甘草湯**主之方。

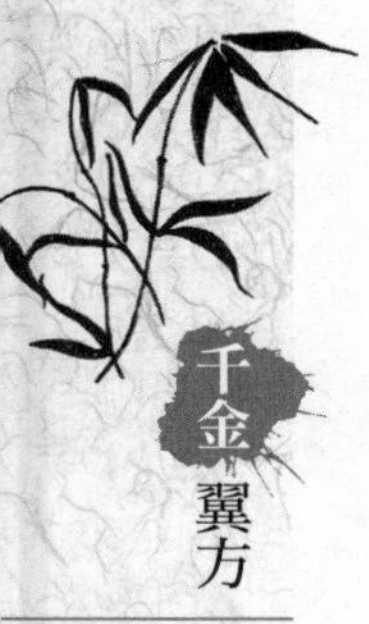

茯苓四兩　桂枝三兩　白朮　甘草炙，各二兩。

上四味，以水六升，煮取三升，去滓，分溫三服。

發汗吐下以後不解，煩躁，**茯苓四逆湯**主之方。

茯苓四兩　人參一兩　甘草二兩，炙　乾薑一兩半　附子一枚，生，去皮，破八片。

上五味，以水五升，煮取二升，去滓，溫服七合，日三服。

發汗吐下後，虛煩不得眠，劇者，反覆顛倒，心中懊憹，**梔子湯**主之；若少氣，**梔子甘草湯**主之；若嘔者，**梔子生薑湯**主之。梔子湯方見陽明門。

梔子甘草湯方

於梔子湯中，加甘草二兩即是。

梔子生薑湯方

於梔子湯中，加生薑五兩即是。

傷寒下後，煩而腹滿，臥起不安，**梔子厚朴湯**主之方。

梔子十四枚，擘　厚朴四兩，炙　枳實四枚，炙。

上三味，以水三升半，煮取一升半，去滓，分三服，溫進一服，快吐，止後服。

下以後，發其汗，必振寒，又其脈微細，所以然者，內外俱虛故也。發汗，若下之，煩熱，胸中窒者，屬梔子湯證。

下以後，復發其汗者，則晝日煩躁不眠，夜而安靜，不嘔不渴，而無表證，其脈沉微，身無大熱，屬**附子乾薑湯方。**

附子一枚，生，去皮，破八片　乾薑一兩。

上二味，以水三升，煮取一升，去滓，頓服即安。

太陽病，先下而不癒，因復發其汗，表裡俱虛，其人因冒，冒家當汗出自癒，所以然者，汗出表和故也，表和故下之。

傷寒，醫以丸藥大下後，身熱不去，微煩，**梔子乾薑湯**主之方。

梔子十四枚，擘　乾薑二兩。

上二味，以水三升半，煮取一升半，去滓，分二服，溫進一服，得快吐，止後服。

脈浮數，法當汗出而癒，而下之，則身體重，心悸者，不可發其汗，當自汗出而解，所以然者，尺中脈微，此裡虛，須表裡實，津液自和，自汗出癒。

發汗以後，不可行桂枝湯，汗出而喘，無大熱，與**麻黃杏子石膏甘草湯**。

麻黃四兩，去節　杏仁五十枚，去皮尖　石膏半斤，碎　甘草二兩，炙。

上四味，以水七升，先煮麻黃一二沸，去上沫，納諸藥，煮取三升，去滓，溫服一升。本云黃耳杯。

傷寒吐下後，七八日不解，熱結在裡，表裡俱熱，時時惡風，大渴，舌上乾燥而煩，欲飲水數升，白虎湯主之。方見雜療中。

傷寒，吐下後未解，不大便五六日，至十餘日，其人日晡所發潮熱，不惡寒，猶如見鬼神之狀。劇者，發則不識人，循衣妄撮，怵惕不安，微喘直視，脈弦者生，澀者死；微者，但發熱譫語，與承氣湯。若下者，勿復服。

大下後，口燥者，裡虛故也。

霍亂病狀第六一十證　方三首

問曰：病有霍亂者，何也？答曰：嘔吐而利，此為霍亂。

問曰：病有發熱，頭痛，身體疼痛，惡寒，而復吐利，當屬何病？答曰：當為霍亂。霍亂吐下，利止，復更發熱也。

傷寒，其脈微澀，本是霍亂，今是傷寒，卻四五日，至陰

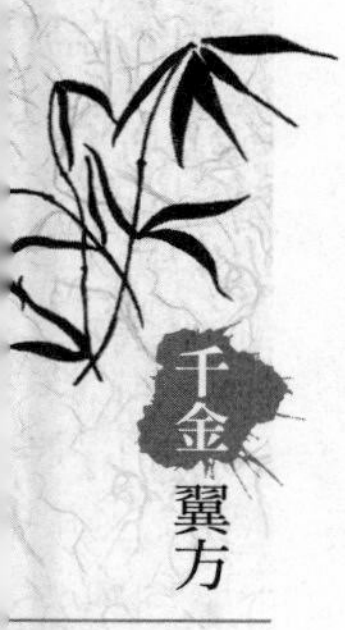

經上，轉入陰當利，本素嘔不利者，不治。若其人即欲大便，但反矢氣，而不利者，是為屬陽明，便必堅，十二日癒，所以然者，經竟故也。

下利後，當堅，堅能食者癒，今反不能食，到後經中頗能食，復一經能食，過之一日當癒，若不癒，不屬陽明也。惡寒脈微而復利，利止必亡血。**四逆加人參湯**主之方。

四逆湯中，加人參一兩即是。

霍亂而頭痛發熱，身體疼痛，熱多欲飲水，五苓散主之；寒多不飲水者，**理中湯**主之方。五苓散見結胸門。

人參　乾薑　甘草炙　白朮各三兩。

上四味，以水八升，煮取三升，去滓，溫服一升，日三服。臍上築者，為腎氣動，去朮加桂四兩；吐多者，去朮加生薑三兩；下利多者，復用朮；悸者，加茯苓二兩；渴者，加朮至四兩半；腹中痛者，加人參至四兩半；寒者，加乾薑至四兩半；腹滿者，去朮加附子一枚。服藥後，如食頃，飲熱粥一升，微自溫暖，勿發揭衣被。

一方蜜和丸如雞黃許大，以沸湯數合和一丸，研碎，溫服，日三夜二。腹中未熱，益至三四丸，然不及湯。

吐利止而身體痛不休，當消息和解其外，宜桂枝湯小和之。

吐利汗出，發熱惡寒，四肢拘急，手足厥，四逆湯主之。既吐且利，小便復利，而大汗出，下利清穀，裡寒外熱，脈微欲絕，四逆湯主之。

吐已下斷，汗出而厥，四肢拘急不解，脈微欲絕，**通脈四逆加豬膽湯**主之方。

於通脈四逆湯中，加豬膽汁半合即是，服之其脈即出，無豬膽以羊膽代之。

吐利發汗，其人脈平，而小煩，此新虛，不勝穀氣故也。

陰易病已後勞復第七

七證　一方四首　附方六首

傷寒陰易之為病，身體重，少氣，少腹裡急，或引陰中拘攣，熱上沖胸，頭重不欲舉，眼中生花，痂胞赤，膝脛拘急，**燒褌散**主之方。

婦人裡褌，近隱處燒灰。

上一味，水和服方寸匕，日三。小便即利，陰頭微腫，此為癒。

大病已後，勞復，**枳實梔子湯**主之方。

枳實三枚，炙　豉一升，綿裹　梔子十四枚，擘。

上三味，以醋漿七升，先煎取四升，次納二味，煮取二升，納豉，煮五六沸，去滓，分溫再服。若有宿食，納大黃如博棋子大五六枚，服之癒。

傷寒瘥已後，更發熱，小柴胡湯主之。脈浮者，以汗解之，脈沉實一作緊者，以下解之。

大病已後，腰以下有水氣，**牡蠣澤瀉散**主之方。

牡蠣熬　澤瀉　蜀漆洗　商陸　葶藶熬　海藻洗　栝樓根各等分。

上七味，搗為散，飲服方寸匕，日三服，小便即利。

傷寒解後，虛羸少氣，氣逆欲吐，**竹葉石膏湯**主之方。

竹葉二把　半夏半升，洗　麥門冬一升，去心　甘草炙　人參各二兩　石膏一斤，碎　粳米半升。

上七味，以水一斗，煮取六升，去滓，納粳米熟湯成，溫服一升，日三服。

大病已後，其人喜唾，久久不了，胸上有寒，當溫之，宜理中丸。

病人脈已解，而日暮微煩者，以病新瘥，人強與穀，脾胃

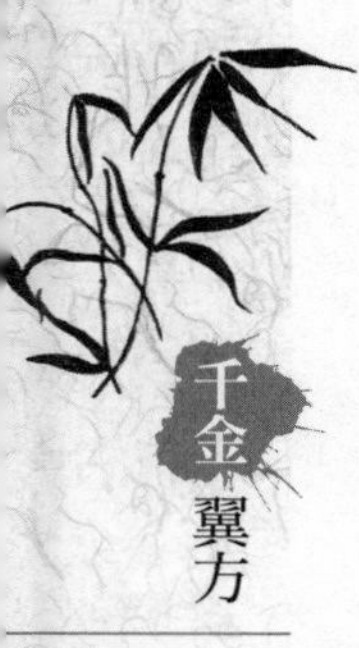

氣尚弱，不能消穀，故令微煩，損穀即癒。

雜方附

華佗曰：時病瘥後七日內，酒、肉、五辛、油、麵、生冷、醋、滑、房室斷之，永瘥。

書生丁季受殺鬼丸方

虎頭骨炙　丹砂　真珠　雄黃　雌黃　鬼臼　曾青　女青　皂莢去皮、子，炙　桔梗　蕪荑　白芷　芎藭　白朮　鬼箭削取皮羽　鬼督郵　藜蘆　菖蒲以上各二兩。

上一十八味，擣篩，蜜和如彈丸大，帶之，男左女右。

劉次卿彈鬼丸方

雄黃　丹砂各二兩　石膏四兩　烏頭　鼠負各一兩。

上五味，以正月建除日，執厭日亦行，擣為散，白蠟五兩，銅器中火上消之，下藥攪令凝丸如楝實，以赤穀裹一丸，男左女右，肘後帶之。

度瘴散方

麻黃去節　升麻　附子炮，去皮　白朮各一兩　細辛　乾薑　防已　防風　桂心　烏頭炮，去皮　蜀椒　桔梗各二兩。

上一十二味，擣篩為散，密貯之，山中所在有瘴氣之處，旦空腹飲服一錢匕，覆取汗，病重稍加之。

老君神明白散方

白朮　附子炮，去皮，各二兩　桔梗　細辛各一兩　烏頭炮，去皮，四兩。

上五味，粗擣篩，絳囊盛帶之，所居閭里皆無病，若有得疫者，溫酒服一方寸匕，覆取汗得吐即瘥，或經三四日者，以三方寸匕，納五升水煮令沸，分溫三服。

太一流金散方

雄黃三兩　雌黃　羖羊角各二兩　礬石一兩，燒令汁盡　鬼箭削取皮羽，一兩半。

上五味，擣篩為散，以細密帛裹之，作三角絳囊盛一兩帶心前，並掛門閤窗牖上。若逢大疫之年，以朔旦平明時以青布裹一刀圭中庭燒之，有病者亦燒薰之。若遭毒螫者，以唾塗之。

務成子熒火丸　主辟疾病，惡氣百鬼，虎狼蛇虺，蜂蠆諸毒，五兵白刃，盜賊凶害。昔冠軍將軍武威太守劉子南從尹公受得此方。以永平十二年，於北界與虜戰敗績，士卒略盡，子南被圍，矢下如雨，未至子南馬數尺，矢輒墮地，虜以為神人，乃解圍而去。子南以方教子及諸兄弟為將者，皆未嘗被傷，累世秘之。漢末青牛道士得之，以傳安定皇甫隆，隆以傳魏武帝，乃稍有人得之。故一名**冠軍丸**，故一名**武威丸方**。

熒炎　鬼箭削去皮羽　蒺藜各一兩　雄黃　雌黃　礬石各二兩，燒汁盡　羖羊角　鍛灶灰　鐵錘柄入鐵處燒焦，各一兩。

半上九味，擣篩為散，以雞子黃併丹雄雞冠一具和之，如杏仁大，作三角絳囊，盛五丸，帶左臂。若從軍，繫腰中，勿離身；若家掛戶上，甚辟盜賊，絕止也。

《千金翼方》卷第十

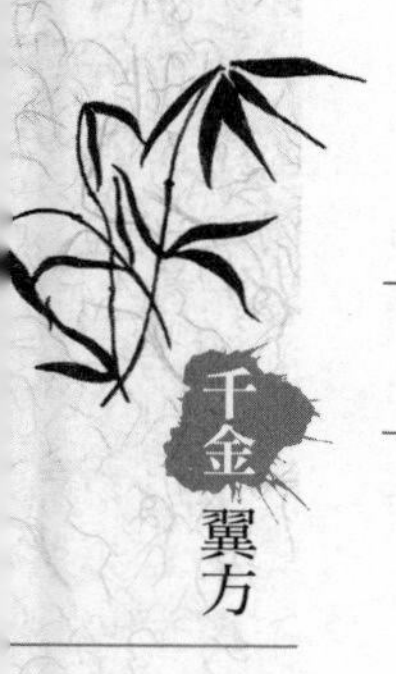

千金翼方卷第十一　小兒

養小兒第一

合八十九條　方十二首　灸法二首　論一首

凡兒在胎，一月胚，二月胎，三月有血脈，四月形體成，五月能動，六月諸骨具，七月毛髮生，八月臟腑具，九月穀入胃，十月百神備，則生矣。生後六十日瞳子成，能咳笑，應和人；百五十日任脈成，能自反覆；百八十日髋骨成，能獨坐；二百一十日掌骨成，能扶伏；三百日髕骨成，能立；三百六十日膝髕成，能行也。若不能依期，必有不平之處。

兒初生落地，口中有血，即當去之。不去者，兒若吞之，成痞病，死。

治兒生落地不作聲法：取暖水一盆灌浴之，須臾即作聲。

小兒始生，即當舉之。舉之遲晚，則令中寒，腹中雷鳴，先浴之，然後乃斷臍。斷臍當令長至足趺，短則中寒，令腹中不調，當下痢。

若先斷臍後浴之，則令臍中水，中水則發腹痛。若臍中水及中冷，則腹絞痛，夭糺啼呼，面目青黑。此是中水之過，當炙粉絮以熨之，不時治護臍。至腫者，當隨輕重，重者便灸之，乃可至八九十壯。輕者，臍不大腫，但出汁，時時啼呼者，但搗當歸末粉敷之。炙粉絮日日熨之，至百日乃癒，以啼呼止為候。若兒尿清者，冷也。與臍中水同。

凡初生斷兒臍，當令長六寸。臍長則傷肌，臍短則傷臟，不以時斷臍。若臍汁不盡者，即自生寒，令兒風臍也。

裹臍法

椎治帛，令柔軟，方四寸，新綿厚。半寸與帛等合之。調其緩急，急則令兒吐哯。兒生二十日，乃解視臍，若十許日，兒怒啼，似衣中有刺者，此或臍燥，還刺其腹，當解之易衣。更裹臍時，當閉戶下帳，燃火左右，令帳中溫暖，換衣亦然。仍以溫粉粉之，此謂冬之時寒也。若臍不癒，燒絳帛末作灰粉之。若過一月，臍有汁不癒。燒蝦蟆灰治末作灰粉臍中，日三四度。若臍未癒，乳兒太飽，令兒風臍也。

兒新生，不可令衣過厚熱，令兒傷皮膚肌肉，血脈發雜瘡及黃。

凡小兒始生，肌膚未成，不可暖衣。暖衣則令筋骨緩弱，宜時見風日。若不見風日，則令肌膚脆軟，便易中寒。皆當以故絮衣之，勿用新綿也。天和暖無風之時，令母將兒於日中嬉戲，數令見風日，則血凝氣剛，肌肉牢密，堪耐風寒，不致疾病。若常藏在幃帳中，重衣溫暖，譬猶陰地之草，不見風日，軟脆不堪當風寒也。

兒生十日始得哺，如棗核大，二十日倍之，五十日如彈丸大，百日如棗大。若乳汁少，不從此法，當用意少少增之。若三十日，乃哺者，令兒無疾。兒若早哺之及多者，令兒頭面身體喜生瘡，瘥而復發，亦令兒尫弱難食。

小兒生滿三十日，乃當哺之。若早哺之，兒不勝穀氣，令兒病，則多肉耗。三十日後，雖哺勿多。若不嗜食，勿強與。強與不消，復成疾病。哺乳不進者，腹中皆有痰澼也。當以四物紫丸微下之。節哺乳數日，便自癒也。

小兒寒熱，亦皆當爾，要當下之，然後乃瘥。

凡乳母乳兒，當先以手極挼散其熱，勿令乳汁奔出。令兒

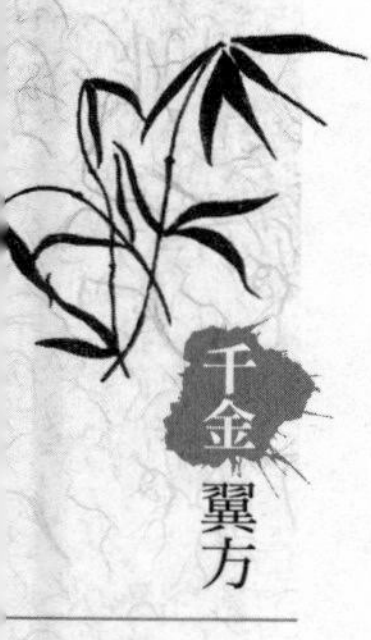

咽，輒奪其乳，令得息，息已，復乳之。如是十反五反，視兒飢飽節度。知一日之中，幾乳而足，以為常。又常捉去宿乳。

兒若臥，乳母當臂枕之，令乳與兒頭平乃乳之。如此，令兒不噎。母欲寐，則奪其乳。恐填口鼻，又不知飢飽也。

兒生有胎寒，則當腹病。痛者偃啼，時時吐哯，或腹中如雞子黃者，按之如水聲便沒。沒已復出，此無所苦爾。宜早服當歸丸、黃蓍散即癒。當歸丸方見《千金方》中，黃蓍散方本闕。

凡乳兒不欲大飽，飽則令吐。凡候兒吐者，是乳太飽也，當以空乳，乳之即消。夏若不去熱乳，令兒嘔逆；冬若不去寒乳，令兒咳痢。母新房，以乳兒，令兒羸瘦，交脛不能行。

母患熱以乳兒，令兒發黃，不能食。

母怒以乳兒，令兒喜驚，發氣疝。又令兒上氣癲狂。母新吐下，以乳兒，令兒虛羸。

母醉以乳兒，令兒身熱腹滿。

凡小兒不能哺乳，當服紫丸下之。

凡浴小兒湯，極須令冷熱調和。冷熱失所，令兒驚，亦致五臟疾。

凡兒冬不可久浴，浴久則傷寒；夏不可久浴，浴久則傷熱。

凡兒又不當數浴，背冷則令發癇。若不浴，又令兒毛落。

小兒生輒死。治之法，當候視兒口中懸壅前上顎上有赤胞者，以指擿取，決令潰，以少綿拭去，勿令血入咽。入咽殺兒，急急慎之。

凡兒生三十二日一變；六十四日再變，變且蒸；九十六日三變；百二十八日四變，變且蒸；百六十日五變；百九十二日六變，變且蒸；二百二十四日七變；二百五十六日八變，變且蒸；二百八十八日九變；三百二十日十變，變且蒸。積三百二十日小蒸畢後，六十四日大蒸。蒸後六十四日，復大蒸。蒸後百二十八日，復大蒸。積五百七十六日，大小蒸畢。

凡變者上氣，蒸者體熱。凡蒸平者五日而衰，遠者十日而衰。先變蒸五日，後五日，為十日之中，熱乃除爾。

兒生三十二日一變，二十九日先期而熱，便治之如法。至三十六七日蒸乃畢爾，恐不解了，故重說之。審計變蒸之日，當其時有熱微驚，不得灸刺也。得服藥及變且蒸之時，不欲驚動，勿令旁多人。兒變蒸時，或早或晚，不如法者多，兒變蒸時壯熱不欲食，食輒吐哯。若有寒加之，即寒熱交爭，腹腰夭糺啼不止，熨之當癒也。

凡小兒身熱、脈亂、汗出者，蒸之候也。

兒變蒸時，目白者重，赤黑者微，變蒸畢，目精明矣。

兒上唇頭小白疱起，如死魚目珠子者，蒸候也。初變蒸時有熱者，服黑散發汗；熱不止，服紫丸，熱瘥便止，勿復與丸。自當有餘熱。變蒸盡，乃除爾。

兒身壯熱而耳冷，髖亦冷者，即是蒸候，慎勿治之。兒身熱，髖耳亦熱者，病也，乃須治之。

紫丸　治小兒變蒸發熱不解，並挾傷寒、溫壯汗後熱不歇，及腹中有痰澼，哺乳不進，乳則吐哯，食癇，先寒後熱方。

代赭石　赤石脂各一兩　巴豆三十枚，去心、皮，熬　杏仁五十枚，去皮尖，熬。

上四味，末之，巴豆、杏仁別搗為膏，和更搗二千杵，當自相得。若硬，入少蜜同搗，密器中收之三十日。兒服如麻子一丸，與少乳汁令下。食頃後與少乳，勿令多。至日中，當小下熱除。若未全除。明旦更與一丸。百日兒服如小豆一丸。以此準量增減。夏月多熱，喜令發疹。二三十日輒一服佳。此丸無所不治。雖下，不虛人。

黑散　治小兒變蒸中挾時行溫病，或非變蒸時而得時行

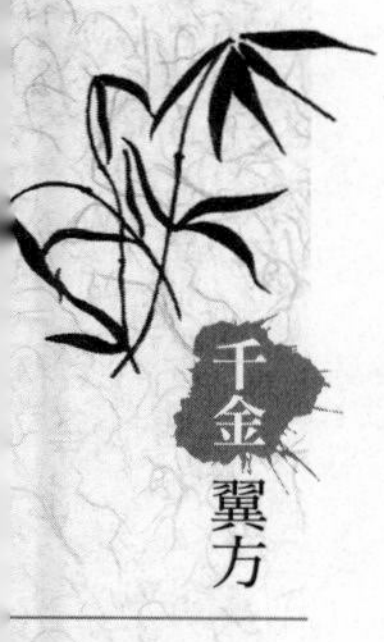

方。

麻黃去節　杏仁去皮尖，熬，各半兩　大黃一分。

上三味，搗為散。一月兒服小豆大一枚。以乳汁和服，抱令得汗。汗出，溫粉粉之，勿使見風。百日兒服如棗核，大小量之。

相兒命長短法

兒生枕骨不成者，能言而死。

膝骨不成者，能倨而死。

掌骨不成者，能扶伏而死。

踵骨不成者，能行而死。

髕骨不成者，能立而死。

生身不收者死。

魚口者死。

股間無生肉者死。

頤下破者死。

陰不起者死。

囊下白者死，赤者死。

相法甚博，略述十數條而已。

兒初生額上有旋毛者，早貴，妨父母。

兒初生陰大而與身色同者，成人。

兒初生叫聲連延相屬者，壽；聲絕而復揚急者，不壽。

兒初生汗血者，多厄不壽。

兒初生目視不正，數動者，大非佳人。

兒初生自開目者，不成人。

兒初生通身軟弱，如無骨者，不成人。

兒初生發稀少者，強不聽人。

兒初生臍小者，不壽。

兒初生早坐、早行、早語、早齒生，皆惡性，非佳人。

兒初生頭四破者，不成人。

兒初生頭毛不周匝者，不成人。

啼聲散，不成人。

啼聲深，不成人。

汗不流，不成人。

小便凝如脂膏，不成人。

常搖手足者，不成人。

無此狀候者，皆成人也。

兒初生臍中無血者，好。

卵下縫通達而黑者，壽。

鮮白長大者，壽。

論曰：兒三歲以上、十歲以下，觀其性氣高下，即可知其夭壽大略。兒小時識悟通敏過人者多夭，則項託、顏回之流是也。小兒骨法成就威儀，回轉遲舒，稍費人精神雕琢者壽。其預知人意，迴旋敏速者亦夭，則楊修、孔融之流是也。由此觀之，夭壽大略可知也。亦由梅花早發，不睹歲寒；甘菊晚榮，終於年事。是知晚成者，壽之兆也。

凡小兒之癇有三種：有風癇，有驚癇，有食癇。然風癇、驚癇時時有爾，十人之中未有一二是食癇者。凡是先寒後熱發癇者，皆是食癇也。驚癇，當按圖灸之；風癇，當與豚心湯下之；食癇，當下乃瘉。紫丸佳。

凡小兒所以得風癇者，緣衣暖汗出，風因而入也。風癇者，初得之時，先屈指如數乃發作，此風癇也。驚癇者，起於驚怖，先啼乃發作，此驚癇也。驚癇微者急持之，勿復更驚之，或自止也。其先不哺乳，吐而變熱後發癇，此食癇也，早下之則瘥，四味紫丸逐澼飲最良，去病速而不虛人，赤丸瘥快，病重者當用之。小兒衣甚寒薄，則腹中乳食不消，其大便皆醋臭。此欲為癖之漸也。便將紫丸以微消之。服法先從少

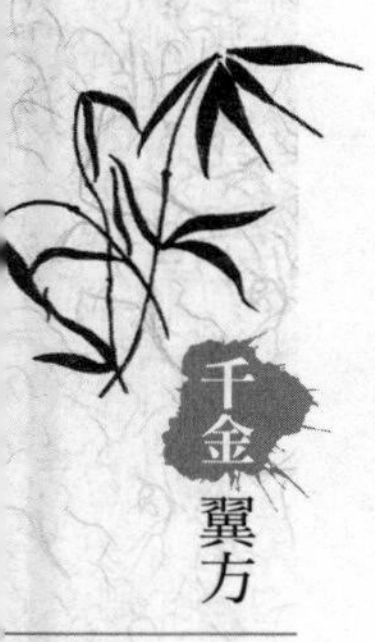

起，常令大便稀，勿使大下也。稀後便漸減之。矢不醋臭，乃止藥。驚癇但灸及摩生膏，不可下也。驚癇心氣不定，下之內虛，益令甚爾。驚癇甚者，特為難治。故養小兒常當慎驚，勿令聞大聲。抱持之間，當安徐，勿令怖也。又天雷時，須塞其耳。但作餘小聲以亂之也。

凡小兒微驚者，以長血脈。但不欲大驚。大驚乃灸驚脈。

小兒有熱，不欲哺乳。臥不安，又數驚，此癇之初也。服紫丸便癒。不瘥，更服之。

兒立夏後有病，治之慎勿妄灸。不欲吐下，但以除熱湯浴之，除熱散粉之，除熱赤膏摩之，又臍中以膏塗之。令兒在涼處，勿禁水漿，常以新水飲之。兒眠時小驚者，一月輒一，以紫丸下之，減其盛氣，令兒不病癇也。

小兒氣盛有病，但下之，必無所損。若不時下，則將成病，固難治矣。

凡下，四味紫丸最善。雖下，不損人，足以去疾爾。若四味紫丸不得下者，當以赤丸下之。赤丸不下，當更倍之。若已下而餘熱不盡，當按方作龍膽湯稍稍服之，並摩赤膏。

凡小兒冬月下無所畏，夏月下難瘥。然有病者不可不下，下後腹中當小脹滿，故當節哺乳數日，不可妄下。又乳哺小兒，常令多少有常劑。兒漸大，當稍稍增之。若減少者，此腹中已有小不調也，便微服藥停哺，但與乳。甚者十許日，微者五六日止哺，自當如常。若不肯哺而欲乳者，此是有癖，為疾重要，當下之，無不瘥者。不下則致寒熱，或反吐而發癇，或更致下痢。此皆病重，不早下之所為也，為難治。但先治其輕時，兒不耗損而病速癒。

凡小兒屎黃而臭者，此腹中有伏熱，宜微將服龍膽湯。若白而醋臭者，此挾寒不消也，當服紫丸。微者少與藥令內消，甚者小增，令小下。皆須節乳哺數日，令胃氣平和。若不節乳哺，則病易復。復下之，則傷其胃氣，令腹脹滿。再三下之尚可，過此傷矣。

凡小兒有癖，其脈大，必發癇，此為食癇，下之便癒。當候掌中與三指脈，不可令起而不時下，致於發癇，則難治也。若早下之，此脈終不起也。脈在掌中尚可早治，若至指則病增也。

凡小兒腹中有疾，生則身寒熱，寒熱則血脈動，血脈動則心不定，心不定則易驚，驚則癇發速也。

龍膽湯 治小兒出腹，血脈盛實，寒熱溫壯，四肢驚掣，發熱，大吐哯者。若已能進哺，中食實不消，壯熱及變蒸不解，中客人鬼氣並諸驚癇方悉主之。十歲以下小兒皆服之。小兒龍膽湯第一，此是出腹嬰兒方。若日月長大者，以次依此為例。若必知客忤及魅氣者，可加人參、當歸，各如龍膽多少也。一百日兒加半分，二百日加一分，一歲兒加半兩。餘藥皆準爾。

龍膽　鉤藤　柴胡去苗　黃芩　桔梗　芍藥　茯神　甘草炙，各一分　蜣螂二枚，炙　大黃一兩。

上一十味，㕮咀，以水二升，煮取五合為一劑也。取之如後節度。藥有虛實，虛藥宜足數合水也。兒生一日至七日分一合，為三服；兒生八日至十五日分一合半，為三服；兒生十六日至二十日分二合，為三服；兒生二十日至三十日分三合，為三服；兒生三十日至四十日，盡以五合為三服。十歲亦準此。皆溏下即止，勿復服也。

治少小心腹熱，除熱丹參赤膏方。

丹參　雷丸　芒硝　戎鹽　大黃各三兩。

上五味，切，以苦酒半升，浸四種一宿以成。煉豬脂一斤，煎三上三下，去滓，納芒硝。膏成，以摩心下。冬夏可用一方，但丹參雷丸。

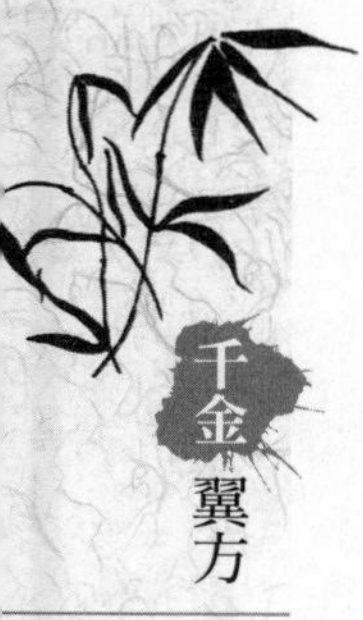

治少小新生肌膚幼弱，喜為風邪所中，身體壯熱，或中大風，手足驚掣，五物甘草生摩膏方。

甘草炙　防風各一兩　白朮二十銖　雷丸二兩半　桔梗二十銖。

上五味，切，以不中水豬肪一斤，微火煎為膏，去滓，取彈丸大一枚，炙手以摩兒百過，寒者更熱，熱者更寒。小兒無病早起，常以膏摩囟上及手足心，甚辟風寒。

礬石丸　主小兒胎寒軀啼，驚癇腹脹滿，不嗜食，大便青黃；並治大人虛冷，內冷，或有實不可吐下方。

馬齒礬石一斤，燒半日。

上一味，末之，棗膏和丸，大人服如梧子二枚，日三服。小兒減之，以意增損。以腹中溫暖為度，有實亦去。神良。

小兒客忤慎忌法　凡小兒衣裳帛綿中，不得令有頭髮。履中亦然。

凡白衣青帶、青衣白帶者，皆令兒中忤。

諸遠行來，馬汗未解，行人未澡洗，及未易衣而見兒者，皆中客忤。見馬及馬上物、馬氣皆忌之。

小兒中客之為病，吐下青黃汁，腹中痛及反倒偃側，似癇狀，但目不上插，少睡，面色變五色，脈弦急。若失時不治，小久則難治。治之法：

以水和豉，搗令熟，丸如雞子大，以轉摩兒囟上及手足心各五遍，又摩心腹臍上下行轉摩之。食頃破視，其中有細毛，棄丸道中，病癒矣。

若吐不止，灸手心主間使、大都、隱白、三陰交各三炷。

又可用粉丸如豉法，並用唾之。唾之咒如下。咒曰：

摩家公，摩家母，摩家兒，若客忤，從我始。扁鵲雖良，不如善唾良。唾訖，棄丸於道中。

又方　取一刀橫著灶上，解兒衣，撥其心腹訖，取刀持向兒咒之，唾，輒以刀擬向心腹。曰啡啡，曰煌煌，曰出東方，背陰向陽。葛公葛母，不知何公，子來不視去不顧，過與生人忤；樑上塵，天之神，戶下土，鬼所經，大刀環犀對灶君，二七唾客癒兒驚，唾啡啡。如此二七啡啡，每唾以刀擬之，咒當三遍乃畢。用豉丸一如上法，五六遍訖，取此丸破看，其中有毛，棄丸於道中，即癒矣。

治小兒卒客忤法

取銅鏡鼻燒令赤，著少許酒中，大兒飲之，小兒不能飲者，含哺之。癒。

又方　取馬矢三升，燒令煙絕，以酒三升，煮三沸，去滓，浴兒即癒。

千金湯　主小兒暴驚啼絕死，或有人從外來，邪氣所逐，令兒得病，眾醫不治方。

蜀漆一分，一云蜀椒　左顧牡蠣一分，熬。

上二味，㕮咀，以醋漿水一升，煮取五合，一服一合，良。

治小兒新生客忤中惡，發癇發熱，乳哺不消，中風反折，口吐舌，並注忤，面青，目上插，腹滿，癲癇羸瘦，疰及三歲不行，**雙丸方。**

上麝香二兩　牛黃二兩　黃連二兩，宣州者　丹砂一兩　特生礬石一兩，燒　附子一兩，炮，去皮　雄黃一兩　巴豆六十枚，去皮、心，熬　桂心一兩　烏賊魚骨一兩　赤頭蜈蚣一兩，熬。

上一十一味，各異搗篩，別研巴豆如膏，乃納諸藥，煉蜜和搗三千杵，密塞之，勿洩氣。生十日二十日至一月日，服如黍米大二丸。四十日至百日，服如麻子大二丸。一歲以上以意增加。有兒雖小而病重者，增大其丸，不必依此丸。小兒病客忤，率多耐藥，服藥當汗出。若汗不出者，不瘥也。一日一夜四五服，以汗出為瘥。

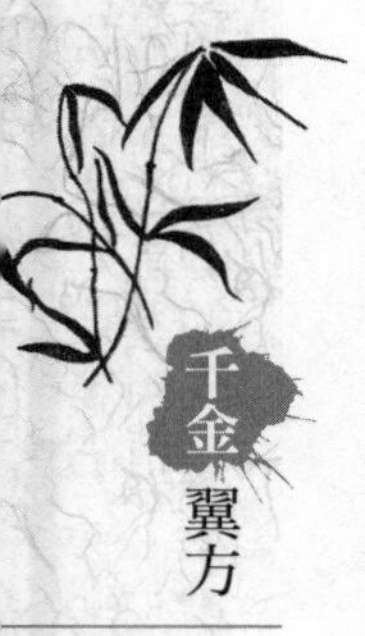

凡候兒中人者，為人乳子未了而有子者，亦使兒客忤。口中銜血即月客也。若有此者，當尋服此藥，此兒可全也。口聚唾，腹起熱者，當灸臍中。不過二七壯，並勤服此藥。若喜失子者，產訖兒落地聲未絕，便即以手指刮舌上，當得所銜血如韭葉者，便以藥二丸如粟米大服之，作七日乃止，無不瘥也。若無赤頭蜈蚣，赤足者亦得三枚，皆斷取前兩節，其後分不可用也。

小兒雜治法第二方五十七首　論一首

竹葉湯　主五六歲兒溫壯，腹中急滿，氣息不利，或有微腫。亦主極羸，不下飲食，堅痞，手足逆冷方。

竹葉切，一升　小麥半升　甘草炙　黃芩　栝樓根　澤瀉　知母　人參　茯苓　白朮　大黃各一兩　生薑一兩半，切　麥門冬二兩，去心　桂心二銖　半夏二兩，洗　當歸三分。

上一十六味，㕮咀，以水七升，煮麥、竹葉取四升，去滓，納諸藥。煮取一升六合，分四服。

治小兒連壯熱，實滯不去。寒熱往來。微驚方。

大黃　黃芩各一兩　栝樓根三分　甘草炙　牡蠣熬　人參各半兩　桂心二兩　龍骨　凝水石　白石脂各半兩　滑石二兩，碎　硝石半兩。

上十二味，㕮咀，加紫石英半兩，以水四升，煮取一升半，分服三合，一日令盡。

治小兒寒熱咳逆，膈中有澼乳，若吐不欲食方。

乾地黃四兩　麥門冬半升，去心　五味子半升　大黃一兩　硝石一兩　蜜半升。

上六味，㕮咀，以水三升，煮取一升，去滓，納硝石、蜜更煮令沸。服二合，日三。胸中當有宿乳一升許出。兒大者服五合。

射干湯 主小兒咳逆喘息如水雞聲方。

射干二兩 麻黃二兩，去節 紫菀一兩 甘草一兩，炙 桂心五寸 半夏五枚，洗去滑 生薑一兩，切 大棗四枚，擘。

上八味，㕮咀，以水七升，煮取一升半，去滓，納蜜半斤，更煮一沸，飲三合，日三服。

又方 半夏四兩，洗 桂心二兩 生薑二兩，切 紫菀二兩 細辛二兩 阿膠二兩 甘草二兩，炙 蜜一合 款冬花二合。

上九味，㕮咀，以水一斗，煮半夏取六升，去滓，納諸藥，更煮取一升五合。五歲兒飲一升，二歲兒服六合，量大小加減之。

治小兒咳逆短氣，胸中吸吸，呵出涕唾。咳出臭膿。亦治大人。

燒淡竹瀝，煮二十沸。小兒一服一合，日五服；大人服一升，亦日五服。不妨食，息乳哺。

杏仁丸 主小兒大人咳逆上氣方。

杏仁三升，去尖皮、兩仁，熬令黃。

上一味，熟搗如膏，蜜一升為三份，以一份納杏仁，搗令強，更納一份，搗之如膏，又納一份，搗熟止，先食已含之。咽汁多少，自在量之。

治小兒火灼瘡、一身皆有，如麻子小豆戴膿、乍痛乍癢熱方。

甘草生用 芍藥 白蘞 黃芩各三分 黃連 黃柏各半兩。

上六味，搗篩，以白蜜和塗上，日再。亦可作湯浴之。《千金》有苦參。

治小兒火瘡方

熟煮大豆，濃汁溫浴之。亦令無瘢。

又方 以蜜塗之，日十遍。

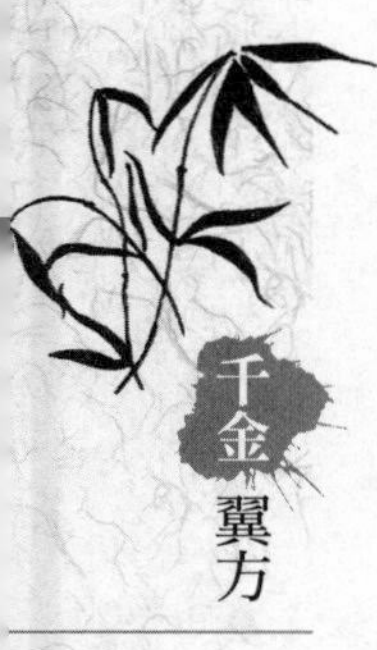

苦參湯　主小兒頭面熱瘡方。

苦參八兩　大黃三兩　蛇床子一升　芍藥三兩　黃芩二兩　黃柏五兩　黃連三兩　菝葜一斤。

上八味，切，以水三斗，煮取一斗半，洗之，日三度。大良。《千金》云：治上下遍身生瘡。

又方　大黃　黃芩　黃柏　澤蘭　礬石　石楠各一兩　戎鹽二兩　蛇床子三合。

上八味，切，以水七升，煮取三升，以絮納湯中洗拭之，日三度。

又方　熬豉令黃，末之，以敷瘡上，不過三度，癒。

治二百日小兒頭面瘡起，身體大熱方

黃芩三分　升麻一兩　柴胡一兩，去苗　石膏一兩，碎　甘草二分半，炙　大黃三兩　當歸半兩。

上七味，㕮咀，以水四升，煮取二升，分為四服。日三夜一，多煮洗瘡佳。

治小兒身體頭面悉生瘡方

取榆白皮灼令燥，下篩，醋和，塗綿覆上，蟲出自瘥。

治小兒手足身體腫方

以小便溫暖漬之良。

又方　並治癮疹。

巴豆五十枚，去心、皮。

上一味，以水三升，煮取一升，以綿納湯中拭病上，隨手減。神良。

治小兒風瘡癮疹方

蒴藋一兩　防風一兩　羊桃根一兩　石楠一兩　茵芋一兩　茺蔚一兩　礬石一兩　蒺藜一兩。

上八味，切，以醋漿水一斗，煮取五升，去滓，納礬石，煎令小沸，溫浴之。《千金》有秦椒、苦參、蛇床、枳實、升麻，為十三味。

治小兒丹數十種皆主之。搨湯方。

大黃一兩　甘草一兩，炙　當歸一兩　芎藭一兩　白芷一兩　獨活一兩　黃芩一兩　芍藥一兩　升麻一兩　沉香一兩　青木香一兩　芒硝三兩　木蘭皮一兩。

上一十三味，切，以水一斗二升，煮取四升，去滓，納芒硝令烊，以綿搵湯中，適寒溫，搨之。乾則易，取瘥止。

治小兒丹發方

生慎火草擣絞取汁，以拭丹上，日十遍，夜三四。

治小兒丹腫方

棗根　升麻　白蘞　黃柏　黃連　大黃　梔子　甘草生用，各二兩　生地黃汁一升。

上九味，切，以水一斗四升，煮取七升，去滓，納地黃汁煎三沸，以故帛兩重納湯中，以搨丹上，小暖即易之，常令溫。

澤蘭湯　主丹疹入腹殺兒方。

澤蘭　芎藭　附子炮，去皮　莽草　藁本　細辛　茵芋各半兩。

上七味，㕮咀，以水三升，煮取一升半，分四服，服此湯，然後作餘湯洗之。

治小兒半身皆紅赤，漸漸長引者方

牛膝　甘草生用。

上二味，細銼，各得五升，以水二斗，煮取三五沸，去滓，和灶下黃土塗之。

治小兒頭髮不生方

取楸葉中心擣，絞取汁塗之，生。

治小兒禿瘡無髮，苦癢方

野葛一兩，末　豬脂　羊脂各一兩。

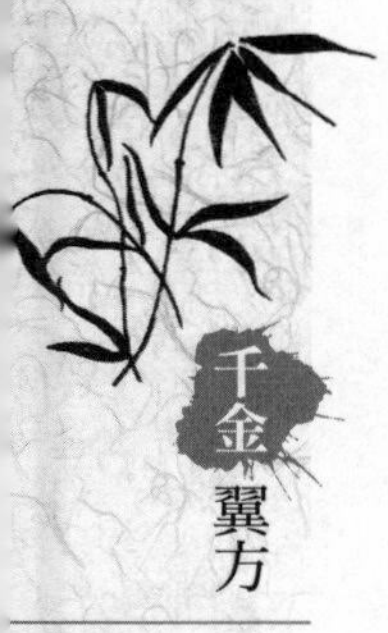

上三味，合煎，略盡令凝，塗之，不過三數敷即癒。

治小兒禿瘡方

取雄雞矢、陳醬清和，洗瘡了敷之，三兩遍瘥。

治小兒白禿方

取芫花末、臘月豬肪脂，和如泥，先以灰汁洗拭，塗之。日二遍。

治小兒頭瘡方

胡粉一兩　黃連二兩。

上二味，搗為末，洗瘡去痂，拭乾，敷之即癒。髮即如前再敷，亦治陰瘡。

又方　胡粉二兩　水銀一兩　白松脂二兩　豬肪脂四兩。

上四味，合煎去滓，納水銀、胡粉，攪令和調，塗之，大人亦同。

治小兒頭無髮方

燒鯽魚作末，醬汁和敷之。即生。

治小兒囟開不合方

防風一兩半　白及半兩　柏子仁半兩。

上三味，搗為散，乳汁和，以塗囟上，日一度，十日知，二十日合。

治小兒臍瘡方

燒甑帶灰，敷之癒。

治小兒鼻塞不通有涕出方

杏仁半兩，去皮　尖椒一分　附子一分半，炮，去皮　細辛一分半。

上四味，切，以醋五合漬一宿，明旦以豬脂五兩煎之，附子色黃，膏成，去滓，以塗絮導於鼻中，日再，又摩囟上。

治小兒口瘡不能取乳方

大青三分　黃連二分。

上二味，㕮咀，以水三升，煮取一升二合，一服一合，日再，夜一。

又方 取礬石如雞子大，置醋中研，塗兒足下三七遍，立癒。

治小兒重舌方

取三屠家肉各如指許大，切，摩舌，兒立能乳，便啼。

又方 衣魚燒作灰，以敷舌上。

又方 重舌，舌強不能收，唾者，取鹿角末如大豆許，安舌上，日三，即瘥。

又方 取蛇皮燒灰末，和大醋，以雞毛取之，以掠舌上，日三遍。

治小兒重舌，舌生瘡，涎出方

以蒲黃敷舌上，不過三度癒。

又方 取田中蜂房燒之，以醇酒和，敷喉嚥下，立癒。

治小兒咽痛不得息，若毒氣哽咽及毒攻咽喉方

生薑二兩，切 橘皮一兩 升麻二兩 射干二兩。

上四味，㕮咀，以水六升，煮取二升，分為三服。亦治大人。

治小兒喉痺咽腫方

以魚膽二七枚，和灶底黃土，以塗咽喉，立瘥。

雀屎丸 主小兒卒中風，口噤，不下一物方。

取雀矢如麻子大，丸之，飲服即癒，大良。雞矢白亦良。

治小兒數歲不行方

葬家未閉戶時，盜取其飯以哺之，不過三日即行，勿令人知之。

治小兒食土方

取肉一斤。

上一味，以繩繫肉，曳地行數里，勿洗，火炙啖之，不食

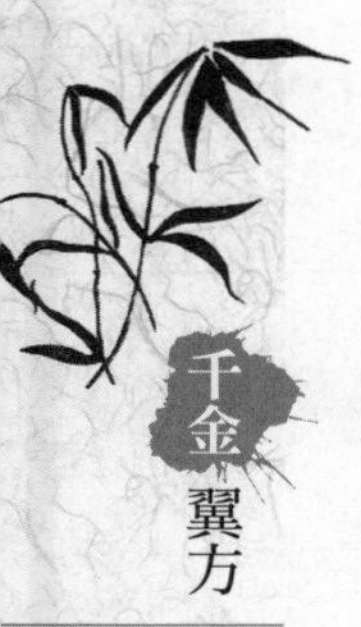

土矣。

治小兒遺尿方

瞿麥　龍膽　石韋　皂莢炙，去皮子　桂心各半兩　人參一兩　雞腸草一兩　車前子五分。

上八味，末之，煉蜜和，先食服如小豆五丸，日三，加至六七丸。

治小兒羸瘦有蛔蟲方

藋蘆五兩　黍米泔二升。

上二味，切，以納泔中，以水三升五合，煮取二升，五歲兒服五合。日三服，兒大者服一升。

治小兒三蟲方

雷丸　芎藭。

上二味，等分為散，服一錢匕，日三服。

治小兒陰瘡膿水出方

煮狼牙汁，洗之瘥。

治小兒氣癩方

土瓜根一兩　芍藥一兩　當歸一兩。

上三味，㕮咀，以水二升，煮取一升，服五合，日二服。

治小兒狐疝。傷損生癩方

桂心三分　地膚子二兩半　白朮五分。

上三味，末之，煉蜜和白酒服，如小豆七丸，日三服。亦治大人。

又方　芍藥三分　茯苓三分　大黃半兩　防葵半兩　半夏一分，洗　桂心一分　椒一分，汗　乾薑一分。

上八味，末之，煉蜜和如大豆，每服一丸，日五服，可加至三丸。《千金》無乾薑。

治小兒核腫，壯熱有實方

甘遂三分　麝香三銖　大黃　前胡各一兩　黃芩半兩　甘草

半兩，炙　青木香三分石膏三分，碎。

上八味，㕮咀，以水七升，煮取一升九合，服三合，日四夜二服。

治小兒誤吞針方

吞磁石如棗核大，針立下。

論曰：文王父母有胎教之法，此聖人之道，未及中庸。是以中庸養子，十歲以下，依禮小學，而不得苦精功程，必令兒失心驚懼；及不得苦行杖罰，亦令兒得癲癇；此事不可傷怛，但不得大散大漫，令其志蕩；亦不得稱讚聰明；尤不得誹毀小兒。十一以上，得漸加嚴教。此養子之大經也。不依此法，令兒損傷。父母之殺兒也，不得怨天尤人。

眼病第三

合一百三十三方　灸法二首　論一首

真珠散　主目翳覆瞳，睛不見物方。

上光明硃砂半兩　貝子五枚，炭火燒，末之　白魚七枚，炙　乾薑末，半分。

上四味，研之如粉，以熟帛三篩為散，仰臥。遣人以小指爪挑少許敷眼中，瘥。亦主白膚翳。

七寶散　主目翳經年不癒方。

琥珀一分　白真珠一分　珊瑚一分　紫貝一分　馬珂一分　硃砂二分　蕤仁半兩　決明子一分　石膽一分。

上九味，下篩極細，敷目中，如小豆，日三，大良。

礬石散　主目翳及胬肉方。

礬石上上白者，末，納如黍米大於翳上及胬肉上，即令淚出，以綿拭之。令得惡汁盡，日一。其病逐惡汁出盡，日日漸自薄，便瘥。好上上礬石無過絳礬，色明淨者，慎如療眼當法

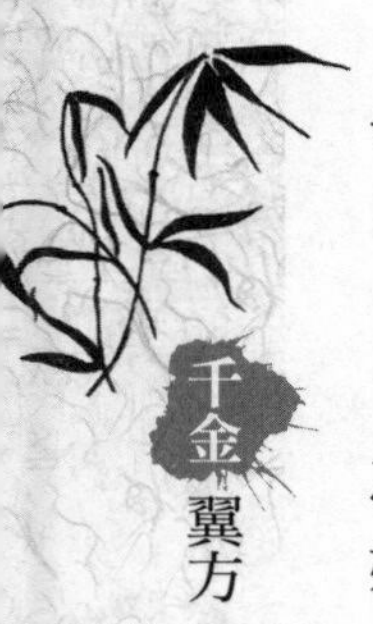

也。

去翳方

貝子十枚，燒末。

上一味，搗篩，取如胡豆著翳上，日再，正仰臥，令人敷之，如炊一石米久，乃拭之。息肉者，加珍珠如貝子等分，研如粉。

治眼漠漠無所見，決明洗眼方

決明子二十五枚，《千金》作一合　蕤仁　秦皮　黃連宣州者佳，各半兩，《千金》作十八銖　螢火蟲七枚。

上五味，以水八合，微火煎取三合，冷，以綿注洗目，日三度。

治五臟客熱上薰一作沖眼，外受風寒，令眼病不明方。

地膚子半兩，《千金》作二合　柏子仁一合半　大黃二兩　決明子五合　藍子　瓜子仁　蕤仁　茺蔚子　青葙子　蒺藜子各二合　菟絲子一合，《千金》作二合　黃連一兩半，宣州者　細辛一合，《千金》一兩六銖　桂心七分　螢火一合，《千金》作六銖。

上一十五味，搗篩，煉蜜和丸如梧子，每服十五丸，食後，日三服。

治肝膈上大熱，目暗不明方

升麻　大青　黃柏各三兩　射干　生玄參四兩　薔薇根白皮各四兩　蜜一升。

上七味，㕮咀，以水七升，煮取一升半，去滓，下蜜兩沸，細細含咽之。

治眼暮無所見方

豬肝一具。

上細切，以水一斗煮取熟，置小口器中，及熱以目臨上，大開勿閉也。冷復溫之，取瘥為度。

治熱病瘥後百日，納食五辛目暗方

以鯽魚作臛薰之，如前法，良。

兔肝散 主失明方。

兔肝炙 石膽 貝齒 芒硝 蕤仁 黃連 礬石燒 松葉 螢火 菊花 地膚子 決明子各一分。

上一十二味，食後為散，服半錢匕。不知，稍稍加服，藥不可廢。若三日停，則與不服等。癒後，仍可常服之。

治風痰胸滿，眼赤暗方

決明子 竹葉《千金》作二兩 杏仁去皮尖雙仁，熬 防風 黃芩 枳實炙，《千金》作二兩 澤瀉各三兩 芍藥 柴胡去苗 梔子仁各四兩，一方無，《千金》作二兩 細辛 芒硝各二兩。

上一十二味，㕮咀，以水九升，煮取二升半，去滓，分三服。《千金》有大黃四兩、升麻三兩，無芒硝、防風、細辛，名瀉肝湯。

眼暗方

蔓菁子一斗。

上一味，淨淘，以水四斗煮，自旦至午，去汁易水，又煮。至晚去汁易水，又煮。至旦暴乾，以布袋貯之，一度擣三升，以粥汁服三方寸匕。日三服，美酒等任性所便。

補肝湯 主肝氣不足方。

甘草炙 黃芩 人參 桂心各二兩。

上四味，㕮咀，以水六升，煮取二升，去滓，分三服。

瀉肝湯 主臟中痰實熱沖，眼漠漠暗方。

苦竹根八兩 半夏四兩，洗 乾薑 茯苓 枳實 白朮各三兩 杏仁去皮尖兩仁 乾地黃各一兩 細辛 甘草炙，各二兩。

上一十味，㕮咀，以水一斗二升，煮取二升七合，去滓，分三服。

瀉肝湯 主漠漠無所見，或時痛赤，腹有痰飲，令人眼暗方。

大黃 白朮各二兩 甘草炙 芍藥 當歸 茯苓 桂心

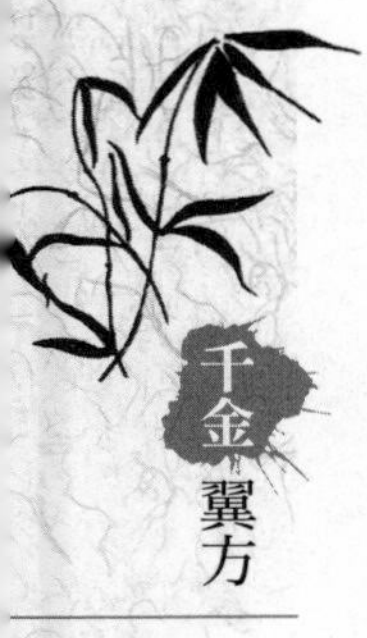

人參　黃芩　細辛各一兩半　生薑三兩，切　半夏四兩，洗。

上一十二味，㕮咀，以水一斗，煮取三升，分四服。

補肝湯　主肝氣不足，兩脅拘急痛，寒熱，目不明，並婦人心痛，乳癰，膝脛熱，消渴，爪甲枯，口面青皯方。

甘草三兩，炙　柏子仁二兩　防風三兩　大棗二十枚，擘　烏頭二兩，炮　細辛二兩　茯苓一兩　蕤仁一兩　桂心一兩。

上九味，㕮咀，以水八升，煮取三升，分為三服。

蕪菁子方　主明目病，益肌膚方。

蕪菁子三升。

上一味，淘淨，著水煮二十沸出，著水盆中淘之，令水清，接取以別釜煮之。水盡即添益，時嘗看，味美漉出，暴乾，擣篩，酒飲等任意和服三方寸匕，日惟服七合，飽食任性酒服。服無限時，慎生冷。百日身熱瘡出，不久自瘥。

治青盲方

長尾蛆，淨洗，暴乾作末，納眼中瘥。

決明丸　主眼風虛勞熱，暗運內起方。

石決明燒　石膽　光明砂　芒硝蒸　空青　黃連不用漬　青葙子　決明子以苦酒漬，經三日，暴乾　蕤仁　防風　鯉魚膽　細辛。

上一十二味，等分，擣，密絹篩，石研令極細，以魚膽和丸如梧子，暴乾研碎，銅器貯之勿洩，每取黃米粒大納眥中。日一夜一，稍稍加，以知為度。

補肝丸　主明目方。

地膚子二合　藍子二合　蒺藜子二合　細辛五合　桂心五分　車前子二合　菟絲子二合　瓜子二合　螢火蟲五合　黃連一兩半　茺蔚子二合　青葙子二合　大黃二兩　決明子五合。

上一十四味，擣篩，煉蜜和飲，服如梧子十五丸，可加至二十丸。慎熱麵食、生冷、醋滑、油、蒜、豬、雞、魚、蕎麵、黃米，眼暗神方也。

治目赤痛方

雄黃一銖　細辛一銖　乾薑一銖　黃連四銖。

上四味，細篩，綿裹以唾濡頭注藥，納大眥，必閉目，目中淚出，須臾自止。勿手近，勿用冷水洗。

又方　雄黃一分　乾薑一分　黃連一分　礬石一分，燒半日。

上四味，合用之如前方，可加細辛一分。

治目赤口乾唇裂方

石膏一斤，碎　生地黃汁一斤　赤蜜一升　淡竹葉切，五升。

上四味，以水一斗二升煮竹葉，取七升，去滓，澄清，煮石膏取一升半，去滓，下地黃汁兩沸。下蜜取三升，細細服之。

治赤眼方

取杏仁四十九顆，末之，絹袋裹飯底蒸之，熱絞取脂，以銅青、胡粉各如大豆，乾薑、鹽各如半大豆，熟研之，以雞毛沾取，掠眼中眥頭，日二。不過三，瘥。

赤眼方

杏仁脂一合　鹽綠棗核大　印成鹽三顆。

上三味，取杏仁脂，法先搗杏仁如脂，布袋盛，蒸熱絞取脂，置密器中，納諸藥，直坐，著其中，密蓋二七日。夜臥，注目四眥，不過七度，瘥止。

治赤眼不問久遠方

硇砂三兩。

上一味，以醋漿埳器中浸，日中暴之三日，藥著器四畔乾者，取如粟米大。夜著兩眥頭，不過三四度，永瘥，併石鹽、石膽等尤佳。

治眼赤運白膜翳方

麻燭一尺，薄批，豬脂裹使匝，燃燭以銅器承取脂，納蕤

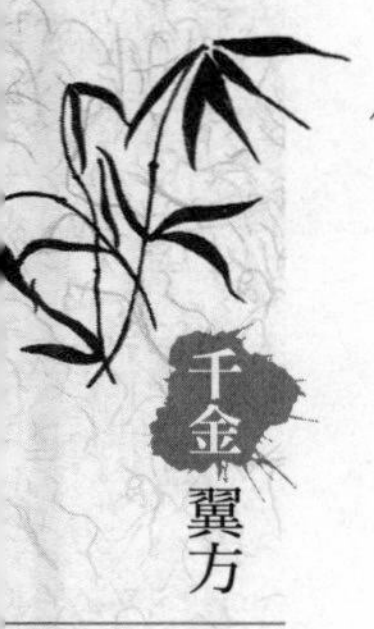

仁三十枚，研胡粉少許，合和令熟，夜納兩眥中。

又方 枸杞汁洗目，日五度，良，煮用亦得。

治赤眼方

石膽　蕤仁　鹽綠　細辛各一兩　生驢脂一合。

上五味，為末，以乳汁和，夜點兩眥。

治眯目不明方

棰羊鹿筋擘之，如披筋法，納筋口中，熟嚼。擘眼，納著瞳子瞼上，以手當瞼上輕挼之。若有眯者，二七過挼，便出之。視眯當著筋出來即止。未出者復為之。此法常以平旦日未出時為之，以瘥為度。出訖，當以好蜜注四眥頭，鯉魚膽亦佳。若數挼目痛，可間日挼之。

鼻病第四論一首　方八首

治鼻不利香膏方

當歸　薰草一方用木香　通草　細辛　蕤仁各三分　芎藭　白芷各半兩　羊髓四兩。

上八味，切，合煎微火上三上三下，以白芷色黃，膏成，去滓，取如小豆大，納鼻中，日三。大熱、鼻中赤爛者，以黃芩、梔子代當歸、細辛。

治鼻中窒塞香膏方

白芷　芎藭各半兩　通草一分　當歸　細辛　薰草各三分，《千金》作莽草　辛夷仁五分。

上七味，切，以苦酒漬一宿，以不中水豬肪一升，煎三上三下，以白芷色黃膏成，去滓。綿裹取棗核大，納鼻中，日三。一方加桂心十八銖。

治鼻齆方

通草一分　細辛一分　附子一分，炮，去皮。

上三味，下篩，蜜和綿裹，納鼻中良。

治鼻中息肉，通草散方。

通草半兩　礬石一兩，燒　真珠一銖。

上三味，下篩，裹綿如棗核，取藥如小豆。納綿頭入鼻中，日三度。一方有桂心、細辛各一兩。

治齆鼻，鼻中息肉，不得息方。

礬石燒　藜蘆各半兩　瓜蒂二七枚　附子半兩，炮。

上四味，各搗下篩，合和，以小竹管取藥如小豆大，納鼻孔中吹之，以綿絮塞鼻中。日再，以瘉為度。一方加葶藶半兩。

治鼻中息肉塞鼻，不得喘息方。

取細辛，以口濕之，屈頭納鼻中，傍納四畔多著，日十易之，滿二十日外。以葶藶子一兩、松蘿半兩，二味搗篩，以綿裹薄如棗核大，納鼻中，日五六易之，滿二十日外。以吳白礬上上者二兩，納瓦杯，裹相合，令密置窖中燒之。待瓦熱取搗篩，以面脂和如棗核大，納鼻中。日五六易，盡更和，不得頓和。二十日外乃瘥，慎行作勞及熱食並蒜面百日。

治齆鼻有息肉，不聞香臭方

瓜蒂　細辛各半兩。

上二味，為散，絮裹，豆大，塞鼻中，須臾即通。

羊肺散　主鼻中息肉梁起方。

羊肺一具，乾之　白朮四兩　蓯蓉二兩　通草二兩　乾薑二兩　芎藭二兩。

上六味，為散。食後以粥汁服五分匕，日二服，加至方寸匕。

論曰：凡人往往有鼻中肉塞，眠食皆不快利，得鼻中出息，而俗方亦眾，而用之皆無成效。惟見《本草》云：雄黃主鼻中息肉，此言不虛。但時人不知用雄黃之法。醫者生用，故

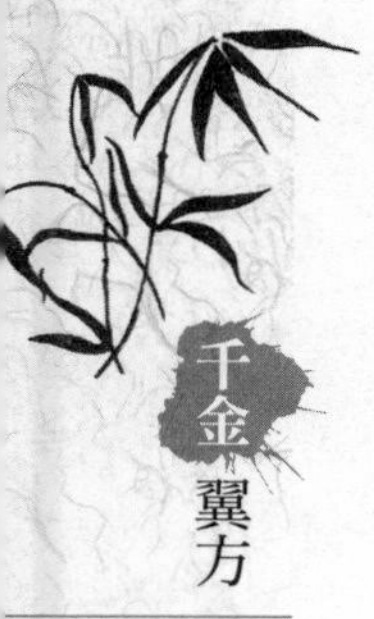

致困斃。曾有一人患鼻不得喘息，余以成煉雄黃，日納一大棗許大，過十日，肉塞自出，當時即得喘息，更不重發。其煉雄黃法，在《仙丹方》中具有之，宜尋求也，斯有神驗。

口病第五論二首　方十七首

凡口瘡忌食鹹、膩及熱麵、乾棗等，宜純食甜粥，勿食鹽菜，三日即瘥。

凡口中面上生息肉轉大，以刀決潰去膿，癒。

治積年口瘡不瘥，薔薇湯方。

薔薇根一升。

上一味，以水七升，煮取三升，去滓，含之。久久即吐之，定更含，少少入咽亦佳，夜未睡以前亦含之，三日不瘥，更令含之。瘥為度，驗秘不傳也。

治口中瘡，身體有熱氣痱瘰，薔薇丸方。

薔薇根一兩　黃芩一兩　鼠李根一兩　當歸一兩　葛根一兩　白蘞一兩　栝樓根二兩　石龍芮一兩　黃柏一兩　黃蓍一兩　芍藥一兩　續斷一兩　黃連一兩。

上一十三味，末之，煉蜜和服，如梧子十丸。日三服。《千金》無黃連。

治熱病口爛，咽喉生瘡，水漿不得入膏方。

當歸一兩　射干一兩　升麻一兩　附子半兩，炮，去皮　白蜜四兩。

上五味，切，以豬膏四兩，先煎之令成膏，下著地，勿令大熱，納諸藥，微火煎，令附子色黃。藥成，絞去滓，納蜜，復火上令相得。盛器中令凝，取如杏子大含之。日四五，輒咽之，瘥。

治口中瘡，咽喉塞不利。口燥膏方。

豬膏一斤　白蜜一斤　黃連一兩，切。

上三味，合煎，去滓，令相得，含如半棗，日四五，夜二。

治口吻生白瘡，名曰燕口方。

取新炊甑下飯訖，以口兩吻銜甑唇，乘熱柱兩口吻二七下，瘥。

口旁惡瘡方

亂髮灰　故絮灰　黃連末　乾薑末各等分。

上四味，合和為散，以粉瘡上，不過三度。

治口臭方

濃煮細辛含汁，久乃吐卻，三日當癒。

又方　井花水三升，漱口吐廁中。

又方　橘皮五分　木蘭皮一兩　桂心三分　大棗四十枚，去核，蒸之，去皮。

上四味，末之，以棗肉丸如梧子，服二十丸，日二服，稍稍至三十丸。一方有芎十八銖。

又方　桂心　甘草炙，等分。

上二味，細末，三指撮，酒服二十日，香。

又方　蜀椒汗　桂心各一兩。

上二味，服如前方。

治口乾方

豬脂若羊脂如雞子大，擘之，苦酒半升中漬一宿，絞取汁含之。

又方　石膏五合，碎　蜜二升。

上二味，以水三升煮石膏，取二升，納蜜煮取一升，去滓，含如棗核大，咽汁盡即含之。

又方　含一片梨即癒，夜睡當時即定。

又方　羊脂雞子大　酒半升　大棗七枚。

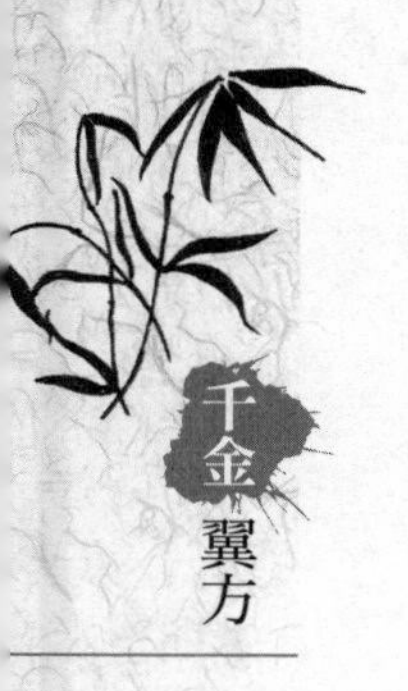

上三味，合漬七日，取棗食之，瘥。

又方　禁夜勿食酸食及熱麵。

治口卒噤不開方

搗附子末，納管中，開口吹口中，良。

唇病第六 方四首

緊唇方

以亂髮、蜂房及六畜毛燒作末，敷瘡上。豬脂和，亦佳。

又方　緊捲故青布，燒令燃，斧上柱，取斧上熱汁塗之。並治沈唇。

治唇黑腫，痛癢不可忍方

取四文大錢，於磨石上以臘月豬脂磨取汁塗之。不過數遍，即癒。

又方　以竹弓彈之，出其惡血，立瘥。

齒病第七 方二十七首

含漱方　主齒痛方。

獨活三兩　黃芩三兩　芎藭三兩　當歸三兩　細辛　蓽茇各一兩　丁香一兩。

上七味，㕮咀，水五升，煮取二升半，含漱之。食頃乃吐，更含之。一方有甘草二兩。

又方　含白馬尿，隨左右含之，不過三口，瘥。

治裂齒痛方

腐棘針二百枚。

上一味，以水二升，煮取一升，含漱之。日四五，瘥止。

又方　取死曲蟺末敷痛處，即止。

治齒痛方

夜向北斗手拓地灸指頭地，咒曰：蠍蟲所作斷木求，風蟲所作灸便休，疼痛疼痛北斗收。即瘥。

又方 入定後，向北斗咒曰：北斗七星，三台尚書，某甲患齲，若是風齲閉門戶，若是蟲齲盡收取，急急如律令。再拜，三夜作。

治牙疼方

蒼耳子五升。

上一味，以水一斗，煮取五升，熱含之。疼則吐，吐復含，不過二劑癒。無子，莖葉皆得用之。

又方 莽草五兩。

上一味，切，以水一斗，煮取五升，含漱之。一日令盡。

又方 納藜蘆末於牙孔中，勿咽汁，神良。

又方 取門上桃橛，燒取湽汁，少少納孔中，以蠟固之。

針牙疼方

隨左右邊疼手大指、次指掌間入一寸，得氣，絕補三十九息。

灸牙疼方

取桑東南引枝，長一尺餘，大如匙柄，齊兩頭，口中柱著痛牙上，以三姓火灸之。咒曰：南方赤帝子，教我治蟲齒，三姓灸桑條，條斷蠍蟲死，急急如律令。大效。

治蟲食齒疼痛方

閉氣細書曰：南方赤頭蟲飛來，入某姓名裂齒裏，今得蠍蟲孔，安置耐居止。急急如律令。小箋紙納著屋柱北邊蠍蟲孔中，取水一杯，禹步如禁法，還誦上文。以水沃孔，以淨黃土泥之，勿令洩氣，永癒。

治蟲食齒根肉黑方

腐棘取湽塗之十遍，雄黃末敷即癒。若齒黑者，以松木灰

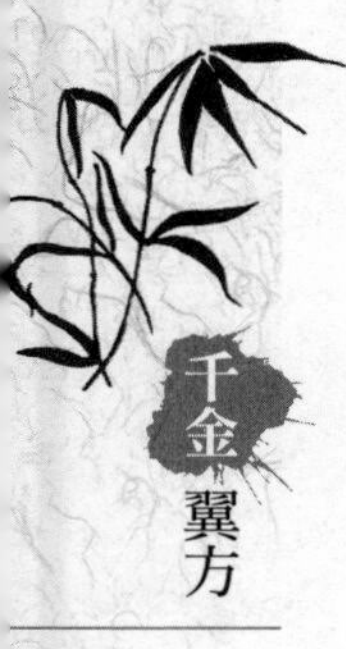

揩之。細末雄黃塗齦百日，日再塗之七日，慎油豬肉，神效。

治齒蟲方

以箸一枚，令病人存坐橫箸於膝上，引兩手，尋使極住手，伸中指，灸中指頭箸上三壯，兩頭一時下火，病人口誦咒曰：啖牙蟲，名字鶻，莫啖牙，莫啖骨。灸人亦念之。

齒根腫方

松葉一握　鹽一合　好酒三升。

上三味，煎取一升，含之。

齒根動痛方

生地黃三兩　獨活三兩。

上二味，切，以酒漬一宿，含之。

又方　常以白鹽末封齒齦上，日三夜二。

又方　叩齒三百下，日一夜二，即終身不發，至老不病齒。

治齒牙根搖欲落方

生地黃大者一寸，綿裹著牙上，嚼咽汁，汁盡去之，日三即癒，可十日含之，更不發也。

治齒根空腫痛，困弊無聊賴方

獨活四兩　酒三升。

上二味，於器中漬之，煻火煨之令暖，稍稍沸，得半，去滓，熱含之，不過四五度。

又方　取地黃如指大，長一寸，火炙令大熱，著木椎之，以綿裹著齒上嚼之。咽汁盡，即三易。瘥止。

又方　燒松柏、槐枝令熱，柱病齒孔，須臾蟲緣枝出。

治牙齦疼痛方

杏仁一百枚，去皮尖兩仁者　鹽末方寸匕。

上二味，以水一升，煮令沫出，含之，味盡吐卻，更含。不過再三瘥。

治牙車急，口眼相引，舌不轉方

牡蠣熬　伏龍肝　附子炮，去皮　礬石燒。

上四味，等分末之，以白酒和為泥，敷其上，乾則塗之，取瘥止。

治齒齵方

切白馬懸蹄可孔塞之，不過三度。

治齒血出不止方

刮生竹茹二兩，醋漬之，令其人解衣坐，乃別令一人含噀其背上三過，並取竹茹濃煮取汁。勿與鹽，適寒溫，含漱之，終日為度。

治失欠頰車脫臼，開張不合方

以一人捉頭，著兩手指牽其頤，以漸推之，令復入口中，安竹筒如指許大。不爾，齧傷人指。

舌病方第八方五首

治舌卒腫如吹胞，滿口溢出，氣息不得通。須臾不治殺人方。

急以指刮破潰去汁，即癒。亦可以鈹刀於前決破之。《千金》云：兩邊破之。

又方　以苦酒一升，煮半夏十枚，令得八合，稍稍含漱吐之，半夏戟人咽，須熟，洗去滑盡用之，勿咽汁也。加生薑一兩佳。

治舌上黑、有數孔，出血如湧泉，此心臟病也方。

戎鹽五兩　黃芩五兩　黃柏五兩　大黃五兩　人參二兩　桂心二兩　甘草一兩，炙。

上七味，末之，煉蜜和丸，飲服十丸如梧子，日三服，仍燒鐵烙之。

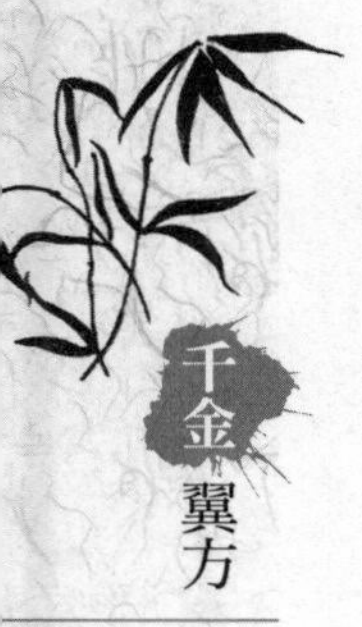

治舌卒腫起如吹胞狀，滿口塞喉，氣息欲不復。須臾不治殺人，治之方。

以刀鋒決兩邊第一大脈出血，勿使刺著舌下中央脈。血出不止殺人。血出數升，以燒鐵令赤，熨瘡數過，以絕血也。

又方　含甘草汁佳。

喉病第九 方十四首

治喉卒腫不下食方

韭一把，搗熬敷之，冷即易之，佳。

又方　含荊瀝稍稍咽之。

又方　含上好醋，口舌瘡亦佳。

治喉痺嚥唾不得方

半夏。

上一味，細破如棋子十四枚，雞子一枚，扣其頭如栗大，出卻黃白，納半夏於中，納醋令滿，極微火上煎之。取半，小冷飲之，即癒。

喉痺方

取附子一枚，去皮，蜜塗火炙令乾，復塗蜜炙，須臾含之，咽汁，癒。

又方　含蜀升麻一片，立癒。

治喉痺方

以繩纏手大指，刺出血一大豆以上，瘥。小指亦佳。

治馬喉痺方

燒馬蘭根灰一方寸匕，燒桑枝瀝汁，和服。

治咽痛不得息，若毒氣哽咽、毒攻咽喉方。

桂心半兩　杏仁一兩，去尖皮，熬之。

上二味為散，以綿裹如棗大。含咽其汁。

又方　刺小指爪紋中出血即瘥，左右刺出血，神秘，立癒。

治屍咽，語聲不出方。

酒一升　乾薑十兩，末之　酥一升。

上三味，酒二合，酥一匙，薑末一匕，和服之，日三，食後服之。亦治肺病。

治屍咽咽中癢痛，吐之不出，咽之不入。如中蠱毒方。

含生薑五十日，瘥。

治咽中腫垂肉不得食方

先以竹筒納口中，熱燒鐵從竹中柱之。不過數度，癒。

治懸壅垂下暴腫長方

乾薑、半夏等分，末，少少著舌本。半夏洗之，如法用。

又方　鹽末箸頭，張口柱之，日五自縮。

噎病第十方二首

酥、蜜、生薑汁合一升，微火煎二沸，每服兩棗許，納酒中溫服。

又方　以手巾布裹舂杵頭糠拭齒。

耳病第十一方二十四首

治耳聾方

生地黃極粗大者長一寸半　杏仁七枚，燒令黑　印成鹽兩顆　巴豆七枚，去皮，熬令紫色　頭髮雞子大，炙之。

上五味，搗作末，以髮薄裹，納耳中。一日一夜。若少損，即卻之，直以髮塞耳。耳中黃水及膿出，漸漸有效，不得更著。若未損，一宿後更納一日一夜，還去藥，一依前法。

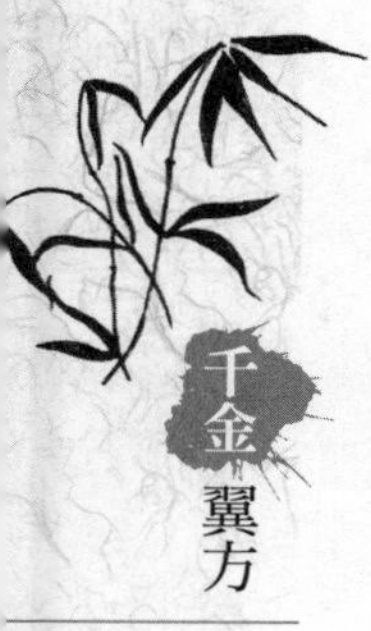

治勞聾、氣聾、風聾、虛聾、毒聾，如此久聾，耳中作聲。補腎治五聾方。

山茱萸二兩　乾薑　巴戟天　芍藥　澤瀉　桂心　菟絲子　黃蓍　乾地黃　遠志去心　蛇床子　茯苓　石斛　當歸　細辛　蓯蓉　牡丹皮　人參　甘草炙　附子炮，去皮，各二兩　防風一兩半　菖蒲一兩　羊腎二枚。

上二十三味，擣篩，煉蜜和為丸，如梧子大，食後服十五丸；日三，加至三十四十丸。

又方　蓖麻五分　杏仁一兩，去尖、皮　桃仁四分，去尖、皮　巴豆仁一分，去心、皮，熬　石鹽三分　附子半兩，炮　菖蒲一兩　磁石一兩　薰陸香一分　松脂二兩半　蠟二兩　通草半兩。

上一十二味，先擣諸石等令細，別擣諸物等，加松脂及蠟，合擣數千杵，令可丸乃止，取如棗核大，綿裹塞耳，一日四五度，出之轉捻，不過三四度。日一易之。

又湯方　磁石四兩　牡荊子二兩，一云牡蠣　石菖蒲三兩　山茱萸二兩　芎藭二兩　茯神二兩　白芷二兩　枳實二兩，炙　地骨皮三兩　天門冬三兩，去心　甘草三兩，炙　橘皮二兩　生薑二兩，切　竹瀝二升。

上一十四味，㕮咀，以水八升，煮取減半，下竹瀝，煮取二升半，分為三服，五日服一劑。三劑後著散。

又散方　石菖蒲二兩　山茱萸二兩　磁石四兩　土瓜根二兩　白蘞二兩　牡丹皮二兩　牛膝二兩。

上七味，擣篩為散，綿裹塞耳，日一易。仍服大三五七散一劑。

又方　硫黃　雌黃一云雄黃。

上二味，等分，末之，綿裹塞耳，數日聞聲。

又方　以童子尿灌耳中三四度，瘥。

赤膏　主耳聾齒痛方。

丹參五兩　蜀椒二升　大黃一兩　白朮一兩　大附子十枚，炮，去皮　細辛一兩　乾薑二兩　巴豆十枚，去皮　桂心四寸　芎藭一兩。

上一十味，切，以醇苦酒漬一宿，納成煎豬膏三斤，著火上。煎三上三下，藥成去滓，可服可摩。耳聾者，綿裹膏納耳中，齒冷痛著齒間，諸痛皆摩。若腹中有病，以酒和服如棗許大。咽喉痛，吞如棗核一枚。

治二十年聾方

成煎雞肪五兩　桂心　野葛各半兩。

上三味，切，於銅器內，微火煎三沸，去滓，密貯勿洩，以葦筒盛如棗核大，火炙令少熱，仰傾耳灌之。如此十日，耵聹自出，大如指長一寸。久聾不過三十日。以髮裹膏深塞，勿使洩氣，五日乃出之。

又方　以器盛石鹽，飯底蒸，令消，以灌耳中，驗。

治聤耳出膿汁方

礬石三兩，燒　龍骨一兩　黃連一兩　烏賊魚骨一兩。

上四味，下篩，取如棗核大，綿裹塞耳，日三易。一方用赤石脂，無龍骨。

治底耳方

礬石燒之　石鹽末之。

上二味，先以紙繩絍之，展卻汁令乾，以鹽末粉耳中令通，次下礬石末，粉上，須臾，臥勿起，日再。

治耳疼痛方

附子炮，去皮　菖蒲。

上二味，等分裹塞之。

治蟲入耳方

末蜀椒一撮，納半升醋中灌之，行二十步，蟲出瘥。

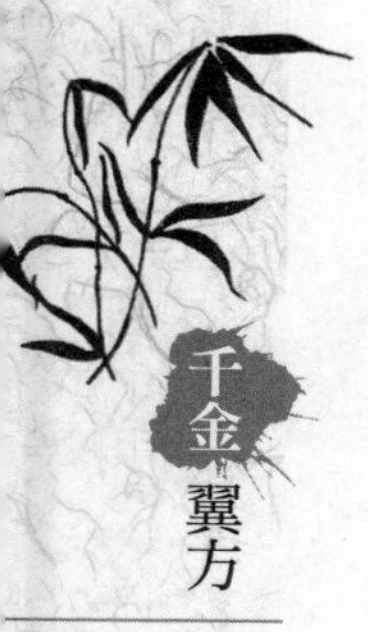

治百蟲入耳方

搗韭汁，灌之耳中立出。

又方　灌蔥涕，須臾蟲出，瘥。

又方　以木葉裹鹽炙令熱，以掩耳，冷即易之，出。

又方　薑汁滴耳中。又灌牛乳，良。又桃葉塞耳。

治蚰蜒入耳方

牛乳灌之，蚰蜒自出。若入腹者，空腹服醋酪一升。不出更服，仍以和麵燒餅，乘熱坐上，須臾出。

又方　以油灌之。

又方　灌驢乳於耳中，即變成水入腹，飲之即瘥。

又方　桃葉汁灌之。

又方　打銅碗於耳邊。

又方　炒胡麻，以布袋盛枕頭。

《千金翼方》卷第十一

千金翼方卷第十二　養性

養性禁忌第一論一首

論曰：張湛稱：養性繕寫經方，在於前代者甚眾，嵇叔夜論之最精，然辭旨遠不會近。余之所言，在其義與事歸，實錄以貽後代。不違情性之歡，而俯仰可從。不棄耳目之好，而顧眄可行。使旨約而贍廣，業少而功多，所謂易則易知，簡則易從，故其大要，一曰嗇神；二曰愛氣；三曰養形；四曰導引；五曰言論；六曰飲食；七曰房室；八曰反俗；九曰醫藥；十曰禁忌。過此已往，未之或知也。

列子曰：一體之盈虛消息，皆通於天地，應於物類。故陰氣壯則夢涉大水而恐懼，陽氣壯則夢涉大火而燔焫，陰陽俱壯則夢生殺。甚飽則夢與，甚飢則夢取，是以浮虛為疾者則夢揚，沉實為疾者則夢溺，籍帶而寢者則夢蛇，飛鳥銜發者則夢飛，心躁者夢火，將病者夢飲酒歌舞，將衰者夢哭。是以和之於始，治之於終，靜神滅想，此養生之道備也。

彭祖曰：每施瀉訖，輒導引以補其虛。不爾，血脈髓腦日損。犯之者生疾病，俗人不知補瀉之義故也。飲酒吐逆，勞作汗出，以當風臥濕，飽食大呼，疾走舉重，走馬引強，語笑無度，思慮太深，皆損年壽。是以為道者務思和理焉。口目亂心，聖人所以閉之；名利敗身，聖人所以去之。故天老曰：丈夫處其厚不處其薄，當去禮去聖，守愚以自養。斯乃德之源

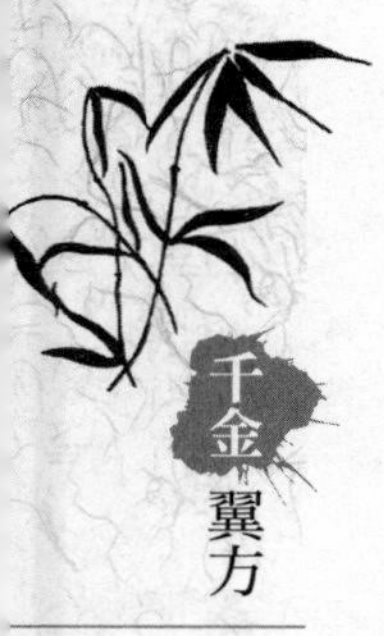

也。

彭祖曰：上士別床，中士異被。服藥百裹，不如獨臥。色使目盲，聲使耳聾，味使口爽，苟能節宣其宜適，抑揚其通塞者，可以增壽。一日之忌者，暮無飽食；一月之忌者，暮無大醉；一歲之忌者，暮須遠內；終身之忌者，暮常護氣。夜飽損一日之壽，夜醉損一月之壽，一接損一歲之壽，慎之。清旦初以左右手摩交耳，從頭上挽兩耳，又引發，則面氣通流。如此者，令人頭不白、耳不聾。又摩掌令熱以摩面，從上向下二七過，去皯氣，令人面有光。又令人勝風寒時氣，寒熱頭痛，百疾皆除。

真人曰：欲求長生壽考，服諸神藥者，當須先斷房室，肅齋沐浴薰香，不得至喪孝家及產乳處。慎之慎之。古之學道者，所以山居者，良以此也。

老子曰：人欲求道，勿起五逆六不祥，凶。大小便向西，一逆；向北，二逆；向日，三逆；向月，四逆；仰視日月星辰，五逆。夜半裸形，一不祥；旦起嗔心，二不祥；向灶罵詈，三不祥；以足納火，四不祥；夫妻晝合，五不祥；盜師父物，六不祥。旦起常言善事，天與之福，勿言奈何及禍事，名請禍。慎勿床上仰臥，大凶。臥伏地，大凶。飽食伏地，大凶。以匙箸擊盤，大凶。大勞行房室露臥，發癲病。醉勿食熱，食畢摩腹能除百病。熱食傷骨，冷食傷肺。熱無灼唇，冷無冰齒。食畢行步踟躕則長生。食勿大言。大飽血脈閉。臥欲得數轉側。冬溫夏涼，慎勿冒之。大醉神散越，大樂氣飛揚，大愁氣不通。久坐傷筋，久立傷骨。凡欲坐，先解脫右靴履，大吉。用精令人氣乏，多睡令人目盲，多唾令人心煩，貪美食令人泄痢。沐浴無常，不吉。沐與浴同日，凶。夫妻同日沐浴，凶。說夢者，凶。

凡日月蝕，救之吉。活千人，除殃；活萬人，與天地同功。日月薄蝕、大風大雨、虹霓地動、雷電霹靂、大寒大霧、四時節變，不可交合陰陽，慎之。

凡夏至後丙丁日，冬至後庚辛日，皆不可合陰陽，大凶。

凡大月十七日、小月十六日，此各毀敗日，不可交會，犯之傷血脈。

凡月二日、三日、五日、九日、二十日，此生日也。交會令人無疾。

凡新沐遠行及疲、飽食醉酒、大喜大悲、男女熱病未瘥，女子月血新產者，皆不可合陰陽。熱疾新瘥，交者死。

老子曰：凡人生多疾病者，是風日之子。生而早死者，是晦日之子。在胎而傷者，是朔日之子。生而母子俱死者，是雷霆霹靂日之子。能行步有知而死者，是下旬之子。兵血死者，是月水盡之子，又是月蝕之子。雖胎不成者，是弦望之子。命不長者，是大醉之子。不痴必狂者，是大勞之子。生而不成者，是平曉之子。意多恐悸者，是日出之子。好為盜賊貪慾者，是禺中之子。性行不良者，是日中之子。命能不全者，是日昳之子。好詐反妄者，是晡時之子。不盲必聾者，是人定之子。天地閉氣不通，其子死。夜半合陰陽，生子上壽賢明。夜半後合會生子中壽，聰明智慧。雞鳴合會生子，下壽，剋父母。此乃天地之常理也。

天老曰：不稟五常形貌，而尊卑貴賤不等，皆由父母合會稟氣壽也。得合八星陰陽，各得其時者上也，即富貴之極。得合八星陰陽，不得其時者中也。得中宮，不合八星陰陽，得其時者下也。得下宮，不合此宿、不得其時者為凡人矣。合宿交會者，非惟生子富貴，亦利身，大吉。八星者，室、參、井、鬼、柳、張、房、心。一云凡宿也。是月宿所在，此星可以合陰陽。

老子曰：人生大限百年，節護者可至千歲。如膏用小炷之

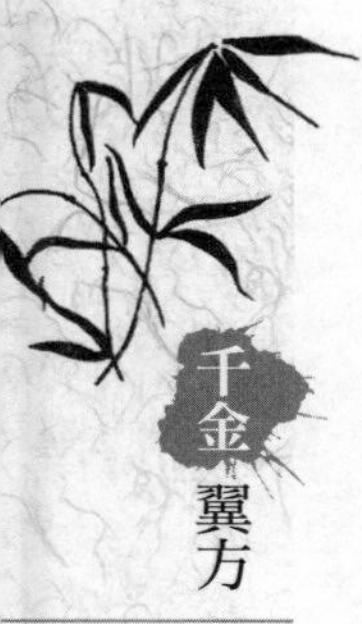

與大炷，眾人大言而我小語，眾人多繁而我小記，眾人悖暴而我不怒。不以不事累意，不臨時俗之儀。淡然無為，神氣自滿。以此為不死之藥，天下莫我知也。勿謂暗昧，神見我形。勿謂小語，鬼聞我聲。犯禁滿千，地收人形。人為陽善，人自報之；人為陰善，鬼神報之。人為陽惡，人身治之；人為陰惡，鬼神治之。故天不欺人，示之以影；地不欺人，示之以響。人生天地氣中，動作喘息皆應於天，為善為惡，天皆鑑之。人有修善積德而遭凶禍者，先世之餘殃也。為惡犯禁而遇吉祥者，先世之餘福也。故善人行不擇日，至凶中得凶中之吉，入惡中得惡中之善；惡人行動擇時日，至吉中反得吉中之凶，入善中反得善中之惡。此皆自然之符也。

老子曰：謝天地父母法。常以辰巳日黃昏時天晴日淨，掃宅中甲壬丙庚之地，燒香北向稽首三過，口勿語，但心中言耳。舉家皆利。謝嘿云：曾孫某乙數負黃天之氣象、上帝之始願，合家男女大小前後所犯罪過，請為削除兇殘。在後進善人某家大小身神安，生氣還。常以此道大吉利，除禍殃。

老子曰：正月朔曉，亦可於庭中向寅地再拜，咒曰：洪華洪華，受大道之恩，太清玄門，願還某去歲之年，男女皆三過自咒。常行此道，可以延年。

論曰：神仙之道難致，養性之術易崇。故善攝生者，常須慎於忌諱，勤於服食，則百年之內，不懼於夭傷也。所以具錄服餌方法，以遺後嗣云。

養性服餌第二方三十七首

茯苓酥　主除萬病，久服延年方。

取山之陽茯苓，其味甘美；山之陰茯苓，其味苦惡。揀得之勿去皮，刀薄切，暴乾，蒸令氣溜，以湯淋之。其色赤味苦。淋之不已，候汁味甜便止。暴乾擣篩，得茯苓三斗。取好酒大斗一石，蜜一斗，和茯苓末令相得，納一石五斗甕中，熟攪之百遍，密封之，勿令洩氣，冬月五十日，夏月二十一日，酥浮於酒上。接取酥，其味甘美如天甘露，可作餅大如手掌，空屋中陰乾，其色赤如棗。飢食一餅，終日不飢。此仙人度荒世藥，取酒封閉以下藥，名茯苓酥。

杏仁酥　主萬病，除諸風虛勞冷方。

取家杏仁，其味甜香。特忌用山杏仁。山杏仁慎勿用，大毒，害人也。

家杏仁一石，去尖皮、兩仁者，揀完全者。若微有缺壞，一顆不得用。微火炒，搗作細末，取美酒兩石，研杏仁，取汁一石五斗。

上一味，以蜜一斗拌杏仁汁，煎極令濃，與乳相似，納兩碩甕中攪之，密封泥，勿令洩氣，與上茯苓酥同法。三十日看之，酒上出酥也。接取酥納瓷器中封之。取酥下酒別封之。團其藥如梨大，置空屋中作閣安之，皆如飴餔狀，甚美。服之令人斷穀。

地黃酒酥　令人髮白更黑，齒落更生，髓腦滿實，還年卻老，走及奔馬，久服有子方。

粗肥地黃十石，切，搗取汁三石　麻子一石，搗作末，以地黃汁研取汁二石七斗　杏仁一石，去皮尖、兩仁者，搗作末，以麻子汁研取汁二石五斗　麴末三斗。

上四味，以地黃等汁浸麴七日，候沸，以米三石分作三分投，下饋一度。以藥汁五斗和饋釀酒如家醞酒法。三日一投，九日三投，熟訖，密封三七日。酥在酒上，其酥色如金。以物接取，可得大升九升酥。然後下篘取酒，封之。其糟令服藥人食之，令人肥悅，百病除癒。食糟盡，乃服藥酒及酥。一服酒一升一匙酥，溫酒和服之。惟得吃白飯蕪菁。忌生冷醋滑豬雞魚蒜。其地黃滓暴使乾。更以酒三升和地黃滓搗之，暴乾，作

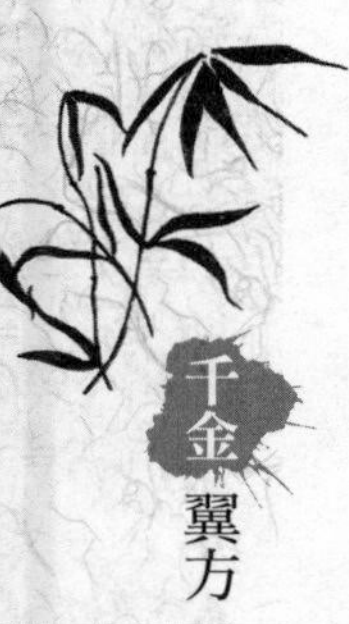

餅服之。

造草酥方

杏仁一斗，去皮尖、兩仁者，以水一斗，研絞取汁　粗肥地黃十斤，熟搗，絞取汁一斗　麻子一斗，末之，以水一斗，研絞取汁。

上三味，汁凡三斗，著麴一斤，米三斗，釀如常酒，味是正熟，出，以甕盛之，即酥凝在上。每服取熱酒和之，令酥消盡，服之彌佳。

真人服杏子丹玄隱士學道斷穀以當米糧方

上粳米三斗，淨淘沙炊作飯，於暴磑紗篩下之　杏仁三斗，去尖皮、兩仁者，暴乾，搗，以水五升研之，絞取汁，味盡止。

上二味，先煎杏仁汁令如稀麵糊，置銅器中，納粳米粉如稀粥，以煻火煎。自旦至夕，攪勿停手，候其中水氣盡則出之，陰乾，紙貯，欲用，以暖湯二升，納藥如雞子大，置於湯中，停一炊久。噉食任意，取足服之。

服天門冬丸方

凡天門冬苗作蔓有鉤刺者是，採得當以醋漿水煮之，濕去心皮，暴乾搗篩，水蜜中半和之，仍更暴乾。又搗末，水蜜中半和之。更暴乾，每取一丸含之。有津液，輒咽之。常含勿絕，行亦含之。久久自可絕穀。禁一切食，惟得吃大麥。

服黃精方

凡採黃精，須去苗下節，去皮取一節，隔二日增一節，十日服四節，二十日服八節，空腹服之。服訖，不得漱口，百日以上節食，二百日病除，二年四體調和。忌食酒、肉、五辛、酥油，得食粳米糜粥淡食，除此之外，一物不得入口。山居無人之地服法時，臥食勿坐食。坐服即入頭，令人頭痛。服訖，經一食頃乃起，即無所畏。

凡服烏麻，忌棗、栗、胡桃，得食淡麵，餘悉忌。行道持誦，作勞遠行，端坐三百日，一切病除。七日內宜數見穢惡，於後即不畏損人矣。

服蕪菁子主百疾方

蕪菁一斗四升　薤白十兩。

上二味，煮蕪菁子，暴乾，擣篩，切，薤白和蒸半日，下擣一千一百三十杵，捻作餅，重八兩。欲絕穀，先食乃服，三日後食三餅，以為常式。盡更合食，勿使絕也。

華佗雲母丸　子三人丸方。

雲母粉　石鐘乳煉　白石英　肉蓯蓉　石膏　天門冬去心　人參　續斷　菖蒲　菌桂　澤瀉　秦艽　紫芝　五加皮　鹿茸　地膚子　薯蕷　石斛　杜仲炙　桑上寄生　細辛　乾地黃　荊花　柏葉　赤箭　酸棗仁　五味子　牛膝　菊花　遠志去心　萆薢　茜根　巴戟天　赤石脂　地黃花　枸杞　桑螵蛸　菴蕳子　茯苓　天雄炮，去皮　山茱萸　白朮　菟絲子　松實　黃蓍　麥門冬去心　柏子仁　薺子　冬瓜子　蛇床子　決明子　菥蓂子　車前子。

上五十三味，皆用真新好者，並等分，隨人多少，擣下細篩，煉白蜜和丸如梧子，先食服十丸，可至二十丸，日三。藥無所忌，當勤相續，不得廢缺。百日滿瘉疾，久服延年益壽，身體輕強，耳目聰明，流通榮衛，補養五臟，調和六腑，顏色充壯，不知衰老。茜根當洗去土，陰乾，地黃、荊花至時多採暴乾。欲用時相接，取二石許，乃佳也。吾嘗服一兩劑大得力，皆家貧不濟乃止。又時無藥足，缺十五味，仍得服之。此藥大有氣力，常須預求，使足服而勿缺。又香美易服，不比諸藥。

周白水侯散　主心虛勞損，令人身輕目明，服之八十日，百骨間寒熱除，百日外無所苦，氣力日益，老人宜常服之，大驗方。

遠志五分，去心　白朮七分　桂心一兩　人參三分　乾薑一兩

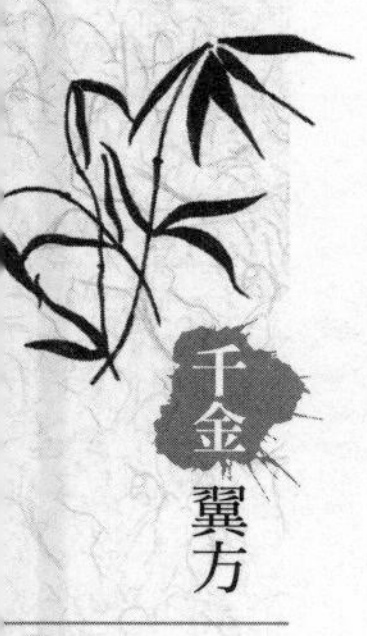

續斷五分　杜仲五分，炙　椒半兩，汗　天雄三分，炮，去皮　茯苓一兩　蛇床仁三分　附子三分，炮，去皮　防風五分　乾地黃五分　石斛三分　肉蓯蓉三分　栝樓根三分　牡蠣三分，熬　石韋三分，炮　鐘乳一兩，煉　赤石脂一兩　桔梗一兩　細辛一兩　牛膝三分。

上二十四味，搗篩為散，酒服一錢五匕。服後飲酒一升，日二。不知，更增一錢匕，三十日身輕目明。

濟神丸方

茯神　茯苓　桂心　乾薑各四兩　菖蒲　遠志去心　細辛　白朮　人參各三兩　甘草二兩，炙　棗膏八兩。

上一十一味，皆搗篩，煉蜜和，更搗萬杵。每含一丸如彈丸，有津咽之盡，更含之。若食生冷，宿食不消，增一丸。積聚、結氣、嘔逆、心腹絞痛、口乾、脹、醋咽、吐嘔，皆含之。絕穀者服之學仙，道士含之益心力，神驗。

彭祖松脂方

松脂五斤，灰汁煮三十遍，漿水煮三十遍，清水煮三十遍　茯苓五斤，灰汁煮十遍，漿水煮十遍，清水煮十遍　生天門冬五斤，去心，皮，暴乾，搗作末　真牛酥三斤，煉三十遍　白蜜三斤，煎令沫盡　蠟三斤，煉三十遍。

上六味，搗篩，以銅器重湯上，先納酥，次下蠟，次下蜜。候消訖，次下諸藥，急攪之勿住手，務令大勻。訖，納瓷器中密封，勿令洩氣。先一日不食，欲食，須吃好美食，令大飽。然後絕食，即服二兩。二十日後服四兩，又二十日服八兩，細丸之，以得咽中下為度。第二度服四兩為初，二十日又服八兩，又二十日服二兩，第三度服八兩為初，以後二十日服二兩，又二十日服四兩，合二百八十日藥成。自余服三丸，將補不服，亦得常以酥蜜消息，美酒一升為佳。又合藥須取四時王相，特忌刑殺厭及四激休廢等日，大凶。

守中方

白蠟一斤，煉之，凡二升酒為一度，煎卻惡物，凡煎五遍　丹砂四兩，細研　蜜一斤，煉之極淨。

上三味，合丸之如小棗大，初一日服三丸，三日服九丸。如此至九日止。

茅山仙人服質多羅方出益州導江縣並茂州山中

此有三種，一者紫花根八月採，二者黃花，根亦黃四月採，三者白花九月採。

上三種功能一種不別。依法採根，乾已，擣篩，且暖一合酒，和方寸匕，空腹服之。待藥消方食。日一服，不可過之。忌晝日眠睡。三十匕為一劑，一月服。

第二方　蜜半合　酥半合。

上二味，暖之，和方寸匕服之。一法蜜多酥少。一方以三指撮為定。主療諸風病，禁豬肉、豉等，食之即失藥力。

第三方　取散五兩，生胡麻脂三升半投之，微火暖之，勿令熱。旦接取上油一合，暖，空肚服之。日一服，油盡取滓服之。主偏風、半身不遂並諸百病，延年不老。

第四方　暖水一合，和三指撮，空腹日一服。主身羸瘦及惡瘡癬疥並諸風。

第五方　暖牛乳一升，和方寸匕服之，日一服。主女人絕產無子，髮白更黑。

第六方　暖濃酪漿五合，和方寸匕服之，日一服。主膈上痰飲，水氣諸風。

第七方　以牛尿一合，暖，和方寸匕服之，遣四人搦腳手，令氣息通流，主五種癩。若重者從少服，漸加至一匕。若候身作金色，變為少年，顏若桃李，延年益壽。

上件服藥時，皆須平旦空腹服之。以靜密室中，不得傷風及多語戲笑作務等事。所食桃、李、粳、米、新舂粟，禁一切

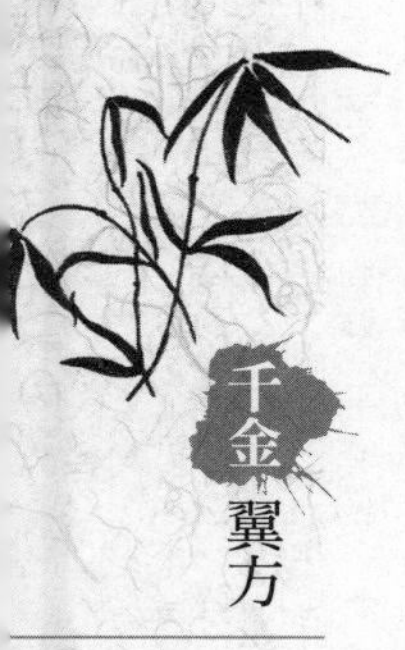

魚、肉、豉、陳臭等物，得食乳酪油。其藥功說不能盡。久服神仙，八十老人壯如少年。若觸藥發時，身體脹滿，四肢強直，俱赤脫卻衣裳，向火炙，身得汗出，瘥。

服地黃方

生地黃五十斤。

上一味，搗之，以水三升絞取汁，澄去滓，微火上煎減半。即納好白蜜五升、棗脂一升，攪令相得乃止。每服雞子大一枚，日三服。令人肥白美色。

又方 生地黃十斤。

上一味，細切，以醇酒二斗，浸經三宿，出暴令乾。又浸酒中直令酒盡。又取甘草、巴戟天、厚朴、乾漆、覆盆子各一斤，各搗下篩和之，飯後酒服方寸匕，日三服，加至二匕。使人老者還少，強力，無病延年。《千金》無甘草。

作熟乾地黃法

別採地黃，去須葉及細楊，搗絞取汁，以漬肥者，著甑中土及米無在以蓋其上，蒸之一時出，暴燥。更納汁中，又蒸之一時出，暴以汁盡止，便乾之。亦可直切地黃蒸之半日，數數以酒灑之，使周匝。至夕出，暴乾。可搗蜜丸，服之。

種地黃法並造

先擇好肥地黃赤色虛軟者，選取好地深耕之。可於臘月預耕凍地彌佳。擇肥大地黃根切斷，長三四分至一二寸許。一斛可種一畝，二月、三月種之。作畦畤相去一尺。生後隨後鋤壅及數耘之。至九月、十月視其葉小衰，乃掘取一畝得二十許斛，擇取大根水淨洗。其細根及翦頭尾輩亦洗之。日暴令極燥小膓，乃以刀切長寸餘，白茅覆甑下蒸之，密蓋上，亦可囊盛土填之。從旦至暮，當日不盡者，明日又擇取蒸之。先時已搗其細碎者，取汁於銅器中煎之，可如薄飴，將地黃納汁中周匝，出，暴乾。又納之汁盡止。率百斤生者，合得三十斤。取初八月、九月中掘者，其根勿令太老，強蒸則不消，盡有筋脈。初以地黃納甑中時，先用銅器承其下，以好酒淋灑地黃上，令匝，汁後下器中，取以並和煎汁最佳也。

王喬輕身方

茯苓一斤　桂心一斤。

上二味，搗篩煉蜜，和酒服如雞子黃許大，一服三丸，日一服。

不老延年方

雷丸　防風　柏子仁。

上三味，等分，搗篩為散，酒服方寸匕，日三。六十以上人，亦可服二匕。久服，延年益精補腦，年未六十，太盛勿服。

餌黃精法

取黃精，以竹刀剔去皮，自仰臥生服之，盡飽為度，則不頭痛。若坐服則必頭痛難忍。少食鹽及一切鹹物，佳。

餌朮方

取生朮削去皮，灰火急炙令熱，空肚飽食之。全無藥氣，可以當食。不假山糧，得飲水神仙。秘之勿傳。

服齊州長石法　主羸瘦不能食，療百病方

馬牙石一名乳石，一名牛腦石，《本草》名長石。

上取黃白明淨無瑕纇者，搗，密絹下，勿令極篩，恐太粗。以一石米合納一石水中，於銅器中極攪令濁。澄少時，接取上汁如清漿水色，置一大器中，澄如水色，去水納滓於白練袋中盛，經一宿，瀝卻水，如造煙脂法，出，日中暴之令乾，仍白練袋盛之，其袋每一如掌許大，厚薄亦可。於三斗米下，蒸之再遍。暴乾，以手挼之，令眾手研之即成。擎出，每以酒服一大匙，日三服，即覺患瘥。若覺觸，以米汁煮滓石一雞子大，煮三沸，去滓，頓服之。夏月不能服散者，服湯亦佳。石

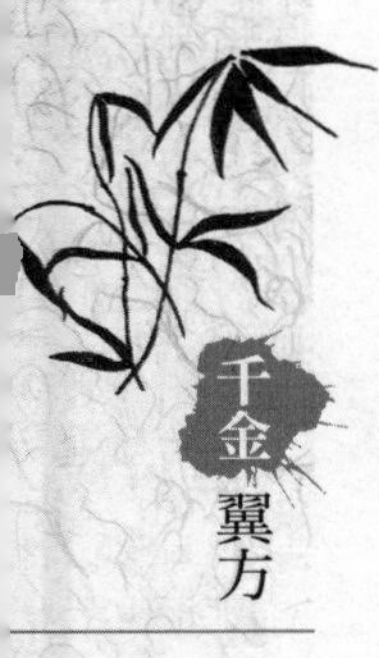

出齊州厲城縣。藥療氣痰飲不下食，百病羸瘦皆瘥。

服杏仁法　主損心吐血，因即虛熱，心風健忘，無所記憶，不能食，食則嘔吐，身心戰掉，痿黃羸瘦，進服補藥，入腹嘔吐並盡。不服餘藥，還吐至死，乃得此方。服一劑即瘥，第二劑色即如初也。

杏仁一升，去尖皮及兩仁者，熬令色黃，末之　茯苓一斤，末之　人參五兩，末之　酥二斤　蜜一升半。

上五味，納銅器中，微火煎。先下蜜，次下杏仁，次下酥，次下茯苓，次下人參，調令均和，則納於瓷器中，空肚服之一合。稍稍加之，以利為度。日再服，忌魚肉。

有因讀誦、思義、坐神，及為外物驚恐狂走失心方。

酥二兩　薤白一握，切。

上二味，搗薤千杵，溫酥和攪，以酒一盞服之。至三七日，服之佳。得食枸杞、菜羹、薤白。亦得作羹。服訖而仰臥，至食時乃可食也。忌麵。得力者非一。

鎮心丸　主損心不能言語，心下懸急苦痛，舉動不安，數數口中腥，客熱心中百病方。

防風五分　人參五分　龍齒五分　芎藭一兩　鐵精一兩　當歸一兩　乾地黃五分　黃耆一兩　麥門冬五分，去心　柏子仁一兩　桂心一兩　遠志五分，去心　白鮮皮三分　白朮五分　雄黃一兩，研　菖蒲一兩　茯苓一兩　桔梗一兩　乾薑五分　光明砂一兩，研　鐘乳半兩，研。

上二十一味，搗篩煉蜜和，飲服梧子大五丸，漸加至十五丸，日二服，稍加至三十丸，慎腥臭等。常宜小進食為佳，宜吃酥乳。倍日將息，先須服湯。湯方如下。

玄參三兩　乾地黃三兩　黃耆三兩　地骨皮三兩　蓯蓉三兩　丹參五兩　牛膝三兩　五味子三兩　麥門冬三兩，去心　杏仁二兩，去皮尖　細辛三兩　磁石五兩　生薑三兩，切　茯苓三兩　橘

皮二兩　韭子半升　柴胡二兩，去苗。

上一十七味，㕮咀，以水三斗，煮取三升，分為三服，後三日乃更進丸。時時食後服。服訖即仰臥少時，即左右臥，及數轉動。須腰底安物令高，亦不得過久，斟酌得所。不得勞役身心氣力，服藥時乾食即且停一日。食訖，用兩三口漿水飲壓之。服藥時有異狀貌起，勿怪之。服丸後二日風動，藥氣沖頭，兩眼赤痛，久而不瘥者，依狀療之。法取棗根直入地二尺者，白皮一握，水一升，煮取半升，一服即癒。

五參丸　主治心虛熱，不能飲食，食即嘔逆，不欲聞人語方。

人參一兩　苦參一兩半　沙參一兩　丹參三分　玄參半兩。

上五味，搗篩煉蜜和為丸，食訖，飲服十丸如梧子大，日二，漸加至二十丸。

治損心吐血方

芎藭二兩　蔥白二兩　生薑二兩，切　油五合椒二合，汗　桂心一兩　豉三合　白粳米四合。

上八味，㕮咀，芎桂二味，以水四升煮取二升，納米油，又煎取一升，去滓，頓服，慎麵。

正禪方

春桑耳　夏桑子　秋桑葉。

上三味，等分搗篩，以水一斗，煮小豆一升，令大熟，以桑末一升和煮微沸，著鹽豉服之，日三服，飽服無妨。三日外稍去小豆。身輕目明，無眠睡，十日覺遠智通初地禪，服二十日到二禪定，百日得三禪定，累一年得四禪定。萬相皆見，壞欲界，觀境界，如視掌中，得見佛性。

服菖蒲方

二月八日採取肥實白色節間可容指者，多取陰乾去毛，距擇吉日搗篩百日，一兩為一劑。以藥四分，蜜一分半，酥和如

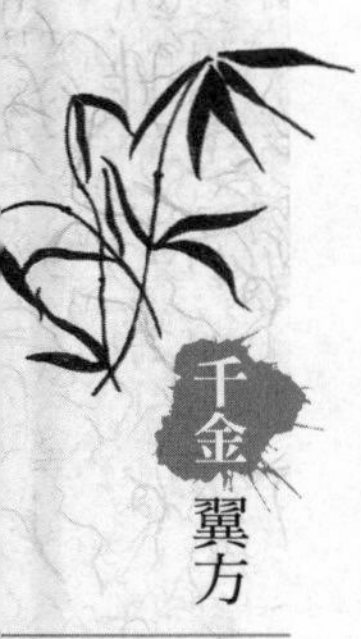

稠糜柔弱。令極勻，內瓷器中密封口，埋穀聚中一百日。欲服此藥，須先服瀉藥，吐利訖，取王相日旦空肚服一兩，含而咽之，有力能消。漸加至三二兩。服藥至辰巳間藥消訖，可食粳米乳糜。更不得吃飲食。若渴，惟得少許熟湯。每日止一服藥、一頓食。若直治病瘥止，若欲延年益壽，求聰明益智者，宜須勤久服之。

修合服食，須在靜室中，勿喜出入及晝睡，一生須忌羊肉、熟葵。又主癥癖、咳逆上氣、痔漏病，最良。又令人膚體肥充，老者光澤，髮白更黑，面不皺，身輕目明，行疾如風。填骨髓，益精氣，服一劑，壽百歲。

天竺摩揭陀國王舍城邑陀寺三藏法師跋摩米帝以大業八年與突厥使主，至武德六年七月二十三日為洛州大德護法師淨土寺主矩師筆譯出。

養老大例第三論三首

論曰：人之在生，多諸難遘。兼少年之時，樂遊馳騁，情敦放逸，不至於道，倏然白首，方悟虛生，終無所益。年至耳順之秋，乃希餐餌。然將欲頤性，莫測據依，追思服食者於此二篇中求之，能庶幾於道，足以延齡矣。語云：人年老有疾者不療，斯言失矣。緬尋聖人之意，本為老人設方，何則？年少則陽氣猛盛。食者皆甘，不假醫藥，悉得肥壯。至於年邁，氣力稍微，非藥不救。譬之新宅之與故舍，斷可知矣。

論曰：人年五十以上，陽氣日衰，損與日至，心力漸退，忘前失後，興居怠惰，計授皆不稱心。視聽不穩，多退少進，日月不等，萬事零落，心無聊賴，健忘瞋怒，情性變異，食飲無味，寢處不安，子孫不能識其情，惟云大人老來惡性不可咨諫，是以為孝之道，常須慎護其事，每起速稱其所須，不得令其意負不快，故曰：為人子者，不植見落之木。《淮南子》曰：木葉落，長年悲。夫栽植卉木，尚有避忌，況俯仰之間，安得輕脫乎？

論曰：人年五十以去，皆大便不利，或常苦下痢，有斯二疾，常須預防。若秘澀，則宜數食葵菜等冷滑之物。如其下痢，宜與薑韭溫熱之菜。所以老人於四時之中，常宜溫食，不得輕之。老人之性，必恃其老，無有藉在，率多驕恣，不循軌度。忽有所好，即須稱情，即曉此術，當宜常預慎之。故養老之要，耳無妄聽，口無妄言，身無妄動，心無妄念，此皆有益老人也。又當愛情，每有誦唸，無令耳聞，此為要妙耳。又老人之道，常念善無念惡，常念生無念殺，常念信無念欺。養老之道，無作博戲，強用氣力，無舉重，無疾行，無喜怒，無極視，無極聽，無大用意，無大思慮，無吁嗟，無叫喚，無吟訖，無歌嘯，無啈啼，無悲愁，無哀慟，無慶吊，無接對賓客，無預局席，無飲興。能如此者，可無病，長壽斯必不惑也。又常避大風、大雨、大寒、大暑、大露、霜、霰、雪、旋風惡氣，能不觸冒者，是大吉祥也。凡所居之室，必須大周密，無致風隙也。夫善養老者，非其書勿讀，非其聲勿聽，非其務勿行，非其食勿食。非其食者，所謂豬、豚、雞、魚、蒜、膾、生肉、生菜、白酒、大醋、大鹹也，常學淡食。至如黃米小豆，此等非老者所宜食，故必忌之。常宜輕清甜淡之物，大小麥麵粳米等為佳。又忌強用力咬齧堅硬脯肉，反致折齒破齦之弊。人凡常不飢不飽不寒不熱，善。行住坐臥，言談語笑，寢食造次之間能行不妄失者，則可延年益壽矣。

養老食療第四 方一十七首　論五首

論曰：衛汜稱扁鵲云：安身之本，必須於食。救疾之道，

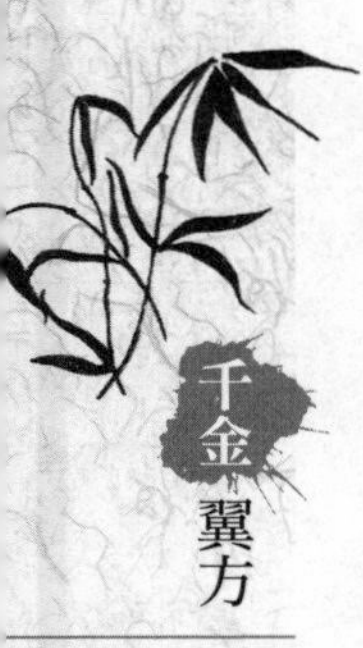

惟在於藥。不知食宜者，不足以全生。不明藥性者，不能以除病。故食能排邪而安臟腑，藥以恬神養性，以資四氣。故為人子者，不可不知此二事。是故君父有疾，期先命食以療之。食療不癒，然後命藥。故孝子須深知食藥二性，其方在《千金方》第二十六卷中。

論曰：人子養老之道，雖有水陸百品珍饈，每食必忌於雜，雜則五葉相撓。食之不已，為人作患。是以食啖鮮肴，務令簡少。飲食當令節儉。若貪味傷多，老人腸胃皮薄，多則不消。彭亨短氣，必致霍亂。夏至以後，秋分以前，勿進肥羹臛酥油酪等，則無他矣。夫老人所以多疾者，皆由少時春夏取涼過多，飲食太冷，故其魚膾、生菜、生肉、腥冷物多損於人，宜常斷之。惟乳酪酥蜜，常宜溫而食之。此大利益老年。雖然卒多食之，亦令人腹脹泄痢，漸漸食之。

論曰：非但老人須知服食將息節度，極須知調身按摩，搖動肢節，導引行氣。行氣之道，禮拜一日勿住。不得安於其處，以致壅滯。故流水不腐，戶樞不蠹，義在斯矣。能知此者，可得一二百年。故曰：安者非安，能安在於慮亡；樂者非樂，能樂在於慮歿。所以老人不得殺生取肉，以自養也。

耆婆湯　主大虛冷風羸弱無顏色方。一云酥蜜湯。

酥一斤，煉　生薑一合，切　薤白三握，炙令黃　酒二升　白蜜一斤，煉　油一升　椒一合，汁　胡麻仁一升　橙葉一握，炙令黃　豉一升　糖一升。

上一十一味，先以酒漬豉一宿，去滓，納糖蜜油酥於銅器中，煮令勻沸；次納薤薑，煮令熟；次下椒橙葉胡麻，煮沸，下二升豉汁。又煮一沸，出納瓷器中密封，空腹吞一合。如人行十里，更一服，冷者加椒。

服烏麻方

純黑烏麻及旃檀色者，任多少與水拌令潤，勿使太濕，蒸令氣遍即下。暴乾再蒸，往返九蒸九暴訖，搗，去皮作末。空肚水若酒服二方寸匕，日二服，漸漸不飢絕穀。久服百病不生，常服延年不老，耐寒暑。

蜜餌　主補虛羸瘦乏氣力方。

白蜜二升　臘月豬肪脂一升　胡麻油半升　乾地黃末一升。

上四味，合和，以銅器重釜煎，令可丸下之。服如梧桐子三丸，日三，稍加，以知為度，久服肥充益壽。

服牛乳補虛破氣方

牛乳三升　蓽茇半兩，末之，綿裹。

上二味，銅器中取三升水和乳合，煎取三升，空肚頓服之，日一。二七日除一切氣，慎麵、豬、魚、雞、蒜、生冷。張澹云：波斯國及大秦甚重此法，謂之悖散湯。

豬肚補虛羸乏氣力方

肥大豬肚一具，洗，如食法　人參一兩　椒一兩，汗　乾薑一兩半　蔥白七兩，細切　粳米半升，熟煮。

上六味，下篩，合和相得，納豬肚中縫合，勿令洩氣，以水一斗半，微火煮令爛熟，空腹食之。兼少與飯，一頓令盡。可服四五劑，極良。

論曰：牛乳性平，補血脈，益心，長肌肉，令人身體康強，潤澤，面目光悅，志氣不衰，故為人子者，須供之以為常食。一日勿缺，常使恣意充足為度也。此物勝肉遠矣。

服牛乳方

鐘乳一斤，上者，細研之如粉　人參三兩　甘草五兩，炙　乾地黃三兩　黃耆三兩　杜仲三兩，炙　蓯蓉六兩　茯苓五兩　麥門冬四兩，去心　薯蕷六兩　石斛二兩。

上一十一味，搗篩為散，以水五升，先煮粟，採七升為粥，納散七兩，攪令勻，和少冷水，凡渴，飲之令足。不足，更飲水，日一。餘時患渴，可飲清水，平旦取牛乳服之，生熟

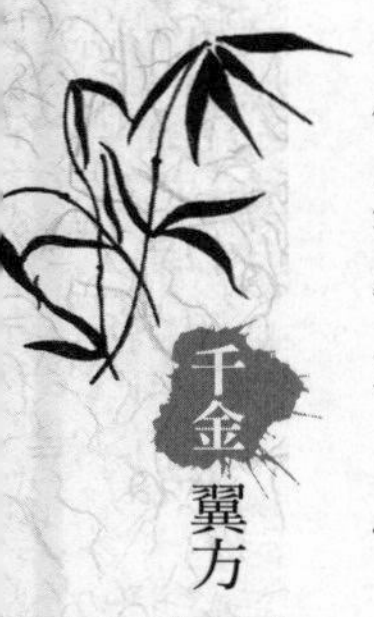

任意。牛須三歲以上、七歲以下純黃色者為上，餘色者為下。其乳常令犢子飲之，若犢子不飲者，其乳動氣不堪服也。其乳牛淨潔養之，洗刷飽飼須如法，用心看之。慎蒜、豬、魚、生冷、陳臭等物。

有人頻遭重病，虛羸不可平復，以此方補之甚效。其方如下。

生枸杞根細切一大斗，以水一大石，煮取六斗五升，澄清　白羊骨一具。

上二味，合之微火煎取五大升，溫酒服之，五日令盡，不是小小補益。一方單用枸杞根。慎生冷、醋滑、油膩七日。

補五勞七傷虛損方

白羊頭蹄一具，以草火燒令黃赤，以淨綿急塞鼻　胡椒一兩　蓽茇一兩　乾薑一兩　蔥白一升，切　香豉二升。

上六味，先以水煮頭蹄骨半熟，納藥更煮，令大爛，去骨，空腹適性食之。日食一具，滿七具止。禁生冷、鉛丹、瓜果、肥膩，及諸雜肉、濕麵、白酒、黏食、大蒜、一切畜血，仍慎食大醋滑、五辛、陳臭、豬、雞、魚、油等七日。

療大虛羸困極方

取不中水豬肪一大升，納蔥白一莖，煎令蔥黃止，候冷暖如人體，空腹，平旦頓服之令盡。暖蓋覆臥，至日晡後乃食白粥稠糜，過三日後服補藥，其方如下。

羊肝一具，細切　羊脊骨膂肉一條，細切　麴末半升　枸杞根十斤，切，以水三大斗，煮取一大斗，去滓。

上四味，合和，下蔥白、豉汁調和羹法，煎之如稠糖，空腹飽食之三服。時慎食如上。

補虛勞方

羊肝肚腎心肺一具，以熱湯洗肚，餘細切之　胡椒一兩　蓽茇一兩　豉心半升　蔥白兩握，去心，切　犛牛酥一兩。

上六味，合和，以水六升，緩火煎取三升，去滓，和羊肝等並汁皆納羊肚中，以繩急繫肚口，更別作一絹袋稍小於羊肚，盛肚煮之。若熟，乘熱出，以刀子並絹袋刺作孔，瀝取汁，空肚頓服令盡。餘任意分作食之。若無羊五臟，羊骨亦可用之。其方如下：

羊骨兩具，碎之。

上以水一大石，微火煎取三斗，依食法任性作羹粥麵食。

不食肉入油麵補大虛勞方

生胡麻油一升　浙粳米泔清一升。

上二味，微火煎盡泔清乃止。出貯之，取三合，鹽汁七合，先以鹽汁和油令相得，溲麵一斤，如常法作餺飥，煮五六沸，出置冷水中，更漉出，盤上令乾，乃更一葉擲沸湯中，煮取如常法。十度煮之，麵熟乃盡，以油作腥澆之，任飽食。

烏麻脂　主百病虛勞，久服耐寒暑方。

烏麻油一升　薤白一斤。

上二味，微火煎薤白令黃，去滓，酒服一合，百日充肥，二百日老者更少，三百日諸病悉瘉。

服石英乳方

白石英十五兩，擣石如米粒，以綿裹，密帛盛。

上一味，取牛乳三升、水三升，煎取三升，頓服之。日一度，可二十遍煮乃一易之。擣篩，以酒三升，漬二七日服之。常令酒氣相接，勿至於醉，以補人虛勞，更無以加也。有力能多服一二年彌益。

凡老人舊患眼暗者，勿以酒服，藥當用飲下之。目暗者，能終不與酒蒜，即無所畏耳。

論曰：上篇皆是食療，而不瘉，然後命藥，藥食兩攻，則病無逃矣。其服餌如下。

大黃蓍丸　主人虛勞百病，夫人體虛多受勞，黃蓍至補

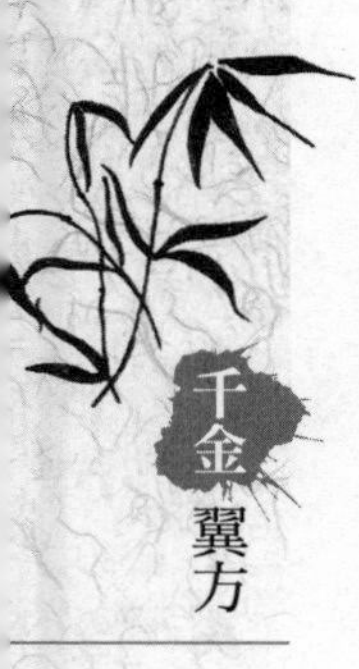

勞。是以人常宜將服之方。

黃耆　柏子仁　天門冬去心　白朮　乾地黃　遠志去心　澤瀉　薯蕷　甘草炙　人參　石斛　麥門冬去心　牛膝　杜仲　薏苡仁　防風　茯苓　五味子　茯神　乾薑　丹參　肉蓯蓉　枸杞子　車前子　山茱萸　狗脊　萆薢　阿膠炙　巴戟天　菟絲子　覆盆子。

上三十一味，各一兩，搗篩煉蜜丸，酒服十丸，日稍加至四十丸。性冷者，加乾薑、桂心、細辛各二兩，去車前子、麥門冬、澤瀉；多忘者，加遠志、菖蒲二兩；患風者，加獨活、防風、芎藭各二兩。老人加牛膝、杜仲、萆薢、狗脊、石斛、鹿茸、白馬莖各二兩。無問長幼，常服勿絕。百日以內，慎生冷、醋滑、豬、雞、魚、蒜、油膩、陳宿鬱浥。百日後，惟慎豬、魚、蒜、生菜、冷食。五十以上，雖暑月三伏時，亦忌冷飯。依此法可終身常得，藥力不退。藥有三十一味，合時或少一味兩味亦得，且服之。

彭祖延年柏子仁丸　久服強記不忘方。

柏子仁五合　蛇床子　菟絲子　覆盆子各半升　石斛　巴戟天各二兩半　杜仲炙　茯苓　天門冬去心　遠志各三兩，去心　天雄一兩，炮，去皮　續斷　桂心各一兩半　菖蒲　澤瀉　薯蕷　人參　乾地黃　山茱萸各二兩　五味子五兩　鐘乳三兩，成煉者　肉蓯蓉六兩。

上二十二味，搗篩煉蜜和丸，如桐子大。先食服二十丸，稍加至三十丸。先齋五日，乃服藥。服後二十日，齒垢稍去白如銀；四十二日，面悅澤；六十日，瞳子黑白分明，尿無遺瀝；八十日，四肢偏潤，白髮更黑，腰背不痛；一百五十日，意氣如少年。藥盡一劑，藥力周至，乃入房內。忌豬、魚、生冷、醋滑。

紫石英湯　主心虛、驚悸、寒熱、百病，令人肥健方。

紫石英十兩　白石英十兩　白石脂三十兩　赤石脂三十兩　乾薑三十兩。

上五味，㕮咀皆完，用二石英各取一兩，石脂等三味各取三兩，以水三升，合以微火煎，宿勿食，分為四服，日三夜一服。後午時乃食，日日依前秤取昨日藥，乃置新藥中共煮，乃至藥盡常然，水數一準新藥，盡訖，常添水，去滓，服之滿四十日止，忌酒肉。藥水皆用大升秤，取汁亦用大升。服湯訖即行，勿住坐臥。須令藥力遍身，百脈中行。若大冷者，春秋各四十九日。服令疾退盡，極須澄清服之。

論曰：此湯補虛，除痼冷莫過於此。能用之有如反掌，恐學者謂是常方，輕易而侮之。若一劑得瘥即止，若服多令人大熱，即須服冷藥壓之，宜審而用之。

《千金翼方》卷第十二

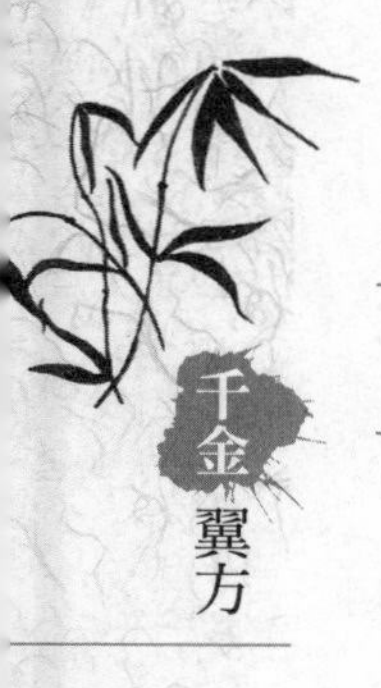

千金翼方卷第十三　辟穀

服茯苓第一方六首

服茯苓方

茯苓粉五斤　白蜜三斤　柏脂七斤，煉法在後。

上三味，合和丸如梧桐子，服十丸。飢者增數服之，取不飢乃止。服吞一丸；不復服穀及他果菜也，永至休糧。飲酒不得，但得飲水。即欲求升仙者，常取杏仁五枚㕮咀，以水煮之為湯，令沸，去滓，以服藥。亦可和丹砂藥中令赤服之。又若卻欲去藥食穀者，取硝石、葵子等熟治之，以粥服方寸匕，日一。四日內日再服。藥去，稍稍食穀、葵、羹，大良。

又方　茯苓三斤　白蠟二斤　大麻油三升　松脂三斤。

上四味，微火先煎油三沸，納松脂令烊，次納蠟，蠟烊，納茯苓，熟攪成丸乃止。服如李核大一丸，日再。一年延年，千歲不飢。

又方　茯苓二斤　雲母粉二斤　天門冬粉二斤　羊脂五斤　麻油三斤　蜜五斤　白蠟三斤　松脂十斤，白者。

上八味，納銅器中，微火上煎令相得，下火和令凝紫色乃止。欲絕穀，先作五肉稻糧食五日，乃少食。三日後丸此藥，大如彈丸。日三服，一日九丸，不飢，飢則食此止。卻百二十日，復食九丸，卻三歲，復食九丸，卻十二年，復食九丸。如此壽無極。可兼食棗脯。飲水無苦，還下藥，取硝石一升，葵子一升。以水三升，煮取一升，日三，服八合，亦可一升。藥下，乃食一合米粥，日三。三日後，日中三合。

又方　茯苓去皮。

上以醇酒漬，令淹，密封十日，出之如餌，可食，甚美，服方寸匕，日三，令人肥白，除百病，不飢渴，延年。

又方　茯苓粉五斤　白蜜三升。

上二味，漬銅器中，瓷器亦得。重釜煎之。數數攪不停，候蜜竭，出，以鐵臼搗三萬杵，日一服三十丸如梧子，百日病除，二百日可夜書，二年後役使鬼神，久服神仙。

辟穀延年千歲方

松脂　天門冬去心　茯苓　蠟蜜各一升。

上五味，以酒五升，先煎蜜、蠟三沸，納羊脂三沸，納茯苓三沸，納天門冬相和，服三丸如李子，養色還白，以杏仁一升，納之為良。

服松柏脂第二方二十首　論一首

採松脂法　常立夏日，伐松橫枝指東南者，圍二三尺，長一尺許，即日便倒頓於地，以器其下承之，脂自流出三四過，使以和藥。此脂特與生雄黃相宜。若堅強者，更著酒中，火上消之。汁出，著冷酒中引之乃暖，和雄黃、衡山松脂膏，常以春三月入衡山之陰，取不見日月之松脂煉而食之，即不召自來。服之百日，耐寒暑；二百日，五臟補益；服之五年，即王母見諸名山。

所生三百六十五山，其可食者獨滿谷陰懷中耳。其谷正從衡山嶺直東四百八十里，當橫揵正石橫其嶺，東北行，過其南，入谷五十里，窮穴有石城白鶴，其東方有大石四十餘丈，狀如白松。松下二丈有小穴，可入山。有丹砂，可食也。其南

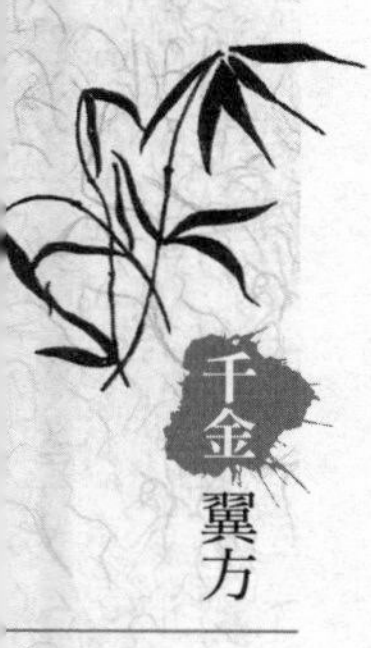

方陰中有大松，大三十餘圍，有三十餘株，不見日月，皆可服也。

取破松脂法

以日入時破其陰以取其膏，破其陽以取其脂，等分食之，可以通神靈。鑿其陰陽為孔，令方寸深五寸，還以皮掩其孔，無令風入，風入不可服也。

以春夏時取之，取之訖，封塞勿洩，以泥塗之，東北行至丹砂穴下有陰泉水，可飲之。此弘農車君以元封元年入此山食松脂，十六年復下，居長安東市，又在上谷牛頭谷，時往來至秦嶺上，年常如三十者。

取松脂法　斫取老枯肥松，細擘長尺餘，置甑中蒸之。滿甑，脂下流入釜中，數數接取脂，置水中凝之，盡更為，一日可得數十斤。枯節益佳。

又法　枯肥松細破，於釜中煮之，其脂自出。接取置冷水中凝之，引之則成。若以五月就木取脂者，對刻木之陰面為二三刻。刻可得數升。秋冬則依煮法取，勿煮生松者，少脂。

煉松脂法　松脂二十斤為一劑，以大釜中著水，加甑其上，塗際勿洩，加茅甑上為藉，復加生土茅上，厚一寸，乃加松脂於上，炊以桑薪。湯減添水，接取停於冷水中凝，更蒸之如前法。三蒸畢，止。脂色如白玉狀，乃用和藥，可以丸菊花、茯苓服之。每更蒸易土如前法。以銅鑼承甑下脂，當入鑼中如膠狀。下置冷水中，凝更蒸。欲出銅器於釜中時，預置小繩於脂中，乃下停於水中凝之。復停於炭，須臾，乃四過皆解，乃可舉也。盡更添水，以意斟酌其火，勿太猛，常令不絕而已。

又方　治松脂以灰汁煮之，瀉置盆水中，須臾凝斷取。復置灰中煮之，如此三反，皆易水成矣。

一法　煉松脂十二過，易湯，不能者五六過，亦可服之。

煉松脂法

薄淋桑灰汁，以煮脂一二沸，接取投冷水中引之，凝。復更煮，凡十過，脂則成。若強者，復以酒中煮三四過則柔矣。先食服一兩，日三。十日不復飢，飢更服之。一年後，夜如白日。久服去百病。禁一切肉、鹹菜、魚、醬、鹽等。

又方　松脂十斤。

上用桑薪灰汁二石納釜中，加甑於上。甑中先鋪茅，次鋪黃砂土，可三寸，蒸之。脂少間流入釜中。寒之凝，接取復蒸如前，三上。更以清水代灰汁，復如前。三上，去水。更以陰深水一石五斗，煮甘草三斤，得一石汁。去滓，納牛酥二斤，加甑釜上，復炊如前。令脂入甘草汁中凝，接取復蒸。夕下如此，三上即成。苦味皆去，甘美如飴。膏服如彈丸，日三。久服神仙不死。

又方　好松脂一石　石灰汁三石。

上二味，於淨處為灶，加大釜，斬白茅為藉，令可單止，以脂納甑中炊之。令脂自下入釜，盡去甑。接取納冷水中，以扇扇之。兩人引之三十過，復蒸如前，滿三遍。三易灰汁，復以白醋漿三石煉之三過，三易醋漿也。復以酒煉之一過，亦如上法，訖，以微火煎之，令如飴狀。服之無少長。

又方　松脂二斤半，水五升煎之。汁黃濁出，投冷水中。如是百二十上，不可以為率。四十入湯輒一易湯。凡三易湯且成，軟如泥，其色白，乃可用治。下茯苓一斤，納藥中攪令相得，藥成。置冷地可丸，丸如杏核。日吞三丸，十日止。自不欲飲食。當煉松脂，無令苦乃用耳。

又方　松脂七斤，以桑灰汁一石，煮脂三沸，接置冷水中。凝，復煮之。凡十遍，脂白矣。為散三兩，分為三服。十兩以上不飢，飢復服之。一年以後，夜視目明，久服不死。

論曰：煉松脂，春夏可為，秋冬不可為。絕穀治癩第一，

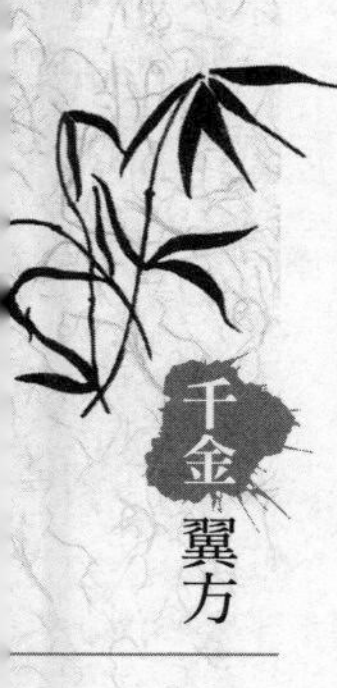

欲食即勿服。亦去三屍。

粉松脂法

松脂十斤。

丹黍灰汁煮沸，接置冷水中二十過，即末矣。亦可雜雲母粉丸，以蜜服之良。

服松脂法　欲絕穀，服三兩。飢復更服，取飽而止，可至一斤。不絕穀者，服食一兩。先食，須藥力盡乃餘。食錯者，即食不安而吐也。久服延年，百病除。

又方　松脂十斤　松實三斤　柏實三斤　菊花五升。

上四味，下篩，蜜和服如梧子三十丸，分為三服。一百日以上，不復飢。服之一年，百歲如三十、四十者。久服壽同天地。

又方　桑寄生蒸之令熟，調和以煉松脂大如彈丸，日一丸，即不飢。

服法

以夏至日取松脂，日食一升，無食他物。飲水自恣，令人不飢。長服可以終身不食。河南少室山有大松，取陰處斷之，置器中蒸之，膏自流出。煉出去苦氣，白蜜相和食之，日一升。三日後服如彈丸。渴飲水，令人不老，取無時。

又方　松脂五斤　羊脂三斤。

上二味，先煉松脂令消，納羊脂，日服博棋一枚，不飢，久服神仙。

守中方與前別

白松脂七斤，三遍煉　白蠟五斤　白蜜三升　茯苓粉三斤。

上三味，合蒸一石米頃，服如梧子十丸，飢復取服，日一丸。不得食一切物，得飲酒，不過一合，齋戒，吹咀五香，以水煮一沸，去滓，以藥投沸中，又欲致神女者，取茅根治取汁以和之，蒸服之，神女至矣。

又方　松脂桑灰煉百遍，色正白，復納之飴蜜中，數反出之。服二丸如梧子，百日身輕，一年玉女來侍。

取柏脂法　五月六日刻其陽二十株，株可得半升，煉服之。欲絕穀者，增之至六兩，不絕穀者一兩半。禁五辛、魚、肉、菜、鹽、醬。治百病。久服，煉形延年。煉脂與煉松脂法同。

服松柏實第三方一十九首

凡採柏子，以八月，過此零落，又喜蠹蟲，頓取之，又易得也。當水中取沉者，八月取，並房曝乾，末，服方寸匕，稍增至五合，或日一升半。欲絕穀，恣口取飽，渴飲水。一方柏子服，不可過五合。

凡採松實，以七月未開時採之。才開口，得風便落，不可見也。松子宜陳者佳。

絕穀升仙不食法

取松實末之，服三合，日三，則無飢。渴飲水，勿食他物，百日身輕，日行五百里，絕穀升仙。

服松子法　治下篩，服方寸匕，日三四或日一升半升，能多為善。二百日以上，日行可五百里。一法：服松子不過三合。

松子丸　松子味甘酸，益精補腦。久服延年不老，百歲以上，顏色更少，令人身輕悅澤方。

松子、菊花等分，以松脂若蜜丸，服如梧子十丸，日三，可至二十丸。亦可散服二方寸匕，日三。功能與前同。

又方　松柏脂及實各等分，丸以松脂，服之良。

松脂葉令人不老，身生毛皆綠色，長一尺，體輕氣香，還年變白。久服以絕穀不飢。渴飲水服松葉，亦可粥汁服之，初

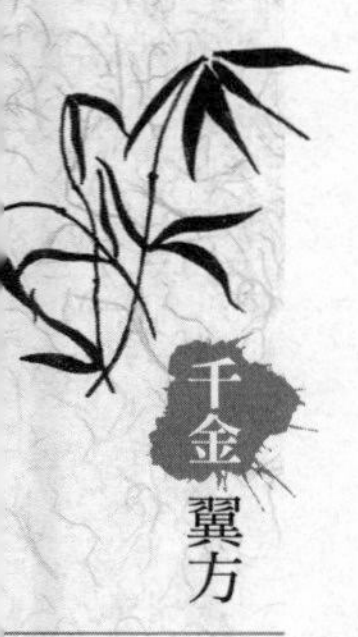

服如惡，久自便。亦可乾末，然不及生服。

服松葉法　細切餐之，日三合，令人不飢。

又方　細切之如粟，使極細，日服三合，四時皆服。生葉治百病。輕身益氣，還白延年。

又方　四時採，春東、夏南、秋西、冬北方，至治輕身益氣，令人能風寒，不病痺，延年。

高子良服柏葉法　採無時，以葉切，置甑中令滿，覆盆甑著釜上，蒸之三石米頃，久久益善。蒸訖，水淋百餘過，訖，陰乾。若不淋者，蒸訖便陰乾。服一合，後食，日三服。勢力少，稍增，從一合始至一升。令人長生益氣，可辟穀不飢，以備厄，還山隱無穀。

昔龐伯寧、嚴君平、趙德鳳、唐公房等修道佐時也，世遭飢運，又避世隱峨眉山中，飢窮欲死，適與仙人高子良五馬都相遭，以此告之，皆如其言，盡共服之。卒賴其力皆度厄。後以告道士進同得其方，遂共記之。

又方　取大盆納柏葉著盆中，水漬之，一日一易水。易水者，伏甕出水也。如是七日以上，若二七日為佳。訖，覆盆蒸之，令氣徹便止。曝乾，下篩，末一石，以一斗棗膏溲，如作乾飯法，服方寸二匕，日三。以水送不飢，飢即服之。渴飲水，以山居讀誦，氣力不衰，亦可濟凶年。

仙人服柏葉減穀方

柏葉取近上者，但取葉，勿雜枝也。三十斤為一劑，常得好不津器，納柏葉於中，以東流水漬之，使上有三寸。以新盆覆上泥封之，三七日出，陰乾，勿令塵入中。乾便治之下篩，以三升小麥淨擇，納著柏葉汁中，須封五六日，乃出陰乾。燥復納之，封五六日出，陰乾令燥，磨之下篩。又取大豆三升，炒令熟取黃，磨之下篩，合三物，攪調相得。納韋囊中盛之，一服五合。用酒水無在，日三。食飲無妨。治萬病，病自然消，冬不寒，顏色悅澤，齒脫更生，耳目聰明，腸實。服此，食不食無在。

又方　取柏葉三石，熟蒸暴乾下篩，大麥一升，熬令變色，細磨之都合和，服多少自任。亦可作粥服之，可稍稍飲酒。

又方　取柏葉二十斤著盆中，以東流水漬三七日。出，暴乾。以小麥一斗，漬汁三四日。出，暴乾，熬令香。柏葉亦然。鹽一升，亦熬之令黃。三味擣下篩，以不中水豬膏二斤細切，著末中攪，復篩之。先食，服方寸匕，日三匕。不用食，良。亦可兼服之。

又方　取陰地柏葉，又取陰面皮。㕮咀，蒸之，以釜下湯灌之。如是至三。陰乾百日，下篩，大麥末、大豆末三味各一斤，治，服方寸匕，日三。以絕穀不食，除百病延年。

又方　柏葉三石，熟煮之，出置牛筥中以汰之，令水清乃止。暴乾，以白酒三升溲葉，微火蒸之熟。一石米頃熄火，復暴乾，治大麥三升，熬令變色。細治暴擣葉下篩，合麥屑中。日服三升，以水漿若酒送之。止穀療病，辟溫癘惡鬼，久久可度世。

又方　柏葉十斤，以水四斗漬之一宿，煮四五沸，漉出去汁，別以器閣之乾。以小麥一升，漬柏葉汁中，一宿出。暴燥，復納之，令汁盡。取鹽一升、柏葉一升、麥一升，熬令香，合三味末之。以脂肪一片合溲，酒服方寸匕。日三，病自消滅。十日以上，便絕穀。若乘騎，取一升半水飲之，可以涉道路不疲。

休糧散方

側柏一斤，生　烏豆　麻子各半升，炒。

上三味，擣拌，空心冷水服方寸匕。

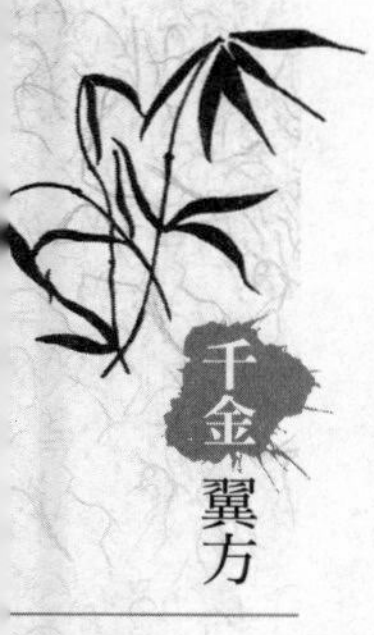

酒膏散第四方六首　論一首

仙方凝靈膏

茯苓三十六斤　松脂二十四斤　松仁十二斤　柏子仁十二斤。

上四味，煉之擣篩，以白蜜兩石四斗納銅器中，微火煎之，一日一夜，次第下藥，攪令相得，微微火之，七日七夕止。可取丸如小棗，服七丸，日三。若欲絕穀，頓服取飽，即不飢，身輕目明，老者還少，十二年仙矣。

初精散方

茯苓三十六斤　松脂二十四斤　鐘乳一斤。

上三味為粉，以白蜜五斗攪令相得，納垍器中，固其口，陰乾百日，出而粉之。一服三方寸匕，日三服。一劑大佳，不同餘藥。

論曰：凡欲服大藥，當先進此一膏一散，然後乃服大藥也。

五精酒　主萬病，髮白反黑，齒落更生方。

黃精四斤　天門冬六斤　松葉六斤　白朮四斤　枸杞五斤。

上五味皆生者，納釜中，以水三石煮之一日，去滓，以汁漬麴如家醞法。酒熟取清，任性飲之，一劑長年。

白朮酒方

白朮二十五斤。

上一味，㕮咀，以東流水兩石五斗不津器中漬之，二十日去滓，納汁大盆中。夜候流星過時，抄己姓名置盆中，如是五夜，汁當變如血。取汁漬麴如家醞法。酒熟取清，任性飲之。十日萬病除；百日白髮反黑，齒落更生，面有光澤。久服長年。

枸杞酒方

枸杞根一百斤。

上一味，切，以東流水四石煮之，一日一夕，去滓，得一石汁，漬麴釀之如家醞法。酒熟取清，置不津器中取。

乾地黃末一升　桂心末一升　乾薑末一升　商陸根末一升　澤瀉末一升　椒末一升。

上六味，盛以絹袋，納酒中，密封口，埋入地三尺，堅覆上二十日。沐浴整衣冠，向仙人再拜訖，開之，其酒當赤如金色。平旦空肚服半升為度，十日萬病皆癒，二十日瘢痕滅。惡疾人以一升水和半升酒分五服，服之即癒。若欲食石者，取河中青白石如棗杏仁者二升，以水三升煮一沸，以此酒半合置中，須臾即熟可食。

靈飛散方

雲母粉一斤　茯苓八兩　鐘乳七兩　柏仁七兩　桂心七兩　人參七兩　白朮四兩　續斷七兩　菊花十五兩　乾地黃十二兩。

上一十味，搗篩，以生天門冬十九斤，取汁溲藥，著銅器中蒸之。一石二斗黍米下。出，暴乾搗篩，先食服方寸匕，日一服。三日力倍，五日血脈充盛，七日身輕，十日面色悅澤，十五日行及奔馬，三十日夜視有光，七十日頭髮盡，故齒皆去。更取二十匕，白蜜和搗二百杵，丸如梧子，作八十一丸，皆映徹如水精珠。欲令髮齒時生者，日服七丸，三日即生。若髮未白不落者，且可服散如前法，已白者，餌藥至七年乃落。入山日服七丸，則絕穀不飢。

服雲母第五 方三首　論一首

雲母粉法

雲母取上上白澤者，細擘，以水淨淘，漉出蒸之，一日一夜下之。復更淨淘如前。去水令乾，率雲母一升，鹽三升，硝石一斤，和雲母搗之。一日至暮，取少許掌上泯著不見光明為

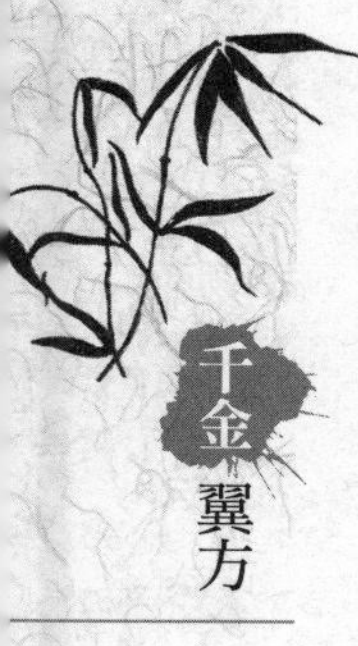

熟。出安盆甕中，以水漬之令相得，經一炊久。澄去上清水，徐徐去之盡。更添水如前，凡三十遍，易水，令淡如水味，即漉出。其法一如研粉，澄取淀。然後取雲母淀，徐徐坐絹袋中，濾著單上，暴令乾即成矣。雲母味甘平無毒，主治死肌，中風寒熱，如在船車上，除邪氣，安五臟，益子精，明目下氣，堅肌續絕，補中，五勞七傷，虛損少氣，止利。久服，輕身延年，強筋脈，填髓滿，可以負重。經山不乏，落齒更生，顏痕消滅，光澤人面，不老耐寒暑，志高可至神仙。此非古法，近出東海賣鹽女子，其女子年三百歲，貌同笄女，常自負一籠鹽重五百餘斤。如斯得效者其數不一，可驗神功矣。

又方　雲母擘薄，淘淨去水餘濕，沙盆中研萬萬遍，以水淘澄取淀，見此法即自保愛，修而服之。勿洩之，勿洩之。

凡服雲母秘澀不通者，以蕪菁菹汁下之即通，秘之。

用雲母粉法　熱風汗出心悶，水和雲母浴之，不過再，瘥。

勞損汗出，以粉摩之即定。以粳米粥和三方寸匕，服之。

疳濕䘌瘡月蝕，粳米粥和三方寸匕服之。以一錢匕，納下部中取瘥。

止下脫病，粳米粥和三方寸匕，服之七日。慎血食、五辛、房室、重作務。

赤白痢積年不瘥，服三方寸匕。不過一兩即瘥。寸白蟲者，服一方寸匕，不過四服。

帶下，服三方寸匕，三五服，瘥。

金瘡，一切惡瘡，粉塗之，至瘥止。

疽疥癬亦然。

風癩者，服三方寸匕，取瘥。

痔病，服三方寸匕，慎房室、血食、油膩。

淋病，服三方寸匕。

又，一切惡瘡，粉和豬脂塗之。

頭瘡禿癬，醋酒洗去痂，以粉塗之，水服三方寸匕百日，慎如前。

論曰：凡服粉治百病，皆用粳米粥和服之，慎房室、五辛、油膩、血食、勞作。若得雲母水，服之一升，長年飛仙。

雲母水主除萬病，久服，長年神仙方。

雲母二十斤，細擘　芒硝十斤　露水一石　崖蜜二斤。

上四味，先取露水八斗作沸湯，分半淘汰雲母再遍漉出，以露水二斗溫之。納芒硝令消，置木器中。納雲母訖，經三七日出之令燥，以水漬之。粗皮令軟，作袋。納雲母袋中，急繫口。兩人揉挺之，從寅至午勿住。出之，密絹篩末。餘不下者，更納袋中，揉挺如初，篩下，總可得五斤，以崖蜜和攪令如粥。納薄削筒中，漆固口，埋舍北陰中，深六七尺，築土令平。一百二十日出之皆成水，旦溫水一合，和雲母一合，向東服，日三。水寒溫自任。服十日，小便當黃。此先除勞氣風疢也。二十日，腹中寒癖皆消；三十日，齲齒除者更生；四十日，不畏風寒；五十日，諸痛皆癒，顏色日少。久服不已，長年神仙。

服水第六 方一首　法七首

論曰：夫天生五行，水德最靈。浮天以載地，高下無不至。潤下為澤，升而為雲，集而為霧，降而為雨，故水之為用，其利博哉。可以滌盪滓穢，可以浸潤焦枯，尋之莫測其涯，望之莫睹其際，故含靈受氣，非水不生；萬物稟形，非水不育；大則包稟天地，細則隨氣方圓。聖人方之以為上善，余嘗見真人有得水仙者，不睹其方。武德中龍齋此一卷《服水經》授余，乃披玩不捨晝夜，其書多有蠹壞，文字頗致殘缺，

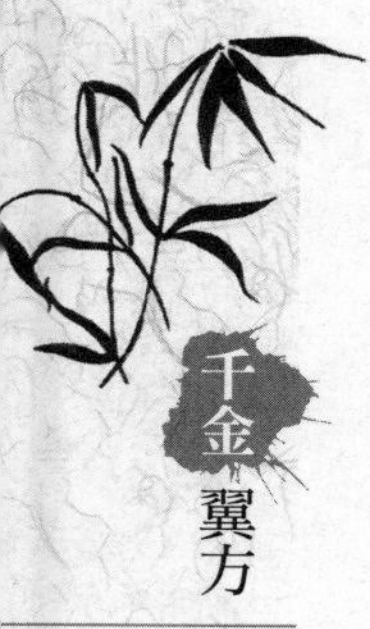

因暇隙尋其義理，集成一篇，好道君子勤而修之，神仙可致焉。

第一服水法　凡服水之法，先發廣大心，仍救三塗大苦，普度法界含生，然後安心服之。

《經》曰：服水以死為期，決得不疑，然後辦一瓦杯受一升，擇取四時王相甲子開除滿之日，並與身本命相生之日，候天地大時無一雲氣，日未出時，清淨沐浴，服鮮淨衣，燒香禮十方諸佛及一切聖賢仙人天真，乞大鴻恩，乃向東方取水，以水置器中。候日出地，令水與日同時得三杯，杯各受一升，咒之三遍。向日以兩手捧水當心，面向正東方並腳而立，先叩齒、鳴天鼓三通，乃以口臨水上密誦咒一三五七遍，極微微用力，乃細細咽之。想三咽在左廂下，三咽在右廂下，三咽處中央下。週而復始，但是服即作此法，咽水服一杯。踟躕消息，徐徐行二十步乃回，更服一杯訖，更徐徐行四十步乃回，更飲一杯。復行八十步乃止。勿煩多飲，亦不得少也。常燒眾名香，至心唸佛，凡有所證悟境界一切狀貌不得執著，乃真事向人道說。此則是初起首服水法，杯用桑杯，瓦亦得。

其咒曰：

乾元亨利正九種，吾生日月與吾並，吾復不飢復不渴，賴得此水以自活。金、木、水、火、土，五星之氣，六甲之精，三真天倉，濁雲上盈，黃父赤子，守中無傾。急急如律令。每服皆用此咒，咒之三杯，杯各三遍，乃細細緩緩徐徐服之。

細服五色水法　《經》曰：白黃黑水服法如前，唯有青水一法，服滿三匕，日中思食，鬼神遍在身中。從人索食，當如法與之。絕中五穀，多食棗栗。詐稱鬼親附說，人慎勿信之。但當以法調和，以時及節。

服赤水方

赤，向生氣所宜之方，三杯三咒，拱手心念口言誦偈曰：

金、木、水、火、土，五精六府，一切識藏。欲服之時，專心注下，初服之時，如似漿氣，三七日如甘露味。亦當食棗栗一升。七日食蟲漸發，三屍亦盛，思美飲食，遍緣一切世間。當發善念，相續五七日中，二食棗栗，水方漸強增長，顏色怡悅，氣力異常。更須加口水，當漸少，日月漸盈，膚體汗額漸漸剝落。眼目精明，亦少睡眠，心開意解，但如法慎護心。若不至誠，內連六識，外為鬼神侵繞其心，含青帝神守護水精五七日，腳弱心意不定。但當正念重加神司土父神後王藏君名，眾邪雜鬼如法而去。六七日後獨善解音樂，不得禮拜，省習誦養氣力。勿嗔怒嫉妒，勿調氣，省睡眠。

卻鬼咒法　咒曰：然摩然摩，波悉諦蘇，若摩竭狀暗提，若夢若想，若聰明易解。常用此咒法去之。

服水禁忌法　《經》曰：凡服水忌用銅鐵器，唯用坩器。初起手時，忌陰雲、大雨、大風、大霧，天地不明皆凶。

凡服水，禁陳米、臭豉、生冷、醋滑、椒薑，一切眾果悉不得食。又不得至喪孝、產乳之家。五辛之氣亦不得聞。一切脂膩、血食、菜茹，悉不得食也。

凡服水四七日後，乍聞琴聲歌嘯，悉不得容受，資身悅樂，音聲博戲，皆不得執，漸漸通泰，以洪大道。五色水法，皆同於此也。世間之法，音聲觸、五穀觸、喪孝觸、產婦觸、射利觸、善友觸、惡人名聞觸、惡名觸，皆當謹慎之。

服水節度法　《經》曰：凡服水七日中，漸止醋滑，亦漸省食。七日滿，取棗栗食，經二日後，乃更服之。二七日後，食蟲漸發。更食棗栗一升，三七日後思食。更服棗栗二升，四七日後，食蟲思食慾死，腳弱不能行步。五七日水力漸盈，顏色更好，氣力異常。六七日中能步不止，隨意東西。七七日中，心解異義，耳聞異聲，必不得貪，著義亦有悲欣慈旨。八七日中守屍，九七日中屍臭自然遠離不樂，世間五臟諸病悉

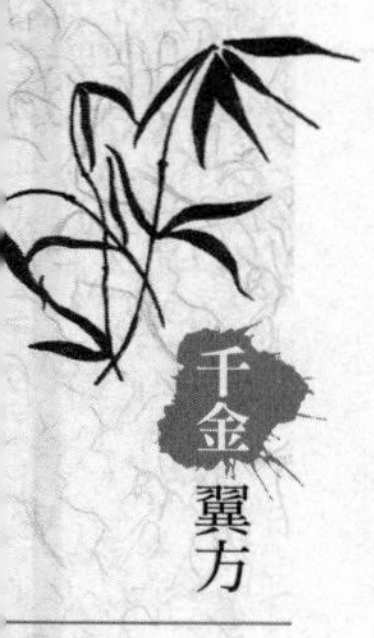

得除癒。十七日中髓腦眾脈皮膚汗顆一切悉癒，眼目精明，心想分別，無事不知。千日後中表內外，以五臟漸縮漸小，眾毒不害，人精水神漸來附人。七年腸化為筋，髓化為骨，火不能燒，水不能漂，居在水中，與水同色，在水度與地無異。居山澤間，遠視之者獨如山雷。此服黃黑水法。用水法，井泉清流悉得用之。雷字疑。

服水大例法　《經》曰：凡服水以死為期，必得無疑，信因信果，正真其心，聞法歡喜，不生疑惑。

又曰：凡服水訖，男先舉左足，向陽左行；女先舉右足，向陰右行，男奇女偶。

凡服水法　立飲之，不得坐飲。欲細細而緩，不得粗粗而急。杯受一升，每一服必三杯，服輒一回，徐行三杯三回。若少兼食者，杯受一升，如是三杯。

凡服水，上行一百三十步，中行一百二十步，下行六十步。水重難得氣力，善將其宜而不失其所者，一百日水定，周所水盈，四十年氣二百倍，游形自在，高原陸地與水等無差異，顏色皎然。四十年腸化為筋，髓化為骨。

凡服水，八十以下、十歲以上皆得服之。若小者當加棗栗。棗栗法：上根者從初七至四七止，中根者從初七至八七止，下根者從初七至十七乃至十七、十二七止。後有中下根者，一週晬將補，乃始休息。

上利根之人，一服如甘露；中根之人，再服如甘露；下根之人，四服如甘露；極下根者，六服如甘露。上利根者，一服二七日；中根者，過七日乃至十日；下根者，服日再服七日。

又有上利根者，延日三倍，中利根者，延日一倍，下利根者，才不當日。

又有上品人修戒定過去業強，中品人見在修業強，下品人以死為期。必得無疑，信向三寶。

中根有三品。中上品當聞知此寶法。欲長年服，大升一石二石，即得不死。中中品修習其行，此智殖業，當服此藥，廣行誓願。中下品少有嫉妒，及以惰慢，亦具五蓋三毒。起罪心因，國土荒亂，人民饑饉，刀兵劫起。思服此藥以免。

下根有三品。睡眠無覺想，不善音樂，亦玩博戲。又無聰惠，瞪瞢不了，須人教呵。中品人小復遠人，下品人居大深山，乃得服耳。

《千金翼方》卷十第三

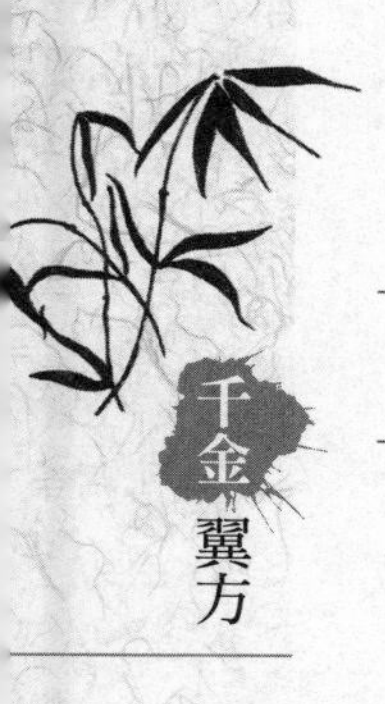

千金翼方卷第十四　退居

論曰：人生一世，甚於過隙，役役隨物，相視俱盡，不亦哀乎？就中養衛得理，必免夭橫之酷。若知進而不知退，知行而不知喪，嗜欲煎其內，權位牽其外，其於過分內熱之損，胡可勝言。況乎身滅覆宗之禍，不絕於世哉。念撰退居養志七篇，庶無禍敗夭橫之事。若延年長生，則存乎《別錄》。高人君子，宜審思之。

擇地第一

山林深遠，固是佳境，獨往則多阻，數人則喧雜。必在人野相近，心遠地偏，背山臨水，氣候高爽，土地良沃，泉水清美，如此得十畝平坦處便可構居，若有人功可至二十畝，更不得廣。廣則營為關心，或似產業，尤為煩也。若得左右映帶，崗阜形勝，最為上地。地勢好，亦居者安，非他望也。

締創第二

看地形向背，擇取好處，立一正屋三間，內後牽其前梁稍長，柱令稍高，椽上著棧，棧訖上著三四寸泥。泥令平，待乾即以瓦蓋之。四面築牆，不然塹壘，務令厚密，泥飾如法。須斷風隙，拆縫門窗，依常法開後門。若無瓦，草蓋令厚二尺，則冬溫夏涼。於簷前西間作一格子房以待客，客至引坐，勿令入寢室及見藥房，恐外來者有穢氣損人壞藥故也。若院外置一客位最佳。堂後立屋兩間，每間為一房，修泥一準正堂，門令牢固，一房著藥。

藥房更造一立櫃高腳為之，天陰霧氣，櫃下安少火，若江北則不須火也。一房著藥器，地上安厚板，板上安之。著地土氣恐損，正屋東去屋十步造屋三間，修飾準上。二間作廚，北頭一間作庫，庫內東牆施一棚，兩層，高八尺，長一丈，闊四尺，以安食物。必不近正屋，近正屋則恐煙氣及人，兼慮火燭，尤宜防慎。於廚東作屋二間，弟子家人寢處，於正屋西北，立屋二間通之，前作格子，充料理曬曝藥物，以籬院隔之。

又於正屋後三十步外立屋二間，椽樑長壯，柱高間闊，以安藥爐。更以籬院隔之，外人不可至也。西屋之南立屋一間，引簷中隔著門。安功德，充唸誦入靜之處。中門外水作一池，可半畝餘，深三尺。水常令滿，種芰荷菱芡，繞池岸種甘菊。既堪採食，兼可悅目怡閒也。

服藥第三

人非金石，況犯寒熱霧露，既不調理，必生疾癘。常且服藥，辟外氣和臟腑也。平居服五補七宣丸、鐘乳丸，量其性冷熱虛實，自求好方常服。其紅雪三黃丸、青木香丸、理中丸、神明膏、陳元膏、春初水解散、天行茵陳丸散，皆宜先貯之，以防疾發，忽有卒急，不備難求。臘日合一劑烏膏楸葉膏，以防癰瘡等。若能服食，尤是高人。

世有偶學合煉又非真好，或身嬰朝紱，心迫名利，如此等輩，亦何足言？今退居之人，豈望不死羽化之事，但免外物逼

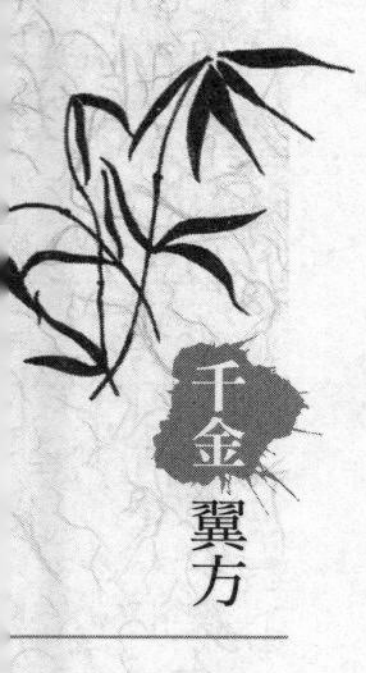

切，庶幾全其天年。然小小金石事，又須閒解神精丹，防危救急所不可缺耳。

伏火丹砂，保精養魂，尤宜長服；伏火石硫黃，救腳氣，除冷癖，理腰膝，能食有力；小還丹瘉疾去風；伏火磁石，明目堅骨；火煉白石英、紫石英，療結滯氣塊，強力堅骨；伏火水銀壓熱鎮心；金銀膏養精神、去邪氣。此等方藥，固宜留心功力，各依《本草》。其餘丹火，以冀神助，非可卒致。有心者亦宜精懇，倘遇其真。

飲食第四

身在田野，尤宜備贍，須識罪福之事，不可為食損命。所有資身，在藥菜而已。料理如法，殊益於人。枸杞、甘菊、朮、牛膝、苜蓿、商陸、白蒿、五加，服石者不宜吃。商陸以上藥，三月以前苗嫩時採食之。或煮或齏，或炒或醃，悉用土蘇鹹豉汁加米等色為之，下飯甚良。

蔓菁作蒸最佳。不斷五辛者，春秋嫩韭，四時採薤，甚益。麴雖雍熱，甚益氣力。但不可多食，致令悶憒。料理有法，節而食之。麵沸餺飥、蒸餅及糕索餅起麵等法在《食經》中。白粳米、白粱、黃粱、青粱米，常須貯積支料一年，炊飯煮粥亦各有法，並在《食經》中。綠豆、紫蘇、烏麻亦須宜貯，俱能下氣。其餘豉醬之徒，食之所要，皆須貯蓄。

若肉食者，必不得害物命，但以錢買，猶愈於殺。第一戒慎勿殺。若得肉必須新鮮，似有氣息則不宜食，爛臟損氣，切須慎之，戒之。料理法在《食經》中。

食後將息法

平旦點心飯訖，即自以熱手摩腹。出門庭行五六步，消息之。中食後，還以熱手摩腹行一二百步，緩緩行，勿令氣急，行訖，還床偃臥，四展手足，勿睡，頃之氣定，便起正坐。吃五六顆蘇煎棗，啜半升以下人參、茯苓、甘草等飲，覺似少熱，即吃麥門冬、竹葉、茅根等飲。量性將理，食飽不得急行。及飢，不得大語遠喚人瞋，喜臥睡覺，食散後隨其事業，不得勞心勞力。覺肚空，即須索食，不得忍饑。必不得食生硬黏滑等物，多致霍亂。秋冬間暖裹腹，腹中微似不安，即服厚朴生薑等飲。如此將息，必無橫疾。

養性第五

雞鳴時起，就臥中導引，導引訖，櫛漱即巾。巾後正坐，量時候寒溫，吃點心飯若粥等。若服藥者，先飯食服吃藥酒。消息訖，入靜燒香靜念。不服氣者亦可唸誦，洗雪心源，息其煩慮。良久事訖，即出徐徐步庭院間散氣，地濕即勿行。但屋下東西步令氣散，家事付與兒子，不得關心，所營退居，去家百里五十里，但時知平安而已。應緣居所要，並令子弟支料頓送，勿令數數往來憒鬧也。一物不得，在意營之，平居不得瞋，不得大語、大叫、大用力、飲酒至醉，並為大忌。

四時氣候和暢之日，量其時節寒溫，出門行三里、二里、及三百、二百步為佳，量力行，但勿令氣乏氣喘而已。親故鄰里來相訪問，攜手出遊百步，或坐，量力，宜談笑簡約其趣，才得歡適，不可過度耳。人性非合道者，焉能無悶？悶則何以遣之，還須蓄數百卷書。《易》、《老》、《莊子》等，悶來閱之，殊勝悶坐。

衣服但粗縵，可禦寒暑而已，第一勤洗浣，以香沾之，身數沐浴，務令潔淨，則神安道勝也。浴法具《養生經》中。所將左右供使之人，或得清淨弟子，精選小心少過謙謹者，自然事閒，無物相惱，令人氣和心平也。凡人不能絕瞋，得無理之

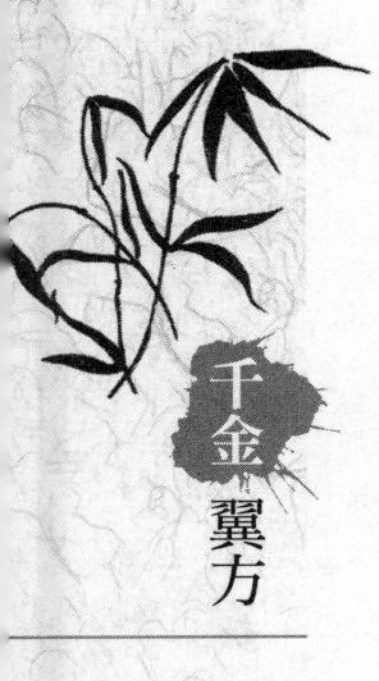

人易生瞋喜，妨人道性。

種造藥第六法三十五首

種枸杞法

揀好地，熟斸，加糞訖，然後逐長開壟，深七八寸，令寬。乃取枸杞連莖銼長四寸許，以草為索慢束，束如羹碗許大，於壟中立種之。每束相去一尺。下束訖，別調爛牛糞稀如麵糊，灌束子上令滿，減則更灌。然後以肥土擁之滿訖。土上更加熟牛糞，然後灌水。不久即生，乃如剪韭法，從一頭起首割之。得半畝，料理如法，可供數人。其割時與地面平，高留則無葉，深剪即傷根。割仍避熱及雨中，但早期為佳。

又法　但作束子作坑，方一尺，深於束子三寸。即下束子訖，著好糞滿坑填之，以水澆糞下，即更著糞填，以不減為度。令糞上束子一二寸即得。生後極肥。數鋤擁，每月加一糞尤佳。

又法　但畦中種子，如種菜法，上糞下水，當年雖瘦，二年以後悉肥。勿令長苗，即不堪食，如食不盡，即剪作乾菜，以備冬中常使。如此從春及秋，其苗不絕。取甘州者為真，葉厚大者是。有刺葉小者是白棘，不堪服食，慎之。

又法　枸杞子於水盆按令散訖，曝乾斸地作畦。畦中去卻五寸土勾作壟，縛草作稕，以臂長短，即以泥塗稕上令遍，以安壟中。即以子布泥上，一面令稀稠得所，以細土蓋上令遍，又以爛牛糞蓋子上令遍。又布土一重，令與畦平。待苗出，時時澆溉。及堪採，即如剪韭法。更不要煮煉，每種用二月。初一年但五度剪，不可過此也。凡枸杞生西南郡谷中及甘州者，其子味過於蒲桃。今蘭州西去鄯城、靈州、九原並多，根莖尤大。

種百合法　上好肥地加糞熟斸訖，春中取根大者，擘取瓣於畦中，種如蒜法。五寸一瓣種之，直作行，又加糞灌水。苗也，即鋤四邊，絕令無草。春後看稀稠得所，稠處更別移亦得。畦中乾即灌水。三年後甚大如芋，然取食之。又取子種亦得。或一年以後二年以來始生，甚遲，不如種瓣。

種牛膝法　秋間收子，至春種，如種菜法。上加糞水溉，苗出堪採，即如剪菜法，常須多留子。秋中種亦好。其收根者，別留子，取三畝肥地熟耕。更以長鍬深掘，取其土虛長也。土平訖，然下子。荒即耘草，旱則溉。至秋子成，高刈取莖，收其子。九月末間，還用長鍬深掘取根，如法料理。

種合歡法　萱草也移根畦中稀種，一年自稠，春剪苗食，如枸杞，夏秋不堪食。

種車前子法　收子，春中取土地，加糞熟斸水溉，剪取如上法。此物宿根，但耘灌而已，可數歲也。

種黃精法　擇取葉參差者是真，取根擘破，稀種，一年以後極稠，種子亦得。其苗甚香美，堪吃。

種牛蒡法　取子畦中種，種時乘雨即生。若有水，不要候雨也。地須加糞，灼然肥者。旱即澆水，剪如上法。菜中之尤吉，但多種，食苗及根，並益人。

種商陸法　又取根紫色者、白色者良，赤及黃色者有毒。根擘破畦中作行種，種子亦得。根苗並堪食。色紫者味尤佳，更勝白者。淨洗熟蒸，不用灰汁煮煉，並無毒，尤下諸藥。服丹砂、乳石等人不宜服。

種五加法　取根掘肥地二尺，埋一根令沒舊痕，甚易活。苗生從一頭剪取，每剪訖鋤土擁之。

種甘菊法　移根最佳。若少時折取苗，乘雨中濕種便活。一年之後，子落遍地。長服者，及冬中收子，剪如韭法。

種苜蓿法　老圃多解，但肥地令熟，作壟種之，極益人。

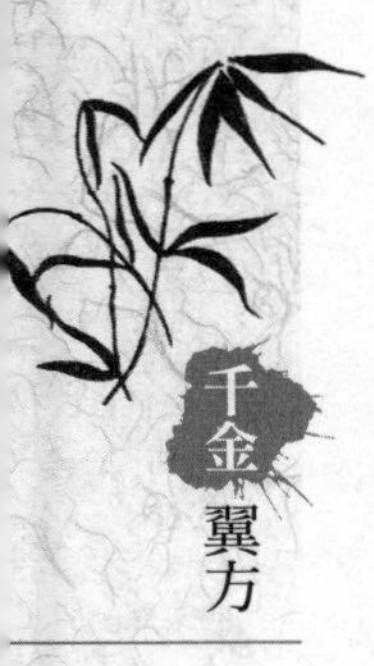

還須從一頭剪，每一剪加糞鋤土擁之。

種蓮子法　又八月九月取堅黑子，瓦上磨尖頭，直令皮薄。取墐土作熟泥封，如三指大，長二寸。使蒂頭兼重令磨須尖。泥欲乾時擲置池中，重頭向下自能周正。薄皮上易生。數日即出。不磨者，卒不可生。

種藕法　春初掘取根三節無損處，種入深泥。令到硬土，當年有花。

種青蘘法　即胡麻苗也。

取八棱者畦中如菜法種之。苗生採食，秋間依此法種之，甚滑美。

種地黃法　十二月耕地，至正月可止三四遍。細耙訖，然後作溝。溝闊一尺，兩溝作一畦，畦闊四尺。其畦微高而平，硬甚不受雨水。苗未生間得水即爛。畦中又撥作溝，溝深三寸。取地黃切長二寸種於溝中訖，即以熟土蓋之。其土可厚三寸以上。每種一畝用根五十斤。蓋土訖，即取經冬爛穰草覆之。候稍牙出，以火燒其草令燒去其苗。再生者葉肥茂，根葉益壯。自春至秋凡五六遍耘，不得用鋤。八月堪採根，至冬尤佳。至時不採，其根大盛。春二月當宜出之。若秋採訖，至春不須更種。其種生者猶得三四年，但採訖耙之，明年薅耘而已。參驗古法，此為最良。

按《本草》二月、八月採，殊未窮物性也。八月殘葉猶在，葉中精氣未盡歸根，二月新葉已生，根中精氣已滋於葉，不如正月、九月採殊妙，又與蒸曝相宜。古人云二月、八月非為種者，將謂野生當須見苗耳。若食其葉，但露散後摘取旁葉，勿損中心正葉，甚益人，勝諸菜。

造牛膝法　八月中，長鍬掘取根，水中浸一宿，密置篩中，手挼去上皮齊頭，曝令稍乾，屈令直，即作束子。又曝令極乾，此看端正。若自用者不須去皮，但洗令淨便曝，殊有氣力。

造乾黃精法　九月末掘取根，揀取肥大者，去目熟蒸，微曝乾，又蒸，曝乾，食之如蜜。可停。

造生乾地黃法　地黃一百斤，揀擇肥好者六十斤，有須者去之。然後淨洗漉乾，曝三數日令微皺，乃取揀退四十斤者。淨洗漉乾，於柏木臼中熟搗，絞取汁，汁如盡，以酒投之更搗。絞即引得餘汁盡。用拌前六十斤乾者，於日中曝乾，如天陰即於通風處薄攤之。夜亦如此，以乾為限。此法比市中者氣力數倍。頓取汁恐損，隨日搗絞用，令當日盡佳。

造熟乾地黃法　斤數揀擇一準生法，浸訖，候好晴日便早蒸之，即曝於日中。夜置汁中，以物蓋之，明朝又蒸。古法九遍止。今但看汁盡色黑，熟蒸三五遍亦得。每造皆須春秋二時，正月、九月緣冷寒氣方可宿浸，二月、八月拌而蒸之，不可宿浸也。

地黃汁經宿恐醋，不如日日搗取汁用。凡曝藥，皆須以床架，上置薄簟等，以通風氣。不然，日氣微弱則地氣止津也。於漆盤中曝最好。簟多汗又損汁。

藕粉法　取粗藕不限多少，灼然淨洗，截斷浸三宿，數換水。看灼然淨訖，漉出，碓中碎搗，絞取汁，重搗，絞取濃汁盡為限。即以密佈濾粗惡物，澄去清水。如稠難澄，以水攪之，然後澄，看水清即瀉去。一如造米粉法。

雞頭粉取新熟者，去皮，熟搗實如上法。

菱角粉去皮如上法。

葛根粉去皮如上法，開胃口止煩熱也。

蒺藜粉搗去上皮，簸取實如上法。此粉去風輕身。

茯苓粉銼如彈子，以水浸去赤汁，如上法。

栝樓根粉去皮如上法。

種樹法須望前種，十五日後種少實。

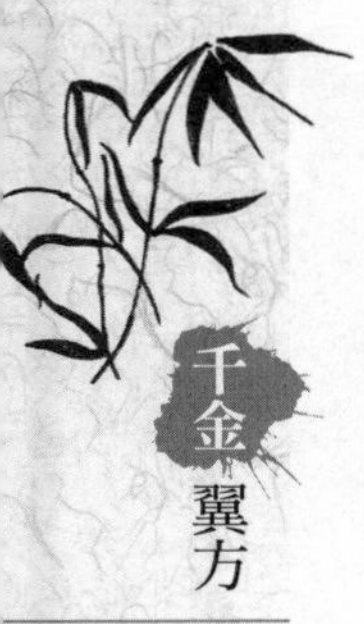

種杏法　杏熟時，並肉核埋糞中，凡薄地不生，生且不茂。至春生後即移實地栽之，不移即實小味苦。樹下一歲不須耕，耕之即肥而無實也。

種竹法　欲移竹，先掘坑令寬，下水，調細土作泥如稀煎餅泥，即掘竹鬚，四面鑿斷，大作土科連根以繩周下挾舁之。勿令動著竹，動則損根多不活。掘訖，舁入坑泥中，令泥周匝總滿。如泥少更添土著水，以物勻攪令實。其竹根入坑，不得埋過本根。若竹稍長者，以木深埋入土架縛之，恐風搖動即死。種樹亦如此。竹無時，樹須十二月以後三月以前，宜去根尺五寸留栽。來年便生筍。泥坑種，動搖必不活。

種梔子法　臘月折取枝長一尺五寸以來，先鑿坑一尺闊五寸，取枝屈下拗處如球，杖卻向上，令有葉處坑向上，坑口出五寸，一邊約著土實訖。即下肥土實築。灼然堅訖，自然必活，二年間即有子。

作籬法　於地四畦掘坑深二尺、闊二尺，坑中熟斸酸棗。熟時多收取子，坑中概種之。生後護惜勿令損。一年後高三尺。間去惡者，一尺以下留一莖稀稠，行伍端直，來春剝去橫枝，留距不留距，恐瘡大至冬凍損。剝訖編作笆籬，隨宜夾縛，務令緩舒。明年更編高七尺，便定種榆柳並同法。木槿、木芙蓉更堪看。

種枳法　秋收取枳實破作四片，於陰地熟斸加糞。即稠種之，至春生。隔一冬高一尺。然後移栽。每一尺種一栽，至高五尺。以物編之，甚可觀也。

雜忌第七

屋宇宅院成後，不因崩損，輒有修造，及妄動土。二尺以下即有土氣，慎之為佳。初造屋成，恐有土木氣，待泥乾後於庭中醮祭訖，然後擇良日入居。居後明日，燒香結界，發願。願心不退轉，早悟道法，成功德，藥無敗壞。結界如後：平旦以清水漱口，從東南方左轉，誦言緊沙迦羅。又到西南角言，你自受殃。一一如是，滿七遍，盜賊皆便息心，不能為害矣。或入山野，亦宜作此法。或在道路逢小賊作障難，即定心作降伏之意，咒言緊沙迦羅，緊沙迦羅，一氣盡為度。亦自壞散也。此法秘妙，是釋門深秘，可以救護眾生大慈悲。故不用令孝子弋獵魚捕之人入宅。不用輒大叫喚。每栽樹木，量其便利，不須等閒漫種。無益柴炭等並年支不用。每日令人出入門巷，惟務寂然。

論曰：看此論，豈惟極助生靈，亦足以誡於貪榮之士，無敗禍之釁。庶忠義烈士味之而知足矣。

《千金翼方》卷第十四

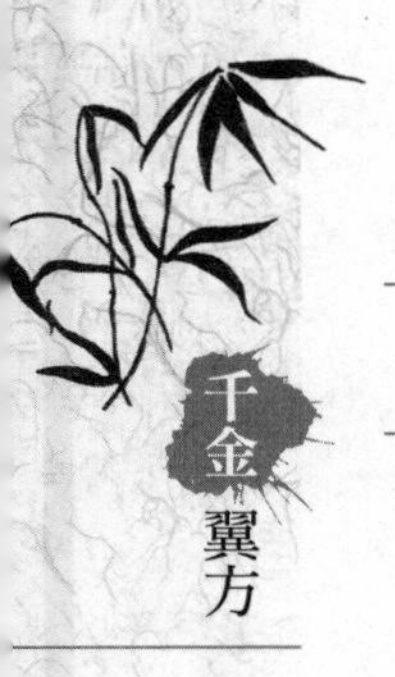

千金翼方卷第十五　補益

敘虛損論第一論一首

論曰：凡人不終眉壽或致夭殁者，皆由不自愛惜，竭情盡意，邀名射利，聚毒攻神，內傷骨髓，外敗筋肉。血氣將亡，經絡便壅。皮裡空疏，惟招蠹疾。正氣日衰，邪氣日盛。不異舉滄波以注爝火，頹華岳而斷涓流，語其易也，又甚於此。然疾之所起，生自五勞，五勞既用，二臟先損，心腎受邪，腑臟俱病。故彭祖論別床異被之戒，李耳陳黃精鉤吻之談，斯言至矣。洪濟實多，今具錄來由，並貫病狀，庶智者之察微，防未萌之疾也。

五勞者，一曰志勞；二曰思勞；三曰心勞；四曰憂勞；五曰疲勞。即生六極，一曰氣極。氣極令人內虛，五臟不足，外受邪氣，多寒濕痺，煩滿吐逆，驚恐頭痛。二曰血極。血極令人無色澤，恍惚喜忘，善驚少氣，舌強喉乾，寒熱，不嗜食，苦睡，眩冒喜瞋。三曰筋極。筋極令人不能久立，喜蜷拘攣，腹脹，四肢筋骨疼痛。四曰骨極。骨極令人酸削，齒不堅勞，不能動作，厥逆，黃疸，消渴，癰腫疽發，膝重疼痛，浮腫如水狀。五曰精極。精極令人無髮，髮膚枯落，悲傷喜忘，意氣不行。六曰肉極。肉極令人發疰，如得擊，不復得言，甚者致死。復生七傷者，一曰陰寒；二曰陰痿；三曰裡急；四曰精連連而不絕；五曰精少囊下濕；六曰精清；七曰小便苦數，臨事不卒，名曰七傷。

七傷為病，令人邪氣多，正氣少，忽忽喜忘而悲傷不樂，奪色黧黑，飲食不生肌膚，色無潤澤，髮白枯槁，牙齒不堅，目黃淚出，遠視䀮䀮，見風淚下，咽焦消渴，鼻衄唾血，喉中介介不利，胸中噎塞，食飲不下。身寒汗出，肌肉酸痟，四肢沉重，不欲動作，膝脛苦寒，不能遠行，上重下輕，久立腰背苦痛，難以俯仰，繞臍急痛。飢則心下虛懸，唇乾口燥，腹裡雷鳴，胸背相引痛，或時嘔逆不食，或時變吐，小便赤熱，乍數時難，或時傷多，或如針刺，大便堅澀，時洩下血。身體瘙癢，陰下常濕，黃汗自出。陰痿消小，臨事不起，精清而少，連連獨洩，陰端寒冷，莖中疼痛，小便餘瀝，卵腫而大，縮入腹中。四肢浮腫，虛熱煩疼，乍熱乍寒，臥不安席。心如杵舂，驚悸失脈，呼吸乏短。時時惡夢，夢與死人共食入冢，此由年少早娶，用心過差，接會汗出，臟皆浮滿，當風臥濕，久醉不醒，及墜車落馬躓仆所致也。

故變生七氣，積聚堅牢，如杯留在腹內，心痛煩冤，不能飲食，時來時去，發作無常。寒氣為病，則吐逆心滿。熱氣為病，則恍惚悶亂，長如眩冒。又復失精，喜氣為病，則不能疾行，不能久立。怒氣為病，則上氣不可當，熱痛，上沖心，短氣欲死，不能喘息。憂氣為病，則不能苦作，臥不安席。恚氣為病，則聚在心下，不能飲食。愁氣為病，則平居而忘，置物還取，不記處所，四肢浮腫，不能舉止。五勞六極，力乏氣蓄，變成寒熱氣疰，發作有時，受邪為病。

凡有十二種風，風入頭則耳聾。風入目則遠視䀮䀮。風入肌膚則身體癮疹筋急。風入脈則動，上下無常。風入心則心痛煩滿悸動，喜腹䐜脹。風入肺則咳逆短氣。風入肝則眼視不明，目赤淚出，發作有時。風入脾則脾不磨，腸鳴脅滿。風入腎則耳鳴而聾，腳疼痛，腰尻不隨，甚者不能飲食。入膽則眉

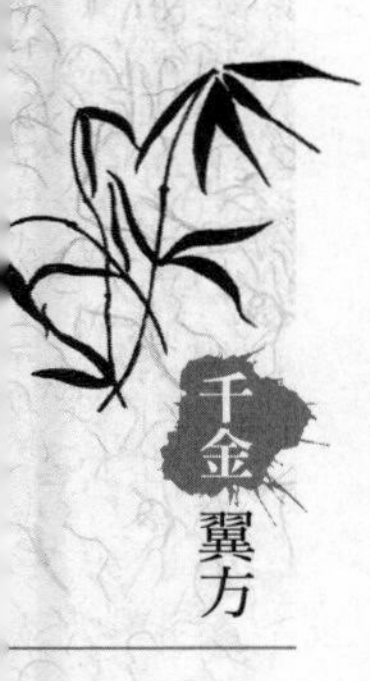

間疼痛，大小便不利，令人疼痺。

五勞六極七傷，七氣積聚變為病者，甚則令人得大風緩急，濕痺不仁，偏枯筋縮，四肢拘攣，關節隔塞，經脈不通，便生百病。羸瘦短氣，令人無子。病欲及人，便即夭逝。勞傷血氣，心氣不足所致也。若或觸勞風氣，則令人角弓反張，舉身皆動，或眉鬚頓落。惡氣腫起，魂去不足，夢與鬼交通，或悲哀不止，恍惚恐懼。不能飲食，或進或退，痛無常處，至此為療，不亦難乎？十二種風元不足。

大補養第二論一首　方八首

論曰：病患已成，即須勤於藥餌，所以立補養之方。此方皆是五石、三石、大寒食丸散等藥，自非虛勞成就偏枯著床，惟向死近無所控告者，乃可用之。斯誠可以起死人耳。平人無病，不可造次著手，深宜慎忌。

張仲景紫石寒食散治傷寒已癒不複方

紫石英　白石英　赤石脂　鐘乳煉　栝樓根　防風　桔梗　文蛤　鬼臼　太一餘糧各二兩半　人參　乾薑　附子炮，去皮　桂心各一兩。

上一十四味，搗篩為散，酒服三方寸匕。

損益草散　常用之佳。主男子女人老少虛損，及風寒毒冷，下痢癖飲，咳嗽。消穀，助老人胃氣，可以延年。又主霍亂。酒服二方寸匕，癒。又主眾病休息下痢，垂命欲死，服之便瘥。治人最為神驗方。

人參　附子炮，去皮，各三分　乾薑　桂心各五分　防風一兩半　牡蠣熬　黃芩　細辛各三分　桔梗　椒去目、閉口者，汗　茯苓　秦艽　白朮各一兩。

上一十三味，各搗篩為散，更秤如分，乃合之治千杵，旦以溫酒服方寸匕，老人頻服三劑，良。兼主虛勞。

草寒食散　治心腹脅下支滿，邪氣沖上。又心胸喘悸不得息，腹中漉漉雷鳴，吞酸，噫生食臭，食不消化，時洩時閉，心腹煩悶，不欲聞人聲，好獨臥，常欲得熱，恍惚喜忘，心中怵惕如恐怖狀，短氣嘔逆，腹中防響，五臟不調。如此邪在於內，而作眾病，皆生於勞苦。若極意於為樂，從風寒起，治之皆同。服此藥，旦未食時，以醇美酒服二方寸匕，不耐者減之。去巾帽，薄衣力行方。

鐘乳煉　附子炮，去皮　栝樓根　茯苓　牡蠣各一分，熬　桔梗　乾薑　人參　防風各一兩　細辛　桂心各五分　白朮三兩半。

上一十二味，各搗篩治千杵，以酒服之二匕，建日服之至破日止，週而復始。

又方　說狀所主同前。

鐘乳煉，粉　人參　茯苓　附子炮，各三分　栝樓根　牡蠣熬　細辛各半兩　乾薑　桂心各五分　白朮　防風　桔梗各一兩。

上一十二味，搗篩為散，服之一如前方。有冷加椒，有熱加黃芩，各三分。

大草烏頭丸　主寒冷虛損，五十年心腹積聚百病，邪氣往來，厥逆搶心，痺頑羸瘦骨立，不能食，破積聚方。

烏頭十五分，炮，去皮　人參五分　生薑二兩　前胡　蜀椒去目、閉口者，汗　黃芩　白朮　半夏洗　黃連　吳茱萸　龍骨　白頭翁　乾薑　細辛　桔梗　紫菀　芎藭　厚朴炙　女萎　礬石燒　桂心　甘草炙，各一兩。

上二十二味，搗篩為末，煉蜜和丸如梧子大，酒服十丸，日三夜一，以知為度。

草烏頭丸　破積聚，治積結冷聚，陽道弱，大便有血，婦人產後出血不止方。

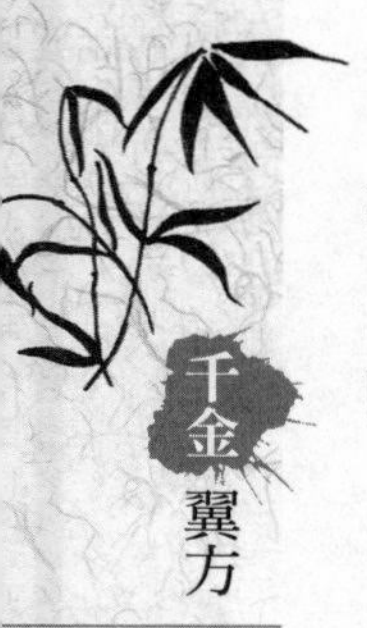

烏頭十五分，炮，去皮　大黃　乾薑　厚朴炙　吳茱萸　芍藥　前胡　芎藭　當歸　細辛　桂心各五分　蜀椒三分，去目、閉口者，汗　白薇半兩　黃芩　白朮　人參　紫菀　甘草炙，各一兩。

上一十八味，擣篩為末，煉蜜和丸如梧子大，酒服十丸，日三服，漸漸加之。

大理中露宿丸　主風勞四十年癖絕冷，並主咳逆上氣方。

人參　桂心　吳茱萸　烏頭炮，去皮　礜石燒，等分。

上五味，擣篩為末，煉蜜和丸如梧子大，酒服三丸，日再，以知為度。

匈奴露宿丸　主毒冷方。

礬石燒　桔梗　皂莢炙，去皮子　乾薑　附子炮，去皮　吳茱萸等分。

上六味，擣篩為末，煉蜜和丸如梧子大，飲服三丸，日再。稍加，以知為度。

解散發動第三

論一首　方三十五首　與第二十二卷通

論曰：既得藥力，諸痾並遣。石忽發動，須知解方，故次立解散方焉。一一依其診候而用之，萬不失一。夫脈或洪或實，或斷絕不足，欲似死脈，或細數或弦快，其所犯非一故也。脈無常投，醫不能識也。熱多則弦快，有癖則洪實，急痛則斷絕。凡寒食藥熱率常如是，自無所苦，非死候也。動從節度，則不死矣。不從節度，則死矣。欲服散者，宜診脈審正其候，爾乃畢癒。脈沉數者難發，難發當數下之。脈浮大者易發也。人有服散兩三劑不發者，此人脈沉難發。發不令人覺，藥勢已行。不出形於外，但以藥治於內。欲候知其力，人進食多，一候也。顏色和悅，二候也。頭面身體瘙癢，三候也。濇濇惡風，四候也。厭厭欲寐，五候也。諸有此證候者，皆藥內發五臟，但如方法服藥，宜數下之，內虛自當發也。

人參湯　主散發，諸氣逆，心腹絞痛，不得氣息，命在轉燭方。

人參　枳實炙　甘草炙，各九分　栝樓根　乾薑　白朮各一兩半。

上六味，㕮咀，以水九升，煮取三升，分三服。若短氣者，稍稍數服，無苦也。能如方者佳。冬月溫食，胸腹熱者便冷食。夏月冷食，以水服藥，冷食過多腹冷者，作湯即自解便止。

鴨通湯　主散發，熱攻胸背，嘔逆煩悶，臥輒大睡乘熱，覺四肢不快，寒熱往來，大小便難方。

白鴨通新者　大黃二兩　石膏碎　知母各一兩　豉一升　麻黃三兩，去節　蔥白二七莖　梔子仁二七枚　黃芩一兩半　甘草三分，炙。

上一十味，㕮咀，以一斗二升淋鴨通，乃以汁煮藥，取三升半，去滓。然後納豉，更煮三沸。去豉，未食前服一升。

治氣湯　主散家患氣不能食，若氣逆方。

人參　茯苓　桂心　厚朴炙　半夏洗　甘草炙，各一兩　麥門冬去心　生薑各三兩，切　大棗二十枚，擘。

上九味，㕮咀，以水八升，煮取二升六合，分服七合。

主散發，頭欲裂，眼疼欲出，惡寒骨肉痛，狀如傷寒，鼻中清涕出方。

以香豉五升，熬令煙出，以酒一斗投之。濾取汁，任性飲多少，欲令小醉便解，更飲之，取解為度。亦主時行寒食散發，或口噤不可開，腸滿脹急欲決。此久坐溫衣生食所為。皇甫云：口不開去齒，下此酒五合，熱飲之，須臾開。能者多

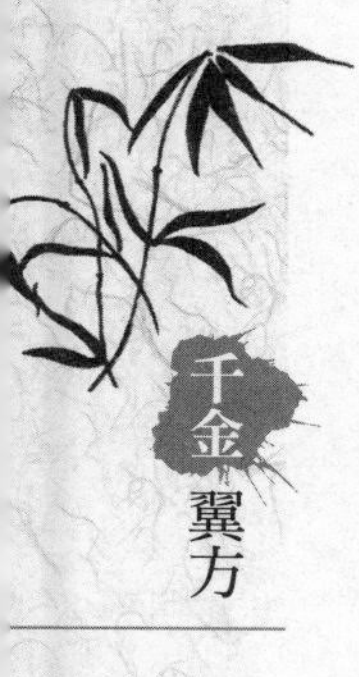

飲，至醉益佳，不能者任性，腹脹滿不通，導之令下。

善服散家痰飲，心胸客熱，悶者吐之方

甘草五兩，生用。

上一味，㕮咀，以酒五升，煮二升半，空腹，分再服之。服別相去如行五六里，快吐止。

主散發黃，胸中熱，氣悶方

胡荽一把，切。

上一味，以水七升，煮取二升半，分再服便瘉。如不瘥，更作。亦主通身發黃者，濃煮大黃葉令溫，自洗漬尤良。並主熱毒及胸中毒氣相攻。若不盡復，煩悶或痛飲如故，亦主新熱下痢。

解散主諸石熱毒方

白鴨通五升，新者。

上一味，湯一斗漬之，澄清候冷飲之。任性多少，以瘥為度。

三黃湯　主解散發，腹痛脹滿卒急方。

大黃　黃連　黃芩各三兩。

上三味，㕮咀，以水七升，煮取三升，分為三服。一方作丸。

散發時行兼有客熱，下血痢不止而煩者，**黃連湯方。**

黃連　黃柏各四兩　梔子十五枚，擘　阿膠一兩，炙　乾薑　芍藥　石榴皮各二兩，一方用枳實。

上七味，㕮咀，以水一斗，煮取三升，分三服。一方以水六升煮之。

乳石發頭痛寒熱，胸中塞。日晡手足煩疼方。

生麥門冬四兩，去心　蔥白半斤，切　豉三升。

上三味，熟湯八升，煮取三升，分三服。

散發虛羸，不能食飲，大便不通。調臟腑方。

麥門冬去心　黃芩　人參各二兩　竹茹一升　大棗十四枚，擘　茯神　半夏洗　生薑切　甘草各三兩，炙　桂心半兩。

上一十味，㕮咀，以水一斗，煮取三升，分三服。

散發四肢腫方

甘遂一兩　木防己　茯苓　人參　白朮各三兩　麻黃二兩，去節　甘草一兩半，炙。

上七味，㕮咀，以水七升，煮取二升八合，分三服。

散發口瘡方

龍膽三兩　子柏四兩　黃連二兩　升麻一兩。

上四味，㕮咀，以水四升，先煮龍膽、黃連，取二升，別取子柏冷水淹浸，投湯中令相得，絞取汁，熱含冷吐，瘥止。

散發如淋熱方

葵子三升　茯苓　大黃　通草各三兩　蔥白七莖　當歸　石韋去毛　芒硝各二兩　桂心一兩。

上九味，㕮咀，以水一斗，煮葵子取六升，去滓，納藥，更煮取三升，去滓，納芒硝，更煮一沸，令消盡。分為四服，日三夜一。

散發大便秘澀不通方

大黃四兩　桃仁三十枚，去皮尖、雙仁，碎。

上二味，切，以水六升，煮取二升，分再服。

又大便不通方

生地黃汁五合　大黃　甘草炙，各半兩。

上三味，㕮咀，以水三升，煮取一升，下地黃汁。又煮三沸，分二服。

單服硫黃發為瘡方

以大醋和豉，研熟如膏，以塗瘡上，燥輒易之。甚良。

礜石發亦作瘡狀如癬子，紫石多發於腹背或著四肢，直以

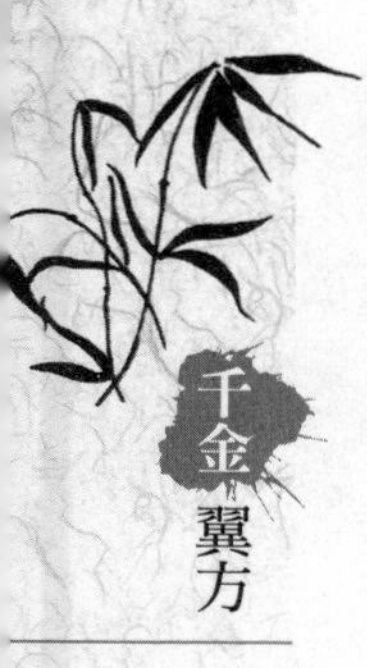

酥摩便瘥，仍用**薺苨湯方**。

薺苨　麥門冬各三兩，去心　乾薑三兩半　麻黃去節　人參　黃芩　桔梗　甘草炙，各二兩。

上八味，㕮咀，以水九升，煮取三升，分三服，從旦至晡乃盡。日日合服，以瘥為度。非但礜石，凡諸石發，皆用此方。

散發痢血方

黃連　乾薑各三兩　黃芩半兩　鹿茸二兩　瓜子一升　芍藥　芎藭　生竹皮　桂心　甘草炙，各一兩。

上一十味，以水一斗，煮竹皮取八升，去滓，納藥，煮取二升，分三服，一日盡。

靳邵大黃丸　主寒食散成痰飲，澼水氣，心痛，百節俱腫方。一名細丸。

大黃　葶藶熬　豉各一兩　巴豆去心、皮，熬　杏仁去皮尖、雙仁，熬，各三十枚。

上五味，各擣大黃、豉為末，別擣巴豆、杏仁如脂，煉蜜相和令相得，又更擣一千杵，空腹以飲服如麻子一丸，日再。不知，增至二丸，強人服丸如小豆大。

硝石大丸　主男子女人驚厥口乾，心下堅，羸瘦不能食，喜臥，墜墮血瘀，久咳上氣胸痛，足脛不仁而冷，少腹滿而痛，身重目眩，百節疼痛，上虛下實。又主女人乳餘疾帶下，五臟散癖伏熱大如碗，堅腫在心下，胸中津液內結，浮腫膝寒，蠱毒淫躍，苦渴大虛等方。

硝石十二兩，熬之令乾　蜀椒一升二合，去目、閉口，汗　水蛭一百枚，熬　虻蟲二兩半，去翅足，熬　大黃一斤　茯苓六兩　柴胡八兩，去苗　芎藭五兩　蠐螬三十枚，熬。

上九味，擣篩為末，煉蜜和，更擣萬杵，丸如梧子大。空腹以飲服五丸，日三服。五日進十丸。此皆不下。自此以後任意加之。十日可數十丸。與羊臛自補。若利當益下之，勿於圊，尤慎風冷。若女人月經閉，加桃仁三十枚去皮尖、雙仁，熬。一方以酒服十五丸，日三，不知可稍增，當下如豆汁，長蟲，腹中有病皆除。

解散雷氏千金丸

方硝石三分，熬　大黃四兩　巴豆一分，去心、皮，熬。

上三味，擣篩為末，煉蜜和丸如小豆許，飲服一丸，日二，以利為度。

細辛丸　主散發五臟六腑三焦，冷熱不調，痰結胸中強飲，百處不安，久服強氣方。

細辛　杏仁去皮尖、雙仁，熬　澤瀉　乾薑　白朮　茯苓　桂心　甘草炙，各二兩　附子炮，去皮　蜀椒去目、閉口者，汗　附子炮，去皮　大黃　木防己各五分　芫花　甘遂各一兩。

上一十五味，各擣篩為末，別治杏仁如脂，合擣百杵，煉白蜜和更擣五千杵，丸如梧子大，以酒服二丸。日再服。不能者如大豆二丸，以知為度。散家困於痰澼，服藥患困者，參服此丸，曁相發助，又不令越逸，消飲，去結澼，令胸膈無痰無逆塞之患，又令人不眩滿迷悶。

大青丸　主積年不解，不能食，羸瘦欲死方。

大青　麥門冬去心　香豉各四兩　石膏研　葶藶子熬　梔子　栝樓根　枳實炙　芍藥　知母　茯苓　大黃　黃蓍　黃芩　甘草炙，各二兩。

上一十五味，擣篩為末，煉蜜和丸如梧子大，以飲服五丸，日二丸。五日不知，則更服之，以知為度。

下藥法　凡散數發熱無賴，當下去之。諸丹及金石等用此方下之。

黍米三升，作糜以成煎。豬脂一斤合和之。使熟。宿不食，明旦早食之，令飽。晚當下藥，煎隨下出，神良。下藥盡

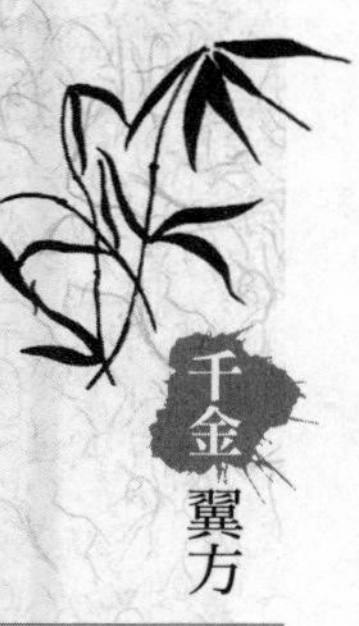

者，後不復發。若發，更服之。

又方　肥豬肉五斤　蔥白　薤白各半斤。

上三味，合煮之，旦不食啖之。一頓令盡為度。

壓藥發動，數數患熱，用求下卻之方。

取豬腎脂，勿令中水，盡取以火炙之，承取脂，適寒溫，一服二三合。一日一夜可五六升，藥稍稍隨大便去，甚良。

又方　肥豬肉作臛一升，調和如常法，平旦空腹一頓食之。須臾間腹中雷鳴，鳴定便下，藥隨下出，以器承取，以水淘汰，取石不盡，更作如前服之。

凡散發瘡腫膏方

生胡粉　蕪菁子熬，別搗　杏仁去皮尖、雙仁，別搗　黃連搗末　水銀　豬脂。

上六味，並等分，惟水銀倍之，以脂和研令相得。更以水銀治瘡上，日三。

有發赤腫者，當摩之以膏方。

生地黃五兩　大黃一兩　杏仁二十枚，去皮尖、兩仁　生商陸根二兩。

上四味，切，以醋漬一宿，以豬脂一升煎商陸黑，去滓膏成。日三摩之。

散發有生細瘡者，此藥主熱至捷方。

黃連　芒硝各五兩。

上二味，以水八升，煮黃連取四升，去滓。納芒硝令烊，以布塗貼著上，多少皆著之。

洗瘡湯方

黃連　黃芩　苦參各八兩。

上三味，切，以水三斗，煮取一斗，去滓，極冷乃洗瘡，日三。

治發瘡痛癢不可堪忍方

取冷石，搗，下篩作散粉之，日五六度。乃燥瘡中，自淨，無不瘥。良。

凡服散之後，身體浮腫，多是取冷所致。宜服**檳榔湯方。**

大檳榔三十五枚。

上一味，先出子搗作末，細篩，然後㕮咀其皮，以湯七升，煮取二升，納子末，分為再服。服盡當下，即癒。

解散大麥麨方

取大麥，炒令汗出，燥便止，勿令太焦，舂去皮，淨淘，蒸令熟，曝乾，熬令香。細末絹下，以冷水和服三方寸匕，日再。人赤腫者，當摩之。入蜜亦佳。

補五臟第四 方四十五首

補心湯　主心氣不足，驚悸汗出，心中煩悶短氣，喜怒悲憂，悉不自知，咽喉痛，口唇黑，嘔吐，舌本強，水漿不通方。

紫石英　紫蘇　茯苓　人參　當歸　茯神　遠志去心　甘草炙，各二兩　赤小豆五合　大棗三十枚，擘　麥門冬一升，去心。

上一十一味，㕮咀，以水一斗二升，煮取三升，分四服。日二夜一。

補心湯　主心氣不足，多汗心煩，喜獨語，多夢不自覺，喉咽痛，時吐血，舌本強，水漿不通方。

麥門冬三兩，去心　茯苓　紫石英　人參　桂心　大棗三十枚，擘　赤小豆二十枚　紫菀　甘草炙，各一兩。

上九味，㕮咀，以水八升，煮取二升五合，分為三服。宜春夏服之。

遠志湯　主心氣虛，驚悸喜忘，不進食，補心方。

遠志去心　黃耆　鐵精　乾薑　桂心各三兩　人參　防風

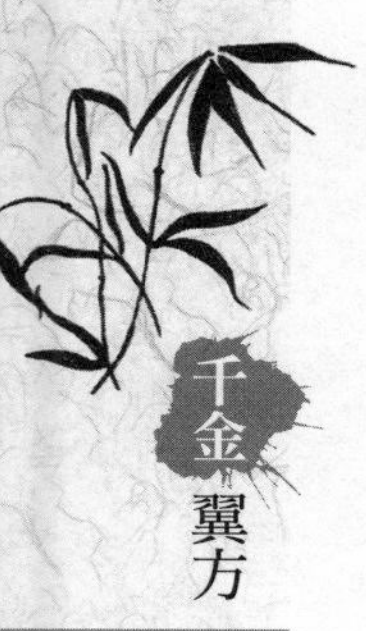

當歸　芎藭　紫石英　茯苓　茯神　獨活　甘草炙，各二兩　五味子三合　半夏洗　麥門冬各四兩，去心　大棗十二枚，擘。

上一十八味，㕮咀，以水一斗三升，煮取三升五合，分為五服，日三夜二。

定志補心湯　主心氣不足，心痛驚恐方。

遠志去心　菖蒲　人參　茯苓各四兩。

上四味，㕮咀，以水一斗，煮取三升，分三服。

傷心湯　主心傷不足，腰脊腹背相引痛，不能俛仰方。

茯苓　遠志去心　乾地黃各二兩　大棗三十枚，擘　飴糖一升　黃芩　半夏洗　附子炮，去皮　生薑切　桂心各二兩　石膏碎　麥門冬各四兩，去心　甘草炙　阿膠熬，各一兩。

上一十四味，㕮咀，以水一斗五升，煮取三升半，去滓，納飴糖、阿膠，更煎。取三升二合，分三服。

鎮心丸　主男子女人虛損，夢寐驚悸失精，女人赤白注漏，或月水不通，風邪鬼疰，寒熱往來，腹中積聚，憂恚結氣，諸疾皆悉主之方。

紫石英　茯苓　菖蒲　蓯蓉　遠志去心　麥門冬去心　當歸　細辛　卷柏　乾薑　大豆捲　防風　大黃各五分　䗪蟲十二枚，熬　大棗五十枚，擘　乾地黃三兩　人參　澤瀉　丹參　秦艽各一兩半　芍藥　石膏研　烏頭炮，去皮　柏子仁　桔梗　桂心各三分　半夏洗　白朮各二兩　鐵精　白蘞　銀屑　前胡　牛黃各半兩　薯蕷　甘草炙，各二兩半。

上三十五味，搗篩為末，煉蜜及棗膏和之。更搗五千杵，丸如梧子。飲服五丸，日三。稍稍加至二十丸，以瘥為度。

大鎮心丸　所主與前方同。凡是心病，皆悉服之方。

乾地黃一兩半　牛黃五分　杏仁去皮、尖、兩仁，熬　蜀椒去目、閉口者，汗，各三分　桑螵蛸十二枚　大棗三十五枚　白蘞　當歸各半兩　澤瀉　大豆捲　黃耆　鐵精　柏子仁　前胡　茯苓各

一兩　獨活　秦艽　芎藭　桂心　人參　麥門冬去心　遠志去心　丹參　阿膠炙　防風　紫石英　乾薑　銀屑　甘草炙，各一兩。

上二十九味，搗篩為末，煉蜜及棗膏和，更搗五千杵，丸如梧子，酒服七丸，日三，加至二十丸。《千金》有薯蕷、茯神，為三十一味。

補肝湯　主肝氣不足，兩脅滿，筋急不得太息，四肢厥，寒熱偏癲，淋溺石沙，腰尻少腹痛，婦人心腹四肢痛。乳癰，膝脛熱，轉筋遺溺，消渴，爪甲青枯，口噤面青，太息，疝瘕，上搶心，腹中痛，兩眼不明，悉主之方。後面注內「二兩」字疑。

蕤仁　柏子仁各一兩　茯苓二兩半　烏頭炮，四枚，去皮　大棗三卜枚，擘　牛黃　石膽　桂心各一兩　細辛　防風　白朮　甘草炙，各三兩。

上一十二味，㕮咀，以水一斗，煮取二升八合，分三服。一方用細辛二兩、茯苓二兩，強人大棗二十枚，無牛黃，白朮、石膽各一兩。

補肝湯　主肝氣不足，兩脅下滿，筋急不得太息，四厥疝瘕，上搶心，腹痛，目不明方。

茯苓一兩四銖　烏頭四枚，炮，去皮　大棗二十四枚，擘　蕤仁　柏子仁　防風　細辛各二兩　山茱萸　桂心各一兩　甘草八升，炙，中者。

上一十味，㕮咀，以水八升，煮取二升，分三服。常用。

瀉肝湯　主肝氣不足，目暗，四肢沉重方。

人參　半夏洗　白朮各三兩　生薑六兩，切　細辛一兩　茯苓　黃芩　前胡　桂心　甘草炙，各二兩。

上一十味，㕮咀，以水八升，煮取三升，分三服，三五日後，次服後湯方。

茯苓三兩　吳茱萸一兩　大棗三十枚，擘　桃仁去皮尖及雙仁

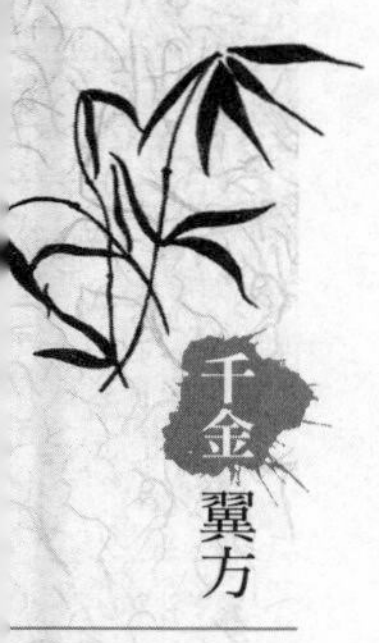

者　人參　防風　烏頭炮，去皮　柏子仁　橘皮　桂心　甘草炙，各二兩。

上一十一味，㕮咀，以水一斗，煮取二升半，分三服。《千金》有細辛二兩。

補肺湯　主肺氣不足，病苦氣逆，胸腹滿，咳逆上氣搶喉，喉中閉塞，咳逆短氣，氣從背起，有時而痛，惕然自驚，或笑或歌，或怒或常，或乾嘔心煩，耳聞風雨聲，面色白，口中如含霜雪，言語無聲，劇者吐血方。

五味子三兩　麥門冬四兩，去心　白石英二兩九銖　粳米三合　紫菀　乾薑　款冬花各二兩　桑根白皮　人參　鐘乳研　竹葉切，各一兩　大棗四十枚，擘　桂心六兩。

上一十三味，以水一斗二升，煮桑白皮及八升，去滓，納藥煮取三升，分三服。

平肺湯　主肺氣虛竭，不足乏氣，胸中乾，口中辟辟乾方。

麻黃去節　橘皮各二兩　小麥一升。

上三味，㕮咀，以水五升，煮取一升半，分再服。

肺傷湯　主肺氣不足而短氣，咳唾膿血不得臥方。

人參　生薑切　桂心各二兩　阿膠炙　紫菀各一兩　乾地黃四兩　桑根白皮　飴糖各一斤。

上八味，㕮咀，以水一斗五升，煮桑根白皮二十沸，去滓納藥，煮取二升五合，次納飴糖令烊，分三服。

傷中湯　主傷中肺氣不足，脅下痛上氣，咳唾膿血，不欲食，惡風，目視𥆨𥆨，足脛腫方。

生地黃半斤，切　桑根白皮三升，切　生薑五累　白膠五挺　麻子仁　芎藭各一升　紫菀三兩　麥種　飴糖各一升　桂心二尺　人參　甘草炙，各一兩。

上一十二味，㕮咀，以水二斗，煮桑根白皮，取七升，去滓，納藥煮取五升，澄去滓，納飴糖，煎取三升，分為三服。

溫液湯　主肺痿，涎唾多，心中溫溫液液方。

甘草三兩。

上一味，㕮咀，以水三升，煮取一升半，分三服。

治肺癰咳，胸中滿而振寒，脈數，咽乾不渴，時時出濁唾腥臭，久久吐膿如粳米粥者方。

桔梗三兩　甘草二兩。

上二味，㕮咀，以水三升，煮取一升服，不吐膿也。

補肺散　主肺氣不足，胸痛牽背，上氣失聲方。

白石英　五味子各五分　桂心二兩　大棗五枚，擘　麥門冬去心　款冬花　桑白皮　乾薑　甘草炙，各一兩。

上九味，擣篩為散，以水一升煮棗，取八合，及熱，投一方寸匕服，日三。亦可以酒煮，以知為度。

補肺丸　主肺氣不足，失聲胸痛，上氣息鳴方。

麥門冬去心　款冬花　白石英　桑根白皮　桂心各二兩　五味子三合　鐘乳五分，研為粉　乾薑一兩　大棗一百枚。

上九味，擣篩為末，以棗膏和為丸如梧子大，以飲下十五丸，日三。

瀉肺散　主醉酒勞窖，汗出當風，胸中少氣，口乾喘息胸痛，甚者吐逆致吐血方。

款冬花　桂心　附子炮，去皮　蜀椒去目、閉口者，汗　五味子　紫菀　蓯蓉　杏仁去皮尖、雙仁，熬　桃仁去皮尖、雙仁，各五分，熬　當歸　續斷　遠志去心　茯苓　石斛各一兩　細辛　乾薑各一兩半　百部　甘草炙，各二兩。

上一十八味，擣篩為散，酒服方寸匕，日三。

瀉脾湯　主脾氣實，胸中滿，不能食方。

茯苓四兩　厚朴四兩，炙　桂心五兩　生薑八兩，切　半夏一升，洗去滑　人參　黃芩　甘草炙，各二兩。

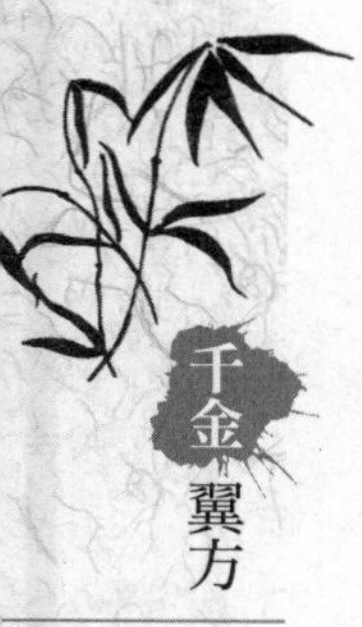

上八味，㕮咀，以水一斗，煮取三升，分三服。又主冷氣在脾臟，走在四肢，手足流腫，亦逐水氣。

治脾氣實，其人口中淡甘，臥憒憒痛無常處。及嘔吐反胃，並主之方。

大黃六兩。

上一味，破，以水六升，煮取一升，分再服。又主食即吐，並大便不通者，加甘草二兩，煮取二升半，分三服。

瀉脾湯　主脾氣不足，虛冷注下腹痛方。

當歸　乾薑　黃連　龍骨　赤石脂　人參各三兩　橘皮　附子炮，去皮　秦皮　大黃各二兩　半夏五兩，洗。

上一十一味，㕮咀，以水一斗，煮取三升一合，分四服。

補脾湯　主不欲食，留腹中，或上或下，煩悶，得食輒嘔欲吐，吐已即脹滿不消，噫腥臭發熱，四肢腫而苦下身重，不能自勝方。

麻子仁三合　禹餘糧二兩　桑根白皮一斤　大棗一百枚，擘　黃連　乾薑　白朮　甘草炙，各三兩。

上八味，㕮咀，以水一斗煮取半，去滓，得二升九合，日一服，三日令盡。老小任意加減。

建脾湯　主脾氣不調，使人身重如石，欲食即嘔，四肢酸削不收方。

生地黃　黃蓍　芍藥　甘草各一兩，炙　生薑二兩　白蜜一升。

上六味，㕮咀，以水九升，煮取三升，去滓納蜜，攪令微沸，服八合，日三夜一。

柔脾湯　主脾氣不足，下焦虛冷，胸中滿塞，汗出脅下支滿，或吐血及下血方。

乾地黃三兩　黃蓍　芍藥　甘草炙，各一兩。

上四味，切，以酒三升漬之，三斗米下蒸。以銅器承取汁，隨多少服之。

溫脾湯 主脾氣不足，虛弱下痢，上入下出方。

乾薑 大黃各三兩 人參 附子炮，去皮 甘草炙，各二兩。

上五味，㕮咀，以水八升，煮取二升半，分三服。

溫脾湯 主脾氣不足，水穀下痢，腹痛食不消方。

半夏四兩，洗 乾薑 赤石脂 白石脂 厚朴炙 桂心三兩 當歸 芎藭 附子炮，去皮 人參 甘草炙，各二兩。

上一十一味，㕮咀，以水九升，煮取三升半，分三服。

瀉脾丸 主脾氣不調有熱，或下閉塞，調五臟，治嘔逆食飲方。

大黃六兩 杏仁四兩，去皮尖及雙仁，熬 蜀椒去目、閉口者，汗 半夏洗 玄參 茯苓 芍藥各三分 細辛 黃芩各半兩 人參 當歸 附子炮，去皮 乾薑 桂心各一兩。

上一十四味，擣篩為末，煉蜜和丸如梧子，飲服六丸，日三。增至十丸。

瀉脾丸 主毒風在脾中，流腫腹滿短氣，食輒防響不消，時時微下方。

乾薑 當歸 桂心 葶藶各三分，熬 狼毒 大黃 芎藭 蜀椒去目及閉口，汗 白薇 附子炮，去皮 甘遂 吳茱萸各半兩。

上一十二味，擣篩為末，煉蜜和丸如梧子，飲服三丸，日三。

大溫脾丸 主脾中冷，水穀不化，脹滿，或時寒極方。

法麴 大麥糵 吳茱萸各五合 枳實三枚，炙 乾薑三兩 細辛三兩 桂心五兩 桔梗三兩 附子炮，去皮，二兩 人參 甘草炙，各三兩。

上一十一味，擣篩為末，煉蜜和丸如梧子，酒服七丸，日三。加至十五丸。

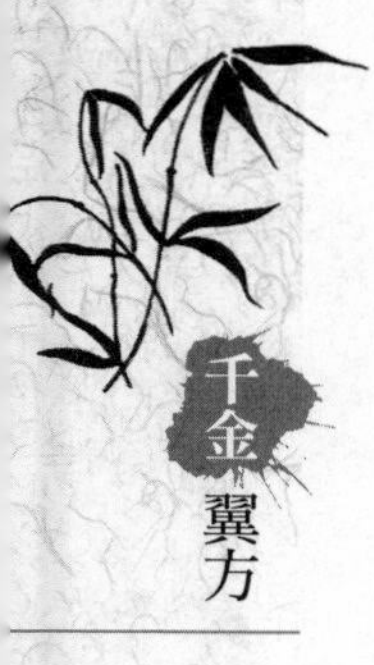

轉脾丸　主大病後至虛羸瘦，不能食，食不消化方。

小麥麴四兩　蜀椒一兩，去目及閉口，汗　乾薑　吳茱萸　大黃各三兩　附子炮，去皮　厚朴炙　當歸　桂心　甘草炙，各二兩。

上一十味，搗篩為末，煉蜜和丸如梧子，酒服十五丸，日三。

溫脾丸　主胃氣弱，大腹冷則下痢，小腹熱即小便難，防響腹滿，喘氣虛乏，乾嘔不得食，溫中消穀，治脾益氣方。

法麴　小麥糵各五合　吳茱萸三合　枳實三枚，炙　人參　桔梗　麥門冬去心　乾薑　附子炮，去皮　細辛各二兩　桂心　厚朴炙　當歸　茯苓　甘草炙，各三兩。

上一十五味，搗篩為末，煉蜜和丸如梧子，空腹飲服七丸，日三，亦可加大黃二兩。

平胃湯　主胃中寒熱嘔逆，胸中微痛，吐如豆羹汁，或吐血方。

阿膠炙　芍藥各二兩　乾地黃　乾薑　石膏碎　人參　黃芩　甘草炙，各一兩。

上八味，㕮咀，以水酒各三升，煮取三升，分三服。

胃脹湯　主胃氣不足，心氣少，上奔胸中，憒悶，寒冷腹中絞痛，吐痢宿汁方。

人參一兩　茯苓　橘皮　乾薑　甘草炙，各二兩。

上五味，搗篩為末，煉蜜和，要搗五百杵，丸如梧子，以水二升，銅器中火上煮二十丸一沸，不能飲者服一升，日三。可長將服。一名胃服丸，又名補臟湯。

和胃丸　主胃痛，悁煩噫逆，胸中氣滿，腹脅下邪氣，寒熱積聚，大小便乍難。調六腑，安五臟，導達腸胃，令人能食，並主女人絕產方。

大黃　細辛　黃連　蜀椒去目、閉口者，汗　皂莢炙，去皮子

當歸　桂心各一分　杏仁去皮尖、雙仁，熬　黃芩各一兩半　葶藶熬　阿膠炙　芒硝各半兩　厚朴二分，炙　甘遂一兩　半夏五分，洗。

上一十五味，搗篩為末，煉蜜和丸如梧子，空腹酒服五丸，日三，稍加至十丸。

試和丸　主嘔逆，腰以上熱，惕惕驚恐，時悲淚出，時復喜怒，妄語夢寤，灑灑淅淅，頭痛少氣，時如醉狀，不能食，噫聞食臭欲嘔，大小便不利，或寒熱，小便赤黃，惡風，目視䀮䀮，耳中凶凶方。

防風　澤瀉　白朮　蛇床子　吳茱萸　細辛　菖蒲　烏頭炮，去皮　五味子各一分　當歸　遠志去心　桂心各半兩　乾薑三分。

上一十三味，搗篩為末，煉蜜和丸，空腹吞五丸如梧子，日三，加至十丸。華佗方。

補腎湯　主腎氣不足，心中忙忙而悶，目視䀮䀮，心懸少氣，陽氣不足，耳聾，目前如星火，消渴疽痔，一身悉癢，骨中疼痛小弱，拘急乏氣，難嚥咽乾，唾如膠色黑方。

磁石　生薑切　五味子　防風　牡丹皮　玄參　桂心　甘草炙，各二兩　附子一兩，炮，去皮　大豆二十四枚。

上一十味，㕮咀，以水一斗二升，銅器中揚之三百遍，納藥煮取六升，去滓更煎，得二升八合，分為三服。

腎著湯　主腰以下冷痛而重，如帶五千錢，小便不利方。

茯苓　白朮各四兩　乾薑二兩　甘草一兩，炙。

上四味，㕮咀，以水六升，煮取三升，分三服。

治腎間有水氣，腰脊疼痛，腹背拘急絞痛方。

茯苓　白朮　澤瀉　乾薑各四兩。

上四味，㕮咀，以水八升，煮取三升，分三服。

又方　茯苓　白朮各四兩　飴糖八兩　乾薑　甘草炙，各二兩。

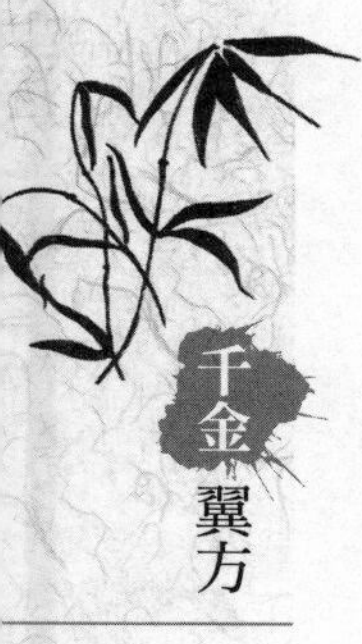

上五味，㕮咀，以水一斗，煮取三升，納飴糖煎之令烊，分為四服。

大補腎湯　主腎氣腰背疼重方。

磁石　石斛　茯苓　橘皮　麥門冬去心　芍藥　牛膝　棘刺　桂心各三兩　地骨皮三升　人參　當歸　五味子　高良薑　杜仲各五兩，炙　紫菀　乾薑各四兩　遠志一兩半，去心　乾地黃六兩　甘草二兩，炙。

上二十味，㕮咀，以水四升，煮取一升，分十服。

腎氣丸　主五勞七傷，臟中虛竭，腎氣不足，陰下癢，小便餘瀝，忽忽喜忘，悲愁不樂，不嗜食飲方。

薯蕷　石斛各三分　蓯蓉　黃耆各三兩　羊腎一具　茯苓　五味子　遠志去心　當歸　澤瀉　人參　巴戟天　防風　附子炮，去皮　乾薑　天雄炮，去皮　乾地黃　獨活　桂心　棘刺　杜仲炙　菟絲子各二兩。

上二十二味，擣篩為末，煉蜜和丸如梧子，空腹酒服十丸，日三。稍加至二十丸。

腎瀝散　主五勞男子百病方。

防風　黃芩　山茱萸　白蘞　厚朴炙　芍藥　薯蕷　麥門冬去心　天雄炮，去皮　甘草炙，各五分　獨活　菊花　秦艽　細辛　白朮　枳實炙　柏子仁各一兩　當歸　芎藭　菟絲子　蓯蓉　桂心各七分　石斛　乾薑　人參各二兩　鐘乳研　蜀椒汗，去目、閉口者　附子炮，去皮　白石英各一兩　烏頭三分，炮，去皮　羊腎一具　黃耆二兩半。

上三十二味，擣篩為散，酒服方寸匕，日二，加至二匕，日三。

瀉腎散　主男子諸虛不足腎氣乏方。

硝石　礬石各八分。

上二味，擣篩為散，以粳米粥汁一升，納一方寸匕，攪令和調，頓服之，日三。不知，稍增。

五臟氣虛第五方九首

五補湯　主五臟內虛竭，短氣咳逆傷損，鬱鬱不足，下氣，復通津液方。

麥門冬去心　小麥各一升　粳米三合　地骨皮　薤白各一斤　人參　五味子　桂心　甘草炙，各二兩　生薑八兩，切。

上一十味，㕮咀，以水一斗二升，煮取三升，分三服。口乾，先煮竹葉一把減一升，去滓，納藥煮之。

人參湯　主男子五勞七傷，胸中逆滿，害食乏氣，嘔逆，兩脅下脹，少腹急痛，宛轉欲死，調中，平臟氣，理傷絕方。

人參　茯苓　芍藥　當歸　白糖　桂心　甘草炙，各二兩　蜀椒去目及閉口，汗　生薑　前胡　橘皮　五味子各一兩　枳實三分，炙　麥門冬三合，去心　大棗十五枚，擘。

上一十五味，㕮咀，以東流水一斗五升，漬藥半日，以三歲陳蘆微微煮取四升，去滓，納糖令消。二十以上六十以下服一升，二十以下六十以上服七八合，久羸者服七合，日三夜一。

治手足厥寒，脈為之細絕，其人有寒者，**當歸茱萸四逆湯方。**

當歸　芍藥　桂心各三兩　吳茱萸二升　生薑半斤，切　細辛　通草　甘草各二兩，炙　大棗二十五枚，擘。

上九味，㕮咀，以酒水各四升，煮取三升，分四服。

治下痢清穀，內寒外熱，手足厥逆，脈微欲絕，身反惡寒，其人面赤，或腹痛乾嘔，或咽痛，或痢止，脈不出，**通脈四逆湯方。**

甘草一兩，炙　大附子一枚，生，去皮，破八片　乾薑三兩，強

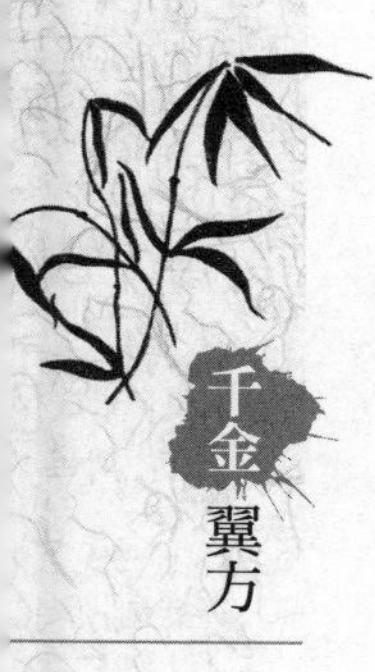

人可四兩。

上三味，㕮咀二味，以水三升，煮取一升二合，分再服，脈即出也。面赤者，加蔥白九莖；腹痛者，去蔥白，加芍藥二兩；嘔者，加生薑二兩；咽痛者，去芍藥，加桔梗一兩；痢止脈不出者，去桔梗，加人參二兩。

復脈湯 主虛勞不足，汗出而悶，脈結，心悸，行動如常，不出百日，危急者二十一日死方。

生地黃一斤，細切 生薑三兩，切 麥門冬去心 麻子仁各三兩 阿膠三兩，炙 大棗三十枚，擘 人參 桂心各二兩 甘草四兩，炙。

上九味，㕮咀，以水一斗，煮取六升，去滓，分六服，日三夜三。若脈未復，隔日又服一劑，力弱者三日一劑，乃至五劑十劑，以脈復為度，宜取汗。越公楊素因患失脈，七日服五劑而復。仲景名炙甘草湯，一方以酒七升，水八升，煮取三升，見傷寒中。

大建中湯 主五勞七傷，小腸急，臍下彭亨，兩脅脹滿，腰脊相引，鼻口乾燥，目暗䀮䀮，憒憒不樂，胸中氣逆，不下食飲，莖中策然痛，小便赤黃，尿有餘瀝，夢與鬼神交通，失精，驚恐虛乏方。

人參 龍骨 澤瀉 黃耆各三兩 大棗二十枚 芍藥四兩 遠志去心 甘草炙，各二兩 生薑切 飴糖各八兩。

上一十味，㕮咀，以水一斗，煮取二升半，去滓，納飴糖令消，一服八合。相去如行十里久。《千金》有當歸三兩。

小建中湯 所主與前方同。

芍藥六兩 桂心三兩 生薑三兩，切 飴糖一升 甘草二兩，炙 大棗二十枚，擘。

上六味，㕮咀，以水七升，煮取三升，去滓，納飴糖，一服一升，日三服。已載傷寒中，此再見之。

茯苓湯　主虛損短氣，咽喉不利，唾如稠膠凝塞方。

茯苓　前胡　桂心各二兩　麥門冬五兩，去心大棗四十枚，擘　人參　乾地黃　芍藥　甘草各一兩，炙。

上九味，㕮咀，以水一斗，煮麥門冬及八升，除滓，納藥，煮取三升，分三服。三劑永瘥。一名凝唾湯。

黃耆湯　主虛勞不足，四肢頓瘵，不欲食飲，食即汗出方。

黃耆　當歸　細辛　五味子　生薑切　人參　桂心　甘草各二兩，炙　芍藥三兩　前胡一兩　茯苓四兩　半夏八兩，洗　麥門冬二兩，去心　大棗二十枚，擘。

上一十四味，㕮咀，以水一斗四升，煮取三升，去滓，一服八合。日三。

補虛丸散第六方二十二首

菴蕳散　主風勞濕痺，痿厥少氣，筋攣，關節疼痛，難以屈伸，或不能行履，精衰目瞑，陰陽不起，腹中不調，乍寒乍熱，大小便或澀，此是腎虛所致主之方。

菴蕳子　酸棗仁　大豆捲　薏苡仁　車前子　蔓荊子　菥蓂子　冬瓜子　菊花　秦椒汗，去子並閉目者，各一升　阿膠一斤，炒。

上一十一味，各擣絹下為散，合和擣令相得，食後服三合，日再。若苦筋攣骨節痛，難以屈伸，倍酸棗仁，菴蕳、菥蓂、瓜子各三升，久服不老，益氣輕身，耳目聰明。

大五補丸　主五臟勞氣七傷，虛損不足，冷熱不調，飲食無味。

薯蕷　石龍芮　覆盆子　乾地黃　五味子各二兩　石楠　秦艽　五加皮　天雄炮，去皮　狗脊　人參　黃耆　防風　山茱

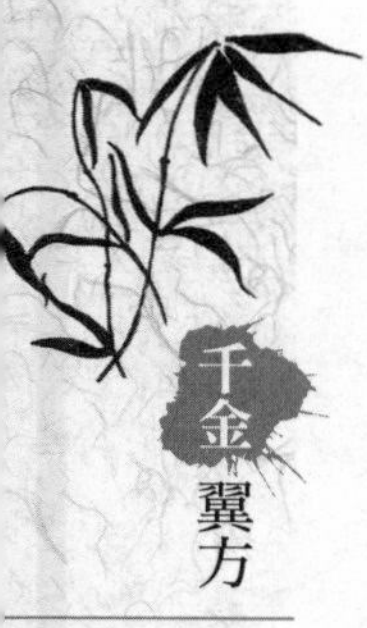

萸　白朮　杜仲炙　桂心各一兩　麥門冬去心　巴戟天各一兩半　遠志二兩半，去心　石斛　菟絲子　天門冬各七分，去心　蛇床子　萆薢各半兩　茯苓五分　乾薑三分　肉蓯蓉三兩。

上二十八味，搗篩為末，煉蜜和丸如梧子，空腹以酒服十丸，日三，稍加至三十丸。

翟平薯蕷丸　補諸虛勞損方。

薯蕷　牛膝　菟絲子　澤瀉　乾地黃　茯苓　巴戟天　赤石脂　山茱萸　杜仲炙，各二兩　蓯蓉四兩　五味子一兩半。

上一十二味，搗篩為末，煉蜜和丸如梧子，酒服二十丸，日一夜一。瘦者加敦煌石膏二兩，健忘加遠志二兩，少津液加柏子仁二兩。慎食蒜、醋、陳、臭等物。

薯蕷散　補虛風勞方。

薯蕷　牛膝　續斷　巴戟天　菟絲子　茯苓　枸杞子　五味子　杜仲各一兩，炙　蛇床子　山茱萸各三分　蓯蓉一兩。

上一十二味，搗篩為散，酒服方寸匕，日二夜一。惟禁蒜、醋。健忘加遠志、茯神，體澀加柏子仁，各二兩。服三劑，益肌肉，亦可為丸。

薯蕷散　主頭面有風，牽引眼睛疼痛，偏視不明方。

薯蕷五兩　細辛一兩半　天雄炮，去皮　秦艽各二兩　桂心　羌活　山茱萸各二兩半。

上七味，搗篩為散，酒服方寸匕，日三。

十味腎氣丸　主補虛方。

桂心　牡丹皮　澤瀉　薯蕷　芍藥各四兩　玄參　茯苓　山茱萸各五兩　附子三兩，炮，去皮　乾地黃八兩。

上一十味，搗篩為末，煉蜜和丸如梧子，以酒服二十丸，稍加至三十丸，以知為度。

張仲景八味腎氣丸方

乾地黃八兩　澤瀉二兩　桂心二兩　薯蕷四兩　山茱萸四兩

牡丹皮　茯苓各三兩　附子炮，去皮，二兩。

上八味，搗篩為末，煉蜜和丸如梧子，以酒服七丸，日三。稍加至十丸，長久可服。

常服大補益散方

肉蓯蓉　乾棗肉　石斛各八兩　枸杞子一斤　菟絲子　續斷　遠志各五兩，去心　天雄三兩，炮，去皮　乾地黃十兩。

上九味，搗篩為散，酒服方寸匕，日二。無所忌。

補虛主陽氣斷絕不起方

白石英　陽起石　磁石　蓯蓉　菟絲子　乾地黃各二兩半　五味子　石斛　桔梗　白朮各二兩　巴戟天　防風各五分　蛇床子半兩　桂心。

上一十四味，搗篩為末，煉蜜和丸如梧子，酒服十五丸，日三。稍加至二十丸，以知為度。

小秦艽散　主風虛疥瘙癢方

秦艽三兩　茯苓　牡蠣熬　附子炮，去皮　黃芩各半兩　人參三分　乾薑　細辛各五分　白朮三兩半　蜀椒去目、閉口者，汗　桔梗　防風　桂心各一兩。

上一十三味，搗篩為散，酒服方寸匕，日再。

治陽氣衰微，終日不起方

蛇床子三分　菟絲子草汁二合。

上二味，和如泥，塗上，日五遍，三日大驗。

又方　車前根葉

上一味，曝乾，搗為散，酒服方寸匕，日三服。

又方　原蠶蛾未連者一升。

上一味，陰乾，去頭、足、翅，搗篩為末，煉蜜和丸如梧子，夜臥服一丸。

又方　蛇床子　菟絲子　杜仲各五分，炙　五味子一兩　肉蓯蓉二兩。

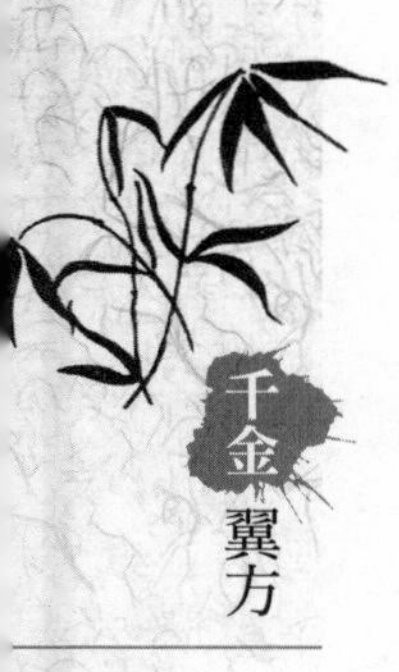

上五味，搗篩為末，煉蜜和丸如梧子，酒服十四丸，日二夜一。

又方 陽起石

上一味，以酒三斗漬二七日，服三合，日三夜一。

又方 特生礜石火煉一伏時。

上一味，搗末酒漬二七日，服五合，日三夜一。

淮南八公石斛散 主風濕痺疼，腰腳不遂方。

石斛 防風 茯苓 乾薑 細辛 雲母 杜仲炙 遠志去心 菟絲子 天雄炮，去皮 人參 蓯蓉 萆薢 桂心 乾地黃 牛膝 蛇床 薯蕷 巴戟天 續斷 山茱萸 白朮各一兩 菊花 附子炮，去皮 蜀椒去目、閉口者，汗 五味子各二兩。

上二十六味，搗篩為散，酒服方寸匕，日再。

琥珀散 主虛勞百病，陰痿精清，力不足，大小便不利如淋，腦間寒氣，結在關元，強行陰陽，精少餘瀝。治腰脊痛，四肢重，咽乾口燥，飲食無味，乏氣少力，遠視䀮䀮，驚悸不安，五臟氣虛，上氣悶滿方。

琥珀二兩 石韋 乾薑 滑石 牡丹皮 茯苓 芎藭 石斛 續斷 當歸 人參 遠志去心 桂心各三兩 蓯蓉 千歲松脂 牡蒙 橘皮各四兩 松子 柏子仁 荏子各三升 車前子 菟絲子 菴䕡子各一升 枸杞子一兩 牛膝三兩 通草十四兩 胡麻子 蕪菁子 蛇床子 麥門冬各一升，去心。

上三十味，各異搗，合搗兩千杵，重絹下合和，盛以葦囊，先食服方寸匕，日三夜一。用牛羊乳煎令熟，長服令人志性強，輕身益氣力，消穀能食。耐寒暑，百病除癒。久服老而更少，髮白更黑，齒落更生矣。

禿雞散方

蛇床子 菟絲子 遠志去心 五味子 巴戟天 防風各半兩

蓯蓉三分　杜仲一分，炙。

上八味，擣篩為散，酒服方寸匕，日一服。

三仁九子丸　主五勞七傷補益方。

酸棗仁　柏子仁　薏苡仁　蛇床子　枸杞子　五味子　菟絲子　菊花子　菴蕳子　蔓荊子　地膚子　烏麻子　乾地黃　薯蕷　桂心。

上一十五味各二兩，加蓯蓉二兩，擣篩為末，煉蜜和丸如梧子，酒服二十丸，日二。大主腎虛勞。

療氣及虛方。《千金方》云：治氣及補五勞七傷，無所不治。明目，利小便。

白石英十兩，成煉者　石斛　蓯蓉各一兩半　菟絲子三兩　茯苓　澤瀉　橘皮各一兩。

上七味，先取白石英無多少，以鐵鎚砧上細打，去暗者及惡物黶翳，惟取向日看明澈者，擣，絹篩於銅盤中，水研之，如米粉法。三度研訖，澄之，漸漸卻水，曝令浥浥然，看上有不淨之物去之，取中心好者，在下有惡物亦去之。所得好者，更研令熟，以帛練袋盛，置瓷甕合上，以三斗米下蒸之，飯熟，下懸袋日中乾之。取出更研，然後擣諸藥下篩，總於瓷器中，研令相得，酒服方寸匕，日二，不得過之。忌豬、魚、鵝、鴨、蒜、生冷、醋、滑。

治腰痛方

鹿角末，酒服方寸匕，日二服。

《千金翼方》卷第十五

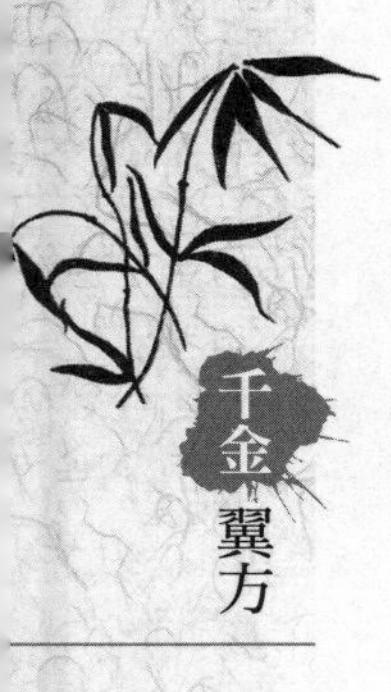

千金翼方卷第十六　中風上

諸酒第一方二十首

獨活酒　主八風十二痺方。

獨活　石楠各四兩　防風三兩　茵芋　附子去皮　烏頭去皮　天雄去皮，各二兩。

上七味，切，以酒二斗漬六日，先食服，一服半合，以知為度。

牛膝酒　主八十三種風著人，頭面腫癢，眉髮隕落，手腳拘急，不得行步，夢與鬼神交通，或心煩恐怖，百脈自驚，轉加羸瘦，略出要者，不能盡說方。

牛膝　石楠　烏頭去皮　天雄去皮　茵芋各二兩　細辛五分。

上六味，切，以酒一斗二升漬之，春秋五日，夏三日，冬七日。初服半合，治風癲宿澼，服之即吐下，強人日三，老小日一。不知稍加。唯禁房室及豬肉等。

茵芋酒　主新久風，體不仁，或垂曳，或拘急腫，或枯焦施連方。

茵芋　狗脊　烏頭去皮　附子各二兩，去皮　躑躅　天雄去皮，各一兩。

上六味，切，以酒一斗漬八九日，服半合，以知為度。

金牙酒　主積年八風五注，舉身嚲曳，不得轉側，行步跛躄，不能收攝，又暴口噤失音，言語不通利，四肢脊筋皆急，肉疸，血脈曲攣掣，痱膈起腫痛，流走無常處，勞冷積聚少氣，或寒或熱，三焦脾胃不磨，飲澼結實，逆害飲食，醋咽嘔吐，食不生肌，醫所不能治者，悉主之方。

金牙燒，碎之如粳米大　細辛　地膚子若無子，用莖代之　地黃　附子去皮　防風　蜀椒去目、閉口者，汗　茵芋　蒴藋根各四兩　羌活一斤。

上一十味，切，以瓷罌中清酒四斗漬之，密泥封勿洩，春夏三四宿，秋冬六七宿，去滓服一合，此酒無毒，及可小醉，不盡一劑，病無不瘉矣。又令人肥健，盡自可加諸藥各三兩，唯蜀椒五兩，用酒如法，勿加金牙也。此酒勝針灸，治三十年諸風嚲曳，神驗。冷加乾薑四兩。一方用升麻四兩，人參三兩，石斛、牛膝各五兩。又一方用蒺藜四兩，黃蓍三兩。又一方有續斷四兩，《千金》用莽草，無茵芋。

馬灌酒　主除風氣，通血脈，益精氣，定六腑，明耳目，悅澤顏色，頭白更黑，齒落更生。服藥二十日力勢倍，六十日誌氣充強，八十日能夜書，百日致神明，房中盈壯如三十時，力能引弩。

有人服藥年七八十，有四男三女。隴西韓府君，筋急兩膝不得屈伸，手不得帶衣，起居增劇，惡風寒冷，通身流腫生瘡。藍田府君背痛不能立，面目萎黃，服之二十日，身輕目明，房室盈壯。病在腰膝，藥悉主之。常山太守方。

天雄去皮　茵芋各三兩　蜀椒去目、閉口者，汗　躑躅各一升　白蘞三兩　烏頭去皮　附子去皮　乾薑各二兩。

上八味，切，以酒三斗漬之，春夏五日，秋冬七日，去滓。初服半合為始，稍加至三合。暴滓為散，服方寸匕，日三，以知為度。夏日恐酒酸，以油單覆，下垂井中，近水不酸也。《千金》有桂心、商陸，為十味。

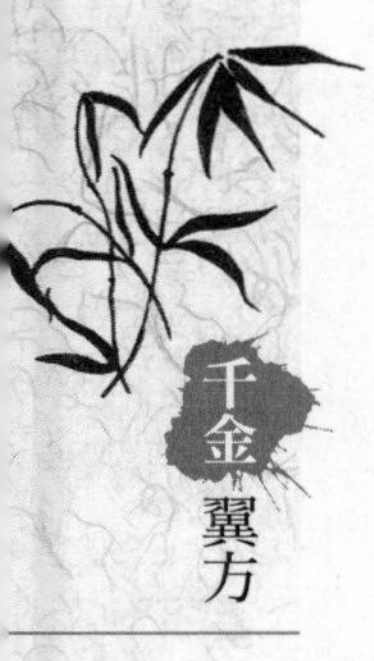

芫青酒　主百病風邪狂走，少腹腫，癥瘕霍亂，中惡飛屍遁注，暴瘕傷寒，中風濕冷，頭痛身重諸病，寒熱風虛及頭風。服酒當從少起，藥發當吐清汁一二升方。

芫青　巴豆去皮、心，熬　斑蝥各三十枚，去翅、足，熬　附子去皮　躑躅　細辛　烏頭去皮　乾薑　桂心　蜀椒去目、閉口者，汗　天雄去皮　黃芩各一兩。

上一十二味，切，以酒一斗漬十日，每服半合，日二。應苦煩悶，飲一升水解之，以知為度。

蠻夷酒　主久風枯攣，三十年著床，及諸惡風，眉毛墮落方。

獨活　烏頭去皮　乾薑　地黃　礜石燒　丹參各一兩　白芷三兩　蕪荑　芫花　柏子仁各一兩　人參　甘遂　狼毒　蓯蓉　蜀椒去目，閉口者，汗　防風　細辛　礬石燒，汁盡　牛膝　寒水石　茯苓　金牙燒　麻黃去節　芍藥　當歸　柴胡　枸杞根《千金》作狗脊　天雄去皮　烏喙去皮，各半兩　附子去皮，二兩　薯蕷　杜仲炙　石楠　牡蠣熬　山茱萸　桔梗　牡荊子　款冬各三兩　白朮三分　石斛二分　桂心一分　蘇子一升　赤石脂二兩半。

上四十三味，切，以酒二斗漬之，夏三日，春秋六日，冬九日。一服半合，當密室中合藥，勿令女人六畜見之。三日清齋，乃合藥。加麥門冬二兩，大棗四十枚更佳也。《千金》有芎藭。

又蠻夷酒　主八風十二痺，偏枯不隨，宿食虛冷，五勞七傷，及女人產後餘疾，月水不調方。

遠志去心　礬石燒，汁盡，各二兩　石膏二兩半　蜈蚣二枚，炙　狼毒　礜石燒　白朮　附子去皮　半夏洗　桂心　石楠　白石脂　續斷　龍膽　芫花　玄參　白石英　代赭　藺茹　石韋去毛　天雄去皮　寒水石　防風　桔梗　藜蘆　卷柏　山茱萸　細辛　烏頭去皮　躑躅　蜀椒去目、閉口者，汗　秦艽　菖蒲　白芷各一兩。

上三十四味，切，以酒二斗漬四日，一服一合，日再。十日後瀝去滓。暴乾，擣篩為散，酒服方寸匕，日再，以知為度。

魯公酒 主百病風眩心亂，耳聾目瞑淚出，鼻不聞香臭，口爛生瘡，風齒瘰癧，喉下生瘡，煩熱，厥逆上氣，胸脅肩髀痛，手不上頭，不自帶衣，腰脊不能俯仰，腳酸不仁，難以久立。八風十二痹，五緩六急，半身不遂，四肢偏枯，筋攣不可屈伸。

賊風咽喉閉塞，哽哽不利。或如錐刀所刺，行人皮膚中無有常處，久久不治，入人五臟，或在心下，或在膏肓。

遊行四肢，偏有冷處，如風所吹，久寒積聚風濕，五勞七傷，虛損萬病方。

細辛半兩　茵芋　烏頭去皮　躑躅各五分　木防己　天雄去皮　石斛各一兩　柏子仁　牛膝　山茱萸　通草　秦艽　桂心　乾薑　乾地黃　黃芩一作黃耆　茵陳　附子去皮　瞿麥　王蓀一作王不留行　杜仲炙　澤瀉　石楠　防風　遠志各三分，去心。

上二十五味，切，以酒五斗漬十日，一服一合，加至四五合，以知為度。一方加甘草三分。

附子酒 主大風冷痰澼，脹滿諸痹方。

大附子一枚重二兩者，亦云二枚，去皮，破。

上一味，用酒五升漬之，春五日，一服一合，以瘥為度，日再服，無所不治，勿用蛀者、陳者，非者不瘥病。

紫石酒 主久風虛冷，心氣不足，或時驚怖方。

紫石英一斤　鐘乳研　防風　遠志去心　桂心各四兩　麻黃去節　茯苓　白朮　甘草炙，各三兩。

上九味，切，以酒三斗漬如上法，服四合，日三，亦可至醉，常令有酒氣。

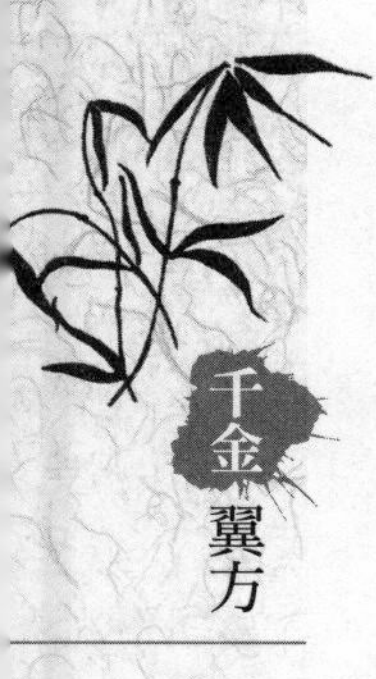

丹參酒　主惡風疼痺不仁，惡瘡不瘥，無痂，鬚眉禿落方。

丹參　前胡　細辛　卷柏　天雄去皮　秦艽　茵芋　乾薑　牛膝　芫花　白朮　附子去皮　代赭　續斷　防風　桔梗　藺茹　礬石燒，汁盡　半夏洗　白石脂　石楠　狼毒　桂心　菟絲子　芍藥　龍膽　石韋　恆山　黃連　黃芩　玄參　礜石燒　遠志去心　紫菀　山茱萸　乾地黃　雞蘇　甘草炙，各一兩　石膏二兩　杏仁二十枚，去皮尖、雙仁　麻黃去節　大黃各五分　菖蒲一兩半　白芷一兩　蜈蚣二枚，赤頭者，炙。

上四十五味，切，以酒四斗漬五宿，一服半合，增至一二合，日二。以瘥為度。

杜仲酒　主腰腳疼痛，不遂風虛方。

杜仲八兩，炙　羌活四兩　石楠二兩　大附子三枚，去皮。

上四味，切，以酒一斗漬三宿，服二合，日再。

杜仲酒　主腕傷腰痛方。

杜仲八兩，炙　乾地黃四兩　當歸　烏頭去皮　芎藭各二兩。

上五味，切，以酒一斗二升漬，服之如上法。

枳茹酒　主諸藥不能瘥者方。

枳茹，枳上青皮，刮取其末，欲至心止，得茹五升，微火熬去濕氣。以酒一斗漬，微火暖，令得藥味，隨性飲之。主口僻眼急，神驗。主緩風急風，並佳。

杜仲酒　主風勞虛冷，腰腳疼屈弱方。

杜仲炙　蛇床各八兩　當歸　芎藭　乾薑　附子去皮　秦艽　石斛　桂心各三兩　蜀椒去目、閉口者，汗　細辛　茵芋　天雄去皮，各二兩　獨活　防風各五兩。

上一十五味，切，以酒三斗漬五宿，一服三合，日三。一方加紫石英五兩。

菊花酒　主男女風虛寒冷，腰背痛。食少羸瘦無色，噓吸少氣，去風冷，補不足方。

菊花　杜仲各一斤，炙　獨活　鐘乳研　萆薢各八兩　茯苓二兩　紫石英五兩　附子去皮　防風　黃蓍　蓯蓉　當歸　石斛　桂心各四兩。

上一十四味，切，以酒七斗漬五宿，一服二合，稍漸加至五合，日三。《千金》有乾薑。

麻子酒　主虛勞百病，傷寒風濕，及女人帶下，月水往來不調，手足疼痺著床方。

麻子一石　法麴一斗。

上二味，先搗麻子成末，以水兩石著釜中蒸麻子極熟，炊一斛米，傾出，去滓，隨汁多少如家釀法，酒熟取清，任性飲之，令人肥健。

黃蓍酒　主大風虛冷，痰澼偏枯，腳弱腫滿百病方。

黃蓍　獨活　山茱萸　桂心　蜀椒去目、閉口者，汗　白朮　牛膝　葛根　防風　芎藭　細辛　附子去皮　甘草炙，各三兩　大黃一兩　乾薑二兩半　秦艽　當歸　烏頭去皮，各二兩。

上一十八味，切，以酒三斗，漬十日，一服一合，稍加至五合，日三夜二，服無所忌。大虛加蓯蓉二兩、萎蕤二兩、石斛二兩；多忘加菖蒲二兩、紫石英二兩；心下水加茯苓二兩、人參二兩、薯蕷三兩，服盡。復更以酒三斗漬滓。不爾，可暴乾作散，酒服方寸匕，日三。

地黃酒

生地黃汁一石，煎取五斗，冷漬麴發，先淘米暴乾，欲釀時，別煎地黃汁，如前法漬米一宿，漉乾炊釀，一如家醞法，拌饋亦以餘汁，酘酘皆然。

其押出地黃乾滓，亦和米炊釀之，酒熟訖封七日押取，溫取一盞，常令酒氣相接。慎豬、魚，服之百日，肥白，疾癒。

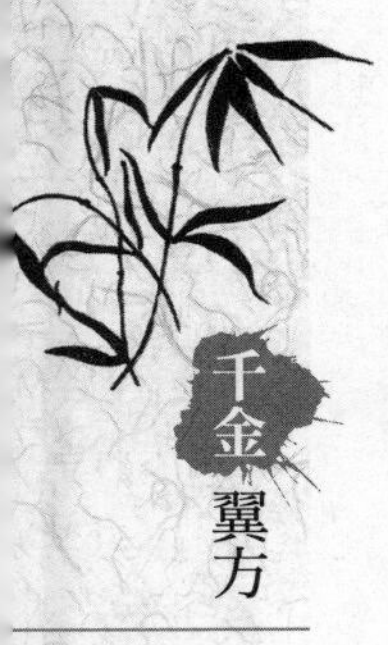

諸散第二方九首　論一首

九江太守散　主男女老少未有不苦風者，男子五勞七傷，婦人產後餘疾，五臟六腑諸風，皆悉主之方。

知母　人參　茯苓各三兩　蜀椒半兩，汗，去目、閉口者　栝樓一兩半　防風　白朮各三兩　澤瀉二兩　乾薑　附子炮，去皮　桂心各一兩　細辛一兩。

上一十二味，搗篩為散，以酒服方寸匕，日再。飲酒，常令有酒色，勿令大醉也，禁房室、豬魚生冷，無病常服益佳，延年益壽，輕身明目，強筋骨，癒折傷。

吳茱萸散　主風跛蹇偏枯，半身不遂，晝夜呻吟，醫所不能治方。

吳茱萸　乾薑　白蘞　牡桂　附子炮，去皮　薯蕷　天雄炮，去皮　乾漆熬　秦艽各半兩　狗脊一分　防風一兩。

上一十一味，搗篩為散，以酒服方寸匕，日三服。

山茱萸散　主風跛痺，治法如前方。

山茱萸　附子炮，去皮　薯蕷　王蓀　牡桂　乾地黃　乾漆熬　秦艽　天雄泡，去皮　白朮各半兩　狗脊。

上一十一味，搗篩為散，先食酒服方寸匕，日三，藥走皮膚中淫淫，服之一月，癒。

萬金散　主頭痛眩亂耳聾，兩目淚出，鼻不聞香臭，口爛惡瘡，鼠漏瘰癧，喉咽生瘡，煩熱咳嗽胸滿，腳腫，半身偏枯不遂，手足筋急緩，不能屈伸，賊風猥退，蜚屍蠱注。江南惡氣，在人心下，或在膏肓，游走四肢，針灸不及，積聚僻戾，五緩六急，濕痺，女人帶下積聚，生產中風，男女五勞七傷皆主之方。

石斛　防風　巴戟天　天雄炮，去皮　乾地黃　石楠　遠志去心　躑躅　烏頭炮，去皮　乾薑　桂心各一兩半　蜀椒半升，汗，去目、閉口者　瞿麥　茵陳　秦艽　茵芋　黃耆　薔薇　獨活　細辛　牛膝各一兩　柏子　澤瀉　杜仲各半兩，炙　山茱萸　通草　甘草各三分。

上二十七味，搗篩為散，雞未鳴時冷酒服五分匕，日三，加至一匕。

人參散　主一切諸風方。

人參　當歸各五分　天雄炮，去皮　前胡　吳茱萸　白朮　秦艽　烏頭炮，去皮　細辛各二分　附子一兩，炮，去皮　獨活一分　防風　麻黃去節　莽草　蜀椒去目，閉口者，汗　桔梗　天門冬去心　五味子　白芷各三兩　芎藭一兩。

上二十味，搗篩為散，酒服方寸匕，日三服，中熱者加減服之。若卒中風，傷寒鼻塞者，服訖覆取汗即癒。

防風散　主風所為卒起，眩冒不知人，四肢不知痛處，不能行步，或身體偏枯不遂，口吐涎沫出，手足拘急方。

防風　蜀椒去目、閉口者，汗　麥門冬各一兩，去心　天雄炮，去皮　附子炮，去皮　人參　當歸各五分　五味子　乾薑　烏頭炮，去皮　細辛　白朮各三兩　柴胡　山茱萸　莽草　麻黃去節　桔梗　白芷各半兩。

上一十八味，搗篩為散，酒服方寸匕。日三，不知稍增之，以知為度。

八風十二痺散　主五勞七傷，風入五臟，手腳身體沉重，或如邪氣，時悶汗出，又蜚屍遁注相染易。或少氣腹滿，或皮膚筋痛，項骨相牽引無常處，或咽中有氣，吞之不入，吐之不出，皆主之方。

細辛　巴戟　黃耆　礬石燒　厚朴炙　白蘞　桂心　黃芩　牡荊　山茱萸　白朮　女萎　菊花　人參　天雄炮，去皮　防風　萆薢　石斛　蜀椒各一兩，汗，去目、閉口者　芎藭　龍膽　芍藥　蓯蓉各半兩　紫菀　秦艽　茯苓　菖蒲　烏頭炮，去皮　乾薑各

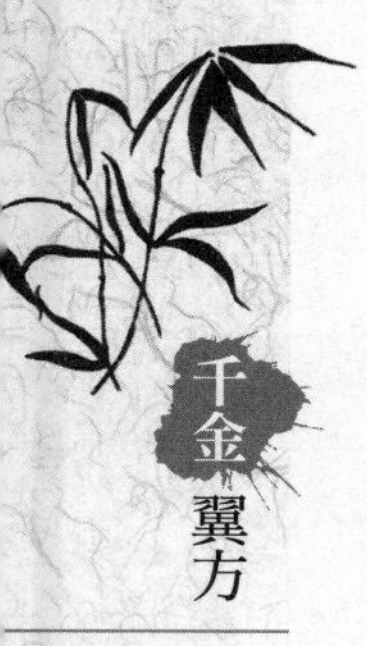

一兩　附子炮，去皮　薯蕷　五味子各一兩半　桔梗　遠志各二兩半，去心。

上三十四味，擣篩為散，酒服方寸匕，日二，稍增至二七，主萬病。

又八風十二痺散　主風痺嘔逆，不能飲食者，心痺也；咳滿腹痛，氣逆唾涕白者，脾痺也；津液唾血腥臭者，肝痺也；陰痿下濕者，痿痺也；腹中雷鳴，食不消，食即氣滿，小便數起，胃痺也；兩膝寒不能行者，濕痺也；手不能舉，腫痛而逆，骨痺也；煩滿短氣，涕唾青墨，腎痺也，並悉主之方。

遠志去心　黃耆　黃芩　白蘞　附子炮，去皮　龍膽　薯蕷　厚朴炙　蜀椒各半兩，去目及閉口者，汗　牡荊子　天雄炮，去皮　細辛　菊花　狗脊　山茱萸　防風　芎藭　桂心各三分　五味子　巴戟天各一分　茯苓　芍藥　秦艽　烏頭炮，去皮　蕪荑　菖蒲　萎蕤各一兩。

上二十七味，擣篩為散，食後飲服方寸匕，日三。寧從少起，稍漸增之。

秦王續命大八風散　主諸風五緩六急，或浮腫，噓吸微痺，風虛不足，並補益臟氣最良。其說甚多，略取其要方。

秦艽三兩，主風不仁　防風二兩，去風疼，除濕痺　附子二兩，炮，去皮，主風濕，堅肌骨，止痛　菖蒲二兩，主風濕，痺拘急　茯苓二兩，主安中下氣，消水　牛膝二兩，主脛虛損煩疼，填骨髓　桔梗二兩，主驚悸，和腸胃　細辛一兩，主留飲，逐風邪　烏頭三兩，炮，去皮，主逐風，上氣除邪　薯蕷一兩，主益氣，補五臟　芎藭一兩，主風寒，溫中　遠志二兩半，去心，主益氣力，定心志　天雄一兩，炮，主留飲，逐風邪　石龍芮一兩，主風，補氣除滿　蜀椒一兩，去目及閉口者，汗，主溫中，逐風邪　石斛二兩，主風益氣，嗜食　白芷一兩，主風邪，除虛滿　龍膽一兩，主風腫，除風熱　白朮一兩，主風腫，消水氣　山茱萸一兩，主風邪濕氣　桂心一兩，主溫筋，利血脈，除邪氣菊花一兩，主風濕，補臟益氣　女萎一兩，主溫中，逐風邪　厚朴一兩，炙，主溫中除冷，益氣除滿　巴戟天一兩，主下氣，堅肌膚　萆薢一兩，主風濕，止悸痛　牡荊子一兩，主風益氣，無用柏子仁　乾漆一兩，熬，主堅體，和少腹　肉蓯蓉一兩，主虛續傷，腰背痛　五味子一兩半，主益氣，除寒熱　芍藥一兩，止痛，散血氣　黃芩一兩，主除虛熱，止痛　白礬一兩，燒汁盡，主除寒熱，破積下氣　續斷一兩，主風虛傷絕　白蘞一兩，主風，益氣力　黃蓍一兩半，主虛羸，風邪目黃。

上三十六味，皆新好，以破除日合擣篩為散，溫清酒和服方寸匕，日三服，不知，稍增之，可至二三匕，以知為度。若苦心悶者，飲少冷水，禁生魚、豬肉、菘菜，能斷房室百日，甚善。此方療風消脹滿，調和五臟，便利六腑，男女有患，悉可合服，常用甚良。患心氣不足短氣，納人參、甘草各一兩。若腹痛是腎氣不足，納杜仲、羊腎各二兩，隨病增減。

論曰：此等諸散，天下名藥，然熱人不可用，唯舊冷者大佳。

諸膏第三方三首

蒼梧道士陳元膏　主風百病方。

當歸　丹砂各三兩，研　細辛　芎藭各二兩　附子去皮，二十二銖　桂心一兩二銖　天雄去皮，三兩二銖　乾薑三兩七銖　烏頭去皮，三兩七銖　雄黃三兩二銖，研　松脂半斤　大醋二升　白芷一兩　豬肪脂十斤　生地黃二斤，取汁。

上一十五味，切，以地黃汁、大醋漬藥一宿，豬肪中合煎之十五沸，膏成去滓，納丹砂等末，熟攪。無令小兒、婦人、六畜見之，合藥切須禁之。

有人苦胸脅背痛，服之七日，所出如雞子汁者二升，即愈。

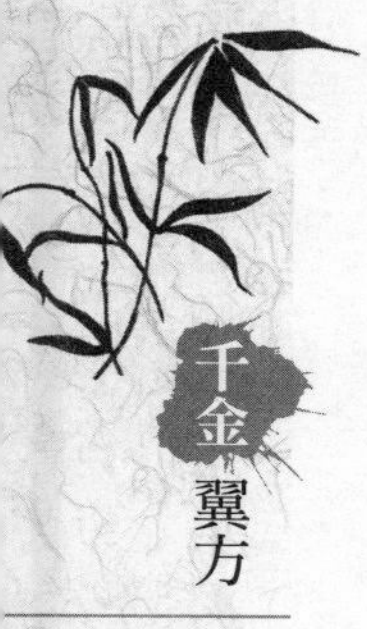

有人脅下積氣如杯，摩藥，十五日癒。

有人苦臍旁氣如手，摩之，去如瓜中黃穰一升許，癒。

有人患腹切痛，時引脅痛數年，摩膏，下如蟲三十枚，癒。

有女人苦月經內塞，無子數年，膏摩少腹，並服如杏子大一枚，十日下崩血二升，癒，其年有子。

有患風瘙腫起，纍纍如大豆，摩之五日癒。

有患膝冷痛，摩之五日，亦癒。

有患頭項寒熱瘰癧，摩之皆癒。

有患面目黧黑消瘦，是心腹中疾，服藥，下如酒糟者二升，癒。

丹參膏　主傷寒時行，賊風惡氣在外，肢節痛攣，不得屈伸，項頸咽喉，痺塞噤閉。入腹則心急腹脹，胸中嘔逆藥悉主之。病在腹內服之，在外摩之。

緩風不遂，濕痺不仁，偏枯拘屈，口面喎斜，耳聾齒痛，風頸腫痺，腦中風痛，石癰結核瘰癧，堅腫未潰，敷之取消。及赤白癮疹，諸腫無頭作癰疽者，摩之令消。風結核在耳後，風水游腫，疼痛瘤瘤，針之黃汁出。時行溫氣，服之如棗大一枚，小兒以意減之方。

丹參　蒴藋根各四兩　秦艽三兩　羌活　蜀椒汗，去目、閉口者　牛膝　烏頭去皮　連翹　白朮各二兩　躑躅　菊花　莽草各一兩。

上一十二味，切，以苦酒五升，麻油七升，合煎苦酒盡，去滓。用豬脂煎成膏，凡風冷者用酒服，熱毒單服，齒痛綿沾嚼之。

赤膏　主一切火瘡、灸瘡、金瘡、木石傷損，不可瘥者，醫所不能療，令人憂懼，計無所出，以塗上一宿，生肌肉即瘥方。

生地黃汁二升　生烏麻脂二兩　薰陸香末　丁香末各二錢匕　黃丹四錢　蠟如雞子黃二枚。

上六味，先極微火煎地黃汁、烏麻脂三分減一，乃下丁香、薰陸香，煎三十沸，乃下黃丹，次下蠟，煎之使消。以匙攪之數千回，下之，停凝用之。

喎僻第四方四首

治心虛寒風，半身不遂，骨節離，緩弱不用，便利無度，口面喎斜。乾薑附子湯方。

乾薑　附子炮，去皮，各八兩　芎藭三兩　麻黃去節　桂心各四兩。

上五味，㕮咀，以水一斗，煮取三升，分三服，三日復進一劑。

治中風面目相引，偏僻，牙車急，舌不轉方。

牡蠣熬　礬石燒　附子生，去皮　伏龍肝等分。

上四味，擣篩為散，以三歲雄雞血和藥敷上。預候看，勿令太過，偏右塗左，偏左塗右，正則洗去之。

烏頭膏　主賊風身體不遂，偏枯口僻，及傷寒其身強直方。

烏頭去皮，五兩　野葛　莽草各一斤。

上三味，切，以好酒二斗五升淹漬，再宿三日，以豬膏五斤煎成膏，合藥，作東向露灶，以葦火煎之，三上三下，膏藥成。有病者向火摩三千過，汗出即癒。若觸寒霧露，鼻中塞，向火膏指頭摩人鼻孔中，即癒，勿令入口眼。

治風著人面，引口偏著耳，牙車急，舌不得轉方。

生地黃汁　竹瀝各一升　獨活三兩，切。

上三味，合煎取一升，頓服之，即癒。

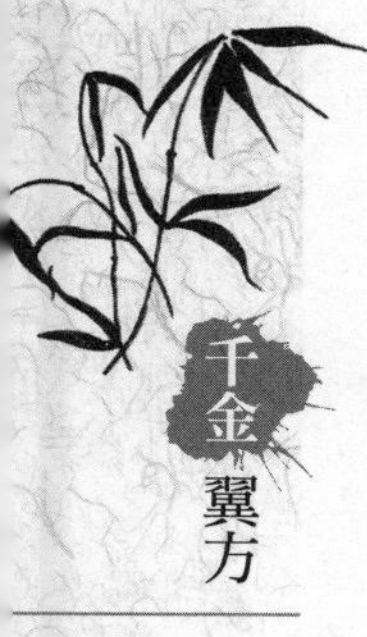

心風第五方一十四首

茯神湯　主五邪氣入人體中，見鬼妄語，有聽見聞，心悸跳動，恍惚不定方。

茯神　人參　茯苓　菖蒲各二兩　赤小豆四十枚。

上五味，㕮咀，以水一斗，煮取二升半，分三服。

人參湯　主風邪鬼氣，往來發作，有時或無時節方。

人參　防風　烏頭炮，去皮　黃芩　附子炮，去皮　遠志去心　桔梗　秦艽　五味子　前胡　牡蠣熬　細辛　石膏碎　芎藭　蜀椒汗，去目、閉口者　牛膝　澤瀉　桂心　山茱萸　竹皮　橘皮　桑根　白皮各三兩　乾薑　澤蘭　狗脊　石楠各半兩　白朮一兩半　大棗十六枚，擘麻黃一兩，去節　茯苓　獨活　甘草炙，各五分。

上三十二味，㕮咀，以水六升、酒六升合煮，取四升，分五服，日三夜二服。

補心湯　主奄奄忽忽，朝瘥暮劇，驚悸，心中憧憧，胸滿不下食飲，陰陽氣衰，脾胃不磨，不欲聞人聲，定志下氣方。

人參　茯苓　龍齒炙　當歸　遠志去心　甘草炙，各三兩　桂心　半夏洗，各五兩　生薑六兩，切　大棗二十枚，擘　黃蓍四兩　枳實炙　桔梗　茯神各二兩半。

上一十四味，㕮咀，以水一斗二升，先煮粳米五合，令熟，去滓納藥，煮取四升，每服八合，日三夜二服。

鎮心丸　主風虛勞冷，心氣不足，喜忘恐怖，神志不定方。

防風五分　甘草二兩半，炙　乾薑半兩　當歸五分　澤瀉一兩　紫菀半兩　茯神二分　大黃五分　秦艽一兩半　菖蒲三兩　白朮二兩半　桂心三兩　白蘞一兩　遠志去心，二兩　附子二兩，炮，去皮　桔梗三分　大豆捲四兩　薯蕷二兩　石膏三兩，研　茯苓一兩　人

參五分　大棗五十枚，擘　麥門冬去心，五兩。

上二十三味，末之，煉蜜和為丸，酒服如梧子大十丸，日三服，加至二十丸。

續命湯　治大風，風邪入心，心痛達背，背痛達心，前後痛去來上下，或大腹脹滿微痛，一寒一熱，心中煩悶，進退無常，面或青或黃，皆是房內太過，虛損勞傷，交會後汗出，汗出未除或因把扇，或出當風而成勞，五俞大傷，風因外入，下有水，因變成邪。

雖病如此，然於飲食無退，坐起無異，至卒不知，是五內受氣故也，名曰行尸。宜預備此方。

麻黃六分，去節　大棗十枚，擘　桂心　防風　細辛　芎藭　甘草炙　芍藥　人參　秦艽　獨活　黃芩　防己　附子炮，去皮　白朮各三分　生薑五分。

上一十六味，切，以水一斗三升，先煮麻黃一沸，去上沫，納諸藥，煮取五升，去滓。納棗煎取三升，分為三服。老小久病，服五合取汁，忌生蔥，海藻、菘菜、生菜、豬肉、冷水、桃李、雀肉等。

鎮心丸　治胃氣厥實，風邪入臟，喜怒愁憂，心意不定，恍惚喜忘，夜不得寐，諸邪氣病悉主之方。

秦艽　柏實　當歸　乾漆熬　白蘞　杏仁去皮尖、雙仁，熬　芎藭各三分　澤瀉一兩　乾地黃六分　防風　人參各四分　甘草一兩，炙　白朮　薯蕷　茯苓　乾薑各二分　麥門冬去心，二兩　前胡四分。

上一十八味，搗下篩，煉蜜和為丸，如桐子，先食，飲服十丸，日三，不知稍增之。忌海藻、菘菜、蕪荑、桃李、雀肉、醋物等。

定志小丸　主心氣不定，五臟不足，憂悲不樂，忽忽遺忘，朝瘥暮極，狂眩方。

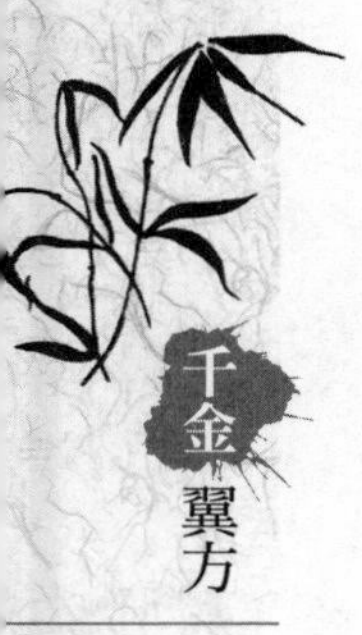

遠志去心　菖蒲各二兩　茯苓　人參各三兩。

上四味，搗篩為末，煉蜜和丸如梧子，飲服二丸，日三，加茯神為**茯神丸**，散服亦佳。

補心治遺忘方

菖蒲　遠志去心　茯苓　人參　通草　石決明各等分。

上六味，搗篩為散，食後水服方寸匕，日一服，酒亦佳。

槐實益心智方

以十月上辛日，令童子於東方採兩斛槐子，去不成者，新瓦盆貯之，以井華水漬之，令淹瀐合頭，密封七日，去黃皮，更易新盆，仍以水漬之，密封二七日，去其黑肌，擇取色黃鮮者，以小盆隨藥多少，以密佈，次其黃夏密佈其上，以盆合頭密封，納暖馬糞中三七日，開視結成，搗丸如梧子，日服三丸，大月加三丸，小月減三丸，先齋二七日乃服，三十日有驗，百日日行二百里，目明視見表裡，白髮更黑，齒落再生，面皺卻展，日記千言，尋本知末，除六十四種風，去九漏冷癥癖蟲毒魘魅。

開心肥健方

人參五兩　大豬肪八枚。

上二味，搗人參為散，豬脂煎取凝，每服以人參一分、豬脂十分，以酒半升和服之。一百日骨髓充溢，日記千言，身體潤澤，去熱風、冷風、頭心風等，月服二升半，即有大效。

孔子枕中散方

龜甲炙　龍骨　菖蒲　遠志去心，各等分。

上四味，為散，食後水服方寸匕，日三，常服不忘。

鎮心省睡益智方

遠志五十兩，去心　益智子　菖蒲各八兩。

上三味，搗篩為散，以醇糯米酒服方寸匕，一百日有效，秘不令人知。

止睡方

龍骨　虎骨炙　龜甲炙。

上三味，搗篩為散，水服方寸匕，日二，以睡定即止。

治多睡欲闔眼，則先服以止睡方。

麻黃去節　白朮各五兩　甘草一兩，炙。

上三味，以日中時南向搗篩為散，食後以湯服方寸匕，日三服。

風眩第六方二十七首

治風眩屋轉，眼不得開，人參湯方。

人參　防風　芍藥　黃蓍各二兩　獨活　桂心　白朮各三兩　當歸　麥門冬各一兩，去心。

上九味，㕮咀，以水一斗，煮取三升五合，分四服。

治風眩倒屋轉，吐逆，惡聞人聲，**茯神湯方。**

茯神四兩　黃蓍　生薑切　遠志各三兩，去心　附子一枚，炮，去皮　防風五兩　人參　獨活　當歸　牡蠣熬　蓯蓉　白朮　甘草炙，各二兩。

上一十三味，㕮咀，以水一斗二升，煮取三升，分六服，每服五合，日三夜三。一方無白朮。

防風散　主頭面風，在眉間得熱如蟲蟻行，或頭眩目中淚出。

防風五兩　天雄炮，去皮　細辛　乾薑　烏頭炮，去皮　硃砂研　桂心各三兩　莽草　茯苓各一兩　附子炮，去皮　人參　當歸各二兩。

上一十二味，搗篩為散，酒服方寸匕，日三服。

防風散　主頭眩惡風，吐冷水，心悶方。

防風　乾薑各二兩　桂心一兩半　澤蘭　附子炮，去皮　茯

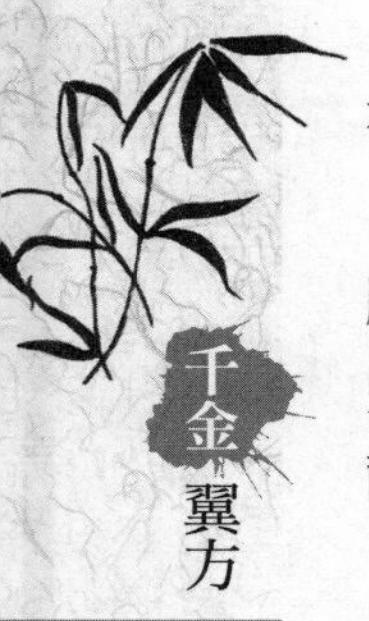

苓　人參《千金》作天雄　細辛　薯蕷　白朮各一兩。

上一十味，搗篩為散，酒服方寸匕，常令有酒氣醺醺，則脫巾帽，解髮前卻，梳頭一百遍，復投一升酒，便洗手足，須臾頭面熱，解髮以粉粉之，快臥便癒，可洗頭行步如服寒食散，十日癒。

治頭風方

搗葶藶子末，以湯淋取汁，洗頭良。

治卒中惡風頭痛方

搗生烏頭去皮，以醋和塗故佈上，薄痛上，須臾痛止，日夜五六薄之。

防風散　主頭面身腫方。

防風二兩　白芷一兩　白朮三兩。

上三味，搗篩為散，酒服方寸匕，日二服。

小三五七散　主頭面風，目眩耳聾，亦隨病所在兩攻方。

天雄炮，去皮，三兩　山茱萸五兩　薯蕷七兩。

上三味，搗篩為散，以酒服五分匕，日三。不知稍增，以知為度。

大三五七散　主口喎目斜耳聾，面骨疼，風眩痛方。

天雄炮，去皮　細辛各三兩　山茱萸　乾薑各五兩　薯蕷　防風各七兩。

上六味，搗篩為散，以酒服五分匕，日再。不知稍增，以知為度。

治頭面風，眼瞤鼻塞，眼暗冷淚方。

杏仁三升搗末，水煮四五沸，洗頭，冷汗盡。三度，瘥。

又方　熟煮大豆，納飯甕中作漿水，日日溫洗頭面髮，不淨，加少麵，勿用水濯，不過十洗。

治頭中白屑如麩糠方

立截楮木作枕，六日一易新者。

沐頭主頭風方

五月五日，取鹽一升，水一升，合煮，並納三匕蛇床，以陳蘆燒之三沸，以沐頭訖，急結密巾之，四五日以水沃之，神良。

又方 吳茱萸三升。

上一味，以水五升，煮取三升，以綿拭髮根，良。

八頂散 主三十六種風，偏枯不遂方。

天雄炮，去皮 山茱萸各一兩半 麻黃一兩，去節 薯蕷二兩 細辛 石楠 牛膝 莽草各半兩 蜀椒去目、閉口者，汗 白朮 烏頭炮，去皮 桔梗 防風 甘草炙，各四兩。

上一十四味，擣篩為散，以酒服方寸匕，日三。《千金》有芎藭、獨活、附子、通草、菖蒲，為十九味。

治遍身風方

石楠三兩，純青黑斑者，佳。

上一味，擣篩為散，酒服三大豆，日三。至食時當覺兩鬢如蟲行狀，亦如風吹從頭項向臂脊腰腳至膝下骨中痛，痛遍。即臍下頑風盡止。若風瘥，即能飲酒肥健，忌如藥法，日一服。

風痺散 主三十年惡風濕痺，髮禿落，癮疹生瘡，氣脈不通，抓搔不覺痛癢方。

附子炮，去皮 乾薑 白朮各四兩 石斛半兩 蜀椒一分，去目及閉口者，汗 天雄炮，去皮 細辛 躑躅 白蘞 烏頭炮，去皮 石楠 桂心各三分。

上一十二味，擣篩為散，酒服五分匕，以少羊脯下藥，日再，勿大飽食，飢即更服，常令有酒勢，先服吐下藥，後乃服之。以韋袋貯藥勿洩，忌冷水、房室百日。

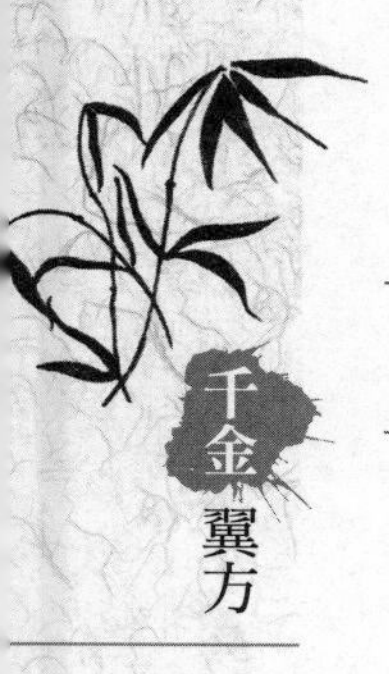

千金翼方卷第十七　中風下

中風第一方三十五首　灸法二首　論四首

小續命湯方

麻黃去節　防己　人參　桂心　黃芩　芍藥　芎藭　杏仁去尖皮、兩仁甘草炙，各一兩　附子炮，一枚，去皮　防風一兩半　生薑五兩，切。

上一十二味，㕮咀，以水一斗，先煮麻黃，去上沫，納諸藥，煮取三升，分三服。有風預備一十劑。

大續命湯方

麻黃八兩，去節　大杏仁四十枚，去皮尖、兩仁　桂心　芎藭各二兩　石膏四兩，碎　黃芩　乾薑　當歸　甘草炙，各一兩　荊瀝一升。

上一十味，㕮咀，以水一斗，先煮麻黃，去上沫，下藥，煮取四升，下荊瀝，煮取三升，分四服。能言，未瘥，後服小續命湯。

又小續命湯方

麻黃二兩，去節　生薑五兩，切　防風一兩半　芍藥　白朮　人參　芎藭一兩　附子炮，去皮　黃芩　防己各一兩　桂心　甘草炙，各二兩。

上一十二味，㕮咀，以水一斗，先煮麻黃，去上沫，納諸藥，煮取三升，分三服。

西州續命湯方

麻黃六兩，去節　石膏四兩，碎　桂心二兩　杏仁三十枚，去皮尖、雙仁　芎藭　乾薑　黃芩　當歸　甘草炙，各一兩。

上九味，㕮咀，以水一斗二升，先煮麻黃，去上沫，下諸藥，煮取四升，分四服。

續命湯　主久風臥在床，起死人神方。

麻黃去節　人參　桂心　附子炮，去皮　茯苓各一兩　防己　防風　黃芩各一兩半　生薑六兩，切　半夏五兩，洗　枳實二兩，炙，上氣悶者加之　甘草一兩，炙。

上一十二味，㕮咀，以水一斗，先煮麻黃取九升，去上沫，停冷去滓，納藥，煮取三升，分三服。若不須半夏，去之，加芍藥三兩。

大續命散　主八風十二痹，偏枯不仁，手足拘急疼痛，不得伸屈，頭眩不能自舉，起止顛倒，或臥忽驚如墮樹狀，盜汗，臨事不興，婦人帶下無子。風入五臟，甚者恐怖鬼來收錄，或與鬼神交通，悲啼哭泣，忽忽欲走方。

烏頭炮，去皮　防風　麻黃去節　人參　杏仁去皮尖、兩仁，熬　芍藥　石膏研　乾薑　芎藭　茯苓　黃芩　桂心　蜀椒去目、閉口者，汗　甘草炙，各一兩　當歸二兩。

上一十五味，擣篩為散，酒服方寸匕，日二，稍增，以知為度。

排風湯方

白鮮皮　白朮　芍藥　芎藭　當歸　獨活　杏仁去皮尖及雙仁，熬　防風　桂心　甘草炙，各二兩　茯神一作茯苓　麻黃去節，各三兩　生薑四兩，切。

上一十三味，㕮咀，以水一斗，先煮麻黃，去上沫，納諸藥，煮取三升，分三服。取汗，可服兩三劑。

大排風湯　主半身不遂，口不能言及諸偏枯方。

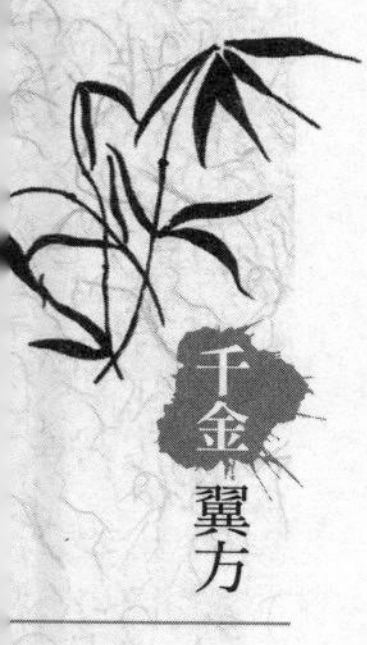

白鮮皮　附子炮，去皮　麻黃去節　杏仁去皮尖，熬　白朮　防風　葛根　獨活　防己　當歸　人參　茯神　甘草炙，各三兩　石膏六兩，碎　桂心二兩　白芷一兩。

上一十六味，㕮咀，以水一斗七升，先煮麻黃，取一升半，去沫，澄清，納藥，煮取四升，分四服，日三夜一服。

又排風湯　主諸毒風邪氣所中，口噤，悶絕不識人，身體疼煩，面目暴腫，手足腫方。

犀角屑　羚羊角屑　貝子　升麻。

上四味，各一兩，別擣成末，合和，以水二升半，納方寸匕，煮取一升，去滓，服五合。殺藥者以意加之，若腫，和雞子敷上，日三。老小以意增減，神良。

大岩蜜湯　主賊風，腹中絞痛，並飛屍遁注，發作無時，發則搶心，腹脹滿，脅下如刀錐刺，並主少陰傷寒方。

梔子十五枚，擘　乾地黃　乾薑　細辛　當歸　青羊脂　吳茱萸　茯苓　芍藥　桂心　甘草炙，各一兩。

上一十一味，㕮咀，以水八升，煮取三升，去滓，納羊脂令消，分溫三服。

小岩蜜湯　主惡風，角弓反張，飛屍入腹，絞痛悶絕，往來有時，筋急，少陰傷寒，口噤不利方。

雄黃研　青羊脂各一兩　大黃二兩　吳茱萸三兩　當歸　乾薑　芍藥　細辛　桂心　乾地黃　甘草炙，各一兩。

上一十一味，㕮咀，以水二斗，煮取六升，分六服。重者加藥，用水三斗，煮取九升，分十服。

烏頭湯　主八風五屍惡氣，游走心胸，流出四肢，來往不住，短氣欲死方。

烏頭炮，去皮　芍藥　當歸　乾薑　桂心　細辛　乾地黃　吳茱萸　甘草炙，各一兩。

上九味，㕮咀，以水七升，煮取二升半，分三服。

大八風湯 主毒風頑痺嚲曳，或手腳不遂，身體偏枯；或毒弱不任；或風入五臟，恍恍惚惚，多語喜忘，有時恐怖；或肢節疼痛，頭眩煩悶；或腰脊強直，不得俯仰，腹滿不食，咳嗽；或始遇病時，卒倒悶絕，即不能語，便失喑，半身不遂、不仁、沉重，皆由體虛，恃少不避風冷所致方。

烏頭炮，去皮　黃芩　芍藥　遠志去心　獨活　防風　芎藭　麻黃去節　秦艽　石斛　人參　茯苓　石膏碎　黃耆　紫菀各二兩　當歸二兩半　升麻一兩半　大豆兩合　五味子五分　杏仁四十枚，去皮尖、雙仁　乾薑　桂心　甘草炙，各二兩半。

上二十三味，㕮咀，以水一斗三升，酒二升，合煮取四升，強人分四服，少力人分五六服。《深師》同。

芎藭湯 主卒中風，四肢不仁，喜笑不息方。

芎藭一兩半　杏仁二十枚，去皮及尖、雙仁　麻黃去節　黃芩　桂心　當歸　石膏碎　秦艽　乾薑　甘草炙，各一兩。

上一十味，㕮咀，以水九升，煮服三升，分三服。

倉公當歸湯 主賊風口噤，角弓反張，身體強直方。

當歸　細辛　防風各一兩半　獨活三分　麻黃二兩半，去節　附子一枚，炮，去皮。

上六味，㕮咀，以酒八升，水四升，合煮取四升，分四服，口不開者，撬口下湯。一服當開，二服小汗，三服大汗。

芎藭湯 主風癲引脅痛，發作則吐，耳中如蟬鳴方。

芎藭　藁本　䕡茹各五兩。

上三味，切，以醇酒五升，納藥，煮取三升，頓服，羸者二服，取大汗。

治風癲狂及百病方

大麻子四升，上好者。

上一味，以水六升，猛火煮令牙生，去滓，煎取七升，旦空肚頓服。或不發，或多言語，勿怪之，但使人摩手足，須臾

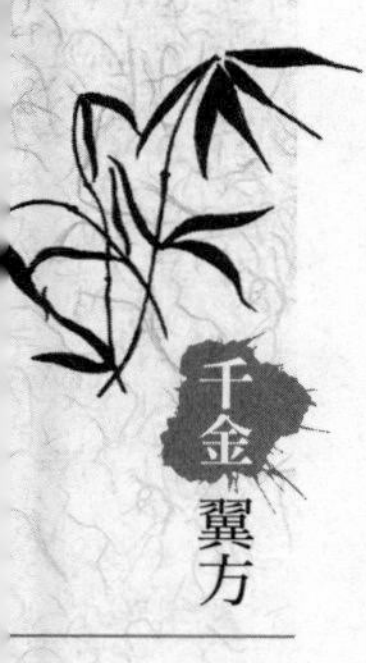

即定。凡進三劑無不癒，令人身輕，眾邪皆去。

防己湯　主風歷節，四肢痛如錘鍛，不可忍者。

防己　茯苓　生薑切　桂心各四兩　烏頭七枚，去皮　人參三兩　白朮六兩　甘草三兩，炙。

上八味，㕮咀，以水一斗，煮取二升半，服八合，日三。當熠熠微熱痺，勿怪；若不覺，復更合之，以覺乃止。凡用烏頭皆去皮，熬令黑，乃堪用，無毒。

三黃湯　主中風，手足拘攣，百節疼痛，煩熱心亂，惡寒，經日不欲飲食方。

麻黃五分，去節　獨活一兩　黃芩三分　黃耆半兩　細辛半兩。

上五味，㕮咀，以水五升，煮取二升，去滓，分二服，一服小汗，兩服大汗。心中熱，加大黃半兩；腹滿加枳實一枚；氣逆加人參三分；心悸加牡蠣三分；渴加栝樓三分；先有寒，加八角附子一枚。此仲景方，神秘不傳。

黃耆湯　主八風十二痺，手腳疼痛，氣不和，不能食飲方。

黃耆　當歸　桂心　甘草炙，各三兩　白朮　烏頭炮，去皮　芎藭　防風　乾地黃各二兩　生薑四兩，切　前胡一兩半。

上一十一味，㕮咀，以水一斗一升，煮取三升半，分四服。此湯和而補，有氣者，加半夏四兩。

白蘞湯　主中風痿僻拘攣，不可屈伸方。

白蘞　乾薑　薏苡仁　酸棗　牛膝　桂心　芍藥　車前子　甘草炙，各一升　附子三枚，炮，去皮。

上一十味，㕮咀，以酒二斗，漬一復時，煮三沸，服一升，日三服，扶杖而起。不能酒者，服五合。

防己湯　主風濕，四肢疼痺，攣急浮腫方。

木防己三兩　茯苓一兩　桑白皮切，二升　桂心三兩　芎藭三

兩　甘草一兩半，炙　大棗二十枚，擘　芍藥二兩　麻黃二兩，去節。

上九味，㕮咀，以水一斗二升，煮麻黃，減一升，納藥，煮取三升，分三服，漸汗出，令遍身以粉粉之，慎風冷。一方茯苓四兩，麻黃三兩。

治三十年風方

松葉一斤，切，以酒一斗，煮取二升，頓服，取汗出，佳。

治一切風虛方常患頭痛欲破者

杏仁九升，去皮尖、兩仁者，暴乾。

上一味，搗作末，以水九升研濾，如作粥法，緩火煎，令如麻浮上，匙取和羹粥，酒納一匙服之，每食即服，不限多少，服七日後大汗出，二十日後汗止。慎風冷、豬、魚、雞、蒜、大醋。一劑後，諸風減，瘥。春夏恐醋，少作服之，秋九月後煎之。此法神妙，可深秘之。

治中風發熱方

大戟　苦參等分。

上二味，搗篩，藥半升，以醋漿水一斗，煮三沸，洗之，從上至下，立瘥，寒乃止。小兒三指撮，醋漿水四升，煮如上法。

羌活飲　治風方。

羌活三兩　茯神　薏苡仁用羌活去薏苡仁　防風各一兩。

上三味，㕮咀，以水三升，煮取一升，納竹瀝三合，煮一沸，分再服。

豬苓煮散　主下痢多而小便澀方。

豬苓　茯苓　澤瀉　黃連　白朮各四兩　防己　羌活　黃芩　人參　丹參　防風　牛膝　升麻　犀角屑　杏仁去皮尖、雙仁，熬　秦艽　榖皮　紫菀　石斛　生薑各三兩，切　橘皮二兩

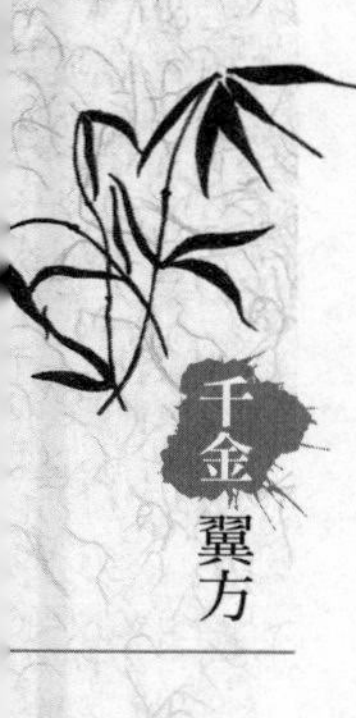

附子五兩，炮，去皮　桑根白皮六兩。

上二十三味，擣篩為散，以水一升半，煮五方寸匕，取一升，頓服，日再，不能者一服。十月後二月末以來，可服之。

論曰：人不能用心謹慎，遂得風病，半身不遂，言語不正，庶事皆廢，此為猥退病，得者不出十年。宜用此方，瘥後仍須將慎。不得用未病之前，當須絕於思慮，省於言語，為於無事，乃可永癒。若還同俗類，名利是務，財色為心者，幸勿苦事醫藥，徒勞為療耳，宜於此善以意推之。凡人忽中生風，皆須依此次第用湯，即得癒也。學者仔細尋思，明然可見。

凡初得風，四肢不收，心神昏憒，眼不識人，言不出口。凡中風多由熱起，服藥當須慎酒、麵、羊肉、生菜、冷食、豬、魚、雞、牛、馬肉、蒜，乃可瘥。得患即服此**竹瀝湯方**。

竹瀝二升　生薑汁三合　生葛汁一升。

上三味，相和，溫暖分三服，平旦、日晡、夜各一服。服訖，若覺四體有異似好，以次進後方。

麻黃去節　防風各一兩半　杏仁四十枚，去皮尖及雙仁　羚羊角二兩，屑　生薑四兩，切　生葛汁五合，一云地黃汁　竹瀝一升　石膏六兩，綿裹　芎藭　防己　附子炮，去皮　芍藥　黃芩　人參　桂心　甘草炙，各一兩。

上一十六味，㕮咀，以水七升，煮取一半，乃下瀝汁，煮取二升七合，分溫三服，五日更服一劑，頻進三劑，慎如上法，漸覺稍損，次進後方。

麻黃去節　防風　升麻　桂心　芎藭　獨活　羚羊角屑，各二兩　竹瀝二升　防己一兩。

上九味，㕮咀，以水四升，並瀝，煮取三升，分三服，兩日進一劑，頻進三劑。若手足冷者，加生薑五兩、白朮二兩。若未除，次進後方。

麻黃去節　芍藥　防風各一兩半　羚羊角屑，二兩　生薑二兩，切　附子炮，三分，去皮　石膏二兩，碎　防己　黃芩　芎藭　白朮　人參　獨活　升麻　桂心　甘草炙，各一兩　竹瀝一升。

上一十七味，㕮咀，以水八升，煮減半，下瀝，煮取二升半，分三服，相去如人行十里，再服。有氣加橘皮、牛膝、五加皮各一兩。若除退訖，可常將服後煮散方。

防風　獨活　秦艽　黃蓍　芍藥　人參　茯神　白朮　芎藭　山茱萸　薯蕷　桂心　天門冬去心　麥門冬去心　厚朴炙　升麻　丹參　羚羊角屑　五加皮　防己　牛膝　石斛　地骨皮　甘草炙，各四兩　麻黃去節　附子炮，去皮　遠志去心　橘皮各三兩　生薑二兩，切　甘菊花　薏苡仁各二升　石膏研　乾地黃各六兩。

上三十三味，擣篩為散，每煮以水三升，納散三兩，煮取一升，綿濾去滓，頓服之，日別一服。若覺心下煩熱，以竹瀝代水煮之。《千金》有黃芩、檳榔、藁本、杜仲、犀角，無山茱萸、薯蕷、甘菊、麥門冬、附子。

凡患風，人多熱，宜服**荊瀝方**。

荊瀝　竹瀝　生薑汁各五合。

上三味，相和，溫為一服，每日旦服煮散，午後當服此荊瀝，常作此將息。

論曰：夫得風之時，則依此次第療之，不可違越。若不依此，當失機要，性命必危。

防風湯　主偏風。甄權處治安平公方。

防風　芎藭　白朮　狗脊　萆薢　牛膝　白芷各一兩　薏苡仁　葛根　杏仁去皮尖、兩仁　人參　羌活各二兩　麻黃四兩，去節　生薑五兩，切　桂心　石膏各三兩，碎。

上一十六味，㕮咀，以水一斗二升，煮取三升，分三服，服一劑覺好，更服一劑，一劑一度針之，服九劑湯，九度針之。針風池一穴、肩髃一穴、曲池一穴、支溝一穴、五樞一穴、陽陵泉一穴、巨虛下廉一穴，合七穴，即瘥。

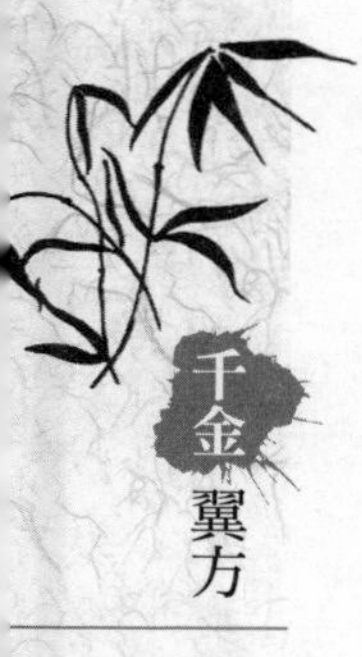

仁壽宮備身患腳，奉敕針環跳、陽陵泉、巨虛下廉、陽輔，即起行。

大理趙卿患風，腰腳不遂，不得跪起，針上髎 二穴、環跳二穴、陽陵泉二穴、巨虛下廉二穴，即得跪起。

治猥退風方

蒼耳子五升，苗亦得用　羊桃切　蒴藋切　赤小豆各二升　半鹽二升。

上五味，以水二石五斗，煮取五斗，適寒溫，納所患腳漬，深至絕骨，勿過之，一度炊五斗米頃，出之，慎風冷，汗從頭出。

論曰：聖人以風是百病之長，深為可憂，故避風如避矢，是以防禦風邪，以湯藥針灸蒸熨，隨用一法皆能癒疾。至於火艾，特有奇能，雖曰針湯散皆所及，灸為其最要。

昔者華佗，為魏武帝針頭風，華佗但針即瘥。華佗死後數年，魏武帝頭風再發，佗當時針訖即灸，頭風豈可再發？只由不灸，其本不除。所以學者不得專恃於針及湯藥等，望病畢瘥，既不苦灸，安能拔本塞源？是以雖豐藥餌，諸療之要，在火艾為良。初得之時，當急下火，火下即定，比煮湯熟，已覺眼明，豈非大要？

其灸法：先灸百會，次灸風池，次灸大椎，次灸肩井，次灸曲池，次灸間使各三壯，次灸三里五壯。其炷如蒼耳子大，必須大實作之，其艾又須大熟，從此以後，日別灸之，至隨年壯止。凡人稍覺心神不快，即須灸此諸穴各三壯，不得輕之。苟度朝夕，以致損斃。戒之哉，戒之哉！

又論曰：學者凡將欲療病，先須灸前諸穴，莫問風與不風，皆先灸之。此之一法，醫之大術，宜深體之，要中之要，無過此術。是以常預收三月三日艾，擬救急危。其五月五日亦好，仍不及三月三日者。又有卒死之人，及中風不得語者，皆急灸之。

夫卒死者是風入五臟，為生平風發，強忍，怕痛不灸，忽然卒死，謂是何病？所以皆必灸之，是大要也。

腳氣第二論一首　方二十一首

論曰：治腳氣順四時，若春秋二時，宜兼補瀉；夏則疾成，專須汗利；十月以後，少用補藥。雖小變，不越此法。

治腳氣初發，從足起至膝脛腫，骨疼者方。

取胡麻葉，切，搗，蒸，薄裹，日二易即消。若冬月取蒴藋根，切，搗，和糟三分，根一分，合蒸令熱，裹如前法。

遍身腫，小便澀者，用**麻豆湯**主之方。

大麻二升，熬，研　烏豆一斗，以水四斗，煮取汁一斗半，去豆　桑白皮切，五升。

上三味，以豆汁納藥，煮取六升，一服一升，日二服，三日令盡。

又方　烏牛尿，一服一升，日二，腫消止。羸瘦者，二分尿，一分牛乳，合煮，乳浮結，乃服之。

又方　生豬肝一具，細切，以淡蒜齏食盡，不可盡者，分再食之。

治腰腳疼方

胡麻子一斗，新者。

上一味，熬令香，搗篩，若不數篩，當脂出不下，日服一小升，日三服，盡藥汁一斗，即永瘥。酒飲、羹汁、蜜湯，皆可服之。

大下之後而四體虛寒，腳中羸弱，腰攣痛，食飲減少，皮肉虛疏，**石斛酒方。**

生石斛一斤　秦艽　遠志各五兩，去心　橘皮　白朮各三兩

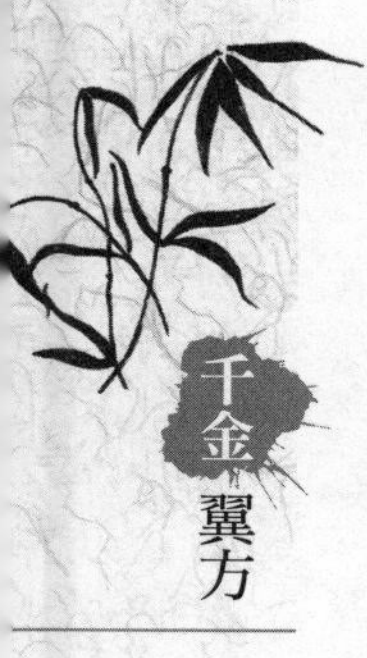

丹參　茯神　五加皮各六兩　桂心四兩　牛膝八兩。

上一十味，㕮咀，以酒三斗，漬七日，一服六合，稍加至七八合，以知為度。

調利之後未平復，間為外風傷，腳中痛酸，轉為腳氣，補虛**防風湯方。**

防風　石斛　杜仲炙　前胡各四分　薏苡仁半斤　秦艽　丹參　五加皮　附子炮，去皮　橘皮　白朮　白前各三分　防己二分　麻仁一升，熬取脂。

上一十四味，㕮咀，以水一斗二升，煮取三升，分三服。

服湯已，腳氣仍不止，**防風丸方。**

防風二兩　秦艽二兩　石斛二兩　丹參一兩　薏苡仁三合　前胡　橘皮　杜仲炙　附子炮，去皮　白朮各一兩　桂心一兩半　麻仁一升，熬取脂。

上一十二味，搗篩為末，煉蜜和丸如梧子，酒服二十丸，日二服。

治腳氣常作，穀白皮粥防之法，即不發方。

穀白皮五升，切，勿取斑者，有毒。

上一味，以水一斗，煮取七升，去滓，煮米粥常食之。

溫腎湯　主腰脊膝腳浮腫不遂方。

茯苓　乾薑　澤瀉各二兩　桂心三兩。

上四味，㕮咀，以水六升，煮取二升，分三服。

竹瀝湯　主兩腳痺弱，或轉筋，或皮肉脹起如腫，而按之不陷，心中惡，不欲食，或患冷氣方。

甘竹瀝五升　葛根　防風各二兩　麻黃六兩，去節　升麻五分　桂心一兩　附子一枚，炮，去皮　秦艽　細辛　木防己　黃芩　乾薑　白朮　甘草炙，各一兩。

上一十四味，㕮咀，以水七升，納甘竹瀝五升，合，煮取三升，分四服，取汗。《千金》有茯苓、杏仁，無白朮。

大竹瀝湯 主卒中惡風，口噤不能言，四肢𦌔緩，偏攣急痛，風經五臟，恍惚喜怒無常，手足不遂，皆悉主之方。

甘竹瀝一斗四升 人參 細辛 石膏各一兩，碎 生薑五兩，切 烏頭三枚，炮，去皮 防風 獨活 芍藥 黃芩 茵芋 麻黃去節 葛根木 防己 桂心 茯苓 甘草炙，各二兩 芎藭一兩。

上一十八味，㕮咀，以竹瀝煮取四升，分三服。一方以水五升，《千金》有白朮。

又竹瀝湯 主風氣入腹，短氣，心下煩熱不痛，手足煩疼，四肢不舉，口噤不能言方。

竹瀝一斗 當歸 秦艽 防風 葛根各二兩 人參 芍藥 木防己 附子炮，去皮 細辛 茯苓一作茯神 通草 桂心 白朮 甘草炙，各一兩。

上一十五味，㕮咀，以竹瀝漬半日，煮取四升，分三服，不能者四服。《千金》有芎藭、生薑、黃芩、升麻、蜀椒、麻黃，無芍藥、防己、通草。

大鱉甲湯 主腳弱風毒攣痺氣止，皆主之方。

鱉甲炙 防風 麻黃去節 半夏洗 白朮 茯苓 芍藥 杏仁去皮尖、雙仁 麥門冬去心 生薑切 人參 石膏碎 羚羊角屑 甘草炙，各一兩 犀角一分，屑 雄黃半兩，研 青木香二兩 吳茱萸半升 大黃一分半 麝香三分 薤白十四枚，切 烏梅 貝齒各七枚 大棗二十枚，擘 赤小豆二十四枚。

上二十五味，㕮咀，以水二斗，煮取四升，分四服，日二夜一服。

大投杯湯 主腳弱，舉體腫滿，氣急，日夜不得眠方。

麻黃去節 杏仁去皮尖及雙仁 桂心 黃芩 橘皮 石膏各二兩，碎 生薑六兩，切 半夏洗 厚朴炙 枳實炙，各三兩 茯苓四兩 秦艽一兩半 大戟 細辛各一兩 大棗二十枚，擘 甘草

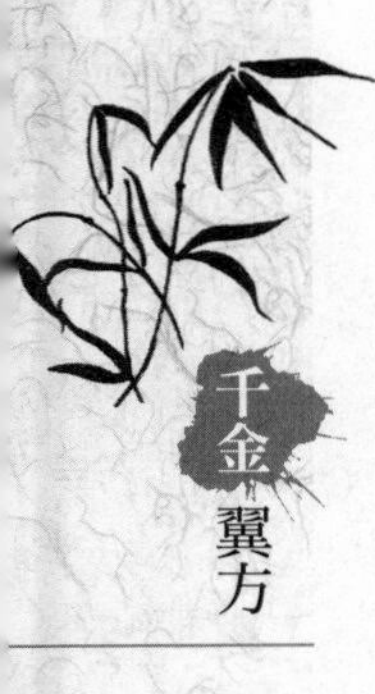

二兩，炙。

上一十六味，㕮咀，以水一斗二升，煮取四升，分五服，日三夜二。

獨活湯　主腳氣風，疼痺不仁，腳中沉重，行止不遂，氣上方。

獨活　桂心　半夏洗，各四兩　麻黃去節　芎藭　人參　茯苓各二兩　八角附子一枚，炮，去皮　大棗十二枚，擘　防風　芍藥　當歸　黃蓍　乾薑　甘草炙，各三兩。

上一十五味，㕮咀，以水一斗五升，酒二升，煮取三升半，分為五服。

硫黃煎　主腳弱連屈，虛冷方。

硫黃五兩　牛乳五升。

上二味，以水五升，合煮及五升，硫黃細篩納之，煎取三升，一服一合，不知，至三合。

硫黃散　主腳弱大補面熱風虛方。

硫黃研　鐘乳粉　防風各五兩　乾薑一兩　白朮　人參　蜀椒汗，去目及閉者　細辛　附子炮，去皮　天雄炮，去皮　茯苓　石斛　桂心　山茱萸各三分。

上一十四味，搗篩為散，旦以熱酒服方寸匕，日三，加至二匕。

青丸　主腳風，皮肉身體諸風方。

烏頭一兩，炮，去皮　附子三兩，炮，去皮　麻黃四兩，去節。

上三味，搗篩為末，煉蜜和丸如梧子大，酒服五丸，日三服。

硫黃丸　主膈痰滯澼，逐腳中風水方。

硫黃五兩。

上一味，細粉，以牛乳三升，煮令可丸，如梧子大，暴令乾，酒服三十丸，日三。不知，漸加至百丸。

石硫黃丸　主腳風弱，胸腹中冷結方。

石硫黃半兩　桂心四兩　礜石燒　附子炮，去皮　天雄炮，去皮　烏頭各二兩，炮，去皮。

上六味，搗篩為末，煉蜜和丸如梧子大，空腹酒服五丸，日三服。

癮疹第三方一十六首　灸法一首

石楠湯　主癮疹方。

石楠　乾薑　黃芩　細辛　人參各一兩　桂心　當歸　芎藭各一兩半　甘草二兩　乾地黃三分　食茱萸五分　麻黃一兩半，去節。

上一十二味，㕮咀，以酒三升，水六升，煮取三升，分三服，取大汗，慎風冷，佳。

又方　酪和鹽熱煮摩之，手下消。

又方　白芷根葉煎湯，洗之。

治風瘙癮疹煩心悶亂方

天雄炮，去皮　牛膝　知母各一兩　栝樓五分　白朮二兩　人參半兩　乾薑　細辛　桂心各三分　防風一兩半。

上一十味，搗篩為散，酒服半錢匕，日再夜一，以知為度，稍增至一錢匕。

治大人小兒風疹方

白礬二兩，末之。

上一味，以酒三升，漬令消，拭上癒。

又方　吳茱萸一升。

上一味，以酒五升，煮取一升半，拭上。

治風瘙癮疹方

大豆三升　酒六升。

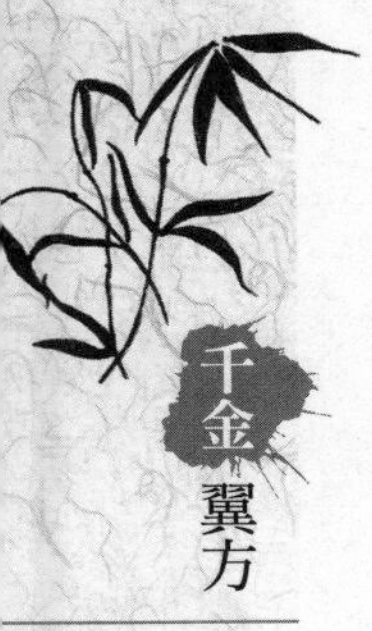

上二味，煮四五沸，服一杯，日三。

治風瘙癮疹洗湯方

蛇床子二升　防風　生蒺藜各二斤。

上三味，切，以水一斗，煮取五升，以綿拭上，日四五度。

又洗湯方

黃連　黃芩　白朮各二兩　戎鹽　礬石各半兩　細辛二兩　芎藭　茵芋各一兩。

上八味，切，以水一斗，煮取三升，洗之，日三度。

又洗湯方

馬蘭一作馬蘭子　蒴藋　茺蔚子　礬石　蒺藜　茵芋　羊桃根　萹蓄各二兩。

上八味，切，以醋醬二斗，煮取一斗二升，納礬石洗之，日三度。

治暴風氣在上，表皮作癮疹瘡方。

煮槐枝葉以洗之，灸瘡，火瘡亦癒。

青羊脂膏　主風熱赤疹癢，搔之逐手作瘡方。

青羊脂四兩　芍藥　黃芩　黃蓍　白芷　寒水石各一兩　竹葉一升，切　石膏一斤，碎　白及　升麻　防風　甘草炙，各三分。

上一十二味，切，先以水一斗，煮石膏、竹葉，取五升，合漬諸藥，以不中水豬脂二升，合煎白芷黃，膏成，以敷之。

灸法　以一條艾蒿長者，以兩手極意尋之著壁，立兩手並蒿竿拓著壁伸十指，當中指頭，以大艾炷灸蒿竿上，令蒿竿斷，即上灸十指，瘥。於後重發，更依法灸，永瘥。

楓香湯　主癮疹方。

楓香一斤　芎藭　大黃　黃芩　當歸　人參　射干　甘草炙，各三兩　升麻四兩　蛇床仁二兩。

上一十味，切，以水二斗，煮取七升，適冷暖分以洗病上，日三夜二。

地榆湯 主癮疹發瘡方。

地榆三兩 苦參八兩 大黃 黃芩各四兩 黃連 芎藭各二兩 甘草六兩，炙。

上七味，切，以水六斗，煮取三斗，洗浴之，良。

又方 大黃 當歸 升麻 防風 芍藥 青木香 黃芩 甘草炙，各二兩 楓香五兩 黃柏 芒硝各三兩 地黃汁一升。

上一十二味，切，以水一斗，煮取三升半，去滓，納芒硝令烊，帛搨病上一炊久，日四五夜二三，主癮疹痛癢，良。

治癮疹痛癢，搔之逐手腫方。

當歸 芎藭 大戟 細辛 芍藥 附子去皮 芫花 躑躅 椒各一兩 莽草半兩。

上一十味，切，以苦酒浸藥一宿，以豬膏二升半，煎三上三下，膏成，去滓，敷病上，日三夜一。

癧瘍第四方一十四首 灸法一首

治白癜白駁，浸淫癧瘍，著頸及胸前方。

大醋於甌底磨硫黃令如泥，又以八角附子截一頭使平，就甌底重磨硫黃使熟，夜臥，先布拭病上令熱，乃以藥敷之，重者三度。

又方 硫黃 水銀 礬石 灶墨。

上四味，等分，搗下篩，以蔥涕和研之，臨臥，以敷病上。

又方 石硫黃三兩 附子去皮 鐵精各一兩。

上三味，並研搗，以三年醋和，納瓷器中密封七日，以醋泔淨洗，上拭乾，塗之，乾即塗，一兩日，慎風。

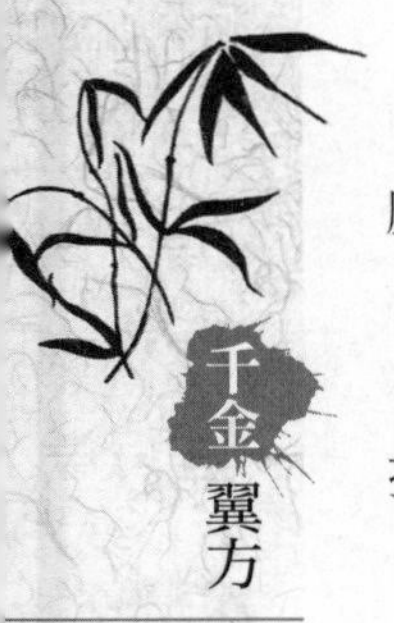

灸法　五月五日午時，灸膝外屈腳當紋頭，隨年壯，兩處。灸一時下火，不得轉動。

治頭項及面上白駁，浸淫漸長，有似於癬，但無瘡方。

乾鰻鱺魚炙脂塗之，先洗拭駁上，外把刮之，令小磣痛，拭燥，然後以魚脂塗之，一塗便瘉，難者不過三塗之，佳。

又方　取生木空中水洗之，食頃止。

又方　桂心末唾和，敷駁上，日三。

又方　白及一作白蘞　當歸　附子炮，各一兩，去皮　天雄炮，去皮　黃芩各一兩　乾薑四兩　躑躅二升。

上七味，擣篩為散，酒服五分匕，日三服。

凡人身有赤疵方

常以銀揩令熱，不久漸漸消滅瘢痕。

治疣贅疵痣方

雄黃　硫黃　真珠　礬石熬　藺茹　巴豆去皮、心　藜蘆各一兩。

上七味，擣篩為散，以漆和令如泥，塗貼病上，須成瘡，及去面上黑子，點之即去。

治皮中紫赤疵痣黶穢方

乾漆熬　雌黃　礬石各三兩　雄黃五兩　巴豆五十枚，去皮　炭皮一斤。

上六味，為散，以雞子白和塗故帛，貼病上，日二易之，即除。

九江散　主白癜及二百六十種大風方。

當歸七分　石楠一兩半　秦艽　躑躅　菊花　乾薑　防風　麝香　雄黃研　丹砂研　斑蝥各一兩　蜀椒去目及閉口者，汗　連翹　知母　鬼箭　石長生各二兩　附子炮，去皮　王不留行　人參　鬼臼　莽草　木防己　石斛　烏頭炮　天雄炮，去皮　獨活各三兩　地膽　虻蟲各十枚　蜈蚣三枚　水蛭一百枚。

上三十味，諸蟲皆去足羽，熬，炙，合擣為散，酒服方寸匕，日再服，其白癜入頭令髮白，服之百日，白髮還黑也。

芎藭湯　主面上及身體風瘙癢方。

芎藭　白朮　山茱萸　防風　羌活　枳實各三兩，炙　麻黃二兩半，去節　薯蕷四兩　蒺藜子　生薑各六兩，切　烏喙炮　甘草炙，各二兩。

上一十二味，㕮咀，以水九升，煮取二升七合，分三服。

又洗方

蒴藋根　蒺藜子　景天葉各切二升　蛇床子五兩　玉屑半兩。

上五味，切，以水一斗半，煮取一斗，稍稍洗身面上，日三夜一，慎風。

大黃湯　大風瘙腫癢在頭面方。

大黃　芒硝各一兩　莽草　黃芩各二兩　蒺藜子半升。

上五味，切，以水七升，煮取三升半，去滓，納芒硝令烊，以帛搨腫上數百遍。日五夜三，勿令近眼。一方有黃連。

《千金翼方》卷第十七

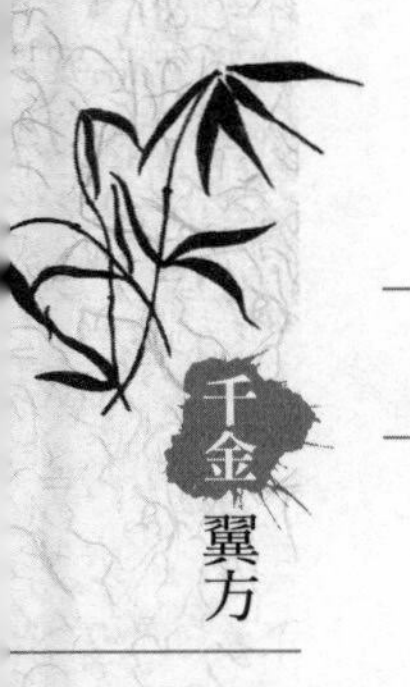

千金翼方卷第十八　雜病上

霍亂第一方二十七首

理中丸　主霍亂臨時方。

人參　白朮　乾薑　甘草炙，各一兩。

上四味，搗篩為末，煉蜜和丸如彈丸，取湯和一丸服之，日十服。吐多痢少者，取枳實三枚炙，四破，水三升，煮取一升，和一丸服之；吐少痢多者，加乾薑一累；吐痢，乾嘔者，取半夏半兩，洗去滑，水二升，煮取一升，和一丸服之；若體疼痛，不可堪者，水三升，煮棗三枚，取一升，和一丸服之；若吐痢大極，轉筋者，以韭汁洗腹腎從胸至足踝，勿逆，即止；若體冷微汗，腹中寒，取附子一枚，炮去皮，四破，以水二升，煮一升，和一丸服；吐痢悉止，脈不出，體猶冷者，可服諸湯補之。

厚朴湯　主霍亂而煩方。

厚朴炙　高良薑　桂心各三兩。

上三味，吹咀，以水六升，煮取二升，分再服。

四順湯　主霍亂吐下腹痛，手足逆冷方。

大附子一枚，去皮，破八片　乾薑三兩　人參　甘草炙，各一兩。

上四味，吹咀三味，以水五升，煮取一升半，分三服。

治霍亂吐痢嘔逆，**龍骨湯方**。

龍骨　黃連　乾薑　赤石脂　當歸各三兩　枳實五枚，炙　半夏一升，洗　附子炮，去皮，破　人參　桂心　甘草炙，各二兩。

上一十一味，㕮咀，以水九升，煮取三升，分三服。

治霍亂困篤，不識人方

雞蘇一大把。

上一味，以水一斗，煮取三升，分再服。

治霍亂轉筋。兩臂及腳、胸脅諸轉筋，並主之方。

鹽一升五合，煮作湯，漬洗轉筋上，按灸良。

又方　大麻子一升，搗，以水三升，煮取一升，盡服之。

又方　香薷一把，水煮令極濃，服二三升，即瘥。青木香亦佳。

治霍亂止吐方

丁香十四枚，以酒五合，煮取二合，頓服之，用水煮之亦佳。

治霍亂吐痢，心煩不止方

豬糞如雞子大一枚，為末，以沸湯一升和之，頓服，良，不瘥更作。

又方　粱米粉五合，水一升半和之如粥，頓服，須臾即止。

治霍亂轉筋入腹方

雞屎白末，以水六合，煮取湯，服方寸匕。

治大便不通，噦，數口譫語方

厚朴二兩，炙　大黃四兩　枳實五枚，炙。

上三味，㕮咀，以水四升，煮取一升二合，分再服當通，不通，盡服之。

竹茹湯　主噦方。

竹茹一升　橘皮　半夏洗，各三兩　生薑四兩，切　紫蘇一兩

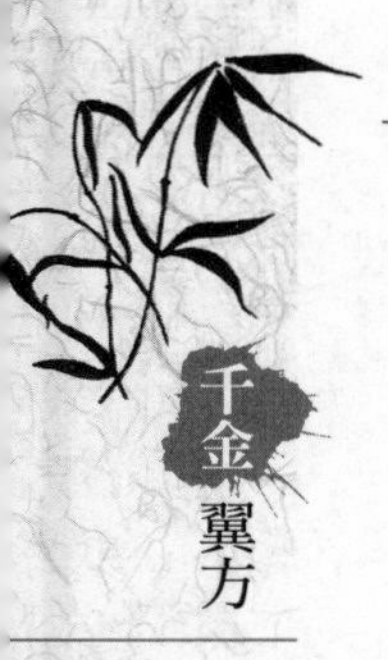

甘草一兩，炙。

上六味，㕮咀，以水六升，煮取二升半，分三服。

治中風客熱噦方

竹茹四兩　生米五合。

上二味，以水六升，煮米熟服之。

治嘔噦方

蘆根五兩。

上一味，切，以水五升，煮取三升，分三服，兼服小兒尿三合，良。

又方　飲大豆汁一升，止。

又方　常服白羊乳一升。

治氣厥，嘔噦不得息，又主霍亂，**大豉湯方。**

香豉一升　半夏洗　生薑各二兩，切　前胡　桂心　人參　甘草炙，各一兩。

上七味，㕮咀，以水五升，煮取二升，分三服，勿使冷。

傷寒噦而滿者，宜視其前後，知在何部不利，利之癒，噦而不利，此湯主之方。

橘皮一升　甘草一尺。

上二味，㕮咀，以水五升，煮取一升，頓服之。

噦，**橘皮湯**主之方。

橘皮　通草　乾薑　桂心　甘草炙，各二兩　人參一兩。

上六味，㕮咀，以水六升，煮取二升，分三服。

小半夏湯主心下痞堅，不能飲食，胸中喘而嘔噦，微寒熱方。

生薑八兩，切，以水三升，煮取一升　半夏五合，洗，以水五升，煮取一升。

上二味，合煎取一升半，稍稍服之即止。

又方　橘皮四兩　生薑八兩。

上二味，切，以水七升，煮取二升五合，分三服，下喉即瘥，未瘥更合。

又方 羚羊角屑 前胡 人參 橘皮 甘草炙，各一兩。

上五味，㕮咀，以水六升，煮取二升，分三服。

卒噦，爪眉頭亦可，針此主實噦。實噦者，醉飽得之；虛噦者，吐下得之。又失血虛後亦得之方。

炭末蜜和，細細咽少許，即瘥。

又方男噦，女人丁壯氣盛者，噓其肺腧，女子，男子噓之。

痎瘧第二方二首

禳法十二首 針灸法七首

蜀漆丸 主痎瘧連年不瘥，服三七日定瘥方。

蜀漆 知母 白薇 地骨皮 麥門冬去心 升麻各五分 恆山一兩半 石膏二兩，研 香豉一合 萎蕤 烏梅肉 鱉甲各一兩，炙 甘草炙，三分。

上一十三味，搗篩為末，煉蜜和丸如梧子，空腹飲服十丸，日再，加至二三十丸。

陵鯉湯 主瘧疾、江南瘴瘧方。

陵鯉甲十四枚，炙鱉甲一枚，炙 烏賊魚骨 附子炮，各一兩，去皮 恆山三兩。

上五味，㕮咀，以酒三升漬一宿，未發前稍稍啜之，勿絕吐之，並塗五心，一日斷食，過時久乃食。

肝瘧：令人色蒼蒼然，太息，其狀若死，刺足厥陰見血。

心瘧：令人心煩甚，欲得清水，寒多不甚熱，刺足少陰，是謂神門。

脾瘧：令人病寒，腹中痛，熱則腸中鳴，鳴已汗出，刺足

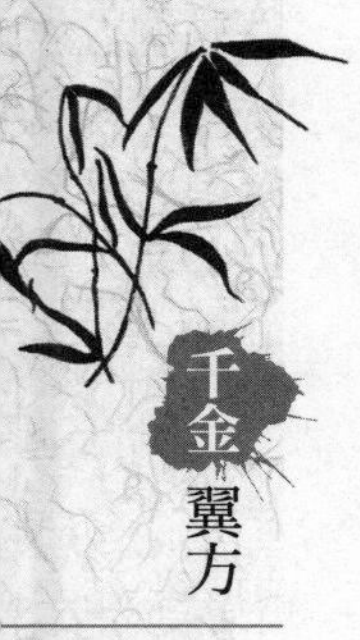

太陰。

肺瘧：令人心寒甚熱，間善驚，如有見者，刺手太陰陽明。

腎瘧：令人淒淒，腰脊痛，宛轉大便難，目眴眴然，手足寒，刺足太陽少陰。

胃瘧：令人且病寒，善飢而不能食，支滿腹大，刺足陽明太陰橫脈出血。

黃帝問岐伯曰：瘧多方少，癒者何？岐伯對曰：瘧有十二種。

黃帝曰：瘧鬼字何？可得聞乎？岐伯對曰：但得瘧鬼字便癒，不得其字，百方不癒。

黃帝曰：瘧鬼十二時，願聞之。岐伯對曰：寅時發者，獄死鬼所為，治之以瘧人著窯上灰火，一週不令火滅，即瘥。

卯時發者，鞭死鬼所為，治之以五白衣燒作灰三指撮，著酒中，無酒清水服之。

辰時發者，墮木死鬼所為，治之令瘧人上木高危處，以棘塞木奇間，即瘥。

巳時發者，燒死鬼所為，治之令瘧人坐，師以周匝燃火，即瘥。

午時發者，餓死鬼所為，治之令瘧人持脂火於田中無人處，以火燒脂令香，假拾薪去，即瘥。

未時發者，溺死鬼所為，治之令瘧人臨發時，三渡東流水，即瘥。

申時發者，自刺死鬼所為，治之令瘧人欲發時，以刀刺冢上，使得姓字，咒曰：若瘥，我與汝拔卻，即瘥。

酉時發者，奴婢死鬼所為，治之令瘧人碓梢上捧上臥，莫令人道姓字，即瘥。

戌時發者，自絞死鬼所為，治之令索繩，繫其手腳腰頭，即瘥。

亥時發者，盜死鬼所為，治之以刀子一口、箭一支、灰一週，刀安瘧人腹上，其箭橫著底下，即瘥。

子時發者，寡婦死鬼所為，治之令瘧人脫衣，東廂床上臥，左手持刀，右手持杖，打令聲不絕，瓦盆盛水著路邊，即瘥。

丑時發者，斬死鬼所為，治之令瘧人當戶前臥，頭東向，血流頭下，即瘥。

瘧醫並不能救者方

以繩量病人腳，圍繞足跟及五指一匝訖，截斷繩，取所量得繩，置項上，著反向背上，當繩頭處中脊骨上灸三十壯，即定。候看復惡寒，急灸三十壯，即定，比至過發一炊久候之，雖飢勿與食盡日，此法神驗，男左女右。

黃疸第三 論三首　方二十八首　針灸一十法

論曰：凡遇時行熱病，多必內瘀著黃，但用瓜丁散納鼻中，令黃汗出，乃癒。即於後不復病黃者矣。常須用心警候，病人四肢身面微似有黃氣，須用瓜丁散，不得令散漫，失候必大危矣。特忌酒麵，犯者死。

黃疸，目黃不除，**瓜丁散方。**

瓜丁細末，如一大豆許，納鼻中，令病人深吸取入，鼻中黃水出，瘥。

凡人無故忽然振寒，便發黃，皮膚黃曲塵出，小便赤少，大便時閉，氣力無異，食飲不妨，已服諸湯，餘熱不除，久黃者，**苦參散**主之方。

苦參　黃連　黃柏　黃芩　大黃　瓜丁　葶藶熬，各一兩。

上七味，搗篩為散，飲服方寸匕，當大吐，吐者日一服；

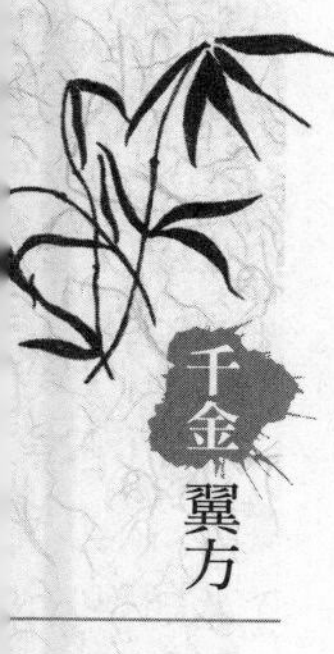

不吐者，日再，亦得下。服藥五日，知，可消息；不知，可更服之。

小半夏湯　治黃疸，小便色不異，欲自利，腹滿而喘，不可除熱，熱除必噦，噦者。

半夏一升，洗去滑　生薑半斤。

上二味，切，以水一斗，煮取二升，分再服。一法以水七升，煮取一升半。

黃疸身目皆黃，皮肉曲塵出者方。

茵陳一把，切　梔子仁二十四枚　石膏一斤。

上三味，以水五升，煮二味，取二升半，去滓，以猛火燒石膏令赤，投湯中，沸定，服一升，覆取汗，周身以粉粉之，不汗更服。

黃疸腹滿，小便不利而赤，自汗出，此為表和裡實，當下之，宜**大黃湯方。**

大黃　黃柏　硝石各四兩　梔子十五枚，擘。

上四味，㕮咀，以水六升，煮取二升，去滓，下硝石，煮取一升，先食，頓服之。

茵陳湯　主時行黃疸，結熱，面目、四肢通黃，乾嘔，大便不通，小便赤黃似柏汁，腹痛心煩方。

茵陳　半夏洗，各二兩　生薑四兩，切　大黃二兩半　芍藥　白朮各一兩半　梔子擘　前胡各三兩　枳實炙　厚朴炙　黃芩　甘草炙，各一兩。

上一十二味，㕮咀，以水四斗，煮取九升七合，分十服。

又方　黃蒸汁三升，頓服即瘥。

又方　蔓菁子五升，末服方寸匕，日三，數日驗。

又方　黃蒸　麥麵　豬矢各一升。

上三味，以水五升，漬一宿，旦絞去滓，服一升，覆取汗出。

大茵陳湯　主內實熱盛發黃，黃如金色，脈浮大滑實緊數者。夫發黃者，多是酒客，勞熱食少，胃中熱，或濕毒內熱者，故黃如金色方。

茵陳一兩半　大黃　茯苓　前胡　白朮各三兩　黃柏一兩半　梔子仁二十枚　黃芩　栝樓　枳實炙　甘草炙，各二兩。

上一十一味，㕮咀，以水九升，煮取三升，分服一升，得快下，三四日癒。

治黃疸病，五年以上不瘥，但是湯藥，服之即瘥，瘥已，還發者方。

茵陳二斤，淨，擇去惡草，切之。

上一味，以水二斗，煮取五升，空腹服，一服二升，日三夜一，隔日更服之，取瘥止，神驗。

黃疸變成黑疸，醫所不能治方

土瓜根搗取汁，一升。

上一味，頓服之，病當從小便出。

黃黑等疸方

當歸三兩　桂心六兩　乾棗一十七枚，去核　麥門冬一升，去心大黃一兩　茵陳　黃芩　黃蓍一本無　乾薑　茯苓　芍藥　黃連　石膏碎　人參　甘草炙，各二兩。

上一十五味，㕮咀，以水一斗，煮取三升半，分四服。

赤苓散　主黑疸，身皮、大便皆黑方。

赤小豆三十枚　茯苓六銖，切　雄黃一銖　瓜丁四銖　女萎六銖　甘草二銖，炙。

上六味，以水三升，煮豆、茯苓，取八合，搗四味為散，和半錢匕服之。須臾當吐，吐則癒，亦主一切黃。

茵陳丸　主黑疸，身體暗黑，小便澀，體重方。

茵陳一兩　甘遂一分　當歸　蜀椒汗，各半兩，去目、閉口　杏仁去皮尖、雙仁，熬　大黃　半夏洗，各三分　葶藶熬　茯苓

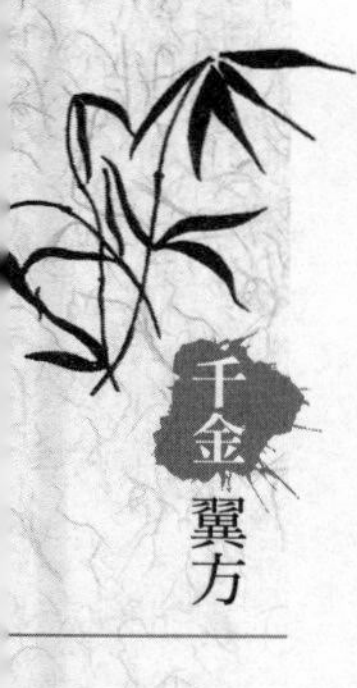

乾薑各一兩　枳實㕮咀，熬黃　白朮熬黃，各五分。

上一十二味，擣篩為末，煉蜜和丸如梧子大，空腹以飲服三丸，日三。

濕疸之為病，始得之，一身盡疼發熱，面色黃黑，七八日後壯熱，熱在裡，有血，當下去之如豚肝狀，其少腹滿者，急下之。亦一身盡黃，目黃，腹滿，小便不利方。

礬石五兩，燒　滑石五兩，研如粉。

上二味，擣篩為散，水服方寸匕，日三服，先食服之，便利如血已，當汗出癒。《千金》以麥粥汁服。

風疸，小便數或黃或白，灑灑惡寒壯熱，好睡不欲動方。

生艾三月三日取一束，擣取汁，銅器中煎如漆，密封之，勿令瀉

大黃　黃連　凝水石　苦參　葶藶子　栝蔞各等分，熬。

上六味，擣篩為散，以艾煎和為丸如梧子，先食飲服五丸，日三，可至二十丸。有熱加苦參，渴加栝蔞，小便澀加葶藶，小便多加凝水石，小便黃白加黃連，大便難加大黃。

秦椒散　主膏疸，飲少溺多方。

秦椒一分，汗　瓜丁半兩。

上二味，擣篩為散，水服方寸匕，日二。

秦王九疸散方

胃疸，食多喜飲，梔子仁主之。

心疸，煩心，心中熱，茜根主之。

腎疸，唇乾，葶藶子主之熬。

脾疸，尿赤出少，惕惕恐，栝蔞主之。

膏疸，飲水尿多，秦椒、瓜蒂主之。椒，汗。「膏」一作「肺」。

舌疸，渴而數便，鐘乳主之。

肉疸，小便白，凝水石主之研。

髓疸，目眶深，多嗜臥，牡蠣、澤瀉主之。

肝疸，胃熱飲多，水激肝，白朮主之。

上一十一味等分，隨病所在加半兩，擣篩為散，飲服五分匕，日三，稍稍加至方寸匕。

論曰：夫酒疸，其脈浮者，先吐之，沉弦者，先下之；酒疸者或無熱，靖言了了，腹滿欲吐者，宜吐之；酒疸心中熱，欲嘔者，宜吐之，酒疸必小便不利，其候當心中熱，足下熱，是其候也。酒疸下之，久久為黑疸，目青面黑，心中如啖蒜齏，大便正黑，皮革搔之不仁，其脈浮弱，雖黑微黃，故知之也。

寒水石散　主肉疸，飲少小便多，白如泔色，此病得之從酒方。

寒水石　白石脂　栝蔞各五分　知母　菟絲子　桂心各三分。

上六味，擣篩為散，麥粥服五分匕，日三，五日知，十日瘥。

酒疸，身黃曲塵出，**牛膽煎方**。

牛膽一枚　大黃八兩　芫花一升，熬　蕘花半升，熬　瓜丁三兩。

上五味，以酒一升，切，四味漬之一宿，煮減半，去滓，納牛膽，微火煎，令可丸，丸如大豆，服一丸，日移六七尺，不知更服一丸，膈上吐，膈下利，或不吐利而瘥。

酒疸，心中懊憹，或痛，**梔子湯方。**

梔子十四枚，擘　枳實三枚，炙　大黃二兩　豉半升。

上四味，㕮咀，以水六升，煮取二升，服七合，日三。

茵陳湯　主黃疸、酒疸、身目悉黃方。

茵陳三兩　大黃　黃芩　黃連各二兩　人參半兩　梔子仁三七枚　甘草一兩，炙。

上七味，㕮咀，以水一斗，煮取三升五合，分四服。

半夏湯主酒癖蔭，胸心脹滿，肌肉沉重，逆害飲食，小便

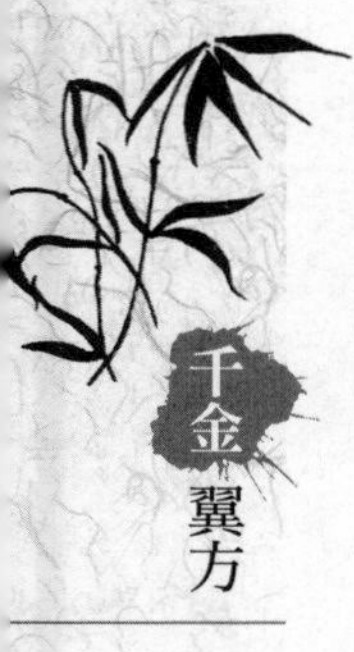

赤黃，此根本虛勞，風冷飲食沖心，由脾胃客痰所致方。

半夏一升，洗　生薑十兩，切　黃芩一兩　前胡　茯苓各三兩　當歸　茵陳各一兩　枳實炙　大戟　白朮　甘草炙，各二兩。

上一十一味，㕮咀，以水一斗，煮取三升，分三服。

宛轉丸　凡患黃疸，足腫，小便赤，食少羸瘦方。

乾地黃　石斛　白朮各二兩　牡蠣熬　芍藥　芎藭　大黃　小草　甘草炙，各三兩。

上九味，搗篩為散，煉蜜和丸如梧子，飲服四丸，日三。

茯苓丸　主患黃疸，心下縱橫結堅，小便赤，是酒疸方。

茯苓　茵陳　乾薑各一兩　半夏洗　杏仁去皮尖、雙仁，熬，各三分　商陸半兩　甘遂一分　枳實五分，炙　蜀椒二合，汗，去目、閉口　白朮五分，切，熬，令變色。

上一十味，搗篩為末，煉蜜和丸如蜱豆三丸，以棗湯下之。夫患黃疸，常須服此，若渴欲飲水，即服五苓散，若妨滿，宛轉丸治之。五苓散見傷寒中。

治黃疸小便赤黃方

前胡　茯苓各一兩半　椒目一兩，熬　附子半分，炮，去皮　茵陳二兩半　菖蒲二兩半。

上六味，搗篩為散，食以前服一錢匕，日三服，此劑更參服上二藥。

黃疸之為病，日晡所發熱惡寒，少腹急，體黃額黑，大便黑，溏泄，足下熱，此為女勞也，腹滿者難療方。

滑石研　石膏研，各五兩。

上二味，為散，麥粥汁服方寸匕，日三，小便極利，瘥。

灸黃法二十穴

第十一椎下俠脊兩邊各一寸半，灸脾腧百壯。

兩手小指端，灸手少陰，隨年壯。

手心中，灸七壯。

胃管主身體痿黃，灸百壯。治十十瘥，忌針。

耳中在耳門孔上橫梁，主黃疸。

上齶入口裡邊，在上縫赤白脈上是，針三鍉。

舌下俠舌兩邊針鍉。

頰裡從口吻邊入，往對頰裡去口一寸鍉。

上齶裡正當人中及唇，針三分鍉。

巨闕　上管

上二穴併七壯，狂言浪走者，灸之，瘥。

寅門從鼻頭直入髮際，度取通繩分為三斷，繩取一分入髮際，當繩頭鍉。「鍉」字未詳，不敢刊正。

脊中椎上七壯。

屈手大指節裡各七壯。

中管　大陵　勞宮　三里　然谷　大谿。

上八穴，皆主黃疸。

論曰：黃疸之為病，若不急救，多致於死，所以具述古今湯藥灸鍉方法，按據此無不瘥者也。有人患之，皆昏昧不識好惡，與茵陳湯一劑不解，亦有惺惺如常，身形似金色，再服亦然，隔兩日一劑，其黃不變，於後與灸諸穴乃瘥，瘡上皆黃水出，然此大慎麵、肉、醋、魚、蒜、韭、熱食，犯之即死。

吐血第四論三首　方三十首

論曰：凡吐血有三種，有內衄，有肺疽，有傷胃。內衄者，出血如鼻衄，但不從鼻孔出，是近心肺間津液出，還流入胃中，或如豆汁，或如峪血凝停胃中，滿悶便吐，或去數升乃至一斗，得之於勞倦飲食過常所為也；肺疽者，或飲酒之後悶吐，血從吐出，或一合半升；傷胃者，因飲食大飽之後，胃中冷則不能消化，便煩悶強嘔，吐之物與氣共上沖蹙傷裂胃口，

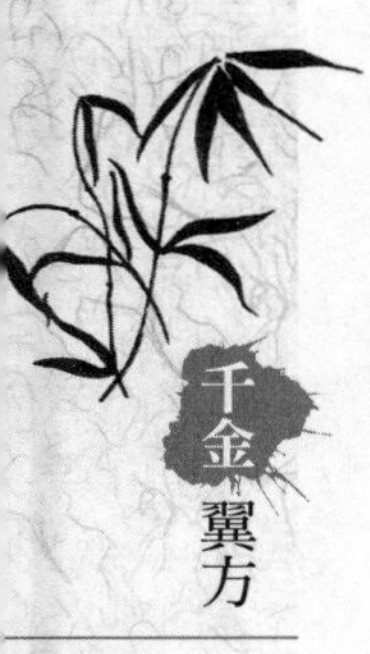

血色鮮赤，腹中絞痛，自汗出，其脈緊而數者，為難治也。吐之後體中但奄奄然心中不悶者，輒自癒。假令煩躁，心中悶亂，紛紛欲吐，顛倒不安，醫者又與黃土湯、阿膠散，益使悶亂，卒至不救，如此悶者，當急吐之。

吐方

瓜蒂半兩　杜蘅　人參各一分。

上三味，擣篩為散，服一錢匕，水漿無在，得下而已，羸者小減之，吐去青黃或血二三升，無苦。

生地黃湯　主憂恚嘔血，煩滿少氣，胸中痛方。

生地黃二斤　大棗五十枚，擘　阿膠炙　甘草炙，各三兩。

上四味，㕮咀，以水六升，煮取四升，分為四服，日三夜一。

堅中湯　主虛勞內傷，寒熱頻連，吐血方。

糖三斤　芍藥　半夏洗　生薑各三兩，切　大棗五十枚，擘　生地黃一斤。

上六味，㕮咀，以水二斗，煮取七升，分七服，日三夜一。《千金》有甘草、桂心，無地黃。

治噫止唾血方

石膏四兩，碎　生薑切　麻黃去節　五味子各二兩　小麥一升　厚朴炙　半夏洗　杏仁去皮尖、雙仁，各三兩。

上八味，㕮咀，以水一斗煮麻黃，去上沫，納諸藥，煮取二升五合，分再服。

又方　伏龍肝如雞子大兩枚　乾薑　當歸　桂心　芍藥　白芷　阿膠預漬之　甘草炙，各二兩　細辛半兩　芎藭一兩　生地黃八兩　吳茱萸二升。

上一十二味，㕮咀，以清酒七升，水三升合煮，取三升半，去滓，納膠，煎取三升，分三服，亦治衄血。《千金》名黃土湯，主吐血。

當歸湯　主吐血方。

當歸　黃芩各三兩　乾薑　芍藥　阿膠炙，各二兩。

上五味，㕮咀，以水六升，煮取二升，分三服，日二夜一。

伏龍肝湯　主吐血並衄血方。

伏龍肝半升　乾地黃　乾薑　牛膝各二兩　阿膠炙　甘草炙，各三兩。

上六味，㕮咀，以水一斗，煮取三升，去滓，納膠，分三服。

澤蘭湯　主傷中裡急，胸脅攣痛，頻嘔血，時寒時熱，小便赤黃，此傷於房中者方。

澤蘭　糖各一斤　桑白皮三斤，根者　生薑五兩，切　麻仁一升　人參　桂心各三兩　遠志二兩，去心。

上八味，㕮咀，以醇酒一斗五升，煮取七升，去滓，納糖，未食服一升，日三夜一，勿勞動。

竹茹湯　主吐血、汗血、大小便出血方。

淡竹茹二升　當歸　黃芩　芎藭　甘草炙，各兩半　人參　芍藥　桂心　白朮各一兩。

上九味，㕮咀，以水一斗，煮取三升，分四服，日三夜一。

治吐血、唾血，或勞發，或因酒發方

當歸　羚羊角屑　乾地黃　小薊根　柏枝炙　阿膠炙　乾薑各三兩　白芍藥　白朮各四兩　伏龍肝如雞子，研　亂髮如雞卵，燒　竹茹一升　蒲黃五合　甘草二兩，炙。

上一十四味，㕮咀，以水二斗，煮取五升五合，去滓，下膠，消盡下髮灰、蒲黃，分五服。

吐血百治不瘥，療十十瘥，神驗不傳方。

地黃汁半升　大黃生末，一方寸匕。

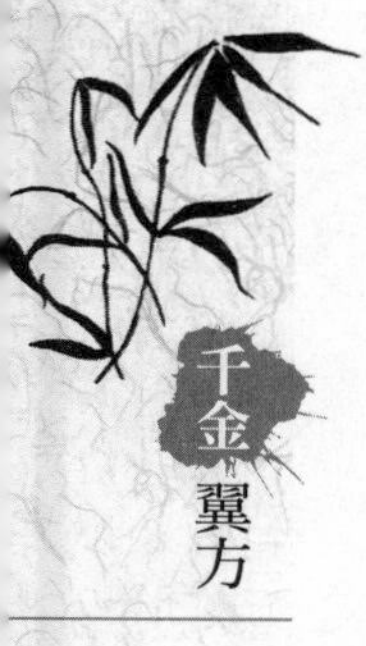

上二味，煎地黃汁三沸，納大黃末，調和，空腹服之，日三，血即止，神良。

治吐血方

服桂心末方寸匕，日夜可二十服。

治身體暴血，鼻、口、耳、目九孔，皮膚中皆漏血方

取新生犢子未食草者，有屎暴乾，燒乾，水服方寸匕，日四五服，立瘥。

生地黃湯　主衄血方。

生地黃　黃芩各一兩　柏葉一把　阿膠炙　甘草炙，各二兩。

上五味，㕮咀，以水七升，煮取三升，去滓，納膠，煎取二升五合，分三服。

又方　生地黃三斤，切　阿膠二兩，炙　蒲黃六合。

上三味，以水五升，煮取三升，分三服。

治鼻口瀝血三升，氣欲絕方

龍骨細篩一棗核許，微以氣吹入鼻中即斷，更出者再吹之，取瘥止。

又方　細切蔥白，搗絞取汁，瀝鼻中一棗許，即斷，慎酒、肉、五辛、熱麵、生冷等。

阿膠散　主衄血不止方。

阿膠炙　龍骨　當歸　細辛　桂心各一兩　蒲黃五合　亂髮三兩，燒灰。

上七味，搗篩為散，先食飲服方寸匕，日三服，三劑瘥，亦可蜜丸酒服。

伏龍肝湯　主鼻衄、五臟熱結，或吐血、衄血方。

伏龍肝雞子大一枚　生地黃一斤，切　生竹茹一升　芍藥　當歸　黃芩　芎藭　桂心　甘草炙，各二兩。

上九味，㕮咀，以水一斗三升煮竹茹，減三升，納藥，煮取三升，分三服。《千金》無桂心。

乾地黃丸　主失血虛勞，胸腹煩滿痛，血來臟虛不受穀，嘔逆，不用食，補中治血方。

乾地黃三兩　厚朴炙　乾漆熬　枳實炙　乾薑　防風　大黃　細辛　白朮各一兩　前胡一兩半　人參　茯苓各五分　虻蟲去翅、足，熬　䗪蟲熬，各十五枚　當歸　黃芩　麥門冬去心　甘草炙，各二兩。

上一十八味，擣羅為末，煉蜜和丸如梧子，先食，酒服五丸，日三。

論曰：凡下血者，先見血，後見便，此為遠血，宜服黃土湯；先見便，後見血，此為近血，宜服赤小豆當歸散。人病雖一，得病之始不同，血氣強弱、堪否次第，是以用藥製方，隨其淺深，取其能堪，為方不一，各取所宜也。

黃土湯方

灶中黃土半升　甘草炙　乾地黃　白朮　附子炮，去皮　阿膠　黃芩各三兩。

上七味，㕮咀，以水八升，煮取二升，分溫三服，亦主吐血。

赤小豆當歸散方

赤小豆三升，浸，令芽出，暴乾　當歸三兩。

上二味，擣篩為散，漿服一方寸匕，日三。

續斷止血湯　主先便後血，此為近血方。

續斷　當歸　阿膠炙　桔梗　桂心各三兩　芎藭　乾薑　乾地黃各四兩　蒲黃一升　甘草一肉，炙。

上一十味，㕮咀，以水一斗，煮取五升五合，去滓，下膠，消盡，入蒲黃，分為三服。

伏龍肝湯　主先見血後便轉，此為遠血方。

伏龍肝五合，研　乾地黃五兩　發燒屑二合　阿膠三兩，炙　黃芩　乾薑　牛膝　槲脈炙　甘草各二兩，炙。

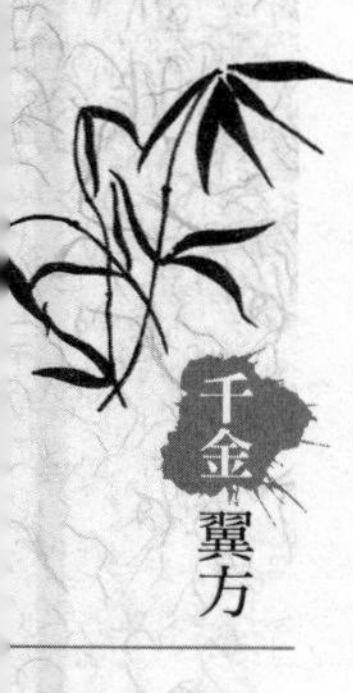

上九味，㕮咀，以水一斗，煮取三升，去滓，下膠及髮屑，消盡，分三服。

下血方

牛角鰓炙　當歸　龍骨　乾薑　熟艾各三兩　蜀椒一兩，去目、閉口者，汗　黃連五合　升麻一兩半　大棗二十枚，擘　附子炮，去皮一枚　黃柏　芎藭　阿膠炙　厚朴炙　赤石脂　芍藥　石榴皮　甘草炙，各二兩。

上一十八味，㕮咀，以水一斗五升，煮取四升，去滓，納牛角鰓末、阿膠，消，以綿絞去滓，分七服，日四夜三。《千金》有橘皮。

治小便出血方

龍骨細粉末之，溫湯服方寸匕，日五六服。

又方　以酒三升，煮當歸四兩，取一升，頓服之。

治尿血方

車前葉，切，五升，水一斗，煮百沸，去滓，納米煮為粥服之。

凡憂恚絕傷、吐血、胸痛、虛勞，**地黃煎方。**

生地黃五斤，擣，絞取汁。

上一味，微火煎三沸，納白蜜一升，又煎三沸，服之日三。

治亡血脫血，鼻頭白色，唇白去血，無力者方

生地黃十斤。

上一味，擣，以酒一斗，絞取汁令極盡，去滓，微火煎減半，納白蜜五升，棗膏一升以攪之，勿止，令可丸下之，酒服，如雞子一丸，日三。久服不已，老而更少，萬病除癒。

論曰：凡亡血、吐血、衄血癒後，必須用此二方補，服三四劑，乃可平復，不爾，恐有大虛及婦人崩中下血，亦同此方。

胸中熱第五方二十七首

寒水石湯　主身中大熱，胸心煩滿毒熱方。

寒水石五兩　澤瀉　茯苓　前胡　黃芩各三兩　柴胡　牛膝　白朮　甘草炙，各二兩　杏仁二十粒，去皮尖、雙仁。

上一十味，㕮咀，以水一斗，煮取二升，分三服。

治熱氣上沖不得息，欲死不得眠方

白薇　檳榔　白石英研　枳實炙　白鮮皮　麥門冬去心　鬱李仁去皮　貝母各二兩　天門冬去心　桃仁五分，去皮尖、雙仁，熬　車前子　茯神各二兩　人參　前胡　杏仁二十粒，去皮尖、雙仁　橘皮各一兩半　桂心半兩。

上一十七味，擣篩為末，煉蜜和丸如梧子大，竹葉飲下十丸，日二服，加至三十丸。

竹葉飲子方

竹葉切　紫蘇各一升　紫菀　白前　甘草炙，各二兩　百部二兩　生薑三兩，切。

上七味，㕮咀，以水一斗，煮取三升，溫以下，丸盡更合。

龍膽丸　主身體有熱，羸瘦不能食方。

龍膽　苦參　黃連　黃芩各二兩　大黃三兩　黃柏　李子仁去皮　栝蔞　青葙子各一兩。

上九味，擣篩為末，煉蜜和丸如梧子大，先食飲服七丸，日二，不知增之。

升麻湯　主強壯，身有大熱，熱毒流四肢，骨節急痛，不可忍，腹中煩滿，大便秘澀，無聊賴方。

升麻　枳實炙　梔子仁　黃芩各三兩　香豉一升　大黃四兩　杏仁一升，去皮尖、雙仁　生薑四兩，切　生地黃十兩　人參　甘草炙，各二兩。

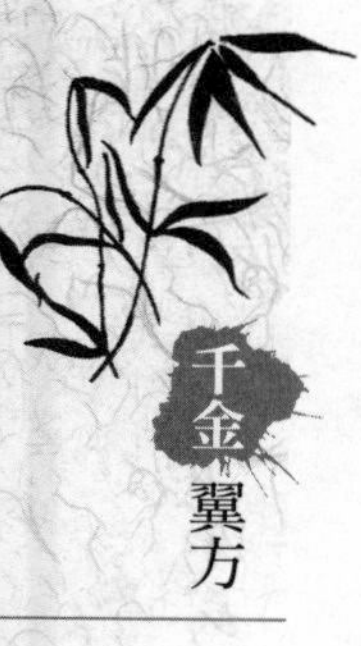

上一十一味，㕮咀，以水一斗二升，煮豉三沸，去豉納藥，煮取三升半，分四服，日三夜一。又主歷節腫。

又方 升麻 大黃各四兩 前胡 梔子各三兩，擘。

上四味，㕮咀，以水九升，煮取三升，分三服。

含消丸 主胸中熱，口乾方。

茯苓 五味子 甘草炙，各一兩 烏梅去核 大棗去核，各二七枚。

上五味，搗篩為散，別搗梅棗令熟，乃合餘藥，更和搗五百杵，丸如彈子大，含之咽汁，日三夜二，任性分作小丸。

半夏湯 主胸中客熱，心下煩滿，氣上，大小便難方。

半夏洗 生薑各八兩，切 前胡 茯苓各四兩 白朮五兩 黃芩一兩 杏仁去皮尖、雙仁，熬 枳實炙，各三兩 人參 甘草炙，各二兩。

上一十味，㕮咀，以水一斗，煮取三升，旦服。若胸中大煩熱者，冷服，大便難澀者，加大黃三兩。

前胡湯 主胸中逆氣，痛徹背，少氣不食方。

前胡 半夏洗 芍藥 甘草炙，各二兩 桂心各一兩 生薑三兩，切 黃芩 人參 當歸各一兩 大棗三十枚，去核 竹葉一升，切。

上一十一味，㕮咀，以水一斗，煮取三升，分三服。

又方 前胡 人參 生薑切 麥門冬去心 餳各三兩 桂心 黃芩 當歸各一兩 大棗三十枚，去核 半夏洗 茯苓 芍藥 甘草炙，各二兩。

上一十三味，㕮咀，以水一斗四升，煮取三升，分三服。

前胡湯 主寒熱嘔逆少氣，心下堅，彭亨，滿不得食，寒熱消渴，補不足方。

前胡 朴硝 大黃 黃芩 甘草炙，各二兩 茯苓 當歸 半夏洗 芍藥 滑石 石膏碎 栝樓 附子炮，去皮 麥門冬去

心　人參各一兩　生薑二兩，切。

上一十六味，㕮咀，以水一斗二升，煮取六升，分六服。

前胡建中湯　主大勞虛劣，寒熱嘔逆，下焦虛熱，小便赤痛，客熱上薰，頭痛目赤，骨內痛及口乾，皆悉主之方。

前胡三兩　芍藥　當歸　茯苓　桂心各四兩　人參　生薑切　白糖　半夏洗　黃蓍各六兩　甘草一兩，炙。

上一十一味，㕮咀，以水一斗二升，煮取四升，去滓，納糖，分為四服。

厚朴湯　主腹滿，發熱數十日方。

厚朴八兩，炙　枳實五枚，炙　大黃四兩。

上三味，㕮咀，以水一斗二升，煮取五升，納大黃煮取三升，分三服，主腹中熱，大便不利。

五石湯　主骨間熱，熱痛間不除，煩悶，口中乾渴方。

寒水石　滑石　龍骨　牡蠣熬　栝樓　赤石脂　黃芩　甘草炙，各五分　知母　桂心　石膏　大黃各三分。

上一十二味，擣粗篩之，以水七升，煮取三升，分四服，日三夜一。

竹葉湯　主五心熱，手足煩疼，口乾唇乾，胸中熱方。

竹葉切　小麥各一升　人參一兩半　石膏三兩，碎　生薑五兩，切　知母　黃芩　茯苓　麥門冬各二兩，去心　栝樓　半夏洗　甘草炙，各一兩。

上一十二味，㕮咀，以水一斗二升，煮竹葉、小麥取八升，去滓，納諸藥，煮取三升，分三服。

犀角湯　主熱毒流入四肢，歷節腫痛方。

犀角二兩，屑　羚羊角一兩，屑　豉一升　前胡　梔子擘　黃芩　射干各三兩　大黃　升麻各四兩。

上九味，㕮咀，以水一斗，煮取三升，分三服。

承氣湯　主氣結胸中，熱在胃管，飲食嘔逆方。

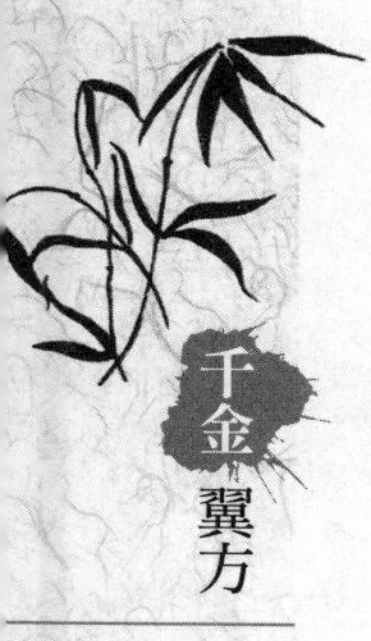

前胡　枳實炙　桂心　寒水石　大黃　知母　甘草炙，各一兩　硝石　石膏　栝樓各二兩。

上一十味，擣篩為散，以水二升，煮藥五方寸匕，取一升五合，分二服。

半夏湯　主逆氣，心煩滿，嘔吐氣方。

半夏洗　生薑各一斤，切　茯苓　桂心各五兩。

上四味，㕮咀，以水一升，煮取三升，分三服，日三服。若少氣，加甘草二兩，一名小茯苓湯。

療熱骨蒸羸瘦，煩悶短氣，喘息，兩鼻孔張，日西即發方。

龍膽　黃連　栝樓各一兩　梔子二十枚　青葙子　苦參　大黃　黃芩　芍藥　芒硝各半兩。

上一十味，擣篩為末，煉蜜和丸如梧子大，飲服十丸，日二，以知為度。

療積年久患熱風方

地骨皮　萎蕤　丹參　黃耆　澤瀉　麥門冬各三兩，去心　清蜜　薑汁各一合　生地黃汁二升。

上九味，㕮咀，以水六升，煮藥減一升，納蜜、薑汁，煮兩沸，一服三合，日再，大驗。

又方　羚羊角五兩，屑　生葛　梔子各六兩　豉一升，綿裹　黃芩　乾薑　芍藥各三兩　鼠尾草二兩。

上八味，㕮咀，以水七升，煮取二升半，分三服。

又方　枳實三兩，炙　黃連二兩　黃芩　芒硝各三兩。

上四味，擣篩為末，煉蜜和丸如梧子，飲服三十丸，日三，稍加至四十丸。

生地黃煎　主熱方。

生地黃汁四升　生地骨皮　生天門冬去心　生麥門冬汁　白蜜各一升　竹葉切　生薑汁各三合　石膏八兩，碎　栝樓五兩

茯神　萎蕤　知母各四兩。

上一十二味，㕮咀，以水一斗二升，先煮藥取三升，去滓，納地黃、麥門冬汁，微火煎五沸，次納蜜、薑汁，煎取六升，下之，服四合，日二夜一，稍加至五六合。

治膈上熱方

茯苓　麥門冬去心　甘草各一斤，炙　生地黃六十斤，切。

上四味，擣三味為散，納地黃，合擣暴乾，擣篩為散，酒服方寸匕，日三，候食了服之，久服補益明目。

治腹中虛熱，舌本強直，頸兩邊痛，舌上有瘡，不得嚥食方。

柴胡　升麻　梔子仁　芍藥　通草各四兩　黃芩　大青　杏仁各三兩　生薑切　石膏各八兩，碎。

上一十味，㕮咀，以水一斗二升，煮取六升，分六服。

頭痛身熱及熱風方

竹瀝　升麻各三升　防風　生薑切　杏仁去皮尖、雙仁，各三兩　芍藥　柴胡各四兩　石膏碎　生葛各八兩。

上九味，㕮咀，以水一斗，煮取四升，分四服，日三夜一服，以瘥為度。

治膈上熱方

苦參十兩　玄參三兩　麥門冬去心　車前子各三兩。

上四味，擣篩為末，煉蜜和丸如梧子，以飲服十五丸，日二，食後服。

壓熱第六 方一十三　首論一首

金石淩　主服金石熱發，醫所不制，服之立瘉方。

上朴硝一斤　上芒硝一斤　石膏四兩　凝水石二兩。

上四味，熟沸水五升漬朴硝、芒硝令消，澄一宿，旦取澄

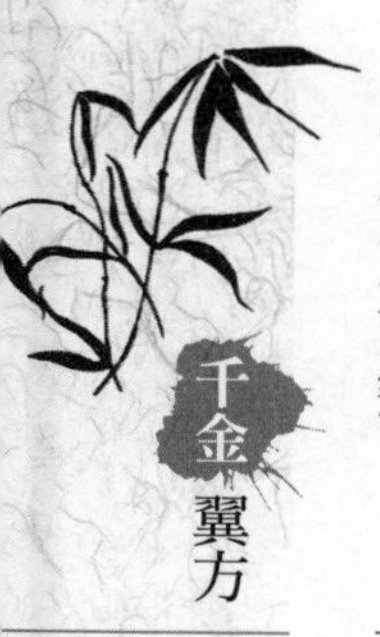

硝，安銅器中粗搗，寒水石、石膏納其中，仍納金五兩，微火煎之，頻以箸頭柱看，著箸成凌雲瀉置銅器中，留著水盆中，凝一宿，皆成凌，停三日以上，皆乾也。若熱病及石發，皆以蜜水和服半雞子大。

七水凌　主大熱及金石發動，金石凌不制者，服之方。

朴硝五斤　芒硝三斤，如雪者佳　滑石一斤半　玉泉石一斤　石膏一斤　鹵鹼五斤，如凌者　凝水石一斤，如雪者。

上七味，各別搗粗篩。

凍凌水五升　霜水一升　雪水一升　露水五升半　寒泉水五升　雨水一升　東流水五升半。

上七味，澄令清，銅器中納上件七味，散極微火煎取七升，一宿澄清，納磁坩中淨處貯之，以重帛繫口，一百二十日，皆如凍凌狀，成如白石英，有八棱，成就或大如箸，有長一尺者，名曰七水凌，有人服金石發熱者，以井花水和五分匕服之，一服極熱，即定。傷寒發熱服一刀圭，小兒發熱與麻子許，不可多用，神驗。買藥不得爭價，皆上好者，合藥以臘月臘日為上，合時以清淨處，先齋七日，不履穢污喪孝產婦之家，及不得令雞、犬、六畜、生婦、六根不完具及多口繞言人見之，不信敬人，勿與服之。服藥得熱退之後七日，乃慎酒、肉、五辛等物，勿復喜惡口刑罰，仍七日齋戒，持心清淨。

紫雪　主腳氣毒遍，內外煩熱，口生瘡，狂叫走，及解諸石、草、熱藥毒發，卒熱黃等瘴疫毒最良方。

金一斤　寒水石　石膏　磁石各三斤，併碎。

上四味，以水一石，煮取四斗，去滓，納後藥。

升麻一升　玄參一斤　羚羊角屑　青木香　犀角屑　沉香各五兩　丁香四兩　甘草八兩，炙。

上八味，㕮咀，於汁中煮取一斗，去滓，納硝石四升，朴硝精者四升，於汁中煎取七升，投木器中，硃砂粉三兩，麝香粉半兩，攪令相得，寒之二日，成為霜雪，紫色，強人服三分匕，服之當利熱毒，老小以意增減用之，一劑可十年用之。

玄霜　主諸熱風熱氣熱瘴熱，瘫惡瘡毒，內入攻心，熱悶，服諸石藥發動，天行時氣，溫疫熱入腑臟，變成黃疸，蛇螫虎齒狐狼毒所咬，毒氣入腹，內攻心，熱須利病出，用水三四合和一小兩，攪令消，服之，兩炊久，當快利兩行即瘥。小兒熱病服棗許大即瘥方。

金五十兩　寒水石六斤，研如粉　磁石三斤，碎　石膏五斤，碎。

上四味，以兩斛水煮取六斗，澄清。

升麻　玄參各一斤　羚羊角八兩　犀角四兩　青木香四兩　沉香五兩。

上六味，切，納上件汁中煮取二斗，澄清。

朴硝末　芒硝各六升　麝香當門子一兩，後入。

上三味，納汁中，漬一宿，澄取清，銅器中微微火煎取一斗二升，以匙抄看，凝即成，下，經一宿，當凝為雪，色黑耳。若猶濕者，安布上，日乾之，其下水更煎，水凝即可，停之如初，畢，密器貯之。此藥無毒，又主毒風腳氣，熱悶赤熱腫，身上熱瘡，水漬少許，綿貼取，點上即瘥，頻與兩服，病膈上熱，食後服，膈下熱，空腹服之。卒熱淋，大小便不通，服一兩，原有患熱者，皆宜服之。

論曰：凡諸霜雪等方，皆據曾服金石大藥，藥發猛熱，非諸草藥所能制者則用之，若非金石發者，則用草藥等湯散方制之，不得雷同用霜雪方。若用之，則傷於太冷，於後腰腳疼痛，乃更後為所患，宜消息之。

虛煩心悶方

竹葉湯　主胃虛陽氣外蒸，洩津液，口乾，體吸吸苦渴，氣喘，嘔逆涎沫相連方。

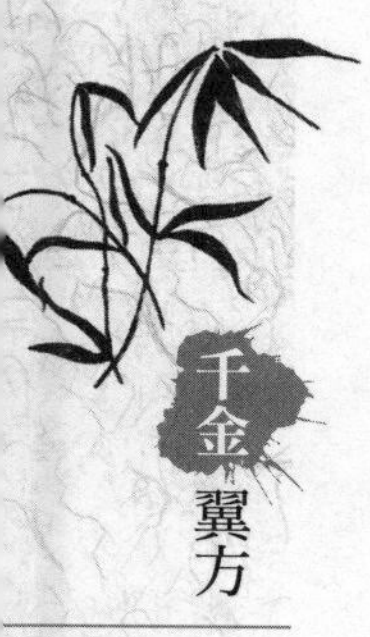

竹葉切，五升　小麥一升　麥門冬一升，去心　知母　茯苓各三兩　石膏四兩，碎　芍藥　栝樓　澤瀉　人參　甘草炙，各二兩。

上一十一味，㕮咀，以水二斗，煮竹葉、小麥取一斗，去滓，納藥，煮取四升，分四服。

厚朴湯　主久積痰冷，胸脅痞滿，不受食飲，渾渾欲吐，血室空虛，客陽通之，令脈緊數，重熱水蒸，汗漏如珠，四肢煩痛，唇口乾燥，渴勝水漿方。

厚朴炙　半夏洗　茯苓　白朮各四兩　枳實四枚，炙　芍藥　黃耆各二兩　生薑八兩，切　麥門冬一升，去心　桂心五合　人參　甘草炙，各二兩。

上一十二味，㕮咀，以水一斗五升，煮取五升，分四服。

竹葉湯　主下氣，胸中煩悶，悶亂氣逆，補不足方。

竹葉一把　粳米　麥門冬去心　半夏洗，各一升　人參　當歸各二兩　生薑一斤，切。

上七味，㕮咀，以水一斗五升，煮竹葉、生薑取一斗，納諸藥煮取八升，分十服，日三夜二。一云：水八升，煮取二升半，服八合。

烏梅湯　主下氣，消渴止悶方。

烏梅二七枚，大者　香豉一升。

上二味，以水一斗，煮烏梅取五升，去滓，納豉，煮取三升，分三服，可常用之。

大酸棗湯　主虛勞煩悸，奔氣在胸中，不得眠方。

酸棗仁五升　人參　茯苓　生薑切　芎藭　桂心各二兩　甘草炙，一兩半。

上七味，㕮咀，以水一斗二升，煮棗仁取七升，去滓，納諸藥，煮取三升，分三服。

大棗湯　主虛煩，短氣，氣逆，上熱下冷，胸滿方。

大棗三十枚，擘　石膏三兩，碎　白薇　前胡　人參　防風各二兩　桂心　甘草各一尺，炙。

上八味，㕮咀，以水七升，煮取三升，分三服。

竹根湯　主短氣欲絕，不足以息，煩擾，益氣止煩方。

竹根一斤　小麥　粳米　麥門冬各一升，去心　大棗十枚，擘　甘草二兩，炙。

上六味，㕮咀，以水一斗，煮米、麥令熟去之，納諸藥，煮取二升七合，分三服，日三。不能服者，以綿瀝口中。

酸棗湯　主傷寒及吐下後，心煩乏氣，不得眠方。

酸棗仁四升　麥門冬一升，去心　乾薑　芎藭　茯苓　知母　甘草各二兩，炙。

上七味，㕮咀，以水一斗二升，煮棗仁，取一斗，去之，納諸藥，煮取三升，分三服。

白薇散　主虛煩方。

白薇　乾薑　甘草各一兩　栝樓二兩　硝石三兩。

上五味，各別擣，先納甘草臼中，次納白薇，次納乾薑，次納栝樓，次納硝石，擣三千杵，篩和，冷水服方寸匕，日二。

《千金翼方》卷第十八

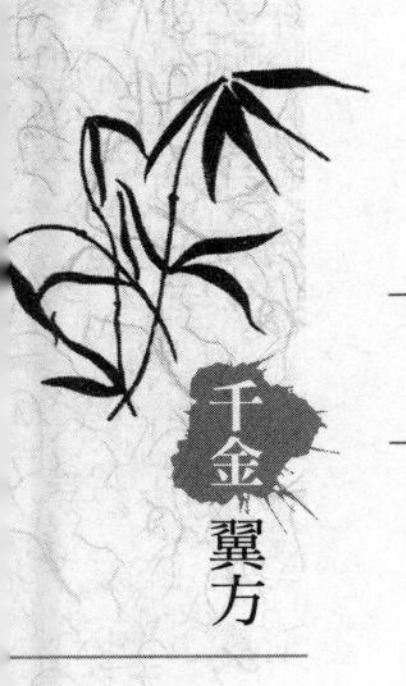

千金翼方卷第十九　雜病中

消渴第一方二十二首

葵根湯　主一年渴飲一石以上，小便利，若飲酒渴、傷寒渴，皆悉主之方。

霜下葵根皮一握，長四寸。

上一味，以水一斗，煮取三升，分三服，取瘥止。

又方　栝樓根　甘草炙，各二兩　黃連一升。

上三味，㕮咀，以水五升，煮取二升五合，分三服。

茯苓湯　主胃反，吐而渴方。

茯苓八兩　澤瀉四兩　生薑切　桂心　白朮各三兩　甘草一兩，炙。

上六味，㕮咀，以水一斗，煮小麥三升，減三升，去麥，納諸藥，煮取二升五合，每服八合，日再。

消渴，師所不能治之方。

生栝樓九斤，去皮，細切，搗絞汁令盡　上好黃連九兩，搗，絹羅為末。

上二味，以上件汁溲黃連，如硬麵細擘，日暴令乾，搗之絹篩，更溲如前，日暴搗，一依前法，往反汁盡，暴乾搗篩，煉蜜和飲服如梧子十丸，日三，加至三十丸，病癒止。百日慎生冷、醋、滑、酒、五辛、肉、麵、油膩，永瘥。無生者，乾者九斤，切，以水二斗煎，取一斗和之，如生者法。

桑根湯　主日飲一石水方。

桑根白皮切，五升，入地三尺者良，炙令黃黑。

上一味，以水與根亦不限多少，煮以味濃為度，適寒溫飲之，任性多少，切，慎鹽。

豬肚丸　治消渴方。

豬肚一枚，治如食法　黃連五兩　栝樓四兩　麥門冬四兩，去心　知母四兩，無，以茯神代。

上五味為散，納豬肚中線縫，安置甑中，蒸之極爛熟，接熱木臼中搗可丸。若硬，加少蜜和丸如梧子，飲服三十丸，日再，漸加至四十、五十丸，渴即服之。

葛根丸　主消渴方。

葛根　栝樓各三兩　鉛丹二兩　附子一兩，去皮。

上四味，搗篩為末，煉蜜和丸如梧子，飲服十丸，日三服，治日飲一石水者，春夏減附子。

大黃丸　主消渴，小便多，大便秘方。

大黃一斤　栝樓　土瓜根各八兩　杏仁五合，去皮尖、雙仁，熬。

上四味，破大黃如棋子，冷水漬一宿，蒸暴乾，搗篩為末，煉蜜和丸如梧子大，以飲服五丸，日三，以知為度。

酥蜜煎　主消渴方。

酥一升　白蜜三升　芒硝二兩。

上三味合煎，欲渴即啜之，日六七，益氣力，神效。

羊髓煎　主消渴，口乾濡咽方。

羊髓二合，無，即以酥代之　白蜜二合　甘草一兩，炙，切。

上三味，以水二升，煮甘草取一升，去滓，納蜜、髓，煎令如飴，含之盡，復含。

酥蜜煎　主諸渴方。

酥一升　蜜一升。

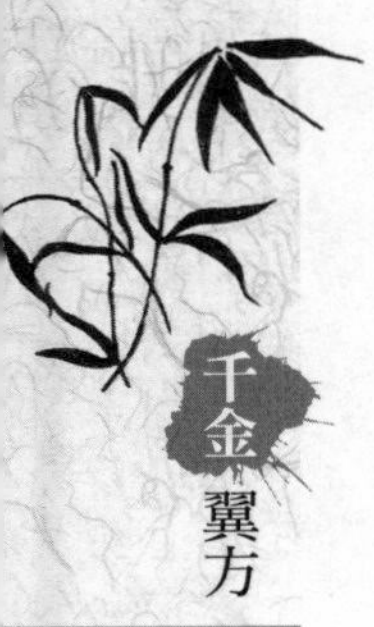

上二味合煎，令調和，一服二升，當令下利藥出，明日更服一升，後日更服一升，即瘥，慎酒及諸鹹等。

茯苓煎 主諸消渴方。

茯苓二斤 白蜜四升。

上二味，於銅器中，重釜煎，以兩莖薤白為候，黃即煎熟。先食服如雞子大，日三。

防己散 主消渴，肌膚羸瘦，或乃轉筋不能自止，小便不禁，悉主之方。

木防己一兩 栝樓 鉛丹 黃連各二兩。

上四味，搗篩為散，先食，以苦酒一升，以水二升合為漿，服方寸匕，日三。服訖，當強飲，極令盈溢，一日再服則憎水，當不欲飲也。

大渴，百方療之不瘥方

鉛丹 胡粉各半兩 栝樓 甘草炙，各二兩半 澤瀉 石膏 赤石脂 白石脂各五分。

上八味，搗篩為散，水服方寸匕，日三，壯人一匕半，一年病一日癒，二年病二日癒，渴甚者夜兩服，腹痛者減之，丸服亦佳，一服十丸，傷多則腹痛也。

治口乾燥方

酸棗一升半，去核 酸石榴子五合，末 烏梅五十枚，去核 麥門冬四兩，去心 茯苓三兩半 覆盆子 葛根各三兩 石蜜四兩 桂心一兩六銖 栝樓三兩。

上一十味，搗篩為末，煉蜜和丸如酸棗大，含之不限時節，以口有津液為度，忌如藥治。

三黃丸 主男子五勞七傷，消渴，不生肌肉，婦人帶下，手足寒熱方。巴郡太守奏。

春三月：黃芩四兩 大黃三兩 黃連四兩。

夏三月：黃芩六兩 大黃一兩 黃連七兩。

秋三月：黃芩六兩　大黃二兩　黃連三兩。

冬三月：黃芩三兩　大黃五兩　黃連二兩。

上三味，隨時合擣為末，煉蜜和丸如大豆，飲服五丸，日三，不知稍增至七丸，服一月病癒，久服，行及奔馬，嘗試有驗。

鉛丹散　主消渴方。

鉛丹二兩　栝樓八兩　茯苓　甘草炙，各一兩半　麥門冬八兩，去心。

上五味，擣篩為散，旦以漿服方寸匕，日二。

膀胱冷，小便數多，每至夜偏甚方

雞腸五具，治如食法　羊腎一具，去脂，並乾為末　赤石脂六兩　龍骨三兩　蓯蓉四兩　黃連五兩　桂心二兩。

上七味，擣篩為散，酒服方寸匕，半日再服，五日中可作羊湯，炙一劑，十日外可作羊肉臛，香味如常，食飽與之。

尿煮牡蠣，主內消，小便數方

牡蠣五兩，熬。

上一味，以患人尿三升，煮取二升，分再服。

治渴利方

豆一升，醋拌蒸，暴乾，三拌，三暴，三蒸，熬　黃連一斤，如金色者。

上二味，擣篩為末，煉蜜為丸如梧子，飲服三十丸，日二，稍加至四十丸，神驗。

大病後虛羸不足成渴方

取七歲以上、五歲以下黃牛新生犢者乳一升，以水四升，煎取一升，適寒溫，稍稍飲之，不得過多，十日服之不住，佳。一云渴即飲，不限多少。

又方　取自死雞大者一枚，以三升半白湯，捉腳倒，細細淋之三七遍，拔毛，置於湯中，毛盡，去毛，取汁澄清湯，即

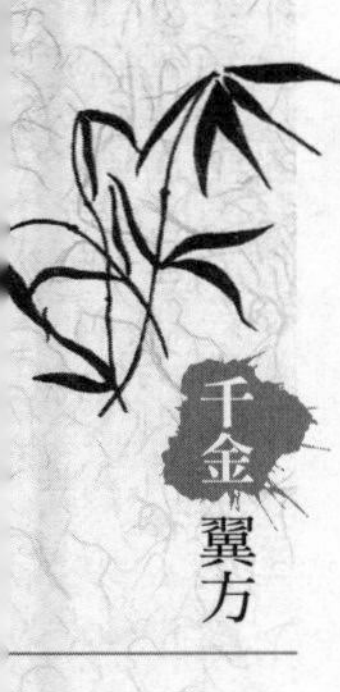

任性飲之，飲盡即癒。其雞故殺作藥，不過七日，其病倍發，以後百藥不可瘥，慎之慎之。

栝樓散 主消渴，延年益壽方。

栝樓　枸杞根　赤石脂　茯苓各一兩半　天門冬二兩半，去心牛膝　乾地黃各三兩　桂心　菊花　麥門冬去心　菖蒲　雲母粉澤瀉　卷柏　山茱萸　遠志去心　五加皮　杜仲炙　瞿麥續斷　石斛　黃連　柏仁　石韋去毛　忍冬各一兩　菟絲　車前子　蛇床子　巴戟天　鐘乳研　薯蕷　甘草炙，各五分。

上三十二味，搗篩為散，酒服方寸匕，日三四。亦可丸，服十丸，日三。

淋病第二方二十首

治血淋、熱淋方

以韭七莖燒令熱，以手熟挼熱掩尿處，冷即易之，可六七度，瘥。

治熱淋方

白茆根四斤。

上一味，切，以水一斗五升，煮取五升，每服一升，日三，夜二。

治石淋方

車前子二升，絹袋貯，以水八升，煮取三升，頓服之，須臾當下石子，宿勿食，服之良。

又方 常煮冬葵根作飲服之，石出。

關格不通方

芒硝五兩　芍藥四兩　杏仁四兩，去皮尖、雙仁　麻子仁三兩枳實一兩，炙　大黃半斤　乾地黃二兩。

上七味，㕮咀，以水七升，煮取三升，分三服。一方用烏梅、榆白皮各五兩，無枳實、地黃。

治淋方

車前子一把　榆白皮一握　亂髮如雞子大，燒之取灰。

上三味，以水六升，煮取三升，分再服。

又方　黃芩四兩。

上一味，㕮咀，以水五升，煮取二升，分三服。亦主下血。

治淋方

榆白皮切，一升　車前子切，五升　葵子一升　滑石八兩　通草八兩　赤蜜一升。

上六味，㕮咀，以水三斗，煮取七升，去滓下蜜，更煎取三升，分三服。

治尿白稠方

露蜂房燒灰，服方寸匕，煮汁服，亦佳。

治小便不通方

滑石二兩　葵子一兩　榆白皮一兩。

上三味，為散，濃煮麻子汁一升半，取一升，以二方寸匕和服，兩服即通。

治小便不通方

納薑黃末如豆許大小便孔中，即通。

又方　通草　豬苓去皮　桑白皮各二兩。

上三味，㕮咀，以水六升，煮取二升，分二服。

治丈夫、女人胞轉，不得小便八九日方

滑石一斤　寒水石一兩，碎　葵子一升。

上三味，以水一斗，煮取五升，盡服即利。

久房散　主小便多或不禁方。

菟絲子二兩　蒲黃三兩　黃連三兩　硝石一兩　肉蓯蓉二兩。

上五味，並雞膍胵中黃皮三兩為散，服方寸匕，日三，行三四里又服。一方用五味子三兩。

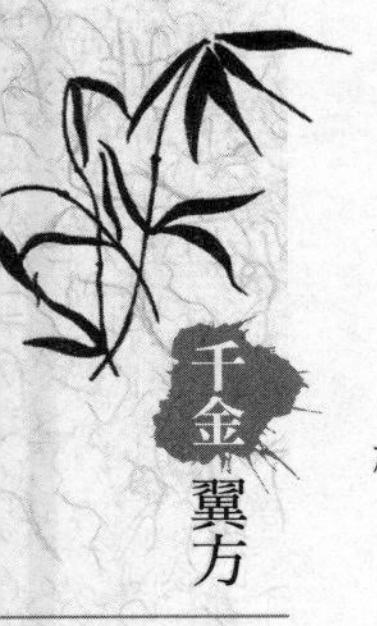

治小便不利，膀胱脹，水氣流腫方。

水上浮萍乾末，服方寸匕，日三。

治小便不禁，多，日便一二斗，或如血方。

麥門冬八兩，去心　蒺藜子二兩　甘草一兩，炙　乾薑四兩　桂心二兩　乾地黃八兩　續斷二兩。

上七味，㕮咀，以水一斗，煮取二升五合，分三服。

又方　鹿茸長三寸，炙　躑躅一升　桂心一尺　韭子一升　附子三枚，炮，去皮　澤瀉三兩。

上六味為散，服五分匕，日三，稍加至一寸匕，漿水服之，瘥。

治大小便不通

當歸三斤　大戟一斤　牛膝三斤。

上三味，切，以水五升，煮取二升，以大豆五升煎令汁盡，豆乾，初服三枚，以通為度。

濡臟湯　主大小便不通六七日，腹中有燥屎，寒熱，煩迫短氣，汗出腹滿方。

生葛根二斤　豬膏二升　大黃一兩。

上三味，㕮咀，以水七升，煮取五升，去滓納膏，煎取三升，澄，強人頓服，羸人再服。

霹靂煎方

好濃酒一盞　鹽一大錢。

上二味，和於鐺內，文火煎，攪勿住手，可丸，得就鐺丸如小繭大，納肛腸中，不過三，必通。如不通者，數盡也，神效。酒當作蜜。

水腫第三方二十六首　並五不治證

凡水腫有五不治：

一面腫蒼黑，是肝敗，不治；

二掌腫無紋理，是心敗，不治；

三腹腫無紋理，是肺敗，不治；

四陰腫不起，是腎敗，不治；

五臍滿腫反者，是脾敗，不治。

豬苓散　主虛滿，通身腫，利三焦，通水道方。

豬苓去皮　茯苓　葶藶熬　人參　五味子　防風　澤瀉　狼毒　玄參　乾薑　白朮　桂心　椒目　大戟　遠志去心　甘草炙，各半兩　女麴三合，熬　小豆二合　蓯蓉二分半。

上一十九味，搗篩為散，酒服方寸匕，日三，夜一，老小服一錢匕，日三，以小便利為度。

治百病諸荒邪狂走，氣痞冷病，歷年黃黑，大腹水腫，小兒丁奚，瘧疾經年，霍亂中惡，蜚屍及暴疾，皆悉主之方。

芫青　巴豆去心皮，熬　斑蝥各三十枚，去翅、足，熬　天雄炮，去皮　乾薑各半兩　烏頭炮，去皮　細辛　蜀椒汗，去目、閉口者　附子炮，去皮　躑躅　黃芩　桂心各一兩。

上一十二味，細切，以絹袋中盛酒一斗，漬十日，去滓，服半合，日三，以知為度，暴滓作散，酒服半錢匕，日三，強人一錢，傷寒、中溫、濕冷、頭痛、拘急、寒熱、瘧發、頭風，皆須服一錢匕，厚覆取汗。初服當吐清汁三四升許；又主心疝，婦人無子。服之煩悶不堪者，飲冷水一升即解。

蒲黃酒　主通身腫，此風虛水氣，亦主暴腫方。

蒲黃　小豆　大豆各一升。

上三味，以酒一斗，煮取三升，分三服。

商陸酒　主風水腫方。

取商陸，切一升，以酒二升漬三宿，服一升當下，下者減之，從半升起，日三，盡更合服。

又方　取大豆一升，以水四升，煮取二升，去滓，納上酒

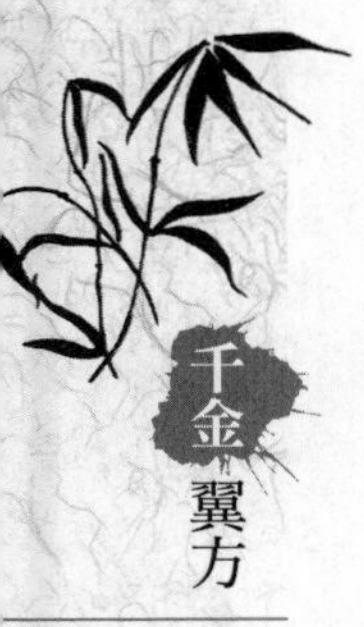

一升，合煎取一升，隨能杯飲之，日三服，常令有酒勢。

茯苓丸　主水脹大。甄主簿與康公處得效方。

茯苓　白朮　椒目各一兩　葶藶子一兩半，熬　桂心三分　芒硝　澤瀉　大防己各五分　甘遂三分　赤小豆　前胡　蕘花各半兩，熬。《千金》作芫花。

上一十二味，搗篩為末，煉蜜和丸如梧子，蜜湯服五丸，日一，稍加，以知為度。

漢防己煮散　主水腫上氣方。褚澄秘之。

漢防己　澤漆葉　石韋去毛　桑白皮　澤瀉　丹參　茯苓　橘皮　白朮各三兩　生薑十兩，切　鬱李仁五兩　通草一兩。

上一十二味，搗篩為散，以水一升七合，納四方寸匕，煮取八合，頓服日二。小便利為度。

第一之水，先從面目腫遍一身，名曰青水，其根在肝，大戟主之；

第二之水，先從心腫，名曰赤水，其根在心，葶藶主之；

第三之水，先從腹腫，名曰黃水，其根在脾，甘遂主之；

第四之水，先從腳腫，上氣而咳，名曰白水，其根在肺，藁本主之；

第五之水，先從足趺腫，名曰黑水，其根在腎，連翹主之；

第六之水，先從面至足腫，名曰玄水，其根在膽，芫花主之；

第七之水，先從四肢起，腹滿大，身盡腫，名曰風水，其根在胃，澤漆主之；

第八之水，先從四肢小腫，其腹腫獨大，名曰石水，其根在膀胱，桑根白皮主之；

第九之水，先從小腸滿，名曰果水，其根在小腸，巴豆主之；

第十之水，乍盛乍虛，乍來乍去，名曰氣水，其根在大腸，赤小豆主之。

上十病，皆藥等分，與病狀同者則倍之，白蜜和，先食，服一丸如小豆，日三。欲下病者，服三丸，弱者當以意節之。

治宿食、流飲、寒熱、溫病、水腫。

鬱李仁一枚，熟研　粳米三合，研，令中斷。

上二味，以水四升，合煮取二升，頓服，此粥日三度作服之，人強用十五枚，羸者五六枚，不知者稍加之，以知為度。

炙鯉魚主腫滿方

取鯉魚長一尺五寸，以尿漬令沒一宿，平旦以木從口貫之至尾，炙令黃熟，去皮，宿勿食，頓服之，不能者再服令盡，神方。

男女新久腫得惡，暴風入腹，婦人新產上溷，清風入臟，腹中如馬鞭者，噓吸短氣，咳嗽，**一味大豆煎方。**

大豆一斗，擇令淨。

上，以水五斗，煮之得一斗三升，澄清去下濁者，納釜中，以一斗半美酒納汁中，煎取九升，宿勿食，旦服三升，溫覆取汗兩食頃，當下去風氣腫減，慎風冷，十日平復如故，除日服之。若急，不可待除日，逐急令服。合時，於清淨無人處，令童子一人視之，不用六畜、婦人見之。自度身中腫未盡，更服三升，瘥了了者，勿服也，神驗，《千金》不傳。

又方　楮皮葉一大束。

上一味，切，以水一斗，煮取五升，去滓，服之，不過三四日，面腫乃減，雖得瘥，常可服之。《千金》楮枝皮葉一大束，切，煮取汁，隨多少釀酒，旦服，醉為佳，後同。

莨菪丸　治水氣腫，鼓脹，小便不利。山連治韋司業得瘥，司業侄云表所送，云數用神驗。

莨菪子一升　羖羊肺一具，青羊亦佳。

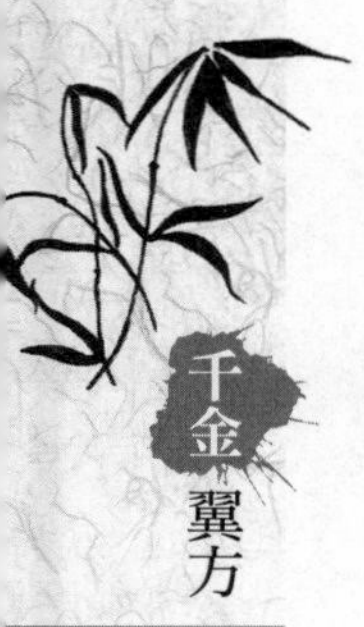

上二味，湯微煠肺，即薄切之，暴乾搗末，以三年大醋浸葨菪子，一伏時出之，熬令變色，熟搗如泥，和肺末蜜和搗作丸，食後一食久，服如梧子四丸，麥門冬飲服之，日三，以喉中乾，口黏浪語為候，數日小便大利，即瘥。

麥門冬飲法

麥門冬二十五枚，去心　粳米二十五粒。

上二味，以大合三合半水煮之，米大熟，去滓，以下丸藥，每服常作。

有人虛肌積年，氣上似水病，眼似腫，而腳不腫方。

穀楮葉八兩。

上一味，以水一斗，煮取六升，去滓，納米煮粥，亦以當水，煮羹等皆用之，秋時多收，以擬經冬用，其水多少濃淡，任人勿拘，此方慎蒜、麵、豬、雞、魚、油膩，重者三年服之，永瘥，輕者一年瘥。

治水腫方

葶藶子六兩，生用　桂心二兩。

上二味，搗篩為末，煉蜜和丸如梧子，飲服十丸，日二，慎如前法，忌口味。

麻豆煎　主大腹水腫方。

大麻一石，未入窨，不鬱悒者　赤小豆一石，不得一粒雜。

上二味，取新精者仍淨揀擇，以水淘，暴令乾，蒸麻子使熟，暴令乾，貯淨器中。欲服，取五升麻子熬之，令黃香，惟須緩火，勿令焦，細搗取末，以水五升，研取汁令盡，淨器密貯之，明旦欲服，今夜以小豆一升淨淘漬之，至曉乾漉去水，以新水煮，未及好熟，即漉出令乾，納麻子汁中，煮令大爛熟為佳，空腹恣意食，日三。其陳鬱麻子，益增其病，慎勿用之。一切水腫，皆忌飽食，常須少飢。後有灸三里、絕骨，作魚羹法，見《千金》中。

苦瓠丸　主大水，頭面、遍身大腫滿方。

苦瓠白穰實捻，如大豆粒。

上一味，以面裹煮一沸，空腹吞七枚，午後出水一升，三四日水自出不止，大瘦即瘥。三年慎口味，苦瓠須好無黶翳者，不爾有毒，不堪用。

檳榔丸　主水腫方。

檳榔　桂心　栝樓　麻黃去節　杏仁去皮尖、雙仁，熬　茯苓　椒目　白朮各三兩　附子炮，去皮　吳茱萸五合　厚朴炙　乾薑　黃耆　海藻一本無　木防己　葶藶熬　甘草炙，各二兩。

上一十七味，搗篩為末，煉白蜜和丸如梧子，飲服二丸，日三，加至四丸，不知，又加二丸，可至十二丸。此主老小水腫、虛腫、大病客腫作喘者，用之佳。一云忌海藻，必恐無此一味。

風水，通身腫欲裂，利小便方。

防風　豬苓去皮　澤瀉　麻黃去節　茯苓各四兩　黃耆三兩　澤漆　白朮各五兩　杏仁去皮尖、雙仁　大戟各一升　獨活八兩　酒一斗　大豆二升，以水七升，煮一升。

上一十三味，㕮咀，以豆汁及酒合煮取七升，分六七服，一日一夜令盡，當小便極利為度。

澤漆根湯　主水通身洪腫，四肢無堪，或從消渴，或從黃疸，支飲，內虛不足，榮衛不通，血氣不化，氣實皮膚中，喘息不安，腹中響響脹滿，眼不得視方。

澤漆根十兩　赤小豆二升　茯苓三兩　鯉魚一枚重五斤者，淨去腸胃　生薑八兩，切　人參　麥門冬去心　甘草炙，各二兩。

上八味，以水一斗七升，煮鯉魚、豆減七升，去之，納藥，煮取四升五合，去滓，一服三合，日三。弱人二合，日再服，氣下喘止，可至四合，晬時小便利，腫氣減，或小溏下。若小便大利，還從一合始，大利止。若無鯉魚，鮦魚亦可。若

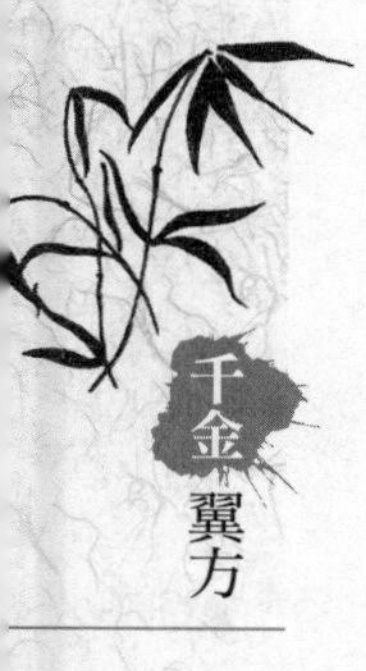

水甚，不得臥，臥不得轉側，加澤漆一斤；渴，加栝樓二兩；咳，加紫菀二兩，細辛一兩，款冬一兩，桂心三兩，增魚汁二升。

大豆湯　主風水，通風大腫，眼不得開，短氣欲絕或咳嗽方。

大豆一斗　烏頭炮，去皮　黃蓍　澤瀉各三兩　杏仁一升，去皮尖、雙仁　半夏六兩，洗　茯苓　白朮各五兩　生薑七兩，切　麻黃去節　豬苓去皮　防風　木防己各四兩　甘遂　甘草炙，各二兩　酒一升。

上一十六味，以水四斗，先煮豆取一斗，去豆納藥及酒合煮取七升，日四夜三，得快利小便為度，腫減便住，不必盡劑。若不得利小便者，加生大戟一升，葶藶二兩半，無不快也，萬不失一。

麻黃湯　主風濕、水疾，身體面目腫、不仁而重方。

麻黃四兩，去節　甘草二兩，炙。

上二味，㕮咀，以水五升，煮取三升，分三服，重複日移二丈，汗出。不出更合服之，慎護風寒，皮水用之良。

治水腫方

以苦瓠穰一枚，以水一石，煮一炊久，去滓，煎令可丸，服如大豆，小便利後，作小豆羹，乃飲食之。

又方　葶藶五兩，熬　牽牛子　澤瀉　昆布洗　海藻洗　豬苓去皮，各三兩。

上六味末之，煉蜜和丸如梧子大，飲服十五丸，日三。

石膽丸　主足脛腫，小便黃，胸痛，頰車骨筋解開痛方。

石膽研　吳茱萸　天雄炮，去皮　芫花熬　柏仁各一分　防風　蕘花熬　杜仲炙，各三分　菖蒲　葶藶熬，各一兩　菟絲子三合。

上一十一味，搗篩為末，煉蜜和為丸如蜱豆，以飲服三丸，日二。

痰飲第四方一十四首

治痰飲頭痛，往來寒熱方。

常山一兩　雲母粉二兩。

上二味，擣篩為散，熱湯服一方寸匕，吐之，止，吐不盡，更服。

杜蘅湯　主吐百病方。

杜蘅　松羅各三兩　瓜蒂二七枚。

上三味，切，以水酒各一升二合，漬二宿，去滓，分再服。若服已即吐者止，不吐者更服之。每服相去如人行十里，欲令藥力盡，飲一升稀粥便定，老小用之亦佳。《千金》云：酒一升二合漬二宿。

蜜煎　主寒熱方。

赤蜜五合　常山四兩　甘草半兩，炙，一法二兩。

上三味，㕮咀，以水一斗，煮取二升，去滓納蜜，溫服七合，吐則止，不吐更服七合，勿飲冷水。

又方　蜜二合　醋八合。

上二味調和，旦頓服，須臾猥猥然欲吐，擿之，若意中不盡，明旦更服。無毒，不大嘔吐，其藥安穩。

蔥白湯　主冷熱膈痰，發時頭痛悶亂，欲吐不得方。

蔥白二七莖，切　桃葉一把　烏頭炮，去皮　真珠另研　常山　甘草炙，各半兩。

上六味，㕮咀，以酒四升，水四升，合煮取三升，去滓，納真珠服一升，得吐止。

松蘿湯　主胸中痰積熱，皆除之方。

松蘿二兩　烏梅二七枚　常山三兩　梔子二七枚，擘　甘草五

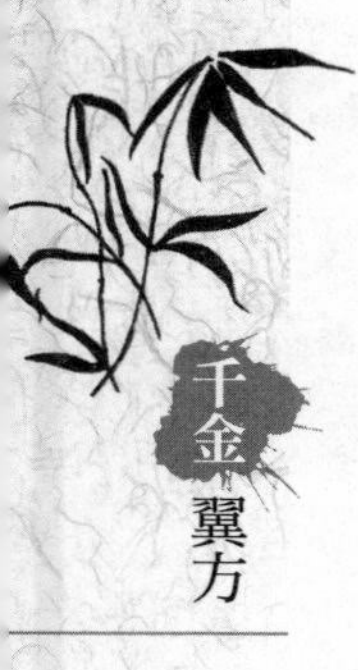

兩，炙，一云一兩。

上五味，㕮咀，以酒三升，漬一宿，旦以水三升，合煮取二升五合，分再服，得快吐，便止，不要頓盡，二服也。

又方　松蘿一兩　烏梅三七枚　常山　甘草各二兩，炙。

上四味，㕮咀，以酒三升，漬一宿，煮取二升，服一升，取吐止。

大五飲丸　主五種飲。一曰留飲，停水在心下；二曰澼飲，水澼在兩脅下；三曰痰飲，水在胃中；四曰溢飲，水溢在膈上、五臟間；五曰流飲，水在腸間，動搖有聲。夫五飲者，皆由飲後傷寒，飲冷水過多所致方。

遠志去心　苦參　藜蘆　白朮　烏賊骨　甘遂　大黃　石膏　半夏洗　紫菀　桔梗　前胡　芒硝　栝樓　五味子　蓯蓉　貝母　桂心　芫花熬　當歸　人參　茯苓　芍藥　大戟　葶藶熬　黃芩各一兩　附子炮，去皮　常山　厚朴炙　細辛　薯蕷　甘草炙，各三分　巴豆三十枚，去心、皮，熬。

上三十三味，擣篩為末，煉蜜和丸如梧桐子大，酒服三丸，日三，稍加之。

前胡湯　主胸中久寒澼實，宿痰隔塞，胸痛，氣不通利，三焦冷熱不調，食飲減少無味，或寒熱體重，臥不欲起方。

前胡　人參　大黃　當歸　甘草炙，各二兩　黃芩　防風　麥門冬去心　吳茱萸各一兩　半夏三兩，洗　生薑四兩，切　杏仁三十枚，去皮尖、兩仁。

上一十二味，㕮咀，以水一斗，煮取三升，分三服，日三。

白朮茯苓湯　主胸中結痰，飲澼結臍下，弦滿，嘔逆不得食，亦主風水方。

白朮　茯苓　橘皮　當歸各三兩　附子炮，去皮，二兩　半夏洗　生薑切　桂心各四兩。

上八味，㕮咀，以水一斗二升，煮取三升，分為三服，日三服，三劑佳。《深師方》有細辛一味，一作人參。

薑椒湯 主胸中積聚痰飲，飲食減少，胃氣不足，咳逆嘔吐方。

生薑汁七合 蜀椒三合，汗，去目、閉口者 半夏三兩，洗 橘皮二兩 茯苓 桔梗 桂心 附子炮，去皮 甘草炙，各一兩。

上九味，㕮咀，以水七升，煮取二升五合，去滓，納薑汁煎取二升，分三服，服兩劑佳。若欲服大散諸五石丸，必先服此方，乃進黃耆丸輩必佳。

半夏湯 主痰飲澼氣吞酸方。

半夏三兩，洗 生薑六兩，切 附子一枚，炮去皮 吳茱萸三兩，熬。

上四味，㕮咀，以水五升，煮取一升五合，分三服，日三，老小服半合。

薑附湯 主痰澼氣方。

生薑八兩，切 附子四兩，生，去皮，四破。

上二味，以水八升，煮取二升，分四服，日二。亦主卒風，大良。

論曰：凡痰飲盛，吐水無時節，其源為冷飲過度，遂令痼冷，脾胃氣羸，不能消於食飲，食飲入胃，皆變成冷水，反吐不停者。

赤石脂散 主之方。

赤石脂三斤。

上一味，擣篩為散，服方寸匕，日三，酒飲並可下之，稍稍漸加至三匕，服盡三斤，則終身不吐水。又不下利，補五臟，令肥健。有人痰飲，服諸藥不瘥，惟服此一斤，即癒。

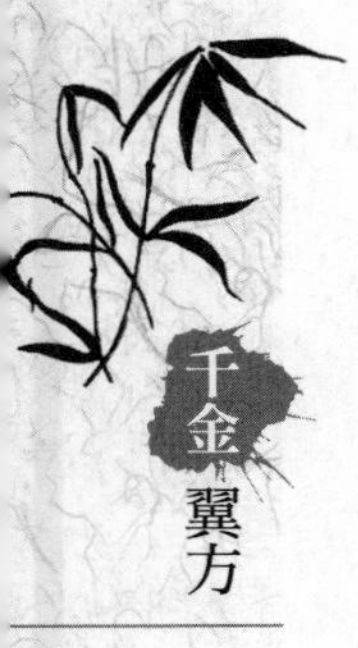

癖積第五方一十四首

大五明狼毒丸　主堅癖或在人胸，或在心腹方。

狼毒　乾地黃熬，各四兩　杏仁三十枚，去皮尖、雙仁　巴豆二十枚，去皮心，熬　乾薑　桂心各一兩半　旋覆花　芫花熬　莽草各半兩　細辛　五味子　蜀椒汗，去目、閉口者　漆頭藺茹各一兩　人參　附子炮，去皮　大黃　厚朴炙　木防已　蓯蓉　當歸　半夏洗，各二兩。

上二十一味，搗篩為末，煉蜜和丸如梧子大，以飲服二丸，日二夜一，以知為度。

小狼毒丸　主病與前方同。

狼毒三兩　附子炮，去皮　半夏洗　白附子各一兩　漆頭藺茹　旋覆花各二兩。

上六味，搗為末，煉蜜和，更杵五千忤，丸如梧子，飲服三丸，日二，稍加至十丸。

礜石丸　主積聚，瘕堅不能食方。

礜石五兩，煉　雄黃研　人參各一兩　杜蘅　桂心各一兩半　前胡　藜蘆各三分　大黃二兩　乾薑二兩　皂莢半兩，炙，去皮、子　丹參各二兩　半夏洗　附子炮，去皮　巴豆去皮　烏頭炮，去皮，各六銖。

上一十五味，搗篩為末，煉蜜和丸如小豆，服二丸，日二。可至四丸。

治癥癖，乃至鼓脹方。

取烏牛尿一升，微火煎如稠糖，空腹服大棗許一枚，當鳴轉病出，隔日更服，忌口味。

又方　人尿三升，煎取一升，空腹服，如牛尿法。

芒硝湯　主暴癥堅結方。

木防已　白朮　鬼臼各一兩半　芒硝　芍藥　當歸各二兩

大黃三兩　蜈蚣炙　蜥蜴炙，各二枚　甘草一兩，炙。

上一十一味，㕮咀，以水七升，煮取二升，去滓，下芒硝，分為三服，日三。

治卒暴癥方

蒜十片，去皮，五月五日戶上者　桂心一尺二寸　伏龍肝鴨卵大一枚。

上三味，合擣，以醇苦酒和之如泥，塗著布上掩病處，三日消。《千金》云：凡蒜或無蒜，亦得用也。

又方　取商陸根擣蒸之，以新布藉腹上，以藥鋪布上，以衣覆上，冷即易，取瘥止，數日之中，晨夕勿息為之妙。

三棱草煎　主癥癖方。

三棱草切，取一石。

上一味，以水五石，煮取一石，去滓，更煎取三斗，於銅器中重釜煎如稠糖，出納密器中，旦以酒一盞服一匕，日二服。每服常令酒氣相續。

療十年痃癖方

桃仁去皮尖、雙仁，熬　豉乾，暴，去皮，熬，擣篩，各六升　蜀椒去目、閉口者，生，擣篩　乾薑擣篩，各三兩。

上四味，先擣桃仁如膏，合擣千杵，如乾，可入少蜜和擣，令可丸如酸棗大，空腹酒服三丸，日三，仍用熨法。

椒鹽方

取新盆一口受一斗者，鑽底上作三十餘孔，孔上佈椒三合，椒上佈鹽，鹽上安紙兩重，上佈冷灰一升，冷灰上安熱灰一升，熱灰上安熟炭火如雞子大，常令盆大口熱，底安薄氈，其口以板蓋上，以手捉勿令落，仰臥安盆於腹上，逐病上及痛處，自捉遣移熨之，冷氣及癥結皆從下部中作氣出，七日一易椒鹽，滿三七日，百病皆瘥，乃止。

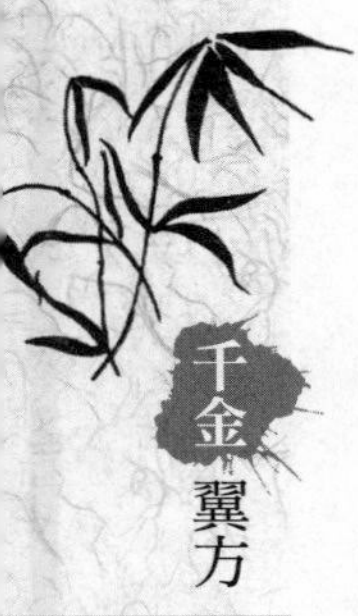

江寧衍法師破癖方

白朮　枳實炙　柴胡各三兩。

上三味，㕮咀，以水五升，煮取二升，分三服，日三，可至三十劑，永瘥。

陷胸湯　主胸中、心下結堅，食飲不消方。

大黃一兩　栝樓二兩　甘草二兩　甘遂一兩　黃連六兩。

上五味，㕮咀，以水五升，煮取二升五合，分三服。

三台丸　主五臟寒熱，積聚，臚脹腸鳴而噫，食不作肌膚，甚者嘔逆。若傷寒瘧已癒，令不復發，食後服五丸，飲多者吞十丸，常服令人大小便調和，長肌肉方。

大黃二兩，熬　熟硝石　葶藶各一升，熬　茯苓半兩　厚朴炙　前胡　附子炮，去皮　半夏洗　細辛各一兩　杏仁一升，去皮尖、雙仁、熬。

上一十味，擣篩為末，別擣杏仁如脂，次納藥末，煉蜜相和令得所，更擣五千杵，丸如梧子大，酒服五丸，稍加，以知為度。

大桂湯　主虛羸，胸膈滿方。

桂心一斤　半夏一升，洗　黃耆四兩　生薑一兩，切。

上四味，㕮咀，以水一斗四升，煮取五升，分五服，日三夜二。

寒冷第六方九首

鹿骨湯　主虛勞風冷，補諸不足，乏惙少氣方。

鹿骨一具，銼　蓯蓉一兩　防風　橘皮　芍藥　人參　當歸　龍骨　黃耆各二兩　桂心　厚朴炙　乾薑　獨活　甘草炙，各三兩。

上一十四味，㕮咀，以水三斗，先煮骨，取一斗澄取清，納藥煮取三升五合，分四服，日再。

大桂皮湯 主氣逆，又寒熱往來，吸吸短氣，惡聞人聲，諸煩瘦疼，咳逆不能飲食，飲食不生肌肉，溺黃，裡急絞痛，氣上沖不發咳，胃管有熱，雷鳴相逐，寒冷厥逆，傷損五臟，語言難，喜直視，大便難方。

桂心六兩 當歸 細辛 黃芩各二兩 人參五兩 厚朴炙 枳實炙 芍藥 芎藭各三兩 黃耆四兩 麥門冬去心 吳茱萸 半夏洗，各一升 蜜五合 附子一枚，炮，去皮 生薑二斤 五味子 飴各半斤 甘草六兩，炙。

上一十九味，㕮咀，搗生薑取汁三升，以水二斗煮藥，取六升，去滓，微火上煎，納薑汁、蜜、飴攪相得，煮取六升，一服一升，日二。

大半夏湯 主胸中虛冷，滿塞下氣方。

半夏一升，洗 生薑七兩，切 桂心五兩 蜀椒三百粒，去目、閉口，汁 茯苓 枳實炙，各二兩 大棗二十枚，擘 附子炮，去皮，破 當歸 人參 厚朴炙 甘草炙，各一兩。

上一十二味，㕮咀，以水一斗，煮取三升，分三服。

茱萸湯 主風冷氣，腹中虛冷、急痛，飲食不消，心滿，少腹裡急引痛，手足逆冷，胃中響響，乾噫欲吐，吐逆短氣方。

吳茱萸二升 小麥 半夏洗，各一升 生薑十五兩 大棗五十枚，擘 桂心三兩 人參 黃芩 甘草炙，各二兩。

上九味，㕮咀，以水一斗二升，煮取四升，分為四服，一服一升，日再。

茱萸湯 主男子虛熱，寒冷，婦人寒勞氣逆，及胸腹苦滿而急，繞臍痛，寒心，吞酸，手足逆冷，臍四邊堅，悸氣踴起，胃中虛冷，口中多唾，或自口乾，手足煩，苦渴濕痺，風氣動作，頑痺不仁，骨節盡痛，腰背如折，惡寒大呼即驚，多

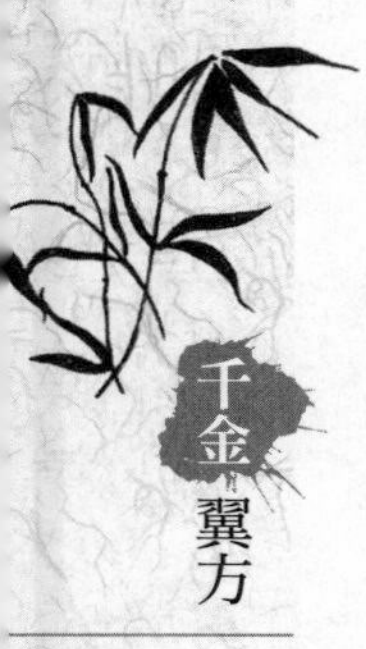

夢，夢見鬼神，此皆五臟虛方。

吳茱萸二升　半夏一升，洗　生薑一斤，切　芍藥　桂心各三兩　大棗十二枚，擘　人參　黃芩　甘草炙，各二兩。

上九味，㕮咀，以水一斗二升，先煮棗極沸，乃納諸藥，煮取四升，服八合，日三。

烏頭當歸湯　主虛勞損胸滿痛，攣急短氣，面黃失色，頭眩心煩，夢寤失精，寒氣支節疼，又兩腋不得喘息，喘息輒牽痛，逆害飲食，悉主之方。

烏頭炮，去皮　獨活　芍藥　蜀椒去目、閉口者，汗　白朮　人參各二兩　厚朴四兩，炙　桂心五兩　麥門冬去心　細辛各一兩　吳茱萸一升　當歸　生薑切　甘草炙，各二兩。

上一十四味，㕮咀，以水一斗三升，煮取四升，一服七合，日三，烏頭炮令黃，乃用之。

澤蘭子湯　主傷中裡急，兩脅攣痛，久致咳嗽，四肢寒熱，小便赤黃，飲酒困臥，長風百脈開張，血痺不仁，夢寤失精，脣口乾燥，奄然短氣方。

澤蘭子　半夏洗　麻仁各一升　大棗二十枚，擘　糖一斤　人參　茯苓　細辛各二兩　遠志去心　桂心　龍骨　甘草炙，各一兩。

上一十二味，㕮咀，以水一斗二升，煮取四升，分四服，日三夜一。

瀉膈湯　主胸心逆滿，牽引腰背疼痛，食飲減少方。

桂心　乾薑　枳實炙　甘草炙，各四兩　芫花一分，熬　茯苓二兩　大黃半兩　半夏洗　人參　桔梗　麥門冬各五分，去心。

上一十一味，㕮咀，以水一斗，煮取三升，分三服。

人參湯　主養神補益，長肌肉，能食，安利五臟，通血脈調氣方。

人參　乾薑　黃耆　芍藥　細辛　甘草炙，各一兩。

上六味，㕮咀，以水四升，煮取一升八合，一服三合。

飲食不消第七方一十七首　論一首

太一白丸　主八痞，兩脅積聚，有若盤盂，胸痛徹背，奄奄側惻，裡急氣滿噫，項強痛，極者耳聾，消渴，泄痢，手足煩，或有流腫，小便苦數，淋瀝不盡，不能飲食，少氣流飲，時復悶塞，少腹寒，大腸熱，恍惚喜忘，意有不定，五緩六急，食不生肌肉，面目黧黑方。

狼毒　桂心各半兩　烏頭炮，去皮　附子炮，去皮　芍藥各一兩。

上五味，搗篩為末，煉蜜和，更搗三千杵，丸如梧子大，旦以酒服二丸，暮三丸。知熱止，令人消穀，長肌強中，久服大佳。

淮南五柔丸　主補虛寒，調五臟，和榮衛，通飲食，消谷，長肌肉，緩中利竅方。

茯苓　細辛　芍藥　半夏洗　當歸各一兩　蓯蓉　葶藶熬，各二兩　柴胡三兩　大黃一斤，蒸。

上九味，搗篩為末，煉蜜和，更搗萬杵，丸如梧子大，以飲服五丸，稍漸加至十五丸，以調為度。有憂氣者，加松子仁一兩。《千金》用前胡。

凡身重不能食，心下虛滿，時時欲下，喜臥者，皆先針胃管太倉，服建中湯，及服此**平胃丸**必瘥方。

杏仁五十枚，去皮尖、雙仁者，熬　大黃四兩　葶藶熬　麥門冬去心　玄參　苦參　丹參各二兩　沙參一兩半　人參　當歸　芎藭　五味子　桂心各一兩。

上一十三味，搗篩為末，煉蜜和丸如梧子，空腹酒服五丸，日二，以知為度。

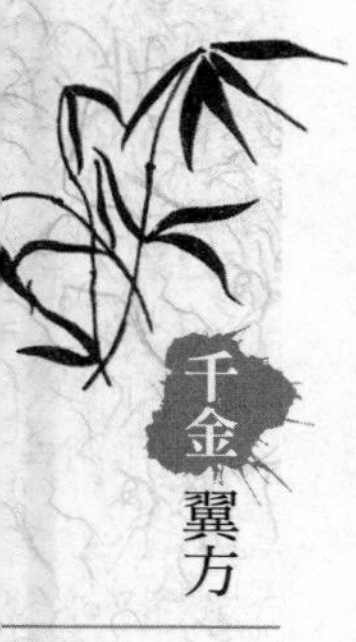

崔文行平胃丸　主百病消穀，五勞七傷，平胃氣令人能食，小兒亦可服。患冷者，減大黃，倍乾薑，小便利者生用葶藶方。

菖蒲　大黃　葶藶熬　小草　芍藥　當歸　桂心　乾薑　茯苓　麥門冬去心　芎藭　細辛各二兩　甘草二兩半，炙。

上一十三味，擣篩為末，煉蜜和丸如梧子，空腹以酒服五丸，日再。《千金》一方七味。

調中五參丸　主十年嘔，手足煩，羸瘦面黃，食不生肌膚，傷飽食不消化方。

人參　丹參　沙參　苦參　玄參　防風　蜀椒去目、閉口者，各一兩，汗　附子炮，去皮　乾薑各半兩　葶藶一合，熬　大黃四兩　巴豆去心、皮，熬　䗪蟲熬，各五十枚。

上一十三味，擣篩為末，煉蜜和丸如小豆大，空腹飲服二丸，日三服，蒸大黃於五升米下，及熱，切之，日暴乾。

消穀丸　主數年不能飲食方。

小麥蘗　七月七日麴各一升　乾薑　烏梅各四兩。

上四味，擣篩為末，煉蜜和丸如梧子大，空腹酒服十丸，日再，稍加至三十丸，其寒在胸中，及反胃番心，皆瘥。

三部茯苓丸　主三焦。上、中、下焦合為三部，三焦道閉塞不通，留水在膈上，不消化，名曰痰水，積年不去，雖服藥下之不能便去，雖得小去，隨復如故。其病面目黧黑，手足逆冷，身體枯燥，肌膚甲錯，身無潤澤，吸吸羸瘦，或已嘔吐，或大便燥，或復重下，起止甚難，久或絞痛、雷鳴，時時下痢者，悉主之方。

茯苓七分　大黃　白朮各一兩半　芎藭　桔梗各五分　前胡　乾地黃　神麴各二兩半　乾薑　桂心各一兩　人參　芍藥　黃芩　菖蒲各三分。

上一十四味，擣篩為末，煉蜜和丸如梧子，食後飲服十丸，日再。

大桂枝丸 主三焦受寒，寒在中焦即滿，噫氣吞酸，或咽中不下，中冷，胃不可下食，食已或滿不消，痛上搶心，結食拘痛，時時泄痢不食，溫溫如醉方。

桂心 附子炮，去皮，各二兩半 芍藥七分 當歸 蜀椒去目、閉口者，各一兩半，汗 人參一兩 乾薑 前胡各二分 特生礜石一分，煉。

上九味，擣篩為末，煉蜜和丸如梧子大，空腹飲服十丸，日二。

小桂枝丸 主胃中冷，虛滿醋咽，婦人產後寒中，腹內雷鳴，吞醋，飲食不消方。

桂心二兩半 乾薑九分 蜀椒去目、閉口者，二兩，汗 烏頭去皮，七分，炮 附子一兩半，炮，去皮 前胡五分 芎藭 白薇各一兩 防葵半兩 吳茱萸一兩半。

上一十味，擣篩為末，煉蜜和丸如梧子，酒飲，任性服三丸，日三。

大黃甘草丸 主久寒，胸脅支滿，憂思傷損，奔氣膈氣，腸中虛冷，呼吸短氣，不得飲食，痰氣，腫聚輒轉上下，眩冒厥絕，顏色恍惚，夢寤不定，羸瘦萎黃，經年不起方。

大黃 甘草炙 桂心 桔梗各二兩 白蘞 茯苓各半兩 附子炮，去皮 芎藭 阿膠炙 澤瀉 防風 薯蕷 石斛 芍藥 乾薑 紫菀 黃芩 蜀椒汗，去目、閉口者 白朮各一兩 當歸 人參 蓯蓉 乾地黃 山茱萸 麥門冬去心，各一兩半。

上二十五味，擣篩為末，煉蜜和丸，空腹酒下如梧子大，十丸，日三，稍加至三十丸。

附子丸 主胸膈中寒溫不和，心下宛宛痛，逆害飲食，氣滿噓吸，乾噫吞酸，胸背中冷，兩脅急痛，腹中有冷水，抑抑作聲，繞臍痛，頭眩，滿悶，身體羸瘦方。

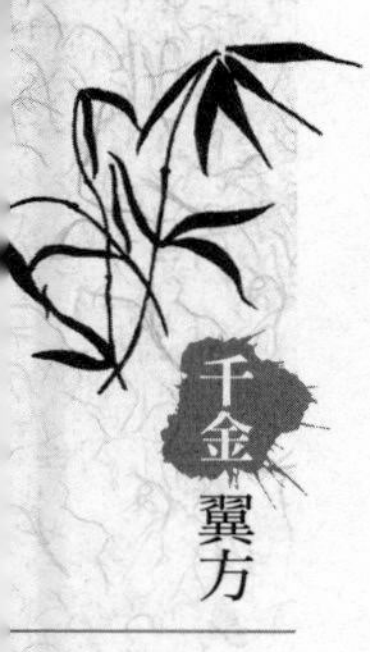

附子炮，去皮　人參各二兩　芎藭半兩　乾薑二兩半　礜石一兩，煉　皂莢炙，去皮、子　半夏洗　桂心　礬石各五分，燒　吳茱萸　茯苓　黃芩各三分　當歸　細辛　蜀椒汗，去目、閉口者　芍藥各一兩　麥門冬去心　甘草炙，各一兩半。

上一十八味，擣篩為末，煉蜜和丸如梧子，未食，酒服二丸，日三。

人參丸　主百病三蟲，痂瘕成魚鱉蝦蟆，令人面目枯，無潤澤，精寒勞瘦方。

人參　龍膽　杏仁去皮尖及雙仁，熬　礜石各二兩，煉　曾青三分　黃石脂一兩。

上六味，擣篩為末，餳和為丸如梧子，飲服二丸，日三。亦可作散，服一刀圭，服藥二日，白蟲下，十日長蟲下，有蟲皆相隨下，耐藥者二十日乃下。

乾薑丸　主胃中冷，不能食，或食已不消方。

乾薑十兩　赤石脂六兩。

上二味，擣篩為末，煉蜜和丸如梧子，服十丸，日三，稍加至三十丸，服不限食前食後。

八等散　主消穀下氣，神驗方。

白朮　厚朴炙　人參　茯苓　吳茱萸　陳麴　麥糵　芎藭各三兩。

上八味，擣篩為散，食後酒服方寸匕，日二服。

治虛勞冷，飲食不消，勞倦，噫氣脹滿，憂恚不解，人參散方。

人參　茯苓　陳麴　厚朴炙　麥糵　白朮　吳茱萸各二兩　檳榔八枚。

上八味，擣篩為散，食後酒服方寸匕，日二服。

麻豆散　主脾氣僻弱，不下食，服此以當食方。

大麻子三升，熬香，末　大豆黃末，一升。

上二味，和飲服一合，日四五，任性多少。

乾薑散　主不食，心意冥然，不憶食方。

乾薑　乾豉　神麴　蜀椒汗，去目、閉口者　大麥蘗。

上五味，各一升，擣篩為散，食後酒服方寸匕，日三，以食為度。

論曰：凡人食生冷雜物，或寒時衣薄當風，食不消化，或夜食冷臥，心腹脹滿煩急，或連日不瘥者，燒地令熱，以席布上，厚覆取汗，便癒。其地沃水去大熱，又坐臥於上一月日永瘥。凡食過飽，煩悶，但欲臥，腹脹，熬麴末令香，酒服一方寸匕，日五六服，大麥蘗益佳。

雜療第八方、法一百二十首

鐵屑　炒使極熱，投酒中飲之，療賊風痓。又裹以熨腋，療胡臭，有驗。

石灰　療金瘡、止血大效。若五月五日採蘩蔞、葛葉、鹿活草、槲葉、芍藥、地黃葉、蒼耳、青蒿葉，合擣石灰為團，如雞卵，暴乾末，以療瘡生肌，大神驗。

桑薪灰　療黑子疣贅，用煮小豆，大下水腫。

青蒿灰　燒蒿作之，柃灰燒木葉作之，並堪蝕惡肉。東壁土摩乾、濕癬極有效。

茺蔚莖　擣敷疔腫，服汁使疔腫毒內消，又下子死腹中，主產後血脹悶，諸毒腫丹油等腫，取汁如豆滴耳中，主聤耳，中虺、蛇毒，敷之良。

莎草根，名香附子　大下氣，除胸腹中熱。

艾　主下血，衄血、膿血痢，水煮及丸散任用。

草蒿　生挼敷金瘡，大止血，生肉，止疼痛，良。

羊桃　取根煮，以洗風癢及諸瘡腫。

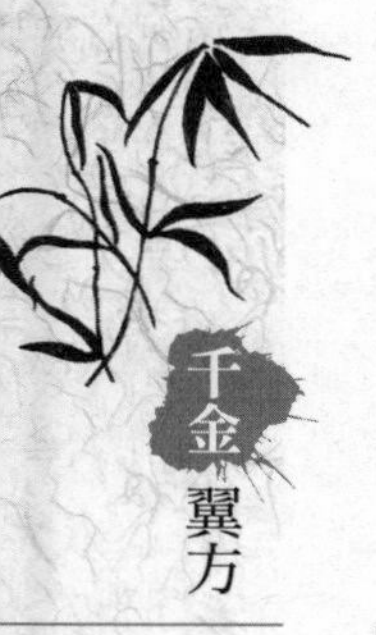

羊蹄　主赤白雜痢，又療蠱毒。

蚤休　醋磨，療癰腫蛇毒。

苧根　安胎，貼熱丹毒腫；漚苧汁主消渴。

蓖麻葉　油塗炙熱熨囟上，止衄尤驗。

甘焦根　搗汁服，主產後血脹悶，敷腫去熱毒。

松花　名松黃，拂取酒服，輕身，療病勝皮葉及脂。松取枝燒其上下，承取汁名䐗，主牛馬瘡疥。柏枝節煮以釀酒，主風痺歷節。燒取䐗，療㾓疥及癩瘡良。

牡荊葉　主久痢，霍亂轉筋，血淋，下部瘡濕䘌。薄腳，主腳氣腫滿。其根水煮服，主心風、頭風、肢體諸風，解肌發汗。

槐　八月斷大枝，使生嫩櫱，煮汁釀酒，療大風痿痺。

槐耳　主五痔，心痛，婦人陰中瘡痛；枝炮熨，止蠍毒。

檳榔仁　主腹脹，生搗末服，利水穀道；敷瘡生肌肉止痛；燒為灰主口吻白瘡。

桑椹　主消渴，葉水煎取濃汁，除腳氣水腫，利大小腸。

鼠李木皮　主諸瘡寒熱，毒痺；子：採取日乾；丸：蒸酒漬服二合，日再，能下血及碎肉，除症瘕積冷氣，大良。

杉材　水煮汁，浸捋腳氣滿；服之療心腹脹痛，出惡氣。

櫸皮　煮汁，以療水及斷痢；取嫩葉挼貼火爛瘡，有效。

莢蒾　煮枝汁，和作粥甚美，以飼小兒殺蛔蟲；藥子主破血止痢，消腫，除蠱疰蛇毒。

柳木枝及木中蟲屑　枝皮主痰熱淋，可為吐湯，煮洗風腫癢，煮含主齒痛；木中蟲屑可為浴湯，主風瘙癢癮疹，大效。

梓白皮　主吐逆胃反，去三蟲，小兒熱瘡，身頭熱煩，蝕瘡，湯洗之並封敷；嫩葉主爛瘡。

枳椇苗藤　切，以酒浸服，或以釀酒，去風冷癥癖。

亂髮灰　療轉胞，小便不通，赤白痢，哽噎，鼻衄，癰腫，狐尿刺，屍疰下腫，骨癰雜瘡。

人乳　取首生男乳，療目赤痛多淚，解獨肝牛肉毒，合豉濃汁服之神效。又和雀屎，去目赤努肉。

人屎　主諸毒，卒惡熱黃，悶欲死者，新者最效，須與水和服之。其乾者燒之煙絕，水漬飲汁，傷寒熱毒，水漬飲彌善。破疔腫開，以新者封之，一日根爛。

尿　主卒血攻心，被打，內有瘀血，煎服一升；又主癥積滿腹，諸藥不瘥者，服之皆下血片塊，二十日即出也；亦主久嗽上氣失聲；溺埿白燒，研末，主緊唇瘡；溺坑中竹木，主小兒齒不生，正旦刮塗之即生。

熊膽　療時氣熱盛，變為黃疸，暑月久痢，疳䘌心痛注忤。腦：療諸聾；血：療小兒客忤；脂：長髮令黑，悅澤人面。酒煉服之瘥風痺。

羊膽　療疳濕時行，熱熛疽瘡，和醋服之良。

羊肺　療渴，止小便數，並小豆葉煮食之。

羊腎　合脂為羹，療勞利甚效，蒜薤食脂一升，療癥瘕。

羊屎　煮湯下灌，療大人小兒腹中諸疾，疳濕，大小便不通，燒之薰鼻。主中惡，心腹刺痛；薰瘡療諸瘡、中毒、痔瘻等，骨蒸彌良。

羊肝　療肝風虛熱，目赤暗無所見，生子，肝七枚神效，療頭風眩瘦疾，小兒驚癇。骨療同血，主女人中風，血虛悶，產後血暈悶欲絕者，生飲一升即活。

牛鼻中木卷　療小兒癇；草捲燒之為屑，主小兒鼻下瘡；耳中垢，主蛇傷惡或毒。臍中毛，主小兒久不行。白牛懸蹄，主婦人崩中，漏下赤白。屎主霍亂。屎中豆，主小兒癇，婦人產難。特牛莖，主婦人漏下，赤白無子。烏牛膽，主明目及甘濕，以釀槐子服之。腦主消渴、風眩。齒主小兒驚癇。尿主消渴、黃疸、水腫、腳氣、小便不通。

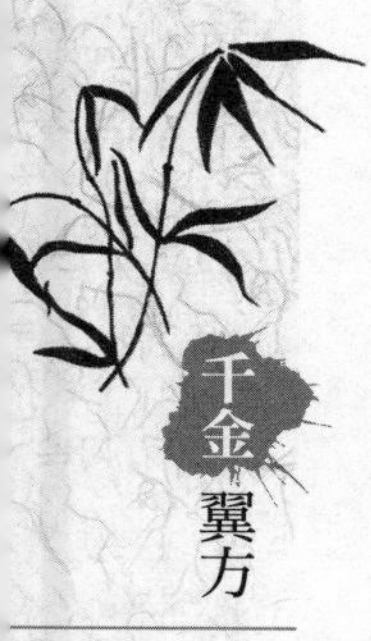

馬毛 主小兒驚癇。白馬眼主小兒魃母，帶之。屎中粟主金瘡，小兒客忤，寒熱不能食，絆繩主小兒癇，並煮洗之。

狗骨灰 主下痢，生肌，敷馬瘡；烏狗血主產難橫生，血上搶心；下頷骨主小兒諸癇；陰卵主婦人十二疾，為灰服之；毛主產難；白狗屎主疔瘡，水絞汁服，主諸毒不可入口者。

鹿 頭主消渴；筋主勞損，續絕；骨主虛勞，可為酒主風補虛；髓脂主癰腫死肌，溫中，四肢不遂，風頭，通腠理；角主貓鬼中惡，心腹疰痛；血主狂犬傷，鼻衄折傷，陰痿補虛，止腰痛；齒主留血氣，鼠瘻心腹痛。

虎 屎主惡瘡；眼睛主癲；屎中骨為屑主火瘡；牙主丈夫陰瘡及疽瘻；鼻主癲疾，小兒驚癇。

狸屎灰 主寒熱，鬼瘧，發無期，度者極驗。家狸亦好，一名貓也。

兔 皮毛合燒為灰，酒服主產難，後衣不出；及餘血搶心欲死者；頭皮主鬼疰毒氣，在皮中如針刺者；又主鼠瘻。膏主耳聾。

駱駝毛、蹄甲 主婦人赤白帶下，最善。

豬 耳中垢，主蛇傷；豬腦主風眩腦鳴及凍瘡；血主奔豚，暴氣中風，頭眩，淋瀝；乳汁主小兒驚癇病；乳頭亦同五臟主小兒驚癇，發汗，十二月上亥日取肪脂納新瓦器中，埋亥地百日，主癰疽；膈脂一升，著雞子十四枚，更良。

獺四足皮 主手足腫瘃。

狐肉及腸 作臛食之，主疥瘡久不瘥者；腸主牛疫，燒灰和水灌之。

白雞距及腦 主產難，燒灰酒服之，腦主小兒驚癇。

鵝毛 主小兒驚癇極者，又燒灰主噎。

鴨 肪主水腫；血主解諸毒；肉主小兒驚癇；頭主水腫，通利小便。

雁喉下白毛　療小兒癇，有效。

鷹屎灰　酒服方寸匕，主惡酒，勿使飲人知。

雀屎　以蜜和為丸，飲服主癥癖，久痼冷病，或和少乾薑服之，大肥悅人。

胡燕卵　主水腫，肉出痔蟲；越燕屎亦療痔殺蟲，去目翳。

蝙蝠屎　灰酒服方寸匕，主子死腹中；腦主女子面皰，服之令人不忘也。

龜　取以釀酒，主大風緩急，四肢拘攣，或久癱緩不收攝，皆瘥。

鯉魚　骨主陰蝕，哽不出；血主小兒丹腫及瘡；皮主丹癮疹；腦主諸癇；腸主小兒肌瘡。

蠡魚腸及肝　主久敗瘡中蟲；諸魚灰並主哽噎。

乾鱔頭　主消渴，食不消，去冷氣，除痞疹；其穿魚繩，主竹木屑入目不出；穿鮑魚繩，亦主眯目，去刺煮汁洗之。

露蜂房、亂髮、蛇皮　三味合燒灰，酒服方寸匕，日二。主諸惡疽，附骨癰，根在臟腑，歷節腫出，疔腫惡脈，諸毒皆瘥；又水煮露蜂房一服五合，汁下乳石熱毒壅悶，服之小便中即下石末，大效。水煮洗狐刺療服之瘡上氣，赤白痢，尿失禁。

蟬殼　主小兒癇，女人生子不出，灰服之主久痢。

蚱蟬　主小兒癇，絕不能言。

白殭蠶　末之，封疔腫；根當自出，極效。

鱉頭　燒灰，主小兒諸疾；又主產後陰脫下墜，屍疰，心腹痛。

鰻鱺魚膏　療耳中有蟲痛者。

蝦蟆腦　主明目，療青盲。

蛇　屎療痔瘻，器中養取之；皮灰療疔腫惡瘡、骨疽；蛻

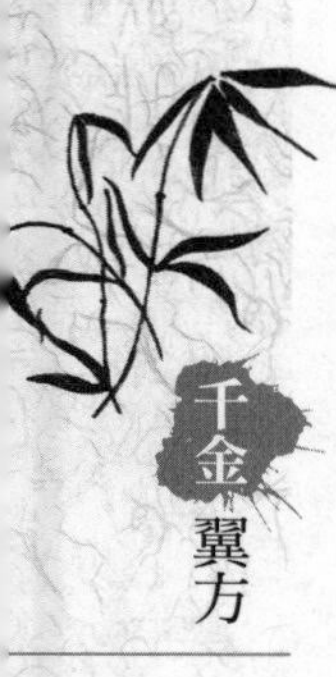

皮主身癢，瘑疥癬等。

蜘蛛　療小兒大腹丁奚、三年不能行者，又主蛇毒、溫瘧、霍亂，止嘔逆。

蚯蚓　鹽沾為汁，療耳聾；屎封狂犬傷毒，出犬毛，神效。

蜣螂　搗為丸，塞下部，引痔蟲出盡永瘥。

蜆殼　陳久者，療反胃及失精。

田中螺殼　療屍疰，心腹痛；又主失精，水漬飲汁止渴。

棗葉　揩熱疿瘡，良。

藕　主熱渴，散血生肌，久服令人心歡。

栗　嚼生者塗瘡上，療筋骨斷碎，疼痛腫瘀血，其皮名扶，搗為散，蜜和，塗肉令急縮；毛殼療火丹毒腫，飼孩兒令齒不生；木白皮水煮汁，主溪毒。

櫻桃葉　搗敷蛇毒，絞取汁服，防蛇毒內攻。

梅根　療風痺，出土者殺人；梅實利筋脈去痺。

枇杷葉　主咳逆，不下食。

火柿　主殺毒，療金瘡火瘡，生肉止痛；軟柿熟柿解酒熱毒，止口乾，壓胸間熱。

烏芋，一名茨菰　主百毒，產後血悶，攻心欲死，產難，衣不出，搗汁服一升。

桃膠　主下石淋，破血中惡疰忤；花主下惡氣，消腫滿，利大小腸。

梨　削貼湯火瘡不爛，止痛，易瘥；又主熱嗽止渴；葉主霍亂，吐痢不止，煮汁服之。

赤莧　主赤痢，又主射工沙蝨。馬莧，一名馬齒草，主諸腫瘻、疣目，搗揩之；飲汁主反胃諸淋，金瘡血流，破血癥癖，小兒尤良；用汁洗緊唇面皰、馬汗、射工毒，塗之瘥。

蔓菁子　療黃疸，利小便，水煮五升，取濃汁服，主癥瘕積聚；少飲汁，主霍亂心腹脹；末服主目暗。

白芥子　主射工及疰氣，發無常處，丸服之，或搗為末，醋和塗之，隨手有驗。

苜蓿　莖葉平，根寒，主熱病，煩滿，目黃赤，小便黃，酒疸，搗取汁服一升，令吐利即癒。

水蓼　主被蛇傷搗敷之，絞取汁服，止蛇毒入腹心悶者，又水煮漬腳捋之，消腳氣腫。

胡蔥　主諸惡載狐尿刺毒，山溪中沙蝨、射工等毒，煮汁浸或搗敷大效。

白蘘荷根　主諸惡瘡，殺蠱毒；根心主稻麥芒入目中不出者，以汁注目中即出。

雞蘇　主吐血、衄血，下氣，消穀大效。

苦瓠瓤　主水腫，石淋，吐呀嗽囊結疰蠱痰飲，或服之過分，令人吐利不止，宜以黍穰灰汁解之。又煮汁漬陰，療小便不通。

胡麻　生嚼塗小兒頭瘡，及浸淫惡瘡，大效。

小豆葉，名藿　止小便數，去煩熱。

大麥麵　平胃止渴，消食療脹。

小麥麵　止痢平胃，主小兒癇，消食痔，又有女麴、黃蒸。女麴，完小麥為之，一名䴷子；黃蒸，磨小麥為之，一名黃衣。並消食止瀉痢，下胎破冷血。

粟米泔汁　主霍亂，卒熱心煩，渴飲數升立瘥；臭泔，止消渴良。

米麥粆　主寒中，除熱渴，解煩，消石氣，蒸米麥熬磨作之。一名糗也。

白英　鬼目草也，蔓生，葉似王瓜，小長而五椏，實圓若龍葵子，生青熟紫黑，煮汁飲解勞。地膚子搗絞取汁，主赤白痢，洗眼去熱暗，雀盲澀痛。其苗灰主痢亦善。

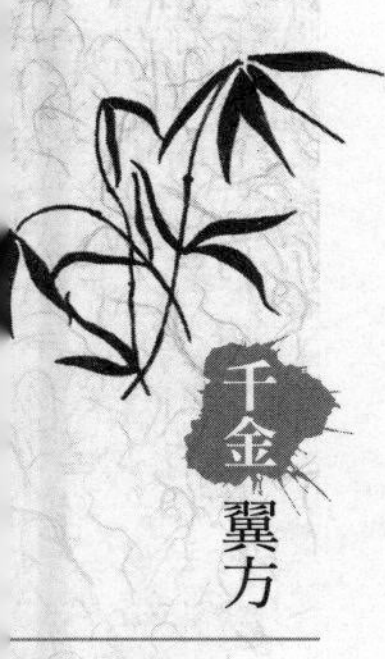

防風　叉頭者令人發狂，叉尾者發痼疾，子似胡荽子而大，調食用之香，而療風更佳。

石龍芻　主療蛔蟲及不消食。

絡石　生陰濕處，蔓延繞木石側，冬夏常青，十一月子黑而圓，名石龍藤，療產後血結。又主蝮蛇瘡，絞汁洗之，服汁亦去蛇毒心悶，金瘡封之立瘥。

千歲虆　莖大如碗，汁味甘，子味甘酸似葡萄，其莖主噦逆大善，傷寒後嘔噦更良。

天名精，鹿活草也　主破血生肌，止渴利小便，殺三蟲，除諸毒、疔瘡瘻痔、金瘡內射，身癢癮疹不止者，揩之立已。

葛根　末主狂犬傷人，並飲其汁，燒葛燒灰，水服方寸匕，止喉痺。

苦參　十月採子，服如槐子法，久服輕身不老，明目有效。

蒼耳　三月以後，七月以前刈取，日乾為散，夏月水服，冬酒服。主大風癲癇，頭風濕痺，毒在骨髓，日二服，丸服二三十丸，散服一二匕。服滿百日，病當出，如瘑疥，或癢，汁出，或斑駁甲錯，皮起後乃皮落，肌如凝脂，令人省睡，除諸毒螫，殺甘濕䘌，久服益氣，耳目聰明，輕身強志，主腰膝中風毒尤良，亦主猘狗毒。

萱花　主衄血吐血灸瘡。

王蒸　主金瘡，破血，生肌肉，止痛，赤白痢，補虛益氣，除腳氣。

爵床　療血脹下氣，又主杖瘡，汁塗立瘥。

蜀羊泉　俗名漆姑葉主小兒驚。

惡實根　主牙齒疼痛，勞瘧，腳緩弱，風毒癰疽，咳嗽傷肺，肺癰，疝瘕積血；又主諸風癥瘕冷氣；子吞一枚，出癰疽頭。

榆仁醬　利大小便。蕪荑醬，殺三蟲。

凡山中石上草中，多有蛭，食人血入肉中，浸淫起方。

用灸斷其道，即瘥。

又方　常以臘月豬脂和鹽，塗腳及足指間，足趺上並鞋上，則不著人。

用朮法　薑黃，生蜀中者真，土蕃詐中國人云：療萬病，一個一段價，買之不可得，後人知是薑黃，更不敢將入來。凡薑黃不得嚼，嚼之損齒，療一切腫，初覺刮取末，和水塗之數度瘥；難產刮取一個作末，和水服之即生，酒亦得；產後腹中不淨，刮取末，水和服之癒。馬胞轉剖取末，筒吹半大豆許耳鼻中即通，此藥末，滿月孕婦勿令見，好落娠，慎之。

貯薑黃法　以袋盛置白米、大小麥中，袋中著少許米，懸乾燥處，勿令雞犬、女人見之。

造麋鹿二角膠法

二月九月為上時，取新角連台骨者上，細銼，大盆中浸一宿，即淘汰使極淨，待澄，去下惡濁汁，取上清水，還浸一宿，又淘汰如前，澄去下惡濁，取汁浸三宿，澄取清水並所漬骨角微微火煮，大率角屑一石，水三石，去角澄取清汁煎水盡至五升許，出貯銅器中，湯上煎之三日三夜如糖，出置盤上待凝，以竹刀割為薄片，於淨布上暴乾成也，其煮角者更細銼之，加水一倍，煮成至三四升，納銅器中，重湯煎，如前法。

服法　炙膠使極黃沸，搗篩為散，每膠一斤，末，以大附子二兩炮。又一法取惟大者，去皮細切，炙令黃，勝炮，旦空腹酒服方寸匕，日再，稍稍加至二匕，不可過二匕，補五臟六腑，虛羸瘦極，陳者為上。

殺烏頭三建法

烏頭，二月採，天雄、附子、側子，並八月採，春宜早，秋宜晚，採得淨去鬚毛，其莖留二分，先以大木桶納醋泔三

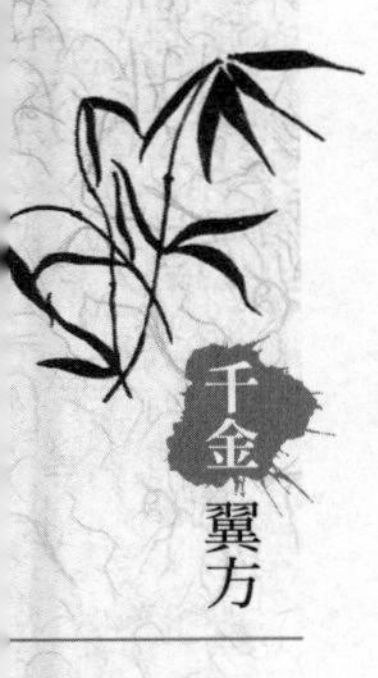

斛，酒糟七升攪之，經三日後用次法，一如次第，遂至法畢。

上以粟米一升，淨淘搗作粉，以烏頭安桶中，厚三寸，布令平，即摻米粉令遍，復加烏頭如前法，又加米粉如次第，遂至滿桶，去口三寸即止，然後取糟汁去桶中一畔下，又沒烏頭二寸，以物蓋之，九月即八九日，若十月即經十日，候桶中汁上頭衣作紫色遍，即出烏頭，以刀刮截看裡許，白黃脈斷即熟，且看衣紫色即熟，不須致疑，即取白茅暴一日，得蔫即得，不得太乾，於廠屋底乾地上佈茅厚五寸，漉出烏頭令乾，以布茅上，勿令相重，其上令布茅厚五寸，四邊閉塞，以茅令密，經再宿三日從一邊卻茅看之，若衣勻斑斑然即好，若著白斑，又更覆一宿，以衣足為限，即徐徐去上茅，更經一宿，安徐取於廠下，薄上佈，勿令相重，經二十一日後撿出，日中暴之，三日即成也。

又法　烏頭四月收　天雄　附子　側子八月收。

上，先煎水作生熟湯，治附子如前方法，納著湯中，密封勿洩，經半日出，取自灰裛數易灰使乾，日暴之，其米粥及糟麴等法，並不及此法。

服鹽藥法　無藥州土，則須服之，大益。

成州鹽官第一，次綿州封井，次鹽州富因井，次益州貴平井。

上四井鹽，可服之。

上法服，先以大豆許鹽置口中，勿咽之，須臾，津液滿口，令近齒以方寸匕鹽納口中，和津液一時咽之，日一服。

凡瘧新患者，一服得快利即癒，百日以上者，五服瘥。若一月服之，終身不發。

諸下痢初患，一兩服即瘥，赤白久痢經年者，一七二七服瘥。

諸心腹痛，癥結宿澼，積聚吐逆，食不化者，一年以上二三十年，不過三月服之，其痢及諸病皆癒，初服時痢益極者，勿怪之也。

諸氣滿喘逆，不能食者，一服即散，日服之則根本皆除。

天氣熱疾，頭痛目眩，四肢煩熱者，一服得吐利瘥。

諸頭面皮膚百節皆風，一月服之瘥，若初服十日內，眉間益悶，勿怪。

諸痰飲，咳逆不能思食者，一服瘥。

諸虛勞傷損，骨節疼痛，起止失聲者，二七日服之，少氣乏力，面無顏色，十日服之，能三十日服，佳也。常以平旦空腹服之，率以三匕為節，須得吐利者，須一度多服三匕以上，令人大吐利，終不傷人。若覺煩熱，數數飲冷水。若至他方異域，不服水土，到即服之得一升，百事不懼。鹽能補虛，去冷熱，若有宿食不消，變成霍亂，一服即瘥。

《千金翼方》卷第十九

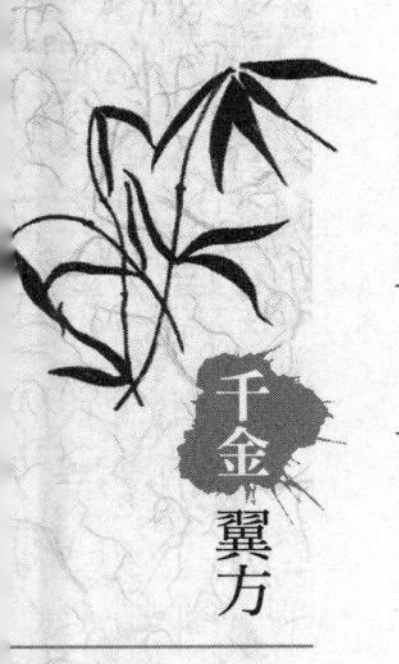

千金翼方卷第二十　雜病下

備急第一方二十七首　論一首

阿魏藥主一切屍疰、惡氣。療人有親近死屍，惡氣入腹，終身不癒，遂至死亡，醫所不療。亦主一切疰，神效方。

阿魏藥三兩，碎之如麻子大。

上一味，以餛飩麵裹半兩，熟煮吞之，日三服之，服滿二七日永瘥。忌五辛油麵，生冷醋滑，以酒服之即瘥。

玉壺丸　主萬病皆用之。

雄黃二兩　八角附子二兩，炮　藜蘆二兩　丹砂二兩　礜石二兩，燒　巴豆仁二兩，去皮。

上六味，以王相日，童子齋戒，天晴明時合，先搗巴豆三千杵，次納礜石又三千杵，次納藜蘆又三千杵，次納雄黃又三千杵，次納丹砂又三千杵，次納附子又三千杵，次納白蜜又參與千杵，訖，更治萬杵佳。無丹砂用真珠四兩代之，每納藥即下少蜜，恐藥飛揚，盛密器中封之，勿洩氣，安清淨處，大人丸如小豆許，服藥下。病者宿勿食，旦服二丸，不知者，暖粥飲發之，在膈上者吐，膈下者利，或但噫氣而已，即癒。一切萬病量之不過一丸二丸，莫不悉癒。必以王相天晴明日合之，大有神驗。若非此日合之，極不中用，徒事苦耳。

倉公散　主萬病方。

礬石燒　皂莢炙，去皮、子　雄黃研　藜蘆熬。

上四味，等分為散，主卒鬼打、鬼排、鬼刺心腹痛，吐下血便，死不知人，及臥魘齧腳腫不覺者。諸惡毒氣病，取藥如大豆，納竹管中，吹鼻得嚔，則氣通便活，未嚔更吹之，以嚔為度。

備急丸 主暴病脹滿方。

大黃 乾薑 巴豆去皮心，熬。

上三味，等分，先搗大黃、乾薑下篩，研巴豆如脂，納散中合搗一千杵，即用之，蜜和為丸亦佳，密器貯之勿令歇，主心腹暴病。若中惡客忤，心腹脹滿刺痛，口噤氣急，停屍卒死者，以水若酒服大豆許三四枚，捧頭起令得下喉，須臾不瘥，更服三枚，腹中轉鳴得吐利，即瘥。

千金丸 主百鬼病，風注，夢與鬼神交通，邪病腹脹，惡腫氣卒中忤方。

礜石二兩，燒 附子二兩，炮，去皮 雄黃二兩 真珠二兩 巴豆仁二兩 藜蘆二兩 蜈蚣二枚，炙 麝香半兩 犀角三分。

上九味，搗三千杵，每一服二丸如小豆，不知，至三丸，五更一點服，至日中解，解乃食白米粥，忌熱食、酒、肉、五辛，一切皆忌之。

真珠附著散 主諸風鬼注，毒氣貓鬼所著方。

真珠 雄黃 丹砂各半兩 乾薑一兩 蜈蚣一枚，炙 桂心一兩 天雄半兩，炮 莽草半兩 細辛一兩 蜀椒半兩，汗，去目、閉口者。

上一十味為散，酒服方寸匕，日再。

大附著散 主一切蜚屍鬼注，風痺，百處痛如針刀刺痛，嘔逆，澼飲，五勞七傷萬病方。

附子七分，炮，去皮 烏頭七分，炮，去皮 蜈蚣二枚，炙 蕪菁八分 雄黃七分 硃砂七分 乾薑七分 細辛七分 蜥蜴二枚 人參七分 莽草七分 鬼臼七分。

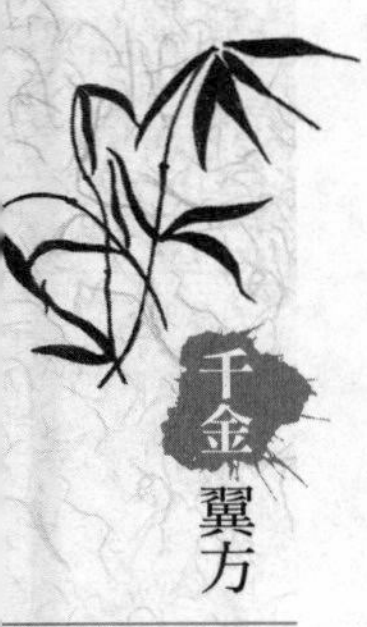

上一十二味，擣散，酒服半錢匕，日再。

太一神明陷冰丸　主諸病，破積聚，心下脹滿，寒熱鬼疰，長病咳逆唾噫，辟除眾惡，殺鬼逐邪氣，鬼擊客忤，中惡胸中結氣，咽中閉塞，有進有退，繞臍絞痛，惻惻隨上下按之挑手，心中慍慍如有蟲狀，毒疰相染滅門方。

雄黃二兩　蕪菁五枚　桂心二兩　真珠一兩半　麝香一兩　附子一兩半，炮，去皮　烏頭八枚，炮，去皮　犀角一兩　鬼臼一兩　巴豆仁一分　蜈蚣一枚，炙　人參一兩　杏仁三十枚，去尖皮、兩仁，熬　射罔一兩　丹砂二兩　蜥蜴一枚　斑蝥七枚，去翅足，熬　當歸二兩　藜蘆一兩　大黃二兩　礜石二兩，燒　樗雞七枚　地膽七枚　牛黃一兩。

上二十四味，擣末，蜜為丸，擣三萬杵，丸如小豆，先食，服二丸，日再服，不知，稍稍加，以藥二丸著門上，令眾惡不近，傷寒服之無不即癒。若至病家及視病人，夜行獨宿，服二丸，眾邪不近，亦可佩之。

蜥蜴丸　主癥堅水腫，蜚屍、遁屍、寒屍、喪屍、屍注，骨血相注，惡氣鬼忤，蛄毒邪氣，往來夢寤存亡，流飲結積，虎狼所齧，猘犬咬，鴆毒入人五臟，服藥殺其毒，即消。婦人邪鬼忤之，亦能遣之方。

蜥蜴兩枚　蜈蚣二枚，炙　地膽五十枚　䗪蟲三十枚，熬　杏仁三十枚，去尖皮、雙仁　蜣螂十四枚，炙　虻蟲三十枚，去翅、足，熬　朴硝七分　澤瀉半兩　芍藥五分　虎骨一半，炙　甘草一兩，炙　桃奴半兩　犀角半兩　巴豆仁七分　鬼督郵半兩　赤桑雞半兩　乾薑一兩　款冬花三分　甘遂五分。

上二十味，治巴豆、杏仁如膏，納藥末，研調下蜜擣二萬杵，丸如麻子，未食服三丸，日一，不下加之，不取吐下者一丸，日一。有人風冷注癖堅二十年，亦得癒。

金牙散　主鬼注風邪，鬼語屍注，或在腰脊胸脅，流無常處，不喜見人，意志不定，面目脫色，目赤鼻張，脣乾甲黃等並治之方。

蜈蚣一枚，炙　人參一兩　蜣螂七枚，炙　雄黃一分　徐長卿十四枚　蜥蜴一枚　桔梗三分　鐵精三分　桂心一兩　鬼臼半兩　金牙一分，燒　野葛一分　附子一枚，炮，去皮　毒公三枚　芎藭半兩　石長生半兩　椒目半兩　大黃一分　甘草一分，炙　蕪菁十四枚　鬼督郵半兩　蜂房一分，熬　曾青一分　真珠一分　蛇脫皮一分，熬　丹砂一分　烏頭半兩，炮，去皮　狼毒半兩　斑蝥四枚，熬　石膏五分　藺茹一分　蕪荑半兩　鬼箭半兩　藜蘆半兩　狸骨一分　雷丸半兩　狼牙一兩　乾漆一分，熬　亭長　貝母一分　凝水石五分　牛黃一兩　胡燕屎一兩　鱉甲半兩，炙　滑石半兩。

上四十五味，為散，酒服一刀圭，日再，稍加，如有蟲皆隨大小便出矣。

大金牙散　主南方百毒，瘴氣疫毒，腳弱腫痛，濕痺風邪鬼疰。

金牙燒　雄黃　丹砂　龍膽　防風　玉支　大黃　曾青　茯苓　桂心　松脂　乾薑　烏頭炮，去皮　斑蝥去翅，足，熬　亭長　細辛　硝石　野葛　大戟　商陸　蛇脫熬　芫青　鸛骨　芫花　附子炮，去皮　寒水石　人參　貫眾　龍骨　蜀椒汗，去目、閉口者　露蜂房熬　巴豆去皮心　蜥蜴　蜈蚣炙　礜石燒　天雄　狸骨炙　石膽　莽草。

上三十九味，各等分為散，以絳囊佩帶之，男左女右，未食以漿水或酒隨意服一刀圭，以知為度。

小金牙散　主南方瘴氣疫毒，腳弱，風邪鬼注方。

金牙五分，燒　女萎三分　莽草三分　乾薑　桂心　天雄炮，去皮　細辛　萆薢各三分　犀角屑　烏頭炮，去皮　麝香　虎杖　黃芩　雄黃　硃砂　蜀椒半兩，汗，去目、閉口者　黃連一兩　牛黃一分　蜈蚣一枚七寸者，炙。

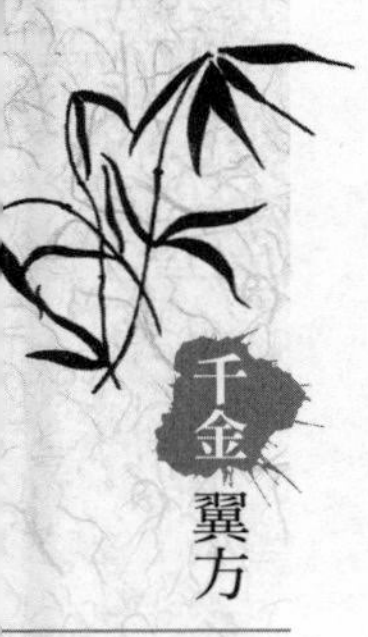

上一十九味為散，訖，納牛黃、麝香，更擣三千杵，溫酒服一錢匕，日三夜二，以知為度。帶之辟不祥，弔喪問病皆塞鼻，良。一方用由跋，無虎杖。

又大金牙散 方所主與前方同，傳屍骨蒸病家合，佳。

金牙二兩，燒 大黃一兩 鱉甲一兩，炙 梔子仁一兩 鬼督郵一兩 鼉甲一兩，炙，一作龜甲 桃白皮一兩 銅鏡鼻一兩 乾漆一兩，熬 桂心半兩 芍藥半兩 射干半兩 升麻半兩 徐長卿三分 鳶尾半兩 由跋三分 蜂房半兩，熬 細辛半兩 乾薑半兩 芒硝半兩 莽草半兩 龍膽 狼牙 雄黃 真珠各三分 白朮一兩半 射罔一分 羚羊角半兩，屑 馬目毒公半兩 犀角半兩，屑 甘草半兩，炙 狼毒半兩 蜣螂七枚，炙 地膽七枚 樗雞七枚 芫青七枚 雷丸七分 龍牙一兩半 杏仁一兩半，去尖皮、雙仁，熬 巴豆十四枚，去皮心 桃奴十四枚 鐵精一合 赤小豆一合 烏梅七枚 胡燕屎一兩半 鸛骨二兩 石膏二兩 蛇蛻一尺，熬 斑蝥七分 活草子一兩半。

上五十味為散，酒服一刀圭，加至兩刀圭，日三夜一，以知為度。絳囊盛，帶之，男左女右，一方寸匕，省病問孝，夜行途中，晨昏霧露亦如此，密封勿洩氣。清齋七日，合之一一如法，童子沐浴，寂靜無人處合，勿令人知之，買藥勿爭價。

太一神明丸 主腹中癥瘕，積聚支滿，寒熱鬼疰，長病咳逆吐血，殺鬼邪氣，蠱注，胸中結氣，咽中如有物，宿食久寒方。

雄黃四兩 真珠二兩 丹砂二兩 藜蘆一兩半 附子一兩半，去皮，炮 斑蝥二十枚，熬 杏仁八十枚，去尖皮、雙仁，熬 地膽二七枚 礬石一兩，燒 赤足蜈蚣二枚，炙 巴豆七十枚，去皮、心 鬼臼三兩 特生礜石五兩，燒。

上一十三味，下篩，㕮咀，礜石令如麥大，桑白皮如錢大十四枚，令於鐵器中熬桑白皮焦黑止，擣二千杵，納丹砂、雄黄諸藥，合搗四千杵，白蜜和為丸，服如小豆大。縱不知病進退，繞臍相逐上下不定，按之挑手，心中慍慍，如有蟲者，病走皮中，相次即取一丸摩病上，急挼手下皮青，不青當白黑，若有赤，病死皮中也。上為蜂蛇所中，中惡服一丸，一丸著瘡中，若不知，更加至三丸；卒得飛屍，腹中切痛，服三丸，破一丸敷瘡上即瘉；夜夢寤驚恐，問病臨喪，服一丸，漬一丸塗之，止惡，邪氣不敢近人；卒中鬼魅，狂言妄語，一丸塗其脈上，一丸塗人中即瘉，鬼魅逐人，以一丸塗門戶上，鬼不敢前，蠱毒病一宿勿食，明旦服一丸，不知增至二丸至三丸，以知為度；癥結宿物勿食，服四丸，但欲癥消，服一丸，日三，病下如雞子白，或下蛇蟲，下後以肥肉精作羹補之；狐鳴，以一丸向擲之，狐即於其處死，神秘不妄傳。

桔梗丸主諸注萬病，毒注、鬼注、食注、冷注、痰飲、宿食不消，並酒游方。

藜蘆二兩，熬　皂莢二兩，炙，去皮、子　巴豆仁二兩，熬　桔梗二兩　附子二兩，炮，去皮。

上五味，末之，蜜和，搗萬杵，欲服，宿勿食，旦服兩丸如梧子，仰臥勿眠，至食時，若膈上吐，膈下利，去惡物如蝌蚪、蝦蟆子，或長一尺二尺，下後大虛，作羹補之，三四日將養病，不盡更服如初。

十疰丸　主十種疰，氣疰、勞疰、鬼疰、冷疰、生人疰、死疰、屍疰、水疰、食疰、土疰等方。

雄黃一兩　人參一兩　甘草一兩，炙　藁本一兩　巴豆一兩，去皮、心，熬　桔梗一兩　附子一兩，炮，去皮　皂莢一兩，炙，去皮、子　蜀椒一兩，汗　麥門冬一兩，去心。

上一十味，末之，蜜和，空腹服一丸如小豆大，日二，稍加，以知為度，極效。

大麝香丸　主鬼注、飛屍萬病方。

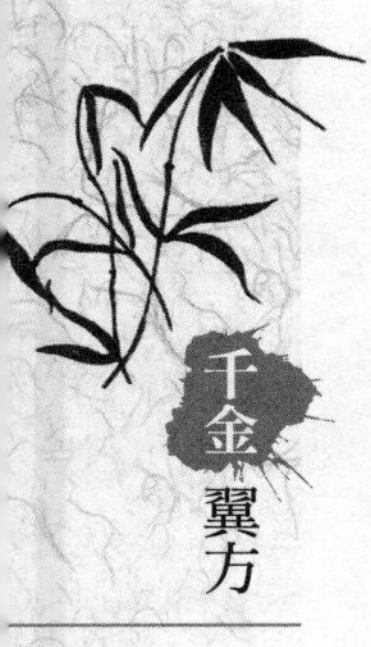

生麝香半兩　牛黃半兩　蜈蚣一枚，炙　丹砂半兩　雄黃一兩　巴豆仁五十枚，去心，熬　杏仁五十枚，去尖、皮、雙仁，熬　桂心半兩　地膽七枚　芫青七枚　亭長七枚　蜥蜴一枚　獺肝半兩，炙　大黃半兩　犀角半兩，屑　礜石半兩，燒　細辛半兩　藜蘆半兩　斑蝥七枚，去翅、足，熬　鬼臼　礬石燒　附子炮，去皮　真珠各半兩。

上二十三味，搗為末，蜜和搗三千杵，飲服如小豆一丸，日二，蛇、蜂、蠍所中，以摩之，瘉。一方地膽作蚺蛇膽。

蜈蚣湯　主惡注邪氣，往來心痛徹胸背，或走入皮膚，移動不定，苦熱，四肢煩疼，羸乏短氣方。

蜈蚣一枚，炙　牛黃一分　大黃三分　丹砂三分　細辛一兩　鬼臼一兩　黃芩半兩　當歸一兩　桂心一兩　人參三分　麝香一分　附子一兩，炮，去皮　乾薑一兩。

上一十三味，㕮咀，以水一斗煮十一味，取三升，去滓，下牛黃、麝香末，攪令勻，分三服。

鸛骨丸　主遁屍、飛屍，積聚，脅下痛連背，走無常處，或在臟，或在腹中，或奄然而痛方。

鸛脛骨三分　雄黃一兩　藜蘆半兩　野葛半兩　莽草一兩　芫青十四枚　斑蝥十四枚，熬　巴豆四十枚，去皮、心，熬　丹砂二分　牡蠣一兩，熬　桂心半兩　蜈蚣一枚，炙。

上一十二味，搗篩蜜丸，服如小豆大二丸。一方丹砂作丹參。

江南度世丸　主萬病，癥堅積聚，伏屍長病寒熱，注氣流行皮中，久病著床，肌肉枯盡，四肢煩熱，嘔逆不食，傷寒時氣，惡注忤，口噤不開心痛方。

麝香一兩　細辛二兩　大黃一兩　甘草二兩，炙　蜀椒三兩，汗，去目、閉口者　紫菀一兩半　人參二兩　乾薑一兩　茯苓二兩　附子一兩半，炮，去皮　真珠一兩　丹砂一兩　烏頭半兩，炮，去皮

野葛一兩　牛黃半兩　桂心一兩　蜈蚣二枚，炙　雄黃一兩　鬼臼一兩　巴豆六十枚，去皮、心，熬。

上二十味，擣末蜜丸，飲服如小豆大二丸，稍加至四丸，日二。加獺肝一兩，大良。

大度出丸　主萬病與前同方。

牛黃一兩　大黃一兩　雄黃一兩　細辛一兩　附子一兩，炮，去皮　真珠一兩　甘草一兩，炙　人參一兩　射罔一兩　丹砂一兩　鬼臼一兩　莽草一兩　鬼箭二兩　桂心二兩　蜀椒一兩，汗，去目、閉口者　紫菀二兩　巴豆仁八十枚，去心，熬　乾薑二兩　野葛一尺　蜥蜴一枚　蜈蚣一枚，炙　地膽十五枚　芫青二十枚　樗雞三十枚　茯苓一兩　麝香二兩。

上二十六味，擣末蜜丸，飲服二丸如小豆，日二丸，先食，後服之。

細辛散　主風入五臟，悶絕，常自燥痛，或風注入身，冷注鬼注，飛屍惡氣，腫起，或左或右，或前或後，或內或外，針灸流移，無有常處，驚悸腹脹，氣滿，叉心頭痛，或恍惚悲懼，不能飲食，或進或退，陰下濕癢，或大便有血，小便赤黃，房中勞極方。

附子二分，炮，去皮　秦艽三分　人參三分　牡蠣三分，熬　蜀椒三分，汗，去目、閉口者　乾薑五分　桂心五分　茯苓一兩　桔梗一兩　防風一兩半　白朮一兩　當歸一兩　獨活一兩　柴胡五分　黃芩三分　烏頭半兩，炮，去皮　甘草三分，炙　麻黃三分，去節　芎藭三分　石楠半兩　莽草半兩　牛膝半兩　天雄半兩，炮，去皮　栝樓半兩　杜仲半兩，炙　細辛二分。

上二十六味，擣篩為散，仍別秤之合和也，旦以清酒服五分匕，訖，如行十里勢欲歇，更飲酒五合，佳。

芥子薄　主遁屍飛屍，又主暴風毒腫，流入四肢、頭面諸風方。

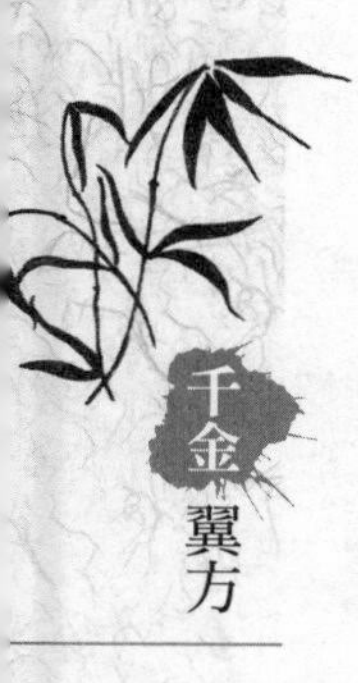

芥子一升，蒸熟。

上一味，搗下篩，以黃丹二兩攪之，分作兩處，疏布袋盛之，更蒸使熱，以薄痛處，當更迭蒸袋，常使熱薄之，如此三五度即定。

太一備急散　主卒中惡客忤，五屍入腹，鬼刺鬼排，及中蠱毒注，吐血下血，及心腹卒痛，腹滿寒熱，毒病六七日方。

雄黃二兩　丹砂一兩　桂心一分　藜蘆七銖　附子五分，炮，去皮　蜀椒半兩，汗，去目、閉口者　野葛二十一銖　芫花十銖　巴豆仁三十五個，去心，熬。

上九味，惟巴豆別治如脂，餘下篩，以巴豆合和更搗之，令和調，瓷器中貯之，密封勿洩氣，有急疾，水服錢五匕，可加至半錢匕，老小半之。病在頭當鼻衄，在膈上吐，在膈下利，在四肢當汗出，此所謂如湯沃雪，手下皆驗，秘之千金，非賢勿傳也。

治暴心痛，面無色，欲死方

以布裹鹽如彈子，燒令赤，置酒中消，服之即癒。

還魂湯　主卒忤鬼擊飛屍，諸奄忽氣無復覺，或已死口噤，拗口不開，去齒下湯，湯入口活。不下者，分病人發左右捉踏肩，引之藥下，復增取盡一升，須臾立蘇方。

麻黃四兩，去節　桂心二兩　甘草一兩，炙　杏仁七十枚，去尖、皮、雙仁。

上四味，㕮咀，以水八升，煮取三升，分三服。

治卒中鬼擊，及刀兵所傷，血漏腹中不出，煩滿欲絕方。

雄黃粉，以酒服一刀圭，日三，血化為水。

論曰：凡諸大備急丸散等藥，合和時日，天晴明，四時王相日合之，又須清齋，不得污穢，於清淨處，不令一切雜人、貓、犬、六畜及諸不完人、女人等見，則藥無靈驗，不可具言。若不能如法，則必不須合之，徒棄財力，用之與朽木不殊。余以武德中合玉壺丸，時值天陰，其藥成訖，後卒不中用，終棄之。此等多是上古仙聖，憫苦厄人，遂造此方以救之，皆云買藥不可爭價，當知其深意云爾。

蠱毒第二論一首　方七首　灸法一首

論曰：亦有以蠱涎合作蠱藥，著食飲中與人者，惟此一種令人積年乃死。

治人中蠱，人有行蠱毒以病人者，若服藥知蠱主姓名，當使呼喚將去方。

凡中蠱之狀，令人心腹切痛，如物齧，或吐血下血，不急治，食人五臟盡則死。驗之法，唾至水中沉者是也。取敗鼓皮燒作末，水服方寸匕，須臾自呼蠱主姓名，可語令知則癒矣。

治人有中蠱毒，腹內堅如石，面目青黃，小便淋瀝，變狀無常方。

牡羊皮方廣五寸　犀角一兩，屑　芍藥一兩　黃連一兩　梔子七枚，擘　蘘荷四兩半　牡丹皮一兩。

上七味，㕮咀，以水五升，煮取一升半，分三服。

治蠱毒方

槲木北陰白皮一大握，長五寸，以水三升，煮取一升，空腹服之，即吐出。

又方　燒蝟皮灰，以水服方寸匕，瘥。

又方　槲木北陰白皮　桃根各五兩　蝟皮灰　亂髮灰各方寸匕　生麻子汁五升。

上五味，先以水濃煮槲皮、桃根，取汁一升，和麻子汁，著灰等一方寸匕，令病人少食訖，服一大升，行百步，須臾著盆，吐出水中，以雞翎擿吐水盆中，當有如牛涎犢胎及諸蠱形並出，即癒。

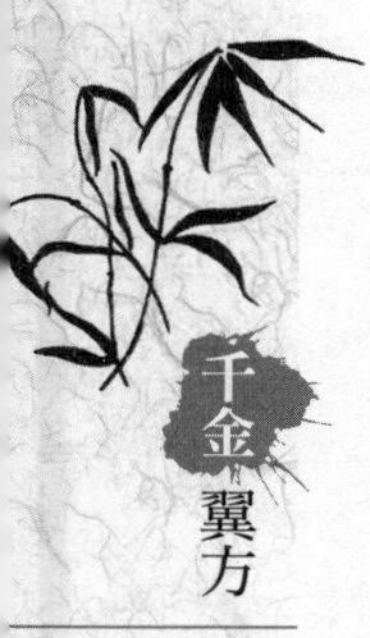

治貓鬼方

燒臘月死貓兒頭作灰末，以井花水服一錢匕，日一，立瘥，大驗。

治貓鬼方　相思子一枚　巴豆一枚，去皮　蓖麻子一枚　硃砂半兩　峭粉三分。

上五味，搗作末，以蜜蠟和為丸，帶之即不著人，先著者，酒服麻子大一枚，良。

又方　多灸所痛處千壯，自然走去，甚妙。

藥毒第三方一十二首

野葛毒方

雞子一枚打破，並吞之，須臾吐野葛。

又方　煮甘草汁，冷飲之。

又方　服雞屎汁。

解諸藥毒雞腸散方

雞腸草三分　薺苨　升麻各一兩　藍子一合　坌土一分　芍藥　當歸　甘草各二分，炙。

上八味，搗篩為散，水服方寸匕，多飲水為佳，若蜂蛇等眾毒蟲所螫上血出，著藥如小豆許於瘡中。藥箭所中，削竹如釵股長一尺五寸，以綿纏繞，水沾令濕，取藥納瘡中，趁瘡深淺令至底，止有好血出，即休也。若服藥有毒，水服方寸匕，毒解病癒。

野葛毒口噤方

取青竹去兩節注臍上，納冷水注中，暖即易之，立活，忌酒，數易水。

解一切諸毒方

甘草炙，三兩　粱米粉一合　蜜半兩。

上一味，以水五升，煮取二升，納粉一合更煎，又納蜜半兩，服七合，須臾更服之。

鉤吻眾毒困欲死，面青口噤，逆冷身痺方

薺苨八兩。

上一味，以水六升，煮取三升，冷如人肌，服五合，日三服，夜二服。

又方　煮桂汁飲之。

又方　煮藍汁飲之。

凡六畜五臟著草自動搖，得諸醋鹽不變色，及墮地不污，又與犬不食者，皆有毒，殺人。

凡食飲有毒者，澆地，地墳起者，殺人。

內肉汁在器中蓋密，氣不洩者，皆殺人。

凡脯肉、熟肉皆不用深藏，密不洩氣，殺人。

若中此毒者，皆大糞灰水服方寸匕，良。

治惡毒藥方

狗舌草一把，去兩頭。

上一味，以水五升，銅器中煮取汁，搜麵作粥食之。

藥毒不止解煩方

甘草二兩　粱米粉一升　蜜四兩。

上三味，以水三升煮甘草，取二升，去滓，歇大熱，納粉湯中攪令調，納白蜜煎令熟如薄粥，適寒溫，飲一升。

從高墮下第四方一十一首

膠艾湯　主男子絕傷，或從高墮下，傷損五臟，微者唾血，甚者吐血及金瘡，傷經內絕者方。

阿膠炙　艾葉熬　芍藥　乾地黃各三兩　當歸　乾薑　芎藭　甘草炙，各二兩。

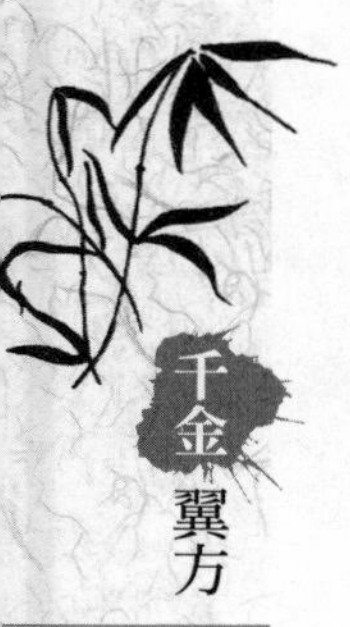

上八味，㕮咀，以水八升，煮取三升，去滓，納膠令烊，分再服。羸人三服，此湯正主婦人產後及崩中、傷下血，多虛喘欲死，腹痛下血不止者，服不良。《千金》一方只四味。

墜馬及樹，崩血，腹滿短氣方

大豆五升。

上一味，以水一斗，煮取二升半，一服令盡，劇者不過三作之。《千金》云：治人墜落車馬，心腹積血，唾吐血無數。

治落馬墮車及諸踠折臂腳痛不止方

芎藭一兩半，熬　澤蘭一分　蜀椒去目及閉口者，汗　當歸　桂心　附子炮，去皮，各半兩　甘草三兩，炙。

上七味，微熬令香，搗篩為散，酒服方寸匕，日三。凡是傷至骨皆服之，十日癒。小兒傷損亦同。

又方　黃耆　芍藥各三兩　蜀椒一合，去目及閉口者，汗　烏頭半兩，去皮，炮　大黃一兩　當歸　附子炮，去皮　乾薑　桂心　續斷　乾地黃　通草各二兩。

上一十二味，搗篩為散，先食訖，溫酒服一方寸匕，日三。

生地黃湯　主因損小便血出方。

生地黃八兩　柏葉一把　黃芩　阿膠炙　甘草炙，各一兩。

上五味，㕮咀，以水七升，煮取三升，去滓，納膠取二升五合，分三服。

治瘀血腹中，奧瘀不出，滿痛短氣，大小便不通方。

荊芥半兩　大黃　芎藭各三兩　䗪蟲三十枚，熬　桂心　當歸　甘草炙，各二兩　蒲黃五兩　桃仁四十枚，去皮尖及雙仁者。

上九味，㕮咀，以水一斗，煮取三升，分三服。

治折踠瘀血，蒲黃散方

蒲黃一升　當歸二兩。

上二味，搗篩為散，酒散方寸匕，日三，先食訖，服之。

又方　虻蟲去足、翅，熬　牡丹皮等分。

上二味，擣篩為散，酒服方寸匕，血化為水。

又方　菴蕳草汁服之，亦可散服之，日三。

又方　大麻根若葉

上一味，擣取汁數升，飲之即下，氣通，雞蘇息。無青者，乾者煮汁亦得。《千金》云：治踠折骨痛不可忍，並主瘀血，心腹脹滿短氣。

又方　茅根切，擣絞取汁，溫和酒服一升，日三，良。

金瘡第五方六十二首

金瘡止血散方

釣樟根三兩　當歸　芎藭　乾地黃　續斷各一兩　鹿茸半兩，炙　龍骨二兩。

上七味，擣篩為散，以敷血即止，酒服一錢匕，日五夜三。

治金瘡箭在肉中不出方

白蘞　半夏洗去滑，各三兩。

上二味，擣篩為散，水服方寸匕，日三。淺者十日出，深者二十日出，終不住肉中，效。

金瘡腸出令入方

磁石燒　滑石各三兩。

上二味，擣細篩為散，白飲服方寸匕，日五夜二，三日當入。

治刀斧所傷及冷瘡、牛領、馬鞍瘡方

續斷　松脂各一兩　鹿角　牛骨腐者　亂髮燒，各二兩。

上五味，擣篩細為散，以豬脂半斤併松脂合煎令和，下鐺於地，納藥攪令冷凝用之，瘡有汁，散敷之。

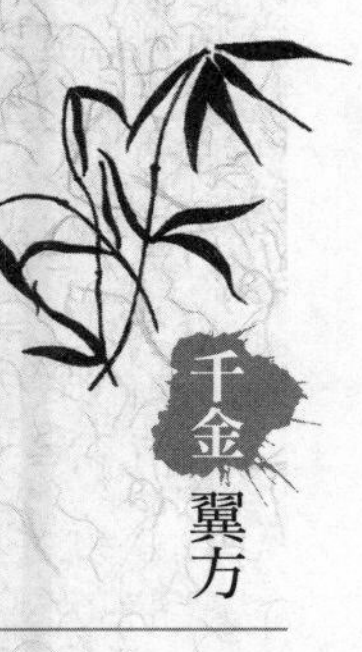

金瘡煩悶方

白芷　芎藭　甘草炙，各二兩。

上三味，熬令變色，搗篩為散，水服方寸匕，日五夜二。

硝石散　主金瘡，先有石發，煩悶欲死，大小便不通方。

硝石　寒水石　栝樓　澤瀉　白蘞　芍藥各一兩。

上六味，搗篩為散，水服方寸匕，日三夜一，稍加之，以通為度。

琥珀散　主弓弩所中，悶絕無所識方。

琥珀。

上一味，隨多少搗篩為散，以童男小便服之，不過三服，瘥。

弩筋散　主弓弩所中，筋急不得屈伸方。

故敗弩筋五分，燒作灰　秦艽五分　杜仲半兩，炙　大棗三枚　乾地黃二兩半　附子炮，去皮　當歸各一兩。

上七味，搗篩為散，以溫酒服一方寸匕，日三，稍加至二匕，以知為度。

續斷散　主金瘡筋骨續絕方。

續斷三兩半　芎藭　蓯蓉　當歸各一兩半　細辛半兩　附子炮，去皮　乾薑　蜀椒汗，去目、閉口者　桂心各三分　蛇啣草　乾地黃各二兩　芍藥　人參　甘草炙，各一兩。

上一十四味，搗篩為散，酒服方寸匕，日三夜一。《千金》有地榆，《古今靈驗》又有杜蘅。

藍子散　主金瘡，中藥箭解毒方。

藍子五合　升麻八兩　甘草炙，各四兩　王不留行各四兩。

上四味，搗篩為散，水服二方寸匕，日三夜二。水和方寸匕如泥，塗瘡上，乾易，毒即解。

澤蘭散　主金瘡內塞方。

澤蘭　防風　石膏　乾薑　蜀椒去目、閉口者，汗　附子炮，去皮　細辛　辛夷　芎藭　當歸各半兩　甘草一兩，炙。

上一十一味，擣篩為散，酒服方寸匕，日三夜一。膿多倍甘草；渴加栝樓半兩；煩熱加黃芩半兩；腹滿短氣加厚朴三分；瘡中瘀血更加辛夷半兩。

蒲黃散　主被打，腹中有瘀血方。

蒲黃一升　當歸　桂心各二兩。

上三味，擣篩為散，酒服方寸匕，日三夜一。

甘菊膏　主金瘡癰疽，止痛生肉方。

甘菊花　防風　大戟　黃芩　芎藭　甘草各一兩　芍藥　細辛　黃蓍　蜀椒去目、閉口者，汗　大黃　杜仲各半兩，炙　生地黃四兩。

上一十三味，擣篩，以臘月豬膏四升煎五上五下，芍藥色黃，膏成，綿布絞去滓，敷瘡上，日三。

桃仁湯　主金瘡瘀血方。

桃仁五十枚，去皮尖及雙仁　虻蟲去翅足，熬　水蛭熬，各三十枚　大黃五兩　桂心半兩。

上五味，切，以酒水各五升，煮取二升，服一合，日三服，明日五更一服。

馬蹄散　主被打，腹中瘀血方。

白馬蹄燒令煙盡。

上一味，擣篩為散，酒服方寸匕，日三夜一。亦主女人病血，消之為水。

金瘡內漏方

還自取瘡中血，著杯中，水和盡服，瘉。

金瘡腹中有瘀血，**二物湯方。**

大麻仁三升　蔥白二七枚。

上藥使數人各擣令熟，著九升水中，煮取一升半，頓服之。若血去不盡，腹中有膿血，更令服之，當吐膿血耳。

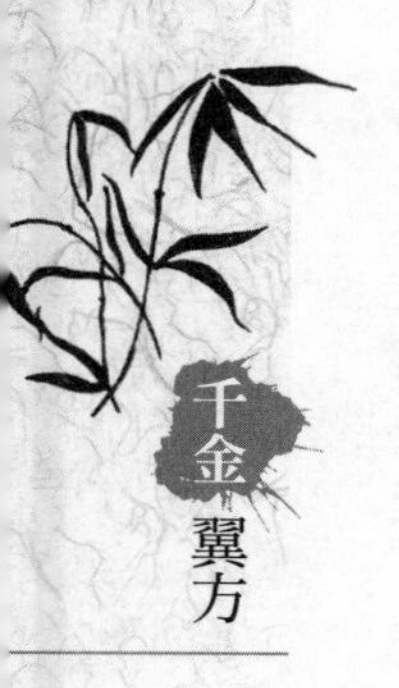

金瘡內漏血不出方

牡丹。

上一味，為散，服三指撮，五日尿出血。

治金瘡因房驚瘡方

燒婦人褌襠作灰，敷之。

金瘡方

取馬鞭草擣篩，薄瘡一宿，都瘥，冬用乾葉末。

麥門冬散 主金瘡、乳癰、諸腫煩滿方。

麥門冬去心 石膏研 柏子仁 甘草炙，各半兩 桂心一分。

上五味，擣篩為散，酸漿和，服方寸匕，日三夜一。煩滿氣上脹逆，長服之，佳。

治金瘡出血，多虛竭，內補散方。

蓯蓉 芍藥 當歸 芎藭 乾薑 人參 黃芩 厚朴炙 桑白皮 吳茱萸 黃蓍 桂心 甘草炙，各一兩 蜀椒三分，去目及閉口者，汗。

上一十四味，擣篩為散，飲服方寸匕，日三。

治金瘡煩滿方

赤小豆一升，以苦酒浸之，熬，燥復漬之，滿三度，色黑，治服方寸匕，日三。

治金瘡苦不瘥方

白楊木白皮，熬令燥，末服方寸匕，日三服。又以末敷瘡中，即癒。

治金瘡刺痛不可忍，百方不瘥方

蔥一把，水三升，煮數沸，漬瘡即止。

治金瘡煩痛。大便不利方

大黃 黃芩等分。

上二味，擣篩為末，煉蜜和丸，先食，飲服如梧子七丸，日三。

金瘡以桑白皮裹令汁入瘡中，或石灰封，併妙。

凡金瘡出血必渴，當忍啖燥食，不得飲粥及漿，犯即血出殺人；凡出血不止，粉龍骨末於瘡上，立止。

又方 割取人見著鞋上有斷乳十枚布瘡上，立止。

又方 末雄黃敷瘡，當沸汁出即瘥。

又方 刮貝子末，服一錢匕。

又方 煮葛根食之，如食法，務令多。

兵瘡方

擣車前汁敷之，血即止。

又方 以人精塗之，瘥。

又方 以柳絮裹敷之，血便止。

又方 以熟艾急裹數日乃解。

又方 以人尿屎相和，絞取汁飲三升，頓服令盡。

金瘡驚而堅腫，劇者殺人方

擣生地黃、蠐螬蟲敷之，燒瓦熨其外令溫，地黃燥則易，瓦冷則易。

凡刺在肉中不出方

牛膝根莖擣敷之，即出，雖已合猶出也。

貞觀中有功臣遠征，被流矢中其背胎上，矢入四寸，舉天下名手出之不得，遂留在肉中，不妨行坐，而常有膿出不止，永徽元年秋，令余診看，余為處之**瞿麥丸方。**

瞿麥二兩　雄黃一兩半，研　乾地黃　王不留行各五分　麻黃去節　茅根　敗醬　防風　雀李根皮　牛膝　大黃　藍實　石龍芮　薔薇根皮各一兩半。

上一十四味，擣篩為末，煉蜜和丸如梧子，酒服十丸，日二，稍稍加至二十丸，以知為度，忌豬、魚、生冷等，可直斷口味。凡箭鏃及折刺入身中，四體皆急，當合此藥服之，令四體皆緩，緩則其鏃必自跳出，余常教服此藥與斷肉，遂日日漸

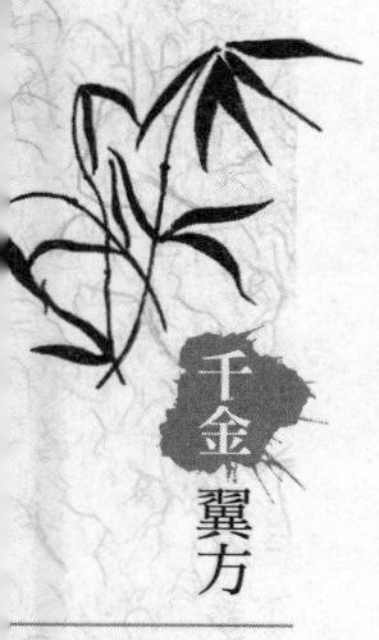

瘦，其鏃遂跳出一寸，戴衣不得行，因即錯卻，乃得行動，已覺四體大緩，不比尋常，終冬至春，其鏃不拔，自然而落，取而量之，猶得三寸半，是以身必須斷口味，令瘦，肉緩，刺則自出矣，故以記之。

又方　磁石末敷之，止痛斷血。

凡金瘡深，不用早合，若合則以滑石末粉，則不合。

治凡竹木刺在肉中方

以羊矢和豬脂，塗之出矣。

又方　鹿角末，水和塗之即出。

治因風水腫方卒刺涉水成腫，取韭並鹽擣置上，以火炙藥上，熱出即癒。

火燒瘡方

取新牛矢，承熱塗之。

又方　燒桃葉，鹽和煮作湯洗之。

又方　以醬汁塗，立癒。

又方　桑灰水敷，乾則易。

又方　井底青泥塗之佳。

又方　青羊髓塗之佳。無青羊，白、黑羊亦得。

治灸瘡及湯火所損，晝夜啼呼不止，兼滅瘢方。

羊脂半兩　豬脂一分　松脂半兩　蠟一分。

上四味，於松明上以小銚火燒豬脂等皆消，以杯承取汁敷之，松明，是肥松木節也。

治灸瘡膿壞不瘥方

臘月豬脂一斤　薤白十枚　胡粉一兩。

上三味，先煎薤令黃，去之，綿裹石灰一兩煎數沸去之，入胡粉膏中令調，塗故帛上貼之，日三度。

又方　白蜜一兩　烏賊魚骨二枚。

上二味，擣末相和，塗上三五度，瘥。

治火瘡方

柏白皮半兩　竹葉一兩　甘草二兩。

上三味，以豬膏一斤，煎三沸，三上三下，藥成去滓，待冷塗之。《集驗》有地黃四兩。

治漆瘡方

湯漬芒硝五兩令濃，塗乾即為，勿住。

又方　取市上磨刀石槽中泥津塗之。

又方　取礬石納湯中洗之。

又方　羊乳汁塗之。

又方　漆姑草挼敷之。

又方　末貫眾塗之。

沙蝨第六方三十一首

治沙蝨毒方

以麝香、大蒜合搗，以羊脂和著小筒中帶之。

又方　雄黃　硃砂　常山等分。

上三味，五月五日午時童子合之。

又治水毒方

凡水毒中人似射工，初得之，惡寒頭微痛，目眶疼，心中煩懊，四肢振焮，腰背百節皆強，筋急，兩膝疼，或吸吸而熱，但欲睡，旦醒暮劇，手足逆冷，二三日則腹中生蟲，食人下部，肚中有瘡，不痛不癢，令人不覺，急治之，過六七日，下部出膿潰，蟲上食五臟，熱盛煩毒，下痢不禁，八九日，名工不能醫救矣。覺得之，當早視，若瘡正赤如截者為陽毒，若瘡如鱧魚齒者為陰毒，猶小緩，不過二十日殺人，欲知是中水毒，當作五六斗湯，以小蒜五升，㕮咀，投湯中，消息，勿令大熱，去滓以浴，若身體發赤斑紋者，則非他病也。

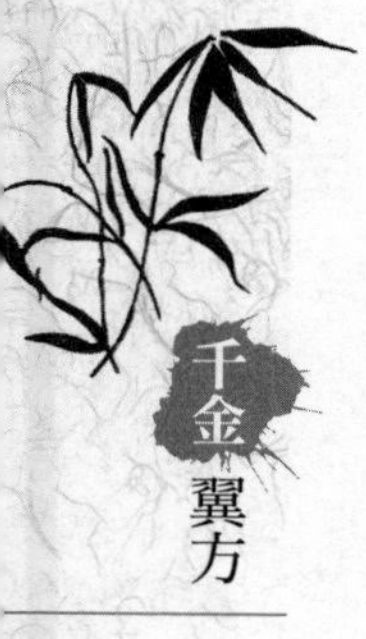

水毒方

搗蒼耳取汁服一升，以綿沾汁滓導下部中，日三。

又方　取蓼一把，搗取汁，服一升，不過三服。

又方　取藍一把，搗，水解以洗面目身令遍。

又方　取大莓根末水飲之，並導下部，生蟲者用汁，夏月常多賚此藥屑入水浴，以方寸匕投水上流，無所畏，又辟射工。凡洗浴以少許投水盆中，即無復毒也。

蠼螋尿瘡方

取茱萸東引根土，以醋和塗。

又方　燒鹿角末和醋敷上，已有瘡汁出者，燒道邊故蒲蓆敷之。瘡表裡相當，一名浸淫，取豬牙車骨年久者，捶破燒令脂出，熱塗之。

蠼螋瘡方

取小豆末醋和塗之，乾即易，小兒以水和。

又方　取楝木枝若皮燒灰敷上，乾者膏和。亦治小兒禿及諸惡瘡。

又方　取槐白皮半斤切，醋浸半日去痂洗之，日五六。

狐尿刺方

凡諸螳螂之類，盛暑之時多有孕育，著諸物上，必有精汁，其汁乾久則有毒，人手觸之，不王相之間，則成其疾，名曰狐尿刺。日夜磣痛，不識眠睡，百方治之不瘥，但取蒲公英莖葉根中斷之，取白汁塗之，令厚一分，塗即瘥，神驗。

凡熱傷瘡，及狐尿刺，腫痛不可忍，並風寒者，皆燒馬屎若生桑木，趣得煙多薰之，汁出即癒。

惡刺方

五月蔓菁子搗末，和烏牛乳封之。無，即凡牛乳亦得。

又方　取野狐矢燒灰，臘月豬膏和封孔上。

又方　取桑灰汁熱漬，冷即易。

又方　以針砂和膠清塗之。

又方　取故鞋網如棗大，婦人中衣有血者如手掌大，倒勾棘針二七枚，三味合燒作灰，以臘月豬膏和塗之，蟲出。

又方　蔓菁子五升。

上一味，微熬末研，小兒尿一升，合納瘡口中，周回厚一寸，以煻火燒一升，投納瘡於中漬之，立癒。

又方　煮槐白皮取湯漬之。

又方　以苦瓠煮作湯漬之。

又方　取五月五日蛇皮燒灰，臘月豬膏，和敷之。

又方　取故鞍韉旃燒灰，臘月豬膏和封之，蟲出。

又方　取樗根白皮，切一升，泔漬煮三沸，納孔中，亦可漬之。

肉刺方

割頭令血出，內鉛丹如米許，暴之。

又方　以刀割卻，以好墨塗遍，瘥。

狗咬方

即以冷水洗瘡，任血出勿止之。水下血斷，以帛裹即癒。

蛇齧方

以人屎厚塗，以帛裹縛，登時毒消。

蛇毒方

重台末，唾和封，瘥，大驗。

蛇蜂毒方

取瓦子摩其上，唾二七訖，然後拋瓦子，卻安舊處。

癭病第七 方九首

治五癭方

取鹿靨酒漬令沒，火炙乾，納於酒中，更炙令香，含咽

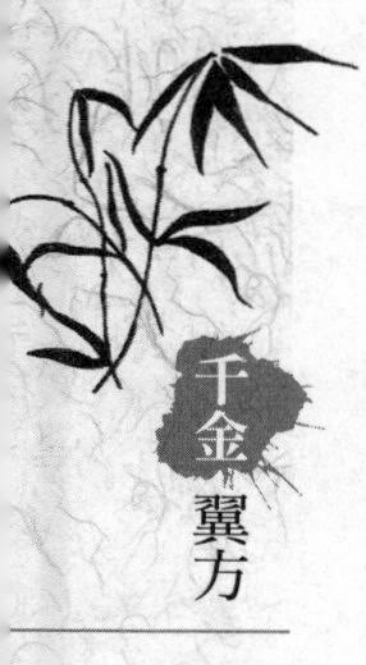

汁，味盡更易，盡十具，即癒。

又方　小麥麵一斤　特生礜石十兩，燒　海藻一斤。

上三味，取三年醋一升，漬小麥麵暴乾，更浸令醋盡，各擣為散，每服兩方寸匕，日四五服，藥含乃咽之。忌薑、辛、豬、魚、生菜、辛菜，吹火、讀誦及大語用氣。

又方　昆布三兩　海蛤二兩　松蘿二兩　海藻三兩　白蘞二兩　通草二兩　桂心二兩。

上七味，擣為散，每以酒服方寸匕，日三服。

又方　小麥一升，醋一升，夜浸晝暴　昆布洗　海藻洗，各二兩。

上三味，擣為散，食後飲服方寸匕，日三，以瘥為度。

又方　昆布一兩　海藻一兩　海蛤二兩　半夏一兩，洗　細辛一兩　土瓜一兩　松蘿一兩　通草二兩　白蘞二兩　龍膽二兩。

上一十味，擣篩，酒服方寸匕，日再，不得作生活勞動也。

又方　昆布二兩。

上一味，切如指大，醋漬含咽，汁盡，癒。

又方　海藻一斤　小麥麵一升。

上二味，以三年醋一升，以溲面末暴乾，往反令醋盡，合擣散，酒服方寸匕，日三。忌怒。

陷脈散　主二十、三十年癭瘤及骨瘤、石瘤、肉瘤、膿瘤、血瘤，或大如杯盂，十年不瘥，致有漏潰，令人骨消肉盡，或堅，或軟，或潰，令人驚惕寐臥不安，體中掣縮，癒而復發。治之方。《千金》云：陷腫散。

烏賊魚骨一分　白石英半兩　石硫黃一分　紫石英半兩　鐘乳半兩，粉　乾薑一兩　丹參三分　琥珀一兩　大黃一兩　蜀附子一兩，炮，去皮。

上一十味，擣為散，貯以韋囊，勿令洩氣。若瘡濕即敷，無汁者以豬膏和敷之，日三四，以乾為度。若汁不盡者，至五劑十劑止，勿惜意不作也，著藥令人不疼痛，若不消，加芒硝二兩，益佳。《千金》有胡燕屎一兩。

治癭方　菖蒲二兩　海蛤一兩　白蘞一兩　續斷一兩　海藻一兩　松蘿一兩　桂心一兩　蜀椒一兩，汗，去目、閉口者　羊靨二百枚，炙　神麴三兩　半夏一兩，洗　倒掛草一兩。

上一十二味，各搗下篩，以醬清牛羊髓脂丸之，一服三丸如梧子，日一服。

陰病第八方一十四首

治丈夫陰下癢濕方

以甘草一尺，水五升，煮洗之。生用。

又方　以蒲黃粉之，不過三。

治丈夫陰腫大如斗，核中痛方

雄黃一兩，研粉　礬石二兩，研　甘草一尺，生用。

上三味，以水一斗，煮取二升洗之，神良。

治丈夫陰頭癰腫，師所不能醫方

鱉甲一枚。

上一味，燒焦末之，以雞子白和敷之。

治丈夫陰頭生瘡如石堅大者方

刀刮虎牙及豬牙末，豬脂煎令變色，去滓，日三塗之。

又方　烏賊魚骨末，粉之良。

治妒精瘡方

丈夫在陰頭節下，女人在玉門內似疳瘡作臼，蝕之大痛，其疳即不痛，以銀釵綿纏臘月豬脂，薰黃火上暖，以釵烙瘡上令熟，取乾槐枝湍塗之，以麝香敷瘡上令香，黃礬、青礬末敷之，小便後即敷之，不過三度。

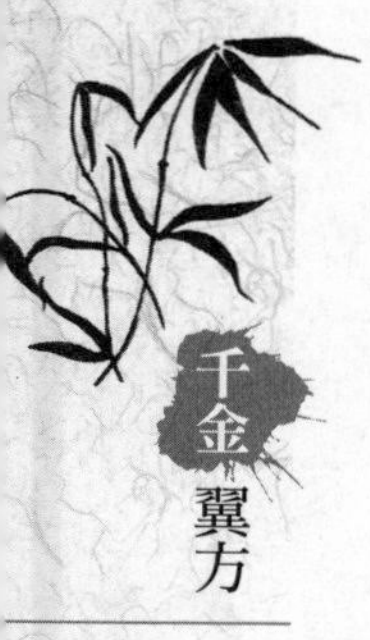

治男女卒陰中生瘡癢濕方

黃連　梔子各二兩　甘草一兩　蛇床子二分　黃柏一兩。

上五味下篩粉之，乾者以豬脂和塗上，深者綿裹納中，日三。

治下部痛癢生瘡，槐皮膏方

槐白皮五兩　赤小豆一小合　白芷二兩　楝實五十枚　桃仁五十枚，去皮尖、雙仁　甘草二兩，生　當歸二兩。

上七味，切，以苦酒漬一宿，旦以豬膏一升，微火煎白芷黃即成，去滓，摩上，日再。並納下部中三寸，瘥。

治陰莖頭瘡方

當歸三分　黃連半兩　桃仁二兩，去皮、雙仁　小豆一分　槐子半兩。

上五味作末，粉瘡上，日三。

治陰頭生瘡方

蜜煎甘草，塗之即瘥，大良效。

治陰瘡黃汁出方

煮黃柏汁，冷漬，敷蛇床、黃連末，極效。

又方　桃仁二七枚，熬令黃，去皮尖、雙仁，末之，酒服良。

又方　生地黃一把，並葉，搗取汁，飲之良。

《千金翼方》卷第二十

千金翼方卷第二十一　萬病

總療萬病第一論一首

論曰：後生志學者少，但知愛富，不知愛學，臨事之日，方知學為可貴，自恨孤陋寡聞。所以憫其如此，忘寢與食，討幽採微，輯綴成部，以貽末悟，有能善斯一卷，足為大醫。

凡膈上冷、少腹滿、腸鳴、膀胱有氣、冷利者，當加利藥。服訖，當利出泔淀青黃水青泥，輕者一兩度，加利藥去病即止；重者五六度，加利藥得日三頻大利，方得盡其根源，病乃永癒。其利法至巳時以來兩行、三行即定，亦自如舊，終不成利病也。

凡病在上膈，久冷、痰癊、積聚、疝瘕、癥結、宿食、堅塊、咳逆上氣等痼病，終日吐唾，逆氣上沖胸脅及咽喉者，此皆胃口積冷所致，當吐盡乃瘥。輕者一二度，重者五六度方癒。其吐狀，初唾冷沫酸水，次黃汁，重者出赤紫汁。若先患注人，當出黑血，下吐藥大吐，吐時令人大悶，須臾自定，下令人虛惙，得冷飲食已，耳不虛聾，手足不痺。亦有人當吐時，咽中有一塊物塞喉，不能得出者，飲一二合藥酒，須臾即吐出一物如拳許大，似蝦雞子中黃，重者十塊，輕者五六枚。

上件等疾狀，病之根本，若今日不出此根本之疾，雖得名醫與一二劑湯藥押定，於後食觸，其病還發。善醫者當服此藥，一出根本，即終身無疾矣。

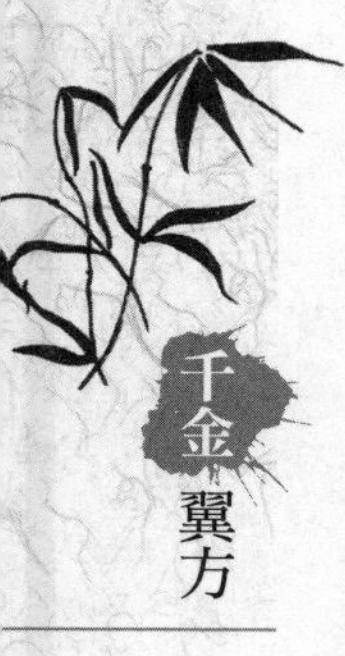

吐利出疾法

凡常病人，虛羸人，老人，貴人。

此等人當少服，積日不已，病當內消也，不須加吐利藥。

凡加吐利藥，傷多，吐利若不止者，水服大豆屑方寸匕即定。卒無豆屑，嚼藍葉及烏豆葉亦得定。丈夫五勞七傷、陽氣衰損、羸瘦骨立者，服之即瘥。旬月之間，肌膚充悅，腦滿精溢，仍加補藥，加法在後章中。

療風方 用藥多少法。

歷節風二十兩，酒五斗　賊風　熱風　大風用藥與歷節同　偏風　猥退　癱瘓風十二兩，酒三斗。

上，以上風皆帶熱，須加冷藥，仍須利藥，得利佳也。

賊風掣縱八兩，酒二斗。

濕風周痺八兩，酒二斗。

腳腰攣痛十二兩，酒三斗。

筋節拘急八兩，酒二斗。

食熱如針刺八兩，酒二斗。

熱病後汗不出初覺三服，一服一盞，年久服一升。

口喎面戾一目不合四兩，酒一斗，年久十二兩，酒三斗。

起即頭眩四兩，酒一斗。

頭面風似蟲行八兩，酒二斗。

心悶欲嘔吐，項強，欲陰雨即發者八兩，酒二斗。

因瘡得風，口噤，脊背反張如角弓五服，一服一盞。

療冷病方

積冷痰癊瘦者四兩，酒一斗；強者六兩，酒一斗半。

痰飲疝癖六兩，酒一斗半。

宿食吐逆四兩，酒一斗。

癥癖腸鳴噫八兩，酒二斗。

癲痔癖塊、咳嗽上氣二十兩，酒五斗。

奔豚冷氣六兩，酒一斗半。

噎噦嘔痢六兩，酒一斗半。

久疰八兩，酒二斗。

卒中惡忤，心腹脹滿，氣急垂死三服，一服一盞，當大吐，吐出血。

瘴氣三服。

蠱毒五服。

溫瘧五服。

痎瘧五服。

冷痢六兩，酒一斗半。

久勞八兩，酒二斗。

療婦人方其風冷等準前。

帶下十二兩，酒三斗。

崩中六兩，酒一斗半。

月水不通六兩，酒一斗半。

冷病絕產六兩，酒一斗半。

斷緒八兩，酒二斗。

產後諸疾八兩，酒二斗。

月水不調，月前月後，乍多乍少四兩，酒一斗。

落身後病六兩，酒一斗半。

重者子宮下垂十二兩，酒三斗。

大排風散　主一切風冷等萬病方。

芫花　狼毒　欒荊　天雄去皮　五加皮　麻花　白芷　紫菀　烏頭去皮　附子去皮　莽草　茵芋　栝樓　荊芥　躑躅　蕘花　大戟　王不留行　赤車使者　麻黃各二十分　石斛　半夏　石楠　薯蕷　長生各十四分　藜蘆七分　狗脊　人參　牛膝　蓯蓉　蛇床子　菟絲子　萆薢　車前子　秦艽各七分　薏苡　五味子　獨活　藁本　柴胡　牡丹　柏子仁　芎藭　芍藥　吳茱

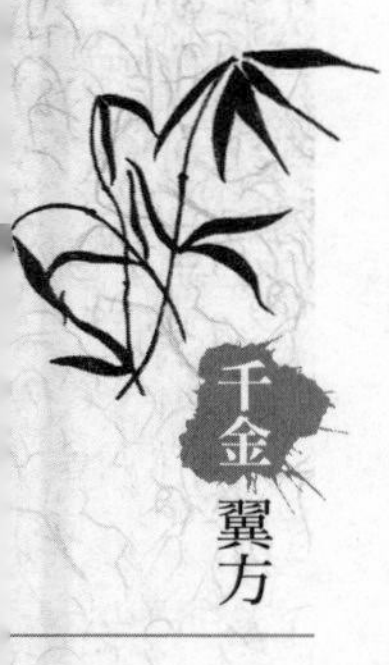

萸　桔梗　杜仲　桂心　橘皮　續斷　茯苓　細辛　乾薑　厚朴　茯神　山茱萸　防己　黃耆　蜀椒　巴戟天　高良薑　紫葳　黃芩　當歸　菖蒲　乾地黃　通草各四分。

上六十七味，勿熬煉，直置振去塵土，即搗粗篩，下藥三兩，黍米三升，麴末二升，上酒一斗五升，淨淘米，以水五升煮米極熟，停如人肌，下麴末，熟搦，次下散，搦如前，次下酒攪之百遍，貯不津器中，以布片蓋之一宿，旦以一淨杖子攪三十匝，空腹五更溫一盞服之。以四肢頭面習習為度，勿輒加減，非理造次，必大吐利。欲服散者，以絹篩下之，一服方寸匕，只一服，勿再也。水飲、漿、酒，皆得服之。丸服者，蜜和服，如梧子七丸。唯不得湯服也。須補者，藥少服令內消，即是補也。《千金方》有白朮、食茱萸，無麻花、半夏、赤車使者、高良薑、紫葳，止六十四味，名芫花散，一名登仙酒，又名三建散。按：後加減法中有遠志，而此方中無，疑此脫遠志也。

凡服此藥，法先多服，令人大吐下利三五度後，乃少服，方可得益也。其加增藥法如下。

麻花　烏頭　王不留行　赤車使者　麻黃　躑躅　茵芋　芫花　五加皮　白芷　莽草　附子　栝樓　荊芥　天雄　芎藭　藁本　薯蕷　巴戟天　細辛　獨活　當歸　黃耆　乾薑　厚朴　防己　山茱萸　大戟　萆薢　桔梗　牡丹　柏子仁　狗脊　薏苡　秦艽　菖蒲。

上三十六味，並主風多者，患之者，準冷熱加減之。

蓯蓉　芎藭　續斷　蛇床子　王不留行　桔梗　芫花　天雄　附子　躑躅　茵芋　當歸　秦艽　芍藥　乾薑　狗脊　萆薢　石楠　蜀椒　乾地黃　菖蒲　薯蕷　石斛　牛膝　細辛　柴胡　車前子　桂心　柏子仁　五加皮　杜仲　薏苡。

上三十二味，主濕痺腰脊，患之者，準冷熱加減之。

秦艽　藁本　狗脊　萆薢　通草　石楠　芎藭　續斷　牛

膝　乾地黃　石斛　薏苡　菟絲子　杜仲　天雄去皮　附子去皮。

上十六味，主攣急嚲曳，患之者，準冷熱加減之。

莽草　防己　藜蘆。

上三味，主身癢疥瘙，患之者，準冷熱加減之。

紫菀　牡丹　茯苓　茯神　柏子仁　蕘花　人參　遠志　細辛。

上九味，主驚癇，患之者，準冷熱加減之。

蜀椒　長生　躑躅。

上三味，主鬼魅，患之者，準冷熱加減之。

紫菀　芫花　藜蘆。

上三味，主蠱毒，患之者，準冷熱加減之。

高良薑　桔梗　芫花　山茱萸　茯苓　人參　柴胡　牡丹　蕘花　蓯蓉　巴戟天　芍藥　乾薑　附子　烏頭去皮　麻黃　莽草。

上一十七味，主癎冷積聚，腹痛堅實，患之者，準冷熱加減之。

厚朴　橘皮　桔梗　大戟　藜蘆　半夏　乾薑　藁本　人參　吳茱萸。

上一十味，主腹痛脹滿吐逆，患之者，準冷熱加減之。

茯苓　厚朴　芫花　半夏　細辛　烏頭　黃芩　柴胡　山茱萸。

上九味，主痰實，患之者，準冷熱加減之。

厚朴　乾薑　紫菀　茯苓　桔梗　蕘花　烏頭　人參　細辛　柴胡。

上一十味，主胸滿痛，患之者，準冷熱加減之。

紫菀　薯蕷　石斛　細辛　巴戟天　牡丹　當歸　人參　菖蒲　五味子　桔梗　柏子仁　吳茱萸　山茱萸　乾地黃。

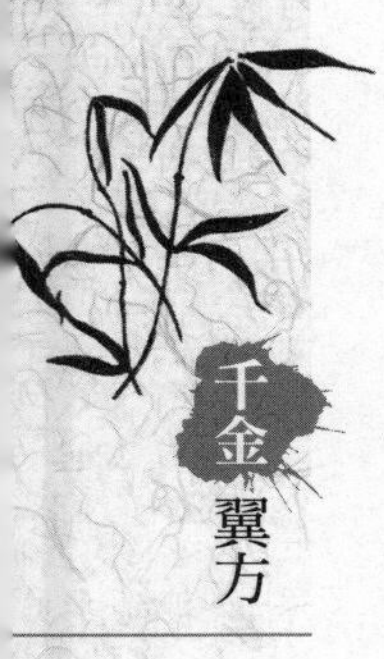

上一十五味，主補五臟虛損，患之者，準冷熱加減之。

柏子　續斷　黃蓍　薯蕷　芍藥　巴戟天　五味子。

上七味，主益氣，患之者，準冷熱加減之。

肉蓯蓉　蛇床子　五味子　附子　天雄　萆薢　栝樓　薯蕷　遠志　巴戟天　菟絲子　牛膝　柴胡　車前子　細辛　茯苓　杜仲　五加皮　石斛。

上一十九味，主益精髓，患之者，準冷熱加減之。

乾地黃　菟絲子　天雄　附子。

上四味，主補骨髓，患之者，準冷熱加減之。

當歸　藁本　白芷　乾地黃　五加皮　石斛　菟絲子　薯蕷　五味子　厚朴。

上一十味，主長肌肉，患之者，準冷熱加減之。

五加皮　杜仲　續斷。

上三味，主陰下濕癢，患之者，準冷熱加減之。

茯苓　人參　栝樓。

上三味，主消渴，患之者，準冷熱加減之。

栝樓　茯苓　芍藥　橘皮　秦艽　山茱萸　車前子。

上七味，主利小便，患之者，準冷熱加減之。

菖蒲　栝樓　山茱萸。

上三味，止小便利，患之者，準冷熱加減之。

人參　細辛　菟絲子　狗脊。

上四味，主明目，患之者，準冷熱加減之。

芎藭　白芷。

上二味，主止淚，患之者，準冷熱加減之。

細辛益肝氣　遠志　人參補心氣。

上三味，補益氣，患之者，準冷熱加減之。

石楠　萆薢　狗脊　車前子　石斛。

上五味，補養腎氣，患之者，準冷熱加減之。

蜀椒　當歸　麻黃　桂心　吳茱萸　紫菀　蕘花　藜蘆　附子　半夏　烏頭　菖蒲　遠志　細辛　芫花　五味子。

上一十六味，主咳嗽上氣，患之者，準冷熱加減之。

蛇床子　石斛　細辛　薯蕷　橘皮。

上五味，主下氣，患之者，準冷熱加減之。

附子　乾薑　人參　桂心　橘皮　厚朴。

上六味，主霍亂，患之者，準冷熱加減之。

黃蓍　通草主漏　厚朴　山茱萸　莽草主三蟲　紫菀　當歸　白芷主崩中帶下　黃芩　蛇床子主寒熱漏　芎藭　牛膝　栝樓　紫葳。

上一十四味，主月閉，患之者，準冷熱加減之。

麻黃　栝樓　柴胡　桂心　芍藥主傷寒　通草　菖蒲　遠志　人參主健忘　附子　黃芩　乾薑　蜀椒主下痢　紫菀　茯苓　芎藭。

上一十六味，主唾稠如膠，患之者，準冷熱加減之。

論曰：所加之藥，非但此方，所須普通諸方，學者詳而用之。

阿伽陀丸主萬病第二

阿伽陀藥　主諸種病，及將息服法，久服益人神色，無諸病方。

紫檀　小檗　茜根　鬱金　胡椒各五兩。

上五味，搗篩為末，水和納臼中更搗一萬杵，丸如小麥大，陰乾，用時以水磨而用之。

諸咽喉口中熱瘡者，以水煮升麻，取汁半合，研一丸如梧子大，旦服之，二服止。禁酒、肉、五辛，宜冷將息。

諸下部及隱處有腫，以水煮牛膝、乾薑等，取汁半合，研

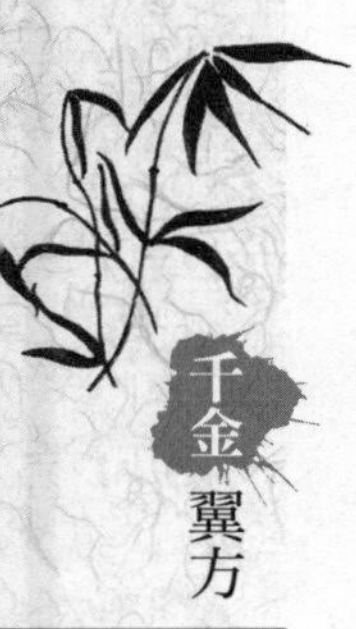

一丸如梧子大，旦服之，四服止。禁酒、肉、五辛、生冷、醋滑。

諸面腫心悶因風起者，以水煮防風，取汁半合，研一丸如梧子，旦服之，二服止，不須隔日。禁酒、五辛、醋、肉。

諸四體痠疼，或寒或熱，以水煮麻黃，取汁半合，研一丸如梧子，旦服之。禁酒、肉及麵、五辛。

諸䘌，下部有瘡，吞一丸如梧子大。又煮艾、槐白皮，取汁半合，研一丸，灌下部二度，禁酒肉。

諸卒死，服者多活，看其人手腳頭面腹腫。觀其顏色無定，若有此色而加痢者，並不堪治。以冷水弱半合，研二丸如小豆灌口，一服不瘥，更與一服。若損，唯得食白粥、鹽、醬，禁酒、肉、五辛。

諸被魘禱，當心常帶一丸，又以水一酸棗許，研一丸如小豆，服之，三服止。無所禁忌。

諸被蛇及惡獸等毒，若未被其毒，直須辟除，隨身帶行，便即遠離入草；已被毒者，以麝香一相思子大，又以水一酸棗許，共藥一丸如小豆，於水內研服。並以紫檀以水研取汁，用研藥塗其瘡毒處。禁酒、肉、五辛。

諸被一切鬼神及龍毒氣者，其人飢渴寒熱，時來時去，不知痛處，或恍惚，龍毒者其人昏昏似醉，膚體斑駁，或青，取藥一丸如梧子，以水酸棗許共藥研灌鼻，及服二服止。無所禁。

諸被鬼繞糺，失心癲狂，莫問年月遠近，以艾汁一酸棗許，研藥二丸如小豆，服之。若無青艾，取乾艾水浸搦取汁用亦得，四服止，並帶一丸，常可隨身，口味無所禁忌。

諸傳屍復連，夢想顛倒，身體瘦損，不知病所，乍起乍臥，先以水研雄黃一梧子大，取汁酸棗許，研二丸如小豆大服之，二服止，並掛一丸著病者房門上，及帶一丸隨身。口味無忌。

諸消渴者，以朴硝少許，以水攪硝取汁半合許，研二丸如小豆，服之，七服止。禁五辛、酒、肉、麵。

諸患淋不問遠近，以芒硝少許，以水攪取一酸棗許汁，研藥二丸如小豆大，服之便止。禁酒肉。

諸患疔腫，以水一升，煮玄參取汁研藥，服三服止。又以水半合研玄參根取汁，和藥塗上三遍，不須隔日，唯食白粥飯，自外鹽以上皆不食。

諸卒胸膈熱、眼暗、口臭，以水煮苦竹葉取汁半合，研藥一丸如梧子，二服止。禁酒肉。

諸難產，以蒸藉二七，水煮取汁半合，研藥一丸服之，若無蒸藉，研薑黃取汁研藥吞一丸，空吞亦得，將息如產時。

諸熱瘡無問遠近，以水煮大黃，取汁半合，研藥一丸如梧子服之，二服止。又水研大黃取汁，以藥一丸研塗瘡上，日三遍。禁房、麵、五辛，宜令將息。

諸吐血，若因熱吐者不問遠近，服之並瘥。冷吐者不治。以葛、蒲汁一酸棗許，研藥二丸如小豆服之，四服止。須微暖將息，忌酒、肉、五辛。

諸鼻中血不止，以刺薊汁一酸棗許，研二丸如小豆服之，並研灌鼻，二服灌止。若無刺薊之時，取乾者水煮取汁，依前法服。禁酒、肉、五辛。

諸噎病，以水研栝樓取汁一雞子大，研藥一丸如小豆，服之，四服止。忌生冷。

諸赤白帶下，以牡丹皮、刺薊根各二分，以水二升，煮取一升，分五服，研藥一丸如梧子服之，五服止。禁生冷、五辛、酒、肉。

後補法

地榆二分　桑螵蛸二分，一云桑耳。

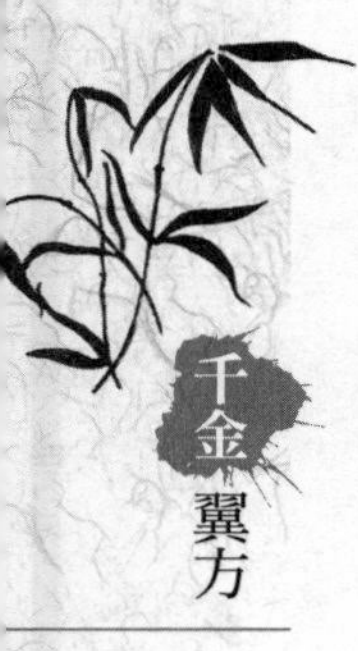

上二味，水二升，煮取汁一合，分作二服，取汁一合，研藥一丸服之。

諸得藥毒，以冷水半合，研藥一丸如梧子服之，二服止。禁酒、肉、五辛，宜五日冷將息。

諸卒得惡忤，以人乳汁半合，研藥一丸如梧子大，灌鼻，以水半合，研藥一丸如梧子，灌口，三日禁食。

諸寒瘧，以水一升，煮恆山一兩，取汁半合，研藥一丸如梧子大服之，二服止。先取藥如麻子大，以冷水研灌鼻中三四嚏，病者垂頭臥，便得痛癢，又更灌一邊令相續，然後服藥，七日少食。禁如前。

諸䘌疳濕，以生犀角、白檀香，以水煮取汁一雞子殼許，研藥二丸如小豆，並蚺蛇膽一丸共研服之，三服止。若疳濕，藥及蚺蛇膽各丸之，以綿裹納於下部中，三度止。

諸益神色，除諸病，辟惡氣，每日以白蜜如棗核大，研藥一丸如小豆服，常帶少許。亦禁如前。

諸草藥毒迷悶，以泥裹冬瓜燒，絞取汁半合，研一丸如梧子服之。若無冬瓜，用水服之。三日慎食。

諸眠驚恐，常帶藥一丸如梧子，夜臥安頭邊，不得著身。每夜欲臥，服一丸如梧子，以水一升，煮牡蒙二分，取汁半升，分三服。七日慎食。

諸心勞虛弱，以水煮茯神、人參，取汁半合，研一丸服之，十服以上止。慎生冷。

諸心風虛熱，以竹瀝漬防風，搗絞取汁半合，研一丸如梧子服之，七服止。慎酒、肉、五辛、醋、麵。

諸心驚戰悸，以水一升，切茯苓、牡蒙、遠志各三分，煮取汁半升，分三服，一服研一丸服之，五服止。

諸多忘恍惚，以水煮人參，取汁半合，研一丸服之，五服止。亦可七服，慎如前。

諸溫疫時氣，以水煮玄參，取汁一合，研一丸如小豆服之，四服止。量宜緩急。惟得食粥及冷食，餘皆禁。

若患勞，家遞相染，煮服時，並取艾作炷，長三寸，門闔當心灸七壯，即解。

諸嘔吐，水煮白檀、生薑，取汁半合，研一丸如梧子服，三服止。七日慎食如前。

諸嗽病，水一升，煮通草、橘皮各半兩，取汁三合，分再服，研二丸如小豆服之，二服止。慎生冷。

諸小心驚啼，以水煮牡蒙，取汁半合，研一丸如梧子塗乳上，令兒飲。乳母慎酒、肉、五辛。

諸產後血結，以生地黃汁半合，研一丸如梧子服之，二服止，血便消下。忌食酒肉。

諸熱風痺，風氣相擊，令皮膚厚澀，關節不通，以防風、牡荊子各一分，蓽茇一分，以水一升，煮取汁三合，分三服，每旦一服，研一丸如梧子大服之，十服止。慎酒、肉、五辛。

諸熱風上沖，頭面上癢、鼻中癢，兼時行寒熱，若食嘔吐，以人參一分，防風、生薑各二分，以水一升五合，煮取汁三合，分三服，取汁一合，研一丸如梧子服之，七服止。慎如上法。

諸黃疸病，以黃芩、苦參各二分，以水一升，煮取五合，分三服，一服研一丸如梧子服之。若渴，納茯苓、栝樓各二分，依前以水煮服。惟得與粥。

諸卒失暗不語，以防風一兩，和竹瀝搗絞取汁半合，研一丸如梧子，二服止即語，重者不過五服。禁酒、肉、醋、麵、生冷等。

諸懷孕三月以上，至臨產不問月日多少，忽染種種疾，或好傷落及至水腫，天行時氣，此醫人不許服藥，惟得此藥三服以上，重者不過十服，即瘥。母子不損，平安分解。前件諸病

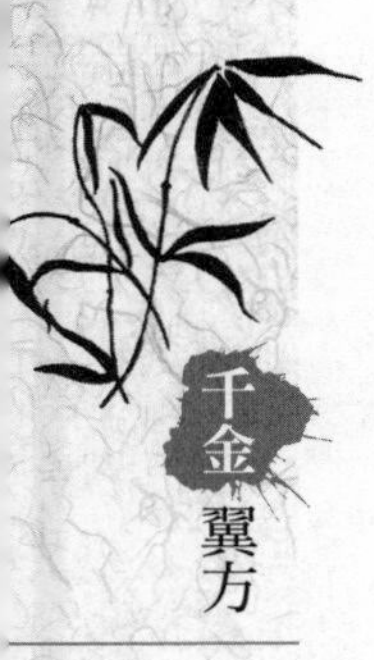

可作湯，研藥服之，甚良。

諸產後先痢鮮血，後雜膿及腹中絞痛，橘皮、桔梗各二分，生薑一兩，水一升，煮取半升，分三服，一服研一丸如梧子服之。七日慎生冷、油膩、醋、麵。

諸小兒新得風癇，以竹瀝半合，研一丸如梧子服之，二服止。慎如前。

諸女子數傷胎，帶一丸如酸棗大，夜即解安頭邊，不得著身。每旦服一丸如梧子，三日止。無忌。

諸卒腹脹，水煮當歸，取汁半合，旦服一丸如梧子，二服止。慎生冷。

諸臍下絞痛，以水煮芎藭，取汁半合，研一丸如梧子，三服止。七日慎食生冷。

諸蛇、蠍、蜈蚣毒，以水磨鬱金取汁半合，研一丸如梧子服之，二服止。並研一丸如小豆，遍塗瘡上。忌如前。

諸霍亂，因宿食及冷者，吐逆，腹中絞痛，吐痢。若冷者，以桔梗、乾薑，以水煮取汁一酸棗，研二丸如小豆，二服止。因熱者，用梔子仁以水煮取汁，依前法服。皆慎生冷。

諸注病，以水煮細辛，取汁一酸棗許，研二丸如小豆服之，五服止。冷者溫將息。

諸中惡，以水煮甲香，取汁一酸棗許，研二丸如小豆，服之。

耆婆治惡病第三 方一十一首　論七首

論曰：疾風有四百四種，總而言之，不出五種，即是五風所攝。云何名五風？一曰黃風；二曰青風，三曰白風；四曰赤風；五曰黑風。其風合五臟，故曰五風。五風生五種蟲：黃風生黃蟲；青風生青蟲；白風生白蟲；赤風生赤蟲；黑風生黑蟲。此五種蟲食人五臟。若食人脾，語變聲散；若食人肝，眉睫墮落；若食人心，遍身生瘡；若食人肺，鼻柱崩倒、鼻中生息肉；若食人腎，耳鳴啾啾，或如車行、雷鼓之聲；若食人皮，皮膚頑痺；若食人筋，肢節墮落。五風合五臟，蟲生至多，入於骨髓，來去無礙，壞於人身，名曰疾風。疾風者，是癩病之根本也。

病之初起，或如針錐所刺，名曰刺風；如蟲走，名曰游風；遍身掣動，名曰瞤風；不覺痛癢，名曰頑風；肉起如桃李小棗核，從頭面起者，名曰順風；從兩腳起者，名曰逆風；如連錢團丸，赤白青黑斑駁，名曰擩風。或遍體生瘡，或如疥癬，或如魚鱗，或如榆莢，或如錢孔，或癢或痛，黃汁流出，肢節壞爛，悉為膿血，或不癢不痛，或起或滅，青、黃、赤、白、黑，變易不定。病起之由，皆因冷熱交通，流入五臟，通徹骨髓，用力過度，飲食相違，房室不節，虛動勞極，汗流遍體，因茲積熱，風熱徹五臟，飲食雜穢，蟲生至多，食人五臟、骨髓、皮肉、筋節，久久壞散，名曰癩風。

是故論曰：若欲療之，先服阿魏雷丸散出蟲，看其形狀青、黃、赤、白、黑，然後與藥療，千萬無有不瘥。故云迦摩羅病，世醫拱手，無方對治，名曰正報，非也。得此病者，多致神仙，往往人得此疾，棄家室財物入山，遂得疾癒而為神仙。今人患者，但離妻妾，無有不瘥。

阿魏雷丸散方

阿魏　紫雷丸　雄黃　紫石英各三分　硃砂　滑石　石膽　丹砂　藋蘆　白蘞　犀角各半兩　斑蝥去足翅　芫青去足、翅，各四十枚　牛黃五分　紫鉚一兩。

上一十五味，搗篩為散，空腹服一錢匕，清酒二合和藥飲盡。大飢即食小豆羹飲為良，莫多食，但食半腹許即止，若食多飽則蟲出即遲。日西南空腹更一服，多少如前。若覺小便似

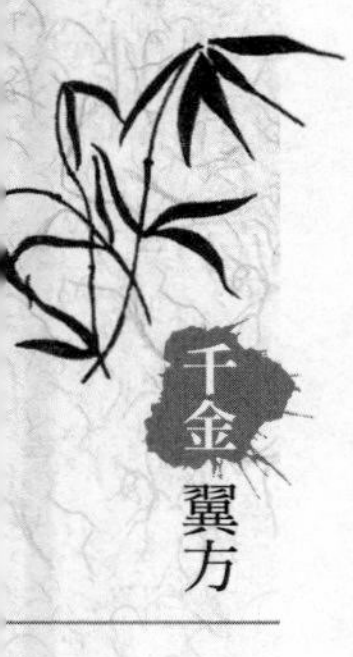

淋時，不問早晚，即更服藥，多少亦如前。大飢即食，若覺小便時，就盆子中出看之，蟲從小便出，當日即出，或二日三日乃出，或四日五日出，或殺藥人七日始出。其蟲大者如人指，小者大如小麥，或出三四枚，或五六枚，或七八枚，或十枚，或三二十枚。黃蟲似地黃色；赤蟲似碎肉凝血色；白蟲似人涕唾，或似魚腦，或似薑豉汁；青蟲似綠，或似芫青色；黑蟲似墨色，或似爛椹，又似黑豆豉。其蟲得藥者死，死者即從小便中出，大便中亦有出者，不淨不可得見。若出黑色蟲，即是黑風，不可理之，無方可對；若出黃蟲，即是黃風。當用小便七八升，大甕盛之，如灶法安甕不津者盛小便中，常令使暖，入中浸身，一日再三度，一入中坐浸如炊二三斗米頃。若心悶，即出湯，數食莫令飢，虛則於人無力，七七四十九日即為一徹，以瘥為度。或一年二年。忌房室，房室脈通，其蟲得便，病即更加。其患非冷熱，風治如此，此是橫病，非正報也。若出青蟲，即是青風。患起由冷風至多，其蟲皆青，即是東方木中毒風。青蟲宜服自身小便，亦名花水，亦名清湯，亦名還中水。

服法：空腹服一七日，一服六合，旦起日初出即服，服不過一升。飢即食，不得食五辛、豬肉、雞、犬、穢食、臭惡之食，大瞋怒、房室，皆忌之。服法第一忌之，至二七日，一日再服，服別四合，服小便常取空腹服之，則不過一升。三七日，一日三服。至四七日，小便出即服。乃至週年，以瘥為度，服之不過一升，百日外，小便至少一日之中止可一度、二度服之，服大香，美好如羹如漿。忌法三年，犯則難瘥，不犯永癒。青蟲如此是橫病，非正報也。出白蟲者，即是白風。赤蟲者，即是赤風。同為一等療，二風由熱為根，蟲皆赤白，乃是南風、西風，入五臟，通徹骨髓，成患為疾，此之二風，與苦參硝石酒飲之，除患最疾，熱去，其患即癒。

苦參硝石酒方浸酒法在後。

苦參　硝石　好清酒。

上三味，先與清酒下硝石浸之二七日或三七日，然後與苦參同入酒甕中，盛浸之七日，漸漸服之。飲法：空腹服之，一日三服，初七日中一服如半雞子許，七日後可飲一升，任情飲之，多則為善，患去則速，風動亦多，勿使醉吐，寧漸少飲，不用多飲。赤白二風，此藥至日無有不癒。餘非難治，何以故？熱為根本，故苦參能治熱，硝石除熱消蟲，赤白二蟲，但聞硝石氣皆為水，能去熱根本。若患赤白二風，不問年月，多者五年以外，加黃硝石、加酒、苦參乃至三四兩，無有不癒。乃至三十年無鼻柱、肢節墮落者，但非黑蟲，皆悉永癒。第一忌房室、大瞋怒、大熱，食禁黏食、五辛、生冷、大醋、酪、白酒、豬、魚、雞、犬、驢、馬、牛、羊等肉，皆為大忌，其餘不禁。此為對治，非正報也。若人頑痺不覺痛癢處者，當作大白膏藥摩之，一日三四度，七日徹，或二三七日徹，乃至七七四十九日，名曰一大徹。頑痺即覺癢，平復如本，即止摩。若不平復，但使摩之，以瘥為限，不過兩大徹、三大徹，無有不癒。針刺灸燒割劫，亦不及摩之為良，乃至身上多有瘡痕，生摩之悉癒。

大白膏方

白芷　白朮　前胡　吳茱萸各一升　芎藭二升　蜀椒　細辛各三兩　當歸　桂心各二兩　苦酒四升。

上一十味，以苦酒浸藥，經一宿，取不中水豬脂十斤，銅器中煎令三沸，三上三下，候白芷色黃，膏成，貯以瓶中，隨病摩之即癒。若遍體生瘡，膿血潰壞，當作大黑膏摩之。

大黑膏方

烏頭　芎藭　雄黃　胡粉　木防己　升麻　黃連　雌黃　藜蘆　礬石各半兩　杏仁去皮尖　巴豆各四十枚　黃柏一分　松脂

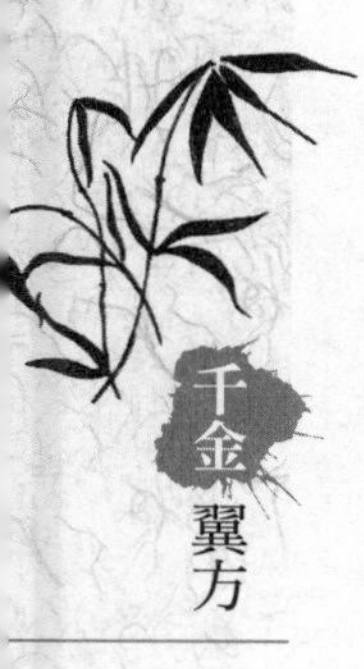

亂髮各如雞子大。

上一十五味，搗篩為末，以豬脂二升合藥煎，亂髮消盡，膏成，用塗瘡上，日三敷，預先以鹽湯洗，然後塗之。勿令婦女、小兒、雞犬見。若患人眉睫墮落不生者，服藥後經一百日外，即以鐵漿洗其眉睫處所，一日三度洗之，生毛則速出，一大徹，眉睫如本，與不患時同也。

浸酒法

苦參去上黃皮，薄切曝乾，搗令散，莫使作末，秤取三十斤。取不津甕受兩斛者，甕底鑽作孔，甕中底頭著二三十青石子，如桃李雞子許大，過底孔上二三寸。然後下苦參、下硝石末酒，一時著甕中，遣童子小兒年十三四者和合調停。然後即與五六重故紙繫甕口，用小甕口合上，泥之，莫使漏氣。取酒服時法，孔中出酒服之，一日一服，或再服亦得。還如法密塞孔，勿漏洩，不得開甕口取酒。酒欲盡時，開甕口，取苦參滓急絞取酒，其滓去卻，其酒密處盛之，莫使漏氣。服酒法一一如前，無有不癒。

若患不得瘥除者，皆由年多，十年者更作此藥酒至兩劑，無有不癒，依法如前。雖用良醫治之，亦須好酒，須行忠直，不得不孝不義，患除則速矣。

論曰：苦參處處有之，至神良。黃硝石出龍窟，其狀有三種：一者黃硝石；二者青硝石；三者白硝石，其形如鹽雪體，濡燒之融似曲蟺，見鹽為水，硝石真者燒煉皆融，真偽可知。三種硝石，黃者為上，青者為中，白者為下。用之殺蟲，皆不如黃者最良。黃硝石立殺人身中橫蟲，去蟲至速，除大風大強藥。青硝石者至神大藥，出在烏場國石孔中，自然流出，氣至惡大臭，蜂、蛇、飛蟲皆共宗之，其氣殺蟲，硝石與苦參酒相入，治熱至良，去風至速，方稀有用時，乃勝於白硝石，此青硝石體狀也。如似世間膠漆，成時亦如陳蜜，亦如餳餔，少必枯，體澤又似塵污脂蜜，氣味至惡，此藥道士貴服，則去人身中横蟲，不能得用時，先與三升酒浸之二十日，多日為佳，其勢倍效，皆大驗，然後與苦參同浸。

論曰：黃、青、白硝石等是百藥之王，能殺諸蟲，可以長生，出自烏場國，採無時。此方出《耆婆醫方論•治疾風品法》中。黃力三歲譯後演七卷，《治疾風品法》云：服藥時，先令服長壽延年符，大驗，蕩除身中五臟六腑游滯惡氣，皆出盡，然後服藥得力，其疾速驗無疑，符力亦是不思議神力，先服藥者，無有不效。又生造藥入甕中時，令童子小兒和合訖，即告符書鎮藥，符鎮在甕腹令藥不壞，久久為好，一切神鬼，不可近之矣。

論曰：疑師不治病，疑藥不服之，服之即不得力，決意不疑者必大神驗。一切藥有從人意即神，疑人必失，及久多必損，不疑久者有益，治病當有癒。醫論如此說，是以令知，服藥先服藥符，大驗，遣諸惡氣藥，勢必當有效，朱書空腹服之訖，即服藥，一如前說。

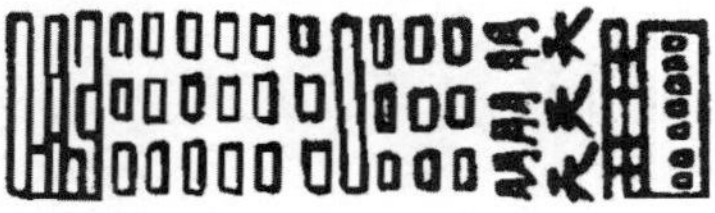

朱書此符

先服此符，然後服藥，一服之後，更不須再服書符，用六合日，勿令小兒、女子、六畜、雞犬等見之，符成不忌。

論曰：病起從上者名為順病，病則易治，治則病疾癒；從下起者名為逆病，難治，倍藥可瘥。

論曰：患在五臟骨髓者，非湯藥不癒。患在皮膚肉脈中者，針刺可瘥。湯藥益人精神，久有益，患易除癒，盡其根源；針灸雖得目下解急，於人神濁。養性延年要是湯藥，非針灸之所及也；湯丸散酒，延年益壽，燒灸針刺，於身不利。

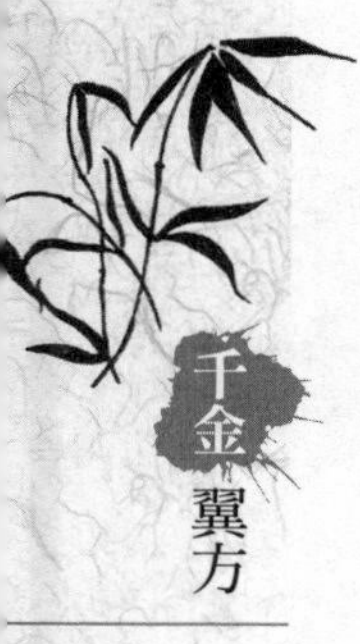

論云：疾有多種，所患不同，有蟲癩、疥癩、風癩、金癩、木癩、水癩、火癩、土癩、酒癩、面癩，此皆作癩。

蟲癩者，得即生瘡，膿血潰爛，眉髮墮落，三年爛壞，蟲如馬尾。此患難治，加藥乃癒。

疥癩者，狀如癬瘙，身體狂癢，十年成大患，加藥乃癒。

風癩者，風從體入，或手足刺痛，風冷痺痴，不療，二十年後成大患，加藥乃癒。

金癩者，是天所為，負功德崇，初得眉落，三年食鼻，鼻柱崩倒，難治，加藥乃癒。

木癩者，初得先落眉睫，面目癢如復生瘡，三十年成大患，宜急治之，加藥乃癒。

水癩者，先得水病因卻留停，風觸發動，落人眉鬚，宜急治之，經年病成，加藥乃癒。

火癩者，先於身體生瘡如火燒瘡，或斷人肢節，七年落眉睫，八年成大患，難治，加藥乃癒。

土癩者，身體瘖瘰如雞子彈丸許，宜急治之，六年成大患，加藥乃癒。

酒癩者，飲酒大醉，不覺臥黍穰中，經夜方起，遂即成疾，眉鬚墮落，速治可瘥。

面癩者，遍身有瘡生蟲，其蟲形如面，舉體艾白，此病難治，加藥乃癒。

凡三十九種病，或面疱起，身體頑痺，不覺痛癢，或目丸失光，或言音粗重，或瞑矇多睡，或從腰髖，或從足腫，種種不同，莫能識者，病非一般。或所得各異，若眉鬚墮落，皆由風冷，因濕得之。或因汗入水，冷氣太過；或飲酒大醉，濕地而臥；或立當風，沖樹下露坐；或房室過度，流汗，極體，取冷，風入五臟，遂成斯患。是故論出患之所根本，藥之分劑，未來病者按而用之，無有不癒。

浸湯方

桃柳各十斤　莨菪　藜蘆　烏頭去皮　茵芋　丹參　楮葉　白羊躑　柏葉　穀皮　大黃　鬼扇　桑甲　藁本　棗葉　松葉　食茱萸各二斤　鹽五斤。

上一十八味，細銼，納大釜中，以水七斛，煎取汁四斛，去滓，納槽中，令病者臥浸，旦至食時便出，日中時復入，日西復出，其湯常欲得暖，以自消息，出湯即用十種粉粉之，不得使風入，被覆溫臥，使身汗流，病即瘥。若風多，可加藥如下。

蒴藋　艾葉　瓜根　虎掌各三斤　菟絲　木防己　狐骨各五兩　礬石二兩　大鹽一升　馬牙硝三兩。

上一十味，擣篩為散，出湯用粉粉身，使風不入。諸癩病生瘡、一切諸惡瘡，止用粉粉之，立瘥矣。

又作酒法

茵芋　烏頭去皮　天雄去皮　附子去皮　蜀椒　防風　石楠　乾薑　桂心　躑躅花　莽草　甘草各一兩。

上一十二味，㕮咀，絹袋盛之，清酒一斗漬之，春秋七日，夏五日，冬十日。一服三合，日三服，以知為度，不知漸增，禁如藥法。

仙人黃靈先生，用**天真百畏丸**，治一切癩病方。

醇酒二斗，以銅器中煮之減半，然後納藥　丹砂　水銀　桂心　乾薑　藜蘆　烏頭炮，去皮　蜀椒汗　菖蒲　柏子仁各一兩。

上一十味，擣篩為散，納酒中訖，復下醇漆二升，攪令相得，可丸如梧子，作九百丸，日服一丸，日三，十日眉鬚生，三十日復本也。

九霄君治十種大癩不可名狀者，服之病無不癒方。

用三月庚寅日取蔓菁花四斤，陰乾末之，五月辛酉日取兩井水一斗，納銅器中煎之令濃，然後納。

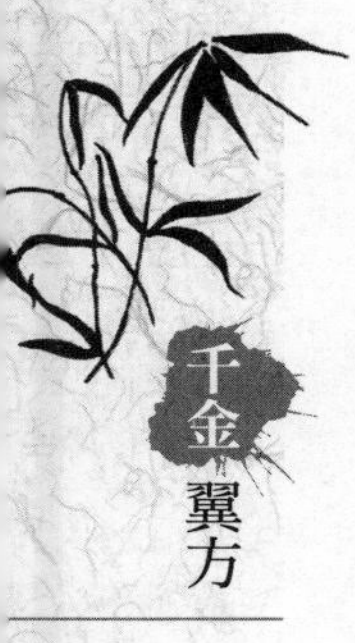

桂心末　附子末炮，去皮　藜蘆末各一兩　乾漆末四合　石榴末一升。

上五味藥，末，攪使相和，煎令成丸如彈丸大，服一丸即癒。若不瘥者，不過三四丸即癒，大驗。此方出九霄君《守朴經》。

仙人治癩病神驗方

取松葉不問多少，煮三五遍，令苦味盡，暴乾，搗末如面，先食服二方寸匕，日三，漸增之或可至四兩，隨人多少至一斤。飢即服之，能癒萬病，又益壽延年，殺三蟲，食人五臟動發，若病難忍，四肢重不仁，婦人產後餘疾，月水往來，不得續，男女少者藥悉主之。

礬石釀酒方

礬石燒　石膏　代赭　恆山　蜀椒去目、閉口者，汗　遠志去皮　狼毒　半夏洗　芒硝　礜石煉　玄參　麻黃去節　防風　桔梗　秦艽　石楠　石韋去毛　黃連　莽草　乾地黃　凝水石　菟絲子　甘草炙，各一兩　白石英一兩半　杏仁二十枚，去皮、尖、熬。

上二十五味，搗篩盛韋囊中，以時麴三斤，米三斗，作酒，酒熟合藥封之，冬十日，春七日，夏三日，秋五日，出藥去滓，服酒如一雞子，酒勢盡，復進之，所治無有不癒。日再，十日知，三十日癒，百日面白如桃李花色，耳目聰明，邪氣蕩除，去魂還復。服藥當齋戒。有效驗矣。

蹋麴療冷第四方六首

鹽麴　主一切風冷氣等萬病方。

麴末五升　鹽末一升五合。

上二味，熟搗，分作五袋，旦取二袋，炒令熱，以薄袋各受一升，納藥於中，更遞盛之，於室內臥，以腳蹋袋，以被覆之取汗，其藥冷，即易，初一日一夜，限以十度炒之，於後連日連夜數炒頻蹋，不得暫停。其藥既易，多無力，即棄之，別取新者，惟候遍體汗盡，其病方瘥。特須細心，多日久候，汗盡乃止。未盡時，間數有悶亂，惟食香漿粥飯，特忌生冷。所臥床上數白熟羊皮，刺風汗並盡，然後乃補之。三部脈微弱者，勿用之。

補酒方

石韋十兩，去毛　石楠三兩，炙　仙靈脾十四兩　細辛五兩。

上四味，切，和以水一斗，煎取二升，去滓，經宿澄杏仁一升，去皮尖及雙仁，搗以水八升，研取汁，煎取二升半，經一宿，以二汁合之，計得四升半，以乾麴一斗五升，先以五加皮汁浸麴，停一宿，其次下石韋等汁，一時合和，以上黍米七升分為七酘，三日下酘，凡三十九日即熟，取麻子一升，淨擇炒令香熟，搗作末，以絹袋盛納酒中，經三日，量力稍稍服之，以知為度。其補日與蹋麴日等盡補以來，大小便不得出屋，忌房室喜怒，若犯忌後發，難瘥，其無酒可補者，別補方如下：

羊肚、肝、腎、心、肺一具，以熱湯淨洗肚白，餘臟皆生細切　犛牛酥　胡椒　蓽茇各一兩　豉心半升　蔥白三握，去鬚，細切。

上五味，合和，以水六升，緩火煎取三升，絞去滓，和臟等併餘汁並納肚中，以繩急繫口，更別作絹袋一口，稍小於羊肚，煮之，若熟，乘熱出，以刀子並絹袋刺作孔，瀝取汁，空腹服令盡，餘者任意分作羹粥食之，其無五臟，可得用羊骨以補之。其方如下：

生羊骨兩具，打碎。

上，以水一石，微火煎取三升，依食法，任意作羹粥食之，其不食肉者，以油麵補之。方如下：

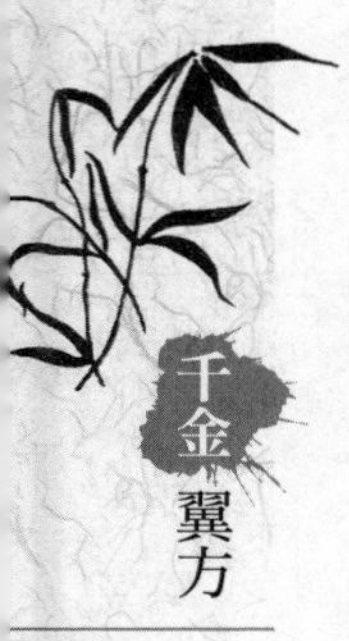

生烏麻油一升　浙粳米泔清汁一升。

上二味，合和，微火煎盡泔清汁，惟有油在即止。停冷以用作食補法如下。

以上油三合　鹽汁七合。

上二味，先以鹽汁和油攪令鹹淡得所，即用以溲麵一升，依常法作餺飥，煮五六沸，漉出置冷水中，更漉出置盤上令乾，後更一葉葉擲釜中，又煮如常法，十度煮之，面毒乃盡，以油隨意多少和豉令味足，以澆食大好。

內釀法　主婦人絕產及冷結氣，宿食不消，男子五勞方。

生地黃五升，細切，以水洗，漉乾，搗取汁　麴末二升。

上二味，合和，納小甕子中，密塞口勿洩，春、夏、秋三十日，冬埋入地三尺，四十九日出之。曝乾，搗篩，以糯米作粥一升，以散二方寸匕和服之，日三，任意服之，不限時節，便以為常，食取飽足而已，更不得餘食也。服盡以來，其病並瘥，七日後任如常食。

《千金翼方》卷第二十一

千金翼方卷第二十二　飛煉

飛煉研煮鐘乳及和草藥服療第一方六首

煉鐘乳法

鐘乳無問厚薄，但令顏色明淨光澤者即堪入煉，惟黃赤二色不堪用。一斤置金銀器中，可鎮心益氣，無者用瓷器亦得。大鐺中著水，置乳器於水令沒煮之。常令如魚眼沸。水減更添，若薄乳三日三夜，若雁齒及厚肥乳管者七日七夜。候乳色變黃白即熟，如疑生，更煮滿十日為佳。煮訖出金銀器，其鐺內水盡黃濁，棄之勿令人服，若服此水，便戟人咽喉，傷人肝肺，令人頭疼，又令人下利。有犯者，啖豬肉即止。棄此黃汁，更著清水，還納上件乳器煮之，半日許出之，其水猶清不變即止，乳無毒矣。

研鐘乳法

取所煉鐘乳於瓷器中用玉槌搗令碎，著水研之，水盡更添，常令如稀泔狀，乳細者皆浮在上，粗者沉在下，復繞槌研之易碎，滿五日狀如乳汁，至七八日其乳放白光，非常可愛。取少許置臂上拭之，狀如捻書中白魚滑，自然白光出，便以水澆之，不隨水落便熟，若得水而落者即生，更須研之，以不落為度。熟已，澄取曝乾，丸散任意服之。

崔尚書乳煎鐘乳　主治積冷上氣，坐臥不得，並療風虛勞損，腰腳弱，補益充悅，強氣力方。

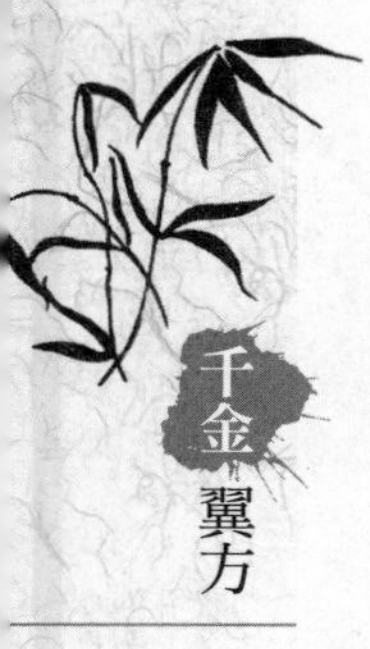

鐘乳三兩。

上一味，研如麵，以夾帛練袋盛，稍寬容，緊繫頭，納牛乳一大升中煎之，三分減一分即好。去袋空飲乳汁，不能頓服，分為再服亦得。若再服，即取晚間食消時服之，如能頓服，即平旦盡之。不吐不利，若稍虛冷人，即微下少鴨溏，亦無所苦。明旦又以一大升牛乳準前煎之，依法餌之。其袋子每煎訖，即以少許冷水濯之，不然，氣不通洩。如此三十度以上、四十度以下即力盡，其袋中滓和面飼母雞，取其生子食亦好，不然用浸藥酒亦得。若有欲服白石英，並依此法。若患冷人即用酒煎，患熱人即用水煎之。若用水及酒例須減半乃好，若用牛乳三分減一分，補益虛損無以加之，永不發動，忌食陳久敗物，不可啖熱麵、豬、魚、蒜等。

服鐘乳酒方

鐘乳三兩，取成煉上者。

上一味，以無灰新熟清美酒一斗，於不津器中相和密封閉。冬七日，夏三日，空腹溫服三合，日再，漸加之，以知為度，十五六日可盡，將息節食，忌如前法。

草鐘乳丸方

曹公方主五勞七傷，損肺氣急，主療丈夫衰老，陽氣絕，手足冷，心中少氣，髓虛腰疼腳痺，身煩口乾不能食。服之安五臟，補腸胃，能息萬病，下氣消食，長肌和中方。

鐘乳二兩，別研令細　菟絲子一兩，酒浸一宿，別搗　石斛一兩　吳茱萸半兩。

上四味，別搗篩為末，煉蜜丸如梧子，空腹服七丸，日再服之訖，行數百步，溫清酒三合飲之，復行二三百步。口胸內熱，熱如定，即食乾飯豆醬，過一日，食如常，暖將息，不得聞見屍穢等氣，亦不用食粗臭陳惡食，初服七日不可為房事，過七日後任性，然亦不宜傷多。服過半劑覺有效，即相續服三劑，終身更無所患。多房者，加雄蛾三十枚，若失精者，加蓯蓉三兩。

服軟生乳方 此乳名為甲乳。

此乳力減者倍服之，永不發，其乳長半寸以來，水浮者上。研依法令極細，即於倉米飯下蒸之。飯熟即止，任意服多少，一無禁忌，服乳者更不得服餘石，當令人卻致不和。

飛煉研煮五石及和草藥服療第二

方二十一首 論一首

服白石英方

白石英上者無問多少。

上一味，先以絹袋盛，於七升米飯下甑中蒸四五遍，然後細擣，以密絹篩之，用玉槌研令細入肉者，澄取清水飛取，更以白練袋盛，急縫面裹飯中蒸三遍，取豬脂一斤，水浸十日，日兩度易水，赤脈盡則休，剝去薄膜，微火煉出，以白石英末和之，攪令相入，和酒服一匙，日二服。其飛石水，收取，用煮粳米粥，任性吃酒多少，每須覺有酒氣為佳。

燒白石英方

白石英一大兩。

上以坩土鍋子盛石蓋頭，炭火燒之。先取一瓷器貯二升無灰酒，燒石令赤，即投酒中，待冷，任酒性多少飲之。好石可三兩度，乃棄之，安庭中。即云吃十兩，令人年七十氣力可與三、二十時無別。

白石英和金銀人參煮服方

白石英五大兩 金十大兩，上熟者，生者毒 銀四大兩 人參二大兩，全用。

上四味，取一鐵釜，淨洗，即下前藥於釜中，先下水三大

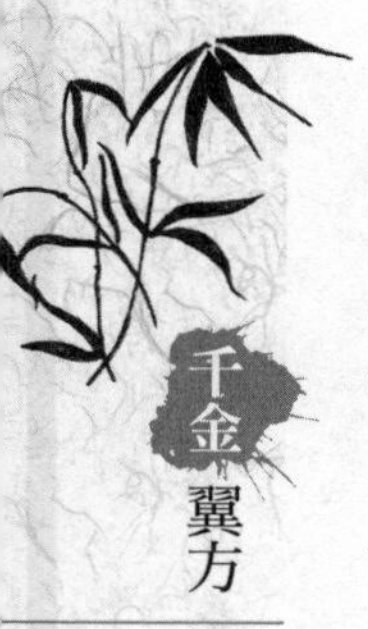

升，立一杖入釜中令至底，水所浸著處即刻記，至更下水二大斗七升，水通前計三大斗，煎之如魚眼沸，漸減之杖所刻處，即停火，急取濕土置釜底，取其汁，貯以不津器中，金銀石等漉出，收取其人參，隨藥汁細細吃之。

其汁，每朝空腹服三大合，至暮服二大合，每服之後，隨性飲多少酒，使藥氣行，欲作食餌亦任。忌倉米停滯陳臭之食，自外百無所忌。

石英和磁石浸酒服方

白石英五大兩，澤州者　磁石五大兩，無毛，連針多者，十兩亦得。

上二味，各別搗令碎，各用兩重帛練袋盛之，以好酒一斗置不津器中，掛藥浸經六七日以後，每日飲三兩杯，常令體中微有酒氣，欲加牛膝、丹參、杜仲、生地黃、吳茱萸、黃蓍等藥者，各自量冷熱及所患，並隨所有者加之，仍隨所加，有忌者即禁之，餘百無忌。

中年以後，則鬚髮變黑，腰疼耳聾悉瘥。其酒三五日後即漸添一二升，常令瓶滿。所加草藥，疑力盡者，任換之。經三四個月，疑石力稍微者，即更出搗碎，還以袋盛，經半年後即棄之。準前更合。

煮石英服方

石英五大兩，澤州者。

上一味，打碎如小豆，蕎麥許大，去細末，更於水中淘洗令淨，重帛練袋盛之，以繩繫頭，取五大升清水，於不津鐵鐺中煮之，煮時石袋不用著鐺底，恐沙石煎壞。先以一杖橫鐺口，掛石袋著杖上，去底二三分許，煮取一升，汁置碗中，經宿澄取清，平旦空腹頓服之。若經此汁煮稀粥服之亦佳。每服後可行三五百步，並飲三兩盞清酒。又依前煮經二十度者，石即無力，可以布裹之，埋於南牆下深三尺，滿百日又堪用，依前服之，然終不如新者。

服地黃石英酒作丸補益方神秘

生地黃十大斤，十月採者，細切　石英五大兩　無灰清酒二斗。

上以坩土鍋盛石英，燒令極赤，納著酒中，去石，以地黃納酒中浸之，經三日出之暴乾，復納酒中，以酒盡為度，惟留一升許汁，搗地黃為末，以一升殘酒和末作丸，熟搗為佳，日二服，任食，以意消息。極押熱補益，百無禁忌，亦不發動，秘之心腑矣。地黃取肥大者，佳。

牛乳煮石英服方

石英三大兩，澤州者　牛乳一大升　水三大斗。

上先下牛乳於鐺中，即以生密絹四重作袋，盛石英，係頭下著乳中，即勿令袋著底，以杖測之為記訖，然後下水，以炭火涓涓煎之，水盡乳在，還以前杖測之，至刻即休。出石袋，以水濯之，其乳以綿濾之，令暖調適，每朝空腹細細服之。若患冷氣，宜加八顆蓽茇和煎之，大善！或以乳煮粥吃亦佳。如是經二十日，服即停。大補益身心，服者乃自知之。

紫石湯　主心虛驚悸，寒熱百病，令人肥健方。

紫石英　白石英各十兩　乾薑　赤石脂　白石脂各三十兩。

上五味，皆完用，石英等各取一兩，石脂等三味各取三兩，以水三十升，微火煎取二升，宿勿食，分為四服，日三夜一服，至午時乃可食。日日依前秤取，以昨日滓仍置新藥中，其煮乃至藥盡常然，水數一準新藥，水藥皆盡訖，常添水煮滓服之，滿四十日止。

忌酒肉。藥水皆大秤斗，取汁亦大升。服湯訖，即行住坐臥，令藥力遍身，百脈中行。若患大冷者，春秋各四十九日服之，冷疾退盡，極須澄清服之。

論曰：此湯補虛除痼冷，莫過於此，但能用之，有如反

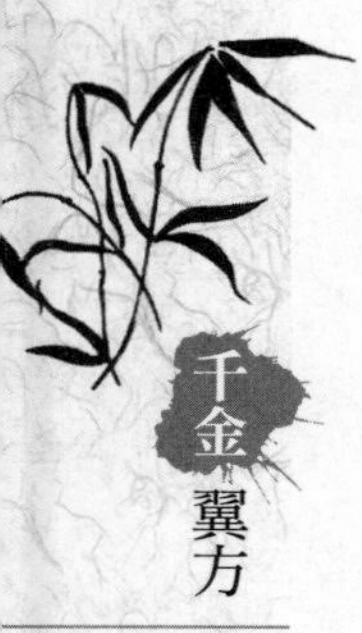

掌，恐後學者謂是常方，輕而侮之，若一劑得瘥則止，若傷多者，令人太熱，復須冷藥押之，宜審用之，未可輕也。

石英汁作薑豉服方

白石英二大兩　肥豬肉三斤。

上以水八升，煮石英，取五升，量煮豬肉得爛熟為度，取豬肉汁下蔥豉，切肉作薑豉食之，一劑可六七日，吃令盡。二兩石英三度煮之：第一度全用；第二度中破；第三度搗碎煮之。每煮皆用帛練袋盛之。石經三煮即換新者，二月以前，八月以後，皆可作之。

豬肚煮石英服方

白石英末，以絹袋重盛，縫卻口　生地黃切　生薑細切　人參末，各二大兩　豬肚一具，淨，料理如食法　豉一抄　羊肉半斤，細切　蔥白七莖，細切　新粳米一合　蜀椒四十九顆，去目、閉口者。

上一十味，藥並石英袋，納著豬肚中，急繫口，勿使洩氣及水入，以水二斗，煮取八升，即停，以藥肚著盤上，使冷，然後破之。如熱破恐汁流出，先出石袋訖，取煮肚汁將作羹服之。每年三度服，每服石英依舊，餘藥換之，分數一依初法。每服隔一兩日，不用食木耳、竹筍。又人年四十以下服二大兩，年四十五十乃至六十以上，加二兩，常用。四月以後服之者，以石性重，服經兩月後，石力若發，即接入秋氣，石力下入五臟，腰腎得力，終無發理也。

石英飼牸牛取乳服方

白石英大三斤，以上亦得。

上一味，搗篩細研，經三兩日研了，取一牸牛十歲以上養犢者，唯瘦甚佳，每日秤一大兩石末，和銼豆與服，經七日即得取乳。每日空腹熱服一升，餘者作粥，任意食之，百無所忌，以五月上旬起服大良。如急要，亦不待時節，終無發也。其牛糞糞地隨意種菜，還供服乳人吃之，亦佳。

石英糞地種菜食方

白石英五大斤，以下亦可。

上一味，搗研末，如前，取糞地種枸杞、牛膝、豆菜等，食之大益人。

煉白石英方。

白石英五小兩為一劑，取上黨、無瑕者佳。

上一味，搗石英使碎，著研藥缽中，以水浸石濕遍，不須多著水，即研令細如粉訖，更著水，使石上厚半寸許，攪之使渾，澄定，瀉澄水於一淨器中，餘粗者乃更細研之，還以水如前法，以細為限。最下者，即是惡石，不堪用，棄之。總了又更一遍飛之了，可著日中及物藉之，安熱灰上即乾，每以酒服二匕許，酒能使石，不用和餘藥。

服白石英粉方

白石英任多少，瑩淨者。

上研飛石如前，成粉訖，嘗之不磣，捻之入肉者為細，不然，不堪服，以四兩為一劑，取好白蜜和之，分為二十一丸，曝乾，帛練袋盛之，每先食三五匙粳米粥，即含咽一丸令消細末，以漱口咽之，服訖，須倍二十日將息。不得食臭穢。在長安日依此法至春初，頭痛額角如裂，即服兩棗許紫雪立止。

耆婆大士治人五臟六腑內萬病及補益長年不老方

紫石英研一兩日　白茯苓　麥門冬去心　防風　芍藥　甘草炙，各七兩。

上六味，治擇搗篩為散，麥門冬搗令如飴，和散更搗千杵，又納少許蜜，更搗一千杵，令可丸如梧子，酒服七丸，日二服。服之一年，萬病皆癒；二年骨髓滿實；三年筋化為骨，肉變為筋，身輕目明，除風去冷，辟鬼神良；服之不絕，則壽年千歲，不老不衰而致神仙。然服忌慎：須持五戒、十善，行慈悲心，救護一切，乃可長生。此等六藥應六時，合陽養陰，

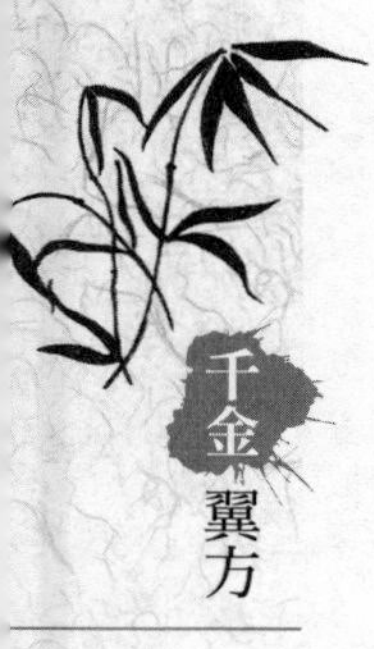

常須服之。已有疾病者，依檢六味之藥即合服之。檢勘諸經，此六味之藥相生如母子和也，服之，久久在人腹耳。

五石腎氣丸　治諸虛勞亦與前同治方。

白石英　紫石英　鍾乳各十大分　赤石脂　禹餘糧各二兩半　薯蕷　遠志去心　細辛　茯苓　菟絲子酒浸一宿　蓯蓉　附子炮，去皮　乾地黃　乾薑　桂心各五分　海蛤　白朮各七分　石斛兩半　五味子　山茱萸　人參　續斷　杜仲炙　澤瀉　蛇床子　桔梗　牛膝　天門冬去心　鹿茸酒浸，炙　當歸各三分　甘草半兩，炙。

上三十一味，擣篩為末，煉蜜和丸如梧子大，服五丸，日二服，稍加至三十丸，以酒下佳。

五石烏頭丸　治男子五勞七傷諸積冷，十二風痺，骨節沉重，四肢不舉，食飲減少，羸瘦骨立，面目焦黑，時時或腹內雷鳴，膀胱常滿，或下青黃，經時不止，婦人產後惡血不盡，腹內堅強，諸勞少氣，百病間發，或時陰腫，或即脫肛及下出疼痛方。

鐘乳研煉　紫石英研煉　白石英研煉　石硫黃研，各二兩半　黃芩　白薇　白朮各三分　礬石二兩，燒　乾地黃七分　芍藥　附子炮，各一兩，去皮　烏頭十五枚，炮，去皮　吳茱萸二兩半　蜀椒去目、閉口者，汗　人參　細辛　白石脂　赤石脂　山茱萸　天雄炮，去皮　芎藭　麥門冬去心　前胡　半夏洗　龍骨　桂心各五分　遠志十五枚，去心　茯苓　黃連　當歸　紫菀　禹餘糧　雲母粉　甘草炙，各一兩半。

上三十四味，擣篩為末，煉蜜和丸如梧子大，酒服十九，日三，不知，增之，可至二十丸，以心熱為知力也。

三石腎氣丸。

鐘乳　白石英　赤石脂　禹餘糧　海蛤並研，煉，各二兩半　乾地黃　石斛　白朮各一兩半　桔梗　五味子　寄生　山茱萸

杜仲炙　牛膝　澤瀉　天門冬去心　蛇床子　當歸各三兩　人參　薯蕷　遠志去心　細辛　菟絲子酒浸　茯苓　蓯蓉　附子炮，各一兩，去皮　乾薑　桂心各五兩　甘草半兩，炙　鹿茸二兩，炙。

上三十味，搗篩為末，煉蜜和，更搗二千杵，丸如梧子，酒服十五丸，稍加至三十丸，日二，忌如藥法。

五石更生散　治男子五勞七傷，虛羸著床，醫不能治，服此無不瘉。惟久病者服之；其年少不識事，不可妄服之；明於治理能得藥，適可服之；年三十勿服；或腎冷脫肛陰腫，服之尤妙方。

紫石英　白石英　赤石脂　鐘乳石　硫黃　海蛤併研　防風　栝樓各二兩半　白朮七分　人參三兩　桔梗　細辛　乾薑　桂心各五分　附子炮，三分，去皮。

上一十五味，搗篩為散，酒服方寸匕，日二，中間節量以意裁之，萬無不起。發熱煩悶，可冷水洗面及手足身體，亦可渾身洗。若熱，欲去石硫黃、赤石脂，即名三石更生。一方言是寒食散，方出何候，一兩分作三薄，日移一丈再服，二丈又服。

五石護命散　治虛勞百病，羸瘦，咳逆短氣，骨間有熱，四肢煩疼，或腸鳴腹中絞痛，大小便不利，尿色赤黃，積時繞臍切痛急，眼眩冒悶，惡寒風痺，食飲不消，消渴嘔逆，胸中脅下滿，氣不得息，周體浮腫，痺重不得屈伸，唇口青，手足逆，齒牙疼，產婦中風及大腸寒，年老目暗，惡風頭著巾帽，厚衣對火，腰脊痛，百病皆治，不可悉記，甚良。能久服則氣力強壯，延年益壽方。

紫石英取紫色，頭如樗蒲者上　白石英取如箭鏃者上　鐘乳極白乳色者上　石硫黃取乾黃色，燒有灰者　赤石脂　海蛤　栝樓各二兩半　乾薑　白朮各一兩半　人參　桔梗　細辛各五分　防風　黑附子炮，去皮　桂心各三分。

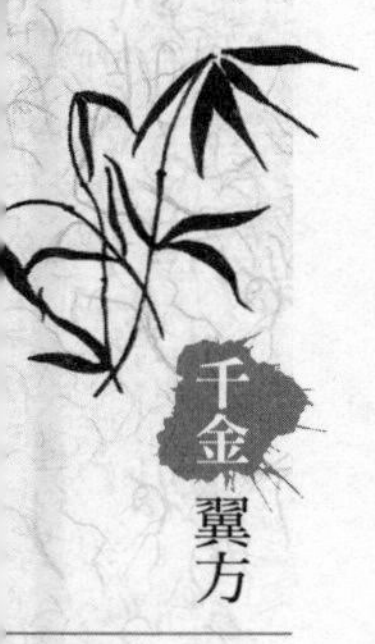

上一十五味，皆取真新好者，各異擣篩已，乃出散，重二兩為一劑，分三薄，淨，溫醇酒服一薄，日移一丈，再服一薄，如此三薄盡，須臾以寒水洗手足，藥力行者，痺便自脫衣，冷水極浴，藥力盡行，周體涼了，心意開明，所患即瘥。羸困著床，皆不終日癒矣。

人有強弱，有耐藥，若人羸弱者，可先小食乃服藥；若人強，不須食也。有至三劑藥不行者。若病人有宿澼，宜先服硝石大黃丸下之，乃可服散，服藥之後，宜牽勞。若羸著床不能行者，扶起行之，常當寒食、寒臥、寒衣，耐極寒益善。若寒藥未發者，不可浴也，浴則矜寒，使藥噤不發，令人戰掉，當溫酒飲之，起跳踴舂摩出力，溫乃浴解則止，勿過多也。又當數令食，無晝夜，一日可六七食，若失食飲，亦令人寒，從食則溫矣。

若老小上氣及產婦臥不能起、頭不去巾帽、厚衣對火者，服藥之後便去衣巾，將冷如法，勿疑。虛人易治，與此藥相宜，實人勿服也。此藥雖良，令人氣力兼倍，然其難將適。

大要在善將息節度，專心候按，不可失意，當絕人事，惟久病著床、醫所不治、患厭病精意者，乃可服耳。小病不能自勞者，必廢失節度，慎勿服之。若傷寒大下後乃可服之，便極飲冷水。若產婦中風，身體強痛，不得動搖者，便溫酒服一劑，因以冷水浴取瘥。

已浴之後，身有小痺，便以寒水浴使周遍，初得小冷，當小惡，得水之後，自當快之，當數食飲酒，於意復悄悄不可快者，當復冷水浴，以病甚者水略不去體也。若病偏在一處，偏煩、偏熱、偏冷、偏痺及眩，心腹滿者，便以冷水逐洗於水下即可矣。如此盡晝夜洗，藥力盡乃止。

凡服此藥不令人吐也，病痛皆自冷，若膈上滿欲吐者，便餔少冷食即安矣。服藥之後，大便當變於常，或小青黑色，此藥功耳，勿怪之。若大溫欲吐不可禁者，當吐，不可令人極也，明旦當更服。

若洗浴晚者，藥必失勢不行，則冷不可強也。凡洗浴太早，則藥噤寒，太晚則吐亂，不可失適。寒則出力乃溫洗，吐則速令洗冷食，若以飢為寒者食自溫，常當將冷，不可熱向火，若誤更衣，臥即為逆。

凡服此藥，食皆須冷，惟酒令熱。自從或一月而解，或二十日而解之，當飲酒，令體中醺醺不絕，當以醇酒，若飲薄酒及白酒，令人變亂。若病癥瘕者，要當先下，乃可服藥耳。

三石散 主風勞毒冷，補益諸病，悉治之方。

紫石英 鐘乳 白石英並研，各五分 白朮三兩半 防風 桂心各一兩半 牡蠣半兩，熬 桔梗一兩 細辛 茯苓 人參 附子去皮 栝樓 蜀椒汗，去目 杜仲炙 乾薑各三兩。

上一十六味，搗五千杵，酒服方寸匕，日三，行百步。

更生散 治男子、女人宿寒虛羸，胸脅逆滿，手足煩熱，四肢不仁，食飲損少，身體疾病，乍寒乍熱，極者著床四五十年，服眾藥不瘥，此治萬病，無不癒者，悉主之方。

鐘乳 白石英 海蛤各研 赤石脂 防風 栝樓各二兩半 乾薑 白朮各一兩半 桔梗 細辛各五分 人參 附子炮，去皮 桂心各三分。

上一十三味，皆須新好州土者搗篩為散，囊盛四兩，為八薄，溫酒和服一薄，須臾起行，隨力所往，還欲坐臥，隨意著衣乃臥，適體中所便，食時乃冷，不得熱食，只得大冷，忌食豬肉羹臛湯麵，不得房室，諸禁忌之物皆不得食，服藥後二十日復飲熱食及房室，可漸隨意。惟服藥時不得耳。若頭面中憒憒者，散發風中梳百餘遍。一日三飲五合酒訖，日下晡渴，便飲酒啖脯飯，常令體中醺醺有酒勢，手足煩熱，可冷水洗之。加硫黃即邵靳散也。

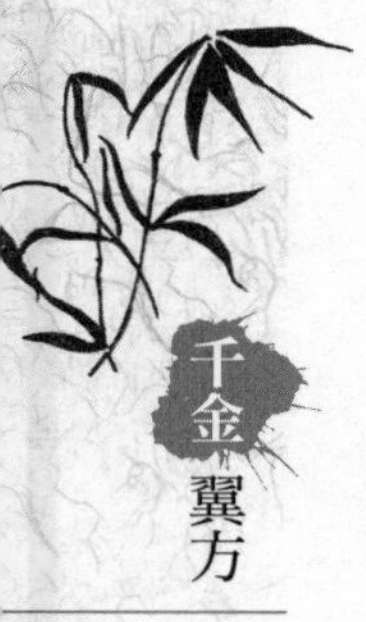

服諸石藥及寒食散已，違失節度，發病療之法合四十五條第三論三首

論曰：服石丸散及酒，亦有單服異石者，既見未即有效，謂不得藥力，至後發動之日，都不自疑是石，不肯作石法將息，乃作異治，多致其患。略述將息節度法如後：

一、或頭痛欲裂者，由熱食作癖故也。急下之，即瘥。

二、或惡食臭如死物氣，由溫食作癖故也。急下之，不下瘥，仍速冷食強行，瘥。

三、或兩目欲脫者，由犯熱在肝故也。急下之，自止。

四、或咽中痛、鼻塞、清涕出者，由衣厚近火故也。但脫衣當風，取冷石熨咽顙即止，不須洗之。

五、或腰痛欲折者，由衣厚體溫故也。宜水洗石熨。

六、或大便難，腹中堅如盤蛇，由犯溫積久，有乾糞不去故也。宜消酥蜜膏適寒溫調服一二升，津潤腹中即下，若不可更下，乃止。

七、或頭眩瞢欲蹶者，由衣厚犯熱故也。宜針頭，冷水洗，即止。

八、或淋下不得小便者，由坐久下溫、乘騎下熱入膀胱故也。但冷食飲冷水洗、熨以冷石三兩度即止。若不止，可下之，不下，殺人。

九、或腳疼欲折者，由久坐下溫故也。宜臥單床、行役、冷水洗，止。

十、或患寒頭掉不自支任者，由食少，藥氣行於肌膚，五臟失守，百脈搖動，與正氣競故也。乃強飲熱酒以和其脈，強食冷飯以定其臟，強行動以調其關節，強洗以宣其壅滯。酒行沖遍，關機調柔，則了了心明也。

十一、或腹脹欲死者，由久坐下熱、衣溫、失食、失洗、不行故也。宜冷水洗，當風取冷，即瘥。亦宜冷食。

十二、或失氣不可禁止者，由犯熱不時洗故也。但冷洗之即瘥。

十三、或心痛如刺者，由應食而不食、應洗而不洗、寒熱相擊、氣結不通、聚在心中故也。宜任性，但飲熱酒，令酒得勢行，氣息通達，氣得已行，以冷水淹布手巾，著所苦處，溫復易之，須臾自解，仍速冷食，能多為善。諸痛之中，心痛最惡，急宜速救之，惟熱酒為善，起沉滯於血脈之中，故當任力自溫，更以冷水洗，即瘥。

十四、或遺糞不自覺者，由下溫熱氣上入胃腹故也。冷水洗即止。

十五、或氣絕口噤不得開者，由冷熱交競故也。病者不自知，當須旁人救之。要以熱酒灌之，咽中寒盛，酒入必還出，但頻灌出復納，乃至半日許，得酒下，瘥。不下必死。

十六、或食便吐出不得安住者，由癖故也。急下之，不下殺人。

十七、或小便稠數者，由熱食及啖諸熱物餅、果肉之屬故也。宜以冷水洗浴，少服梔子湯，瘥。

十八、或下部臭爛者，由坐薦厚下熱故也。坐冷水中即止。

十九、或耳鳴如風聲，又有汁出者，由自勞出力過度、房室不節、氣上奔耳故也。但數數冷食，禁房室即瘥。

二十、或目痛如刺者，由熱入胃肝奔眼故也。但數數冷食，清旦以小便洗之，三日即止。

二十一、或口中傷爛舌強，而燥不得食味者，由食少穀氣不足，藥氣積在胃管中故也。以梔子湯三劑，即止。

二十二、或腳趾間生瘡者，由著履襪太溫故也。當履冷地，冷水洗之，即止。

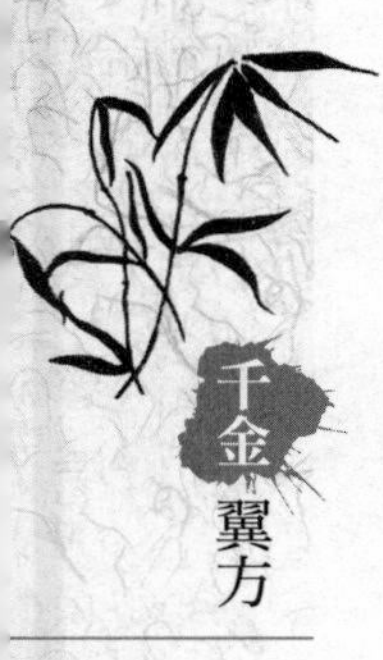

二十三、或手足偏痛，諸骨節解，身體發癰及瘡結核者，由寢處久不自移徙、暴熱偏併、聚在一處故也。若堅結極痛甚者，癰發。若覺，便以冷水洗之，冷石熨之，飲熱酒散極熱，數日以冷水洗不絕，乃瘥。洗之無限，要瘥為期。若乃不瘥，取磨刀石如手許大，燒令赤，以投苦酒中，石自裂，細搗以冷水和塗之，日二三，止。

二十四、或嗜臥不能自覺者，由久坐熱悶故也。急起，冷水洗，冷食，自瘥。

二十五、或夜不得眠者，由食少熱在內故也。服梔子湯，冷食，止。

二十六、或飲酒不解，食不得下，乍寒乍熱，不洗便熱，洗之復又寒，甚者數十日，輕者數日，晝夜不得寢息，愁悲恚怒、驚悚恐懼、恍惚忘誤者，由犯溫積久、寢處失節、食熱作癖內實、使熱與藥並行、寒熱交競故也，雖以法救之，終不解也。昔皇甫氏曾如此，對食垂涕，援刀欲自刳，未及得施，賴叔親見，迫事不得行，退而自思，乃努力強食飲冷水洗，即止，禍不成矣。當困時舉家親知莫能救解，賴三兄士元披方得三黃湯令服，大便下即瘥。自此，常以救以急也。

二十七、或脫衣便寒，著衣便熱者，由脫著之間無適故也。當小寒便著，小熱便脫。又洗之則醒，勿忍，不依此者，便發病也。

二十八、或兩腋下爛，由兩臂相近故也。以物隔之、冷水洗之、冷石熨之，止。

二十九、或嘔逆，咽中傷損，清血出者，由臥溫食熱故也。飲冷水、冷石熨，咽即止。

三十、或鼻中有氣如毈雞子臭者，由熱衣溫食故也。但脫衣、冷食、冷水洗即止。

三十一、或齒齦腫，唇爛牙疼頰噤者，由犯熱不時解故也。但當對風張口，使冷水入咽顙，冷水漱口三度，叩齒三十六通，止。

三十二、或遍體患腫痛，不能自轉徙者，由久停久息、久不飲酒，藥氣沉在皮膚之內，血脈不通故也。但飲熱酒、冷水洗、自勞、行、瘥。若極不能自行，使人扶強行，令肢節調柔乃止。雖行又不得令過，過則失度。熱復洗之。要者，酒為佳。

三十三、或目暗無所見者，由飲食熱、居處太溫故也。但冷食、冷水洗、脫衣，目自明也。

三十四、或下痢如寒中者，由食飲犯熱所致故也。人多疑是卒疾又滯澼作者，皆由犯熱所為，慎勿疑也。速脫衣、冷食、飲熱酒，即瘥。

三十五、或百節痠疼者，由厚衣被溫故也。但臥單床薄被著單故衣，瘥。雖冬寒常須散發受風，冷石熨，若犯此悶者，但緩衣帶冷浴，勿忍病而畏浴也。

三十六、或戰惡寒，或發熱如溫瘧者，由失食忍饑、失洗、不行，又由食臭穢故也。急冷食、冷水洗之，數行止。

三十七、或關節強直，不可屈伸者，由厚衣、坐久停息、不煩勞、藥氣不散、漸侵筋血故也。當任力自溫，便以冷水洗，飲熱酒，瘥。令行動出力，使勞發熱，非厚衣近火，又仍不遍則失度，熱復洗之。

三十八、或患食冷不可下者，由久食冷，口中不知味故也。當作白糜酒和酥，熱食一兩度，若熱悶者，還冷食飲，止。

三十九、或傷寒溫瘧者，由犯熱故也。亦可以常藥治之，無咎。但勿服熱藥，傷寒、瘧藥皆除熱破澼。不與寒食相妨，可通服也。

四十、或藥發輒屍，臥不識人者，由熱氣盛，食少不充、

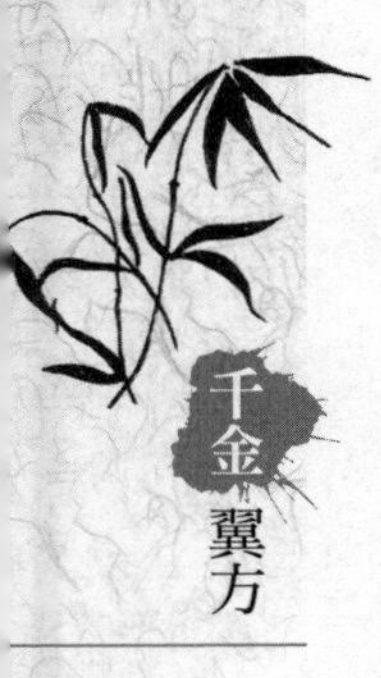

邪忤正性故也。但飲熱酒、冷食、冷水洗、自勤勞，以水淹布巾蓋頭，溫易之，仍自勞，瘥。

四十一、或肌肉堅如木石，不可屈伸者，由食熱臥溫作癖，久而不下，五臟膈閉，血脈不通故也。但下，須冷食、冷飲、冷水洗，自勞行，瘥。

四十二、或四肢面目皆浮腫者，由食溫久不自勞，藥與正氣相隔故也。但飲熱酒、冷飯，自勞行，洗浴，止。

四十三、或身肉痛楚，移轉不在一處，如似游風者，由犯熱故也。非是風。宜冷水洗，冷石熨，即止。

四十四、或寒熱累日，張口吐舌，眼視高睛，不與人相當，日用水百餘石，洗澆不解者，由不能自勞行，飲冷酒食熱故也。譬如暍人，心下更寒，以冷水救之，癒。劇者，氣結成冰。得熱熨飲則冰消氣通，暍人乃解。藥氣聚心，乃更寒戰，宜急飲熱酒，令四肢通暢，然後以冷食，冷水洗之，即止。

四十五、或臂腳偏偏急痛，由久坐臥溫處不移徙，熱入腹附骨故也。當以冷水淹布巾以搏之，溫即易之，不過三日，止。

上，凡服石之人有病，要先以解石法消息之，若不效者，始可用餘方救之。前所列凡四十五條，原是服石丸散、違失節度，發病由狀，亦有消息得瘥者。今之世人，多有單服鐘乳、礜石、桃花石、紫石，亦有僉和草藥服之，此等雖非五石，亦是五石之例。至於將息慎忌、禁發動病由、消息損益亦同例。人既見單石而不稱意，乃便輕之，惟以大散，及至發動，乃致困危。其服單石者，理宜將息，若違犯禁忌，但看病狀與上微同者，依前法消息，必定瘥除。

論曰：服石發動將息，事雖眾多，指的而言者，要當違人理、反常性。可依易者將息，所謂六反、七急、八不可、三無疑。

言六反者

重衣更寒，一反；飢則生臭，二反；極則自勞，三反；溫則滯痢，四反；飲食欲寒，五反；腫瘡水洗，六反。

言七急者

當洗勿失時，一急；當食勿飢，二急；酒必清醇熱，三急；衣溫便脫，四急；食必須冷，五急；食不患多，六急；臥必底薄，七急。

言八不可者

冬寒慾火，一不可；飲食欲熱，二不可；當疹自疑，三不可；畏避風濕，四不可；極不欲行，五不可；飲食畏多，六不可；居貪厚席，七不可；所欲縱意，八不可。

言三無疑者

務違常理，一無疑；委心棄本，二無疑；寢處必寒，三無疑。

上，凡服之人，若能依此六反、七急、八不可、三無疑者，雖不得終蠲此疾，復常無病，可以清旦暮之暴也。

解石及寒食散並下石第四

論一首　方六十九首

論曰：凡是五石散先名寒食散者，言此散宜寒食冷水洗取寒，惟酒欲清，熱飲之，不爾，即百病生焉。服寒食散，但冷將息，即是解藥，熱實大盛熱，服三黃湯也。

治石發動上氣，熱實不解，心腹滿，小便赤，大便赤，大便不利，痞逆沖胸，口中焦燥目赤方。

大黃一兩　黃連　黃芩　芒硝　甘草炙，各二兩。

上五味，㕮咀，以水五升，煮取二升半，再服。凡用大黃、芒硝，臨湯熟納之。

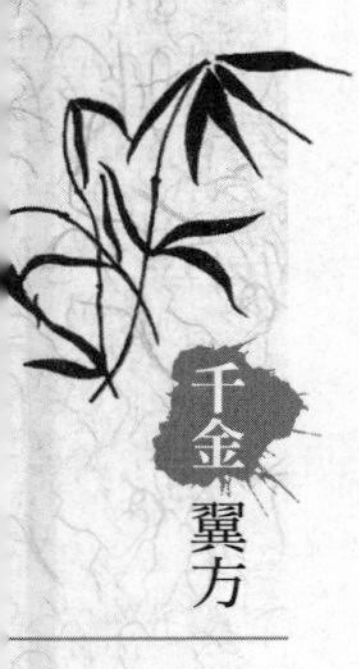

治石發熱舊小三黃湯，殺石熱勝前方，除實不及前方。

大黃二兩，一方一兩　黃芩二兩，一方一兩　梔子十四枚，擘　豉三升，綿裹。

上四味，㕮咀，以水六升，先煎藥數沸後，納豉，煮取二升，分二服，取瘥止。

治熱，殺石氣，下去實，兼發汗解肌。中風熱氣湯方。

大黃三兩　黃芩二兩　梔子十四枚，擘　豉一升，綿裹　麻黃去節　甘草炙，各二兩。

上六味，㕮咀，以水九升，煮麻黃，去上沫，納諸藥，煮取四升，納豉三沸，分三服。得下，止。

治虛石發，內有客熱胸中痞，外有風濕不解，肌中急攣，黃芩湯方。

黃芩二兩　梔子十四枚，擘　蔥白一握　豉一升，綿裹。

上四味，㕮咀，以水七升，煮豉三沸，去滓，納諸藥，煮取三升，分二服。不止，更為之。

治虛勞下焦有熱，骨節疼痛，肌急內痞，小便不利，大便數而少，吸吸口燥少氣，折石熱湯方。

大麻五合，去皮一握　豉二升，綿裹。

上二味，研麻子碎，以水四升，合煮，取一升五合，分三服，服三劑即止。

大黃湯　治石發煩熱脹滿，身生瘡，年月深久治不瘥者，石虛熱生瘡方。

大黃三兩　麥門冬一兩，去心　梔子十四枚，擘　黃芩　芒硝　甘草炙，各二兩。

上六味，㕮咀，以水七升，煮取二升五合，分為五服，得下止。

治石發熱，熱結生腫堅起，始作腫，宜下之，升麻湯方。

升麻　枳實炙　芍藥　大黃各二兩　當歸　黃芩各一兩。

上六味，㕮咀，以水八升，煮取二升，分三服，得下腫消，止。熱甚，倍加黃芩。一方有甘草一兩。

治石發熱盛，變作癰腫，初欲成，急治之方。

石燕子七枚。

上一味，以水三大升，煮之取二升，數用淋洗之，以瘥為度。

治石發頭痛，胸脹滿，或寒或熱，手足冷，或口噤，或口爛生瘡、乾燥，惡聞食氣，前胡湯方。

前胡　芍藥　黃芩　大黃　甘草炙，各二兩　大棗二十枚，擘。

上六味，㕮咀，以水八升，煮取二升五合，分三服。若心脅堅滿，加茯苓三兩；胸滿塞，加枳實一大兩，炙；連吐、胸中冷、不飲食，加生薑三兩；胃虛口燥，加麥門冬三兩，去心。凡欲加藥者，則加水一升。

治石發，身如火燒，靳邵黃芩湯方。

黃芩　枳實炙，各二兩　梔子十四枚，擘　栝樓　厚朴炙　芍藥　甘草炙，各一兩。

上七味，㕮咀，以水七升，煮取二升五合，分三服。

治石毒，或十年、二十年、三十年而發者，或慄慄如寒，或飲食，或不欲食，若服紫石英發毒者，熱悶，昏昏喜臥，起止無氣力，或寒，皆腑氣所生，臟氣不和，礜石發熱者，燥而戰，石硫黃髮熱者，鬱鬱如熱極者身並破裂，**華佗薺苨湯方。**

薺苨四兩　茯苓一兩　蔓菁子一升　芍藥　人參　藍子　黃芩　甘草炙，各一兩。

上八味，㕮咀，以水一升，煮蔓菁子，取八升，去滓，納諸藥，煮取二升五合，分三服。若虛弱者，倍人參，減黃芩；若氣上，倍茯苓，加薺苨一兩。《外台秘要》黃芩、芍藥各二兩，無人參。

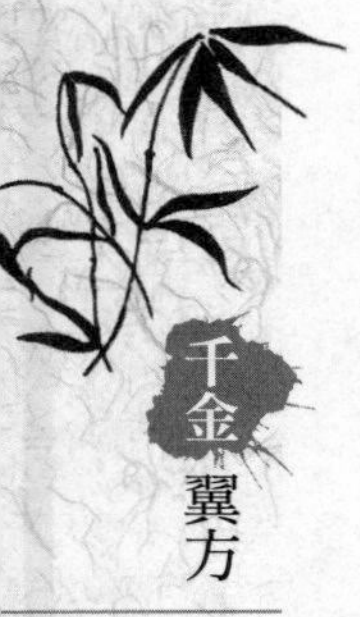

治桃花石發，即心噤，身壯熱，頭痛，覺者溫清酒飲之，隨多少，酒熱行即瘥。亦可服大麥麨，不解，服此**麥奴湯方**。大麥麨見第十七卷中。

大麥奴葉是，陰乾　麥門冬去心，各四兩　桂心三兩　蔥白八莖，勿使葉　人參一兩　甘草炙，二兩。

上六味，㕮咀，以水八升，煮取三升，去滓，分溫三服。若無麥奴，以麥三升淨淘洗，先煮使熟，去滓，添水滿八升，然後納諸藥，煮取三升，分三服。

治一切雜石發動方

麥門冬去心　人參各三兩　甘草一兩，炙。

上三味，搗篩為末，煉蜜和丸如彈丸，一服三丸。忌如前法。

治心胸肝熱方

人參　黃芩各二兩　梔子十枚，擘　麥門冬去心　桂心　甘草炙，各一兩

上六味，切，以水六升，煮取二升，分三服。

治熱折石皇甫梔子湯方

梔子十四枚，擘　黃芩二兩半　豉一升，綿裹。

上三味，㕮咀，以水六升，煮取三升，去滓，納豉煮取二升，分二服。

治石發煩熱脹滿，身體生瘡，年月久遠者，兼治諸藥乳石發動方。

麻黃去節　甘草炙，各一兩。

上二味，㕮咀，以水二升，煮取半升，納清酒五合，煎取一升。其患者先須火邊炙令熱徹欲汗，因即熱服之，令盡，溫覆臥。須臾大汗出，即瘥。

治一切石熱發方

但飲醇美熱清酒，冷食，自勞，冷洗，瘥。

治乳石痢及常服壓石方

取好豉炒令黃香，待冷搗篩，心未熟更炒，待冷還搗。若心熟皮即焦苦，所以須再炒。日別空腹再服二大匙，以冷水服之佳。

治石痢方

淡煮真好茶葉，服二三升，重者三服，輕者一二服，即瘥。

解散石發動，諸藥不治，單服**酒豉方**。

清美酒一升　好豉五合，綿裹。

上二味，和煮三五沸，熱飲一升使盡，大良。

治一切石發單方

搗生冬瓜汁三升，分為三服。

治雜石發單方

煮蔥白汁服亦解。

單煮枸杞白皮汁服亦解。

單煮胡荽汁服亦解，冬者根飲之。

單煮薺苨汁飲亦解。

解散熱渴最良方

蔥白不過一斤，胡荽、薺苨、枸杞不越半斤，皆單煮，取汁飲之。

又單煮犬肉汁服，解大散，良。

豬膏湯　解大散方。

豬膏一兩，烊之　豉一升，綿裹。

上二味，以水三升煮豉，取汁一升，納豬膏，服七合，日三服。石人飲宜清冷，不宜熱，熱即氣壅痞石，惟酒一種，須熱也。

若為食倉米臭肉動乳者，必須蔥豉湯細細服之，可立五六度，即瘥。

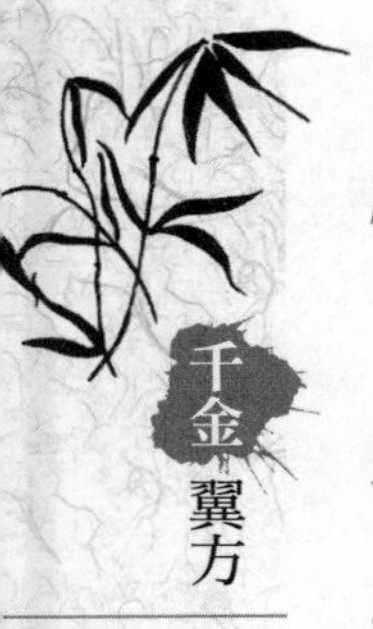

若食飲損者，於葱豉湯中納當歸一兩煮之，去滓，分溫三服，便瘥。仍未除者，可作後**蘆根湯**服之方。

蘆根　地榆　五加皮各一兩。

上三味，㕮咀，以水三升，煮取一升，去滓，一服即瘥。此湯力快，小可者不須服之。

若得四時節氣冷熱不調動乳者，皆是寒熱所致，其狀似瘧，久久不療，令人損命，縱服諸藥，必終不瘥，必須作生熟湯以浴之方。

以大器盛湯，若大熱，投少冷水，即入湯中坐勿動，須臾百節開，寒熱之氣皆從毛孔中出，變作流汗。若心中熱悶者，還服少許熱湯即定，良久乃出湯，便厚衣覆蓋臥，豁然覺醒平復。如患大重者，不過三二度，即瘥。

人參湯　解散數發動，煩悶嘔逆。

人參　白朮　栝樓　甘草炙，各二兩　黃芩一兩。

上五味，㕮咀，以水七升，煮取二升，去滓，分為三服，溫溫服。

治服石及散發背癰疽方

取烏豆二升，水六升，煮令稀稠如薄餳，量減取三大合，匙抄細細納患人口中，審聽腹中作聲，如欲利即停，須臾必利，利後即瘥。忌熱食，陳臭等。

治石氣發，身體微腫，面上瘡出方

紫雪湯成下　黃芩各二兩　萎蕤　升麻各一兩半　梔子十枚，擘　犀角屑　甘草炙，各一兩。

上七味，㕮咀，以水五升，煮取一升八合，絞去滓，納紫雪，分溫三服，每服如人行六七里，又服，利三行為度，仍用後方塗瘡。忌熱麵、豬肉、海藻等。

治石熱面上生瘡方

取寒水石，以冷水於白瓷缶中研令汁濃，將塗瘡乾，即點之，勿令停。

治諸石發動，口乾，寒熱似鬼神病方

麥門冬五兩，去心　大黃　苦參各等分　萎蕤　梔子擘　五加皮　黃芩　生犀屑　芍藥　升麻各一兩　大青　甘草炙，各三分。

上一十二味，擣篩為末，煉蜜和丸如梧子，每食訖少時，以蜜水服十四丸，漸稍加至二十丸，以意加減。忌諸熱食及海藻、豬、魚、炙肉、蒜、麵等。

治石等毒發熱困苦方

豬脂成煉　蔥白切，各五合　芒硝一兩　豉一兩半。

上四味，以水二升，煮蔥豉，取一升五合，絞去滓，下豬脂、芒硝，分溫三服，每服如人行三四里，進一服，快利為度。忌熱麵及炙肉、蒜、黏食、陳臭等物。

麻黃湯　治石發困不可解者方。

麻黃二兩，去節　梔子十四枚，擘　香豉一升　甘草一兩，炙。

上四味，㕮咀，以酒五升，漬一宿，加水二升，煮取三升一合，分三服，忌如藥法。

又方　大黃別浸　黃芩　甘草各二兩，炙。

上三味，㕮咀，以水五升，煮取二升，分溫三服。

治金石發熱及諸熱，朴硝丸方。

朴硝成煉者一斤。

上一味，研令成粉，以白蜜和調作丸如梧子，每食訖，以蜜水服三十丸。服金石經年以來，覺身中少熱，即以丸壓之，每至夜欲臥時，服三十丸或至四十丸，取胸膈涼冷為度。此用之極有效。若有時患及發者，即取一大匙粉，和水服之，空腹服之得一兩行利即瘥，如不利，加服之，以利為度。凡朴硝取不著風者，黃者殺人，赤者傷人，白者為佳。

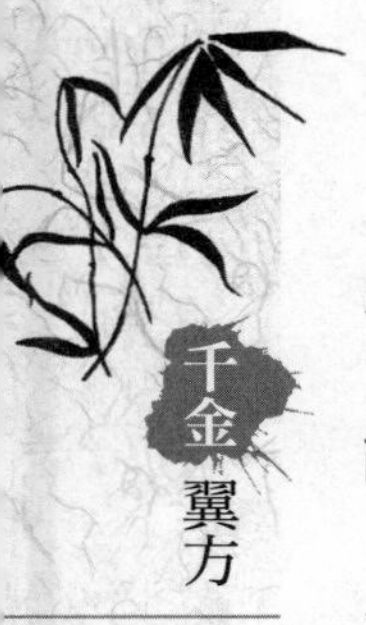

又方　是藥冷熱俱治押石，主大秘澀。

凡朴硝煮葵子汁和服一大兩半，有芒硝者，亦療暴赤眼，用水服，孩子量之。

治女子先因月經不通，研生石服，即今見患胸脅熱沖頭面，腰胯冷極，宜服此方。

茯苓　萎蕤　大黃別浸　生薑各二兩，切　大棗七枚，擘　石膏六兩，碎，綿裹　芍藥　黃芩　人參　芒硝　甘草炙，各二兩。

上一十一味，切，以水一斗，煮取二升八合，去滓，分三服，每服相去如人行十里，又進之，快利，五行以來，病即瘥。忌生冷、熱麵、豬、魚、蒜等。

治石發動，心胸熱毒，萎蕤湯方。

萎蕤　黃芩　乾薑　生薑各二兩，切　豉一大合，綿裹　芍藥　升麻　黃連　柴胡各二兩　梔子七枚，擘　石膏八兩，碎　芒硝四兩。

上一十二味，㕮咀，以水一斗五升，先煮石膏，減一升，次下諸藥，煮取二升八合，去滓，下芒硝，攪令散，分溫三服。每服相去如人行十里，進之，利五六行，當自止。忌如前。

治石發熱困苦，宜下石方。

露蜂房一升，炙。

上一味，切，以水三升，煮取一升，一服五六合，日二服，石從小便下如細沙，盡停。無所忌。

又下石方

萎蕤　升麻　薺苨　人參各七兩　大黃三兩　黃芩　葛根　紫草各八兩　犀角十一兩，屑　梔子二七枚，擘　芒硝二兩　銀屑四兩，研　豬脂十三兩，臘月者　露蜂房十兩　玄參　甘草炙，各四兩。

上一十六味，切，以無灰酒八斗漬，經十日，其豬脂用酒一升，煎煉取三兩，脂與銀屑和研，納藥中，每日空腹服之，量力多少。忌熱麵、炙肉、海藻、蒜等。

治發背，竹葉黃蓍湯方。

淡竹葉　黃芩　前胡　生薑各四兩，切　芍藥三兩　小麥三升　黃蓍　茯苓　枳實炙　麥門冬去心　梔子各三兩，擘　大棗十四枚，擘　芎藭　知母　乾地黃　人參　石膏　升麻　甘草炙，各二兩。

上一十九味，㕮咀，以水一斗六升，先煮竹葉、小麥，取一斗二升，去竹葉、麥，納諸藥，煮取四升，一服一升，日三夜一。

治男子癰，始欲發背，不甚，往來寒熱，竹葉黃蓍湯方。

淡竹葉　小麥各三升　黃蓍　升麻　乾地黃　芍藥　當歸　通草　知母各三兩　大棗十八枚，擘　黃芩一兩半　生薑五兩，切　茯苓　芎藭　前胡　枳實炙　麥門冬去心　甘草炙，各二兩。

上一十八味，㕮咀，以水一斗七升，先煮竹葉、小麥，取一斗二升，去滓，納諸藥，煮取四升，分溫五服，日三夜二。忌如藥法。

治癰發背，諸客熱腫始作，竹葉湯方。

淡竹葉　小麥各三升　生薑六兩，切　大棗十四枚，擘　茯苓　麥門冬去心　枳實炙　芍藥　人參各二兩　黃蓍　前胡　乾地黃　升麻　射干　黃芩　芎藭　甘草炙，各三兩。

上一十七味，㕮咀，以水一斗七升，先煮竹葉、小麥，取一斗二升，去滓，納諸藥，煮取四升，分五服。若熱盛秘澀不通者，加大黃二兩，已下，勿加也。

治患大熱體盛發癰，或在於背，或在陰處，生地黃湯方。

生地黃八兩　竹葉三升　小麥二升　栝樓四兩　大黃五兩　人參　當歸各一兩　黃蓍　黃芩　通草　升麻　芍藥　前胡　茯苓　甘草炙，各二兩。

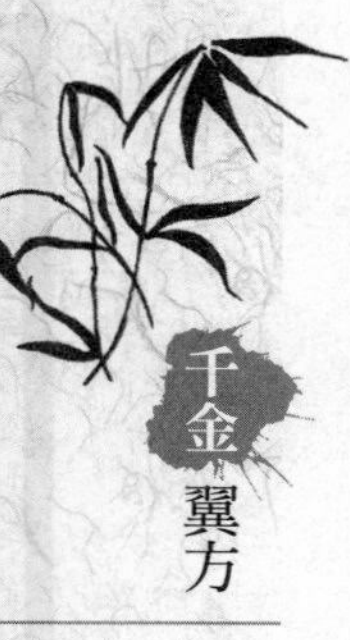

上一十五味，㕮咀，以水二升，煮竹葉，小麥，取一斗二升，去滓，納諸藥，煮取四升，分四服，日三夜一。不癒，常服。

治發背，黃蓍湯方。

黃蓍　黃芩　麥門冬去心　遠志各二兩，去心　大棗二十枚，擘　人參　芎藭　乾地黃　芍藥　當歸各一兩　生薑五兩，切　桑螵蛸十四枚，炙　雞膍胵二具。

上一十三味，㕮咀，以水一斗，先煮雞膍胵，令熟可食，去之，納諸藥，更煮取四升五合，分服九合，日三夜一。

治發背，黃蓍湯方。

黃蓍　麥門冬去心　芍藥　黃芩　人參　甘草炙，各三兩　石膏碎　當歸各二兩　半夏四兩，洗　生薑五兩，切　生地黃半斤　大棗三十枚，擘　淡竹葉切，二升。

上一十三味，㕮咀，以水一斗，先煮竹葉，取九升，去竹葉，納諸藥更煮取三升，分四服，如人行二十里又服，良久，進粥，消又進，消息。

治癰疽發背，黃蓍竹葉湯方。

黃蓍　甘草炙，各一兩　黃芩　芍藥　麥門冬各二兩　當歸　人參　石膏　芎藭　半夏各二兩　生薑五兩　生地黃八兩　大棗三十枚　淡竹葉一握。

上一十四味，㕮咀，以水一斗五升，先煮竹葉，令減五升，去竹葉，納諸藥，煮取三升五合，分四服，日三夜一。

治癰腫發背，竹葉湯方。

竹葉切，五升　小麥　生薑五兩，切　桂心一兩半　大棗二十枚，擘　芍藥　乾地黃各三兩　茯苓　升麻　當歸　甘草炙，各二兩。

上一十一味，㕮咀，以水一斗七升，煮小麥、竹葉，取一斗一升，去竹葉，納諸藥，煮取三升五合，分四服，如人行七八里，再服。

治男子發背，肋結塊氣，或經一月苦寒熱，枳實湯方。

枳實炙　芍藥　乾地黃　前胡　黃芩　通草各三兩　知母　芎藭　細辛　茯苓　黃蓍　人參　甘草炙，各二兩。

上一十三味，㕮咀，以水一斗一升，煮取三升五合，去滓，分四服。

治發背，虛熱大盛，腫熱侵進不住，內補湯方。

乾地黃四兩　升麻　當歸　人參各一兩　生薑五兩，切　麥門冬去心　芍藥各三兩　大棗二十枚，擘　遠志去心　茯苓　大黃　黃芩　黃蓍各二兩。

上一十三味，㕮咀，以水一斗三升，煮取五升，去滓，分為五服。

生地黃湯　治發背方。

生地黃八兩　黃蓍　黃芩　茯苓各三兩　大棗二十枚，擘　芎藭一兩　淡竹葉二升，切　芍藥　人參　當歸　通草　甘草炙，各二兩。

上一十二味，㕮咀，以水三斗，先煮竹葉，取一斗五升，去滓，納諸藥，煮取四升，去滓，分五服。

治發背癰已，服生地黃湯，取利後服此方。

黃蓍　芍藥　乾地黃　栝樓各三兩　小麥一升　黃芩　柴胡　麥門冬去心　遠志去心　升麻各二兩　當歸一兩　淡竹葉切，四升　大棗十四枚，擘。

上一十三味，㕮咀，以水一斗八升，先煮竹葉、小麥，取一斗，去滓，納諸藥，煮取三升，去滓，分三服，日三。

治癰癤近肺俞，此多虛。故不宜用大黃，若欲得下，但其間數服此方。

黃芩　前胡　栝樓　芍藥　麥門冬去心　知母各三兩　乾地黃四兩　淡竹葉三升　小麥二升　黃蓍　升麻　甘草炙，各二兩。

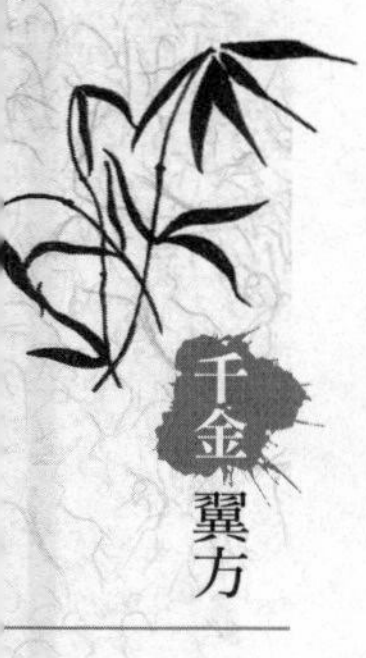

上一十二味，㕮咀，以水一斗八升，先煮竹葉、小麥，取一斗，去滓，納諸藥，煮取四升，去滓，分為四服，日三夜一。

治背脊癰癤，舉身壯熱，已行薄貼，此方數用有驗，連翹湯方。

連翹　漏蘆　射干　白蘞　升麻　梔子擘　芍藥　羚羊角屑　黃芩各三兩　生地黃八兩　寒水石五兩，碎　甘草二兩，炙。

上一十二味，㕮咀，以水一斗，煮取四升，去滓，分四服。

治大虛，客熱發背，上苦牽痛，微有腫，腫氣來去，黃蓍湯方。

黃蓍　乾薑　當歸　桂心各二兩　大棗二十枚，擘　麥門冬去心　芍藥各三兩　半夏四兩，洗　生薑五兩，切　人參　芎藭　甘草炙，各一兩。

上一十二味，㕮咀，以水一斗二升，煮取四升，去滓，分五服，日三夜二。

治癰發背及在諸處，竹葉黃蓍湯方。

竹葉切，四升　黃蓍　芍藥各三兩　當歸一兩　大黃一兩半　升麻　黃芩　前胡　知母　麥門冬去心　甘草炙，各二兩。

上一十一味，㕮咀，以水一斗七升，煮竹葉，取九升，去滓，下諸藥，煮取二升八合，分三服。利兩三行，佳也。

治癰發背，內補芍藥湯方。

芍藥　乾地黃　桂心各二兩　當歸三兩　生薑四兩，切　黃蓍五兩　茯苓三兩　人參　麥門冬去心　甘草炙，各一兩。

上一十味，㕮咀，以水一斗，煮取三升，分三服。

治發背腫即驗，前胡建中湯方。

前胡三兩　生薑切　茯苓　黃芩各五兩　桂心一兩　人參一兩半　當歸　芍藥　半夏湯洗三十遍　甘草炙，各二兩。

上一十一味，㕮咀，以水一斗，煮取四升，分四服。

治癰發背，漏蘆湯方。

漏蘆　白蘝　黃芩　芍藥　枳實炙　白薇　甘草炙，各二兩　大黃別浸　麻黃去節　升麻各三兩。

上一十味，㕮咀，以水一斗，先煮麻黃，去上沫，然後下諸藥，煮取三升，分三服。

治男子背上發腫，時覺牽痛，內補黃蓍湯方。

黃蓍　當歸各二兩　乾地黃　麥門冬各三兩　生薑五兩，切　大棗十四枚，擘　芍藥　芎藭　人參　甘草炙，各一兩。

上一十味，㕮咀，以水一斗，煮取三升五合，分服七合，日三。

治發背，黃蓍湯方。

黃蓍　乾地黃　茯苓各四兩　大棗十五枚，擘　芍藥三兩　生薑二兩，切　當歸二兩半　人參　甘草炙，各一兩半。

上九味，㕮咀，以水一斗二升，煮取四升，分四服，日三夜一。加黃芩二兩，佳。

治腫瘡發背，芍藥甘草湯方。

芍藥　乾地黃　黃蓍各三兩　甘草炙，一兩半　人參一兩　茯苓　麥門冬去心　生薑各二兩，切。

上八味，㕮咀，以水八升，煮取二升五合，分三服。

治毒腫發背，黃蓍湯方。

黃蓍　白蘝　玄參　黃芩　大黃　甘草炙，各三兩　竹葉切，一升。

上七味，㕮咀，以水九升，煮取三升，分三取，一日令盡。忌豬肉。

治癰腫始覺即令消，其腫五色，並為發背痛欲死，腫上加灸，不瘥，腹內虛悶，麥門冬湯方。

麥門冬去心，二兩　升麻　葛根各三兩　丁香一兩半　零陵香

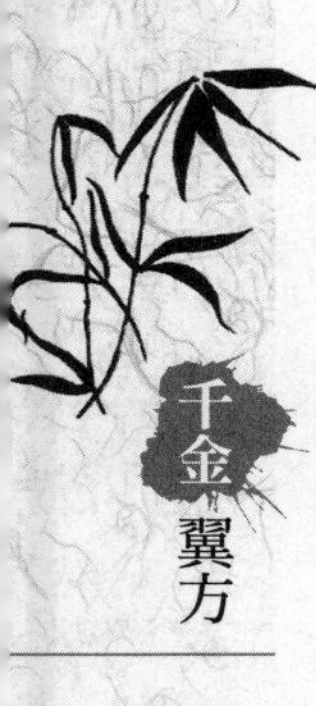

藿香各一兩。

上六味，㕮咀，以水七升，煮取二升五合，分三服。

治發背，初欲作腫及癰，便服此方。

大黃別浸　黃芩　甘草炙，各三兩　升麻二兩　梔子一百枚，取仁。

上五味，㕮咀，以水九升，煮取三升五合，去滓，分三服，得快下數行利便止，不下，更作。

治發背腫如杏核，雞子青木香湯方。

青木香　麻黃去節，各二兩　升麻三兩。

上三味，㕮咀，以水六升，煮取二升，去滓，分三服，一日令盡。暖臥取微汗，避風，以粉粉身。

治癰發背，升麻湯方。

升麻三兩。

上一味，㕮咀，以水三升，煮取一升，分三服。昔何道靜母在建安，夜得發背，至曉半臂墨，上熱如火，噓吸煩悶，時無三兩升麻，惟一兩，以水三升，煮得一升，如上法，一服覺如小寬，再服熱瘥，乃得眠。至暮服盡轉佳。明日視背色還復，遂癒也。

《千金翼方》卷第二十三

千金翼方卷第二十三　瘡癰上

黄父相癰疽論第一

九江《黃父相癰疽論》黃帝問於岐伯曰：余聞腸胃受穀，上焦出氣，以溫分肉而養骨節通腠理。中焦出氣如霧，上注谿谷而滲孫脈，津液和調，變化赤而為血，血和則孫脈先滿，乃注於絡脈，絡脈皆盈，乃注於經脈。陰陽已張，因息乃行，行有綱紀，周有道理，與天合同，不得休止。切而調之，從虛去實，瀉則不足，疾則氣減，留之先後，從實去虛，補則有餘，血氣已調，形神乃持。余已知血氣之平與不平，未知癰疽之所從生。成敗之時，死生之期，或有遠近，何以度之？可得聞乎？

岐伯曰：經脈流行不止，與天同度，與地合紀，故天宿失度，日月薄蝕，地經失紀，水道流溢，草蘆不成，五穀不植，徑路不通，民不往來，巷聚邑居，別離異處。血氣猶然，請言其故。夫血脈榮衛周流不休，上應星宿，上應經數，寒氣客於經絡之中則血泣。血泣則不通，不通則衛氣歸之不得復反，故癰腫也。寒氣化為熱，熱勝則肉腐，肉腐則為膿，膿不瀉則爛筋，筋爛則傷骨，骨傷則髓消。不當骨空，骨空不得洩瀉，則筋骨枯虛，枯虛則筋骨肌肉不相營一作親，經脈敗漏，薰於五臟，臟傷故死矣。

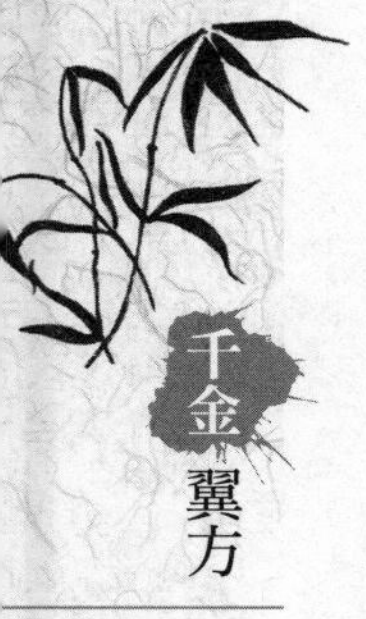

診癰疽發起處第二方一首

黃帝曰：願盡聞癰疽之形與忌日名。

岐伯曰：略說癰疽極者有十八種。

癰發於嗌中，名曰猛疽。不急治則化為膿，膿不瀉塞咽，半日而死。其化為膿者，膿瀉已，則含豕膏，無食三日，已。一云無冷食。

發於頸，名曰夭疽。其疽大而赤黑，不急治則熱氣下入淵腋，前傷任脈，內薰肝肺，則十餘日而死。

陽氣大發，消腦流項，名曰腦爍疽。其色不樂一作除，項痛如刺以針，心煩者，死不可治。

發於肩及臑，名曰疵疽。其狀赤黑，不急治，此令人汗出至足，不害五臟，發四五日逆焫之逆一作逞。

發於腋下赤堅者，名曰朱疽。治之用砭石，欲細而長疏啟之，塗以豕膏，六日已，勿衰裹，一作裹，其疽堅而不潰者，為馬刀挾嬰，急治之。

發於胸，名曰井疽。其狀如大豆，三四日起不早治，下入腹中，不治七日死。

發於膺，名曰甘疽。其狀如穀實、瓜樓，常苦寒熱，急治之，去其寒熱，不治十歲死，死後膿自出。

發於脅，名曰改訾。改訾者女子之病也，久之其狀大癰，膿其中，乃有生肉，大如赤小豆，治之方。銼蔆翹草及根各一斗，以水一斗六升，煮取二升，即強飲。厚衣坐釜上，令汗出足已。

發於股胻，名曰股脫疽。其狀不甚變色，癰膿內搏於骨，不急治，三十日死。

發於股陰，名曰赤弛。不急治六十日死。在兩股內者，不治。六日死。

發於尻，名曰銳疽。其狀赤堅大，急治之，不治三十日死。

發於膝，名曰疵疽。其狀大，癰色不變，寒熱而堅，勿石之，石之即死，須其色異柔，乃石之，生也。

諸癰發於節而相應者，不可治也。

發於陽者百日死。

發於陰者三十日死。一云四十日死。

發於脛，名曰兔齧。其狀如赤豆，至骨不急治，殺人。

發於踝，名曰走緩。其狀色不變，數石其輸而止其寒熱，不死。

發於足上下，名曰四淫。其狀大癰，不急治，百日死。

發於足旁，名曰癘疽。其狀不大，初從小指發，急治之，去其黑者，不消輒益，不治，百日死。

發於足指，名曰脫疽，其狀赤黑則死，不赤黑不死，治之不衰，急斬去之，活也，不斬去者，死。

黃帝曰：夫子言癰疽，何以別之？

岐伯曰：榮氣稽留於經脈之中，則血泣而不行，不行則衛氣歸之，歸之而不通，壅遏不得行，故曰熱。大熱不止，熱勝則肉腐，肉腐則為膿。然不能陷肌膚於骨髓，骨髓不為焦枯，五臟不為傷，故命曰癰。

何謂疽？

答曰：熱氣純盛，下陷肌膚筋髓骨肉，內連五臟，血氣竭盡，當其癰下，筋骨良肉皆無餘，故命曰疽。疽者，其上皮夭瘀以堅，如牛領之皮，癰者，其上皮薄以澤，此其候也。

黃帝曰：善。

帝曰：有疽死者奈何？

岐伯曰：身有五部，伏兔一，腓二一云膊，背三，五臟之輸四，項五。五部有疽，死也。

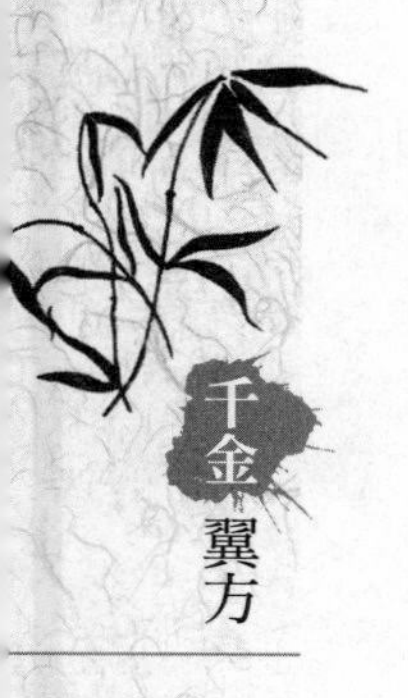

帝曰：身形應九宮奈何？

岐伯曰：請言身形應九野。

左足應立春，其日戊寅己丑。

左胸應春分，其日己卯。

左手應立夏，其日戊辰己巳。

膺喉頭首應夏至，其日丙午。

右手應立秋，其日戊申己未。

右胸應秋分，其日辛酉。

右足應立冬，其日戊戌己亥。

腰尻下竅應冬至，其日壬子。

六腑及膈下二臟應中州，大禁太一所在之日及諸戊巳也。

凡候此九者，善候八正所在之處，所主左右上下身體有癰腫者欲治之。無以其所值之日潰治之，是謂天忌日也。

凡五子日夜半　　五丑日雞鳴

五寅日平旦　　五卯日日出

五辰日食時　　五巳日禺中

五午日日中　　五未日日昳

五申日晡時　　五酉日日入

五戌日黃昏　　五亥日人定

上以此日時遇疾發癰者，不起也。

候癰疽色法第三

論曰：夫癰疽初發如微，人多不以為急，此實奇患，惟宜速治之。治之不速，病成難救，以此致禍，能不痛哉！且述所懷，以悟後賢，謹按《黃父癰疽論》，論癰所著緩急之處，死生之期如下：

發皮肉淺腫高而赤，貼即消，不治亦癒。

發筋肉深腫下而堅，其色或青黃或白黑，或復微熱而赤，宜急治之，成消中半。

發附骨者，或未覺肉色已殃，已殃者，癰疽之甚也。

發背外皮薄為癰，皮厚為疽，如此者多見先兆，宜急治之。皮堅甚大者，多致禍也。

夫癰壞後有惡肉者，當以豬蹄湯洗去穢，次敷食肉膏散，惡肉盡，乃敷生肉膏散，及摩四邊，令善肉速生。當絕房室，慎風冷，勿自勞動，須筋脈平復乃可任意耳。不爾，新肉易傷，傷則重潰，發則禍至，慎之慎之。

診知是癰疽法第四

癰疽之發，未辨是非，飢渴為始，始發之時，或發白疽，或似小癤，或復大痛，或復小痛，或發米粒大白膿子，皆是微候，宜善察之。欲知是非，重按其處，是即便隱痛，復按四邊，比方得失審實之，是即灸。

第一便灸其上二三百壯，又灸四邊一二百壯，小者灸四邊，中者灸六處，大者灸八處，壯數不慮多也。亦應即薄貼，令得即消。內須服解毒冷藥，令毒氣出外。外須薄貼熱藥，法當瘡開其口，令洩熱氣故也。

診癰疽有膿法第五

凡癰按之大堅者未有膿，半堅半軟者半有膿，當上薄者都有膿。有膿便可破之，不爾，侵食筋骨也。

破之法，應在下逆上破之，令膿易出，用鈹針，膿深難見，肉厚而生者用火針，若不別有膿者，可當其上數按之，內便隱痛，殃堅者未有膿洩去熱氣，不爾，長速則不良。

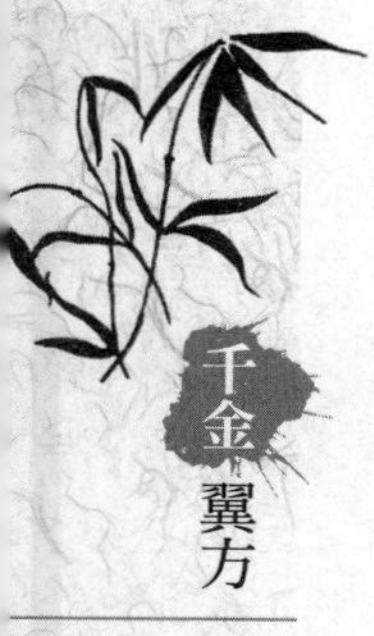

候人年得疽法第六

岐伯曰：赤疽發於額不瀉，十餘日死。可刺也。其膿赤多血死，未有膿，可治。人年二十五、三十一、六十、九十五，人神在額，不可見血，見者死。

杼疽發項，若兩耳下不瀉，十六日死。其六日可刺，其色黑見膿而癰者，死不可治。人年十九、二十三、三十五、四十九、五十一、五十五、六十一、八十七、九十九，神在兩耳下，不可見血，見者死。

蜂疽發背，起心俞若肩 ，二十日不瀉，死。其八日可刺也，其色赤黑膿見者，死不治。人年六歲、十八、二十四、三十五、五十六、六十七、七十二、九十八，神在肩，不可見血，見者死。

刺疽發肺俞，若肝俞不瀉，二十日死。其八日可刺，發而赤，其上肉如椒子者，死不可治。人年十九、二十五、三十三、四十九、五十七、六十八、七十三、八十一、九十七，神在背，不可見血，見者死。

俠榮疽發脅，起若兩肘頭，二十五日不瀉，死。其九日可刺，發赤白間，其膿多白而無赤，可治。年十六、二十六、三十二、四十八、五十八、六十四、八十、九十六，神在脅，不可見血，見者死。

勇疽發股，起太陰，若伏兔，二十五日不瀉，死。其十日可刺，發青膿赤黑者死。白者尚可治。年十一、十五、二十、三十一、四十三、四十六、五十九、六十三、七十五、九十一，神在尻尾，不可見血，見者死。

標叔疽發熱，同同耳聾，後六十日腫如水狀，如此可刺之，但出水後乃有血，血出即除也。年五十七、六十五、七十三、八十、九十七，神在背，不可見血，見者死。

旁疽發足趺，若足下三十日不瀉，死。其十二日可刺。發赤白膿而不大多，其上癢赤黑，死不可治。年十三、二十九、三十五、六十一、七十三、九十三，神在足，不可見血，見者死。

相五色疽死生法第七

禽疽發如疹者數十處，一云四日腫，食飲疼痛，其狀若變，十日可刺，其內發方根寒，齒如噤，俞若坐，如是十五日死。俞若坐未詳。

釘疽發兩肩，此起有所逐惡血，結流內外，榮衛不通，發為釘疽，三日身腫痛甚，七日噤如痓狀，十日可刺，不治，二十日死。

陰疽發髀，若陰股，始發腰，強內不能自止。數飲不能多，五日堅痛，如此不治，三歲死。

脈疽發環項一云頸，始痛，身隨而熱，不欲動，悁悁或不能食，此有所大畏，恐怖而不精，上氣咳。其發引耳，不可以腫，二十日可刺，不刺八十日死。

龍疽發背，起胃俞若腎俞，二十日不瀉死，其九日可刺，其上赤下黑，若青黑者死，發血膿者不死。

首疽發背，發熱八十日，大熱汗頸，引身盡如咳，身熱同同如沸者，皮澤頗腫處淺刺之，不刺，入腹中，二十日死。

行疽發如腫，或復相往來，可要其所在刺之，即癒。

沖疽發小腹，痛而振寒熱冒，五日悁悁，六日而變，十日死。

敦疽發兩指頭若五指頭，十八日不瀉，死。其四日可刺，其發而黑，癰不甚，赤過節，可治。

疥疽發腋下，若臂兩掌中，振寒熱而咽乾者，飲多則嘔，煩心悁悁，或卒胗反有合者，此則可汗，不汗當死。

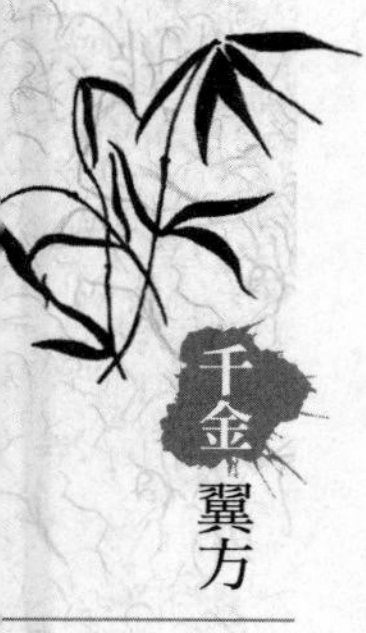

筋疽發背，俠脊兩邊大筋，其色蒼，八日可刺，其癰在肌腹中，九十日死。

陳乾疽，發兩臂，三四日痛不可動，五十日方身熱而赤，六十日可刺，如刺脈無血，三四日死。一云病已。

蚤疽發手足五指頭，起即色不變，十日之內可刺，過時不刺，後為食癰，在腋，三歲死。

倉疽發身癢後痛，此故傷寒氣入臟，篤發為倉疽，九日可刺，九十日死。

赤疽發，身腫堅核而身熱，不可以坐，不可以行，不可以屈伸，成膿刺之，即癒。

赤疽一云白疽發膊，若肘後癢，目痛傷精及身熱多汗，五六日死。

赤疽發胸，可治。

赤疽發髀樞，六月可治，不治出歲死。

赤疽發陰股，堅死，濡可治。

赤疽發掌中者，可治。

赤疽發脛，死不可治。

黑疽發，腫在背大骨上，八日可刺，過時不刺為骨疽，膿出不可止，出碎骨，六十日死。

黑疽發淵腋，死。

黑疽發耳中，如米，此名文疽，死。

黑疽發肩，死。

黑疽發缺盆中，名曰伏癰，死。

黑疽發肘上下，不死可治。

黑疽發腓腸，死。

黑疽發膝髕，堅死，濡可治。

黑疽發趺上，堅死。足下久癰色赤，死。

手心主脈有腫癰在股脛，六日死；發膿血，六十日而死。

脅少陽脈有腫癰在頸，八日死；發膿血，十日死。

腰太陽脈有腫，交脈夾於陽明，癰在頸，十日而死；發膿血，七日死。

尻太陽脈有腫癰在足心少陽脈，八日死；發膿血，八十日死。

頭陽明脈有腫癰在尻，六日死；發膿血，六十日死。

股太陽脈有腫癰在足太陽，七十日死；發膿血，百日死。

肩太陽太陰脈有腫癰在脛，八日死；發膿血，四百日死。

足少陽脈有腫癰在脅，八日死；發膿血，六百日死。

手陽明脈有腫癰在腋淵，一歲死；發膿血，二歲死。

薄貼第八方三十一首

松脂貼 主癰疽腫方。煉松指、採松脂法附。

松脂二斤，成煉者 豬脂三兩 細辛半兩 黃柏 白芷 芎藭 白蘞 芍藥 莽草 白蠟 黃蓍 黃芩 黃連 大黃 當歸 防風各一兩。

上一十六味，切，先以火暖銅鐺令熱，以蠟拭鐺使通濕，銼松脂令破納鐺中，次下豬脂。都消盡訖，乃納藥，以竹篦攪令調，仍於微火一煎，急攪令勿息，十沸下之，沸止更上。預作十個濕土堆，一下置一堆上，遍十堆則成。及熱以新幕生布上，四面又安火炙，作絞子絞澄去滓，挑取向火塗紙，依病處大小剪取貼之，周時易。此法稍難，好好用心作之，乃可成矣。

煉松脂法

取大麻仁三升，研之令細，水三升淘之，生布絞去滓，松脂二升，以水三升半，煮令消盡，及熱，新布絞令脂出，納麻汁中，待小冷，取松脂牽挽令白，乃依法秤取。

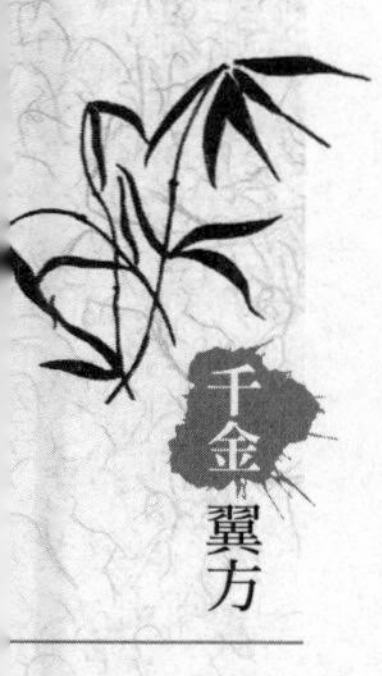

採松脂法

取深山大松本有露根，脂自流出白黏者佳，火燒黑強者不堪用。亦可五月六月大暑時破作痕，三五日待出取之。須多者，多破根取之。

升麻薄 主癰疽方。

升麻 大黃 黃蓍 芎藭 龍骨 白及各一兩 黃芩六兩 白蘞 牡蠣熬 甘草各半兩。

上一十味，擣篩為散，以蜜和之如泥，塗布薄癰上，乾即易之。

痛微用此令消方

黃蓍 青木香 梔子 乾地黃 升麻 龍骨 大黃 黃柏 黃芩 麻黃 黃連 芎藭 生犀取末 白蘞 羚羊角。

上一十五味，等分，擣篩為散，以醋和之如泥，塗故佈上。開口如小豆以洩熱氣，乾則易之，瘥止。

白蘞薄 主癰疽方。

白蘞 大黃 黃芩併等分。

上三味，擣篩為散，以雞子白和如泥，塗布上，薄腫上，薄乾則易之。亦可以三指撮藥末，納三升水中煮三沸，綿注汁拭腫上數十遍，以寒水石末和塗腫上，以紙覆之，乾則易之，輒以煮汁拭之，日夜二十易。

食惡肉散方

真珠 藜蘆各一分半 藺茹半兩 馬齒礬燒 硫黃 雄黃 麝香各三分。

上七味，擣篩為散，粉瘡上，亦可膏和敷之，著兌瘡孔中佳。

生肉膏 主癰疽金瘡方。

大黃 黃蓍 芍藥 獨活 當歸 白芷各一兩 薤白二兩 生地黃三兩，取汁。

上八味，搗篩為散，切薤白，以地黃汁成煎豬膏三升，煎之三上三下，以綿布絞去滓，以敷瘡，多少隨人意。

升麻薄 主癰疽結核，種種色不異，時時牽痛，或經年腫勢不消方。

升麻 青木香 白蘞 芒硝 射干 當歸 黃芩 桂心 芍藥 防風 大黃 芎藭 乾葛各二兩 莽草一兩。

上一十四味，搗，以酒和令調，微火熬令黃，以薄腫上，日再易。乾者添酒更搗之，隨後薄腫上。

寒水石薄方

寒水石 黃柏 黃蓍 黃連 大黃 石膏 梔子各二兩 白蘞四兩。

上八味，搗篩為末，粉粥和如泥，塗故佈上，薄腫上，乾則易之。

當歸貼 諸腫方。

當歸一作當陸 黃芩 黃連 大黃 莽草 白芷 白蘞 白及各二兩。

上八味，搗篩為散，消膠汁稍稍和如泥，塗紙貼腫上，乾則易之。

有患癰破下膿訖，著兌藥塞，瘡痛煩悶困極，有人為去兌藥，以楸葉十重貼之，以布帛裹，令緩急得所，日再三易之，痛悶即止，腫消。此極甚大良無比，勝於眾貼，此主癰疽潰後及凍瘡有刺不出者，用之甚良。冬無楸葉，當早收之。臨時以鹽湯沃之令釋，用之亦佳。薄削楸白皮用亦得，貼楸葉後不復煩悶，腫消減，膿血惡汁出，瘡陷下漸瘥。

治腦瘻諸癧諸癰腫牢堅治之方

削附子令如棋子厚，正著腫上，以少唾濕附子，艾灸附子令熱徹。附子欲乾，輒令唾濕之，常令附子熱徹，附子欲乾，輒更氣入腫中，無不癒者，此法絕妙不傳。

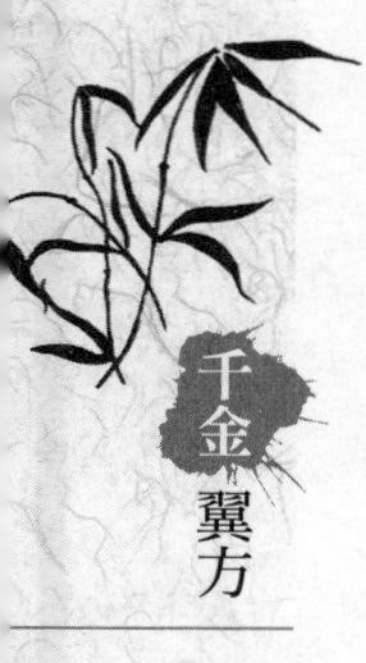

治萬種癰腫方

蒺藜蔓淨洗三寸截之，取得一斗，以水三升，煮取二升，去滓納銅器中，煮取一升，納小器中，煎如稠糖，下取塗瘡腫上，大良。

治癰腫方

伏龍肝以大醋和作泥，塗布上貼之。乾即易之，消矣。又和蒜搗如泥塗之。

凡癰無問大小，亦覺即取膠一片如掌，水漬令軟納納然，心開一孔如錢孔大，貼腫上，若已潰者，膿當被膠急撮皆出盡，若未有，膿者當自消矣。

又方　燒鯉魚作灰，醋和敷之。一切腫用之皆瘉，以瘥為限，至良。

蛇銜生肉膏　主癰疽金瘡敗壞方。

蛇銜　當歸各一兩半　生地黃三兩　黃連　黃耆　黃芩　大黃　續斷　芍藥　芎藭　莽草　附子炮，去皮　細辛　蜀椒去目、閉口　白芷　白及一作白鮮皮　薤白　甘草炙，各一兩。

上一十八味，切，以大醋漬兩宿，以臘月豬脂七升，煎三上三下，白芷色黃，下去滓，敷之。

又方　生地黃一斤　薤白五兩　辛夷　芎藭　獨活　當歸　黃耆　白芷　續斷　芍藥　黃芩　大黃各一兩。

上一十二味，切，以臘月豬脂四升，煎白芷黃色，下去滓，敷之。

野葛貼　主癰疽、痔瘻、惡瘡、婦人妒乳瘡方。

野葛　芍藥　薤白　通草各半兩　當歸三分　附子一分。

上六味，切之，醋浸半日，先煎豬脂八合令煙出，納乳發半兩，令消盡，下，令熱定，乃納松脂二兩、蠟半兩，更著火上令和，乃納諸藥令沸，三上三下，去滓，冷之，涜故帛去垢。塗貼腫上，乾即易之，春去附子。其亂髮淨洗去垢，不爾，令瘡痛。

又方 煎地黃汁如膠作餅貼之，日四易，三日瘥。《千金》云：食惡肉。

紫葛貼 癰腫方。

紫葛二兩半 大黃五分 白蘞 玄參 黃連 黃芩 由跋 升麻 榆白皮各三分 青木香半兩 赤小豆半合。

上一十一味，搗篩為散，以生地黃汁和之如泥敷之，乾即易之。大醋和亦得。

治癰疽瘡久不瘥方

松脂 薰陸香。

上二味，等分，搗入少許鹽為餅，貼瘡上。惡汁出盡，即瘥。

諸卒腫方

取芥子細末，豬膽和如泥，塗病上，日三。

芫青子封癰腫方

取芫青子一升，搗作細末，大醋和如泥，封之，乾則易之。芥子亦大佳。

又方 槐子半升，慎火草一把，搗細，水和塗之。

又方 搗蔚臭汁，服一雞子，以滓封癰上，暖即易之，頭面腫更良。

蔥白療癰疽，瘻有數孔，積年不瘥方

蔥白一斤，細切，搗如泥，淨洗瘡拭乾，封塗之，厚一分，日三夜一，取瘥止。

八味黃蓍薄方

黃蓍 芎藭 大黃 黃連 莽草 黃芩 梔子 芍藥等分。

上八味，為散，以雞子白和如泥塗布上，隨腫大小薄之，燥則易之，瘡上開孔，令得洩氣。

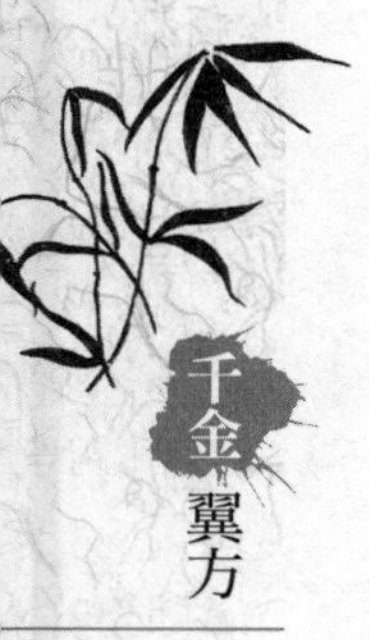

搨湯　主丹癰疽始發，焮熱浸長進方。兼主小兒丹長，忌近陰。

升麻　黃連　大黃　芎藭　羚羊角　當歸　甘草各二兩　黃芩三兩。

上八味，以水一斗，煮取五升，去滓，又還鐺中，納芒硝三兩，上火令一沸，則帛搨腫上，數過，腫熱便隨手消盡，王練甘休秘之。

搨湯方

大黃　黃芩　白蘞各三兩　芒硝一兩半。

上四味，以水六升，煮取二升，以故帛四重納汁中，以搨腫上，暖復易，晝夜為之。

又方　凡癰以樑上塵灰、葵莖等分，醋和敷之，乾則易之。

石癰堅如石，不作膿者方

生商陸根貼軟布帛貼之，數易之。亦可擣敷，燥即易，癰當消濡。

處療癰疽第九論一首　方三十三首

論曰：諸癰狀，多種不同，無問久近，皆五香連翹湯主之。先刺去熱，小豆薄之，其間數數針去血。若已失療潰爛者，猶常服五香漏蘆等湯下之，當下大針入五分者則速癒。凡癰高而光者不大熱，其肉正平，無尖而紫色者不須治，但以竹葉黃蓍湯申其氣耳。其肉正平為無膿也，癰卒痛，用八物黃蓍薄，大癰七日，小癰五日。其有堅強者，診寧生破發背及髮乳。若熱手不可得近者，內先服王不留行散，外摩發背膏。若背生破無苦在乳者，宜令極熟，熟之候，手按之隨手即起者便熟，須針之，針法要得著膿，以意消息之，胸背不可過一寸，酌量。不得膿，以食肉膏散著兌頭納癰口中，如人身熱氣歇，服木佔斯散。

五日後癰欲瘥者，服排膿內塞散。凡破癰之後，病人便綿惙欲死。內寒外熱，腫自有似癰而非者，當以手按腫上無所連，即是風毒耳，勿針，可服升麻湯。外摩膏破癰口，當令上留三分近下一分，針惟令極熱，極熱便不痛，破癰後敗壞不瘥者，作豬蹄湯洗之，日再。

夏湯二日可用，冬六七日，湯半劑亦可用。胸中痛短氣者，當入暗中，以手中指按左眼，視若見光者，胸中有結癰，若不見光者，熛疽內發，針傷脈，血不出，實不瀉，當成癰也。凡脈來細而沉，時直者，身有癰疽，脈來大漸小者，陰結，苦肌肉痺、癰癤，尋寸口，如此來大而漸小也。

漏蘆湯方

漏蘆　白蘞　黃芩　枳實炙　芍藥　升麻　麻黃　甘草炙，各二兩　大黃三兩。

上九味，㕮咀，以水一斗，煮取三升，分三服，無藥處，單服大黃下之。一方白薇二兩。

連翹五香湯方

連翹　青木香　薰陸香　麝香　沉香　射干　獨活　桑寄生　通草　升麻各二兩　丁香一兩　大黃三兩，別浸。

上一十一味，㕮咀，以水九升，煮取減半，納竹瀝二升，煮取三升，分三服。未瘥，中間常服，佳。

王不留行散　主癰疽及諸雜腫已潰，皆服之方。

王不留行子一升　五色龍骨二兩　野葛皮半分　栝樓六合　當歸二兩　乾薑　桂心各一兩。

上七味，搗篩為散。食訖，溫酒服方寸匕，日三。以四肢習習為度，不知，漸稍加之。此浩仲堪方，隋濟闍梨所名為神散。癰腫即消，極安穩。《千金》云：治癰腫不能潰，困苦無聊賴。

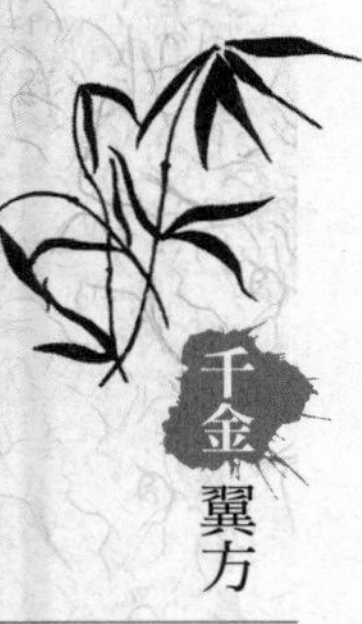

黃耆竹葉湯　治胸背游熱癰疽方。

黃耆三兩　生地黃八兩　甘草三兩，炙　芍藥三兩　黃芩三兩　人參二兩　麥門冬去心，三兩　石膏二兩半　芎藭二兩　當歸二兩　生薑五兩，切　大棗三十枚，擘　半夏四兩，洗　淡竹葉切，一斤。

上一十四味，以水一斗二升，先煮竹葉，取九升，去滓，納諸藥，煮取三升，分四服。相去如人行二十里間食，日三夜一服之。

黃耆湯　主癰腫熱盛口乾，除熱止渴方。

黃耆　升麻　栝樓　乾地黃　麥門冬去心，各三兩　黃芩　芍藥各一兩　梔子二十枚，擘。

上八味，㕮咀，以水一斗，煮取三升，分三服。

溫中湯　主癰疽取冷過多，寒中下痢，食完出方。

甘草炙　乾薑　附子炮，各一兩半　蜀椒二百四十枚，汗。

上四味，㕮咀，以水六升，煮取二升，分三服。

黃耆散　主癰疽撮膿方。

黃耆五分，膿多倍之　小豆一分，熱，口乾倍之　芎藭半兩，肉大，生倍之　芍藥二分，癰不止，倍之　栝樓二分，渴，小便利倍之　白蘞三分，有膿不合倍之。

上六味，搗篩為散，酒服方寸匕，日三。《廣濟》有甘草三分。

瞿麥散　主諸癰潰及未潰，瘡中疼痛，膿血不絕，不可忍之方。

瞿麥　白芷　黃耆　當歸　細辛　芍藥　芎藭　薏苡仁　赤小豆各一兩。

上九味，先以清酒漬豆，出於銅器中熬之。乾復漬，漬熬五過止。然後治末之合下篩。溫酒服方寸匕，日夜各五，三日後痛者肌肉生。一方以苦酒漬小豆，多痛，倍瞿麥，瘡未開倍白芷，膿多倍黃耆、薏苡、芍藥。

黃蓍湯　主癰腫虛弱方。

黃蓍四兩　升麻三兩　桂心冷用，二分　黃芩一兩　竹葉切，一升　茯苓　生薑切　甘草各二兩，炙。

上八味，㕮咀，以水二斗，煮竹葉，減五升，去之，澄取九升，納諸藥，煮取三升，去滓，分三服，日三。

諸惡腫失治有膿者方

燒刺榆針作灰，水服之。經宿即頭出。服一針作一頭，多針多頭，無刺榆者燒蛇蛻皮灰水和封上。一日即孔出，仍別服五香湯，以筋作線任孔中，勿令合，使引膿血，若已成大瘡，去血盡，煮小兒餔塗之，上著乾薑末，以漸自消。

五利湯　主年四十已還強壯，常大患熱，發癰疽無定處，大小便不通方。

大黃　升麻各三兩　黃芩二兩　梔子十五枚　芒硝一兩。

上五味，㕮咀，以水五升，煮取三升四合，去滓，下芒硝，分四服，快利即止。

癰疽潰膿大多裡虛方

黃蓍　麥門冬去心，各三兩　生薑四兩，切　五味子四兩　桂心　芎藭　茯苓　遠志去心　當歸　人參各二兩　大棗二十兩，去核　甘草六兩，炙。

上一十二味，㕮咀，以水一斗，煮取四升，分六服。

乾地黃丸　主壯熱。人長將服之，終身不發癰疽，令人肥悅耐勞苦方。

乾地黃五兩　天門冬去心，四兩　大黃三兩　巴戟天　肉蓯蓉　栝樓　人參各一兩　芍藥　桂心　當歸　黃芩　黃蓍　遠志去心　石斛　甘草炙，各二兩。

上一十五味，搗篩為末，煉蜜和丸如梧子，酒服十丸，日二，加至二十丸。

乾地黃丸　主虛熱，消瘡癧方。

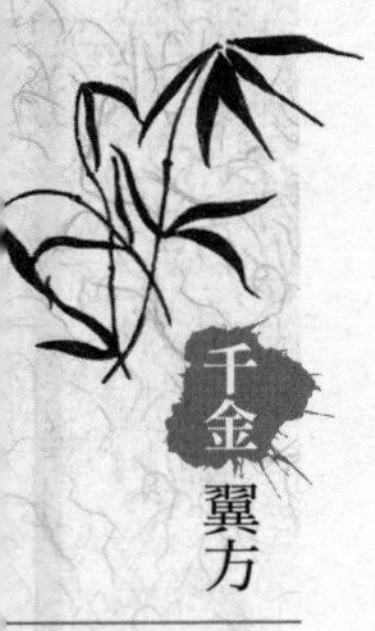

乾地黃四兩　大黃六兩　芍藥　茯苓各三兩　遠志去心　升麻　桂心　黃芩　麥門冬去心　人參　王不留行子　甘草各二兩，炙。

上一十二味，搗篩為末，煉蜜和丸如梧子，酒服十丸，日三。加至二十丸，長服，令人肥健。《千金》有枳實二兩。

乾地黃丸　主虛勞客熱，數發癰腫瘡癤，經年不除者，悉主之方。

乾地黃四兩　天門冬去心，五兩　人參一兩　黃蓍　黃連　大黃　黃芩各三兩　芍藥　細辛　茯苓　澤瀉　乾漆熬　桂心　甘草炙，各二兩。

上一十四味，搗篩為散，煉蜜和丸如梧子，酒服十丸，日三夜一，加至二十丸，長服，延年益壽，終身不發癰癤。凡大黃皆薄切，五升米下蒸之，曝乾，熱多者倍大黃。

排膿內塞散　主大瘡熱已退，膿血不止，瘡中肉虛疼痛方。

防風　茯苓　白芷　遠志去心　芎藭　桔梗　人參　當歸　黃蓍　甘草炙，各一兩　厚朴炙　桂心各二兩　附子炮，二枚　赤小豆三合，熬。

上一十四味，搗篩為散，酒服方寸匕，日三夜一服。

瞿麥散　主排膿止痛，利小便方。

瞿麥　麥門冬去心　黃蓍　當歸　白蘞各一兩　芎藭　赤小豆米合　桂心半兩　芍藥二兩。

上九味，搗篩為散，先食，溫酒服方寸匕，日三服。

薏苡仁散　主癰腫，令自潰，長肌肉方。

薏苡仁　乾地黃　肉蓯蓉　白蘞　當歸　桂心各一兩。

上六味，搗篩為散，先食，以溫酒服方寸匕，日三夜二服。

五香湯　主惡氣毒腫方。

沉香　丁香　麝香湯成入　薰陸香　青木香各一兩。

上五味，切，以水五升，煮取二升，分三服，不瘥，更合服。以湯滓薄腫上。

兌疽膏方

當歸　芎藭　白芷　松脂　烏頭各二兩　巴豆三十枚，去皮　豬脂三升。

上七味，切，納膏中微火煎三沸。納松脂耗令相得，以綿布絞去滓，以膏著綿絮兌頭尖作兌兌之，隨病深淺兌之，膿自出，食惡肉盡即生好肉，瘡淺者勿兌，著瘡中日三，惡肉盡止。

乾癰瘡，凡是瘡瘍皆用之方

雄黃　雌黃　硫黃　白礬燒　胡粉　松脂各二兩　水銀三兩。

上七味，細研如粉，以水銀不見為度，納後膏中，以十只箸攪之數千匝，冷密貯勿洩。

藜蘆　漏蘆　狼牙　羊蹄根　青葙　地榆　當歸　萹蓄　䕡茹各二兩　白蘞　蛇床子各一兩半。

上一十一味，擣篩為散，以醋浸一宿，以成煎豬膏四升，煎三上三下，膏成絞去滓，以極微火煎之。凡一切惡瘡、癬、疽、瘻、瘑、疥患，悉敷之，勿令近目及陰，其石等研之如粉，膏欲凝，仍下攪，令勻。摩之逐手，瘥矣。

食惡肉散方

硫黃　雄黃　雌黃　漆頭　䕡茹　麝香　礬石燒，各半兩　馬齒礬石燒，三分。

上七味，細作散敷之，兌食惡肉令盡。《千金》有丹砂半兩。

滅瘢膏　主百癰疽、惡瘡、赤疽，皆先以布揩作瘡，以塗之，鼻中息肉如大豆納鼻中；痢血，酒服如棗核大；病痔，以

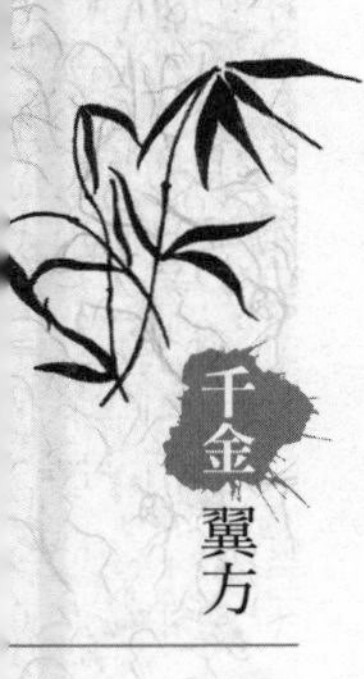

綿裹梅子大納下部中；中風塗摩取瘉；婦人崩中，產後中風皆主之方。

烏頭　礬石燒　女萎　狼毒　躑躅　附子　野葛　烏賊骨　皂莢炙　赤石脂　天雄　芍藥　芎藭　礜石燒　當歸　石膏　莽草　地榆　鬼臼　續斷　蜀椒　白朮　巴豆去皮　大黃　細辛　白芷　乾地黃。

上二十七味，各一兩，擣篩以成，煎豬脂四升和藥，以此為率，三沸三下，納三指撮鹽其中下之，須服摩之。妊娠婦人勿服。其藥絹篩豬膏，臘月當多合，用之神效。別取一升和鷹屎白三兩，調和使熟敷之，滅瘢大驗。

豬蹄湯　主癰疽及惡瘡有息肉方。

豬蹄一具，治如食法　白蘞　白芷　狼牙　芍藥各三兩　黃連　黃芩　大黃　獨活各二兩。

上九味，切，以水三斗煮豬蹄，取一斗二升，去蹄納藥，煮取五升，分洗瘡，日三，良。

治癧腫方

生椒　麴末　釜月下土末之。

上三味，末之，以大醋和敷之，乾則易之。

禁癰方

咒曰：癰非癰，癧非癧，土塊失，癰即滅。三七遍。取一土塊摩腫上，敷與病人，男左女右。

割一切腫方

凡人身上有腫，腫在左割左，在右割右，足出少血即消，在足小指下橫紋內畔棱上，此極良。

禁一切腫方

凡一切腫亦覺，陰咒曰：上有太山，下有大海，內有大魚，主食癰疽，四岳使者，於我所須，癰疽小鬼，隨手消除。急急如律令，七遍。

又方　取紫檀細研，大醋和之，塗，並治游腫。

療身體手足卒腫方

取驢脂、鹽末敷之。

又方　取大醋和蚯蚓矢敷之。

又方　搗蒼耳敷之，冬用子，春用心。

又方　取大醋和土硝末敷之。

《千金翼方》卷第二十三

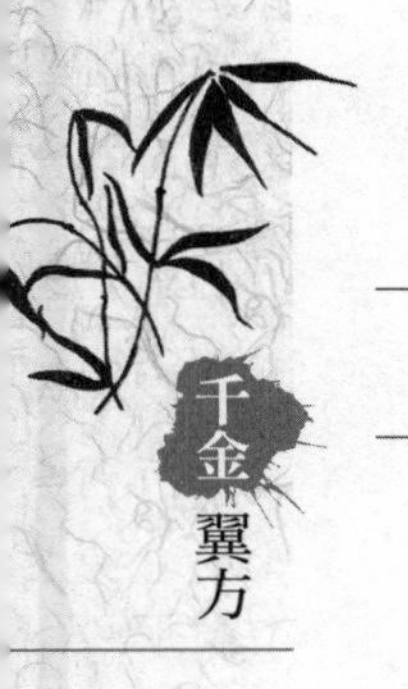

千金翼方卷第二十四　瘡癰下

癰疽發背第一方九首

凡發背及癰疽，腫已潰未潰方。

取香豉三升，少與水和，熟搗成強泥，可腫作餅子，厚三分，已有孔，勿覆孔，可腫上佈豉餅，以艾列其上，灸之使溫，溫熱而已，勿令破肉也。其熱痛，急易之。癰疽當便減，決得安，或一日二日灸之，若先有瘡孔，孔中汁出即瘥。

癰腫發背腫並諸毒腫方

榆白皮　栝樓各五兩　婦人月布洗取汁　胡燕窠土　獖鼠土各十兩。

上五味，搗和作泥封之，一日漸消，五日全瘥。若壞，封四畔，瘥。

諸癰腫無聊賴，發背及癰癤已疼痛方

蒸糜穀，更遞熨之即癒。一云薔薇殼，更灸熨之。

癰疽發腹背陰隱處，通身有數十癰方

取牛糞乾者燒末，以雞子白和塗，乾則易，瘥止。

又方　以牡蠣粉，大醋和塗即癒。

佔斯散　主消腫，癰疽消膿方。

木佔斯　人參　乾薑一云乾地黃　桂心　細辛　厚朴炙　敗醬　防風　桔梗　栝樓　甘草炙，各一兩。

上一十一味，搗篩為散，酒服方寸匕。藥入咽覺藥流入瘡中，若癰疽，灸之不能發壞者可服之。瘡未壞者去敗醬，已發膿者納敗醬，服藥日七夜二，以多為善。若病在下，當膿血出，此為腸癰也。諸病在裡，惟服此藥即覺其力，痛者即不痛。長服，治諸瘡及疽痔，瘡已潰便早癒。醫人不知用此藥，發背無有不治者，惟服此耳。若始覺背上有不好而渴者，即勤服之，若藥力行，覺渴止便消散。若雖已壞，但日夜服之，勿住也，服之腫自消散，不覺去時。欲長服者，當去敗醬。婦人乳癰，宜速服之。一方無桂心。

癰疽潰漏，男發背，女發乳及五痔方

蝟皮燒　蜂房燒，各一具　蜀椒汗　乾薑各一兩　厚朴一兩半　附子炮，去皮　桂心　當歸　續斷　藁本　地榆皮各五分。

上十一味，搗篩為散，酒服方寸匕，日三。加斑蝥七枚，益良。

治骨疽百方治不瘥方

可於瘡上以次灸之，三日三夜，無不癒。

又方　久瘡不癒，瘥而復發，骨從孔出者名為骨疽。取一死烏雌雞，淨去肉取骨，熬令成灰，取三家牛拘木刮取屑，三家炊單各一兩，皆別熬成灰，合導瘡中，碎骨當出數十片，癒。

鼠瘻第二論一首　方二十一首　灸法三首

論曰：一切癰疽，皆是瘡瘻根本所患，癰之後膿汁不止，得冷即是鼠瘻，是以漏方次之，大須急救之。

治鼠瘻方

馬齒草五升，切　槲白皮一斤，水煮五升，取一升，澄清　麝香半臍，乾之，研末　杏仁半升，麴煎令黑，搗如粉。

上四味，以瓷器貯之，合和，以三四重帛密繫口，病已成

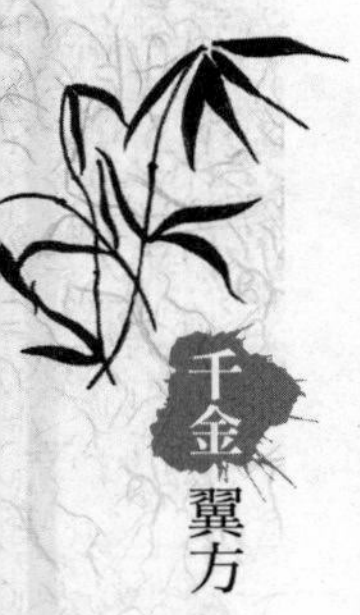

瘡者，以泔清煎減半，洗，作貼子塗藥貼著瘡上，日三易之。若未作瘡如瘰癧子者，以艾一升，薰黃如棗大，乾膝如棗大，三味末之，和艾作炷灸之三七壯，止。

治諸漏方

取新生兒屎，一百日以來皆收置密器中五六日，取塗瘡孔中。

又方　取鯉魚腸切作五段，火上暖之，先洗瘡拭乾，以腸貼之，冷即易之，從旦至夜，乾止覺癢，開看蟲出，即瘥。

又方　取雞子三顆，米下，蒸半日出，取黃，熬令黑，先拭瘡汁令乾，以藥納瘡孔中，不過三度。

又方　以臘月豬脂，以紙紝沾取，納瘡孔中，日五度，夜三度。

風漏及鼠漏方

赤小豆　白蘞　牡蠣熬　黃蓍。

上四味，等分，搗篩為散，酒服方寸匕，日三。

蟻漏方

取陵鯉甲二七枚，燒為末，豬膏和敷之。

又方　取半夏一枚，屑之，以鴨膏和敷之。

漏方

鍛鐵屑　狗頰連齒骨　虎矢　鹿角甲取毛各二兩。《千金》云：鹿皮合毛。

上四味，搗篩為散，以豬膏和納瘡孔中，須臾易之，日五六。

治鼠漏方

死鼠一枚，中形者　亂髮一雞子大。

上二味，以臘月豬膏才得沒之，微火煎之。鼠髮消盡膏成，以塗瘡上，又以酒服半分許，鼠從瘡中出。

寒熱瘰癧方

連翹　黃連　苦參　栝樓　土瓜根　芍藥　恆山各一兩　龍膽二兩　狸頭骨一枚，炙。

上九味，搗篩為散，酒服五分匕，日三。

治身體瘰癧及常有細瘡，又口中有瘡，薔薇丸方。

薔薇根　黃柏　黃耆　黃芩　芍藥　苦參　白蘞　栝樓　防風　梔子　龍膽　鼠李根皮各一兩　石龍芮二兩。

上一十三味，搗篩為末，煉蜜和丸如梧桐子，飲服十丸，日三。《千金》無黃柏。

頸漏

搗生商陸根作餅子如大錢，厚三分，貼漏上，以艾灸之，餅乾熱則易之，可灸三四升艾，便瘥。

一法　葶藶子二合　豉一升。

上二味，合搗大爛，熟作餅子如上，以一餅子當孔上貼，以艾炷如小指大，灸上三壯一易，三餅九炷，日三，隔三日一灸。

一法　凡是一名瘰癧，有結核，欲作癰癤者，以獨顆蒜去兩頭，灸之如前法，日灸三度，瘥。

一法　七月七日日未出時，採麻花；五月五日取艾，等分合作炷，灸漏上百壯。

治瘻方

馬齒草陰乾　臘月醇麻燭燼。

上二味，等分，細篩，以臘月豬脂和之，先以暖泔清洗瘡，拭乾塗之。

又方　槲木皮一尺，闊六寸，去黑皮細切，以水二斗，煮取五升，去滓，納白糖十挺，煎取一升，分三服，以銅器中貯之。若吐，吐著器中看之。

又方　五月五日午時，取馬齒草一石，以水一石，煮取三

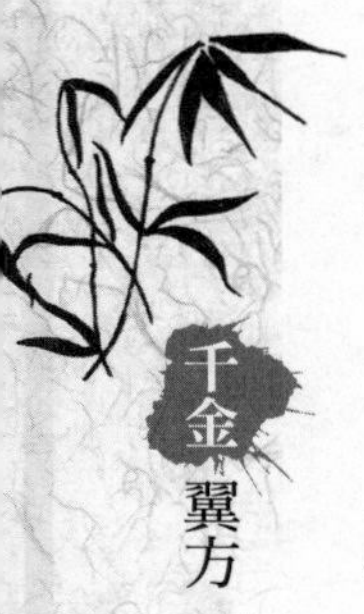

斗，去滓，納白糖十挺，煎取九升，分三服，以銅器貯之。若吐，吐著器中看之。

人參散　主寒熱瘰癧，在頸脈如杏李方。

人參　乾薑　白芷　甘草各一兩。

上四味，擣篩為散，先食飲服方寸匕，日三，少小半匕，以意增加。

又方　狸骨五分，炙　烏頭七分，炮，去皮　黃柏一兩。

上三味，擣篩為散，先食，酒服一錢匕，日三。

又方　連翹　黃連　芍藥　苦參　土瓜根　龍膽　當歸各半兩。

上七味，擣篩為散，先食，以溫酒服錢五匕，日三，稍加至方寸匕。《千金》無當歸，有栝樓、恆山，為八味。

又方　取桃枝上下落子，擣末，以大醋和敷之。

鼠乳方

常思根拭去土，勿洗，以附本繫之，一日一夜便斷消。

瘭疽第三方八首

瘭疽秘方　世所不傳，神良無比。

升麻　乾地黃　枳實炙，各二兩　大黃二兩半　前胡三分　犀角一兩半　麝香　射干　甘草炙，各半兩。

上九味，以水九升，煮三升，分三服，以瘥為度，不限劑數。

豬蹄湯　主瘭疽諸疽，十指頭焮赤痛癢已潰方。

豬蹄一具，治如食法　大黃　白芷　川芎　黃芩　黃連　細辛　當歸　藁本　藜蘆炙，一本無　莽草　甘草各一兩。

上一十二味，以水三斗煮豬蹄，取一斗，煮藥，取五升洗潰瘡。

搨湯 主瘭疽浸淫，欲作未成，或如桃李核，或如雞子赤焮方。

黃芩 黃連 大黃 當歸 芒硝 甘草各一兩。

上六味，以水六升，煮取三升，去滓還鐺中，納芒硝一沸，貼布帛中，以搨腫上數百遍。

瘭疽浸淫多日漸大方

胡粉一分，熬 黃連 蕳茹 甘草各二兩。

上四味，搗篩為散，以粉上，日三。

瘭疽著手足肩背，纍纍如米起色白，刮之汁出，瘉而復發方。

黃蓍一兩 款冬花 升麻各一兩 赤小豆 附子炮，去皮 苦參各一分。

上六味，搗篩為散，酒服半錢匕，稍增至一錢匕，日三服。

又方 取虎矢白者，以馬矢和之，曝乾燒灰，以粉之。

又方 龍骨 胡粉燒 滑石各半兩 青木香二兩。

上四味，搗篩為散，以米粉一升和之，稍稍粉之，日四五。

瘭疽方

灶室塵 灶突中墨 灶釜下土各一升。

上三味，以水九升煮三沸，取汁，以洗瘡，日三四度。

惡核第四論一首　方一十三首

論曰：凡惡核似射工，初得無定處，多惻惻然痛，時有不痛者，不痛便不憂，不憂則救遲，救遲則殺人，是以宜早防之，此尤忌牛肉、雞、豬、魚、驢、馬等肉。初如粟或如麻子，在肉裡而堅似疱，長甚速，初得多惡寒，須臾即短氣，取

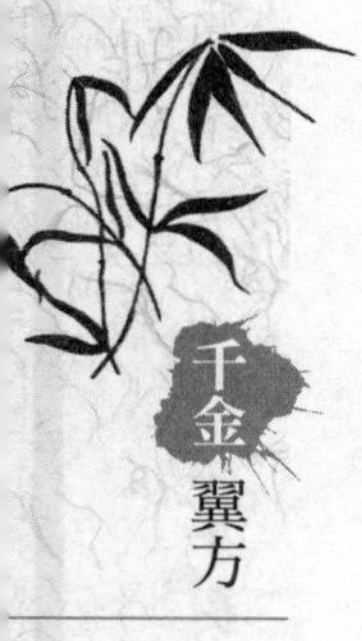

茱萸五合作末，水一升和之，絞取汁，頓服之，以滓敷之。須臾，更服此汁，令毒氣散，不入腹，入腹則致禍，切慎之。

江南毒氣、惡核、射工、暴腫生瘡，**五香散方。**

甲香　薰陸香　青木香　羚羊角　丁香　犀角　鱉甲炙　升麻　烏翣　黃芩　黃柏　黃連　甘草各四兩　吳茱萸三分。

上一十四味，擣篩為末，中射工毒及諸毒，皆水服方寸匕，日三，以雞子白和塗腫上，乾則易之，兼以水和少許洗腫上。疑少一香。

野葛膏　主射工惡核，卒中惡毒方。

野葛二升　巴豆去皮　烏頭　蜀椒各五分　附子　丹砂　茵芋各一兩　雄黃　大黃　躑躅各二兩。

上一十味，擣篩為散，以不中水豬膏十斤，煎三上三下，去滓，納丹砂、雄黃末，攪至凝，以棗核大摩病上，勿近眼。凡合名膏，皆不用六畜、婦人、小兒見之。

麻子湯　主遍身流腫方。

麻子五升，炒　赤小豆三升　防風三兩　附子炮　當歸各一兩。

上五味，先擣麻子令熟，以水三斗煮麻子，取一斗三升，去滓，納藥及豆，合煮取四升，去滓，食豆飲汁。

治惡毒腫或著陰卵，或偏著一邊，疼急攣痛，牽小腹不可忍，一宿殺人方。

取茴香草擣取汁，飲一升，日三四服，滓薄腫上，此外國方，神驗。從永嘉以來用之，起死人神效無比。

凡風勞毒腫疼攣痛，或牽引小腹及腰髖痛方。

取桃仁一升，去尖皮、兩仁者，熬令黑煙出，熱研如脂，以好酒三升攪令相和，一服，覆取汗，不過兩三度作之，瘥。

若從腳腫向上，稍進入腹殺人方。

取赤小豆一斗，以水三斗煮爛，出豆以汁漬膝以下，日一，數日則瘥矣。若已入腹者，不須漬膝，但煮豆食之，斷一切鹽菜飲食米麵，惟只食豆一物，渴飲豆汁，瘥乃止。

大麻子赤小豆湯 主毒腫無定處，或敕濇惡寒，或心腹刺痛煩悶者，此由毒氣深重也。

大麻子熬 赤小豆各五升 生商陸二升，薄切之 升麻四兩 附子炮 射干各三兩。

上六味，以水四斗煮諸藥，取二斗五升，去滓，研麻子令破。以麻子汁煮豆令極熟，去滓可得六七升，一服一升，一日一夜令盡。小便當利，即毒除腫減，食兼此豆益佳，如湯沃雪。凡用麻子，皆不得用鬱悒者，可揀擇用之。

疔腫方

狗尿珠，一名龍葵，取汁敷之，拔出根，冬用乾者，湯漬取汁用之。

又方 取蒼耳燒灰，和醋泔淀作泥封之，乾即塗，勿住。取拔根出乃止。

又方 取黑牛垢封之。

又方 刮竹箭上取茹作炷，灸上二七壯，即消矣。

又方 末附子，醋和敷上，燥即塗。

又方 取生薺苨根汁一合，去滓，塗不過三度。

丹疹第五 方二十八首

治丹毒腫，升麻搨湯方。

升麻 漏蘆 芒硝各二兩 蒴藋根五兩 黃芩三兩 梔子二十枚。

上六味，切，以水一斗，煮取七升，冷，分用漬搨，常令濕為佳。

丹毒方 一名天火也，肉中忽有赤如朱塗，赤色大者如

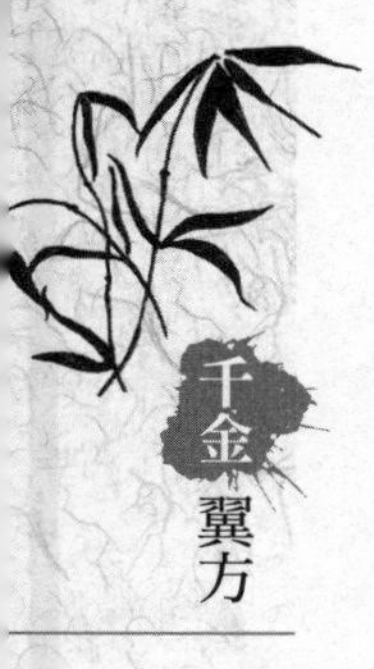

掌，劇者遍身，亦有痛癢微腫者方。

赤小豆二升，絹下篩，雞子白和塗之，小乾即塗，逐手消也。

復合**漏蘆湯**以防其內，其方如下。

漏蘆　白蘞　黃芩　白薇　枳實炙　升麻　芍藥　麻黃去節　甘草炙，各二兩　大黃二兩。

上一十味，㕮咀，以水一斗，煮取三升，分三服。

治五色丹，俗名油腫，若犯者多致死。不可輕之方。

縛母豬枕頭臥即瘥。

又方　牛屎塗，乾則易之。

又方　雞子白和蒲蓆灰塗之。

又方　擣麻子水和塗之。

又方　煎羊脂摩之，青羊尤佳。

又方　赤小豆五合，末，水和，取汁一合服，滓塗五心。

又方　以芸苔菜末，雞子和塗之。一云芸苔葉汁服三合，滓塗丹上。

又方　榆根皮末，雞子和敷之。

又方　燒苦竹葉篩灰，和臘月豬脂塗之，亦治油腫。

又方　擣芸苔菜封，即瘥止。

又方　擣慎火草封之，神良。

又方　鯽魚五枚，五寸以上者去鱗，熟研硃砂一合，擣如泥，封病上，厚三分，乾易之。

瘤病方

取獐、鹿二肉，治如厚脯，火炙令熱，搨掩瘤上，冷更炙搨，可四炙四易，痛膿便癒，不除，更炙新肉用之。

白瘤方先極搔刮，以繩縛之即癒。又取東向木空中水熱刮瘡上，洗之二三遍，即癒。

又方　硫黃　礬石燒。

上二味，等分末，以醋和敷上。

麻游腫方

以生布一片搵油中，布入油出，以火燃之，持照病上。咒曰：日出游游不知羞，脂火燎你頭。七遍，瘥。

白游腫方

熟搗生羊脾塗之。

青白赤游，手近微痛者方

大黃　蒲黃　伏龍肝各二兩。

上三味，以水和如薄粥塗之。

治赤游方

以鷹矢水和塗之，二三瘥。

又方　胡燕巢灰醋和敷之，日二三。

又方　冷水射注之。

又方　大黃一兩　紫檀一兩　豉一合。

上三味，搗，細篩為末，大醋和敷之。

又方　搗慎火草如泥塗之，此最大效。

火游腫方大黃、慎火草和為末，塗之。

又方　胡粉一兩，和醋一合煎塗之。

火游腫流遍身赤色入腹即死方

以生豬肉敷上，其肉蟲鳥不食，臭惡故也。

瘖瘰第六論二首　方三十八首

論曰：夫瘖瘰之為病也，或熱或寒，如病瘧狀，或時下痢，或痢則斷，或常痢不止，無有時節，或時睡眠，有時思食，而氣力漸弱，日日羸瘦，腹背攣急，頭項無力，嗜臥食少。試法先指琢其脊上兩邊，若逐指即起如粟者，即是瘖病，若不起者，非是瘖也。若起者可漸向上琢之，若起至頸骨兩邊

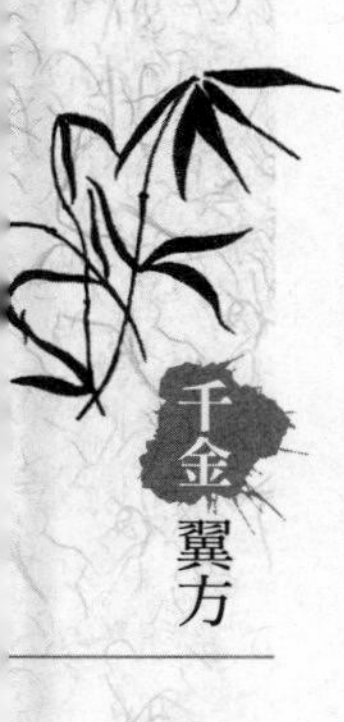

者，即是蟲已入腦矣，病難癒矣。療十得二，終須多灸，若未入腦，醫之可瘥。

先以繩拘項向心壓頭，令當齊骨下尖處，即插著轉繩向背，背上當脊骨插頭，橫量病人口兩吻頭，作定於捉繩頭，脊骨上點兩處，灸，必須細意點處齊平即灸，初旦灸二壯，滿一七日至第二七日，灸二七壯，第三七日旦暮灸七壯，第四七日日只三壯，第五七日日二壯。看初灸二三日，若灸瘡發膿者易瘥，五六日乃發者難瘥。惟得食白飯、苜蓿、苦苣、蔓菁菜、香漿、少許燒鹽，瘥後百日，乃可得依常食。又須灌藥三遍，相去五日一灌。

蔥白一握　豉一升　蜀椒三合　鹽二合。

上四味，又水一斗，煮取七升，去滓，暖灌之。取一升，乃灌也。

療疳濕食口齒及下部方

飛廉蒿蜀石。

上一味，燒作灰，搗篩，以兩錢匕著病處，甚痛，忍之。若不痛，則非疳也。特忌油膩、蜜、魚。有人患疳，蝕口刺痛，穿著此得瘥，著下部中蟲如馬尾大，相續出無數，十日後瘥，二十日平復。

又方　取五葉紫花草末，和杏仁、葦花灰相和，吹下部中瘥。

疳濕方

搗五葉紫花草熟，先病上拭乾，納著病上，瘥為限。所中疳者，取汁五合服之，日三夜一。

下部癢如蟲行方

真硃砂一銖　礬石二分，燒　芎藭一兩。

上三味，搗末綿裹，納下部中。

又方　取蝦蟆末、兔矢末，用之如上法。

又方 以紙裹莨菪根煻火燒熟，以蜜塗，納下部中，一切䘌痔皆瘉。

又方 黃連二兩 蛇床子半兩 黃柏 梔子各一兩。

上四味，擣篩為散，以臘月豬脂和塗，納下部中，日再。

又方 大黃 黃芩 黃耆 玄參各一兩 丹參三分 芍藥半兩 吳茱萸五分，炒。

上七味，擣篩為散，酒服方寸匕，日三。

治疳濕，久下痢赤白，百療不瘥方

兔頭炙 狐骨皆臘月採，炙 葶藶子熬 百草五月五日收 蛇頭炙 蝦蟆炙 蜣螂皆五月五日採，炙 石黛 晚蠶蛾熬 青礬熬 黃礬熬 丁香 麝香 菥蓂灰 故緋灰 苦參 柏皮 乾薑 角蒿灰 丹砂 芒硝 鐵衣 印成鹽 救月木 蠮螉矢 桂心 床中桄木。

上二十七味，等分，細研如粉，以筒子吹下部，日三，良。《千金》有倒掛草。

疳濕下䘌方。《千金》云：下黑。

薰黃 硃砂 石黛 石鹽 麝香 丁香 礬石熬 梔子 鐵衣 莨菪子熬 細辛熬 土瓜熬 乾薑熬 蜀椒汗 葶藶子熬 菖蒲熬 蝦蟆乾者熬 故靴底炙 髑髏骨炙之，枯腐者佳，新者不任用。

上一十九味，等分，擣篩為散，以筒子吹藥杏仁大下部中。

所有患疳瘡，悉敷之，其丁香、麝香皆別細研，納藥中合之。一方有芥子，若病大重者，用**灌法**如下。

丁香 麝香 甘草各三分 犀角五分。

上四味，細末如粉，別以鹽三合、蜀椒三合、豉二升，以水三升，煮取一升，去滓，納諸藥合和，分再灌之，旦一酉一。

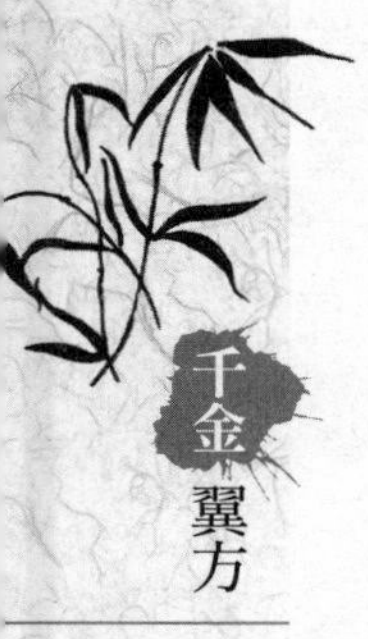

月蝕惡瘡息肉方

硫黃一云雄黃　藺茹　斑蝥去足、翅，熬，各一兩。

上三味，搗篩為散，以粉瘡上，乾者以豬膏和塗，日三夜二。

治疳蝕人諸處，凡是赤白痢久不瘥，秘之方。

五月五日蝦蟆一枚，半熬半生，作末　金銀土堝五分　麝香一分　人矢灰五分　銀朱小豆大。

上五味，細研如粉，敷病上即瘥，三七日慎食甜物，痢者吹下部中。

凡人口中生瘡，久不瘥，下至咽喉、胸中，有三年不瘥者，此亦是疳蝕病，宜塗角蒿灰於病上，有汁咽之，不過一宿，瘥。

又方　薔薇根濃煮汁含咽三宿，瘥。

又方　大麻子胡麻各一升半，並熬，令焦赤。

上二味，以三升瓦瓶，泥裹上厚一寸，待干，納麻子等令滿，以四五枚葦管插口中，密泥之，掘地作灶，立瓶灶口中，灶底著瓦器承之，密填灶孔與地平。聚炭瓶罐四面以墼壘之。日沒，放火燒之，至明旦開取脂，適寒溫灌下部中一合。尋覺咽有藥氣為佳，亦不得過多，多則傷人，隔日一灌，重者再三灌止。旦起灌，至日夕，極覺體中乏勞，勿怪也。非惟治疳濕，凡百異同瘡疥癬，並洗塗之。無不瘥。一云口含一丸。

疳蝕下部生瘡及日月蝕方

麝香　乾薑　蠹蟲屎　葵莖灰　礬石各三分，燒　五月五日蝦蟆一枚，炙。

上六味，搗篩為粉，以竹管吹下部入納三寸，日再。

又方　藋蘆一兩　狼牙三兩　橘皮　萹蓄　青葙各半兩。

上五味，準前法用之。

疳濕方

取乾羊屎一升，以暖水三升漬之一宿，絞取屎汁和末石黛一顆，納汁中溫之，灌下部，令藥停腹一食久，病乃瘥。

又急疳，蝕鼻口，數日盡，欲死方

藍淀塗所蝕上令遍，日十度夜四，瘥止。

又方　細末沒石子吹下部，立瘥。

又方　燒文蛤灰，臘月豬脂和塗。

又方　灌白馬尿一升。

治痛瘡方

細楸枝葉水煮稠可丸，以竹筒納下部中，疳痔漏皆瘥。煎楸葉汁數洗之，良。

疳蟲月蝕濕䘌等方

臘月兔頭二枚，燒　五月五日蝦蟆一枚，燒　青黛一兩　地黃葉灰雞子大　虎頭八分，炙　貝齒七枚，燒　小薊灰雞子大。

上七味，為散，綿裹如棗核大，納下部中。亦筒吹半棗核大，成人者井華水旦服五分匕，隔日一服。

論曰：凡患濕䘌蟲，多是熱病後或久下不止，或有客熱結在腹中，或遇暑濕涼氣者，多生此病。病亦有燥䘌，不甚泄痢，而下部瘡癢，不問燥濕，久則殺人。為病診齒無色，舌上盡白，甚者滿口有瘡，四肢沉重喜眠，如此者，此為蟲蝕其肛，肛爛盡見五臟，即死矣。治之方。

黃連　生薑各十兩，切　艾葉八兩　苦參四兩。

上四味，㕮咀，以水一斗，煮取三升，為三服，日三，久者三劑良。

凡濕䘌，欲得冷而苦痢，單煮黃連及艾葉、苦參之屬，皆可單用。

懊憹散　主濕䘌瘡爛，殺蟲除熱方。

雚蘆　青葙　女青　桃仁去皮尖、雙仁，熬　雷丸各三兩　萹

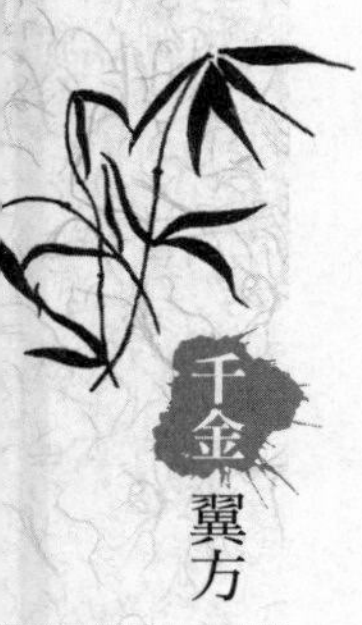

蓄半兩。

上六味，擣篩為散，粥飲服方寸匕，日三，稍增至三匕，酒服亦得。

濕䘌神方

取生薑刮去上皮，斷理切之，擣極熟，取汁一升五合，又以水一升五合和合相得，旦空腹服之。仍刮生薑二枚如指大，以楸葉、挑葉數重裹之，煻火中燒之令極熱，納下部，須臾若濕盛者，頻三日作之，無有不瘥。

陰蝕瘡方

蒲黃一升　水銀一兩。

上二味，熟研令散，以粉瘡上，五月、六月、七月，食特忌肥濃，慎之者即免此。

又方　肥豬肉三十斤，並得陰肉，雜用益良。以水二石煮取熟訖。去肉，以湯汁納大盆中，以自洗，冷即易，不過四遍。

殺九蟲散　主寒疝心痛及蟲齧心痛方。

雚蘆　貫眾　乾漆各二兩，熬　狼牙一兩。

上四味，擣篩為散，以羊臛和服之一合，日三，二日下蟲矣。

治熱心中懊憹方

雚蘆二兩半　乾膝熬　萹蓄各三分。

上三味，擣篩為散，粥飲服方寸匕，日三。

治蟲痛方

熬乾漆末之，蜜和丸如梧子，飲服十丸，日三。

又方　燒槐木耳灰，水服棗大，瘥。不止，飲一盞熱湯，立有蟲出。

有人患心腹脹滿，不能食飲，至於死，有人教取羊子肝搵蒜齏服之，遂轉下五升如粉粥，寸寸皆是蟲，即瘥。此人口中生瘡，時人名曰乾疳，以此療之得瘥，百日內必不得食醬，食醬即發，常食蒜齏。平旦服至日西即下，其齏須和調作，不同尋常食齏也。

腸痔第七方三十六首　論一首

療痔方

臘月牛脾一具，炙熟，食之令盡，即瘥。

又方　牛脾一具熟煮，空腹食之盡，勿與鹽醬等。一具不瘥，更與一具，從旦至未令盡。

療外痔方

麻子四升搗，生布袋盛，飯下蒸之，絞取脂，銅盤盛暖之，以綿作貼子，坐使正，當蒸痔孔，須臾易之，更坐蟲出。

又方　搗萹蓄，絞取汁，溲面作餺飥，空腹吃，日三頓，常食良。

療痔方

桑耳切三升，水一斗五升，煮取三升，旦服一斗，日三，三日服一劑。

又方　桑耳作羹臛，調和令美，空腹下飯取飽，不過三頓，瘥。

又方　蝟皮一具，熬　乾地黃五兩　連翹子　槐子各三兩　當歸　乾薑　附子炮　續斷　礬石燒　黃耆各一兩。

上一十味，搗篩為末，煉蜜丸如梧子，飲服十丸，日二，稍加至三十丸，兼主漏。

又方　取生槐白皮十兩，熟搗丸如彈丸，綿裹納下部中，長吃萹蓄菜，及煮汁作羹粥食之，大佳。

治下部癢痛，純緣腫起，內欲生肉突出方

大豆三升，水七升，急火煮取四升　槐白皮切，六升　甘草三

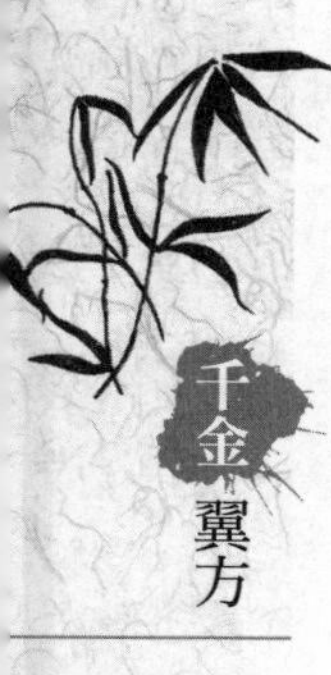

兩，炙。

上以大豆汁煮取二升，漬，故帛薄之，冷則易之，日三五。

槐白皮膏　主下部癢痛痔瘡方。

槐白皮五兩　赤小豆二合　楝實　桃仁各五十枚　當歸三兩　白芷　甘草各二兩。

上七味，以成煎豬膏一斤，微火煎，白芷色黃，去滓，摩病上，兼導下部中。

療痔方

取故鼈由一枚，燒作灰，以井華水，空腹服一分。

又方　取地黃末敷下部，日三夜一，良。

又方　乾薑　芫花　蜀椒各一兩半，汗　豬懸蹄十枚，燒　附子三枚，炮　芍藥　白薇　白斂　大黃　牡蠣熬　桂心各半兩　甘草一兩，炙。

上一十二味，擣篩為散，酒服方寸匕，日二。

療痔下部出膿血，有蟲，傍生孔方

取槐白皮一擔，以水煮令極熟，出置木盆內，坐其中，欲大便狀，蟲悉出，冷復易之，不過二三度。

又方　煮槐根汁洗之。

又方　煮桃根汁洗之。

諸痔去血過多，氣息惙惙，不下食，或腹痛牽引下部，**當歸湯**。

當歸　乾薑　桂心　甘草各三兩，炙　糖八兩　牡丹　白芷　附子炮　芍藥　人參各二兩　乾地黃四兩。

上一十一味，㕮咀，以水一斗，煮取三升二合，去滓，納糖令消，分為四服。

諸大去血，積日虛乏，**內補湯方**。

人參　續斷　白芷　芍藥　附子炮　當歸　甘草各三兩，炙

桂心　茯苓　乾薑　芎藭　乾地黃　五味子　麥門冬去心，各三兩　大棗二十枚，去核。

上一十五味，㕮咀，以水一斗，煮取四升，分四服。

諸痔下血，**蒲黃湯方。**

蒲黃一升　當歸　白芷　白石脂各三兩　黃連　芎藭　乾地黃　甘草各二兩。

上八味，㕮咀，以水一斗，煮服三升，分三服。

諸痔去血，大虛，**黃蓍湯方。**

黃蓍　當歸　芎藭各三兩　龍骨一兩　芍藥　桂心各四兩　糖一斤　附子炮，去皮　甘草各二兩，炙。

上九味，㕮咀，以水一斗，煮取三升二合，去滓，入糖令消，分五服。

槐子丸　主燥濕痔，痔有雄雌者主之方。

槐子　吳茱萸根皮　乾漆各四兩，熬　蒺藜三兩　秦艽　黃芩　牡蠣熬　雷丸　白芷　龍骨　黃蓍　桂心　丁香　青木香　八角附子炮，去皮，各二兩。

上一十五味，擣篩為末，煉蜜和丸如梧子，飲服二十丸，日三服。

小槐實丸　主五痔十年方。

槐子三斤　白糖二斤　礬石燒　硫黃各一斤　龍骨　大黃　乾漆各十兩，熬。

上七味，擣篩四味，其礬石及糖並細切，納銅器中一石米下蒸之，以綿絞取汁，以和藥令作丸，並手丸之如梧子，陰乾，酒服二十丸，日二，稍增至三十丸。

槐酒　主五痔，十年不瘥者方。

槐東南枝細銼，一石　槐東南根細銼，三石　槐白皮細銼，一石　槐子一斗。

上四味，以大釜中安十六斛水，煮取五斛，澄取清，更煎

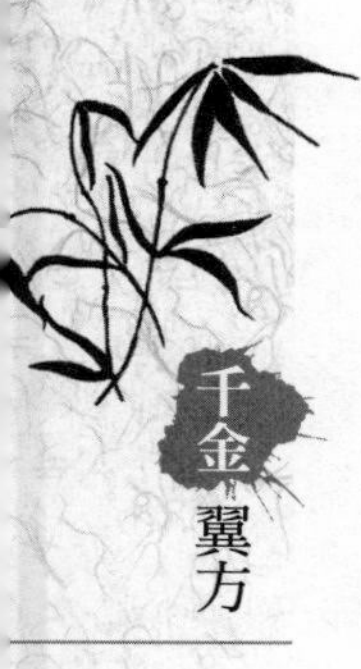

取一石六斗，炊兩斛黍米，上麴二斗釀之，攪令調封泥。七日酒熟，取清飲，適性，常令小小醉耳。合時更煮滓取汁，淘米洗器，不得用生水，作酒如此，藥忌生水故也。

主痔神方

七月七日多採槐子熟搗取汁，重綿絞之，納銅器中，著中庭高門上暴乾之，二十日以上，煎成如鼠屎大，納穀道中，日三。亦主瘻及百種瘡。

又方　取三具鯉魚腸，以火炙令香，以綿裹之，納穀道中，一食頃，蟲當出，魚腸數數易之，盡三枚，便瘥。

又方　炙魚腸令香，坐上蟲即出。

又方　虎頭骨炙　犀角末。

上二味，各末之如雞子大，以不中水豬膏和塗之。

治痔方

取八月槐子搗取汁，煎作丸塗之。

又方　取熊膽塗之。取瘥止，但發即塗。

又方　以紙裹小瓜以泥裹三四分，煻火埋燒之令大熟，經宿勿食，使大飢，開取承熱任意飽食之，覆暖臥一炊久，其痔瘥。

五痔方

五月五日收蒼耳莖葉搗為末，水服方寸匕，日三，瘥。採時陰乾。

又方　燒羊角鰓末，酒服方寸匕，日三。

又方　常服蒲黃方寸匕，日三，良。

論曰：凡人大便有血即是痔病，勿得慢之，慎乾棗、油膩、豬、魚。夫患痔在身，所服各藥，皆不得力，徒棄功夫，一無所益。欲服餌者，當斷之乃可服也。第一槐子仁丸，大有效驗，方在前篇中，必須事之，勿致疑也。

治脫肛方

蒲黃二兩。

上一味，以豬肪和，敷肛門上納之，日二三，癒。

又方 腸出不入，生栝樓取汁、豬脂等分，湯上溫，塗納之，瘥。

又方 以鐵精粉上納之，每出即粉，取瘥止。

疥癬第八論一首　方三十四首　灸法一首

論曰：䘌瘡疥癬之病，皆有諸蟲，若不速癒，三年不瘥，便為惡疾，何者？諸蟲族類極盛，藥不能當，所以須防之，不可輕也。凡療疥瘙，黃蓍酒中加烏蛇脯一尺，烏頭、附子、茵芋、石楠、莽草各等分，大秦艽散中加之，亦有大效。小小疥瘙，十六味小秦艽散亦相當。《千金》云：小秦艽散中加烏蛇二兩。

香瀝 主燥濕癬及瘑疥百瘡方。

沉香　松節各一斤，一方更有柏節、松節各一斤。

上二味，破之如指大，以布袋盛之，令置麻油中半食久，出取一口瓷坩穿底，令孔大如雞子，以松葉一小把藉孔上，以坩安著白碗上，以黃土泥坩固濟，令厚五分，以藥納坩中，以生炭著藥上使燃。其瀝當流入碗中，燃盡，乃開出坩取汁，以敷瘡上，日再。並治白禿，疽惡瘡皆瘥。當服小秦艽散，即瘥。

礬石瀝 主乾濕癢及惡瘡白禿方。

礬石　硫黃　芒硝　大鹽各三分　松脂六合　白糖八兩。

上六味，切，諸藥令如指大，先取甑蔽仰銅器上，納甑中以藥安蔽上，以松脂、白糖布藥上都訖，重以大蔽覆之，炊五升米，藥汁流入器中，其汁密覆之，臨用小溫塗瘡上，日再。

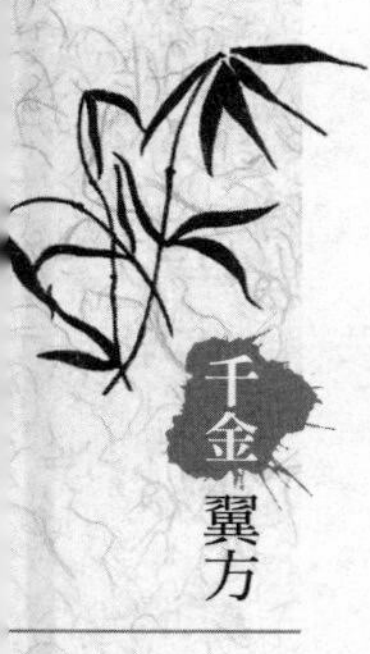

治癬秘方

搗羊蹄根分以白蜜和之，刮瘡四邊令傷，先以蜜和者敷之，如炊一石米頃，拭去，更以三年大醋和塗之，以敷癬上，燥便瘥。若刮瘡處不傷，即不瘥。

治久疥癬方

丹砂　雄黃　雌黃各一兩　藺茹三兩　亂髮一兩，洗淨　松脂　白蠟各一兩　巴豆十四枚，去皮　豬膏二斤。

上九味，先煎髮令消盡，納松脂、蠟等三上三下，去滓，末藺茹、石藥等納中更煎，一沸止，敷之三數度，瘥。

治久癬不瘥方

細研水銀霜如粉，和臘月豬膏，先以泔清洗瘡，拭於塗之，一塗即瘥，後時重發，更塗即永瘥，妙。塗時大須薄，慎勿厚。

又方　水銀　礬石燒　蛇床子　黃連。

上四味各一兩，臘月豬膏七合，和攪不見水銀為熟，敷之，治一切無問幼小諸瘡。上方加漆頭藺茹一兩。

治諸瘡癬療不瘥方

水銀一斤　豬膏臘月者五斤。

上二味，以鐵器中壘灶馬通火，七日七夜勿住火炊之，停冷取豬膏，去水銀不妨別用，以膏塗一切諸瘡，無不應手即瘥。

又方　牸牛尿一升　羊蹄根切，五升。

上二味，納羊蹄漬一宿，日曝之，乾則納尿中漬一宿，尿盡止，搗作末，塗諸瘡癬上，和豬脂用，更精。

又方　諸瘙疥，皆單用水銀豬膏，研令極細塗之。

又方　取生烏頭十枚，切，煮取汁洗之，即瘥。

治癬方

淨洗瘡取醬瓣，尿和塗之，瘥止。

又方　水銀　蕪荑末。

上二味，酥和塗之，即瘥。

又方　正日中午時灸病處，影上三姓灸之。咒曰：癬中蟲，毛茸茸，若欲療，待日中。

又方　取酥、墨塗之。

凡諸瘡癬初生時，或始痛癢，即以種種單方救之，或嚼鹽塗之，妙。

又方　取鯉魚鮓滲塗之。

又方　取薑黃塗之。

又方　取牛李子塗之。

治癬方

取黃蒿穗作末粉，敷之，日三夜二，一切濕癬，並瘥。

又方　取八月八日日出時，令病人正當東向戶長跪，平舉兩手，持戶兩邊，取肩頭小垂際骨解宛宛中灸之，兩火俱下，各三壯，若七壯，十日癒。

又方　搗刺薊汁服之。

又方　服地黃汁，佳。

又方　服驢尿，良。

又方　燒蛇皮一具，酒服良。

又方　搗莨菪，蜜和封之，良。

又方　熱搨煎餅，不限多少，日一遍薄之良。

又方　醋煎艾，塗之瘥。

又方　搗羊蹄根和乳塗之。

又方　大醋和雄黃粉，先以新布拭之令癬傷，敷之妙。

治瘑疥百瘡經年不瘥方

楝實一升　地榆根五兩　桃皮五兩　苦參五兩。

上四味，以水一斗，煮取五升，稍溫洗之，日一度。

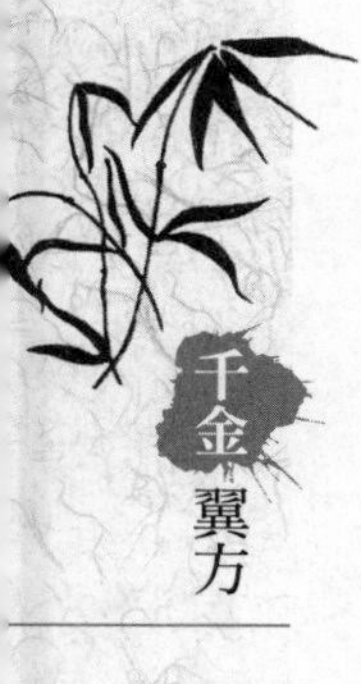

治瘑疥濕瘡浸淫，日痛癢不可堪，搔之黃水汁出，瘥復發方。

取羊蹄根，勿令婦女、小兒、貓、犬見之，淨去土，細切熟熬，以大醋和，淨洗敷瘡上一時間，以冷水洗之，日一敷。凡方中用羊蹄根，皆以日未出前採者佳。

又方 作羊蹄根散，癢時搔汁出以粉之，又以生根揩之，神驗。

療渴利後發瘡，坐處瘡疥，及疵癬方。

薔薇根三兩　石龍芮三兩　苦參二兩　黃蓍二兩　黃連二兩　芍藥三兩　雀李根三兩　黃柏三兩　黃芩三兩　當歸一兩　續斷一兩　栝樓四兩　大黃一兩。

上一十三味，搗篩煉蜜和以飲服之，丸如梧子大，一服十五丸，日三，加至三十丸，瘡瘥乃止，所是癰疽皆須服之。《千金》云：薔薇飲服之。

又方 赤小豆一升，熬，納醋中，如此七遍　人參二兩　甘草二兩，炙　瞿麥二兩　白蘞二兩　當歸二兩　黃芩二兩　豬苓二兩　防風一兩　黃蓍三兩　薏苡三兩　升麻四兩。

上一十二味，搗為散，飲服方寸匕，日三夜一。

治疥疽諸瘡方

水銀　胡粉各一兩半　黃連二兩　黃柏七分　礬石三分，燒　附子三分　蛇床子半兩　苦參一兩。

上八味，下篩六種，水銀、胡粉別以豬脂研，令水銀滅不見，乃以豬膏合研，令調如泥，以敷瘡上，日三夜一。

代指第九方六首

治代指逆腫方

以毛雜黃土作泥，泥指上令厚五分，納煻灰中令熱，可忍之，泥乾即易之，不過數反，即瘥。

又方　單煮地榆作湯漬之，半日便瘉。

治代指方　麻沸湯納指其中，即瘉。

又方　先刺去膿，炙鮓魚皮令溫，以纏指周匝，痛止瘉。

治指疼欲脫方

取豬脂和薑末稍令熱，納指甲中，食頃即瘥。

治指掣痛方

取醬清和蜜任多少，溫塗之，即瘉。

濕熱瘡第十方三十四首

治濕熱諸惡瘡方

狼牙五兩　芍藥五兩　大黃三兩　白芷五兩　黃柏五兩　丹參五兩。

上六味，切，以水四升，煮取一升半以洗之，日三度。

治濕熱瘡多汁，粉散方

芎藭　大黃　白蘞　芍藥　黃連　槐皮　龍骨各一兩。

上七味，搗篩為散，以粉瘡上，日三度。

又洗之方

茵芋三兩　石楠三兩　莽草三兩　蛇床子二兩　躑躅二兩　礬石二兩。

上六味，切，以水一斗，煮取五升，洗瘡，日再。

治惡瘡三年不瘥方

巴豆去皮　甘草。

上二味，等分細下為散，先別煮甘草湯洗瘡訖，以藥敷之，先從四面起向中心，日三夜一。

治惡瘡似火爛洗湯方

取白馬屎曝乾，以水和煮十沸，絞取汁洗之，極佳。

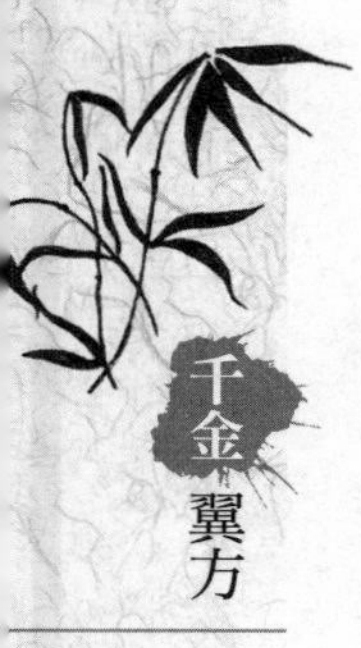

治惡瘡十年不瘥，似癩者方

蛇蛻皮一枚。

上一味，燒之，末下篩，以豬脂和敷之，良。

又方　苦瓠。

上一味，㕮咀，煮取汁洗瘡，日三度，洗煎以洗癬甚良，須先以泔清洗瘡也。

治諸惡瘡，烏頭膏方

烏頭　雄黃　雌黃　芎藭　升麻各半兩　杏仁二七枚　胡粉一分　巴豆仁七枚，去皮　黃柏半兩　亂髮如雞子大一枚　松脂如雞子大一枚　防己三分　黃連半兩。

上一十三味，切，以豬膏三升急煎，令亂髮消盡，去滓，停小冷，以真珠二錢匕投中，攪令相得，以敷之。凡用膏，皆令先溫醋泔清洗瘡，拭乾乃敷之，訖，以赤石脂黃連散粉之。此治諸惡瘡皆瘥。

梔子湯　主表裡俱熱，三焦熱實，身體生瘡，或發即大小便不利方。

芒硝二兩　大黃四兩　梔子仁二七枚，擘　黃芩三兩　知母二兩　甘草二兩，炙。

上六味，㕮咀，以水五升，煮減半，下大黃，煮取一升八合，絞去滓，納芒硝，分為三服。

又方　礬石燒　蠟　松脂　亂髮。

上四味，各半兩，豬脂四兩，煎之令髮焦，納礬石令消，納松脂，次納蠟，去滓。先刮洗瘡以塗之，日再三，不痛，久瘡時癒，新瘡遲癒，㾦瘡頭禿皆即癒生髮，此膏勝飛黃膏及諸名藥。

治諸瘡久不瘥，並療六畜方

棗膏三斤。

上一味，以水三斗，煮取一斗五升，數洗，取瘥為度。

治身瘡及頭瘡不止方

以菖蒲末敷之，日三夜一。

治濕熱瘡、惡瘡，洗湯方

槐子二升　蛇床子一兩　黃連五兩　當歸　芍藥　黃柏各三兩。

上六味，切，以水三斗，煮取一斗五升，去滓以洗瘡，日三度。

治濕熱瘡方

生地榆二斤。

上一味，以水三斗，煮取一斗五升以洗瘡，日三度。

烏膏　主種種諸瘡，治不瘉方。

水銀一兩　黃連一兩　經墨半兩。

上三味，末之，以不中水豬脂和敷之，不過三四度，瘉，神效。欲多任人，惟不治金瘡，其藥惟須熟研。

惡瘡黃水出流方

燒故鞍屜氈灰，和臘月豬脂封塗。

又方　藜蘆　巴豆。

上二味，等分，燒灰，和臘月豬脂封塗。

又方　松脂灰　薰陸香各五分　生地黃汁五合　白羊脂二分　石鹽半兩　亂髮灰半兩。

上六味，以豬脂一升，煎取五合，納地黃汁煎成膏，去滓，貼之，日再，瘥止。

治惡瘡瘑瘡方

杏仁去皮　巴豆各二兩，去皮　藜蘆　黃連各一兩　水銀一錢許。

上五味，以青羊脂和研水銀令滅，先以鹽湯洗之，去上痂，敷瘡日二。

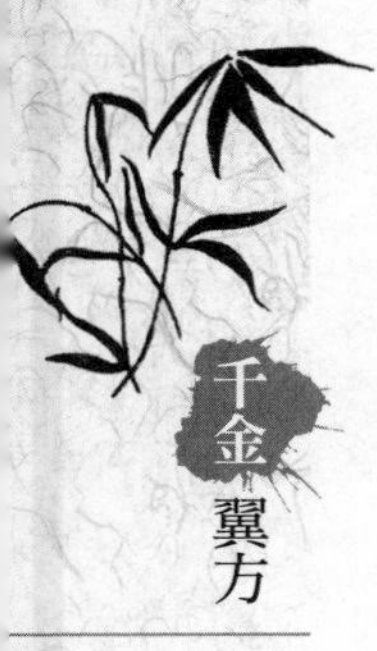

時氣病後得風，生瘡疼癢，搔之黃汁出方

皂莢炙　烏頭　礬石各三兩　黃連一升　牡蠣四兩　藜蘆　桂心各一兩六銖。

上七味，切，以水一斗，煮取七升，去滓，先搔瘡令血出，溫洗瘡，緩浸良久，佳。

卒患發熱瘡方

取炭長二尺者二枚，燒令赤，置地中，以水二升灌之，取地上汁洗瘡，即瘥。

瘡中惡肉出方

取烏梅二七顆燒作灰，敷瘡中，其瘡中惡肉乃盡矣。

治惡瘡方

取白及煮汁洗瘡訖，敷膏。膏用桑東向枝作末，以臘月豬膏和敷之，亦主狗瘡。初大痛，一宿即癒。

瘡初患似癧，後破無痂，疼痛難忍，名曰豬喙瘡方。

燒豬鼻作灰敷之，瘥。

反花瘡方

煎柳葉為煎，塗之瘥。

又方　燒馬齒草灰敷之。

又方　燒鹽末灰敷之。

又方　以蜘蛛幕裹之。

王不留行湯　主白禿及頭面久瘡，去蟲止痛方。

王不留行五兩　桃東南枝五兩　茱萸根皮五兩　蛇床子三升　牡荊三升　苦竹葉切，三斗　蒺藜三升　大麻仁一升。

上八味，以水二斗，煮取一斗，洗瘡日再，並治疽及月蝕瘡爛。

治白禿方

三月三日桃花開者陰乾　柏子　赤桑根各等分。

上三味，為末，豬脂和，先以灰汁淨洗禿處，拭乾塗之。

又方 細柳枝一握 水銀 皂莢炙。

上三味，以醋煎如餳，塗之。

松脂膏 主白禿及癰疽百瘡方。

木蘭皮一兩 礬石 杜蘅 雄黃 附子 大黃 石楠 秦艽 真珠 苦參 水銀各二兩 松脂六兩。

上一十二味，以醋漬一宿，豬膏一斤半煎之，候附子黃，去滓，乃納礬石、雄黃、水銀。更著火煮三沸，還濕地待凝，以敷瘡，瘥。

又方 以牛肉作五味脯，炙令香，及熱，搨瘡上，不過三四度，即瘥。

治頭瘡腫方

燒杏仁令黑磨塗，復取東柴葛蔓及乾魚頭燒灰，和薰黃、臘月豬脂塗之。

《千金翼方》卷第二十四

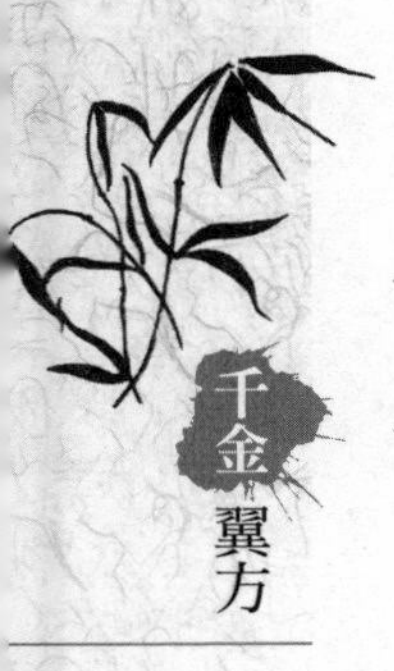

千金翼方卷第二十五　色脈

診氣色法第一

夫為醫者，雖善於脈候，而不知察於氣色者，終為未盡要妙也。故曰：上醫察色，次醫聽聲，下醫脈候。是知人有盛衰，其色先見於面部，所以善為醫者，必須明於五色，乃可決生死，定狐疑。故立候氣之法，冠其篇首焉。

肝受病色青；心受病色赤；脾受病色黃；肺受病色白；腎受病色黑。皆先視於本色。

春，面色青，目色赤，新病可療，至夏癒。

夏，面色赤，目色黃，新病可療，至季夏癒。

季夏，面色黃，目色白，新病可療，至秋癒。

秋，面色白，目色黑，新病可療，至冬癒。

冬，面色黑，目色青，新病可療，至春癒。

論曰：此四時王相本色見，故療之必癒。夫五臟應五行，若有病，則因其時色見於面目，亦猶灼龜於裡，吉凶之兆形於表也。

扁鵲云：病人本色青，欲如青玉之澤，有光潤者佳，面色不欲如青藍之色。若面白目青是謂亂常，以飲酒過多當風，邪風入肺絡於膽，膽氣妄洩，故令目青。雖云夭，救不可復生矣。

病人本色赤，欲如雞冠之澤，有光潤者佳，面色不欲赤如赭土。若面赤目白，憂恚思慮，心氣內索，面色反好，急求棺槨，不過十日死。

病人本色黃，欲如牛黃之澤，有光潤者佳，面色不欲黃如灶中黃土。若面青目黃者，五日死。

病人著床，心痛氣短，脾竭內傷，百日復瘉，欲起徬徨，因坐於地，其亡倚床。能治此者，是謂神良。

病人本色白，欲如璧玉之澤，有光潤者佳，面色不欲白如堊。若面白目黑，無復生理也。此謂酣飲過度，榮華已去，血脈已盡。雖遇岐伯，無如之何。

病人本色黑，欲如重漆之澤，有光潤者佳，面色不欲黑如炭。若面黑目白，八日死，腎氣內傷也。

病人色青如翠羽者生，青如草滋者死。

赤如雞冠者生，赤如衃血者死。

黃如蟹腹者生，黃如枳實者死。

白如豕膏者生，白如枯骨者死。

黑如烏羽者生，黑如炲煤者死。

凡相五色，面黃目青，面黃目赤，面黃目白，面黃目黑，皆不死。

病人目無精光及齒黑者，不治。

病人面失精光，如土色，不飲食者，四日死。

病人及健人面色忽如馬肝，望之如青，近之如黑，必卒死。

論曰：夫五色者，五臟之華也。故天晴明時，睹萬物，辨白黑，審長短。若五色不分，長短乖錯，此為錯亂。故人亦然。

黃帝問伯高曰：察色知病，何如？

伯高曰：白色起於兩眉間，薄澤者，病在皮膚；唇色青、黃、赤、黑者，病在肉；榮氣濡然者，病在血脈；目色青、

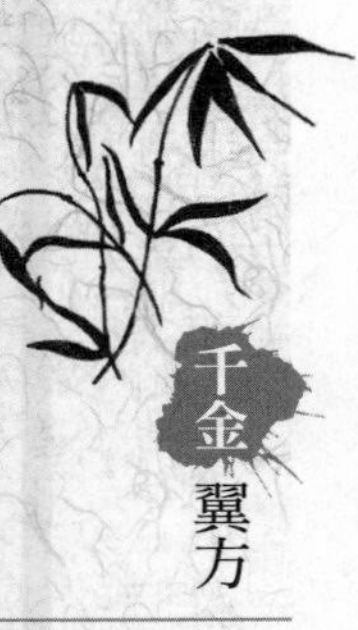

黃、赤、白、黑者，病在筋；耳焦枯受塵垢者，病在骨。

問曰：病狀如是，取之奈何？

伯高曰：皮有部，肉有柱，氣血有輸，筋有結，骨有屬。《經》曰：皮部在於四肢；肉柱在於臂胻諸陽分肉之間及少陰分肉之間；氣血之輸在於諸經絡脈，氣血留居則盛而起；筋部無陰陽左右，唯疾之所在；骨之屬骨空之間，所以受津液而溢腦髓。若取之者，必須候病間甚者也，間者，淺之少之，甚者，深之多之。隨變而調之，故曰上工。《經》言：知一臟為下工；知二臟為中工；參而知之為上工。上工十全九，中工十全六，下工十全三，此之謂也。

雷公問曰：人有不病而卒死者，何以知之？

黃帝曰：大氣入於臟腑者，不病而卒死矣。

雷公問曰：病少瘉而卒死者，何以知之？

黃帝曰：赤色出於兩顴上，大如拇指者，病雖少瘉必卒死矣。黑色出於顏貌，大如拇指者，必卒死。顏貌者，面之首也。顏，當兩目下也；貌，當兩目上、眉下也。

扁鵲曰：察病氣色，有赤、白、青、黑四氣，不問大小，在人年上者，病也，惟黃氣得瘉。年上在鼻上兩目間。如下黑氣細如繩在四墓，發及兩顴骨上者，死。或冬三月遠期至壬癸日，逢年衰者不可理，病者死。四墓當兩眉坐直上至髮際，左為父墓，右為母墓，從口吻下極頤名為下墓，於此四墓上觀四時氣。

春見青氣節盡，死。

夏見赤氣節盡，死。

夏秋見白氣節盡，死。

春見白氣至秋，死。

夏見白氣，暴死，黑氣至冬，死。

秋見赤氣節盡，死，冬至後甲子日，死。

冬見赤氣，暴死，見黃氣至長夏，死。

論曰：凡病黃色入鼻，從口入井灶，百日死。井在鼻孔上曲中是。灶在口吻兩旁上一寸是。若入者，丙丁日死。

凡人死色易驗。但看年上有黑色橫度者，此人不出百日死。若天中從髮際兩墓皆發黑色，此人三年死。天中，當鼻直上至髮際是也。若顴骨上發黑色應之者，二百日死。

目下有黑色橫度年上者，不出三十日死。黑色入口應天中者，不出一年死。

若天中發死色，年上命門上並黃色者，未好半惡也，以天中為主，五年內死。天中發黑色，法三年內死。所以然者，有二處得主，故五年內死。

凡天中發黑色，兩顴上發赤色應之者，不出六十日兵死。若年上發赤色應之者，不出三十日死。若命門上發赤色應之者，不出百日市死、婦人產死、兵死。同氣從命門入耳、年上，死。

赤色從眉衝下入目，五日死或丙丁日死。

黑色在左右眉上，一日死或壬癸日死。

若白色亦死，或庚辛日或二三日死。

赤色入口，三日死，遠期丙丁日死。

黑色從天中及年上入目，三日死或壬癸日死，或二三日死，或百日半年死。

青色如針在目下，春死或甲乙日死。

黃色入目匝四邊，戊己日死。

黑色準上行或入目，期壬癸日死，遠期二十日死，若入耳鼻三日死。準上者，當鼻上也，行謂在壽上，年上下降接相次。

黃色橫兩顴入鼻，一年死。

黑色如拇指在眉上，不出一年暴死。一云三年。

赤色如馬，黑馬如烏，見面死。在口傍左右也，右名馬，左名

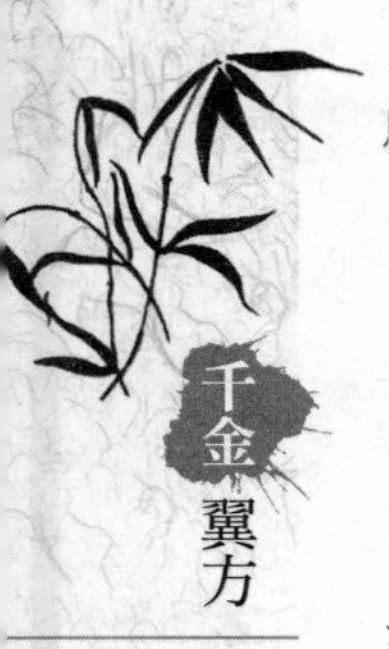

烏。

黑色從眉繞目，死。

赤色在口兩旁，死。

黑色如深漆繞口，或白色，皆死。

黃帝問扁鵲曰：人久有病，何以別生死？願聞其要。

對曰：按《明堂》察色，有十部之氣，知在何部，察四時五行王相，觀其勝負之變色，入門戶為凶，不入為吉。白色見沖眉上者，肺有病，入闕庭者，夏死。黃色見鼻上者，脾有病，入口者，春夏死。青色見人中者，肝有病，入目者，秋死。黑色見顴上者，腎有病，入耳者，六月死。赤色見頤者，心有病，入口者冬死。所謂門戶者：闕庭，肺門戶；目，肝門戶；耳，腎門戶；口，心脾門戶。若有色氣入者，皆死。

黃帝曰：善。

問曰：病而輒死，其可傷也，寧可拯乎？

對曰：臟實則腑虛，腑實則臟虛。以《明堂》視面色，以針補瀉調之，百病即癒。鼻孔呼吸，氣有出入，出為陽，入為陰，陽為腑，陰為臟，陽為衛，陰為榮。故曰：人一日一夜一萬三千五百息，脈行五十周於其身，漏下二刻，榮衛之氣行度亦周身也。

夫面青者虛，虛者實之，補虛瀉實，神歸其室，補實瀉虛，神舍其墟，眾邪並進，大命不居。黃帝曰：善。

五實未見。

六虛者，皮虛則熱，脈虛則驚，肉虛則重，骨虛則痛，腸虛則洩溏，髓虛則惰。

仲景曰：鼻頭色青者，腹中冷，若痛者死。鼻頭色微黑者有水氣，色白者無血，色黃者胸上有寒，色赤者為風，色青者為痛，色鮮明者有留飲。

又仲景曰：病人語聲寂然喜驚呼者，骨節間病，言聲喑喑然不徹者，心膈間病，言聲啾啾細而長者，頭中病。一作痛。

診脈大意第二

問曰：手足三陰三陽十二經皆有動脈，而獨取寸口者，何也？

扁鵲曰：晝夜漏水下百刻，凡一刻一百三十五息，十刻一千三百五十息，百刻一萬三千五百息，脈行五十度周於身，漏下一百刻，榮衛行陽二十五度，行陰二十五度，合五十度為一週，而復會於手太陰。手太陰者，寸口也。寸口者，五臟六腑氣血之所終始，故法取於寸口也。脈有尺寸者，從關至尺是尺內陰之所治，從關至魚際是寸內陽之所治。寸口位八分，關上位三分，尺中位八分，合三部一寸九分。寸口關上為陽，陽脈常浮而速，尺中為陰，陰脈常沉而遲。初持脈如三菽之重，與皮毛相得者，肺脈也；如六菽之重，與血脈相得者，心脈也；如九菽之重，與肌肉相得者，脾脈也；如十二菽之重，與筋平者，肝脈也；按之至骨，舉指來疾者，腎脈也。

凡診脈，當視其人大小長短及性氣緩急，稱其形性則吉，與本性相乖則凶，何則？人大而脈細，人細而脈大，人樂而脈實，人苦而脈虛，性急而脈緩，性緩而脈躁，人壯而脈細，人羸而脈大，此皆為逆，逆則難治，反則為順，則為易治。

凡婦人脈常欲濡弱於丈夫也，小兒四五歲者，脈自疾快，呼吸八至也。

凡春脈細弦而長，夏脈洪浮而長，來疾而去遲。

秋脈微浮而散，冬脈沉滑而實，季夏脈洪而遲。

凡心肺二脈大率俱浮，何以別之？浮而大者心也，浮而短者肺也。凡肝腎二脈俱沉，何以別之，牢而長者肝也，按之濡、舉指來實者腎也，遲緩而長者脾也。

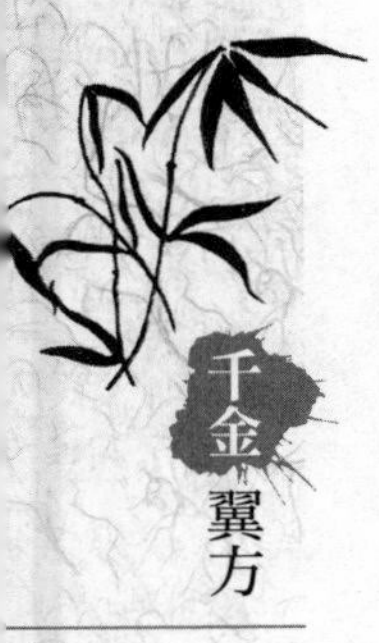

夫人受氣於穀，穀入於胃，乃傳於五臟六腑，五臟六腑皆受氣於胃，其清者為榮，濁者為衛，榮行脈內，衛行脈外，陰陽相貫，如環之無端。故胃為水穀腑，主稟四方，皆以胃氣為本也。

凡人病脈不病，名曰內虛。脈病人不病，名曰行尸，死不治。

夫平和之脈，不緩不急、不澀不滑、不存不亡、不長不短、不低不昂、不縱不橫，此為平也，無病。尺欲小大，關欲小實，老人脈欲微，陽羸於陰者，平也。

夫按之不足，舉之有餘，名曰浮。浮，陽也。

按之去來促急，名曰數。數，陽也。

按之如琴瑟弦，三關通病，梗梗無有屈撓，名曰弦。弦，陽也。《玉函經》為陰。

按之如動珠子，名曰滑。滑，陽也。

按之實強，其脈有似沉伏，名曰牢。牢，陽也。

按之浮大在指下而滿，名曰洪。洪，陽也。

按之洪大牢強隱指，名曰實。實，陽也。

脈見於關上，無頭尾，大如豆，厥厥搖，名曰動。動，陽也。

上件八條，皆陽脈也。

按之有餘，舉之不足，名曰沉。沉，陰也。

按之無，舉之來，兩旁實而中央空，名曰芤。芤，陰也。

按之遲小，名曰細。細，陰也。

按之短實而數，有似切繩狀，名曰緊。緊，陰也。

按之依依，名曰緩。緩，陰也。

按之大而遲，名曰虛。虛，陰也。

按之短小不至，動搖若有若無，或復浮薄而細急，輕手乃得，重手不得，名曰微。微，陰也。

按之乃得，舉之無有，濡而細，名曰弱。弱，陰也。

按之盡牢，舉之無有，不前不卻，但出不入，如魚之接食動中，名曰遲。遲，陰也。

按之無有，舉之有餘，或如帛衣在水中，輕手與肌肉相得而軟，名曰濡。濡，陰也。

按之促數浮短，如刮竹皮，輕手乃得，重手不離其處，或多入而少出，名曰澀。澀，陰也。

按之來，數時一止，名曰促。促，陰也。

脈來動而中止，按之小數，中能還者，舉指則動，名曰結。結，陰也，不死。

脈動而止，不能自還，因而復動，名曰代。代，陰也，代者死。

上件一十四條，皆陰脈也。

脈有相薄者，寸口微，而尺中弦，此為相薄也，或但寸口微而弦，亦為相薄也。

沉與伏相類，濡與弱相類，弦與緊相類，浮與芤相類，牢與實相類，微與澀相類，遲與緩相類，滑與數相類。

凡脈出為陽，入為陰，來往之間為脾太陰也。

凡脈浮、滑、長皆為陽，沉、澀、短皆為陰也。

脈有一陰一陽者，脈來沉而滑也；一陰二陽者，脈來沉滑而長也；一陰三陽者，脈來浮滑而長，時一沉也。一陽一陰者，脈來浮而澀也；一陽二陰者，脈來長而沉澀也；一陽三陰者，脈來沉澀而短，時一浮也。

脈有伏匿者，謂陰陽更相乘伏也。若脈居陰部，反陽脈見，為陽乘陰也；雖陽脈，時沉澀而短者，此為陽中伏陰也。脈居陽部，反陰脈見，為陰乘陽也；雖陰脈，時浮滑而長者，此為陰中伏陽也。故重陰者癲，重陽者狂。

脈有太過，有不及，有陰陽相乘，有覆有溢，有關有格。

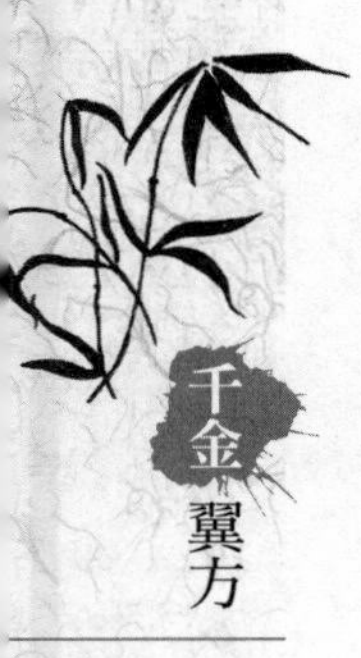

關之前者，陽之動也。脈當見九分而浮過者，謂之太過，減者謂之不及。遂上魚為溢，為外關內格，此陰乘之脈。關之後者，陰之動也，脈當見一寸而沉。過者謂之太過，減者謂之不及。遂入尺為覆，為內關外格，此陽乘之脈，是真臟之見也。得此諸脈，人不病自死。寸脈下不至關為陽絕，尺脈上不至關為陰絕，此皆死不治，欲決死生，當以月節期之。

脈有相乘，有縱有橫，有逆有順，何以知之？水行乘火，金行乘木，名曰縱。火行乘水，木行乘金，名曰橫。水行乘金，火行乘木，名曰逆。金行乘水，木行乘火，名曰順也。

夫欲知人病將癒，當診其三部之脈，大、小、遲、疾、浮、沉正等，雖有寒熱不解，然陰陽已平，知當癒也。

夫病者發熱身體疼痛，此為表有病，其脈當浮大，今脈反沉遲，故知當癒。病卒腹中急痛，此為裡有病，其脈當沉細，今脈反浮大，故知當癒。然此二脈，其人不即癒者，必當死，以其病與脈相反也。

夫脈者，血之腑也，長則氣治，短則氣病，數則煩心，大則病進。上盛則氣高，下盛則氣脹；代則氣衰，細則氣少。短而急者，病在上；長而緩者，病在下；弦而沉者，病在內，脈虛者，病在外。滑而微浮病在肺，下堅上虛病在脾胃，長而弦者病在肝，脈小血少病在心，大而緊者病在腎。

凡脈，腑為陽，主熱，臟為陰，主寒。陽微自汗，陰浮自下。陽數即口瘡，陰數即惡寒。陽數出血，陰澀下血。脈與肌肉相得，久持之至者，可下之。

夫脈有三部，陰陽相乘，榮衛氣血，任人體躬，呼吸出入，上下於中，因息游布，津液流通，隨時動作，仿象形容，春弦秋浮，冬沉夏洪，察色觀脈，大小不同，一時之間，變無經常，尺寸參差，或短或長，上下乖錯，或存或亡，病輒改易，進退低昂，心迷意惑，動失紀綱，願為具陳，令得分明。

師曰：子之所問，道之根源，脈有三部，尺寸及關，榮衛流行，不失衡銓，腎沉心洪，肺浮肝弦，此自經常，不失銖分。出入升降，漏刻周旋，水下百刻，一週循環，當復寸口，虛實見焉，變化相乘，陰陽相干。風則浮虛，寒則牢堅。沉潛水蓄，支飲急弦，動則為痛，數即熱煩，設有不應，知有所緣，三部不同，病各異端。太過可怪，不及亦然，邪不空見，終必有奸。審察表裡，三焦別焉。知其所舍，消息診看，料度臟腑，獨見若神，為子條記，傳與賢人。

凡療病，當察其形氣色澤，脈之盛衰，病之新故，乃可療之。形氣相得，色澤以浮，脈順四時，此為易治。形氣相失，色夭不澤，脈實堅甚，脈逆四時，此為難療。

夫形盛脈細，少氣不足以息者危。形瘦脈大，胸中氣多者死。形氣相得者生，三五不調者病。

夫關前為陽，關後為陰，陽出陰入，以關為界，陽數則吐，陰數則下，陽弦頭痛，陰弦腹痛。

診四時脈第三

春，肝木王，其脈弦細而長者，平脈也。反得微浮而短澀者，是肺之乘肝，金之剋木，為賊邪大逆，十死不治。反得浮大而洪者，是心之乘肝。子之乘母，為實邪，不治自癒。反得沉濡而滑者，是腎之乘肝，母之歸子，為虛邪，雖病自癒。反得大而緩者，是脾之乘肝，土之畏木，為微邪，雖病不死。

夏，心火王，其脈浮大而洪者，是平脈也。反得沉濡而滑者，是腎之乘心，水之剋火，為賊邪大逆，十死不治。反得大而緩者，是脾之乘心，子之乘母，為實邪，不治自癒。反得弦細而長者，是肝之乘心，母之歸子，為虛邪，雖病當癒。反得微浮而短澀者，是肺之乘心。金之畏火，為微邪，雖病不死。

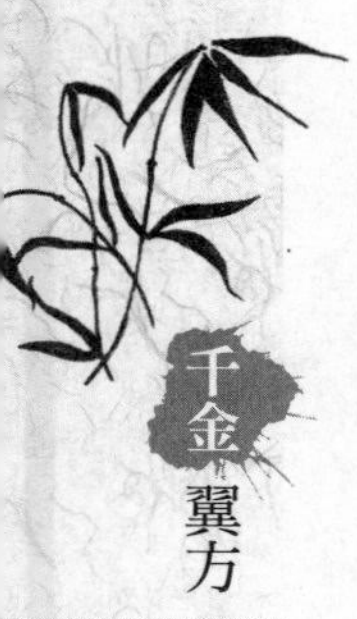

季夏六月，脾土王，脈大穰穰而緩者，為平脈也。反得弦細而長者，是肝之乘脾，木之剋土，為賊邪大逆，十死不治。反得微浮而短澀，是肺之乘脾，子之乘母，為實邪，不治自癒。反得浮大而洪者，是心之乘脾，母之歸子，為虛邪，雖病自癒。反得沉濡而滑者，是腎之乘脾，水之畏土，為微邪，雖病不死。

凡脾脈，王則不見，衰時即見。

秋，肺金王，其脈微浮而短澀者，是平脈也。反得浮大而洪者，是心之乘肺，火之剋金，為賊邪大逆，十死不治。反得沉濡而滑者，是腎之乘肺，子之乘母，為實邪，不治自癒。反得大而緩者，是脾之乘肺，母之歸子，為虛邪，雖病自癒。反得弦細而長者，是肝之乘肺，木之畏金，為微邪，雖病不死。

冬，腎水王，其脈沉濡而滑者，是平脈也。反得大而緩者，是脾之乘腎，土之剋水，為賊邪大逆，十死不治。反得弦細而長者，是肝之乘腎，子之乘母，為實邪，不治自癒。反得微浮而短澀者，是肺之乘腎，母之歸子，為虛邪，雖病自癒。反得浮大而洪者，是心之乘腎，火之畏水，為微邪，雖病不死。

診寸口脈第四

寸口緊者，中風，風頭痛，亦為傷寒頭痛。

寸口沉而橫者，脅下有積，腹中有橫積痛。

寸口浮大而實，宿食不消，浮滑亦然。

寸口沉而緊，寒結在心下痛。《千金》云：沉而緊，苦心下有寒，時時痛，有積邪。

寸口沉滑，胸中有水氣，面目腫有微熱，名為風水。

寸口沉而弱，寒熱、疝瘕、少腹痛。

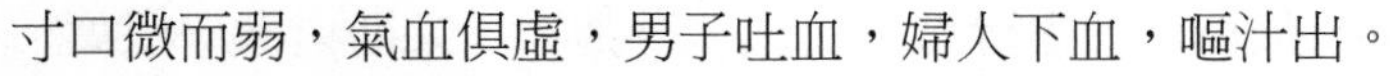
寸口微而弱，氣血俱虛，男子吐血，婦人下血，嘔汁出。

寸口弱而弦，胸中、脅下、腰背並痛。

寸口雙弦，脅下拘急而痛，濇濇而寒。

寸口弦緊而細，痛在心下。

寸口洪而大，傷寒熱病，並胸脅下滿痛。

寸口細沉滑者，有積聚在脅下，左右皆滿，背相引痛。

寸口細而數，數即發熱，細即反吐。

寸口緩而數者中風。

寸口沉而喘則寒熱。

寸口盛而緊者，傷於食也。

寸口急，疝瘕，少腹痛。

寸口浮大而疾者，名曰陽中之陽病，苦煩滿、身熱、頭痛、腹中熱。

寸口沉細者，名曰陽中之陰病，苦悲傷不樂，惡聞人聲，少氣時汗出，陰氣不通，臂不能舉。

寸口脈壯大，尺中無有，此為陽乾陰病，苦腰背痛，陰中傷，足脛寒。

寸口偏絕者，則臂偏不用，其人兩手俱絕者，不治。

寸口脈弱而遲，弱即衛氣微，遲即榮中寒。榮為血，血寒即發熱。衛為氣，氣微即心中飢，飢而虛滿不能食。

寸口脈弱而緩，弱則陽氣不足，緩即胃氣有餘，噫而吞酸，食卒不下，氣填於膈上。一作下。

寸口脈微而弱，微即無氣，弱即血不足，血不足即不能呼，氣不足則不能吸，呼吸不足則胸滿短氣。

寸口脈微而濇，微即衛氣不行，濇即榮氣不逮，榮衛不能相將，三焦無所仰，身體痺不仁，榮氣不足即疼而煩滿，口即難言，衛氣虛即惡寒而數欠。

寸口脈微而濇，微即衛氣衰，濇即榮氣不足，衛衰其色

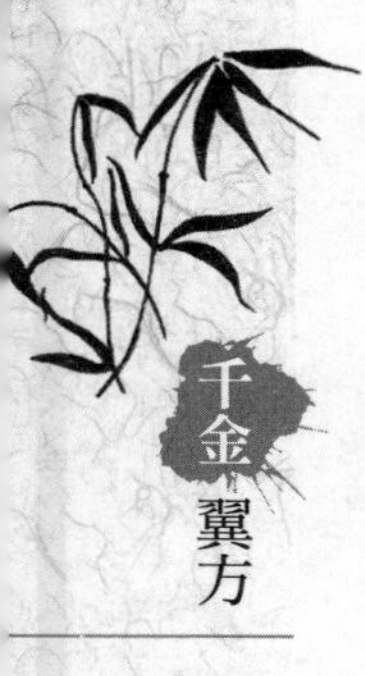

黃，榮不足其色青。榮為根，衛為葉，榮衛俱微即根葉枯槁，而寒慄，咳逆，唾腥，吐涎沫。

寸口脈微而緩，微即衛氣疏，疏即其膚空，緩即胃氣足，足即穀消而水化，穀入於胃，脈道乃行，水入於經，其血乃成，榮盛則其膚必疏，三焦絕，經名曰血崩。

寸口脈微而數，微即為風，數即為熱，微為風，風即汗出，數為熱，振而寒慄。

寸口脈微而遲，尺脈沉即為血，滑即為實，血實內結，入絡胸臆，肺痿色薄，不能喘息，而心堅脫色，口不能言，肝舉筋厥，四逆，不識人。

寸口脈微而濡，濡即為弱，微即為寒，濡即惡寒，弱即發熱，濡即厥逆，微濡相薄，即為煩，其氣在心。

寸口脈微，尺中緊，其人虛損多汗，知陰常在，絕不見陽。

寸口諸微為無陽，諸濡為無血，諸弱為發熱，諸緊為寒，微濡為血不足。

診關上脈第五

關上浮而數，胃中熱。

關上浮大，風在胃中，腹脹急，心下澹澹然，羸瘦不能食。《千金》云：關上浮大，風在胃中，張口肩息，心下澹澹，食欲嘔。

關上細微而絕者，腹中癖，少氣，不能食。

關上微而芤，唾血，亦吐血。

關上弦緊而細，癥在胃管。

關上緊而滑者，蛔蟲動。

關上微浮，積熱在胃中。

關上滑而大小不均，是為病方欲來，不出一二日內復欲發動，其人欲多飲，飲即注痢，如痢止者生，不止者死。

關上弦大，有痛在臍左右上下。《脈經》云：關脈弦長者，積在臍左右上下。

診尺中脈第六

尺中緊數而弦，下痢病。

遲中浮數，小便不利，尿黃。

尺中微而滑，帶下病。

尺中微而芤，尿血。

遲中弦而細，癥在臍下。

尺中細而急，筋攣疼痺，不能行。

尺中細而滑，婦人欲產。

尺中虛小者，足脛痿、寒痺、腳疼。

尺中虛者，漏血，小便不禁。

尺中沉細者，名曰陰中之陰病。苦兩腳疼酸，不能久立，陰氣衰，小便有餘瀝，陰下濕癢。

尺脈滑而浮大者，名曰陰中之陽病。苦少腹痛滿不能尿，尿則陰中痛，大便亦熱。

尺中牢長，關上無有，此為陰乾陽病。苦兩脛重，少腹引腰痛。

尺寸俱數，有熱；俱遲，有寒。

尺寸俱濡，發熱汗出。

尺寸俱浮直下，此為督脈，腰背強痛，不得俯仰，大人癲病，小兒風癇。

尺寸俱微，血氣不足，其人短氣。

尺寸俱牢，直上直下，此為通衝脈，胸中有寒疝。

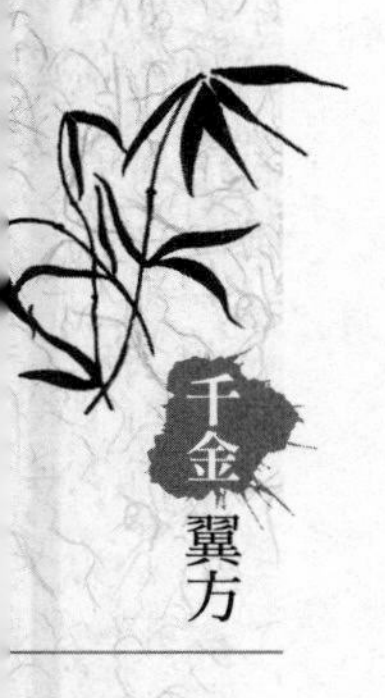

診雜病脈第七

熱病，大汗後，脈不安靜者，死。

熱病，脈盛大而快，不得汗，此熱發也。

寒熱瘈瘲，脈絕代者，死。

熱病，未得汗，脈盛大者生，細小者，死。

熱病多汗，脈虛小者，生；緊實者，死。

熱病得汗，脈常喘而熱不退者，死。

汗出而衄，其脈小滑者生，大躁者，死。一云：微細為難治。

傷寒，脈浮而洪大者，易治；譫言妄語，身熱脈洪大者，生；沉細而微，手足四逆者，死。

咳而尿血，羸瘦，脈大者，死。

咳而羸瘦，脈堅大者，死。

上氣注液，脈虛、慢、伏匿者生，牢弦者，死。

寒疰上氣，脈虛濡者，生；牢急而疾者，死。

上氣喘息，脈滑手足溫者，生；澀而四肢寒者，死。

上氣面浮腫肩息，脈浮大者，死。

上氣喘息，脈滑者，生；大而快者，死。

唾血，脈沉弱者，生。一云：緊強者死，滑者生。

吐血，脈牢實者，死。

吐血、鼻衄，脈沉細者，生，浮大而牢者，死。

中惡，腹大，脈緊實細者，生；浮大者，死。金瘡出血不斷，脈大而止者，七日死。

金瘡出血太多，脈虛細者，生；大數者，死。

金瘡所傷，在陽處者，去血四五升，脈弱微緩而遲者，生；急疾者，死。

人被笞榜，內有結血，脈實大者，生；虛小者，死。

從高墮下及金瘡內有瘀血、腹脹，脈牢大者，生；沉細者，死。

心腹痛，脈沉細者，生；浮大而長者，死。

腹脹，脈浮者，生；虛小者，死。

下痢，脈微細者，生；浮大者，死。

下痢，脈代絕者，不死，

腸澼便膿血，脈沉細虛遲者，生；疾大而有熱者，死。

腸澼下白沫，脈沉者，生；浮者，死。腸澼下赤白，脈細微而遲、身體溫暖，可治。

腸澼，其脈滑者，生；浮者，死；懸絕者，死。

泄痢，脈緩時小結者，生；浮大而數者，死。

洞洩，或去膿血，食不化，者；脈微小者，生；實急者，死。

泄痢，脈細微而澀者，生；緊大而滑者，死。

泄痢，寸關脈不見，尺中時一見，此腎氣見，為難治。

下痢脈絕，手足寒，晬時脈還，手足溫者，生；脈不還，不溫者，死。

霍亂，脈大可治，微細難治。

霍亂吐下，脈微遲，氣息劣，口不欲言者，不治。

病手足厥逆，脈當沉細而澀，反得堅大而滑者，死。

水病，脈洪大者，生；微細者，死。消渴，脈數大者，生；細小浮短者，死。

卒中風，四肢不收，唇口僻，語言不正，脈浮遲者，生。癲病卒忤，脈堅弦實大者，生；虛伏濡小者，死。

癲狂恍惚，脈實牢者，生；沉細者，死。

中風口噤不能言，四肢不收，其脈浮遲者，生；實大數急者，死。

病風痺不仁，痿厥，脈虛數者，生；牢急者，死。

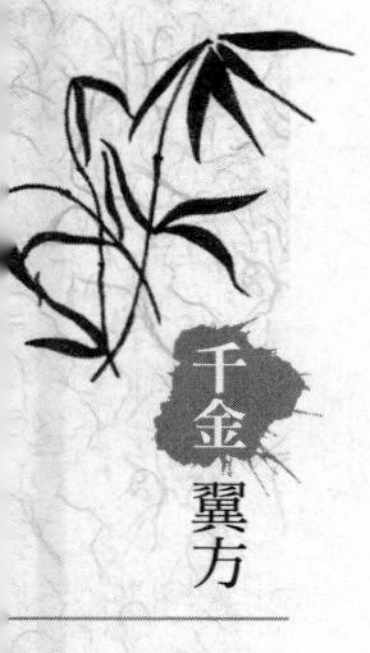

目睆睆，脈大緩者，死。閉目不欲見人，脈得肝脈者，生；反得肺脈者，死。

耳聾，脈大者，生；沉遲細者，難治。

堅積泄痢，脈微細者生，浮者死。

頭痛，脈短澀者，死；浮滑者，生。

中毒藥，陽脈洪大而速者，生；微細者，死。《脈經》「速」作「遲」。

暴病，脈微細者，生；大急洪直者，死。

大人得小人脈者，死。

脈但出不能入者，死。

將死之脈，如群鳥之聚，一馬之馭，繫木交緊一作馳之狀，如懸石之落，出筋之上，藏筋之下，堅關之裡，不在榮衛，伺候交射，不可知也。

困病脈，如蝦之游、如魚之翔者，死。蝦游者，冉冉而起，尋復退沒，不知所在，久而復起，起輒遲而沒去，甚速是也。魚翔者，似魚不行而但掉尾動身，其動疏而住久是也。

脈病人不病，脈如屋漏、雀啄者，死。屋漏者，其脈既絕而止，時復一起，不相連屬也。雀啄者，脈來甚數而急疾，絕止久已復頓來。

脈來如彈石，去如解索者，死。彈石，脈辟辟急也。解索，脈動數而隨散亂無次緒也。

脈為湧湧不去者，死。

脈如轉豆者，死。

脈如偃刀者，死。

脈怒來忽去，暫止復來者，死。

脈中移者，死。

脈久絕者，死。

脈有表無裡者，死。

婦人尺脈按之不絕者，胎也。

產後寸口焱疾不調者，死；沉微附骨不絕者，生。新產後渴，熱病，脈細而四脈冷者，死。

三部脈沉浮正等不斷絕者，有娠也。

妊娠，脈滑疾重，手按之不散者，胎已三月也；但疾不滑者，五月也。妊娠七八月，脈實大牢強弦緊者，生；沉細者，死。欲產者，其脈細而滑也。

婦人欲產，其脈離經者，曰生也。

新產，脈小緩滑者，生；實大弦急者，死。

已產，脈沉虛小者，生；實牢堅者，死。

婦人月經不通，脈絕小實者，生；浮虛者，死。

婦人脈寸關調如故，而尺脈絕不至者，月經不利，當患少腹引腰絞痛，氣積聚上叉胸脅也。

漏下赤白，脈急疾者，死；遲滑者，生。

婦人脈遲寸俱微弱，則絕子不產也。

小兒脈沉者，浮不消也。

小兒弦急者，客忤氣也。

凡按人脈五十至而不止者，五臟皆受氣足，吉也；四十動而一止，一臟無氣，四歲死；三十動而一止者，二臟無氣，三歲死；二十動而一止者，三臟無氣，二歲死；一十動而一止者，四臟無氣，歲中死。

凡脈一動一止、或三動一止、或十動一止，投數無常，此死脈也。命雖未盡，正當小引日月耳。

凡脈一呼再至，一吸再至，呼吸定息，其脈五至，不大不小為平。若一呼三至，一吸三至，始為得病也。

夫脈前大後小，則為頭痛目眩，前小後大，則為胸滿短氣。

問曰：何謂損至？

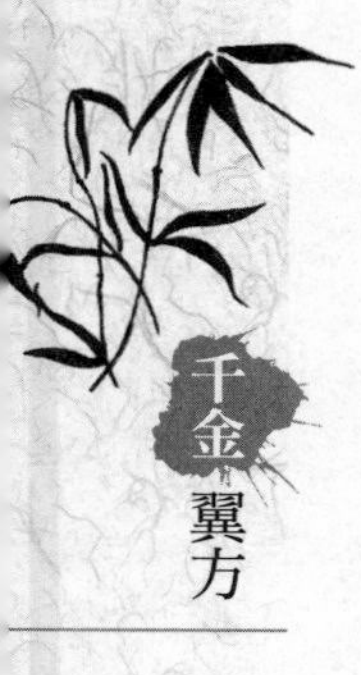

答曰：脈有損至。謂一呼再至曰平，三至曰離經，四至曰奪精，五至曰死，六至曰命絕，此謂至脈也。一呼一至曰離經，二呼一至曰奪精，三呼一至曰死，四呼一至曰命絕，此謂損脈也。至脈從下上也，損脈從上下也。損脈之為病也，一損損於皮毛，皮聚而毛落。二損損於血脈，血脈虛少，不能榮於五臟。三損損於肌肉，肌肉消瘦，飲食不為肌膚。四損損於筋，筋緩不能自扶持。五損損於骨，骨痿不能起於床，反此者至於收病。從上下者，骨痿不能起於床者死。從下上者，皮聚而毛落者死。

損其肺者，益其氣；損其心者，調其榮衛；損其脾者，調其飲食，適其寒溫；損其肝者，緩其中；損其腎者，益其精氣也。

凡脈一息再至為平，無病也。一息三至名離經。離，失也；經，常也。其人榮衛已虧，將欲病也。

一息四至為奪精，其人已病也。一息五至為絕命，有大有小為難治。一息六至為將滅。一息七至為命盡。一息八至為無魂。一息九至為無魄。一息十至為今死。

一息一至，其人雖行，當著床，其人血脈已病，諸氣皆不足也。二息一至為危。三息一至為困。四息一至為行尸，將死。五息一至為定死終。

《千金翼方》卷第二十五

千金翼方卷第二十六　色脈

取孔穴法第一

論曰：安康公李襲興稱，武德中出鎮潞州，屬隨征士甄權以新撰《明堂》示余，余既暗昧，未之奇也。時有深州刺史成君綽，忽患頸腫如數升，喉中閉塞，水粒不下已三日矣，以狀告余，余屈權救之，針其右手次指之端，如食頃，氣息即通，明日飲啖如故。爾後縉紳之士，多寫權圖，略遍華裔。正觀中入為少府，奉敕修《明堂》，與承務郎司馬德逸、太醫令謝季卿、太常丞甄立言等，校定經圖，於後以所作呈示。甄權曰：人有七尺之軀，臟腑包其內，皮膚絡其外，非有聖智，孰能辨之者乎？吾十有八而志學於醫，今年過百歲，研綜經方，推究孔穴，所疑更多矣。竊聞尋古人，伊尹《湯液》，依用炎農《本草》，扁鵲針灸，一準黃帝雷公，問難慇勤，對揚周密。去聖久遠，愚人無知，道聽塗說，多有穿鑿，起自胸臆。至如王遺烏銜之法，單行淺近，雖得其效偶然，即謂神妙，且事不師古，遠涉必泥。夫欲行針者，必準軒轅正經；用藥者，須依《神農本草》。自余《名醫別錄》，益多誤耳。余退以《甲乙》校秦承祖圖，有旁庭、臟會等一十九穴，按六百四十九穴有目無名，其角孫、景風一十七穴，三部針經具存焉。然其圖缺漏，仍有四十九穴，上下倒錯，前後易處，不合本經，所謂「失之毫釐，差之千里」也。至如石門、關元二穴，在帶脈下

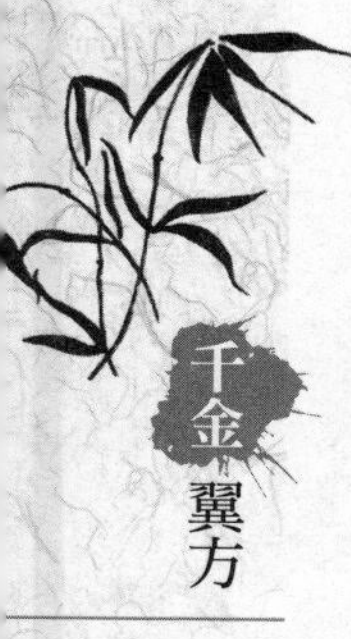

相去一寸之間，針關元主婦人無子，針石門則終身絕嗣。神庭一穴在於額上，刺之主發狂，灸之則癒癲疾。其道幽隱，豈可輕侮之哉？人誠知惜命，罕通經方，抄寫方書，專委下吏，承誤即錄，紕繆轉多，近智之徒，不見正本，逢為經抄，以此而言，可為深誡。今所述針灸孔穴，一依甄公《明堂圖》為定，學者可細詳之。且夫當今醫者，各承一業，未能綜練眾方，所以救疾多不全濟，何哉？或有偏功針刺，或有偏解灸方，或有惟行藥餌，或有專於禁咒，故以網羅諸疾，有癒於是。慨其如此，聊以養疾之暇，撰錄灸經以貽後嗣，其於條例具之。醫者，意也。善於用意，即為良醫。良醫之道，必先診脈處方，次即針灸。內外相扶，病必當癒。何則？湯藥攻其內，針灸攻其外。不能如此，雖時癒疾，茲為偶瘥，非醫瘥也。又以孔穴難諳，非圖莫可，雖復經本具述，自非碩學之士，造次未可卒知，所以先述取穴方法云爾。

仰人面二十六穴第一

神庭，在髮際直鼻，不刺。一云入髮際一分。

曲差，夾神庭一寸半，在髮際。

攢竹，在眉頭陷中。

睛明，在目內眥。

迎香，在禾髎上鼻下孔旁。一云在禾髎上一寸。

素髎，在鼻柱端。

水溝，在鼻柱下人中。

兌端，在唇上端。

齦交，在唇內齒上齦縫。

本神，在曲差旁一寸半。

陽白，在眉上一寸直瞳子。

承泣，在目下七分，直瞳子。不灸。

四白，在目下一寸。

巨髎，夾鼻旁八分，直瞳子。

禾髎，直鼻孔下，夾水溝旁五分。

地倉，夾口旁四分。一云在口角一韭葉近下頰隙。

承漿，在頤前下唇之下。

廉泉，在頷下結喉上舌本。

頭維，在額角發本神旁一寸半。不灸。

上關，在耳前上廉起骨，開口取之。

下關，在客主人下耳前動脈下空下廉，合口有穴，張口則閉。

頰車，在耳下曲頰端陷中。

大迎，在曲頷前一寸二分骨陷中動脈。

絲竹空，在眉後陷中。不灸。

瞳子髎，在目外，去眥五分。

顴髎，在面鼽骨下、下廉陷中。

頭上第一行九穴第二

上星，在顱上直鼻中央，入髮際一寸，陷容豆。

囟會，在上星後一寸陷中。

前頂，在囟會後一寸半骨陷中。

百會，在前頂後一寸半頂中心。

後頂，在百會後一寸半枕骨上。

強間，在後頂後一寸半，腦戶前一寸半。

腦戶，在枕骨上強間後一寸半。不灸。

風府，入髮際一寸，大筋內宛宛中。不灸。一云在喑門上一寸。

喑門，在項後髮際宛宛中，不灸。一云在腦戶下三寸，又名啞門。

頭上第二行六穴第三

五處，在頭上，去上星一寸半。

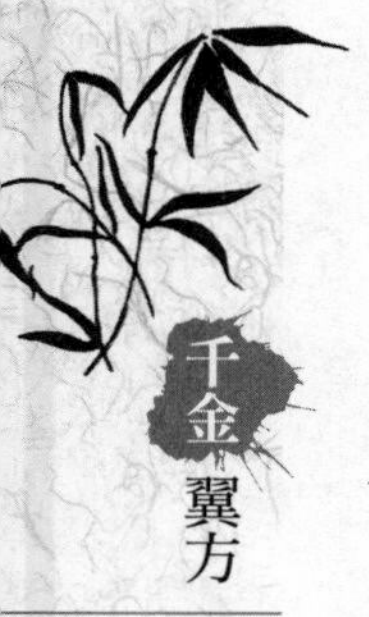

承光，在五處後一寸。不灸。一云一寸半。

通天，在承光後一寸半。

絡卻，在通天後一寸半。

玉枕，在絡卻後七分半，夾腦戶旁一寸三分起肉、枕骨上入髮際三寸。

天柱，俠項後髮際大筋外廉陷中。

頭上第三行六穴第四

臨泣，當目上眥，直入髮際五分陷中。

目窗，在臨泣後一寸。

正營，在目窗後一寸。

承錄，在正營後一寸。

腦空，在承靈後一寸半，夾玉枕骨下陷中。

風池，在顳顬後髮際陷中。

伏人耳後六穴第五

顱息，在耳後青脈間。

瘈脈，在耳本雞足青脈。不灸。

完骨，在耳後入髮際四分。

竅陰，在完骨上，枕骨下。

翳風，在耳後陷中，按之引耳中。

浮白，在耳後，入髮際一寸。此穴在翳風前、竅陰後，寫時請為用心看。

伏人脊中第一行十一穴第六

大椎，在第一椎上陷中。

陶道，在大椎下節間。

身柱，在第三椎下節間。

神道，在第五椎下節間。

至陽，在第七節椎下節間。

筋縮，在第九椎下節間。

脊中，在第十一椎下節間。不灸。
懸樞，在第十三椎下節間。
命門，在第十四椎下節間。
腰俞，在第二十一椎下節間。
長強，在脊骶端。

伏人脊中第二行二十一穴第七

大杼，在項第一椎下兩旁各一寸半陷中。
風門熱府，在第二椎下兩旁各一寸半。
肺俞，在第三椎下兩旁各一寸半。
心俞，在第五椎下兩旁各一寸半。
膈俞，在第七椎下兩旁各一寸半。
肝俞，在第九椎下兩旁各一寸半。
膽俞，在第十椎下兩旁各一寸半。
脾俞，在第十一椎下兩旁各一寸半。
胃俞，在第十二椎下兩旁各一寸半。
三焦俞，在第十三椎下兩旁各一寸半。
腎俞，在第十四椎下兩旁各一寸半。
大腸俞，在第十六椎下兩旁各一寸半。
小腸俞，在第十八椎下兩旁各一寸半。
膀胱俞，在第十九椎下兩旁各一寸半。
中膂俞，在第二十椎下兩旁各一寸半。
白環俞，在第二十一椎下兩旁各一寸半。
上髎，在第一空腰果下一寸夾脊陷中。
次髎，在第二空夾脊陷中。
中髎，在第三空夾脊陷中。
下髎，在第四空夾脊陷中。
會陽，在陰尾骨兩旁。

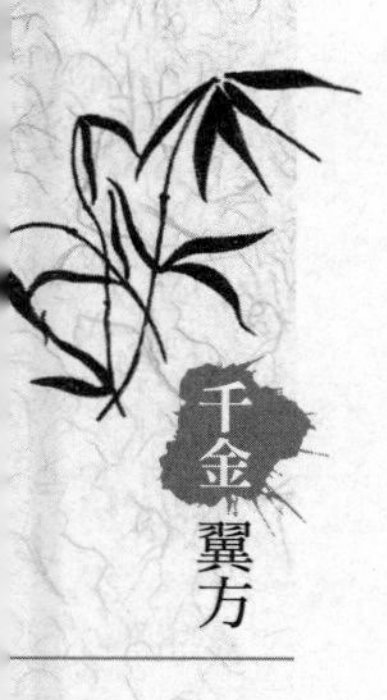

伏人脊中第三行十三穴第八

附分，在第二椎下附項內廉兩旁各三寸。

魄戶，在第三椎下兩旁各三寸。

神堂，在第五椎下兩旁各三寸。

譩譆，在肩膊內廉，夾第六椎下兩旁各三寸。

膈關，在第七椎下兩旁各三寸。

魂門，在第九椎下兩旁各三寸。

陽綱，在第十椎下兩旁各三寸。

意舍，在第十一椎下兩旁各三寸。

胃倉，在第十二椎下兩旁各三寸。

肓門，在第十三椎下兩旁各三寸。

志室，在第十四椎下兩旁各三寸。

胞肓，在第十九椎下兩旁各三寸。

秩邊，在第二十一椎下兩旁各三寸。

側人耳頸二十穴第九

頷厭，在曲周顳顬上廉。

懸顱，在曲周顳顬上廉中。

懸釐，在曲周顳顬下廉。

天衝，在耳上如前三寸。

曲鬢，在耳上髮際曲隅陷中。

角孫，在耳郭中間上，開口有穴。

率谷，在耳上入髮際一寸半。

和髎，在耳前兌發下動脈。

耳門，在耳前起肉當耳缺。

聽會，在耳前陷中，張口得之。

天容，在耳下頰後。

聽宮，在耳中珠子，大如赤小豆。

天牖，在頸筋、缺盆、天容後、天柱前、完骨下，髮際上。一云在風池上一寸。

缺盆，在肩上橫骨陷中。

天鼎，在頸缺盆，直扶突、氣舍後一寸半。

天窗，在曲頰下，扶突後，動應手陷中。

扶突，在曲頰下一寸，人迎後。

人迎，在頸大筋，脈動應手，夾結喉旁，以候五臟氣，不灸。

水突，在頸大筋前直人迎下、氣舍上。

氣舍，在頸直人迎夾天突陷中。

側脅十穴第十

章門，一名長平，在大橫外直臍季肋端。

京門，在監骨腰中季肋本夾脊。

帶脈，在季肋下一寸八分。

五樞，在帶脈下三寸。一云在水道下一寸半。

維道，在章門下五寸三分。

居髎，在長平下八寸三分，監骨上。

泉腋，在腋下三寸宛宛中，舉臂取之。

大包，在泉腋下三寸。

輒筋，在腋下三寸，復前行一寸，著脅。

天池，在乳後一寸、腋下三寸，著脅直腋，掘肋間。

胸部中央直下第一行七穴第十一

天突，在頸結喉下五寸中央宛宛中。

璇璣，在天突下一寸陷中，仰頭取之。

華蓋，在璇璣下一寸陷中，仰而取之。

紫宮，在華蓋下一寸六分陷中，仰而取之。

玉堂，在紫宮下一寸六分陷中。

羶中，在玉堂下一寸六分，直兩乳間陷中。

中庭，在羶中下一寸六分陷中。

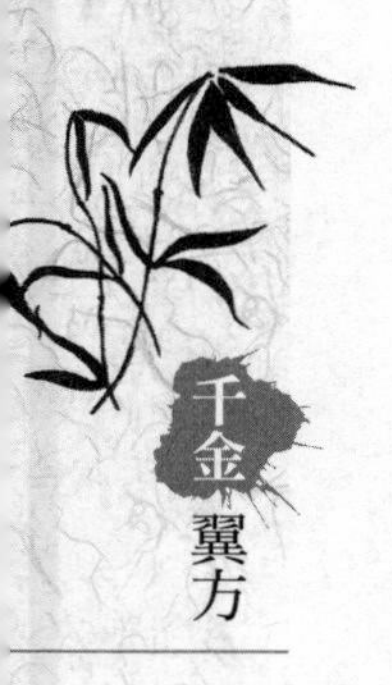

胸部第二行六穴第十二

俞府，在巨骨下去璇璣旁各二寸陷中，仰臥取之。

彧中，在俞府下一寸分陷中，仰臥取之。

神藏，在彧中下一寸六分陷中，仰臥取之。

靈墟，在神藏下一寸六分陷中，仰而取之。

神封，在靈墟下一寸六分。

步郎，在神封下一寸六分陷中，仰而取之。

胸部第三行六穴第十三

氣戶，在巨骨，夾俞府兩旁各二寸陷中。

庫房，在氣戶下一寸六分陷中。

屋翳，在庫房下一寸六分陷中。

膺窗，在屋翳下一寸六分。

乳中，不灸刺。

乳根，在乳下一寸六分陷中。

胸部第四行六穴第十四

雲門，在巨骨下、氣戶兩旁各二寸陷中，動脈應手，舉臂取之。

中府，在雲門下一寸、乳上三肋間，動脈應手陷中。

周榮，在中府下一寸六分陷中。

胸鄉，在周榮下一寸六分陷中。

天谿，在胸鄉下一寸六分陷中。

食竇，在天谿下一寸六分陷中，舉臂取之。

腹中央第一行十四穴第十五

鳩尾，在臆前蔽骨下五分。不灸刺。

巨闕，在鳩尾下一寸。

上脘，在巨闕下一寸、去蔽骨三寸。

中脘，在上管下一寸。

建里，在中管下一寸。

下脘，在建里下一寸。

水分，在下管下、臍上一寸。

臍中，不刺。

陰交，在臍下一寸。

氣海，在臍下一寸半。

石門，在臍下二寸。女子不灸。

關元，在臍下三寸。

中極，在臍下四寸。

曲骨，在橫骨上、中極下一寸毛際陷中。

腹第二行十一穴第十六

幽門，在巨闕旁半寸陷中。

通谷，在幽門下一寸陷中。

陰都，在通谷下一寸。

石關，在陰都下一寸。

商曲，在石關下一寸。

肓俞，在商曲下一寸，直臍旁五分。

中注，在肓俞下五分。

四滿，在中注下一寸。

氣穴，在四滿下一寸。

大赫，在氣穴下一寸。

橫骨，在大赫下一寸。

腹第三行十二穴第十七

不容，在幽門旁一寸五分，去任脈二寸，直肋端相去四寸。

承滿，在不容下一寸。

梁門，在承滿下一寸。

關明，在梁門下、太一上一寸。《千金》云：梁門下五分。

太一，在關明下一寸。《千金》、《甲乙經》皆云：梁門下一

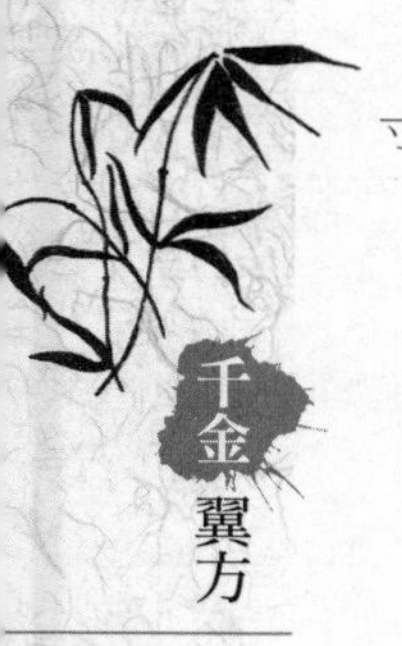

寸。

滑肉門，在太一下一寸。

天樞，去肓俞一寸半，夾臍各二寸陷中。

外陵，在天樞下、大巨上。《千金》云：在天樞下半寸。

大巨，在長谿下二寸。《千金》云：在臍下一寸、兩旁各二寸。

水道，在大巨下三寸。

歸來，在水道下二寸。

氣衝，在歸來下、鼠鼷上一寸。

腹第四行七穴第十八

期門，在第二肋端，不容旁各一寸半，上直兩乳。

日月，在期門下五分。

腹哀，在日月下一寸半。

大橫，在腹哀下三寸，直臍旁。

腸結，在大橫下一寸三分。一云腹結。

府舍，在腸結下三寸。

衝門，在去大橫五寸，在府舍下橫骨兩端約中動脈。一云衝門。

手太陰肺經十穴第十九

少商，在手大指端內側，去爪甲角如韭葉。

魚際，在手大指本節後內側散脈內。

太泉，在掌後陷中。

經渠，在寸口陷中。不灸。

列缺，在腕上一寸半。

孔最，在腕上七寸。

尺澤，在肘中約上動脈。

俠白，在天府下，去肘五寸動脈。

天府，在腋下三寸，臂臑內廉動脈。不灸。

臑會，在臂前廉，去肩頭三寸。

手陽明大腸經二十穴第二十

商陽，在手大指次指內側，去爪甲角如韭葉。

二間，在手大指次指本節前內側陷中。

三間，在手大指次指本節後內側陷中。

合谷，在大指歧骨間。

陽谿，在腕中上側兩筋間陷中。一云在合谷上三寸。

偏歷，在腕後三寸。

溫留，在腕後，小士五寸、大士六寸。

下廉，在輔骨下，去上廉一寸。

上廉，在三里下一寸。

三里，在曲池下二寸，按之肉起兌肉之端。

曲池，在肘外輔，屈肘曲骨之中。一云在肘上橫紋中。

肘髎，在肘大骨外廉陷中。

五里，在肘上行馬裹大脈中，不刺。《甲乙經》云：在肘上兩寸。

臂臑，在肘上七寸䐃肉端。

肩髎，在肩端臑上，斜舉臂取之。

秉風，在夾天髎外、肩上髃後，舉臂有空。

肩井，在肩上陷解中，缺盆上大骨前。

天髎，在缺盆中，上毖骨之際陷中。

巨骨，在肩端上行，兩叉骨間陷中。

肩髃，在肩端兩骨間。

手少陰心經八穴第二十一

少衝，在手小指內廉之端，去爪甲角如韭葉。

少府，在手小指本節後陷中，直勞宮。

神門，在掌後兌骨之端陷中。

陰隙，在掌後脈中，去腕半寸。

通里，在腕後一寸。

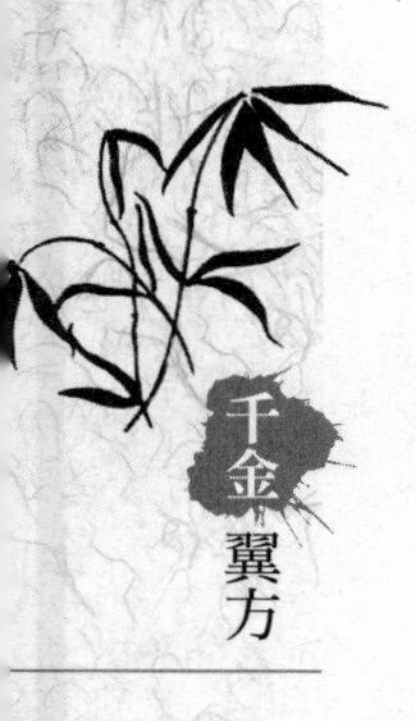

靈道，在掌後一寸半。

少海，在肘內廉節後陷中。

極泉，在腋下筋間動脈，入胸。

手太陽小腸經九穴第二十二

少澤，在手小指之端，去爪甲一分陷中。

前谷，在手小指外側，本節前陷中。

後谿，在手小指外側，本節後陷中。

腕骨，在手外側，腕前起骨下陷中。

陽谷，在手外側，腕中兌骨之下陷中。

養老，在手踝骨上，一空在後一寸陷中。

支正，在腕後五寸。

小海，在肘內大骨外，去肘端五分陷中。

肩貞，在肩曲甲下兩骨解間、肩髃後陷中。

手厥陰心主經八穴第二十三

中衝，在手中指之端，去爪甲如韭葉陷中。

勞宮，在掌中央動脈。

內關，在掌後，去腕二寸。

大陵，在掌後兩筋間陷中。

間使，在掌後三寸，兩筋間陷中。

隙門，去腕五寸。

曲澤，在肘後內廉下陷中，屈肘得之。

天泉，在曲腋下，去臂二寸，舉腋取之。

手少陽三焦經十七穴第二十四

關衝，在手小指次指之端，去爪甲角如韭葉。

腋門，在手小指次指間陷中。

中渚，在手小指次指後、本節後間陷中。

陽池，在手錶腕上陷中。

外關，在腕後二寸陷中。

支溝，在腕後三寸兩骨間陷中。一云在陽池上一寸。

會宗，在腕後三寸空中。

三陽絡，在臂上大交脈，支溝上一寸。不刺。

四瀆，在肘前五寸外廉陷中。

天井，在肘外大骨後一寸、兩筋間陷中，屈肘得之。

清冷泉，在肘上三寸，伸肘舉臂取之。

消濼，在肩下臂，外開曲腋斜肘分下行。

天宗，在秉風後大骨下陷中。

臑俞，夾肩 後大骨下胛上廉陷中。

肩外俞，在肩胛上廉，去脊三寸陷中。

肩中俞，在肩胛內廉，去脊二寸陷中。

曲垣，在肩中央曲胛陷中，按之應手痛。

足太陰脾經十二穴第二十五

隱白，在足大指端內側，去爪甲角如韭葉。

大都，在足大指本節後陷中。

太白，在足內側核骨下陷中。

公孫，在足大指本節後一寸。

商丘，在足內踝下微前陷中。

三陰交，在足內踝上三寸骨下陷中。

漏谷，在足內踝上六寸骨下陷中。

地機，在膝下五寸。

陰陵泉，在膝下內側輔骨下陷中，伸足得之。

血海，在膝臏上內廉白肉際二寸。

箕門，在魚腹上越筋間，動應手陰市內。一云在陰股內起脈間。

氣衝，在陰股內動脈。此穴已見上腹第三行中。

足陽明胃經十五穴第二十六

厲兌，在足大趾次趾之端，去爪甲角如韭葉。

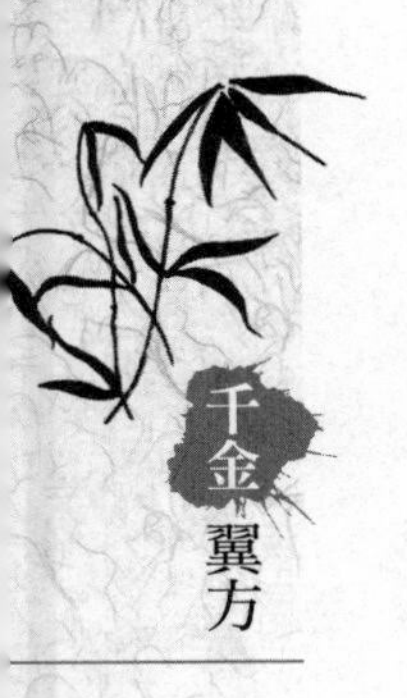

內庭，在足大趾次趾外間陷中。

陷谷，在足大趾次趾外間本節後，去內庭二寸。

衝陽，在足趺上五寸，骨間去陷谷三寸。

解谿，在衝陽後一寸半腕上陷中。

豐隆，在外踝上八寸，下廉胻外廉陷中。

上廉，在三里下三寸。一名上巨虛。

下廉，在上廉下三寸。一名下巨虛。

條口，在下廉上一寸。

三里，在膝下三寸胻外廉。

犢鼻，在膝髕下骭上夾解大筋中。

陰市，在膝上三寸伏兔下，若拜而取之。

伏兔，在膝上六寸起肉。

髀關，在膝上伏兔後交分中。

梁丘，在膝上二寸兩筋間。

足厥陰肝經十一穴第二十七

大敦，在足大趾端，去爪甲如韭葉及三毛中。

行間，在足大趾間動應手陷中。

太衝，在足大趾本節後二寸或一寸半陷中。

中封，在足內踝前一寸，仰足取之，伸足乃得。

蠡溝，在足內踝上五寸。

中隙，在足內踝上七寸胻骨中，與少陰相直。

膝關，在犢鼻下三寸陷中。《甲乙經》云：二寸。

曲泉，在膝內輔骨下大筋上、小筋下陷中，屈膝而得之。

陰包，在膝上四寸，股內廉兩筋之間。

五里，在陰廉下二寸。《甲乙針經》云：在陰廉下，去氣衝三寸，陰股中動脈。

陰廉，在羊矢下去氣衝二寸動脈。

足少陽膽經十五穴第二十八

竅陰，在足小趾次趾之端，去爪甲角如韭葉。

俠谿，在足小趾次趾歧間本節前陷中。

地五會，在小趾次趾本節後陷中。不灸。

丘墟，在足外踝如前陷中，去臨泣三寸。一云伸腳取之。

臨泣，在小趾次趾本節後間，去俠谿一寸半。

付陽，在外踝上三寸，太陽前少陽後筋骨間。

懸鐘一名絕谷，在外踝上三寸動者中。

光明，在足外踝五寸。

外丘，在足外踝上七寸。

陽輔，在足外踝上輔骨前絕骨端，如前三寸許，去丘墟七寸。

陽交，在足外踝上七寸，斜屬三陽分肉間。

陽陵泉，在膝下一寸，外廉陷中。

陽關，在陽陵泉上五寸，犢鼻外陷中。

環跳，在髀樞中，側臥伸下足，屈上取上足。一云髀樞中，外硯骨陷中。

中瀆，在髀外膝上五寸，分肉間陷中。

足少陰腎經十一穴第二十九

湧泉，在足心陷中，屈足捲趾宛宛中。

然谷，在足內踝前，起大骨下陷中。

太谿，在足內踝後，跟骨上動脈陷中。

太鐘，在足踝後。

水泉，去太谿下一寸，在內踝下。

照海，在足內踝下。

復溜，在足內踝上二寸陷中。

交信，在足內踝上二寸，少陰前太陰後廉筋骨間。

築賓，在內踝上端分中。

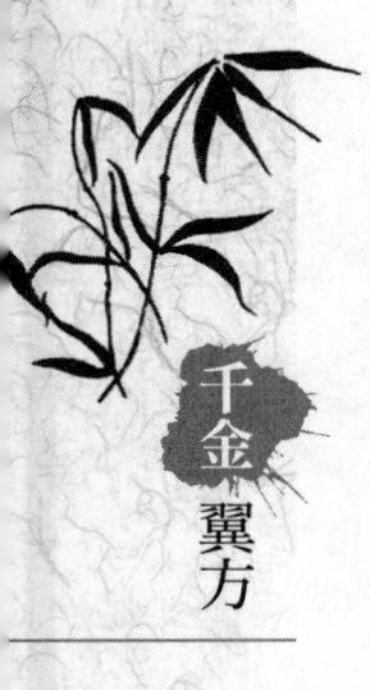

陰谷，在膝內輔骨之後、大筋之下、小筋之上，按之應手，屈膝得之。

會陰，在大便前、小便後兩陰間。

足太陽膀胱經十七穴第三十

至陰，在足小趾外側，去爪甲角如韭葉。

通谷，在足小趾外側，本節前陷中。

束骨，在足小趾外側，本節後陷中。

京骨，在足外側大骨下赤白肉際陷中。

申脈，在足外踝下陷中，容爪甲。

金門，在足外踝下，名曰關梁。

僕參，在足跟骨下陷中。

崑崙，在足外踝後跟骨上陷中。一云在外踝，從地直上三寸兩筋骨中。

承山，在兌腨腸下分肉間陷中。

飛揚，在外踝上七寸。

承筋，在腨中央陷中。不刺。《千金》云：在脛後，從腳跟上七寸腨中。

合陽，在膝約中央下二寸。

委中，在膕中約紋動脈。

委陽，在足太陽後，出於膕中外廉兩筋間承扶下。

浮隙，在委陽上一寸，展足得之。

殷門，在肉隙下六寸。

扶承一名肉隙，在尻臀下股陰下紋中。

三陰三陽流注法

肺手太陰：少商　魚際　太淵　列缺　經渠　尺澤。募：中府；俞：三椎。

大腸手陽明：商陽　二間　三間　合谷　陽谿　曲池。募：天樞；俞：十六椎。

心主手厥陰：中衝　勞宮　大陵　內關　間使　曲澤。募：巨闕；俞：五椎。

心手少陰：少衝　少府　神門　通里　靈道　少海。

小腸手太陽：少澤　前谷　後谿　腕骨　陽谿　小海。募：關元；俞：十八椎。

脾足太陰：隱白　大都　太白　公孫　商丘　陰陵泉。募：章門；俞：十一椎。

胃足陽明：厲兌　內庭　陷谷　衝陽　解谿　三里。募：中管；俞：十二椎。

肝足厥陰：大敦　行間　太衝　中封　中隙　曲泉。募：期門；俞：第十九椎。

膽足少陽：竅陰　俠谿　臨泣　丘墟　陽輔　陽陵泉。募：日月；俞：第十椎。

腎足少陰：湧泉　然谷　太谿　水泉　復溜　陰谷。募：京門；俞：十四椎。

膀胱足太陽：至陰　通谷　束骨　京骨　崑崙　委中。募：中極；俞：十九椎。

三焦手少陽：關衝　腋門　中渚　陽池　支溝　天井。募：石門；俞：十三椎。

上五臟六腑，三陰三陽，十二經脈，臟腑出井流滎，注俞過原，行經入合，募前後法。假令肺手太陰為臟，出於少商為井，流於魚際為滎，注於大泉為俞，過於列缺為原，行於經渠為經，入於尺澤為合，募在中府，俞在第三椎。他皆仿此。

陽井為金，陰井為水；陽滎為水，陰滎為火；陽俞為木，陰俞為火；陽原為火，陰原為金；陽經為火，陰經為金；陽合為土，陰合為水。

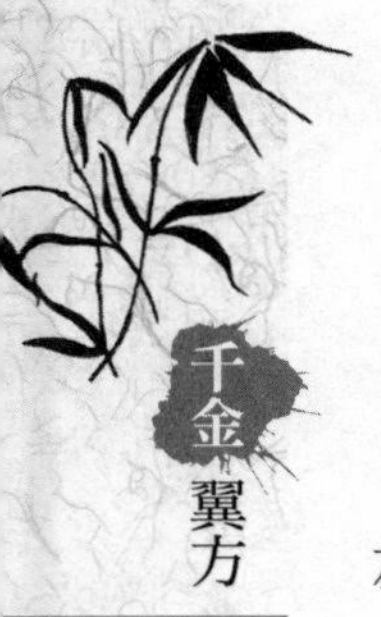

婦人第二法四十五首

絕子，灸然谷五十壯，穴在內踝前直下一寸。

胞門閉塞絕子，灸關元三十壯，報之。

妊胎不成，若墮胎腹痛，漏胞見赤，灸胞門五十壯，關元左邊二寸是也。右邊名子戶。

又灸氣門穴，在關元旁三寸，各五十壯。《千金》云：百壯。

子臟閉塞不受精，灸胞門五十壯。

絕嗣不生，漏下赤白，灸泉門十壯，三報之。穴在橫骨當陰上際，石門穴在氣海下一寸，針入一分，留三呼，得氣即瀉，主婦人氣痛堅硬，產後惡露不止，遂成結塊，崩中斷緒，日灸二七至一百止。

關元在石門下一寸，主斷緒產道冷，針入八分，留三呼，瀉五吸。灸亦佳，但不及針，日灸一百止。

崩中帶下，因產惡露不止。中極穴在關元下一寸，婦人斷緒最要穴，四度針即有子。若未有，更針入八分，留十呼，得氣即瀉。灸亦佳，但不及針，日灸三七至三百止。

白崩中，灸少腹橫紋，當臍孔直下一百壯。

又灸內踝上三寸，左右各一百壯。

帶下，灸間使三十壯。又淋、小便赤、尿道痛、臍下結塊如覆杯，或因食得，或因產得，惡露不下，遂為疝瘕。或因月事不調，血結成塊，皆針之如上。

婦人遺尿，不知時出，灸橫骨，當陰門七壯。

妊不成，數墮落，灸玉泉五十壯，三報之中極是。

灸夾丹田兩邊相去各一寸，名四滿，主月水不利，賁血上下並無子。灸三十壯，丹田在臍下二寸。

婦人胞落癩，灸臍中二百壯。

水泄痢，灸氣海百壯，三報之。

胞落癩，灸身交五十壯，三報之，是臍下横紋中。

又灸背脊當臍五十壯。

又灸玉泉五十壯，三報之。

又灸龍門二十壯，三報之，是陰中上外際。

胞下垂注陰下脫，灸夾玉泉三寸，隨年壯。三報之。

陰冷腫痛，灸歸來三十壯，三報之，夾玉泉兩旁五寸。

婦人無乳法

初針兩手小指外側近爪甲深一分，兩手腋門深三分，兩手天井深六分。若欲試之，先針一指即知之，神驗不傳。

婦人逆產足出，針足太陰入三分，足入乃出針，穴在內踝後白肉際陷骨宛宛中。

横產手出，針太衝入三分，急補百息，去足大指奇一寸。

胞衣不出，針足太陽入四寸，在外踝下後一寸宛宛中。

又針足陽蹻入三分，在足外踝下白肉際。

產後脈絕不還，針合谷入三分，急補之。又主胎上搶心。

心一作陰中懊憹痛，針湧泉入三分。

心中懊憹痛，針勞宮入五分，補之。

產後出汗不止，針太衝，急補之。

產難、月水不禁、横生胎動，皆針三陰交。

胞衣不出，或腹中積聚，皆針胞門入一寸，先補後瀉，去關元左二寸。

又針章門入一寸四分。

子死腹中及難產，皆針胞門。

胎動及崩中下痢，賁氣上逆，針丹田入一寸四分，在臍下二寸。

凡難產，針兩肩井一寸，瀉之，須臾即生也。

漏胞下血不禁，灸關元兩旁相去三寸，百壯。

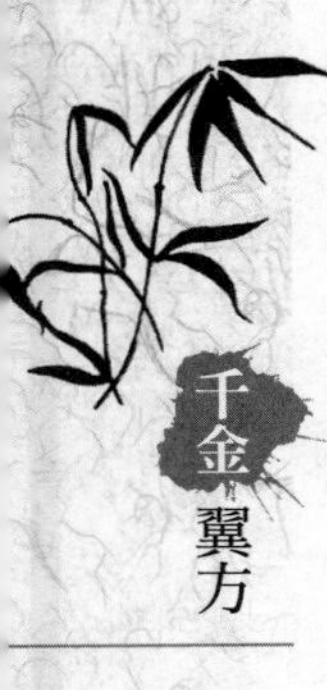

婦人陰中痛引心下，少腹絞痛，灸膝外邊上去一寸宛宛中。

婦人下血，泄痢赤白，漏血，灸足太陰五十壯，在內踝上三寸百壯，主腹中五寒。

婦人漏下赤白，月水不利，灸交儀穴，在內踝上五寸。

婦人下血，漏赤白，灸營池穴三十壯，在內踝前後兩邊池上脈，一名陰陽。

婦人漏下赤白，四肢酸削，灸漏陰三十壯，穴在內踝下五分微動脈上。

婦人下赤白漏，泄注，灸陰陽穴，隨年壯，三報之，在足拇趾下屈裡表頭白肉際。

小兒驚癇第三法二十一首

曲澤，主心下澹澹喜驚。

陰交、氣海、大巨，主驚不得臥。

陽蹻，主臥驚，視如見星。

太鐘、郄門，主驚恐畏人，神氣不足。

然谷、陽陵泉，主心中怵惕，恐人將捕之。

解谿，主瘈瘲而驚。

少衝，主太息煩滿，少氣悲驚。

行間，主心痛數驚，心悲不樂。

陽谷，主風眩驚手捲。

厲兌，主多臥好驚。

腋門，主喜驚，妄言面赤。

神門，主數噫，恐悸少氣。

間使，主喜驚，喑不能言。

三間、合谷，主喜驚。

陽谿，主驚瘈。

通里，主心下悸。

大陵，主心中澹澹驚恐。

手少陰陰郄，主氣驚心痛。

天井，主驚瘈。

後谿，主淚出而驚。

腕骨，主煩滿驚。

鼻病第四法七首

鼻中壅塞，針手太陽入三分，在小指外側後一寸，白肉際宛宛中。

囟一穴，主鼻塞不聞香氣，日灸二七至七百壯。初灸時痛，五十壯已去不痛，七百壯還痛即止，至四百壯漸覺鼻輕。

治鼻中息肉，灸上星二百壯，入髮際一寸。

又夾上星相去三寸各百壯。

衄時癢，便灸足大趾節橫理三毛中十壯，劇者百壯，衄不止灸之，並主陰卵腫。

鼻衄不止，灸湧泉二穴百壯。

灸鼻兩孔與柱七壯，主鼻涕出不止。

舌病第五法二十五首

重舌，灸行間，隨年壯，穴在足大趾歧中，二穴。

小兒重舌，灸左足踝上七壯。

又灸兩足外踝上三壯。

緊唇，灸虎口，男左女右七壯。又灸承漿三壯。

牙齒疼，灸兩手中指背第一節前有陷處七壯，下火方癒。

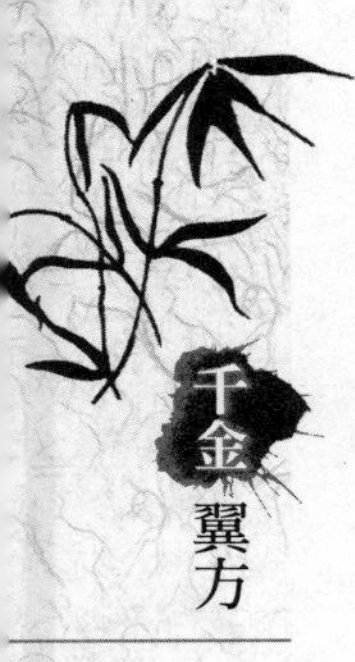

齒疼，灸外踝上高骨前交脈上七壯。

風牙疼逐左右，以繩量手中指頭至掌後第一橫紋，折為四分，以度橫紋後，當臂兩筋間，當度頭灸三壯，隨左右灸之。兩相患，灸兩臂至驗。

耳聾鳴，客主人一名上關，在聽會上一寸動脈宛宛中，針入一分，主耳聾鳴如蟬。

又，聤耳膿出，亦宜灸，日三壯至二百壯，側臥張口取之。

又，聽會在上關下一寸動脈宛宛中，一名耳門，針入三分，主耳聾，耳中如蟬鳴。通耳灸，日五壯至七壯止，十日後還依前灸之，慎生冷、醋、滑、酒、麵、羊肉、蒜、魚、熱食。

又，合谷在虎口後縱紋頭，立指取之宛宛中，主耳聾颼颼然如蟬鳴，宜針入四分，留三呼五吸。忌灸，慎洗手。凡針手足，皆三日勿洗也。

耳風聾雷鳴，灸陽維五十壯，在耳後引耳令前弦弦筋上是。

耳聾不得眠，針手小指外端近甲外角肉際，入一分半，補之。

又，針關衝，入一分半，補之。

又，針腋門，在手小指次指奇間，入三分，補之。

牙車失欠蹉跌，灸第五椎，日二七壯，滿三百壯不瘥，灸氣衝二百壯，胸前喉下寅骨中是。

又，灸足內踝上三寸宛宛中三百壯，三報之。

聽會，主牙車急及脫臼相離二寸，在上關下一寸，一名耳門，側臥張口乃得之，針入三分留三呼，得氣即瀉，不補宜灸，日五壯至七壯止，十日後還依前灸，慎生冷、醋、滑。

又法：下關在耳門下一寸宛宛中動脈際是也，主牙車脫關，不得嚼食。側臥開口取之，針入四分，與上同法，灸數亦同。忌熱食、酒、麵。

頰車，在耳下二韭葉宛宛中，主牙車不開、口噤不言及牙疼不得食、牙頰腫。側臥張口取之，針入四分，得氣即瀉，不補宜灸，日七壯至七七壯即止。

喉痺，針兩小手指爪紋中出血三大豆許即癒，左刺左，右刺右。

又，手無名指甲後一韭葉名關衝，主喉痺，不得下食飲，心熱噏噏，常以繆刺之，患左刺右，患右刺左，都患刺兩畔。

咽喉酸辛，灸少衝七壯，雀矢大注。

神門、合谷，主喉痺心煩。

腳氣第六法三首　論一首

初灸風市，次伏兔，次犢鼻，次膝目，次三里，次上廉，次下廉，次絕骨。

凡八穴。風市穴：令病人起，正身平立，垂兩手直下，舒十指掩著兩髀，便點手中指頭，髀大筋上灸百壯，逐輕重灸之。輕者不可減百壯，重者一穴五六百壯。

伏兔穴：令病人累夫端坐，以病人手夫橫掩膝上，夫下旁與曲膝頭齊上旁側，夫際當中央是，灸百壯，亦可五十壯。

犢鼻穴：在膝頭蓋骨上際外角平處，以手按之，得節解是。一法云在膝頭下近外三骨箕踵中，動腳，以手按之，得窟解是，灸五十壯，可至百壯。

膝目穴：在膝頭骨下兩旁陷者宛宛中是，灸百壯。

三里穴：在膝頭骨節下一夫跗脛骨外是；一法云在膝頭骨節下三寸。人有長短大小，當以病人手夫度取。灸百壯。

上廉穴：在三里下一夫，亦跗脛骨外是，灸百壯。

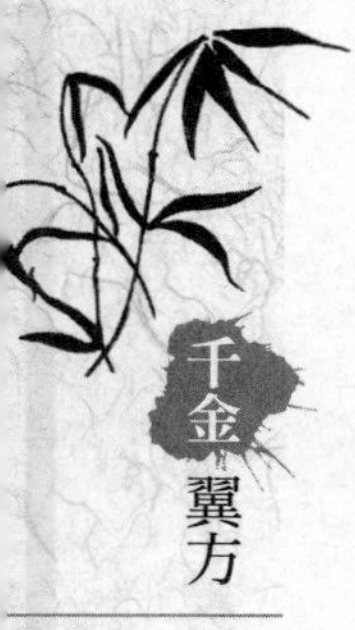

下廉穴：在上廉下一夫，亦跗脛骨外是，灸百壯。

絕骨穴：在足外踝上一夫，一云四寸是，灸百壯。

凡此諸灸，不必一頓灸盡壯數，可日日報灸之，三日之中，令盡壯數為佳。凡病一腳灸一腳，病兩腳便灸兩腳也。凡腳弱病從著兩腳。一方云：覺腳異便灸三里及絕骨各一處，兩腳異者合四穴灸之，多少逐病輕重，大要雖病輕，不可減百壯，不瘥，速令以次灸之，多則佳。

腳疼，三陰交三百壯，神良。一云灸絕骨最要。論曰：有人得之不以為事，不覺忽然入腹，腹腫心熱，其氣大上，遂至絕命，當知微覺有異，即須大灸之，乃得應手即瘥。

亦依舊支法存灸之，梁丘、犢鼻、三里、上廉、下廉、解谿、太衝、陽陵泉、絕骨、崑崙、陰陵泉、三陰交、足太陽、復溜、然谷、湧泉、承山、束骨等凡一十八穴，舊法多灸百會、風府、五臟六府俞募，頃來灸者悉覺引氣向上，慎不得灸，以上大忌之。

又，灸足十趾奇端去奇一分，兩足凡八穴，名曰八衝，極下氣。足十趾端名曰氣端。日灸三壯，其八衝可日灸七壯，氣下即止，艾炷須小作之。

諸風第七 法六十九首　論一首

肺中風者，其人偃臥而胸滿短氣，冒悶汗出者，肺風之證也。視眼以下鼻上兩邊，下行至口，色白者尚可治，速灸肺俞百壯，小心減之。若色黃者，此為肺已傷，化為血矣，不可復治。其人當妄言，掇空指地，或自拈衣尋縫，如此數日死。若為急風所中，便迷妄恍惚，狂言妄語，或少氣惙惙，或不能言，若不速治，宿昔而死。

亦覺，便灸肺俞、膈俞、肝俞數十壯，急服續命湯可救也。若涎唾不止者，既灸，當與湯也。

肝中風者，但踞坐，不得低頭，繞兩眼連額微有青者，肝風之證也。若唇色青面黃尚可治，急灸肝俞百壯，急服續命湯。若色大青黑者，此為肝已傷，不可復治，數日而死。

心中風者，其人但得偃臥，不得傾側，悶亂冒絕，汗出，心風之證也。若唇正赤尚可治，灸心俞百壯，急服續命湯。若或青，或白，或黃，或黑，此為心已壞為水，不可復治，旬日死。一云五六日死。

脾中風者，其人但踞坐而腹滿，視身通黃，口吐鹹汁，尚可治，灸脾俞百壯，急服續命湯。若目下青，手足青，不可復治。

腎中風者，其人踞坐腰痛，視脅左右，若未有黃色如餅粢大尚可治，灸腎俞百壯，急服續命湯。若齒黃赤，鬢髮直，面土色，不可復治。

大腸中風者，臥而腸鳴不止，灸大腸俞百壯，服續命湯。

論曰：凡風病內外沉浮者，內是五臟，外是皮膚，沉是骨髓，浮是血脈。若在腠理，湯藥所及。若在五臟，酒醪所至。若在血脈，針灸所中。深在骨髓，扁鵲自云不能如何。

風痱者，卒不以言，口噤，手不隨而強直。灸法：度病者手小指內歧間至指端為度，以置臍上，直望心下丹注度上端畢，又作兩度，續在註上合其下開其上，取其本度，橫置其開上令三合其狀，如倒作ム字形也，男度右手，女度左手，嫌不分明，故以丹注三處起火各百壯。

夫眼瞤動、口偏喎、舌不轉者，灸口吻邊橫紋赤白際左右，隨年壯三報之。不瘥更報。

肝風占候，口不能言，灸鼻下人中，次大椎，次肝俞，各五十壯。

心風，灸心俞各五十壯。

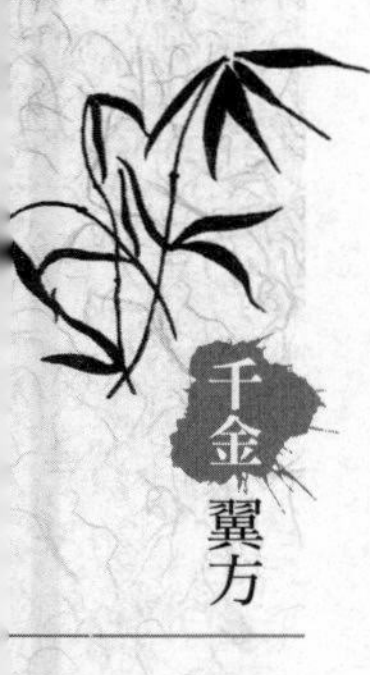

脾風，灸脾俞各五十壯。

脾風占候，言聲不出或手上下，灸手十指頭，次灸人中、大椎，兩耳門前脈去耳門上下行一寸，次兩大指節上下六穴各七壯。

卒中風口喎，以葦筒長五寸，以一頭刺耳孔中，四畔以面密塞，勿令洩氣，一頭納大豆一顆，並艾燒之令燃，灸七壯，瘥。患右灸左，患左灸右，《千金》不傳。

又灸手交脈三壯，左灸右，右灸左，其炷如鼠矢，橫安之，兩頭放火燒之。

凡卒中風，口噤不得開，灸頰車二穴，穴在耳下八分小近前，灸五壯即得語。又隨年壯，口僻，左右灸之。

治屍厥法

凡屍厥如死，脈動如故，針百會入二分補之，灸熨兩脅。又針足中趾頭去甲如韭葉。又針足大趾甲下內側，去甲三分。

灸失喑不語法

先灸天窗五十壯訖，息火乃移灸百會五十壯畢，還灸天窗五十壯。若初發先灸百會，則風氣不得洩，內攻五臟當閉伏，更失喑也，所以先灸天窗，次灸百會乃佳。一灸五十壯，息火洩氣復灸之。視病輕重，重者各三百壯，輕者以意。一云次灸肩井得二百壯，即灸三里三壯若五壯，以下氣也。鳩尾可灸百壯，灸至五十壯暫息火也。

又法　凡一切中風，服藥益劇者，但是風穴，皆灸之三壯，神良。欲除根本，必須火艾，專恃湯藥則不可瘥。

灸角弓反張法

唇青眼戴，角弓反張，始覺發動，即灸神庭七壯，穴在當鼻直上髮際。

次灸曲差二穴各七壯。穴在神庭兩旁各一寸半。

次灸上關二穴各七壯。在耳前上廉起骨陷中，一名客主人。

次灸下關二穴各七壯。在耳前動脈下空下廉陷中。

次灸頰車二穴各七壯。穴在耳下曲頰端陷中。

次灸廉泉一穴七壯。在當頤直下骨後陷中。

次灸囟會一穴七壯。在神庭上一寸。

次灸百會一穴七壯。在當頂上正中央。

次灸本神二穴各二壯。在耳直上入髮際二分。

次灸天柱二穴各七壯。在項後大筋外入髮際陷中。

次灸陶道一穴七壯。在大椎下間。

次灸風門二穴各七壯。在第二椎下兩旁各一寸半。

次灸心俞二穴各七壯。在第五椎下兩旁各一寸半。

次灸肝俞二穴各七壯。在第九椎下兩旁各一寸半。

次灸腎俞二穴各七壯。在第十四椎下兩旁各一寸半。

次灸膀胱俞二穴各七壯。在第十九椎下兩旁各一寸半。

次灸曲池二穴各七壯。穴在肘外曲頭陷中，屈肘取之。

次灸肩髃二穴各七壯。在兩肩頭之中，兩骨間陷中。

次灸支溝二穴各七壯。在手腕後二寸兩骨間陷中。

次灸合谷二穴各七壯。在手大指虎口兩骨間陷中。

次灸間使二穴各七壯。在掌後三寸兩筋間。

次灸陽陵泉二穴各七壯。在膝下骨前陷中。

次灸陽輔二穴各七壯。在外踝上絕骨陷中。

次灸崑崙二穴各七壯。在外踝後跟骨上陷中。

上以前主久風、卒風、緩急諸風，發動不自覺知，或心腹脹滿，或半身不遂，或口噤不言，涎唾自出，目閉耳聾，或舉身冷直，或煩悶恍惚，喜怒無常。凡有風，皆灸之，神驗。

鼻交頞中一穴，針入六分，得氣即瀉，留三呼，瀉五吸，不補，亦宜灸，然不如針。此主癲風，角弓反張，羊鳴大風，青風，面風如蟲行，卒風多睡，健忘，心中憒憒，口噤，闇倒不識人，黃疸，急黃，八種大風，此之一穴皆主之，莫不神

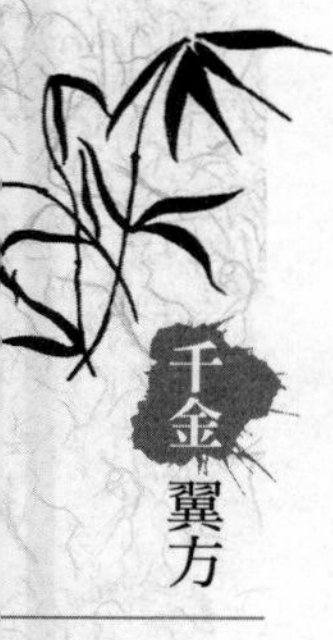

驗。慎酒、麵、生冷、醋、滑、豬、魚、蕎麥、漿水。

雜灸法

凡風，灸上星二百壯，又前頂二百壯，百會一百壯，腦戶三百壯，風府三百壯。

凡大風灸百會七百壯。

凡百諸風，灸大椎平處兩相二寸三分，以病人指寸量之，各一百壯。

治風，耳後八分半有穴，灸一切風若狂者，亦瘥。耳門前灸百壯，治卒病惡風，欲死不言及肉痺不知人，灸第五椎名曰臟俞，各一百五十壯。

扁鵲曰：凡心風灸心俞各五十壯，第五節對心是也。

肝俞，主肝風腹脹，食不消化，吐血酸削，四肢羸露，不欲食，鼻衄，目䀮䀮䀮，眉頭脅下痛，少腹急，灸百壯。

大腸俞主風，腹中雷鳴，大腸灌沸，腸澼泄痢，食不消化，少腹絞痛，腰脊疼強，大小便難，不能飲食，灸百壯，三報之。

治卒中惡，悶熱毒欲死，灸足大趾橫紋，隨年壯。若筋急不能行者，若內筋急，灸內踝上三十壯，外筋急，灸外踝上三十壯，癒。若戴睛上插者，灸兩目後眥二七壯。

若不語，灸第三椎五百壯。

若不識人，灸季肋頭七壯。

若眼反口噤，腹中切痛，灸陰囊下第一橫理十四壯。

腋門二穴主風，灸五十壯，亦可九壯。

治風，身重心煩，足脛疼，灸絕骨百壯，在外踝上三寸。一云四十，又云一夫。

凡卒中風，口噤不開，灸機關二穴，在耳下八分近前，灸五壯即癒。一云隨年壯。僻者，隨左右灸之。

治頭風搖動，灸腦後玉枕中間七壯。

治猥退風偏風半身不遂法

肩髃，主偏風半身不遂，熱風，頭風，刺風，手不上頭，捉物不得，挽弓不開，臂冷痠疼無力，針入八分，留三呼，瀉五吸，在膊骨頭陷中平手取之，偏風不遂，可至二百壯，過多則臂強，慎酒、肉、五辛、熱食、漿水。

又針曲池，入七分，得氣即瀉，然後補之，大宜灸，日十壯至一百壯止。十日更報之，少至二百壯。

又針列缺，入三分，留三呼，瀉五吸。亦可灸之，日七壯至一百，總至三百壯。

陽池，上一夫兩筋間陷中，主刺風熱風，耳聾鳴，手不仁，冷風手戰，偏風，半身不遂。陽池支溝，下一夫覆腕當紋宛宛中，亦主或因損後把捉不得，針入三分，留三呼，瀉五吸，忌灸。

商丘，在內踝前陷中，主偏風痺，腳不得履地，刺風頭風熱風陰痺，針入三分，留三呼，瀉五吸，疾出之。忌灸。

偏風半身不遂，腳重熱風，疼不得履地，針入四分，留三呼，得氣即瀉，疾出針，於痕上灸之良，七壯。

灸蝟退風半身不遂法

先灸天窗，次大門，腦後尖骨上一寸，次承漿，次風池，次曲池，次手髓孔，腕後尖骨頭宛宛中，次手陽明大指奇後，次腳五里，屈兩腳膝腕紋，次腳髓孔足外踝後一寸，次足陽明足拇趾奇三寸，各灸百壯。若有手足患不遂，灸百會，次本神，次肩髃，次心俞，次手少陽，次足外踝下容爪處，並依左右百壯。

面上游風如蟲行，習習然起，則頭旋眼暗，頭中溝壟起，灸天窗，次兩肩上一寸當瞳仁，次曲眉在兩眉間，次手陽明，次足陽明，各灸二百壯。

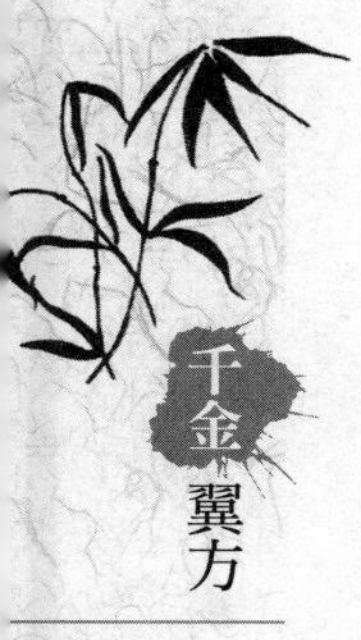

時行法第八法四首

初得一日二日，但灸心下三處：第一去心下二寸，名巨闕。第二去心下二寸，名上管。第三去心下三寸，名胃管，各灸五十壯。然或人形小大不同，恐寸數有異，可以繩度之，隨其長短寸數最佳。取繩從心骨鳩尾頭少度至臍孔，中屈之取半，當繩頭名胃管。又中屈更為二分，從胃管向上度是上管，上度取一分是巨闕。大人可五十壯，小兒可一七二七壯，隨其年灸，以意量之。

若病者三四日以上，宜先灸囟上二十壯，以繩度鼻正上盡髮際中，屈繩斷去半，便從髮際度入發中灸繩頭名天窗。又灸兩顳顬，又灸風池，又灸肝俞百壯，餘處各二十壯。

又灸太衝三十壯，神驗無比。

豌豆肉瘡，灸兩手腕研子骨尖上三壯，男左女右。

黃疸第九法一十一首

唇裡正當承漿邊，逼齒齦針三鋥，治馬黃黃疸。

顳顬在眉眼尾中間，上下有來去絡脈是，針灸之。治疸氣溫病，夾人中火針，治馬黃疸通身並黃，語音已不轉者。

灸錢孔百壯，度乳至臍中，屈肋頭骨是。灸百壯治黃疸。

夾承漿兩邊各一寸，治馬黃急疫。

灸太衝七壯。又云針灸隨便。

又灸風府、熱府、肺俞、心俞、肝俞、脾俞、腎俞，男陰縫撥陰反向上，灸治馬黃黃疸。若女人，玉門頭是穴，針灸無在。

腳跟，在白肉後際針灸隨便，治馬黃黃疸。

臂石子頭，還取病人手自捉臂，從腕中大淵紋向上一寸接白肉際，灸七壯，治馬黃黃疸。

黃疸，灸第七椎七壯，黃汁出。

瘧病第十法一十三首

瘧，灸上星及大椎，至發時令滿百壯。艾炷如黍火粒，俗人不解。務大炷也。

又覺小異，灸百會七壯。若更發，更七壯。極難瘥，不過三灸。

又灸風池二穴三壯。

又灸腎俞百壯。

又灸三間，在虎口第二指節下一寸，三年瘧欲發，即下火。

治一切瘧，無問處所，仰臥以繩量其兩乳間，中屈，從乳向下灸度頭，隨年壯，男左女右。

治瘧，刺足少陰，出血癒。

治諸瘧而脈不見者，刺十指間見血，血去必已。先視身赤如小豆者，皆取之。

瘧，日西發者，臨泣主之。

瘧，實則腰背痛，虛則鼻衄，飛揚主之。

瘧，多汗，腰痛，不能俯仰，目如脫，項如拔，崑崙主之。

灸一切瘧，尺澤主之。

凡瘧有不可瘥者，從未發前灸大椎，至發時滿百壯，無不瘥。

《千金翼方》卷第二十六

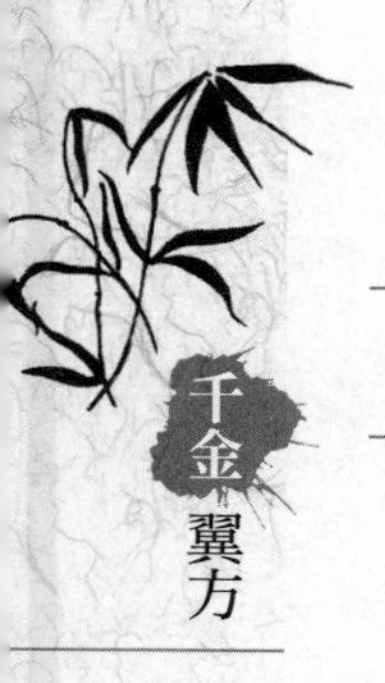

千金翼方卷第二十七　針灸中

肝病第一五十一法

治眼目法　攢竹，主目視不明䀮䀮，目中熱痛及咽，針入一分，留二呼，瀉三吸，徐徐出之。忌灸。宜出血、塗鹽。

膚翳白膜覆瞳仁，目暗及眯，雀目冷淚，目視不明，努肉出，皆針睛明，入一分半，留三呼，瀉五吸。冷者先補後瀉，復補之。雀目者，可久留十吸，然後速出。

視眼喎不正，口喎目瞤，面動葉葉然，眼赤痛，目䀮䀮，冷熱淚，目瞼赤，皆針承泣。在目下七分䀮骨中，當瞳子直下陷中，入二分半，得氣即瀉。忌灸。

目暗不明，針中渚，入二分，留三呼，瀉五吸。灸七壯。炷如雀矢大，在手小指次指本節後間。

眯目、偏風、眼喎、通睛、耳聾，針客主人，一名上關，入一分，久留之，得氣即瀉。亦宜灸，日三七壯至二百壯，炷如細竹箸大，側臥張口取之。

眼暗灸大椎下第十節，正當脊中二百壯，惟多佳。可以明目，神良。灸滿千日，不假湯藥。

肝勞，邪氣眼赤，灸當容一百壯，兩邊各爾。在眼後耳前三陰三陽之會處，以手按之有上下橫脈，是與耳門相對也。

肝俞，主目不明，灸二百壯，小兒寸數甚斟酌，灸可一二七壯。

治目急痛，不可遠視，灸當瞳子上入髮際一寸，隨年壯。

治風翳，灸手中指本節頭骨上五壯，炷如小麥大，逐病左右灸之。

治風癢赤痛，灸人中、鼻柱二壯，仰臥灸之。

治目卒生翳，灸大指節橫紋三壯，逐左右灸之。

治眼暗。若一眼暗，灸腕後節前陷中。兩眼暗，兩手俱灸，隨年壯。

治溫病後食五辛即不見物，遂成雀目，灸第九椎，名肝俞，二百壯，永瘥。

治腳轉筋法

治腳轉筋，針內崑崙穴，在內踝後陷中，入六分，氣至瀉之。

又灸承山，隨年壯，神驗。

第二十一椎主腰背不便，筋轉痺，灸隨年壯。

治筋攣轉筋，十指筋攣急，不得屈伸，灸足外踝骨上七壯。

治失精筋攣，陰縮入腹相引痛，灸中封五十壯。又下滿，灸五十壯，兩腳一百壯，此二穴亦主喉腫厥逆，五臟所苦鼓脹悉主之。老人加之，五十以下及小兒並隨年壯。

治轉筋，脛骨痛不可忍，灸屈膝下廉橫筋上三壯。

腹脹轉筋，灸臍上一寸二七壯。

治癥瘕法

小腹堅大如盤盂，胸腹中脹滿，飲食不消，婦人癥聚瘦瘠，灸三焦俞百壯，三報之。

灸內踝後宛宛中，隨年壯。

灸氣海百壯。

久冷及婦人癥瘕，腸鳴泄痢，繞臍絞痛，灸天樞百壯，三報之，勿針。臍兩旁各二寸。

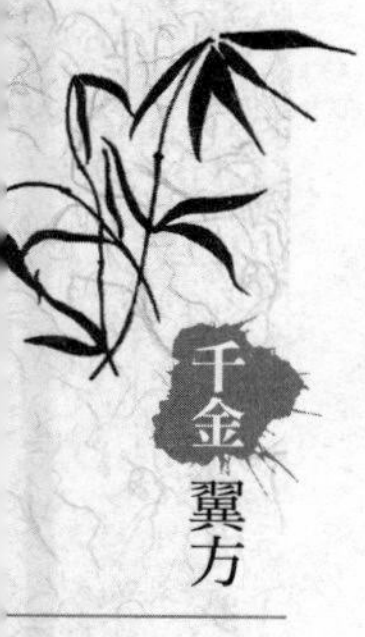

積聚堅滿痛，灸脾募百壯，章門是也。

治瘕癖，患左灸左，患右灸右。第一屈肋頭近第二肋下即是灸處，第二肋頭近第三肋下向肉翅前亦是灸處。初日灸三，次日五，後七，週而復始，至十止。惟忌大蒜，餘不忌。

又灸關元五十壯。

又灸臍上四指五十壯。

膏肓俞兩穴主無病不療方

先令病人正坐曲脊，伸兩手以臂著膝前，令正直，手大指與膝頭齊，以物支肘，勿令臂得動也。從胛骨上角摸索至胛骨下頭，其間當有四肋三間，灸中間依胛骨之裡，去胛骨容側指許，摩胑去表肋間空處，按之自覺牽引肩中。灸兩胛內各一處至六百壯，多至千壯，數百壯當氣下，礱礱然如流水，當有所下，若停痰宿疾亦必下也。此灸無所不治，主諸羸弱瘦損虛勞，夢中失精，上氣咳逆，及狂惑妄誤，皆有大驗。若病人已困，不能正坐，當令側臥，挽上臂令前，索孔穴灸之，求穴大較，以右手從左肩上住指頭表所不及者是也，左手亦然。及以前法灸。若不能久正坐伸兩臂者，亦可伏衣幞上，伸兩臂，令人挽兩胛骨使相遠，不爾，胛骨覆穴不可得也。所伏衣幞，當令大小有常，不爾，則前卻，失其穴也。此穴灸訖後，令人陽氣盛，當消息自養，令得平復。其穴近第五椎相準望求索。

治頭重臂肘重法

頭重風勞，灸腦戶五壯，針入三分補之。

頭重不能勝，灸腦戶下一寸半。

身體重，四肢不能自持，灸脾俞，隨年壯，針入五分補之。

身重，嗜眠不自覺，灸天府五十壯，針入三分補之。

身重，灸水分百壯，針入一寸補之。

體重，四肢不舉，灸天樞五十壯。忌針。

身重腫，坐不欲起，風勞腳疼，灸三里五十壯，針入五分補之。

又，灸足太陽五十壯，針入三分補之。

臂重不舉，灸肩井，隨年壯，可至百壯，針入五分補之。

又，灸足澤三十壯，針入三分補之。

第一椎名大杼，無所不主，俠左右一寸半或一寸二分，主頭項痛不得顧，胸中煩急，灸隨年壯。

諸煩熱，時氣溫病，灸大椎百壯，針入三分瀉之，橫三間寸灸之。

心煩上氣，灸肺俞，針入五分。

心煩短氣，灸小腸俞。

又，灸巨闕、期門各一百壯，針入五分。

又，灸心俞百壯，針入五分。

頭身熱，灸胃管百壯，勿針。

煩悶憂思，灸大倉百壯。

煩熱頭痛，針虎口入三分。

煩躁恍惚，灸間使三十壯，針入三分。

骨熱煩，胸滿氣悶，針三里入五分。

身體煩熱，針中府。

又，灸絕骨五十壯。

膽病第二一十二法

左手關上陽絕者，無膽脈也。苦口中無味一云苦眯目，恐畏，如見鬼，多驚少力，刺足厥陰治陰，在足大趾間，或刺三毛中。

左手關上陽實者，膽實也。苦腹中不安，身軀習習，刺足少陽治陽，在足第二趾本節後一寸。

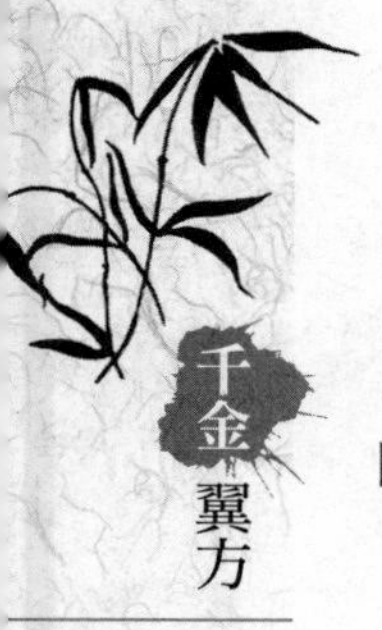

俠膽俞旁行相去五寸，名濁浴。主胸中膽病，隨年壯。

膽虛，灸足內踝上一寸，名三陰交，二十壯。

治吐血法

虛勞吐血，灸胃管三百壯。亦主嘔逆吐血，少食多飽及多睡百病。

凡口鼻出血者，名曰腦衄，灸上星五十壯。

吐血、唾血，灸胸堂百壯，忌針。

吐血，腹痛雷鳴，灸天樞百壯。

吐血唾血，上氣咳逆，灸肺俞，隨年壯。

吐血酸削，灸肝俞百壯。

吐血嘔逆，灸手心主五十壯，大陵是。

吐血，灸頸項上二七壯。

心病第三一十八法

心俞，各灸二七壯，主心病，老小減之。不能食，胸中滿，膈上逆氣，悶熱，皆灸之。

卒心疝，暴痛汗出，刺大敦，左取右，右取左，男左女右，刺之出血立已。

俠巨闕兩邊，相去各半寸，名曰上門。主胸中痛引腰背，心下嘔逆，面無滋潤，各灸隨年壯。

凡顏色焦枯，勞氣失精，肩背痛，手不得上頭，灸肩髃百壯。穴在肩外頭近後，以手按之有解宛宛中。

當心下一寸，名巨闕。主心悶痛，上氣，引少腹冷，灸二七壯。

脈不出，針不容兩穴，在幽門兩旁各一寸五分。

健忘忽忽，針間使入五分，掌後三寸。

心中懊憹，徹背痛，煩逆，灸心俞百壯。

心痛如錐刀刺，氣結，灸膈俞七壯。

心痛，冷氣上，鳩尾上二寸半，名龍頷，灸百壯，不針。

心痛，惡氣上，脅痛急，灸通谷五十壯，在乳下二寸。

心痛，暴惡氣叉心，灸巨闕百壯。

心痛，胸脅滿，灸期門，隨年壯。

心痛堅煩，氣結，灸太倉百壯。

心痛暴，絞急欲絕，灸神府百壯。附：鳩尾正當心，有忌。

胸痺心痛，灸羶中百壯。忌針兩乳間。

心痛，灸臂腕橫紋三七壯。

心痛，灸兩虎口白肉際七壯。

小腸病第四八十一法，訣二首

左手關前寸口陽絕者，無小腸脈也。苦臍痺，少腹中有疝瘕，主月即冷，上搶心，刺手心主治陰，在掌後橫紋中，入一分。

左手關前寸口陽實者，小腸實也。苦心下急，熱痺，小腸內熱，小便赤黃，刺手太陽治陽，在手第二指本節後一寸動脈。

俠中管兩邊相去半寸，名曰陰都，灸隨年壯，主小腸熱病。

俠臍兩邊相去一寸，名魂舍，灸一百壯，主小腸泄痢膿血，小兒減之。又，灸小腸俞七壯。

灸風眩法

以繩橫度口至兩邊，既得度口之寸數，便以繩一頭更度鼻，盡其兩邊兩孔間，得鼻度之寸數，中屈之取半合，於口之全度中屈之。先覓頭上回發，當回發中灸之。以度度四邊左右

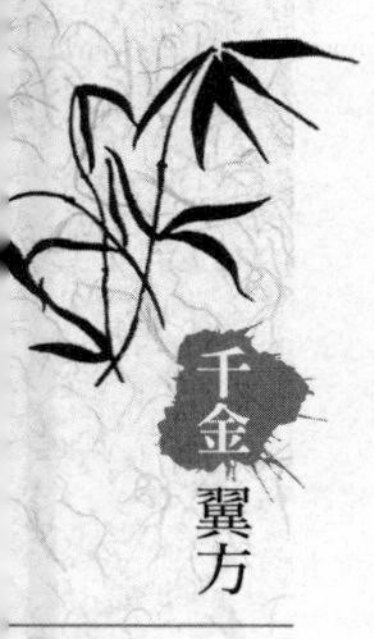

前後，當繩端而灸。前以面為正，並依年壯多少，一年凡三灸，皆須瘡瘥，又更灸之，壯數如前。若速灸，火氣引上。其數處回發者，則灸其近當鼻也。若回發近額者，亦宜灸。若指面為瘢，則闕其面處，然病重者，亦不得計此也。

治卒癲法

灸陰莖上宛宛中三壯，得小便通即瘥。當尿孔上是穴。

又，灸陰莖頭三壯。

又，灸乳頭三壯。

又，灸足大趾上聚毛中七壯。

又，灸督脈三十壯，在直鼻人中上，入髮際，三報之。

又，灸天窗、百會，各漸灸三百壯，炷惟小作。

一法：灸耳上髮際各五壯。

治卒中邪魅恍惚振噤法

鼻下人中及兩手足大趾爪甲，令艾炷半在爪上，半在肉上，七炷不止，十四壯，炷如雀矢大，作之。

狂，鬼語，針其足大拇趾爪甲下，入少許即止。

治大人癲小兒驚癇法

灸背第二椎及下窮骨兩處，以繩度中折，繩端一處是脊骨上也。凡三處畢，復斷此繩作三折，令各等而參合如“ㄙ”字，以一角注中央灸，下二角俠脊兩邊便灸之，凡五處也。以丹注所灸五處各百壯，削竹為度，勝繩也。

狂風罵詈，撾斫人，名為熱陽風。灸口兩吻邊，燕口處赤白際各一壯。

又，灸陰囊縫三十壯，令人立，以筆正注，當下已臥卻核卵令上，乃灸之，勿令近前中卵核，恐害於陽氣也。

猝髮狂言鬼語法

以甑帶急合縛兩手大指，便灸左右脅，當對屈肘頭兩處火，俱下各七壯。須臾，鬼語自道姓名乞去。徐徐語問，乃解其手。

狂癇不識人，癲病眩亂，灸百會九壯。

狂走瘈瘲，灸玉枕上三寸。一法：頂後一寸百壯。

狂邪鬼語，灸天窗九壯。

又，灸口吻十五壯。

狂癲哭泣，灸手逆注三十壯，在手腕後六寸。

狂走驚癇，灸河口五十壯，在手腕後陷中動脈，此與陽明同也。

狂癲，風癲，吐舌，灸胃管百壯，不針。

又，灸大幽一百壯。

又，灸季肋端三十壯。《千金》云：治狂走癲癇。

狂言恍惚，灸天樞百壯。

又，灸間使三十壯。《千金》云：治狂言妄語。

狂走喜怒悲泣，灸巨覺，隨年壯。在背上胛內側反手所不及者，骨芒穴上六分，捻之痛是也。一云巨闕俞。

狂邪驚癇，灸承命三十壯，在內踝後上行三寸動脈上。

又，灸巨陽五十壯。《千金》云：治狂癲風驚，厥逆心煩。

又，灸足太陽五十壯。《千金》云：治狂，癲鬼語。

又，灸足少陽隨年壯。《千金》云：治狂，癲癇，狂易。

又，灸足陽明三十壯。《千金》云：治狂走，驚，恍惚。

狂走癲厥如死人，灸足大敦九壯。《千金》云：灸足大趾三毛中。

狂走罵詈，灸八會隨年壯，在陽明下五分。

狂癲驚走風恍惚，瞋喜罵笑，歌哭鬼語，吐舌，悉灸上星、腦戶、風池，手太陽、陽明、太陰，足太陽、陽明、陽蹻、少陽、太陽、陰蹻、足跟，悉隨年壯。

驚怖心忪，少力，灸大橫五十壯。

邪鬼妄語，灸懸命二十四壯，在口唇裡中央弦弦是。一名

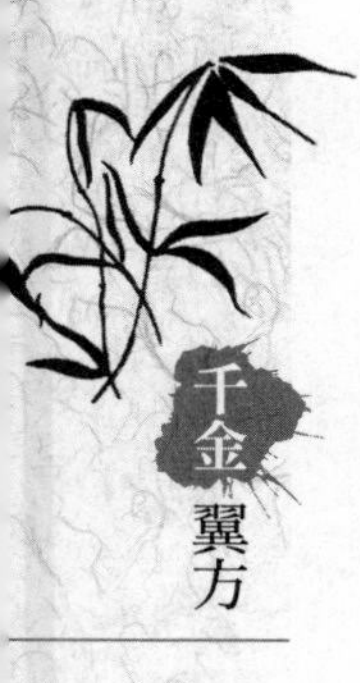

鬼祿，一法以鋼刀決斷弦弦乃佳。

狂邪鬼語，灸伏兔百壯。

又，灸慈門五十壯。《千金》云：治悲泣邪語，鬼忙歌笑。

悲泣鬼語，灸天府五十壯。

狂邪發無常，披頭大喚欲殺人，不避水火者，灸間使，男左女右，隨年壯。

狂走刺人，或欲自死，罵詈不息，稱鬼神語，灸口吻頭赤白際一壯。

又，灸兩肘內屈中，五壯。

又，灸背胛中間三壯，報之。

驚狂走，灸內踝上三寸，近後動脈上七壯。

邪病，四肢重痛，諸雜候，尺澤主之。一名鬼堂。

邪病語不止及諸雜候，人中主之。一名鬼市。《千金》云：一名鬼客廳，凡人中惡先掐鼻下是也。

邪病臥，冥冥不自知，風府主之。一名鬼穴。

邪病大喚罵詈走，十指端去爪一分主之。一名鬼城。

邪病鬼癲，胸上主之。一名鬼門，並主四肢重。

邪病大喚罵走，三里主之。一名鬼邪。

勞宮，一名鬼路。

陽澤，一名鬼臣。

耳前髮際宛宛中，一名鬼床。

尺中動脈名鬼受。

足太陽名鬼路。

癲狂二三十年者，灸天窗，次肩井，次風門，次肝俞，次腎俞，次手心主，次曲池，次足五趾，次湧泉，各五百壯，日七壯。

針邪鬼病圖訣法

凡百邪之病，源起多途，其有種種形相，示表癲邪之端，而見其病，或者默然而不聲，或復多言而譫語，或歌或哭，或笑或吟，或眠坐溝渠，啖食糞穢，或裸露形體，或晝夜遊走，或瞋罵無度，或是飛蟲精靈，手亂目急，如斯種類癲狂之人，今針灸與方藥並主治之。

扁鵲曰：百邪所病者，針有十三穴。凡針之體，先從鬼宮起，次針鬼信，便至鬼壘，又至鬼心，未必須並針，止五六穴即可知矣。若是邪蟲之精，便自言說，論其由來，往驗有實，立得精靈，未必須盡其命，求去與之。男從左起針，女從右起針，若數處不言，便遍針也。依訣而行，針灸等處並備主之。

第一初下針，從人中名鬼宮，在鼻下人中左邊下針，出右邊。

第二次下針，手大指爪甲下三分，名鬼信。入肉三分。

第三次下針，足大趾爪甲下，入肉二分，名鬼壘，五指皆針。

第四次下針，在掌後橫紋入半解，名鬼心。

第五次下針，在外踝下白肉際，火針七鋥，鋥三下，名鬼路。

第六次下針，入髮際一寸，大椎以上，火針七鋥，鋥三下，名鬼枕。

第七次下針，去耳垂下五分，火針七鋥，鋥三下，名鬼床。

第八次下針，承漿從左刺出右，名鬼市。

第九次下針，從手橫紋三寸兩筋間針度之，名鬼路，此名間使。

第十次下針，入髮際直鼻上一寸，火針七鋥，鋥三下，名鬼堂。

第十一次下針，陰下縫灸三壯，女人玉門頭三壯，名鬼藏。

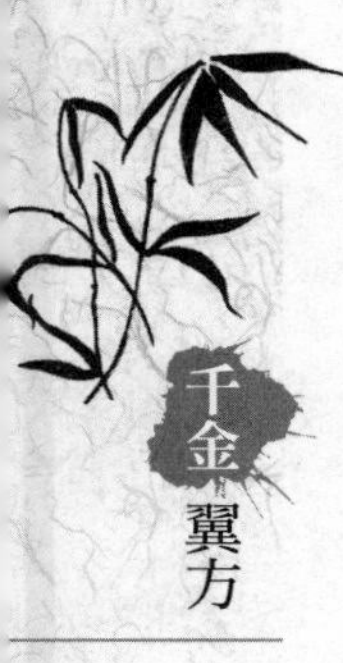

第十二次下針，尺澤橫紋中內外兩紋頭接白肉際七鋥，鋥三下，名鬼臣，此名曲池。

第十三次下針，去舌頭一寸，當舌中下縫，刺貫出舌上，仍以一板橫口吻，安針頭，令舌不得動，名鬼封。

上以前若是手足皆相對，針兩穴。若是孤穴，即單針之。

治風邪法

灸間使隨年壯。

又，灸承漿七壯，三報之。

又，灸心俞七壯。

又，灸三里七壯。

治鬼魅

灸入髮際一寸百壯。

灸間使、手心各五十壯。

野狐魅

合手大指，急縛大指，灸合間二七壯，當狐鳴而癒。

脾病第五三十二法

脾俞，主四肢寒熱，腰疼不得俯仰，身黃腹滿，食嘔，舌根直，並灸椎上三穴各七壯。

治老小大便失禁法

灸兩腳大趾去甲一寸，三壯。

又，灸大趾奇間各三壯。

大小便不通

灸臍下一寸三壯。

又，灸橫紋百壯。

治大便難法

灸第七椎兩旁各一寸，七壯。

灸俠玉泉相去二寸半，名腸遺，隨年壯。一云二寸。

又，灸承筋二穴三壯。

又，灸大都隨年壯。

又，灸大敦四壯。

腹中熱閉，時大小便難，腰痛連胸，灸團岡百壯，在小腸俞下二寸橫三間寸，灸之。

大便閉塞，氣結，心堅滿，灸石門百壯。

大小便不利，欲作腹痛，灸榮衛四穴各百壯，在背脊四面各一寸。

大小便不利，灸八髎百壯，在腰目下三寸，俠脊相去四寸，兩邊各四穴。

小兒大小便不通，灸口兩吻各一壯。

小便不利，大便數洩注，灸屈骨端五十壯。

又，灸天樞百壯，在俠臍相去各二寸。魂魄之舍，不可下針。一云相去三寸。

治痢法

大便下血，灸第二十椎，隨年壯。恐是中膂肉俞。

赤白下痢，灸窮骨頭百壯，多多益佳。

食不消化，泄痢，不作肌膚，灸脾俞隨年壯。

泄注五痢便膿血，重下腹痛，灸小腸俞百壯。

泄痢久下，失氣勞冷，灸下腰百壯，三報之。在八魁正中脊骨上，灸多益佳，三宗骨是。忌針。

少腹絞痛，泄痢不止，灸丹田百壯，三報之。在臍下二寸，針入五分。

下痢不嗜食，食不消，灸長谷五十壯，三報之，在俠臍相去五寸，一名循際。

下痢赤白，灸足太陰五十壯，三報之。

久冷五痔便血，灸脊中百壯。

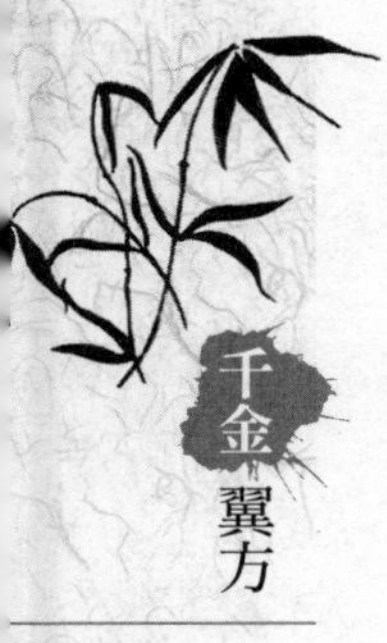

五痔便血失屎，灸回氣百壯，在脊窮骨上。赤白下，灸窮骨，惟多益佳。

久痢，百治不瘥，灸足陽明下一寸高骨之上中，去大指奇間三寸，灸隨年壯。

又，灸關元三百壯，十日灸，並治冷痢腹痛。

又，先屈竹，量正當兩胯脊上點記，下量一寸點兩旁各一寸，復下量一寸，當脊上合三處，一灸三十壯，灸百壯以上，一切痢皆瘥。亦主疳濕。脊上當胯點處不灸。

又，灸臍中稍稍至二三百壯。

胃病第六三十四法

治胃補胃，灸胃俞百壯，主胃中寒，不能食，食多身羸瘦，腸鳴腹滿，胃脹。

灸三焦俞，主五臟六腑積聚，心腹滿，腰背痛，飲食不消，吐逆，寒熱往來，小便不利，羸瘦少氣，隨年壯。

又，灸心下二寸，名胃管，百壯至千壯，佳。

小腸俞，主三焦寒熱，灸隨年壯。

治胃中熱病，膝下三寸名三里，灸三十壯。

反胃，食即吐出，上氣，灸兩乳下各一寸，以瘥為限。

又，灸臍上一寸二十壯。

又，灸內踝下三指稍斜向前有穴，三壯。《外台秘要》云：一指。

灸胸脅脹滿法

臚脹脅腹滿，灸膈俞百壯，三報之。

脹滿水腫，灸脾俞隨年壯，三報之。

脹滿雷鳴，灸大腸俞百壯，三報之。

脹滿氣聚，寒冷，灸胃管，在心鳩尾下三寸，百壯，三報之。

脹滿繞臍結痛，堅不能食，灸中守百壯，在臍上一寸，一名水分。

脹滿瘕聚滯下疼，灸氣海百壯，在臍下一寸，忌針。

脹滿氣如水腫狀，少腹堅如石，灸膀胱募百壯，在中極臍下四寸。

脹滿腎冷，瘕聚泄痢，灸天樞百壯。

胸滿，心腹積聚痞疼痛，灸肝俞百壯。

灸乾嘔法

乾嘔不止，所食即吐不停，灸間使三十壯。若四厥，脈沉絕不至者，灸之便通，此法起死人。

又，灸心主尺澤，亦佳。

又，灸乳下一寸三十壯。

凡噦，令人惋恨，灸承漿，炷如麥大七壯。

又，灸臍下四指七壯。

治卒噦，灸羶中、中府、胃管各數十壯，灸尺澤、巨闕各七壯。

灸吐法

吐逆不得食，灸心俞百壯。

吐逆不得下食，今日食，明日吐，灸膈俞百壯。

卒吐逆，灸乳下一寸七壯。

吐變不下食，灸胸堂百壯。

又，灸巨闕五十壯。

又，灸胃管百壯，三報之。

又，灸脾募百壯，一名章門，在大横外直臍季肋端，三報之。

嘔吐宿汁，吞酸，灸神光，一名膽募，百壯，三報之。《甲乙經》云：日月，膽募也，在期門下五分。

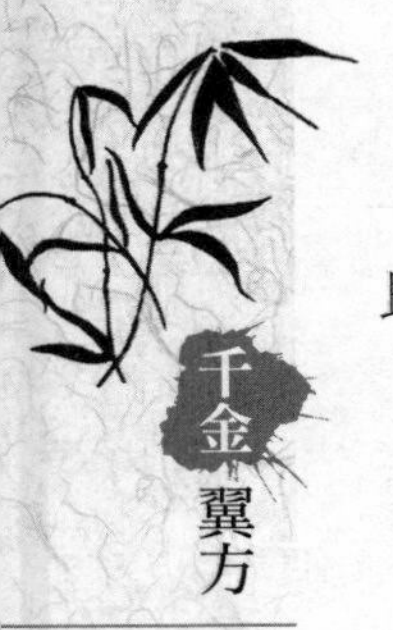

嘔吐咳逆，霍亂吐血，灸手心主五十壯。

噫噦，膈中氣閉塞，灸腋下聚毛下附肋宛宛中五十壯，神良。

噫噦嘔逆，灸石關百壯。

肺病第七四十五法

肺脹，氣搶脅下熱痛，灸俠胃管兩邊相去一寸，名陰都，隨年壯。

又，刺手太陰出血，主肺熱氣上咳嗽，寸口是也。

肺脹脅滿，嘔吐上氣等，灸大椎並兩乳上第三肋間各三壯。

凡肺風氣痿絕，四肢脹滿，喘逆胸滿，灸肺俞各兩壯，肺俞對乳引繩度之。

肺俞，主喉痺氣逆咳嗽，口中涎唾，灸七壯，亦隨年壯，可至百壯。

嘔吐上氣，灸尺澤，在肘中，不三則七。

腹中雷鳴相逐，食不化，逆氣，灸上管下一寸，名太倉，七壯。

治奔豚上氣法

章門，一名長平，二穴在大横外，直臍季肋端，主奔豚腹腫，灸百壯。

又，灸氣海百壯，在臍下一寸半。

又，灸關元五十壯，亦可百壯，在臍下三寸。

中極，一名玉泉，在臍下四寸，主奔豚搶心不得息，灸五十壯。

心中煩熱，奔豚，胃氣脹滿，不能食，針上管入八分，得氣即瀉。若心痛不能食，為冷氣，宜先補後瀉，神驗，灸之亦佳，日二七至百一止，不瘥倍之。不忌房室。

奔豚冷氣，心間伏梁，狀如覆杯，冷結諸氣，針中管入八分，留七呼，在上管下一寸，瀉五吸，疾出針，須灸，日二七壯至四百止，慎忌房室。

又，中府二穴，主奔豚上下，腹中與腰相引痛，灸一百壯。

又，期門二穴，直乳下二肋端旁一寸五分，主奔豚，灸百壯。

又，四滿俠丹田兩旁相去三寸，灸百壯。一云三十壯。主奔豚氣，上下搶心腹痛。

凡上氣冷發，腹中雷鳴，轉叫，嘔逆不食，灸太衝，不限壯數，從痛至不痛止，炷如雀矢大。

第四椎名曰闕俞，主胸膈中氣，灸隨年壯。

太倉一穴，一名胃募，心下四寸，主心腹諸病，堅滿煩痛，憂思結氣，寒冷霍亂，心痛吐下，食飲不消，腸鳴泄痢，灸百壯。

肓募二穴，在乳頭斜度至臍中，屈去半，從乳下行盡度頭是，主結氣囊裹，針藥所不及，灸隨年壯。

臍下結痛，流入陰中，發作無時，此冷氣，灸關元百壯。

又，灸天井百壯。

氣短不語，灸大椎隨年壯。

又灸肺俞百壯。又灸肝俞百壯。又灸尺澤百壯。又灸小指第四指間交脈上七壯。又灸手十指頭各十壯。

少年房多短氣，灸鳩尾頭五十壯。又灸臍孔中二七壯。

乏氣，灸第五椎下隨年壯。

下氣，灸肺俞百壯。

又，灸太衝五十壯，此穴並主肺痿。

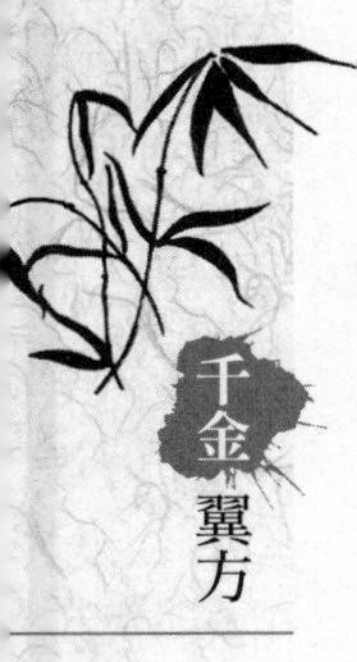

灸飛屍法

以繩量病人兩乳間中屈，又從乳頭向外量，使肋罅於繩頭，灸隨年壯，主一切注。《千金》云：三壯或七壯，男左女右。

胃管，主五毒注，不能食飲，百病，灸至千壯。

忤注，灸手肘尖，隨年壯。尖，一作紋。

又，第七椎，灸隨年壯。

又，灸心下一寸三百壯。

食注，灸手小指頭，隨年壯，男左女右。

水注，口中湧水出，經云肺來乘腎，食後吐水，灸肺俞及三陰交，隨年壯，瀉肺補腎。

灸一切注，無新久者，先仰臥，灸兩乳兩邊斜下三寸，名注市，隨年壯。

第二肋間名期門，灸隨年壯。

凡中屍者，飛屍、遁屍、風屍、屍注也。今皆取一方治之，其狀皆腹脹痛急，不得氣息，上衝心胸兩脅，或踝腫起，或攣引腰脊，灸乳後三寸，男左女右，可二七壯。不止者，多其壯數即癒。

又，兩手大指頭各灸七壯。

乳下一寸，逐病所在，灸之，病瘥止。

一切惡注，氣急不得息，欲絕者，及積年不瘥者，男左手虎口紋，於左乳頭並四指當小指節下間灸之，婦人以右手也。

大腸病第八 二十二法　論一首

大腸俞，主腸中臚脹，食不消化，灸四十壯。

俠巨闕相去五寸，名承滿，主腸中雷鳴相逐，痢下，兩邊一處，各灸五十壯。

治咳嗽法

肝咳，刺足太衝；心咳，刺手神門；脾咳，刺足太白；肺咳，刺手太泉；腎咳，刺足大谿；膽咳，刺陽陵泉；厥陰咳，刺手太陰。

嗽，灸兩乳下黑白肉際各一百壯，即瘥。

又，以蒲當乳頭周匝圍身，令前後正平，當脊骨解中，灸十壯。

又，以繩橫度口中，折繩從脊，灸繩兩邊各八十壯，三報之。三日畢，兩邊者口合度也。

又，灸大椎，下數下行，第五節下，第六節上，穴中間一處，隨年壯。並主上氣。

呀嗽，灸兩屈肘裹大橫紋下頭，隨年壯。

上氣咳逆，短氣氣滿，食不下，灸肺募五十壯。

上氣咳逆，短氣，風勞百病，灸肩井二百壯。

上氣短氣咳逆，胸背徹痛，灸風門、熱府百壯。

上氣咳逆，短氣胸滿多唾，唾血冷痰，灸肺俞隨年壯。《千金》云：五十壯。

上氣氣悶咳逆，咽塞聲壞，喉中猜猜，灸天瞿五十壯。一名天突。

上氣，胸滿短氣，灸云門十壯。

上氣咳逆，胸痺徹背痛，灸胸堂百壯，忌刺。

上氣咳逆，灸羶中五十壯。

上氣咳逆，胸滿短氣，牽背徹痛，灸巨闕、期門各五十壯。

灸咳，手屈，臂中有橫紋，外骨捻頭得痛處二七壯。

又，內踝上三寸，絕骨宛宛中，灸五十壯。主咳逆虛勞，寒損憂恚，筋骨攣痛。又主心中咳逆，洩注腹痛，喉痺，項頸滿，腸痔逆氣，痔血陰急，鼻衄骨瘡，大小便澀，鼻中乾燥，

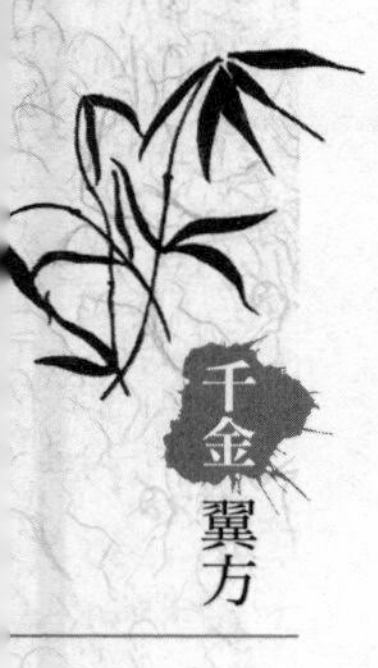

煩滿，狂易走氣。凡二十二種病，皆當灸之也。

論曰：凡上氣，有服吐藥得瘥，亦有針灸得除者，宜深體悟之。

治痰飲法

諸結積、留飲、澼囊、胸滿，飲食不消，灸通谷五十壯。

又，灸胃管三百壯，三報之。

心下堅，積聚冷熱，腹脹，灸上管百壯，三報之。

腎病第九二十四法

對臍當脊兩邊，相去各一寸五分，名腎俞。主腎間風虛，各灸百壯。

治小便失精法

灸第七椎兩旁三十壯。

又，灸第十椎兩旁三十壯。

又，灸陽陵泉、陰陵泉，各隨年壯。

灸第十九椎兩旁各三十壯。

夢洩精，灸中封五十壯。

男女夢與人交，洩精，三陰交灸五壯，喜夢洩，神良。

丈夫夢失精，小便濁難，灸腎俞百壯。

男子陰中疼痛，尿血精出，灸列缺五十壯。

失精，五臟虛竭，灸屈骨端五十壯，陰上橫骨中央宛曲如卻月中央是也。一名橫骨。

男子失精，陰上縮，莖中痛，灸大赫三十壯，在俠屈內端三寸。

男子腰脊冷疼，小便白濁，灸脾募百壯。

男子失精，膝脛疼冷，灸曲泉百壯。

男子失精陰縮，灸中封五十壯。

第二十二椎，主腰背不便，筋攣痺縮，虛熱閉塞，灸隨年壯，兩旁各一寸五分。

小腸俞，主小便不利，少腹脹滿虛乏，灸隨年壯。

骨髓冷疼，灸上廉七十壯，三里下三寸。

治腰疼法

腰卒痛，去窮脊上一寸，灸七壯。

腎俞，主五臟虛勞，少腹弦急脹熱，灸五十壯，老小損之。若虛冷，可至百壯，橫三間寸灸之。

腰痛不得動者，令病人正立，以竹杖柱地度至臍，取杖度背脊，灸杖頭處，隨年壯，良。灸訖，藏竹杖，勿令人得之。

丈夫痔下血脫肛，不食，常泄痢，婦人崩中去血，帶下淋露，去赤白雜汁，皆灸之。此俠兩旁各一寸橫三間寸灸之。

腰痛，灸足跟上斜紋中白肉際十壯。

又，灸巨陽十壯，巨陽在外踝下。

又，灸腰目髎，在尻上約左右是。

又，灸八髎及外踝上骨約中。

膀胱病第十 三十二法

灸轉胞法

玉泉，主腰痛小便不利，若胞轉，灸七壯。

第十七椎，灸五十壯。

又，灸臍下一寸。

又，灸臍下四寸，各隨年壯。

第四椎名厥陰俞，主胸中膈氣，積聚好吐，隨年壯灸之。

俠屈骨相去五寸，名水道，主三焦、膀胱、腎中熱氣，隨年壯。屈骨在臍下五寸，屈骨端水道俠兩旁各二寸半。

俠臍旁相去兩邊各二寸半，名大橫，主四肢不可舉動，多

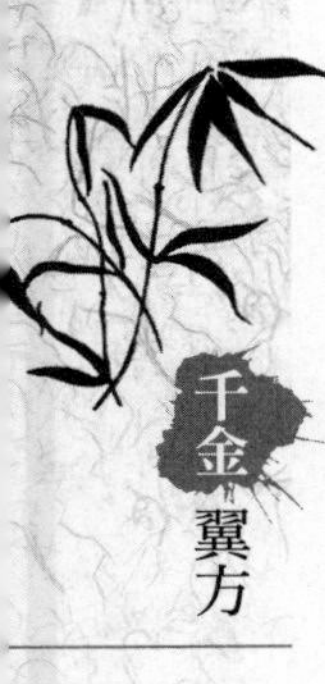

汗洞痢，灸之隨年壯。

第十五椎名下極俞，主腹中疾，腰痛，膀胱寒，澼飲注下，隨年壯灸之。

小腸俞，主膀胱、三焦、津液下，大小腸寒熱，赤白洩洞痢，腰脊痛。又主小便不利，婦人帶下，灸之各五十壯。

小腸俞，主三焦寒熱，一如灸腎法。

治霍亂法

凡霍亂，灸之或雖未即瘥，終無死憂，不可逆灸，或但先腹痛，或先下後吐，當隨病狀灸之。納鹽臍中灸二七壯，並主脹滿。

治霍亂轉筋，令病人正合面臥，伸兩手著身，以繩橫兩肘尖頭，依繩下俠脊骨兩旁相去一寸半，灸一百壯，無不瘥者。《肘後》云：此華佗法。

若先心痛先吐，灸巨闕二七壯。不瘥，更二七壯。

若先腹痛，灸太倉二七壯。不瘥，更二七壯。

若先下痢，灸谷門，在臍旁二寸，男左女右，一名大腸募，灸二七壯，不止，更灸二七壯。

吐痢不禁，三陰三陽但數者，灸心蔽骨下三寸。

又，灸臍下三寸，各六七十壯。

霍亂，上下吐瀉，灸臍下十四壯。

又，灸關元三七壯。

手足逆冷，灸三陰交各七壯。不瘥，更七壯。

轉筋，灸湧泉三七壯，不止，灸足腫聚筋上白肉際七壯，立瘉。

又，灸慈宮二七壯。

走哺轉筋，灸腫踝白肉際左右各二十一壯。

又，灸少腹下橫骨中央，隨年壯。

轉筋四厥，灸兩乳根黑白際各一壯。

轉筋在兩臂及胸中，灸手掌白肉際七壯。

又，灸膻中、中府、巨闕、胃管、尺澤。

又，灸承筋五十壯。

又，灸承山一百壯。

下若不止，灸大都，在足大拇趾本節內側白肉際各七壯。

若轉筋入腹欲死，四人持其手足，灸臍上一寸十四壯，四五壯自不動，勿持之。

又，中管、建里二穴，皆主霍亂腸鳴，腹痛脹滿，弦急上氣，針入八分，留七呼，瀉五吸，疾出針。可灸百壯，日二七壯。

《千金翼方》卷第二十七

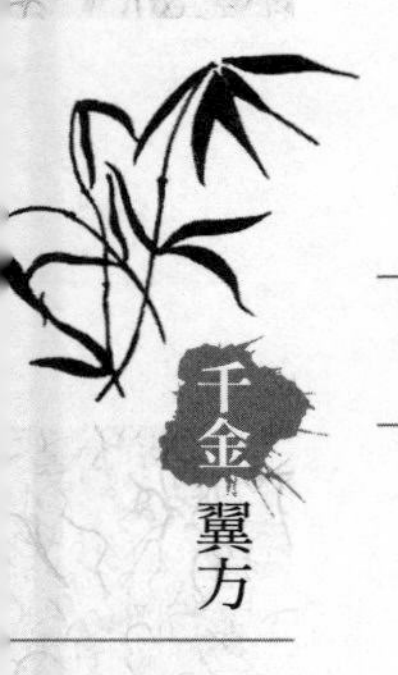

千金翼方卷第二十八　針灸下

消渴第一 一十二法　論一首

消渴，咽喉乾，灸胃下俞三穴各百壯，在背第八椎下橫三間寸灸之。

消渴，口乾，不可忍，小腸俞百壯，橫三間寸灸之。

消渴咳逆，灸手厥陰，隨年壯。

消渴口乾，灸胸堂五十壯。

又，灸足太陽五十壯。

消渴，口乾煩悶，灸足厥陰百壯。

又，灸陽池五十壯。

建氏灸消渴法

初灸兩手足小指頭及項椎，隨年壯。

又，灸膀胱俞橫三間寸，灸之各三十壯，五日一報之。

又，灸背脾俞下四寸，俠脊樑一寸半二穴，隨年壯。

論曰：灸上諸穴訖，當煮白狗肉作羹汁，飲食不用薑、醬、豉，可用蔥、薤隨意。當煮肉骨汁作淡羹，可食肉，當稍漸進，忌食豬肉，法須二百日乃善。

又，灸腎俞二穴並腰目，在腎俞下三寸，俠脊兩旁各一寸半，以指按陷中。

又，關元俠兩旁各二寸一處。

又，陰市二穴在膝上，當伏兔上三寸，臨膝取之。

曲泉、陰谷、陰陵泉、復溜，凡此諸穴，斷小便利大佳，不損陽氣，亦云止遺尿也。太谿、中封、然谷、太白、大都、趺陽、行間、大敦、隱白、湧泉，凡此諸穴各一百壯，腹背兩腳凡三十七穴，其腎俞、腰目、關元、水道可灸三十壯，五日一報之，各得一百五十壯，佳。湧泉可灸十壯。大敦、隱白、行間可灸三壯，餘者悉七壯，皆五日一報之。滿三灸可止也。若灸諸陰不瘥，可灸諸陽，諸陽在腳表，宜審用之，無有不驗，造次則並灸肺俞募，按流注孔穴，壯數如灸陰家法。

灸小便數而少且難，用力輒失精，此方萬驗也。令其人舒兩手合掌並兩大指令齊，急逼之，令兩爪甲相近，以一炷灸兩爪甲白肉際，肉際方後自然有角，令炷當兩角中小侵入爪上，此兩指共當一炷也。亦灸腳大趾，與手同法，各三炷。經三日又灸之，此法甚驗。

淋病第二二十三法

著鹽臍中，灸三壯。

五淋，不得尿，灸懸泉二七壯，在內踝前一寸，斜行小脈間是，中封之別名。

五淋，灸大敦三十壯。

氣淋，灸關元五十壯。

又，俠玉泉相去一寸半，灸三十壯。

勞淋，足太陰百壯，在內踝上三寸，三報之。

石淋，臍下三十六種疾，不得小便，灸關元三十壯。一云百壯。

血淋，灸丹田，隨年壯。

血淋，灸復溜五十壯。

卒淋，灸外踝尖七壯。

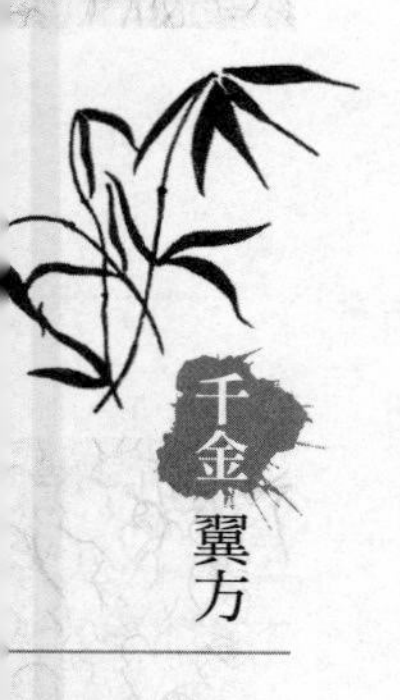

失禁，尿不自覺知，針陰陵泉入五分，灸隨年壯。

莖中痛，灸行間三十壯。

屈骨端，主腹中滿，小便數，灸二七壯。小兒以意量之。

不得尿，灸太衝五十壯。

失尿不禁法

灸大敦七壯。

又，灸行間七壯。

小兒遺尿，灸臍下一寸半，隨年壯。又大敦一壯。

尿床灸法

垂兩手髀上，盡指頭上陷處，灸七壯。

又，臍下橫紋七壯。

遺尿，針遺道，入二寸補之，在俠玉泉五寸，灸隨年壯。

又，灸陰陵泉，隨年壯。

又，灸足陽明，隨年壯，針入三分。

尿血第三七法

第七椎兩邊各五寸，主尿血。

又，灸大敦，各隨年壯。

虛勞、尿血、白濁，灸脾俞百壯。

又，灸三焦俞百壯。

又，灸腎俞百壯。

又，灸章門百壯。

尿黃，灸石門五十壯。

水病第四一十五法

灸足第二趾上一寸，隨年壯。

又，兩手大指縫頭各灸七壯。

虛勞、浮腫，灸太衝百壯。

灸腎俞百壯，主百病水腫。

灸胃倉，隨年壯。

水腫，灸陷谷隨年壯。

水腫，氣上下，灸陰交百壯。

水腫脹，灸曲骨百壯。

大腹，灸陰市隨年壯。

人中滿，唇腫及水腫，大水，灸臍中、石門各百壯。

風水，灸上廉隨年壯。

水腫不得臥，灸陰陵泉百壯。

石水，灸然谷、氣衝、四滿、章門。

水分，主水腫脹滿，不能食，堅硬，灸，日七壯，至四百即止。忌針，針水出盡即死。水病灸至瘥止，在下管下一寸。

臌脹，灸中封二百壯。

癰疽第五七法　論一首

卒疽著五指，急不得屈伸，灸踝尖上數壯，亦可至百壯。

凡卒患腰腫，附骨腫，癰疽癤腫風，游毒熱腫，此等諸疾，但初覺有異，即急灸之，立癒。遇之腫成，不須灸，從手掌後第一橫紋後兩筋間當度頭，灸五壯立癒。患左灸右，患右灸左，當心胸中者灸兩手，俱下火。

疔腫在左，灸左臂曲肘紋前，取病人三指外於臂上處中灸之，兩筋間從不痛至痛，腫在右從右灸，不過三四日，瘥。

又，灸掌後橫紋從五指，男左女右，七壯即驗，已用得效。

論曰：疔腫灸法稍多，然此一法亦甚效驗，出於意表也。

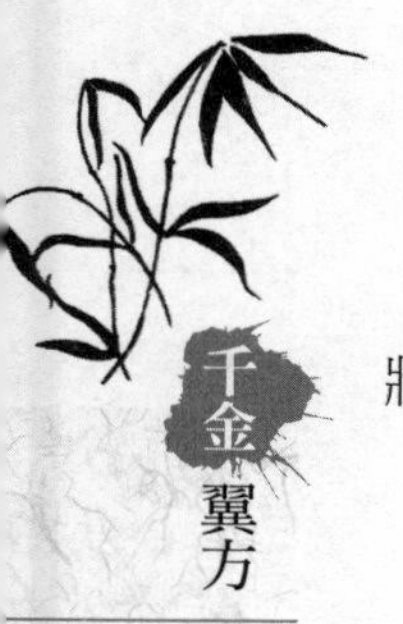

癮疹，灸曲池二穴，隨年壯，神良。

頭痛，癮疹，灸天窗七壯。

白癜、白駁、浸淫、癧瘍著頭及胸前，灸兩乳間，隨年壯，立瘥。

痔漏第六十八法

針漏法

少海，在臂曲側肘內橫紋頭，屈手向頭取之。主腋下瘰癧漏臂疼，屈伸不得，風痺瘙漏，針入三分，留七呼，瀉五吸。

針瘰癧，先拄針皮上三十六息，推針入內之，追核大少，勿出核，三上三下，乃拔出針。

灸漏法

頸漏，灸天池百壯，穴在乳後一寸，腋下著脅直腋屈肋間。

又，灸兩耳後髮際直脈七壯。

又，灸背後兩邊腋下後紋頭，隨年壯。

又，灸心鳩尾下宛宛中七十壯。

又，兩胯內有患癧處宛宛中百壯。

又，灸章門、臨泣、支溝、陽輔各百壯。

又，以艾炷繞四畔周匝，灸七壯即止。

又，灸肩井，隨年壯。一云二百壯。

諸惡漏、中冷、息肉出，灸足內踝上各三壯，二年者六壯。

針痔法

長強，在窮脊骨下宛宛中，主下漏、五痔、疳蟲蝕下部，針入三寸，伏地取之，以大痛為度。灸亦良，不及針。灸，日三十壯，至七日止，特忌房室。

針足太陰穴，在內踝上一夫，一名三陰交。亦主大便不利，針入三分。

飛揚、商丘、復溜、勞宮、會陰、承筋、委陽、委中，並主之。

灸腸癰法

屈兩肘正尖頭骨，各灸百壯，則下膿血者癒。

灸乳癰、妒乳法

灸兩手魚際各二七壯，斷癰脈也。

又，以繩橫度口，以度從乳上行，灸度頭二七壯。

指忽掣痛不可忍，灸指端七壯。

脫肛第七 四十法

灸尾翠骨七壯，立癒。主脫肛，神良。

又，灸臍中，隨年壯。

灸癭法

灸風池，俠項兩邊兩穴耳上髮際百壯。又大椎百壯，大椎兩邊相去各一寸半，小垂下，各三十壯。又，頸衝在兩伸手直向前，令臂著頭對鼻所住處，一名臂臑，灸隨年壯。凡五處，共九穴，又垂兩手兩腋上紋頭，各灸三百壯，針亦良。

灸癭，肩髃左右厢宛宛中，男左十八壯，右十七壯，女右十八壯，左十七壯。再三，以瘥止。

癭，上氣短氣，灸肺俞一百壯。

癭，上氣胸滿，灸雲門五十壯。

癭，惡氣，灸胸堂百壯。

又，灸天府五十壯。

又，灸大椎，橫三間寸灸之。

又，灸衝陽，隨年壯，在肘外屈橫紋外頭。據此是曲池穴，

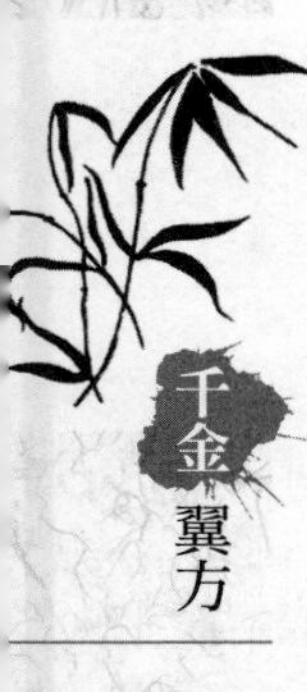

衝陽在足趺上五寸。

癭，灸天瞿三百壯，橫三間寸灸之。

癭氣面腫，灸通天五十壯。

癭，灸中封，隨年壯。

灸㿉卵法

以蒲橫度口如橫折之一倍增之，以佈著少腹橫理，令度中央上當臍勿令偏僻，灸度頭及中央，合二處隨年壯，好自養，勿勞動作役、大言、大怒、大笑。

又，牽陰頭正上行，灸頭所極牽向左右髀直，下行皆倣此，隨年壯。

又，灸足厥陰，在右灸左，在左灸右，各三壯。厥陰在足大趾本節間。

男㿉有腸㿉、卵㿉、氣㿉、水㿉四種，腸㿉、卵㿉難瘥，氣㿉、水㿉針灸易瘥。卵偏大入腹，灸三陰交，隨年壯，在內踝上八寸。

又，肩井、肩臂接處，灸隨年壯。

又，灸關元百壯。

又，灸手小指端七壯，在左灸右，在右灸左。

㿉卵偏大，灸玉泉百壯報之。

又，灸泉陰百壯三報之，在橫骨邊三寸。

凡㿉病，陰卒腫者，令並足，合兩拇趾爪甲相併，以一艾炷灸兩爪端方角上七壯。

陰腫欲潰困，灸足大拇趾本節橫紋中五壯。

又，灸足太陽五十壯報之。

又，灸足太陰五十壯，在內踝上一夫。

又，灸大敦，在足大趾三毛中，隨年壯。

又，灸足大趾內側去端一寸白肉際，隨年壯，甚驗。若雙㿉，灸兩處。

又，橫骨兩邊二七壯，俠莖灸之。

又，足大趾下理中十壯，隨腫邊灸之，神驗。

小兒癩，先時將兒至碓頭咒之曰：坐汝令兒某甲陰囊癩，故灸汝三七二十一。灸訖，便牽兒令雀頭向下，著囊縫當陰頭灸縫上七壯，即消，已用有驗，艾炷如帽簪頭大。

凡男癩，當騎碓軸以莖中置軸上，齊陰莖頭前灸軸木上，隨年壯，即癒。

卵腫如瓜，入腹欲死，灸足大趾下橫紋中，隨年壯。

灸汗法

多汗寒熱，灸玉枕五十壯，針入三分。

多汗瘧病，灸譩譆五十壯。

盜汗，寒熱惡寒，灸肺俞隨年壯，針入五分。

又，灸陰都各一百壯，針入八分補之，穴在俠胃管相去三寸。

多汗，四肢不舉，少力，灸橫紋五十壯，在俠臍相去七寸。

又，灸長平五十壯，在俠臍相去五寸，不針。

卒死第八十三法

針間使百息

又，灸人中。

灸魘不覺法

灸兩足大趾聚毛中二十一壯。

治卒忤法

灸人中三十壯。

又，灸肩井百壯。

又，灸間使七壯。

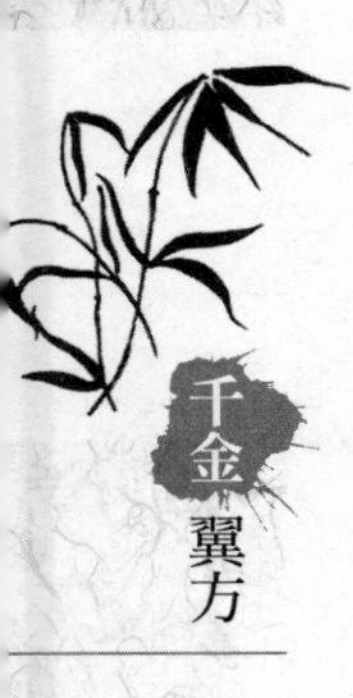

又，灸巨闕百壯。

又，灸十指爪甲下各三壯。

治鬼擊法

夫鬼擊之為病，卒著人如刀刺狀，胸脅及心腹絞切急痛不可按抑，或即吐血，或即鼻中出血，或下血，一名鬼排，灸人中一壯，立癒。若不止，更加灸臍上一寸七壯。又灸臍下一寸三壯。一云七壯。

中惡，灸胃管五十壯。

治蛇毒，灸毒上三七壯，無艾，以火頭稱瘡孔大小爇之。

治熱暍，灸兩乳頭七壯。

治狂犬咬人，令人吮去惡血盡，灸百壯。已後，日日灸，一百日乃止，瘥。血不出，慎酒、豬肉，一生慎之。

雜法第九

用針法

凡用針者，虛則實之，滿則洩之，宛陳則除之，邪勝則虛之。大要：徐而疾則實，疾而徐則虛。言實與虛，若有若無。察其後先，若存若亡。為虛為實，若得若失。虛實之要，九針最妙。補瀉之時，以針為之。重則為補，輕則為瀉。雖有分寸，得氣即止。明堂偃側，針訖，皆無不灸。凡病，皆由血氣壅滯，不得宣通，針以開導之，灸以溫暖之。灸已，好須將護，生冷、醋、滑等，若不謹慎之，反增疾矣。

黃帝曰：五臟、五行、五時，病何以故？岐伯曰：假令春月和暢，條芳水綠，心蕩意盈，神亂於內而形病於外，卒有西方飄風，凜然毛聳，因腠理開，不復得散，便居孫脈，孫脈滿，流入絡脈，絡脈入大經，大經注腑，腑歸臟，四時同然，故風病多歸於心也。手心主灸，刺血出多，令人心驚，三里刺入四分，令人氣上；湧泉刺深殺人；陰交灸多絕孕。

凡諸孔穴，名不徒設，皆有深意，故穴名近於木者屬肝，穴名近於神者屬心，穴名近於金玉者屬肺，穴名近於水者屬腎，是以神之所藏，亦各有所屬。穴名府者，神之所集；穴名門戶者，神之所出入；穴名宅舍者，神之所安；穴名台者，神所遊觀。穴名所主，皆有所況，以推百方，庶事皆然。穴名五臟，原缺脾。

凡孔穴者，是經絡所行往來處，引氣遠入抽病也，故經云：灸三壯者，即為足數也。

禁忌法

凡灸頭與四肢，皆不欲少，須熟，宜令灸，計壯滿三百，足以癒病。頭手足肉薄，若並灸，則血氣絕於下，宜時歇。火氣少時，令血氣遂通，使火氣流行，積數大足，自然邪除疾瘥也，乃止火耳。

本經多云刺入三分，灸三壯，茲乃舉其大綱，未盡聖心，且手足皮薄，炷小數少；腹背肉厚，炷大壯多，斯皆以意商量也，背欲熱即為佳也。凡灸生熟，候人盛衰、老少、肥盛灸之。

凡微數之脈及新得汗後，並忌灸。

凡孔穴，皆逐人形大小，取手中指第一節為寸，男左女右。一云三寸者，蓋一中指也。人年三十以上，若灸頭不灸三里穴，令人氣上，眼暗，所以三里穴下氣也。

一切病皆灸三里三壯，每日常灸下氣，氣止停也。

凡灸法，先發於上，後發於下；先發於陽，後發於陰。凡針刺大法，在午時後，不欲午時前。

治冷痺脛膝疼，腰腳攣急，足冷氣上，不能久立。有時厭厭嗜臥，手腳沉重，日覺羸瘦，此名復連病，令人極無情地，常愁不樂，健忘瞋喜，有如此候即宜灸之。當灸懸鐘穴，在足

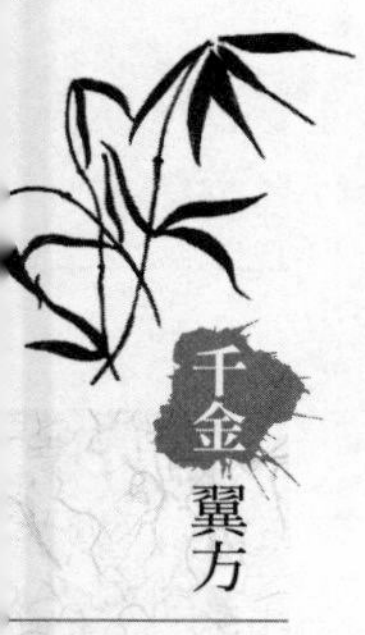

外踝上三指當骨上，各灸隨年壯，一灸即癒，不得再灸也。取法以草從手指中紋橫三指令至兩畔齊，將度外踝從下骨頭與度齊，向上當骨點之兩腳令三姓人灸之。候天晴日，午後在門外四達道上灸之，神良。若年月久更發，依法更灸。若意便欲多者，七日外更灸七壯。

巨闕可百壯。

上管可二百壯。

中管可千壯，下至五百壯。

下管可一百壯。

中守可一百壯。

陰交可三百壯。

中極可五百壯。

大椎可三百壯。

風門可二百壯。

魂門可五壯。

陽綱可五壯。

意舍可百壯。

肓門、胞門可各一百壯。

懸樞可五壯。

命門可七壯。

白環俞可三壯。又云一壯。

心俞、肝俞、肺俞、脾俞、腎俞、小腸俞、膽俞、大腸俞、胃俞、膀胱俞、三焦俞、膈俞。

上五臟六腑俞，皆得滿一百壯。

肺募中府、心募巨闕、肝募期門、膽募日月、脾募章門、腎募京門元、小腸募關、三焦募石門、大腸募天樞、膀胱募中極、胃募中管。

上五臟六腑募，亦得滿百壯。

鳩尾三十壯，三報之，巨闕五十壯。

上管、胃管、建里、下管、水分、臍中各五十壯，三報之；陰交、氣海、石門、關元各五十壯，中極五十壯。

上從鳩尾下第一行皆得百壯，以此為大率。

自外諸穴，或中病乃止，或取隨年壯，以意商量也。

頭維、腦戶、風府、絲竹空、下關、耳中、瘈脈、人迎、喑門、承泣、經渠、脊中、氣衝、鳩尾、地五會、陰市、陽關、乳中、泉腋、伏兔、承光、天府、白環俞、石門。婦人忌灸。

上二十四處，禁不可灸，大忌。

上關、左角、乳中、鳩尾、五里、承筋、復溜、顱息、缺盆、臍中、神庭、雲門、伏兔、三陽絡、然谷。

上十五穴，禁不可刺，大凶。

玉枕、維角、睛明、舌根、結喉、胡脈、天窗、神符、巨覽一作覺、血海、足太陰、丘墟。

上十二穴，無病不可灸刺。

針灸宜忌第十

論曰：凡欲針灸，必先診脈，知醫須看病者行年、本命、禍害、絕命、生氣所在，又須看破除開日，人神取天醫，若事急卒暴不得已者，則不拘此也。既得吉辰，當知忌穴，乃以繩量，依圖朱點，並疏患穴及壯數，然後用心乃療之，則無不癒矣。其分寸法，取病人男左女右，手中指第一節為寸，宜忌等列之如下。

治病服藥針灸法訣

凡針灸服藥，皆須審知病人生年月日，推其行年、遊宮、生氣、絕命訖，乃處斷之。

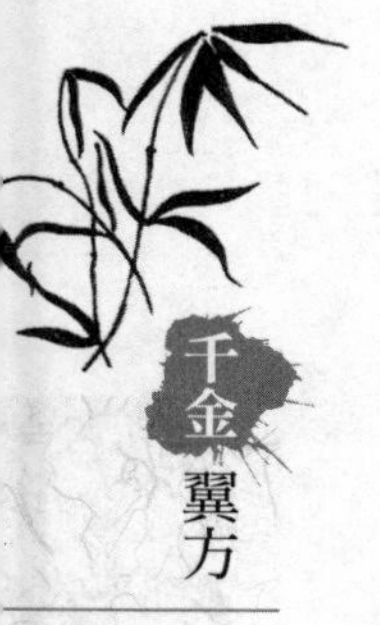

舊法：男避除，女避破。又男忌戊，女忌己。

假令木命人行年又在木，則不宜針及服青色藥。

火命人行年又在火，則不宜發汗及服赤色藥。

土命人行年又在土，則不宜吐及服黃色藥。

金命人行年又在金，則不宜灸及服白色藥。

水命人行年又在水，則不宜下及服黑色藥。

凡醫者不知此法，下手即困；若遇病人年命厄會深者，下手即死矣。

凡入月六日、十五日、十八日、二十二日、二十四日、小盡日治病，令人長病。

戊午、甲午，此二日大忌。針刺出血、服藥及灸，不出月，凶。

甲辰、庚寅、乙卯、丙辰、辛巳，此日灸刺大凶。

壬辰，此一日大忌針灸。

甲辰、己巳、丙午、丁巳，此日男子特忌針灸。

甲寅、乙卯、乙酉、乙巳，此日女人特忌針灸。

丙子、壬子、甲子、丙辰、丁巳、辛卯、癸卯、乙亥，以上日切忌針灸。

立春、春分，脾，立夏、夏至，肺，立秋、秋分，肝，立冬、冬至，心，四季十二日後，腎。

上以前日，並不得治療，凶。

凡五臟王時，不得治及針灸其經絡，凶。

凡春左脅，秋右脅，夏臍，冬腰。以上人神，皆不宜針灸。

凡五辰、五酉、五未等日及八節先一日後一日，皆不得針灸。

建日申時頭，除日酉時膝，滿日戌時腹，平日亥時腰背，定日子時心，執日丑時手，破日寅時口，危日卯時鼻，成日辰時唇，收日巳時足，開日午時耳，閉日未時目。

上件其時並不得犯其處，殺人。

一日足大趾，二日外踝，三日股內及腳踹，四日腰及髀，五日口齒、舌根、咽、懸壅及足趾，六日手小指少陽及臍下，七日內踝，八日足腕一云腳，九日尻尾、手陽明，十日腰眼及足拇趾，十一日鼻柱及眉，十二日面髮際，十三日牙齒，十四日胃管、咽喉、足陽明，十五日遍身，十六日胸乳，十七日氣衝及脅，十八日股及腨腸，十九日足趺、足下及項，二十日膝以下一云內踝及膊，二十一日唇、舌、足小趾，二十二日伏兔、外踝一云胸臆中，二十三日肝俞、足趺兩腋，二十四日足陽明、兩脅及小腸，二十五日足陽明心腹一云膝足，二十六日手足胸，二十七日膝骨踝一云膝、肩、臍、膈下及兩足並陰囊中，二十八日內踝、玉莖一云陰中及耳頰，二十九日膝頭、顳顬、兩手足，三十日關元下至足一云足趺上及頰膝頭，又云遍身。

上人神並須依之，吉。

肝神丁卯，心神庚辰，肺神癸酉，腎神庚子，脾神戊己。此五神之日，特須避之，餘日不假避諱也。余以此論為得之近矣，必須依而行之。餘者猥碎，徒費辭難領，固非君子之言，諸忌之法以施俗士，通人達道，豈拘此哉？

月忌：正、二、三、四、五、六、七、八、九、十、十一、十二。

血忌：丑、未、寅、申、卯、酉、辰、戌、巳、亥、午、子忌針灸。

月厭：戌、酉、申、未、午、巳、辰、卯、寅、丑、子、亥忌針灸。

四激：戌、戌、戌、丑、丑、丑、辰、辰、辰、未、未、未忌針灸。

月殺：丑、戌、未、辰、丑、戌、未、辰、丑、戌、未、

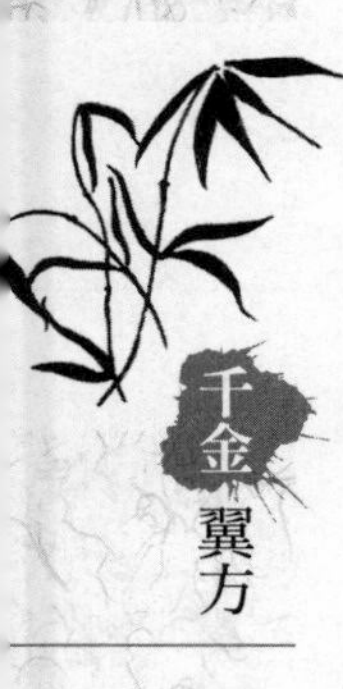

辰忌針灸，《千金》法不同。

月刑：巳、子、辰、甲、午、丑、寅、酉、未、亥、卯、戌忌針灸。

六害：巳、辰、卯、寅、丑、子、亥、戌、酉、申、未、午忌針灸。

天醫：卯、寅、丑、子、亥、戌、酉、申、未、午、巳、辰宜尋醫取藥呼師。

上呼師宜天醫上來療病，吉；若刑害上來及針灸，大凶。

又行年天醫法

人年至子丑寅卯辰巳午未申酉戌亥。

天醫卯戌子未酉亥辰寅巳午丑申。

推歲天醫法

常以傳送加太歲太一下為天醫。

推月天醫法

陽月以大吉，陰月以小吉，加月建功曹，下為鬼道傳送，下為天醫。

避病法

以小吉加月建登明，下為天醫。

療病法

以月將加時，天醫加病人年上療之，瘥。

日天醫法

甲乙丙丁戊己庚辛壬癸。天醫卯亥丑未巳。

行年人神所在法

年一歲，十三，二十五，三十七，四十九，六十一，七十三，八十五，神在心，辰。

年二歲，十四，二十六，三十八，五十，六十二，七十四，八十六，神在喉，卯。

年三歲，十五，二十七，三十九，五十一，六十三，七十五，八十七，神在頭，寅。

年四歲，十六，二十八，四十，五十二，六十四，七十六，八十八，神在肩，丑。

年五歲，十七，二十九，四十一，五十三，六十五，七十七，八十九，神在背，子。

年六歲，十八，三十，四十二，五十四，六十六，七十八，九十，神在腰，亥。

年七歲，十九，三十一，四十三，五十五，六十七，七十九，九十一，神在腹，戌。

年八歲，二十，三十二，四十四，五十六，六十八，八十，九十二，神在頭，酉。

年九歲，二十一，三十三，四十五，五十七，六十九，八十一，九十三，神在足，申。

年十歲，二十二，三十四，四十六，五十八，七十，八十二，九十四，神在膝，未。

年十一歲，二十三，三十五，四十七，五十九，七十一，八十三，九十五，神在陰，午。

年十二歲，二十四，三十六，四十八，六十，七十二，八十四，九十六，神在股，巳。

十日人神所在

甲日在頭，乙日在項，丙日在肩臂，丁日在胸脅，戊日在腹，乙日在背，庚日在膝，辛日在脾，壬日在腎，癸日在足。

十二日人神所在

子日在目，丑日在耳，寅日在胸一云面及口，卯日在鼻一云在脾，辰日在腰，巳日在手一云在頭口，午日在心腹，未日在足一云兩足心，申日在頭一云在肩額，又云在腰，酉日在背一云在脛，戌日在頸一云在咽喉，亥日在項一云在臂頸，又云兩膝。

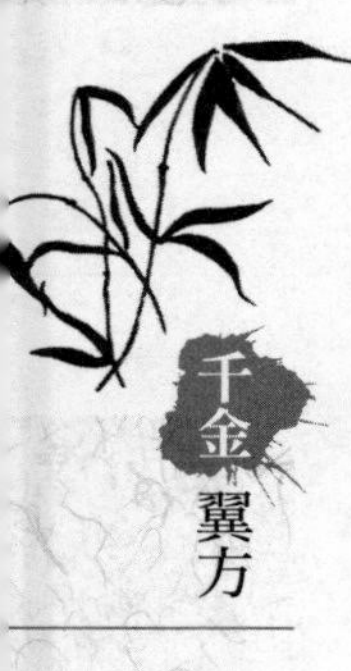

十二時人神所在

子時在踝，丑時在頭，寅時在耳一云在目，卯時在面一云在耳，辰時在項一云在口，巳時在乳一云在肩，午時在胸脅，未時在腹，申時在心，酉時在膝一云在背脾，戌時在腰一云在陰左右，亥時在股。

上件人神所在血，不可針灸損傷，慎之慎之。

《千金翼方》卷第二十八

千金翼方卷第二十九　禁經上

論曰：夫清濁未分，無間昏曉，玄黃肇判，乃見溫涼。四時攸分，降生寒暑，三光照爛，日景虧盈。人稟五常，腠理通塞，故老子曰：吾所以有大患者，為吾有身，及吾無身，吾有何患？由此觀之，形質既著，則痾瘵興焉。靜言思之，惟無形者可得遠於憂患矣。夫天地聖人尚不能無患，況如風燭者乎？古有調針切脈之君，嘗藥煉石之帝，憂勞庶類，不遑寧處者，亦以眾矣。自時厥後，窮神極智之士，抽心盡思之賢，相與贊成其業者，不可勝紀。是以醫方千卷，未盡其性，故有湯藥焉、有針灸焉、有禁咒焉、有符印焉、有導引焉，斯之五法，皆救急之術也。何者？病起無端，醫療萬品，閭閻之內，猶有夭枉之哀。朝野之中，尚致膏肓之疾，誠可悲夫！

方今醫者，學不稽古、識悟非深，各承家技，便為洞達，自負其長，競稱彼短。由斯對執，卒不得挹其源流也。余早慕方技，長崇醫道，偶逢一法，豈吝千金！遂使名方異術，莫能隱秘。且此書也，人間皆有，而其文零疊，不成捲軸，縱令有者，不過三章兩章，既不專精，探其至賾，終為難備。斯之一法，體是神秘，詳其辭采，不近人情，故不可推而曉也。但按法施行，功效出於意表，不有所緝，將恐零落。今編為兩卷，凡二十二篇，名曰《禁經》。其於條例，後科詳悉。博雅君子，無或隱焉。

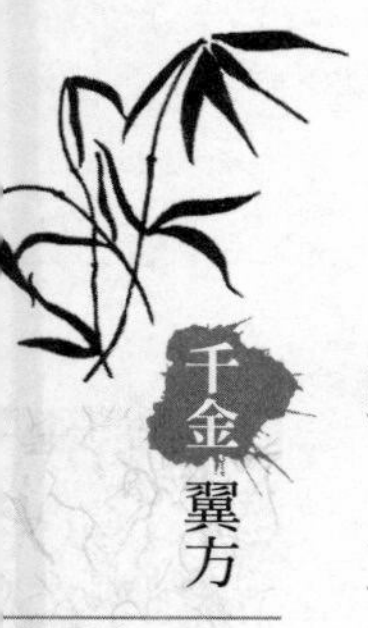

持禁齋戒法第一

《神仙經》曰：凡欲學禁，先持知五戒、十善、八忌、四歸，皆能修治此者，萬神扶助，禁法乃行。

五戒者　一曰不殺；二曰不盜；三曰不淫；四曰不妄語；五曰不飲酒、嫉妒。

十善者　一濟扶苦難；二行道見死人及鳥獸死者皆埋之；三敬重鬼神；四不行殺害，起慈愍心；五不憐富憎貧；六心行平等；七不重貴輕賤；八不食酒、肉、五辛；九不淫聲色；十調和心性，不乍瞋乍喜。

八忌者　一忌見死屍；二忌見斬血；三忌見產乳；四忌見六畜產；五忌見喪孝哭泣；六忌抱小兒；七忌共女人同床；八忌與雜人論法。

四歸者　一不得著穢污不淨潔衣服，即神通不行；二不得惡口咒詛罵詈；三不得共人語詐道稱聖；四不得飲酒食肉、殺害無道。

又云：不得穢處誦禁文。又云：不得與不信人行禁。又不得向人說禁法。又云：不得穢污手執禁文，又不得與雜人喧戲，又不得輕說神明，又不得瞋打六畜及人，不得乘車馬。

有犯此滿三事，則禁道不行，能不犯者，其禁大驗。

《經》曰：若履城邑污穢者，當用此方。

竹葉十兩　桃白皮四兩　柳白皮四兩。

上三味，以水一石二斗，煮之一沸，去滓，浴身，百穢消除。又辟溫瘴、瘡瘍。此法，天仙下遊既返之日，未嘗不用此方解穢也。至於符水咒漱及外舍之近術，皆不及此方。若能常用此湯澡浴者益佳，惟不可洗目也。

紫微王夫人敕水洗目得清淨法

咒曰：濁不穢形，死不妨生。摩掌蕤目三遍，令我長生。

青龍在吾左，白虎在吾右，朱雀在吾前，玄武在吾後。神禁敕水除塵垢。急急如律令。

一法，解穢禁水曰：東流之水滑如苔，中有主君與三台，某甲污穢蕩除。急急如律令。

受禁法第二

《神仙經》曰：陽道強堅而易歇，陰道微軟而久長。聖人閉口，萬物可藏。回轉清白，改易陰陽。應言不言，神明相傳。應語不語，神明相與。故萬法閉口，藏身之禁法流行，五臟神明。眾人遊戲而我獨默，眾人浩浩而我獨靜，眾人言說而我獨默，此行禁之道畢矣。

《仙經》曰：凡受禁之法，當先齋戒百日，精心，不行淫慾。惟得清淨水浴，著鮮淨衣，口常不出惡言罵詈，精思靜念，勿生異想，一如前章。仍更七日之中，閉口不共人語，乃可受之。

正月一日，三月三日，五月五日，七月七日，九月九日。三年之中三遍於此月日受之，並一心持齋戒，不犯則行禁，其驗如神。

正月一日受法

正月一日平旦寅時，清淨澡漱，在無人清淨之處，著鮮淨衣，不得令人輒見。燒眾名香，正面向東，禹步三匝，勿回轉，長跪讀啟度文曰：上啟三師、神童玉女、天醫盧醫、一切諸師、太上老君、諸仙神王、日月五星、二十八宿、北斗三台、諸神仙官屬、諸大神王咸知，弟子某甲受持符禁之法，願濟拔眾生苦難，除毒消邪，辟卻奸惡，萬事如敕。急急如太上老君律令。

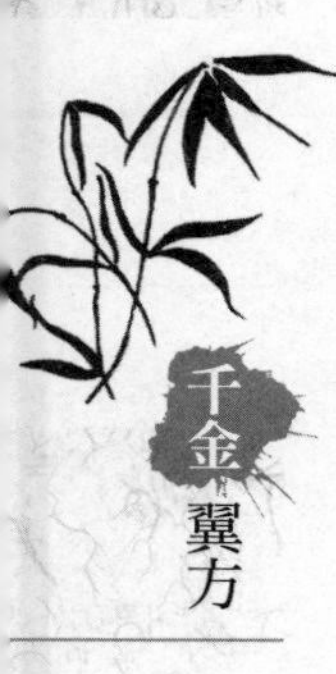

都受禁文曰

想東方木禁在吾肝中，想南方火禁在吾心中，想西方金禁在吾肺中，想北方水禁在吾腎中，想中央土禁在吾脾中。

想左青龍，右白虎，前朱雀，後玄武，天師禁駕，無事不苦，東王公、西王母，道吾禁有隨當止。急急如太上老君律令。訖，還誦所得禁文各三遍，禮一十二拜，仍更七日，勿共人作一言及惡罵詈等語，七日勿洗手。

三月三日受法

三月三日平旦寅時，至東流水上，正面向東立，端心正意讀前啟度文如正月法，並啟江河四瀆、一切水官、四海大龍正，願知弟子某甲受持禁法，願大神王立契訖，誦所得禁文各六遍，禮九拜。

五月五日受法

五月五日正中午時，靜處燒香，正面向南立，讀啟度文訖，誦所得禁文各三遍，禮十二拜。

七月七日受法

七月七日雞鳴丑時，在靜處燒香，正面向西立，讀啟度文訖，誦所得禁文各三遍，禮七拜。

九月九日受法

九月九日人定亥時，在靜處正面向北立，盆盛水，口銜刀，讀啟度文，投香火長跪，誦所得禁文各三遍，禮九拜。此五日處法，用一如正月法。惟所向方及拜數不同耳。

太白仙人受法

四月一日，齋戒至八日，立道場，四面懸幡蓋，燒香燃燈，啟醮五方五帝、五方禁師、五方吞精啖毒，夜叉神王，願知弟子某甲受持禁法咒訖，誦所得禁文各三遍，七日齋戒。

同力受禁法

候初雷時舉目看雷，右手把刀以左手摩之，咒曰：助我行禁，振聲如雷吼，萬毒伏閉氣。待雷聲盡訖，七日齋戒不出言。一本云：候初雷時，眼所見物，隨便把取，唱言聲如雷，萬邪皆怖畏，待雷聲盡乃棄之。一云口銜刀，手捉大斧摩之，言：口如毒，手如毒，聲如雷吼，云云。

神仙王受禁法

候燕初來時，仰頭看之，以手按地云：口如毒，以燕去不見乃止。此等潔淨齋戒，一如正月不別，乃至七日不洗手。

天帝太一受禁法

初受禁時，在寂靜無人之處敷坐，設案燒香，正面向北，閉口並足正立，左手持刀，依式思存，青龍在左，白虎在右，朱雀在前，玄武在後，北斗七星覆頭上，柄指前，次思東治大禁師，願持兵萬石趙侯驃騎大將軍蘇平南公、八部將軍、七十二禁師、陳師、趙師、直符小吏、直日童子護直今日，不得以左為右，以前為後，若有倒錯，即依使者法律科罪之。急急如律令。如此陰念三遍，然後禹步三匝至香火前，叩齒三遍，咒曰：東方青龍銜水來，南方赤龍銜水來，西方白龍銜水來，北方黑龍銜水來，中央黃龍銜水來，悉投杯水三台，三台此水非常水，洗除天穢、地穢、三十六穢，某甲身穢淨除之。急急如律令。三遍咒訖，以水洗目，並噀四方上下，餘水自飲之，洗腹內令淨想。又讀前啟度文，然後長跪，誦所得禁文各三遍訖，禮四方各再拜即成，神驗。刀子、水盆，不得用曾經酒肉、五辛者。

又一法

正月一日東方明星出時洗浴，在清淨無人之處，白茅為藉，置座設案燒香火，井花水洗面目，正面東向並足立，先舉左手呼青龍，次舉右手呼白虎，前行呼朱雀，後行呼玄武。訖，依前左手持刀，次第思神師，日符禁同法，更無別法也。若欲受符印者，以帛若袋子盛掛，著左手指鉤之，而擎水盆閉

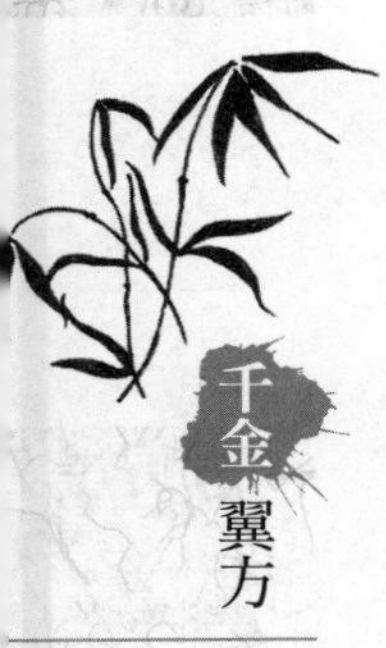

氣禹步，依法次第咒請有效也。

七星受咒法

正月一日，三月三日，五月五日，七月七日，九月九日。

先以香湯洗浴，取東流水未經用瓦器盛之，以誦所得禁文咒一遍，受人自洗浴於曠野無人之處，以淨草為坐，以瓦器盛水七盞，作七星形，北向，云：謹啟七聖真君，弟子某乙願持禁法，禁斷邪惡鬼毒之氣，救理人民，伏願降真氣，流布臣身，令臣所行符禁應聲除瘥，應手除癒。次第飲前件水各少許，餘洗手，不得手捻不淨之物，即有大驗。一云七佛咒法，下又有觀自存咒法，今並不取。

黃帝越禁受法

黃帝曰：凡受符禁者，皆清淨齋潔百日，不得近死亡、產乳、房室，三年之中三度，正月一日，三月三日，五月五日，七月七日，九月九日，以夜眾星之下，置神座設案燒香，盆盛水臨刀北面叩齒捻三師目，次第思神訖，禹步三匝，長跪讀啟度文，又誦所得禁文各三遍，神驗。水盆不得用曾盛酒、肉、五辛者，臨欲越時朱書帛素上，左手持之捻目陰誦咒之；欲行禁時閉氣朱書帛素上，右手持之捻目陰誦咒之。

雜受禁法第三

正月一日、日未出寅時，三月三日寅時，五月五日午時，七月七日丑時，九月九日寅時一云丑時。正月受，一年用；三月受，一春用；五月受，一夏用；七月受，一秋用；九月受，一冬用。

上年年常依此日受之法，不得飲酒、食肉、五辛、芸苔、乳酪、酥蜜，心如藥王藥上，願救護一切眾生，不作艱難，不求財物，但作此心，下口即瘥，萬不失一。受法用前月日，先以清淨井花水沐浴，上下衣服一切鮮淨清齋七日，至其日，先以井花水澡浴漱口，燒香禮五方五帝各五拜訖。正面向東燒香，端立，淨器盛井花水置旁，誦所得禁文各二七遍。訖，口含水仰噀五方，承取洗手面訖，向東方吸青氣想入口中七吸，次向南方吸赤氣，次向西方吸白氣，次向北方吸黑氣，次吸中央黃氣，皆作七吸，入腹想訖，更禮五方，各五拜訖，後作兩月持齋戒作得禁想，不得作一切諸惡行。受訖，即成禁法。器物不得用曾經盛酒、肉、五辛者。

受禁腫法

古冢北桑樹陰內有艾者，五月五日平旦日未出時，從冢北向南步取五十四步，至艾作禹步北斗七星，訖，還閉氣，將取艾葉，拭手使汁入手中，七日勿洗手，持齋過七日以外即成禁。五十四步之中標記使分明，一步七尺，登取艾時，面向西方咒。願我此手，一切癰腫，一切諸毒，乃至一切病，手著即瘥，作法訖還，勿反顧，受時以五月四日作齋，標記步數，亦四日使記，先從艾東置魁，因北向為尾，向北五十四步作標記，五日旦從北向南步之作法了齋，至十一日上桑樹，在冢北從地三尺於冢上生者佳，亦於四日在冢東宿，五日旦即作法禹步法，閉氣握固。

若治病時作想此手作熱鐵叉，想前人病如雪，手著病即散。又治病時常在病人生氣上，若病人頭面上有浮腫，不得頓治，使盡即傷人，必當留少許，明日更治。此法大業六年，琅邪郡莒縣令梁闊送擅持山善寂道場靈法師所行，神驗不傳。

受禁瘧法

候燕初來時，以紙一張，濃點筆於紙上，望燕與點，燕沒乃止，後若瘧病人來，向云我患瘧，即語我與你治，你但去陰押取一點，塞壁孔中即癒。

又法：正月元日呼牛馬時火下將筆閉氣，多書紙上作鬼

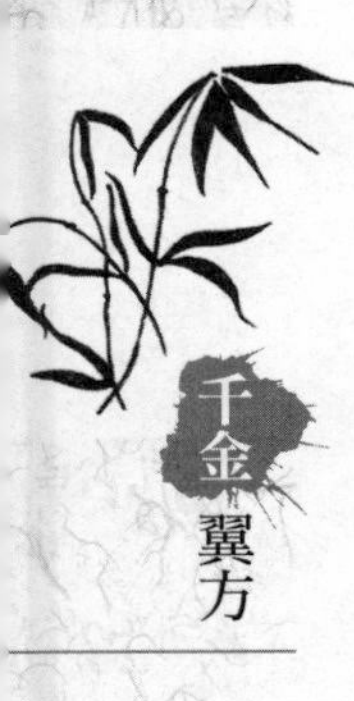

字，氣盡乃止。瘧病欲發時，押取一鬼字與，吞之即瘥。

受禁腫都禁法

正月元日東方動時，以淨席一領於寂靜無人之地，以井花水沐浴漱口三遍，手持香炷禮五方五帝君，咒願曰：弟子某甲，今日受天神咒，願救一切眾生苦。四方各禮三拜訖，想取東方青氣入口滿七咽，南方赤氣，西方白氣，北方黑氣，中央黃氣等各七咽訖，向南東方閉氣誦咒各七遍。七日持齋戒。

咒曰：天之所圓，地之所方，受天神符，可以長生。二十八宿，其色亭亭，五色變化，與符合併。急急如律令。次咒曰：無根肉本，生無留停，大腫如山，小腫如粟，登高山，臨海水，旦起生，向暮死。急急如律令。

須紫檀把刀子，以刀把按腫上，其腫疼痛，用前禁文，若不疼痛，用此禁禁之。然此二禁皆是正禁腫文，凡是惡腫，皆用此二文，其大腫日別四五度禁，五日瘥，小者當日瘥。

大總禁法

咒曰：朝日不良，為物所傷，上告天公，下告地皇。地皇夫人，教我禁瘡；仙人持水，玉女持漿；一唾止毒，二唾止瘡；三唾以後，平復如常。天雷馬鳴，瘡亦不驚；天雷地動，瘡亦不恐。皮相連，肉相當，不疼不痛，不腫不膿。急急如律令。用法以刀子一枚，先吸一口水，捻鹽著口中和水噀病上，若小兒驚恐，當噀地上二三過，快唾病上，以口附近病上誦禁，每一遍三唾，每七遍。一遍鹽水漱口，三七遍成一禁也。若不瘥，多加遍數，取瘥為限。若百遍不瘥者，此病大重，不可救也，慎勿與治。

禁時氣病法

頭痛，以刀隱痛處，唾禁如前，緣但有患疼痛處，皆用刀背隱而禁之。若金瘡從高墮下，六畜、狼、虎、毒蛇所傷，手足卒攣躄。凡百一切痛苦不如意處，並用此法禁咒之，悉得除瘉，不可具載。男女並得受持。

論曰：此之雜法，由禁師不能具美大法，所以須受輕法，易者約者。若受大法，此亦不須。

禁法大例第四

論曰：用禁大例，誦禁文必不得出聲，令自耳聞聲，若聞之咒，即禁法不行，行之無益，慎之慎之。受禁之時，不得令人畜等一切見之，見之即不成。受法時，刀及水盆，皆不得曾經酒、肉、五辛用者。

《神仙經》曰：對治禁，萬病擊同類。

逢水難，土王擊之；逢土難，木王擊之；逢刀難，陽精擊之；逢鬼難，桃湯擊之；逢虎難，五常氣擊之。萬病擊，同類對治，皆持刀、持桃、持火、持鑑、持水、持繩、持藥、持符、持戟、持弓、持箭、持弩、持食、持坐、持粉、持意、持神、持想、持氣、持書、持石、持土、持鹽、持幡、持脂、持肉、持血、持麵、持金、持玉、持印，故其法皆禁擊之，所須用禁之法，有請有告、有祭有害善神即飲食祭之、住之，惡鬼即克之、卻之、有殺有畏、有愛有喜、有惡有死、有走有住、有滅，是故對治用時，各各條例。

《仙經》曰：用禁有六法：一牙齒禁，意存氣至牙齒；二營目禁，開一目閉一目；三意想禁，存意以去想諸疾以除；四捻目禁，謂手上有一十五日；五氣道禁，謂吹呼呵噓嘻呬；六存神禁，存諸神在，以食醮祭之，感天靈氣至。又，鳴天鼓叩齒是也。

凡為人請療疾，出門三步咒曰：天殺黃黃，地殺正方，千鬼萬神，誰復敢藏？飛步一及，百鬼滅亡。急急如律令。

若至主人家，先當解穢，即作五龍水法，手持水碗咒曰：

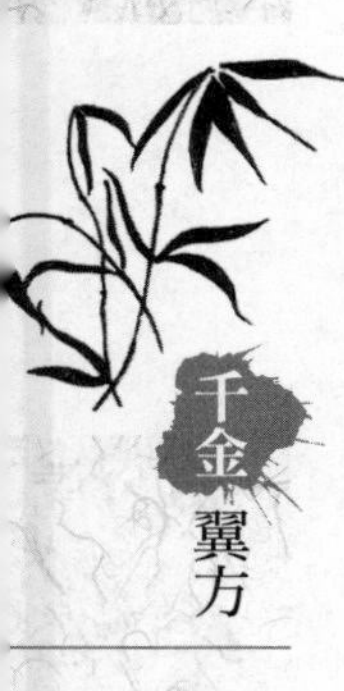

東方青龍含水來，南方赤龍含水來，西方白龍含水來，北方黑龍含水來，中央黃龍含水來。五方五龍吐水，沒殺邪鬼。急急如律令。訖，叩齒三百遍。

咒曰：神水解天穢、地穢、生穢、死穢、人穢、鬼穢、身穢、病人之穢，速除去之，立令清淨。急急如律令。三噓三叱，以刀右攪三回，以右足跟蹴地三下，含水四方噴之，及噴病人上，盡令清潔，然後按法思神行禁。又存氣至牙齒，令住閉一目，存意已去即捻目。然後用存七星在其頂上，存青龍、白虎、朱雀、玄武來護身，存大神在其前後五星，存之腹內，吐氣存如雲，擊彼處令如徐行。行步法乾坤，如此行按，即外邪不入五臟，神明自通。仍皆須審之，萬不失一。

又法：欲向病人家，當須存想，作白虎吐火，燒病人家屋舍，皆令蕩盡。又作龍舐病人身肉令盡。還作充滿悅澤，然後用氣急治之。欲擊物，一一皆如是，此令行禁神明萬物，皆神效驗，須精審之。若唾熱病，以冷氣吹之二七，然後禁之；若唾冷病，以熱氣呵之二七，然後禁之，三唾之後行禁，禁後三唾，乃放之。

《仙經》曰：受符禁同法，先當修身潔己，安魂定魄，口勿妄言，潔齋百日，可致神仙。避逆惡氣，除滅災祥，可以長生。

掌訣法第五

天師曰：若欲修之，先持齋戒，一如正月法，斷口味，絕房室，先取龍骨、烏頭、附子、犀角各一兩，以水三斗，煮取二斗，遍身澡浴，有餘者明日更洗手面。訖，以盆盛水燒香，禹步三匝，口銜刀，北面長跪，讀前啟度文，訖；誦所得禁文各三遍，一依正月戒忌即成，神驗。

天師曰：得吾法者，上士升仙，下士遷官，庶人得之，益壽延年。父子兄弟，不得相傳，傳必賢人，非賢勿傳，殃及子孫。

又受禁法

咒曰：女口嚓艾，一日誦七遍，七日止。

凡禁病大例，禁一切病，先須口嚼楊枝，去口中穢氣，訖，又嚼鹽乃咒唾之。若犯一切口味者，即燒牛糞灰淋取汁飲漱服之，此除腹中諸穢，並作解穢符水法，還得清淨。此是掌訣解穢法也。

凡遊行人間，有所犯穢者，皆亦如之。

凡欲行禁者，皆須先捻鬼目，若與男禁捻左手目，若與女禁即捻右手目。一云：男子行禁捻左手目，女人行禁捻右手目，並逐四時王相，正面向月建正心定意閉氣三捻目，左營目順天道，即成禁法，用之神效。左營目者，開左目、閉右目；右營目者，開右目、閉左目。

凡禁訖，須解禁法。

假令禁虎，須存作師子，捻虎目，若欲解之，還存作虎。

一云：男番捻右手虎目，女番捻左手虎目。若欲禁狗存作虎，捻狗目，若欲解之，還存作狗。以此為例，觸類長之，皆須仿此。

大指第一節是生人蛇虎頭，若有惡人侵犯己身，罵詈不止者，緩即捻之，急即閉氣押之。左營目，惡人即怒止也。若不止，則押喉。向官府門亦如之，一百步外預作之，乃入官，官見不瞋。欲禁虎蛇，亦依此法，即虎蛇避人入草，畏見人也。

大指第二節是生人蛇虎喉，若惡人罵詈不止，與人爭者，閉氣捻之，急即押之，左營目，令彼吃訥不能言也。

第二指第一節是蛇虎目，治蛇虎瘡，閉氣捻之，己身及他人同。若見蛇虎便捻之，急即瞋怒而押之。

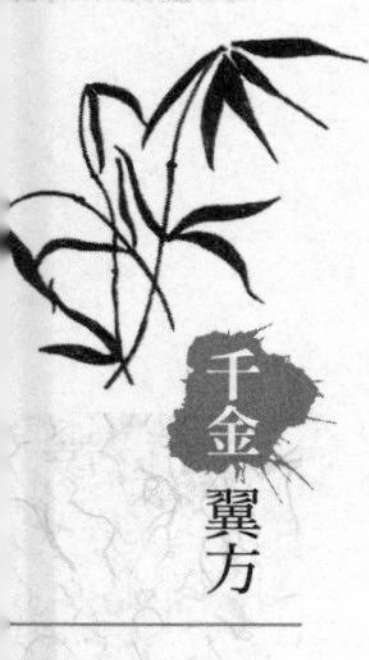

第二指第二節是鬼目，欲見鬼、去鬼、擊鬼皆捻之，急則閉氣押之，左營目，九氣則鬼神立至矣。呼即去，吸即來，治病捻之。

第二指第三節是生人目，欲藏身翳己，與人鬥爭，及在深山曠野皆須捻之，以伏眾人之言，急則閉氣押之，左營目，人不見己也。

第三指頭甲下是蜂蠍及百鳥飛蟲之目，若人被蜂蠍螫捻之，七左營目，五氣則解之。若不瘥，押蠍目及人天二道並捻掌心即瘥。

第三指第一節是地獄治鬼目，若欲禁諸神不令來去，閉目向王，閉氣五十息捻之，急即左營目押之。

第三指第二節下是天獄目，欲禁鬼、攝鬼、卻鬼、殺鬼，皆向王閉氣捻之，急則押之，左營目。若為鬼魅所著或惡夢魘押之。

第三指第三節是鼠目，一名天地獄，治鬼目。若住鬼、定鬼、住神，皆向王閉氣五十息捻之，左營目。

第四指次甲下是蚊子蚤蝨之目，欲除之，閉氣捻之。

第四指第二節是都監目，一名神都目。都監者，監領一切諸神，都管一切諸鬼。欲召鬼神問其意，向王閉氣五十息，捻之，左營目，鬼神立至矣。

第四指第三節是禁鬼目，一名蛇胎。欲行考鬼、令鬼、住鬼、問鬼，捻之閉氣。若入山澤畏逢蛇蟒，當押蛇胎，令不來見人及己逢亦押之，蛇口禁不得開。

第五指頭是天心，欲求天神，向王閉氣押之，神自來奉賽，大佳。

第五指第一節是游師目。

第五指第二節是天師目。

第三節是三師目，此皆是初學符禁法時，向王閉氣捻之九十息，左營目，啟請即有神驗。

掌中一理是鬼道，欲誅符、破壙、斷鬼魍魎惡氣、伐神樹，皆向月建閉氣五十息，押之左營目，神驗。

凡欲咒敕符，皆須捻斷鬼道，使鬼常敬之，掌中一理一名鬼舍，亦名地軸，亦名左都監鬼道目，欲誅符、破廟、除社公社地，或召諸鬼神，須有請問，及治病並欲解鬼，皆押左都監鬼道目，鬼神立至。若田野中浪宿押地軸，令鬼賊及神皆不敢近人。若入神屋止宿，恐怕不安，押鬼舍即不魘夢。

掌中一理斜紋名食地，食地上一紋名天紋，下一紋名人道。若入山澤畏逢虎狼，向王閉氣押手虎口中，即不來。若已逢亦押之，令虎狼閉口不開。

第四指第一節名左金堂，若遠行求財，押之萬倍。

第三指第一節名玉堂，欲求官覓職，押之必隨意。

第二指第一節亦名玉堂，欲求官押之。

論曰：此掌訣直用閉氣左營目，捻之無咒文也。禁病則皆須禹步誦禁文，捻而用之，急則瞋而押之，緩則捻之。禁男用左手，禁女用右手。禁手之用，勿失左右也。

凡禹步法，移步左右腳，前後不同。

凡欲作法，必先取三光氣，又禹步，然後作法驗矣。三光者，日月星；禹步者，或三步、七步、九步，不定。若欲受三光氣者，極睛明日向日兩腳並立，先所願事隨意多少小咒之，然後取禹步三步也。所欲步時，先舉頭看日光剩開口吸取日光明，即閉口塞氣至三步始得放氣也。三步者，從立處兩過移兩腳始成一步，三步即是六過移腳也。向日光禹步時，左腳先移，右腳後移。若向月、星二光禹步時，並右腳先移，左腳在後也，但步數不同耳。若向星禹步時，須滿九步也。九步者，向日中三步，更足六步耳，三三步合九步也。星者，即是北斗七星也。星中最須慇勤，所以須九步也。於日月中或用三步，

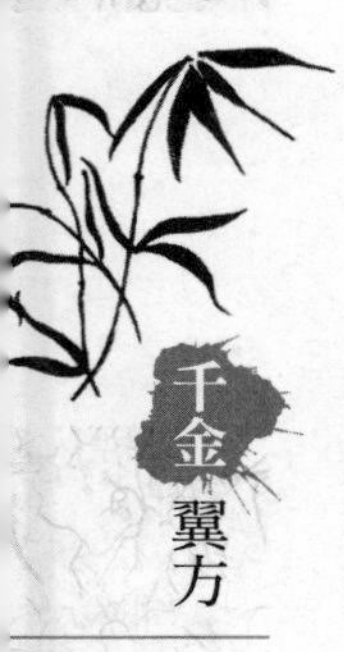

或所用七步也。咒願及閉氣方法並如日中作也。受三光氣時，日必須明亮好晴日也。日是陽，月與星是陰。又，左是陽，右是陰，是故受日氣時左腳先移，受月星氣時右腳先移也。又，向星禹步作九步時，既長久，若一氣不得度，是以三步作一閉氣，則九步即三過閉氣也。咒願亦須三過願之，又須識北斗下三台星，男識免獄厄，女識免產厄。

問曰：雖云兩過移兩腳成一步，猶未可好，其狀云何？

釋曰：先兩腳正並立，先舉左腳進前往，次舉右腳，就左腳處正齊並立，此猶未一步，次第又先舉左腳進往，次舉右腳就左腳住，方始成一步也。如此六過，雙移兩腳成三步，此是步法也。

禁鬼客忤氣第六

咒曰：吾上太山府，謁拜皇老君，交吾卻鬼，語我神方；上呼玉女，收攝不祥；登天左契，佩戴印章；頭戴華蓋，足躡魁剛；左呼六甲，右呼六丁；前皇神，後越章。神師誅罰，不避豪強；先斬小鬼，後殺游光；何神敢住，何鬼敢當！一鬼不出，斬付魁剛。急急如律令。一云：吾上太山，道逢東王父，教吾殺鬼，語我有神禁，上帝王子，捕收飛祥，登天左契，佩戴印章，頭戴華蓋，足蹈天罡，先殺小鬼，後殺游光，何神敢往，何神敢當？縛汝正身，煮汝鑊湯，三日一治，五日一量，門丞收縛，灶君上章，吾含天地之氣，讀咒殺鬼之方，唾天自裂，唾地自缺，唾山自崩，唾水自竭，唾癰自潰，唾火自滅，唾邪自走，唾鬼自殺。急急如律令。

又，吾為天師祭酒，為天地所使，身佩乾靈之兵百千萬億，在吾前後，羅列左右，何神敢住，何鬼敢當？正神當住，邪速鬼去。急急如律令。

又，六甲六乙，邪鬼自出；六丙六丁，邪鬼入冥；六戊六己，邪鬼自止；六庚六辛，邪鬼自分；六壬六癸，邪鬼自死。急急如律令。

又，神師所唾，嚴如雪霜。唾殺百鬼，不避豪強，當從十指自出，前出封候，後出斬頭。急急如律令。七遍咒之，先咒水噴病人，然後咒之。欲殺鬼，然後下刀。不瘥，更咒，看之手十指頭毛出。若咒病人時，當以單被籠病人頭，更遣兩人捉被單兩頭以遮前，病人洗手莫拭，合手胡跪，然後咒之。

禁溫疫時行第七

禁時氣溫疫病法一日十禁，自防難為，人施無限也。

天封吾以德，地封吾以道。吾奉天威取地武，吾遇石石爛，按癥癥散。左達右貫，貫骨達體，追病所在，何邪敢進？進者斬死。北斗七星飲汝血，叱叱滅手下。急急如律令。

禁時氣法亦禁水，沐浴身體令淨，去溫疫惡鬼。

九真行道，邪氣敢當；元氣洞達，百邪消亡；伏羲女媧，五疸地主；流入四肢，主作千病萬病；上氣虛寒，皆以風邪鬼所為。急按急按，滅絕手下。急急如律令。

出病家門禁法

從病家門出，去門三步，銜禁閉氣，左轉而去，然後咒之曰。一畫成湖，再畫成海。斬汝黃奴老古頭，不得迫吾。天師祭酒之後，急急如律令。便以左手畫背後地，因去勿反顧。

禁疫鬼文

吾上知天文，下知地理，天地夫人，教吾禁名，能禁疫鬼，汝從東來名曰狗，入人身中倚於心口，神師咒汝汝自走。汝從南來名曰羊，入人身中倚於肝腸，神師咒汝汝自亡。汝從西來名曰雞，入人身中倚於皮，神師咒汝汝自衰。汝從北來名曰蛇，入人身中倚於百脈，神師咒汝汝自厄。科斗七枚在吾目

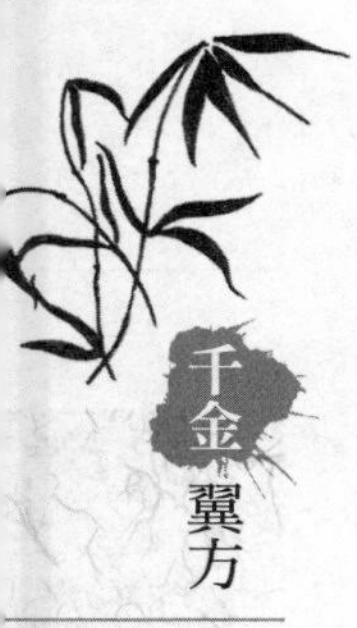

前，口是天門不得枉開，若唾東方甲乙木，木折；若唾南方丙丁火，火滅；若唾西方庚辛金，金缺；若唾北方壬癸水，水竭；若唾中央戊己土，土裂。六甲六乙，疫鬼自出；六丙六丁，知鬼姓名；六戊六己，疫鬼自死；六庚六辛，知鬼東西；六壬六癸，疫鬼自死；六亥六戌，百鬼速出。急急如律令。

禁時氣溫疫法

東方青溫，吾肝中之氣；南方赤溫，吾心中之氣；西方白溫，吾肺中之氣；北方黑溫，吾腎中之氣；中央黃溫，吾脾中之氣。五方五溫，悉在吾身中，不得動作，即歸在實。急急如律令。

度惡世禁法

東方青帝甲乙君，南方赤帝丙丁君，西方白帝庚辛君，北方黑帝壬癸君，中央黃帝戊己君。千乘萬騎護衛吾身，前有萬石桃湯，後有萬隊將軍，主斬黃奴之鬼。欲行我者吾祭酒，父長甲母奇仲，語我吾萬厄之中不近我。急急如律令。一日十念，度惡世也。

禁時氣卻疫法一日十念，萬惡不近人也。

吾是天師祭酒，當為天師驅使，頭戴日月北斗五星，吾有乾靈之兵十萬人，從吾左右前後。吾有太上老君、天地父母在吾身中，左手持節，右手持幢，何鬼不役，何神不走，何邪不去，何鬼敢住？急急如律令。

禁時氣溫疫法

吾頭戴朱雀，足履玄武；左挾青龍，右挾白虎；前有萬石鑊湯，後有虎賁猛士；天驅甲卒，在吾前後，黃奴之鬼，去我萬里。急急如律令。

又禁溫疫法存青龍、白虎、朱雀、玄武，逐後禁之。

咄汝黃奴老古知吾否？吾初學道出於東方千城萬仞上紫宮，靈鋼百煉之劍，利如鋒芒，斬殺凶咎，梟截不祥。叱汝黃奴老古，先出有禮，後出斬你。叱叱！急急如律令。

唾時行頭痛法

南越太公還故鄉，壬申之唾自有方。神師所唾，上白太一皇天使者，督察不祥，威若山海。唾若雪霜，當吾者死，值吾者亡。妖精魍魎，自受其殃。急急如律令。

敕水逐鬼法

習習詳詳，便生水光，直符使者，住立水旁，真正補虛，邪氣消亡。吾左手捉鬼，右手持鉞，斧斬鬼死。急急如律令。

禁唾惡鬼法禁住亦得

吾從狼毒山中來，飢食真珠，渴飲武都，戎鹽一把，冷水一盂，口含五毒，常與唾居。但老君之唾，唾殺飛鳧，唾河則竭，唾木則折，唾左徹右，唾表徹裡，銅牙鐵齒，嚙鬼兩耳，速去千里，不得留止。急急如律令。

禁病敕粉大法禁住亦得

粉在紙中為神粉，舉手以摩體，百鬼走出，精魅魍魎，應聲散走出。天皇老教我唾粉，腹中跳踉，五臟安穩，錄保三氣，道保精神。急急如律令。

禁溫鬼法

天門亭長外都使，欲得九卿縛鬼士非子法住，左手持刀，右手持斧，斫黃奴溫病之鬼，何不走去？前出封侯，後出斫頭。急急如律令。

禁瘧病第八

咒瘧鬼法

登高山，望海水，水中有一龍，三頭九尾，不食諸物，惟食瘧鬼。朝食三千，暮食八百。食之不足，差使來索。符藥入五臟，瘧鬼須屏跡。不伏去者，縛送與河伯。急急如律令。一

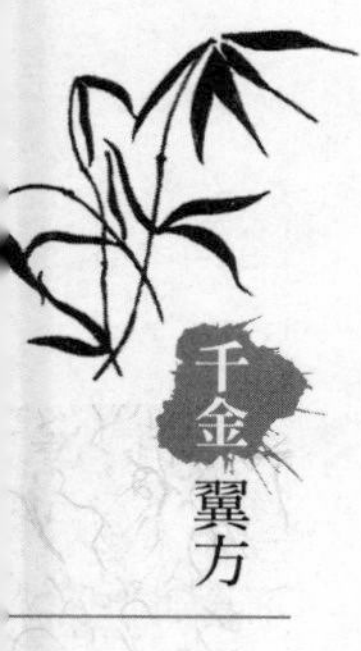

云：登高山，望海水，天公下捕瘧鬼，咄汝不疾去，吾家有貴客，子名破，頭如東山，軀如東澤，不食五穀，但食百鬼。朝食三千，暮食八百，一食未足，摧促來索。急急如律令。

禁瘧病法連年不瘥，治之即癒。

若治之，須在淨處平地，以手小指畫地作鬼字，口中陰道病人生時年月日姓名，以磚覆之，勿令知之。至三七日不開，永瘥。如三七日內開，其病還復發。若治，必須知發時，逆前預治，勿使患人知之，大良。若丈夫，左手畫之；女人，右手畫之。陰為之，勿使人知，靜作大驗。

禁瘧病法

唾瘧鬼，翁字園一作周，母字欲，大兒羸長矣，小兒如石；大女甂甀炊，小女魯子因，玉道將軍取瘧鬼，不得留停，速出速去，不得停住。急急如律令。

禁瘧鬼法

南山一神字銅柱，出門入戶口有語，捉得瘧鬼大鑊煮。

南山一神字長丘，早起至門繞家遊，捉得瘧鬼斬卻頭。

南山一神字闢邪，銅作髑髏鐵頷車，斧鑿作齒，金鋼作牙，生吞瘧鬼三萬車，北斗七星知汝姓字，不得住家。急急如律令。

禁瘧鬼法

登高山，望海水，使螳螂，捕瘧鬼，朝時來，暮時死，暮時來，朝時死。捕之不得與同罪。急急如律令。

禁瘧鬼法

將狗上山，下使入海，中有一蟲，不食五穀，只食瘧鬼，朝食三千，暮食八百。一食不足，下符更索。速出速去，可得無殃。急急如律令。

禁瘧病法

日正中時正南立，取西北桃枝結項，兩手腳灰繞三匝，中心立刀曰：頭上戴九天，兩手把九弓，兩腳履九江，腹安四神，皆出自然。吾生食天，育養四神。上得精禁，能轉人身。蜈蚣蟒蛇，只殺汝身，並鬼子孫。急急如律令。

禁瘧鬼法

先取一平磚，令病人在無人處，不得見人。大從月建向月破，以磚磨地令平，以手按磚四角使不動，還以手發磚立，在前可磚下書北斗，傍置三台，外盡孤虛，直取旬孤虛。其北斗中畫作小鬼患人姓名年幾，置下在斗柄中。

咒曰：小鬼字某甲，年若干，你從台入斗，瘧鬼斷後，若患人時，頭上先下，若非患人時，頭下先下。若無逆順，平下磚訖。若患人日一發，以手二七下打磚。若隔日發，三七下打磚。三日一發以上，四七下打磚。

訖，取磚傍土擁磚，即復左手取一把土散磚上而去，慎勿反顧，大驗。

又，以故筆畫六尺方中，畫作北斗形，皆以北斗，相應其魁衡，必令開門，以身左行向斗魁，閉氣並足俱前而立，咒曰：小鬼吾令出天門，入地戶，不得從我去住，遂出建上之門，急去不得反顧，即瘥。三七日不發，與人治患，還得此患，必用此治。欲令患人還發，二七日內發之法。

還取患人發，以足蹴磚，咒曰：小鬼爾從斗入台，瘧疾還回，即發。

敕禁瘧鬼法

書桃枝一尺，欲發即用。噀病人面，誦咒文二七遍，繫著頭底，天姓張，地姓皇，星月字長，日字紫光，南山有地，地中有蟲，赤頭黃尾，不食五穀，只食瘧鬼。朝食三千，暮食八百，少一不足，下符請索，語你速去，即得無殃。汝若不去，縛送魁剛。急急如律令。

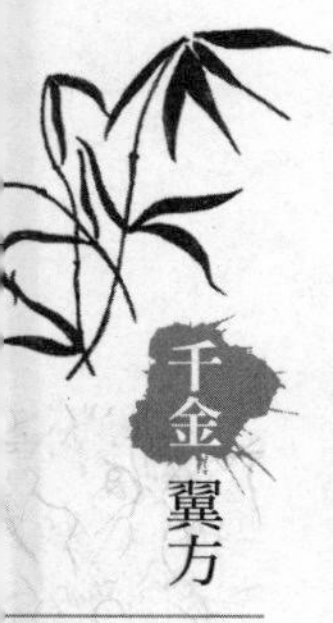

禁瘡腫第九

咒曰：先奄腫上，閉右目，左目營之三匝，然後唾之，三乘車，四獄吏，載癰神，棄都市，登高山，臨海水，呂河伯，捕癰鬼，大腫如斗，小腫如粟，吾唾一腫，百腫屏跡，唾汝三七，毒自出。急急如律令。

禁唾癰法

禁唾一遍一度刀割一二三四五六七，背陰向陽。吾朝晨行，女媧相逢，教我唾癰，從甲至乙，癰疽速去。從乙至丁，癰疽不生。從丁至癸，癰疽皆死。青癰、赤癰、白癰、黑癰、黃癰、血疽、肉疽兄弟八人，吾皆知汝姓名，徒忍割汝，汝須急去。急急如律令。

禁癰腫法正面向東，以手把刀，按其邊令匝，以墨點頭，重重圍訖，然後急唾之，即癒。

日出東方，乍赤乍黃，牽牛織女，教我唾方。若是癰，應鉀空，若是痤，應鉀碎，若是癤，應鉀滅，若是腫，應鉀聾。不疼不痛，速去速去。急急如律令。

又法

取東壁土三丸，向井東置一丸，三咒曰：赫赫洞洞，日出東方，上有崑崙之山，下有清冷之泉。某甲患某處上有發癰，土入井中，天公當爛，石癰當散。七星北斗光，織女教我方，唾汝急出，不得留藏。急急如律令。又噓三七遍，置土井中，三丸三禁三噓之也。

禁五毒法禁蛇亦得

吸東方青毒，南方赤毒，西方白毒，北方黑毒，中央黃毒。天毒、地毒、水毒、火毒、霧毒、塵毒、死生毒，百毒之精，知汝姓名，天毒上升，地毒下藏，百毒止息，五毒滅亡。惡毒須出，毒腦破，毒腹出，毒腸止。不止不已，拘汝牙、折汝齒。吸吸叱叱。急急如律令。

禁腫法三七遍

骨肉皮膚，血氣空虛，遠入江海，急去無留。大腫如山，小腫如粟。唾一腫，千腫滅。急急如律令。滅，一作死。

禁腫法七重右回，一氣朱書，皆以右手封之指，七過，周於五指，右手持禁如法。

咒：封山山沒，封石石爛，封湖湖決，封火火滅。上白東王公、西王母，教我神方。白刃封汝，大腫如山，小腫如米，封一腫，萬腫死。急急如律令。先以手按之，久令痛。次以金刀按之四邊令散，以氣七呵令熱，然後急氣，七吹令冷。陰陽氣定，然後卻唾之。

禁天下大腫法別室中以木屐相背，令以繩繫定，上安一搢一禁一打搢令沒以三七遍。

東方青帝，攝青精之毒氣；南方赤帝，攝赤精之毒氣；西方白帝，攝白精之毒氣；北方黑帝，攝黑精之毒氣；中央黃帝，攝黃精之毒氣。五方毒氣並及五精，納吾腹中。天下最尊者，莫大於五帝。天下最神者，莫及於五精。天下大惡者，莫過於五毒。吾舍五帝五精五毒與禁共居，其聲如雷，禁如風霜，經口即死，逢禁即亡。吾禁東方木，木折；禁南方火，火滅；禁西方金，金缺；禁北方水，水竭。吾上禁飛鳥落下，下禁井泉枯竭。吾禁一腫，百腫滅；吾禁盤石開，深澗契，天架摧，地柱折，曉停光，夜星滅，冬變雨，夏積雪，冷腫熱腫速消滅。急急如律令。

禁水腫方

咒曰：天陽在上，人陽在中，陰陽在地，水從下流，唾腫消化。急急如律令。

太白仙人禁腫法

先向王方三噓三吹，以刀約之，以手握之，訖，然後三噀

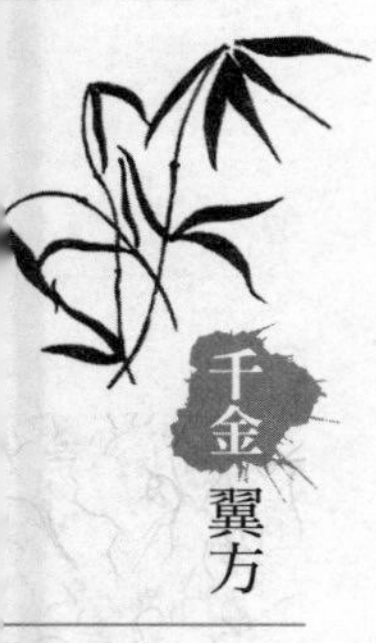

之。禁曰：日出東方，雷起西南，蝦蟆白兔，蝕月中心，營月帶日，無所不通。大腫如山，小腫如珠。吾唾一腫，百腫自除。急急如律令。

又法　一二三四五六七，百腫皆疾出。急急如律令。

又法　日出東方，如懸鼓，似白虎，吾能唾腫散，唾毒爛。急急如律令。

又法　東方青帝，禁駕青毒，南方赤帝，禁駕赤毒，西方白帝，禁駕白毒，北方黑帝，禁駕黑毒，中央黃帝，禁駕黃毒。吾有苦口，唾十瘥九。急急如律令。

禁一切腫法

咒曰：吾口如天雷，唾山崩，唾木折，唾金缺，唾水竭，唾火滅，唾鬼殺，唾腫滅。池中大魚化為鱉，雷起西南不聞音。大腫如山，小腫如氣，浮游如米，吾唾一腫，百腫皆死。急急如律令。

又法　咒曰：生在木間，那得來人間。石鹽一撮，清水一斗，故來治腫。南山石羊，其角如芒，左角抵腫，右角決腫；東海大鳥，飛來食腫，左翼掠腫，右翼裂腫。不疼不痛，不壞不膿。急急如律令。

禁癰腫法

先叩齒三七遍，急噀，左營目，即唾。咒曰：雷起地中，一聽其音，月生東盛，蟾蜍白兔，蝕月中心，榮衛不通結成癰，大腫如山，小腫如粟，唾咒一腫，百腫散死。急急如律令。

又法　日出東方，赫赫煌煌，威威容容，天門亭長，來捕癰腫，山多石，海多龍。天門亭長來捕摩，得便斬殺莫聞羅，一唾當心，再唾都癒。急急如律令。

禁疔瘡法。一云初得之時，逆以禁即除癒，當三七遍唾之訖。

咒曰：日出東方，乍赤乍黃，天上織女，教我唾方。療公疔母，元出南方，疔公死，疔母亡。北斗真氣，能治療瘡，吾口如天門，不可枉張。唾山崩，唾石裂，唾金缺，唾火滅，唾水竭。急急如律令。

禁疔瘡法

用水一碗，置棗樹南，令搏樹，以刀子一枚安碗上，刀向樹三指漫攝，臨著刀刃上，胡跪。咒曰：上啟伏奴將軍，伏奴將軍能治療瘡。今是某年月日，姓字某甲年若干，患某處，生疔瘡，或是浮漚疔，或是麻子疔，或是雄疔，或是雌疔，或是羊角疔，或是蛇眼疔，或是爛疔，或是三十六疔，或是驅失瘡，或是水洗瘡，或是刀鐮瘡，三頭著體，於人不量，清淨七寸棗樹下之水，洗之伏藏。急急如律令。

禁疔瘡法先閉氣三遍，叩齒三十六遍，閉氣禁之，三七遍即瘥。

東海大神三女郎，療疔有神方，以藥塗此瘡，必使疔公死，疔母亡，疔男疔女自受殃，星滅即癒大吉良，過時不去撥送北方。急急如律令。一云：東海大神三女郎，三萬細米簸去糠，三稱行捶灸疔瘡，云云。

禁喉痺第十

吸！喉痺父，喉痺母，喉痺婦，喉痺孫，天生汝時，緣上百草露，誰使汝著人喉裡？拘汝牙，折汝齒，破汝頭，破汝脅，神不得動，不得留停，北斗知汝名。汲汲！急急如律令。

又法：吸！日出陽陽。吸！為喉痺，腫毒所傷，莫癰莫痛，吸吸！癒。急急如律令。

禁牙齒法

用桃板長一尺二寸，正面南向閉氣，書曰：某州某縣鄉里女某甲，年若干，患口中左右若干齒痛，三讀訖，埋三路頭，以石子蓋之，勿反顧。南山有一蟲，名赤松子，不食五穀，但

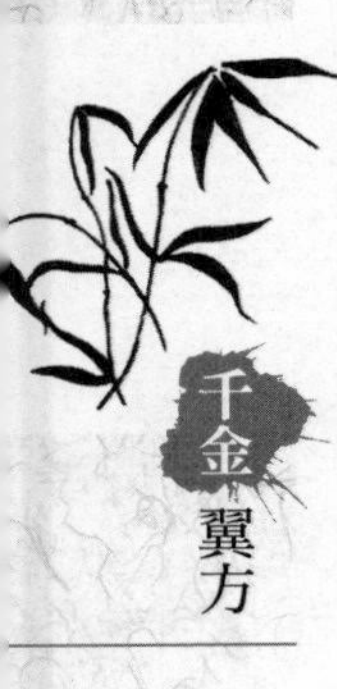

食口中齒，埋汝三路頭，塞汝用石子，埋汝著樹東，千年萬歲不得起。急急如律令。

又，禁牙齒法

用一枚杖，長三握，復取兩指團艾三柱，灸杖頭止柱牙上。咒曰：登高水，望海水，中有一蟲，黃頭赤尾，不食五穀，專食牙齒，吾欲治之，握兩指，神灸三壯，蟲死矣。急急如律令。

禁哽法

南山大虎，北山狐狸，江中大獺，海中鸕鷀，某甲得哽，共來吞除。急急如律令。

又禁哽法

四海蕩蕩，滑如苔上，五虎、四獺、三鸕鷀共來食，哽速消除。橫者即入，順者即出。急急如律令。

禁目痛法以呵之三七遍，然後禁之

日出東方，赤如紫陽，兒子目痛，父母心傷，吾口一唾，明見四方，百藥千治，不如吾湯，若唾唾汝，汝眼毒消亡。急急如律令。

禁目痛法

神師所唾自有方，日出東方，右陰左陽，瞳子生肉，瞻視無光，吾能誅罰，不避鑊湯。唾目二遍，還復故常。大吉神師，西嶽靈方。急急如律令。

咒禁產運第十一

取蒜七瓣，正月一日正面向東，令婦人念之一遍，夫亦誦一遍，次第丈夫吞蒜一瓣，吞麻子七枚便止。丈夫正面向東行，誦滿七遍，不得見穢惡。受持之法，不用見屍喪，見即無驗。吾躡天剛遊九州，聞汝產難故來求，斬殺不祥眾喜投，母子長生相見面，不得久停留。急急如律令。

唾運鬼法丈夫從婦人口中受取，婦人從男夫口中受取。

天無樑，地無柱，五騎三龍使，九虎押運鬼，汝身長少許，或在人心肝，或在人心肺，或在人心膂，吾受東海王禁，故來追捉汝。急急如律令。

禁運鬼法

先禹步三匝，左手持刀，右手持水，努目急氣，然後禁之噴之曰：唾！東方青運鬼，字青姬，年七十；南方赤運鬼，字赤姬，年六十；西方白運鬼，字白姬，年五十；北方黑運鬼，字黑姬，年四十；中央黃運鬼，字黃姬，年三十。唾，天皇地皇，六律九章，是公運子之鬼，未嫁之女，頭亂如筐，腹脹如莒，克害忠良，唾汝急出，不得留藏。汝若不去，吾遣張丞伯捉汝，縛送鑊湯。急急如律令。一云運子之鬼，未嫁之女，頭亂如筐，腹脹如莒，但行人間，不見運女，唾之還本主，速出速出，更不見汝，張丞伯王問驅殺運鬼數萬千，速斷因緣。東唾無辜，惡見運鬼來相呼；南。唾無極，惡見運鬼來相逼。唾三寸刀二寸刃，先治反支卻治運，唾太山東門一把葦，舉高十丈治運鬼，初來如辟蜂，不著余處，當眉聚一杯水唾運去。須臾不去當自死。急急如律令。

禁產難方

先禁水一杯與服之，乃禁曰：天有陰陽，地有五行，星辰列布，日月精明，四時變化，不失其常，骨肉已成，四體已強，毛髮已就，今是生時，生遲何望？河伯在門，司命在庭，日月已滿，何不早生？若男若女，司命須汝，促出無遲，並持胞衣。急急如律令。

《千金翼方》卷第二十九

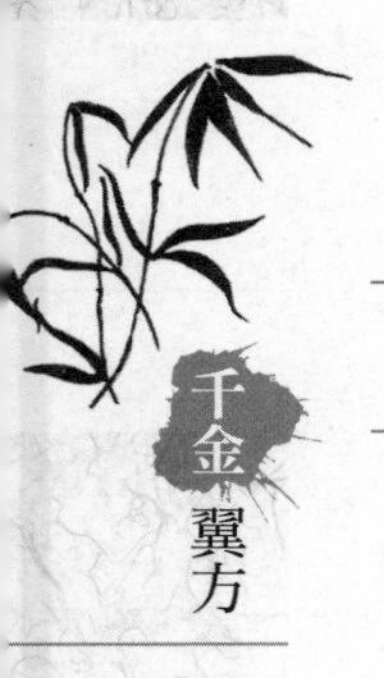

千金翼方卷第三十　禁經下

禁金瘡第十二

禁金瘡法

咒曰：吾被百箭，療無一瘡，一人挽弓，萬人驚張，一箭破於千陣，此禁亦是難當。急急如律令。

又法　正月一日日未出時，取四壁下土，和酒、井華水向東三拜，云言受神禁願大神，如是四方各禮訖，口含酒水四方悉噀，至日中還復。如此七日之中鮮潔齋戒，不得惡言出口，禁金瘡即定法，先閉氣噓三遍，呵氣七遍，唾之曰：

日出東方，惠惠皇皇，上告天公，下告地皇，地皇夫人，教我禁瘡，吾行步不良，與刀相逢，斷皮續皮，斷肉續肉，斷筋續筋，斷骨續骨，皮皮相著，肉肉相當，筋筋相連，骨骨相承，今會百藥，不如神師，一唾止痛，再唾癒瘡，北斗七星，教我禁瘡，南斗六星，使瘡不疼不痛，不風不膿，北斗三台，轉星證來。急急如律令。

唾瘡法

日出東方，育育陽陽，上白天公，下白地王，地王有女，教我唾瘡，皮皮相養，肉肉相當，令瘡不疼不痛，不風不膿，連筋續骨，肌生肉實。急急如律令。用王氣唾瘡良，便有驗，神吉。

禁血不止法三七遍

日出東方，乍赤乍黃，南斗主瘡，北斗主血，一唾斷血，再唾癒瘡，青衣怒士，卻血千里。急急如律令。

禁瘡斷血法

某甲不良，某甲不慎，為刀箭木石所傷，上告天公，下告地皇，地皇夫人，教我禁瘡，一唾止血，再唾合瘡，兩皮相連，兩骨相當，新瘡莫痛，故瘡莫膿。急急如律令。

禁金瘡法

吾是天師之子，為師之所使，執天有綱，執地有紀，一百二十禁咒，吾以受之。吾禁此瘡，金血須止。吾與天地同體，令瘡合。急急如律令。

唾百種瘡法

神師所唾，口為雷門，唾為霹靂，雷公主陰，霹靂主陽，殘賊結氣，唾下消亡。急急如律令。

禁唾惡瘡毒法

先閉氣三通，神師受告，大道最良。咒曰：百藥之長，不如吾之膏唾。吾仰天唾殺飛鳥，唾南山之木，木為之折。唾北山之石，石為之裂。唾北方之水，水為之竭。唾百蟲之毒，毒自消滅。唾百瘡之毒，生肌斷血，連筋續骨，肌生肉實。扁鵲盧醫，教我禁方，三唾何瘡不癒，何毒不去？天音神師，今在汝處。急急如律令。

禁水洗瘡法

先左營目三週，開目視瘡中，閉氣一息欲止。然後禁之，無弱無強，為某所傷，清血無流，濁血無往，一青一黃，一柔一剛，皮皮相值，脈脈相當。南方止血，北方止瘡。東流海水，寒熱如湯。朝令淹露，暮令復故。醫王扁鵲，藥術有神。還喪車，起死人，不膿不痛，知道為真，知水為神。急急如律令。

禁漆著人法

漆翼丹盈，漆翼丹盈，丹為兄，漆為弟，妝不漆杯以盂，

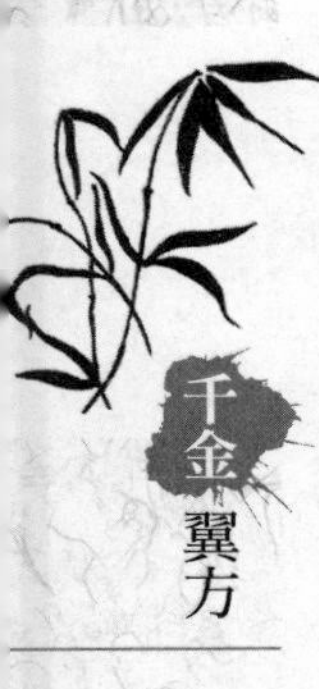

乃漆人肌膚，刀來割汝，斧來伐汝，汝不疾去，鹹鹽苦醋唾殺汝。急急如律令。

禁漆著人法三七遍

一云燒故漆器當著漆急唾之，赤非非漆，賢丈夫著車移丙丁，使者收攝之，不得著人體，不得著人皮。急急如律令。一云妄移移漆，賢丈夫著車繫以盂，何由得著人皮膚？保辜保辜，收攝漆，賢丈夫。急急如律令。

禁火燭瘡法

浮陽浮陽，火燒東壁，東壁窮爛，上付河伯，還付壬癸，火精毒滅，入地千里。急急如律令。

禁蠱毒第十三

咒蠱毒文

毒父龍盤推，毒母龍盤脂。毒孫無度，毒子龍盤牙。若是蛆蛛蜣螂，還汝本鄉，蝦蟆蛇蜥，還汝槽櫪。今日甲乙，蠱毒須出；今日甲寅，蠱毒不神；今日丙丁，蠱毒不行；今日丙午，還著本主。雖然不死，腰脊僂拒。急急如律令。

禁蠱毒法

取一赤雄雞醇色者，左手持雞，右手持刀，來至病人戶前，去屋溜三步，便三聲門尉戶丞，某甲病蠱，當令速出。急急如律令。以雞頭柱病人口中，三遍畢，以苦酒二合，刺雞冠上血納苦酒中，便與病人服之癒。

咒魘蠱及解法

天無樑，地無柱，魘蠱我者，還著本主，一更魘蠱不能行，一午魘蠱不能語。太山昂昂，逐殺魅光。魅翁死，魅母亡。魘蠱大小，驅將入鑊湯。急急如律令。

又咒曰：食鬼將軍，摩牙利齒，不食餘味，只食魅鬼；魅鬼九千九萬戶，少一不足，下符來取。魅鬼速還本主，不歸本主，反縛送與。急急如律令。

又有將軍字屈丘，牙形帶劍持兜鉾，出門入戶遠地遊，捉得魅鬼便斫頭。又有一神字窮奇，頭如破筐發強相，口如羅披惡神祇，不食五穀食魅皮，朝食一千，暮食九百，一口不足，使來便索。急急如律令。

禁五蠱時氣悉用此

九真斗光，道氣並行，大寒小熱，當從內出，最巨夷憂，除烈水火之光，宅中凶殃，大神丈人，入某身形，恍惚無常，大道正教，真道常行，邪氣急滅手下。急急如律令。

又法咒曰

東方青帝魘人鬼，南方赤帝魘人鬼，西方白帝魘人鬼，北方黑帝魘人鬼，中央黃帝魘人鬼。魘公字阿強，魘母字阿防。有人魘我者，還令著本鄉，誦魘二七鬼走出，誦魘三九，魘鬼還向本主走。若當不走，吾語北斗。急急如律令。

禁遁注第十四

禁注法

吾從天南來至北，食鹽三斛，飲水萬千，經江量海，手捉丘山，口含百毒，心懷蚰蜒。唾天須轉，唾地陷穿，唾石碎裂，唾火滅煙，唾鬼即死，唾水竭淵。

東方之注自名醫，入人體中注心根，神師咒注注滅門；南方之注自名青，入人體中注百脈，神師咒注注即易；西方之注自名搖，入人體中注脊腰，神師咒注注即消；北方之注自名雉，入人體中注心脾，神師咒注注即移；中央之注自名雉，入人體中注十指，神師咒注注即死。四方之注盡已亡，惟我五臟永安強。急急如律令。

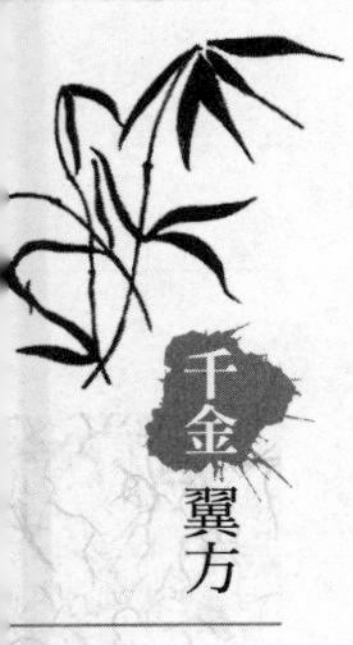

禁注出血法三七遍急噀之

東方之注自名羊，入人體中主腹腸，神師咒注注即亡。南方之注自名狗，入人體中主心口，神師咒注注即走。西方之注自名雞，入人體中主心臍，神師咒注注即迷。北方之注自名魚，入人體中主六府，神師咒注注即無。中央之注自名雉，入人體中主心裡，神師咒注注白死。

謹告病人身中諸注殃，若在心腹及胸腸，或在四肢並中央。

謹告四方諸關節，急送血殃，三焦關元，下部膀胱，若有若無，不出者亡。速去百年毒，神符欲居汝處。急急如律令。

又法　注父張，注母楊，注兄靖，注弟強，注姊姬，注妹姜。知汝姓字，得汝宮商，何不遠去，住何所望？前出封侯，後出斫頭；前出與賞，後出與杖。汝今不去，住何所望？急急如律令。

又，禁注法

東方青帝食青色之注，南方赤帝食赤色之注，西方白帝食白色之注，北方黑帝食黑色之注，中央黃帝食黃色之注。五帝之神食十二注，北斗七星食一百二十注，或食土公注，或食土母注，或食土子注，或食土婦注，或食土孫注，或食土孫婦注，或食生人注，或食死人注，或食飛屍遁注。大注消，小注滅。急急如律令。

又，禁注法三七遍

東方青注，南方赤注，西方白注，北方黑注，中央黃注。五方五注，何不速去？雷公霹靂，欲居汝處。吾唾山山崩，唾石石裂，唾火火滅，唾水水竭。吾唾五毒，逐口消滅。急急如律令。

咒注文

吾是太山之子，今為太山所使，口如天門，不可柱張。唾如毒藥，氣如秋霜，當吾者死，值吾者亡。五注之鬼，速出速去，不得留藏。急急如律令。此咒當晨朝日初出時，遣病人淨洗手，面向東方，至心禮太山訖，更以水洗手，至心合掌正西立，師當在東，正當病人，面向南立，以此咒之七遍便癒。若不癒者，明晨更如是咒之。不過三朝，無不癒者。

禁唾飛屍入腹急切痛法

請天上飛龍，窮奇白虎，眼如明星，腹如建鼓，齊功叩齒，主食惡鬼，入食飛屍，出食殃魅。人生於天，吞氣受道，身形之中，非汝所處。形中五部，各有所主。肝為青龍，肺為白虎，心為朱雀，腎為玄武，脾為中府，主御四方。上有真人，赤城童子；下有咸池，青腰玉女，各守部界，不得留住。方名道人，教來治汝，頭則法天，身法北斗，手為魁剛，口為金斧，主授六甲，直神輔汝，何鬼不出，何屍不走。急急如律令。

按摩卒中注忤魍魎法

配陰脈十三，陽脈十五，二十八脈隨手上下。一脈一通，知汝有苦。男祥女祥，客死不葬。骸骨消散，流離道旁。驚恐馳走，責人酒漿。南山有一人名窮奇，不食五穀，但食鬼皮。朝食鬼父，暮食鬼母。食正欲壯，復索鬼子。急急如律令。

禁邪病第十五

凡鬼邪著人，或啼或哭，或瞋或笑，或歌或詠，稱先亡姓字，令人癲狂。有此狀者，名曰鬼邪。惟須伏鬼，遣之乃瘥。治之法，正發時使兩人捻左手鬼門、鬼市，兩人捻右手如左手法。鬼門者，掌中心是；鬼市者，腕後厭處是，伸五指努手力則厭處是。腕後者，大指根兩筋中間是。一捻之後，不得暫動，動鬼出去，不得伏鬼。又不得太急，若太急則捻人力盡，

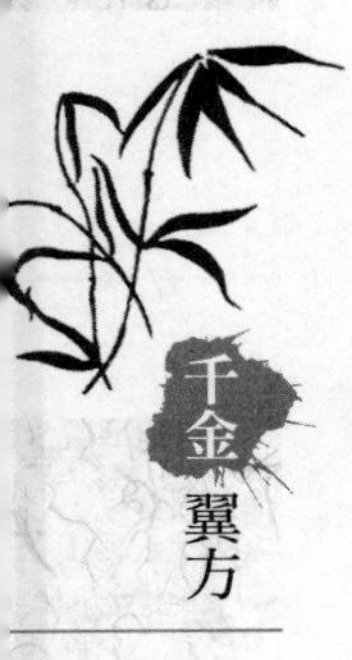

力盡即手動，手動即鬼出。亦不得太緩，若太緩復不能制鬼，惟須以意消息，令緩急得所，復使兩人投棕子刺兩肩井中，緩急如鬼門、鬼市法，以鬼伏為限。若不伏，稍稍急刺。若鬼伏即稍輕刺之。若病人是丈夫肥壯者，則急刺之。量人之強弱消息以意。若棕尖利以布物裹之，勿令人傷。亦須誦咒，必臣伏。如狀貌中有似伏狀，不復相罵，下情求首，叩頭求去，遣一人捉，咒師自問鬼之姓名，住何州縣鄉里，年幾貫屬，伴侶幾人。又問來意，有所須為何事來，一依病人口筆寫之。若其臣伏，叩頭求去，不敢更住者，且停刺肩井等，依其所須備覓發遣之，須食與食，須金銀車馬，即彩畫人馬像，金銀綵帛，隨其形貌悉盡作之。絹帛以白紙作，金以梔子染之。若是遠來之鬼，須給過所者，亦即給之。即日早發遣，或待後發遣亦得。送鬼之時，須桃符一板，長七寸，闊三指，綜線一條長七寸，以朱書板上，著年號，月朔日子，鬼之鄉里，姓名年幾，從人頭數，告五道大神，何伯將軍，上件鬼某甲等，在我家中作如此罪過，捉獲正身，所索之物，並已具給發，遣速出去，不得久停，不得久住。急急如律令。

炬火禁邪法去百鬼，斷萬邪

敕粉火治邪，亦可以按摩病人。若欲斷邪鬼，以敕粉火，以一炬火，著戶外，令病人住外。又，師捉一炬火，作禹步燒粉，令病人越火，入戶還床，以向者一炬送大門外道上，去門百步棄之，勿反顧。師取一盆水，著病人戶限內，以大刀橫上。亦可燃燈置病人屋內，令晝夜不滅，至病瘥，師捉火炬燎病人身上，隨多少治病。咒曰：粉良，天火赫赫，天火奕奕，千邪萬惡，見火者避。急急如律令。

咒水噴病人法

先取淨水一器，咒三吸氣閉目，存鬼神怒五氣擊之。咒曰：持清持濁，持正持水，所為物，無不消化，怒石石裂，怒木木折，邪不干正，危不人身，大道流行，攝錄邪精，神祇所怒，玉石皆化，何病不癒，何災不斷？速出速出。急急如律令。

咒水治百病法

先取淨水，以器盛之。十咒曰：太一之水祖且良，舉水向口續神光，大腸通膀胱，蕩滌五臟入胞囊。脾腎太倉，耳目皆明，百病除瘥，邪精消亡。急急如律令。吃之遍身，然後用之。

禁惡獸虎狼第十六

夫草野山林，行見惡蟲，但閉右目，以左目營之三匝，鬼神見之，伏而頭脅著地也。

禁虎入山法

吾登行五嶽，前置辟邪六駮，後從麒麟獅子，揚聲哮吼，野獸猛虎，聞吾來聲，伏地不語。若不避吾，檄蟲殺汝。急急如律令。

敕禁虎法

天一太一，李耳伯陽，教我行符，厭伏虎狼，垂頭塞耳，伏匿道旁，藏身縮氣，疾走千里。舅氏之子，不得中傷。急急如律令。

禁蛇毒第十七

三月三日夜，向北燒香，閉氣誦滿三七遍。咒曰：日出東方，赫赫煌煌，報你蛇蟲，遠逃深藏。你若不藏，鸛鵲步剛，食你蛇頭，吞汝入腸。大蛇死，小蛇亡。急急如律令。

禁蛇法

押蛇頭咒曰：寅加卯，寅加卯，三遍即癒。若欲發蛇毒，

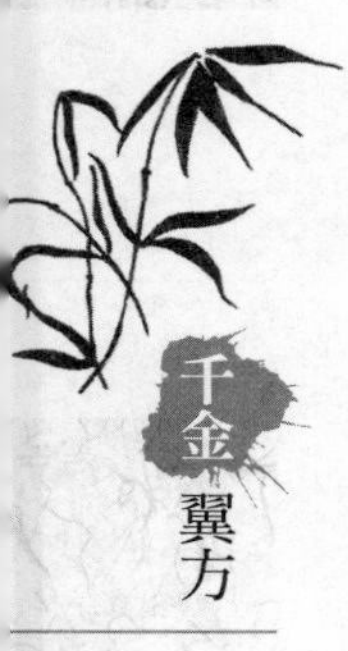

押蛇尾，倒誦之；卯加寅，卯加寅，蛇毒即發劇，一注螫右相押在手，自餘皆同。

又法 庚寅卯，庚寅卯，三遍即瘉。若欲令發，云：卯寅庚，卯寅庚，即發。

又法 辰生巳，辰生巳，蛇毒即止，三遍即瘉。欲令發者，云：巳生辰，巳生辰，即發。

禁蛇法

一名蛇，二名蟾，三名蝮，居近野澤，南山蝮，蛇公青，蛇母黑，蛇公字麒麟，蛇母字接肋。犀牛角、麝香牙、鸛鵲嘴、野豬牙，啄蛇腹腹熟，啄蛇頭頭爛。蜈蚣頭、鴆鳥羽，飛走鳴喚，何不急攝汝毒，還汝本鄉江南畔。急急如律令。

禁蛇斂毒法

暉暉堂堂，日沒亭光，委擢之節，唾蛇萬方。蛇公字蚰蜒，蛇母字彌勒。汝從江南來，江北言汝何失準則。汝當速斂毒，若不收毒，吾有鴆鳥舌、野豬牙、蜈蚣頭、何咤沙，吾集要藥破汝，速出速出，斂毒還家。急急如律令。

一法

器朱書此符，左手把之，閉氣唾禁，捻目向王為之。吾一唾開天門，再唾諸黃泉，天下有惡毒，皆來歸吾前，吾今捉你，一唾得千千。急急如律令。

山鵲蛇、山蚱、山青蛇、澤青蛇、馬蛇、蛟黑似蜥蜴。

上六種螫人不死，令人殘病。咒曰：吾有一切之禁，山海傾崩，九種惡毒，原出南廂，令渡江北，專欲相傷。吾受百神之禁，惡毒原出南邊，今來江北，截路傷人，吾一禁在後，你速攝毒，受命千年。急急如律令。

白朔蛇、蒿脊蛇、赤蛇、黃蛇、水蛇、青蛇。

上六種咬人不傷，直禁即瘥。

子蛇、尺八蛇、土蠟蛇、沙蝨、毒到蛇、白蜴蛇、罔蛇、蟒蛇。

上八種蛇，人著者須藥治。咒曰：道邊一木，百尺無枝，鳳凰嘴如絲，速去速去吾不知。急急如律令。

禁蠍蜂第十八

禁蠮法捻蛇目，閉氣向王為之

蠕蠮神祇，八節九枝，兄字大節，弟字蠍兒，公字腐屋草，母字爛蒿枝。但自攝斂汝毒，不出去何為？急急如律令。

咒蠍法

蹀蹀移移，八節九枝，公字腐草，母字蒿枝。緣他籬落，螫他婦兒，何不收毒，欲住何為？山雞戴勝，食汝四肢，頭破尾折，伏地莫移。急急如律令。一云山雞頭戴勝角，拉爾腰斷，不得動尾云云。

又曰：蠍蜂毒止，速收你尾，河伯將軍，鐵鉗銅指，押你腰斷，不得動尾。急急如律令。

禁毒蠍螫人法

先二日齋戒正朝，一日日未出時，淨澡浴洗手，北堂東頭下誦之三七遍。咒曰：

天有八節，地有九枝，一非草木，二非蒿枝，上他床上，傷他婦兒，速去速去，戴勝來追，不痛不疼，不腫不膿。急急如律令。

禁蜂毒捻蜂目，左營目，閉氣向王為之。

東方青毒還東方，南方赤毒還南方，西方白毒還西方，北方黑毒還北方，中央黃毒還中央。

黃蜂揚揚，黑蜂奕奕，王有小女，嫁與何伯，吾有銅掌鐵指，押汝便死，汝是小蟲，何不速去毒陰，吾曰大鳥敷翅，三千八萬里，不得張口，汝應是死。急急如律令。

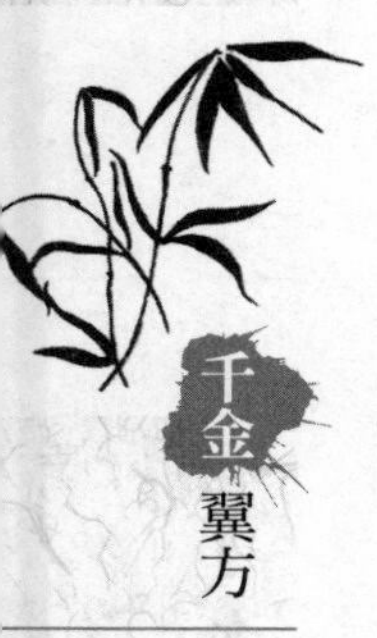

禁蜂毒法捻蜂目，左營目，向王閉氣為之。

兄弟三人走出野，大兄名蝮南山上下，中兄名蛇走田野，小弟名蜂看屋樑，堅如瓦，熱如火，二七唾，毒當墮。急急如律令。

禁惡蚝螫人毒法

蛆似蜂，著山叢。蚝似蝸，著山腹，老蚝蚑，緣木枝，兄弟五人吾都知，攝汝五毒莫令移，汝不攝毒滅汝族。急急如律令。

禁惡蚝文。一云狐尿刺傷人腫，當急閉氣治，唾之即癒。一七不癒，三七遍。

日出東方，乍赤乍黃，瓜熟離蔓，椹熟離桑，東家嚙人狗，西家好婦娘，咒此小蟲，雄狐毒死，雌狐毒亡。急急如律令。

禁狗鼠第十九

咒曰：日出東方何堂堂？狗不名狗名大黃，皇帝遣汝時，令嚙猴與鼠，不令汝嚙人傷。若嚙人傷，白虎吞入汝腸。急急如律令。一云不令汝嚙人傷，爛汝齒，腐汝牙，自不去，虎啖汝云云。

禁狗毒法

犬牙狗齒，天父李子，教我唾汝，毒出乃止。

皇帝之神，食汝腦髓；白虎之精，食汝之形。唾汝二七，狗毒便出。急急如律令。以氣噓呵之，捻狗目，左營目，向王為之。

禁狗令不咬人法捻狗目，向王閉氣七息，七禁之，令不咬人。

吾口如天門，不可枉張，舌如拔劍，唾如秋霜。北斗照耀，列宿天蒼。畢集聲氣，正其發揚。牽牛持形，織女侍旁。此之小狗，咒之滅亡。天狗地狗，何反不走？欲傷我者，牙折口啞。急急如律令。一法下文不同，今不取。

又法

取西廂屋簷下土，搗末絹羅之，和大苦酒漬，作團如雞子，於瘡上摩之。

咒曰：東方木為折，南方火為滅，西方金為缺，北方水為竭，中央土為絕。吾太上府逢西王母，教我禁者，語我神方。東句枝，西句枝，庶民狂狗，咬我天公兒，急出急出，汝若不出，莫使我怒。吾能唾山崩、唾石裂、唾火滅、唾海竭。速出速出，急急如律令。如此三咒，擘泥中，見隨狗毛色有驗。

又取灶中黃土，與水和作泥，丸如雞子大，摩瘡上，隨犬毛色，毒隨而出，擘破泥丸明視之。瘡痛，則又以一盆水寫屋上，以器盛取以洗瘡，餘水破落地，則和為泥封瘡上，擘中必見犬毛色，瘡不疾痛也。

禁狗文

咒曰：汝是小犬，惡獸之餘，為物有幸，得與人居，汝命如泥，土精空虛。吾以西方白虎咬汝頭，汝毒急收。急急如律令。

凡向人家，先以腳踏門右。

咒曰：主人某甲家，門丞戶尉。籬落諸神，主人有狗，黃白不分，師來莫驚，師去莫瞋。急急如律令。

禁狗不吠人法

黃狗子，養你遣防賊捕鼠，你何以齧他東家童男、西家童女？吾請黃帝、灶君、震宮社土，付與南山黃斑，北山黑虎，左腳踏汝頭，右腳踏汝肚，向暮必來咬殺食汝。狼在汝前，虎在汝後，三家井底黃土塞汝口，吾禁你四腳踏不得走，右擲不得，左擲搦草。吾來上床，汝亦莫驚。吾出十里，汝亦莫起。急急如律令。

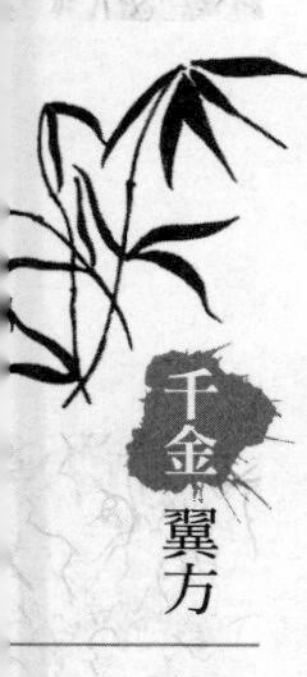

禁鼠令出法

桃枝一枚，茅草索一條。

咒曰：天皇地皇，卯酉相當。天皇教我壓鼠，群侶聚集一處。地皇教我壓鼠，群侶聚集一處，速出速出，莫畏貓犬，莫畏咒咀。汝是貓之仇，又非猛獸之侶。東無明，南無明，西無明，北無明，教我壓鼠失魂精，群陽相將南一作西目失明，呼喚盡集在於中庭。急急如律令。作此法時，於室中淨掃地，穴前遍掃之，桃枝以茅草索結杖中腹，以三個穴立呼之矣。

初越集鼠法

初越時以香湯浴身，灑室中及庭前地，訖，用三盆三家漿粉，以刀子橫著盆上，以灰匝之。以筆一管，去盆三尺著地，所有穴前皆安灰，廣一尺，上作子字。一云穴上紫字。乃咒曰：

北斗三台，招搖所錄，天李目形，必歸所屬，寄食附人，寄穴我屋，胡為楊時，飲食慾熟，急敕鼠王，召集眷屬，大鼠小鼠，並須來食。側立單行，洗盪心垢，伏罪勿走。汝父小奚，汝母幽方，汝兄阿特，汝弟阿當，汝妹僕姜。室家相將，歸化坐旁，固告敕汝，莫以舊為常。急急如律令。

又，去鼠法

鼠必栗兜，牛必栗兜，蛾蛾必栗兜，犯犯必栗兜，母名必栗兜。三喚神來赴。欲辟之法，悉在華上，勿得東西。

解放鼠法

日東向曠二里，西向曠二里，辟方八里。此廣闊耐停止，雞零星牽至廳，雞零祿牽至獄。汝等此中行，勿得與人相牽觸，當斷汝手足。急急如律令。

禁鼠耗並食蠶法

咒曰：天生萬蟲，鼠最不良。食人五穀，啖人蠶桑。腹白背黑，毛短尾長。跳高三尺，自稱土公之王。今差黃頭奴子三百個，貓兒五千頭，舍上穴中之鼠，此之妖精，咒之立死。隨禁破滅，伏地不起。急急如律令。

越百怪法

乾坤定位，陰陽化成，門丞戶尉，侍從交並。二十八宿，黑白赤青。千殃萬怪，急收汝形。吾知汝姓，吾知汝名，急須屏跡，不得久停。違即斬殺，萬不得生。急急如律令。

又咒曰：日出東方，赤如紫陽，百怪妄起，損害忠良，吾口咒之，辟除凶殃。怪聞我咒，速去他方。禍去福來，萬惡潛藏。急急如律令。

護身禁法第二十

咒曰：諾默諾罣罣，左帶三星，右帶三牢，天翻地覆，九道皆塞。使汝失心，從此迷惑。以東為西，以南為北。人追我者，終不可得。明星北斗，卻閉千里。六甲反張，不避禍殃。乘車追我，折其轅軸。乘馬追我，掩其兩目。步行追我，腫其兩足。揚兵追我，刀反自伏。明星北斗，卻敵萬里。追我者亡，覓我者死。牽牛織女，化為江海。急急如律令。

又法　太一神人曰：凡欲遠行避難，若為惡人迫逐，危厄之中，出門禹步三咒乃去，可以消災。追我者迷惑，五道旋轉，到還惡人欲來侵己者，逆而卻之。

咒曰：東方青毒，南方赤毒，西方白毒，北方黑毒，中央黃毒。五毒之氣，今有某甲無道，欲來侵，吾被太一神符，歷行四海，乘風駕雲，使有限會。某甲懷惡逆之心，殘賊忠良，不肯休止。五毒之氣，併力收攝，付與地官，莫令某甲，復懷噁心、賊害之意。應時了命，言切千二百等。急急如律令。

若逢怨家惡人法

先卻三步捻生人喉，又以左足大趾躡地。

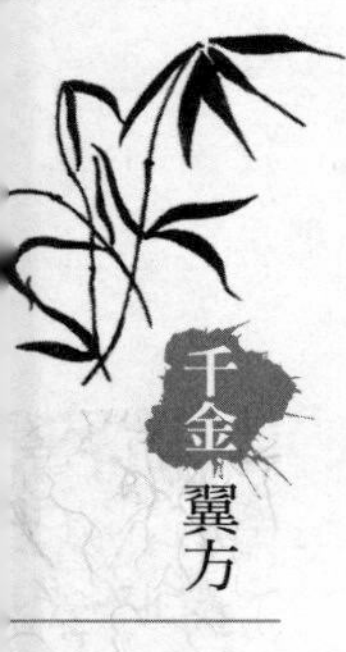

咒曰：北斗神君，來滅惡人，斬截冤家某甲頭，送上天門。急急如太上老君魁剛律令。

又法　惡人欲來侵害者，先閉氣三噓，竊咒勿令人聞。

咒曰：頭戴朱雀，足履玄武，左佩青龍，右佩白虎，吾來到處，百惡悉走。吾有天丁力士，椎殺惡鬼，遠迸千里。急急如律令。

自防身禁咒法

咄！某甲左青龍蓋章甲寅，右白虎監兵甲申，頭上朱雀陵光甲午，足下玄武執明甲子，脾為貴子中央甲辰甲戌。急急如律令。

上此一法，凡是學人，常以旦夕暗誦令熟，莫使聲出。若有縣官口舌，軍陣危險厄難之處，四方興功起土殃禍之氣，或入他邦未習水土，及時行疫癘，但以晨夜數數存念，誦之勿忘。若弔喪問病臨屍凶禍之家，入門一步誦一遍，出門三步誦二遍，皆先叩齒三通，並捻鬼目。

又法　凡行山澤，晨夜恐怖之處，使人鬼惡總不相忤。

咒曰：人皆濁，我獨清；人皆去，我獨停；人皆極，我獨丁；人皆枯，我獨榮；人皆破，我獨成。天長地久我與並，依文昌，遊心星，登太玄，星紫庭，飲甘露，食陽精，佩日月，體安寧，乘三鳳，駕羽英，堅藏擇，九天仙公以赴刑。急急如律令。

被人所禁解之法

先捻生人喉。

咒曰：煒煒煌煌，天有九柱，地有九梁。北斗七星，為我除殃。青龍在前，白虎在後。青龍飲汝血，白虎咬汝喉。頭破腦裂，汝死不擇日。急急如律令。

被人禁卻解之法

噴之，行頭及天公亦是吾師，坐頭及天公亦是吾師，眠臥及天公亦是吾師。卻看天師欲作禁，吾解千禁萬惡，若有禁吾反自著。急急如律令。

禁令家和法

南無伽帝伽帝膩，伽帝收溜避，南無阿乾陀羅呵，彌陀羅灌陀沙婆呵。

上此法能令家內有不孝子、不順婦女皆孝順。用法取一把土，咒三七遍，置家大門下，又咒一把置中門下，又咒一把置堂門下，又咒一把撒在井中，又咒一把置灶額上。如是七日，內外自然和順。但使行禁人精心咒之。

又，凡人行處不安穩，疑有恐怖之事，即以氣噀之。便以拒禁咒之曰：急令辟惡鬼除制不祥，眾邪消盡，魍魎逃亡，神符宣流，以知天惡。當我者死，值我者亡。急急如律令。

又法　唾三十六鬼，大鬼打頭，破作七分。如阿梨樹枝沙呵。

凡行經神廟及斷虎狼咒：

吾為天地祭酒，當為天地，頭戴日月，身佩北斗。急急如律令。

禁惡人鬼火法

咒曰：吾是元皇之孫，太上之子，口含聖真神氣，付與東西百鬼，隨吾驅使。吾東向一唾九木折，南向一唾八火滅，西向一唾金剛缺，北向一唾流水絕。道氣流布，隨吾所說。急急如律令。

禁賊盜第二十一

夫欲出行，先畫地為壇，房中六尺，庭中六尺，野外六十步，置十二辰位，身居甲地，自呼名某乙，今欲出往某處，征討時神，保佑於我，吉昌三言乾，大呼青龍下。咒曰：六甲九

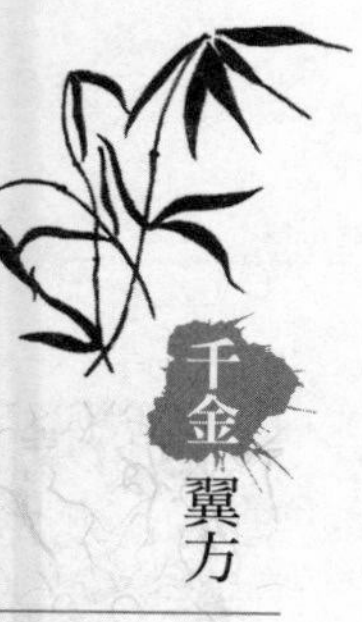

章，天圓地方；四時五行，青赤白黃；太一為師，日月為光。禹前開道，蚩尤闢兵。青龍俠舉，白虎承衡。熒惑先引，辟除不祥。北斗誅罰，除凶去殃。五神導我，周遊八方。當我者死，向我者亡。欲惡我者，先受其殃。吾受北斗之孫，今日出行，乘青龍，出天門，入地戶，遊陰中，履華蓋，去寇賊，矛盾刀，戟戟弩。見我摧伏，莫取當御。急急如律令。

禁賊法

唾此惡賊，欲來狂圖，某甲者，或從東方青帝來，或從南方赤帝來，或從西方白帝來，或從北方黑帝來，或從中央黃帝來。欲來傷害人者，令其作事莫成，拔刀自刺，拔箭自射。吾於四道開通，盜賊伏匿，五兵摧折，蜂蛇莫動大尾。辟側百步，莫令相傷。吾禁五方，惡賊伏吾手下，不得浪行。急急如律令。

咒童子令說鬼姓字第二十二

太上老君禁神，三呼三吸，以取其真。

東方青帝木中精，南方赤帝朱雀形，西方白帝白虎神，北方黑帝乘船行，中央黃帝黃龍聲。

吾有其禁知天神，蓋不自發身歸誠。日南施禁火精，日北施禁五帝動。經吾三禁，莫敢不來。神道神名，鬼道鬼字。蠱道蠱名，魅道魅字。偷道偷名，賊道賊字。高山騰蛇，下山騰蛇。高山之崎，下山之峻。或在天上，或在人間。河伯將軍，五道修羅。十二神將，登明君、天魁君、傳送君、小吉君、勝光君、太一君、天罡君、大沖君、功曹君、大吉君，速送速送，汝名不得久停。急急如律令。

⿱口田天仇　⿱大屾使靈符　⿱⿰國國三法玉錄　⿱⿰國國見一本如此。

上，前件取清水半升，以刀子攪之。誦此咒三七遍，與小兒飲之。朱書前件錄於小兒膊一作膝下，少時召鬼並來。小兒自見，一一問之。即道所作病、所作鬼，抄取姓名，發遣如治癲法，與過所遣之，如上說也。

度符啟請神言曰

先上香咒筆曰，以筆指口鳴六鼓。

謹請東方青帝老君來下纏吾筆。

謹請南方赤帝老君來下纏吾筆。

謹請西方白帝老君來下纏吾筆。

謹請北方黑帝老君來下纏吾筆。

謹請中央黃帝老君來下纏吾筆。

指天天傾，指地地寧，指鬼鬼死，指人人生。急急一如太上老君律令。

請五方水度符言曰

謹請東方青龍真氣入吾水中。

謹請南方赤龍真氣入吾水中。

謹請北方黑龍真氣入吾水中。

謹請中央黃龍真氣入吾水中。

謹請五方五龍真氣入吾水中。

吾水非常之水，煮桃作湯。吾刀非常之刀，七星俠旁。吾口非常之口，內含魁罡。水在江中，名曰江水。水在井中，名曰井水。水在吾碗中，名曰清淨神水。水在吾口中，名曰太上老君解穢之水。吾水噀山山崩，噀地地裂，噀人人生，噀鬼鬼滅。急急如律令。

灑水言噓，係天師陽平等二十四化真氣，臣某弟子自稱道號某獄真人、某先生，以今月今日今時，奉為某家弟子度某符，隨符言之。神符度咒曰：

日出東方，光躍表裡，行符敕水，出於老子。老子行符，從吾所使。東九夷從符行，南八蠻從符起，西六戎捉鬼軍，北

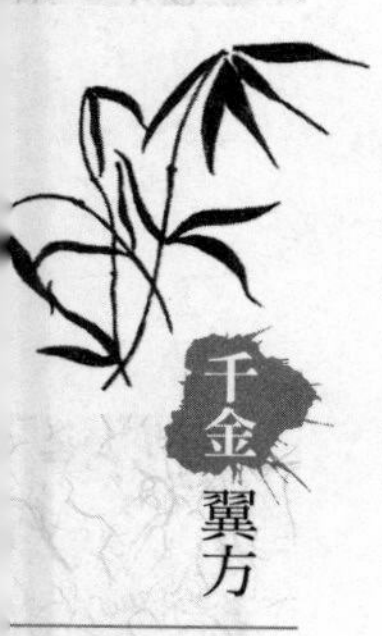

五狄破鬼營，中三秦從符所攝，急急收錄。一鬼不去，斬付北嶽。天有三皇，地有五黑。某所行符，自有法則。非當吾真，當符者死，值符者亡。一鬼不去，斬付魁剛。急急如律令。

又曰：符主東方木折，南方火滅，西方金缺，北方水竭，中央土裂，符主天清地裂，人生鬼滅。急急如律令。

噀水三口，度神符主符啟請：

謹請虛無直符直事，三十六人從吾符行。

謹請太清直符直事，今歲直符直事，今月今日今時直符直事，各三十六人從吾符行。保其家，弟子三災度脫。急急如律令。

噀水三口，又曰：天圓地方，六律六章，神符燒香，災厄消亡。符到奉行，急急如律令。

《禁經》上下兩卷，二十二篇，其間辭語鄙野，蓋出俗傳。思邈切於救人，實錄其文，不加刪潤，今具有云，庶成一家之書。

《千金翼方》卷第三十

校正千金翼方後序

夫疾病之至急者有三：一曰傷寒；二曰中風；三曰瘡癰。是三種者，療之不早，或治不對病，皆死不旋踵。孫氏撰《千金方》，其中風瘡癰可謂精至，而傷寒一門，皆以湯、散、膏、丸類聚成篇，疑未得其詳矣。

又著《千金翼》三十卷，辨論方法，見於《千金》者十五六。惟傷寒謂大醫湯藥雖行，百無一效，乃專取仲景之論，以太陽方證比類相附，三陰三陽宜忌霍亂發汗吐下後陰易勞復病為十六篇，分上下兩卷，亦一時之新意。此於《千金》為輔翼之深者也。從而著之論曰：傷寒熱病，自古有之，名賢睿哲，多所防禦。至於仲景，特有神功，尋思旨趣，莫測其致。有以見孫氏尊而神之之心也。是二書者，表裡相明，至纖至悉，無不賅備。

世又傳《千金髓》者，觀其文意，殊非孫氏所作，乃好事者為之耳。王道集《外台秘要方》，各載所出，亦未之見，似出於唐之末代博雅者，勿謂其一家書也。

至於合藥生熟之宜，炮炙之制，分兩升斗之劑，並載《千金》凡例中，此不著云爾。

大德丁未良月梅溪書院刻梓

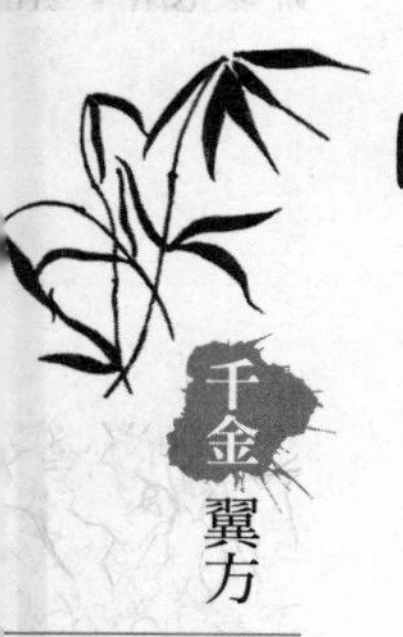

附　錄

一、古今重量換算

（一）古稱以黍、銖、兩、斤計量而無分名

漢、晉：1 斤=16 兩，1 兩=4 分，1 分=6 銖，1 銖=10 黍。

宋代：1 斤=16 兩，1 兩=10 錢，1 錢=10 分，1 分=10 厘，1 厘=10 毫。

元、明、清沿用宋制，很少變動。

古代藥物品質與市制、法定計量換算表解

時代	古代用量	折合市制	法定計量
秦代	一兩	0.5165 市兩	16.14 克
西漢	一兩	0.5165 市兩	16.14 克
東漢	一兩	0.4455 市兩	13.92 克
魏晉	一兩	0.4455 市兩	13.92 克
北周	一兩	0.5011 市兩	15.66 克
隋唐	一兩	0.0075 市兩	31.48 克
宋代	一兩	1.1936 市兩	37.3 克
明代	一兩	1.1936 市兩	37.3 克
清代	一兩	1.194 市兩	37.31 克

註：以上換算資料係近似值。

（二）市制（十六進位）重量與法定計量的換算

1 斤（16 市兩）＝0.5 公斤=500 克

1 市兩＝31.25 克

1 市錢＝3.125 克

1 市分＝0.3125 克

1 市厘＝0.03125 克

（註：換算時的尾數可以捨去）

（三）其他與重量有關的名詞及非法定計量

古方中「等分」的意思是指各藥的數量多少全相等，大多用於丸、散劑，在湯劑、酒劑中很少使用。其中，1 市擔=100 市斤=50 公斤，1 公擔=2 擔=100 公斤。

二、古今容量換算

（一）古代容量與市制的換算。

古代容量與市制、法定計量換算表解

時代	古代用量	折合市制	法定計量
秦代	一升	0.34 市升	0.34 升
西漢	一升	0.34 市升	0.34 升
東漢	一升	0.20 市升	0.20 升
魏晉	一升	0.21 市升	0.21 升
北周	一升	0.21 市升	0.21 升
隋唐	一升	0.58 市升	0.58 升
宋代	一升	0.66 市升	0.66 升
明代	一升	1.07 市升	1.07 升
清代	一升	1.0355 市升	1.0355 升

註：以上換算資料僅係近似值。

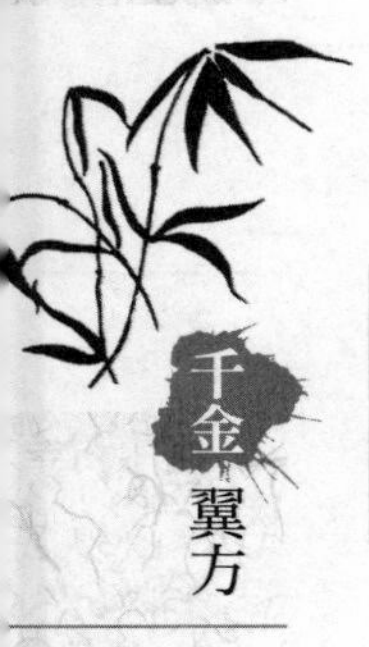

（二）市制容量單位與法定計量單位的換算

市制容量與法定計量單位的換算表解

市制	市撮	市勺	市合	市升	市斗	市石
換算		10 市撮	10 市勺	10 市合	10 市升	10 市斗
法定計量	1 毫升	1 厘升	1 分升	1 升	10 升	100 升

（三）其他與容量有關的非法定計量

如刀圭、錢匕、方寸匕、一字等。刀圭、錢匕、方寸匕、一字等名稱主要用於散劑。方寸匕，作匕正方一寸，以抄散不落為度；錢匕是以漢五銖錢抄取藥末，以不落為度；半錢匕則為抄取一半；一字即以四字銅錢作為工具，藥末遮住銅錢上的一個字的量；刀圭即十分之一方寸匕。

1 方寸匕 ≈ 2 克（礦物藥末）≈ 1 克（動植物藥末）≈ 2.5 毫升（藥液）

1 刀圭 ≈ 1 / 10 方寸匕

1 錢匕 ≈ 3 / 5 方寸匕

校注者：

蘇鳳琴　梁寶祥　李殿義　張清懷　武慧杰
高　慧　郭晉輝　常雪健　肖紅霞　魯　民
劉　強　劉　紅　劉小林　馬海鵬　葉　宏
馬素春　藥小軍　趙建民　趙立新　趙　武
于麗芳　李廷荃　于雪梅　王雅琴　胡躍文
李曉光

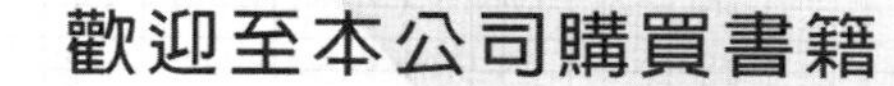

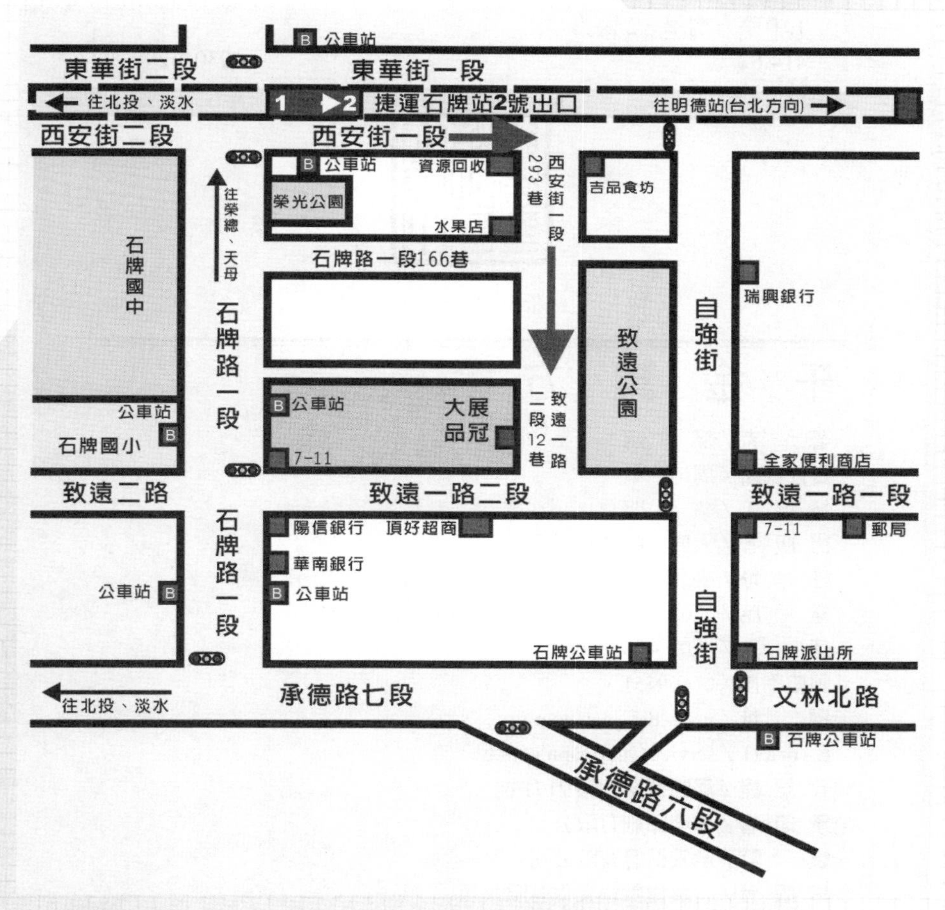

建議路線

1.搭乘捷運・公車

淡水線石牌站下車，由石牌捷運站２號出口出站(出站後靠右邊)，沿著捷運高架往台北方向走(往明德站方向)，其街名為西安街，約走100公尺(勿超過紅綠燈)，由西安街一段293巷進來(巷口有一公車站牌，站名為自強街口)，本公司位於致遠公園對面。搭公車者請於石牌站(石牌派出所)下車，走進自強街，遇致遠路口左轉，右手邊第一條巷子即為本社位置。

2.自行開車或騎車

由承德路接石牌路，看到陽信銀行右轉，此條即為致遠一路二段，在遇到自強街(紅綠燈)前的巷子(致遠公園)左轉，即可看到本公司招牌。

國家圖書館出版品預行編目資料

千金翼方／孫思邈著
——初版，——臺北市，大展，2014 [民 103.09]
面；21公分—（中醫保健站；61）
ISBN 978-986-346-034-3（平裝）
1.中藥方劑學 2.醫方
414.62 103013290

千 金 翼 方

著 者／孫 思 邈
責任編輯／周 光 榮
發 行 人／蔡 森 明
出 版 者／大展出版社有限公司
社 址／臺北市北投區（石牌）致遠一路 2 段 12 巷 1 號
電 話／（02）28236031，28236033，28233123
傳 真／（02）28272069
郵政劃撥／01669551
網 址／www.dah-jaan.com.tw
E-mail／service@dah-jann.com.tw
登 記 證／局版臺業字第 2171 號
承 印 者／傳興印刷有限公司
裝 訂／承安裝訂有限公司
排 版 者／菩薩蠻數位文化有限公司
授 權 者／山西科學技術出版社
初版 1 刷／2014 年（民 103 年）9 月

定價／550元

大展好書　好書大展
品嘗好書　冠群可期

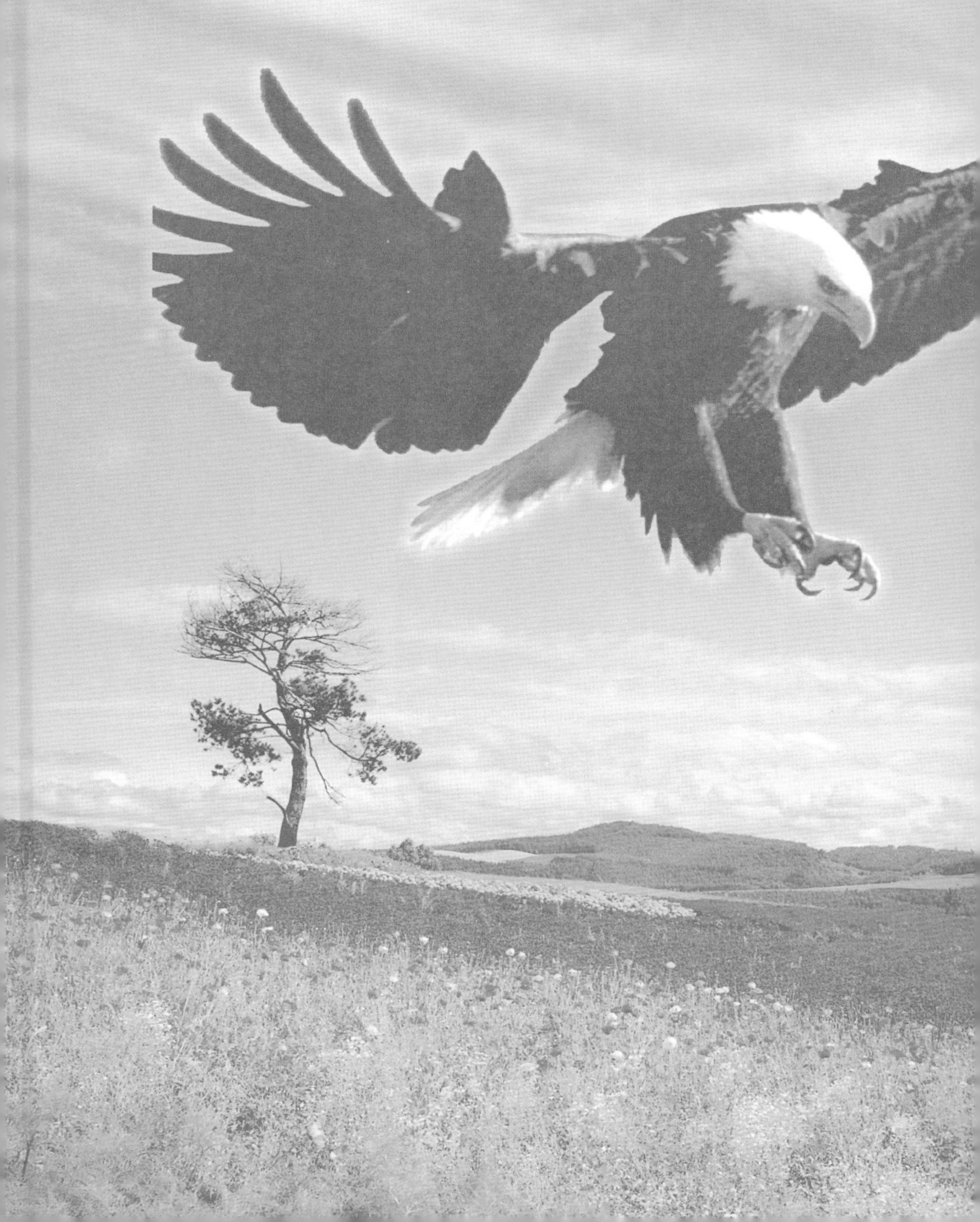

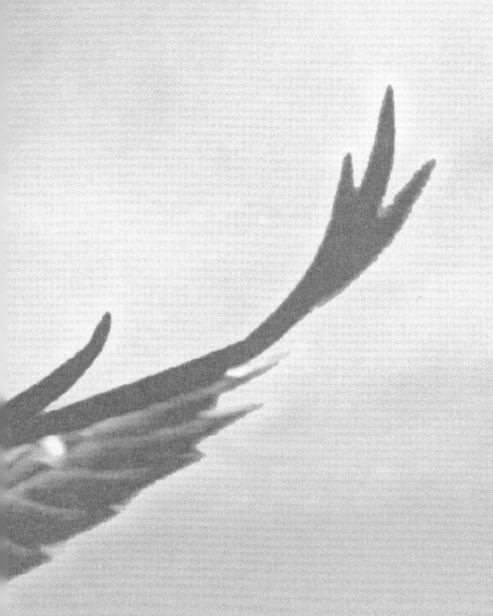